W0258164

HANDBUCH DER SPEZIELLEN PATHOLOGISCHEN ANATOMIE UND HISTOLOGIE

BEGRÜNDET VON

O. LUBARSCH UND F. HENKE

FORTGEFÜHRT VON

R. RÖSSLE

HERAUSGEGEBEN VON

E. UEHLINGER
ZÜRICH

ERSTER BAND

BLUT · KNOCHENMARK · LYMPHKNOTEN · MILZ

DRITTER TEIL

LYMPHKNOTEN ·
DIAGNOSTIK IN SCHNITT UND AUSSTRICH

BANDTEIL A
CYTOLOGIE UND LYMPHADENITIS

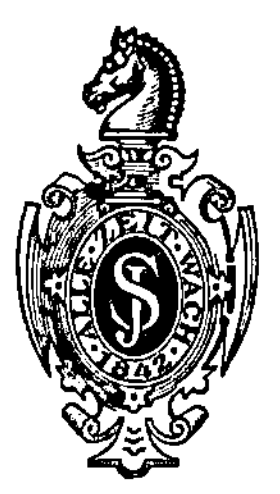

SPRINGER-VERLAG

BERLIN · GÖTTINGEN · HEIDELBERG

1961

LYMPHKNOTEN
DIAGNOSTIK IN SCHNITT UND AUSSTRICH

BANDTEIL A
CYTOLOGIE UND LYMPHADENITIS

VON

KARL LENNERT
PROFESSOR AM PATHOLOGISCHEN INSTITUT
DER UNIVERSITÄT HEIDELBERG

MIT 316 ZUM TEIL FARBIGEN ABBILDUNGEN
IN 551 EINZELDARSTELLUNGEN

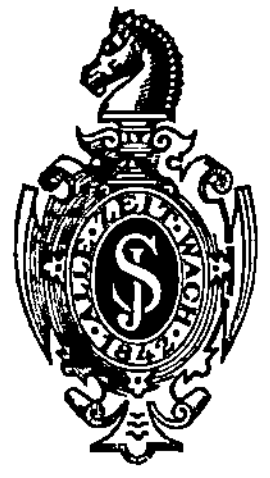

SPRINGER-VERLAG

BERLIN · GÖTTINGEN · HEIDELBERG

1961

ISBN 978-3-642-48006-5   ISBN 978-3-642-48005-8 (eBook)
DOI 10.1007/978-3-642-48005-8

Geleitwort des Herausgebers

Im Jahre 1924 ist der erste Band des *Handbuchs der speziellen pathologischen Anatomie und Histologie* von HENKE und LUBARSCH herausgegeben worden. Das Handbuch sollte eine erstmalige Schau und kritische Sichtung auf dem Gebiete der pathomorphologischen Forschung bieten und zugleich als Ausgang für die weitere Forschung dienen. Der erste Band umfaßte das Kreislaufsystem. Die Bearbeiter waren BENDA, JORES, MÖNCKEBERG, RIBBERT und WINKLER. In den folgenden Jahren erschienen, besonders gefördert durch O. LUBARSCH, zahlreiche weitere Bände des Handbuchs. Doch am Todestage OTTO LUBARSCHs, am 1. April 1933, lag immer noch ein unvollendetes Werk vor. Die Fortführung, ohne den Grundplan zu ändern, wurde ROBERT RÖSSLE übertragen, der mit umsichtiger Hand das Werk maßgebend erweitert und gefördert hat.

Die Zeitspanne 1924—1956 ist nicht ohne Rückwirkung auf die Grundplanung geblieben. Vor allem hat die mächtig aufstrebende Forschung in den USA durch Einbezug der experimentellen Pathologie und Pathophysiologie eine Erweiterung der Problematik gebracht. Das Tatsachenmaterial ist reichhaltiger, die Darstellung und Sichtung sind schwieriger geworden. Das enorme Anschwellen des Erfahrungsgutes erfordert eine stärkere Scheidung des Beständigen vom Unbeständigen.

Am 21. 11. 1956 ist RÖSSLE gestorben, im Bewußtsein, das Werk noch nicht zum Abschluß gebracht zu haben. Für die Fortsetzung des Handbuchs stellen sich 2 Aufgaben:

1. die Vollendung des Grundplans,
2. die Anpassung an den heutigen Stand der Forschung.

Zur Vollendung des Grundplans stehen noch aus: Band VII/4, welcher die pathologische Anatomie der weiblichen Geschlechtsorgane und der Placenta zur Darstellung bringen soll, und Band IX/7, welcher die spezielle pathologische Anatomie des Schädels umfaßt. Beide Themen stehen seit Jahren in Bearbeitung. Mit dem Abschluß des Grundplans in absehbarer Zeit ist zu rechnen.

Wesentlich schwieriger ist die Lösung des zweiten Problems, wie dieses Standardwerk der speziellen pathologischen Anatomie und Histologie vor der Veraltung bewahrt werden könne. Eine Neuauflage des gesamten Werkes ist heute kaum durchführbar. Die Forschung greift Einzelprobleme heraus, vernachlässigt andere. Gewisse Krankheitsbilder erfahren eine ungeahnte Ausweitung, andere bedürfen in ihrer Darstellung noch keiner Revision. Dazu kommt der säkulare Wandel der Krankheitsbilder. Man denke an das Zurückweichen der Tuberkulose, an den Wandel ihres Erscheinungsbildes unter den Einwirkungen der Antibiotica, an die Zunahme der Virus-, der Stoffwechselkrankheiten und an die Vielgestalt der endokrinen Störungen. Hier ist viel neues Tatsachenmaterial zusammengetragen worden, das in der früheren Darstellung nur am Rande oder gar keine Erwähnung gefunden hat. Diese Überlegungen führen zum Ergebnis, daß das Handbuch keiner Neuauflage, sondern einer *selektiven Erneuerung* bedürfe. So bleibt die Bedeutung des Werkes als wertvollstes Nachschlagebuch und Grundlage der weiteren Forschung gewahrt. Es soll nicht verschwiegen werden, daß viele neue Arbeiten in Archiven und Zeitschriften eine wesentlich kürzere Fassung erhalten könnten, wenn vorher das Handbuch zu Rate gezogen worden wäre. In Ergänzungsbänden soll das Wertbeständige der neuen Forschung aufgenommen werden. Die Abgrenzung gegenüber den von E. Cohrs, W. Giese und H. Meessen betreuten Ergebnissen der Pathologie soll in der Weise gewahrt werden, daß in den Ergebnissen mehr aktuelle Probleme der morphologischen Forschung zur Sprache kommen werden, wobei insbesondere auch die Probleme der Organbeziehungen berücksichtigt werden sollen, während in den Ergänzungsbänden des Handbuchs der speziellen pathologischen Anatomie und Histologie der strenge Standpunkt der *Organpathologie* gewahrt bleiben soll.

Der erste Ergänzungsband ist der *pathologischen Anatomie der Lymphknoten* gewidmet. Diese ist in Band I/1, dem schmalsten aller Bände, im Jahre 1926 von Sternberg und Fraenkel abgehandelt worden und umfaßt insgesamt 123 Seiten. Seit dieser Zeit hat die Forschung der Pathophysiologie der lymphatischen Gewebe eine ungemein intensive Entwicklung genommen. Ich verweise auf die Beziehungen zur Eiweißsynthese, zur Immunbiologie, zu den Hormonen. Neue Krankheitsbilder, wie das großfollikuläre Lymphoblastom, und verschiedene Formen der Lymphadenitis, z. B. die Pseudotuberkulose und Katzenkratzkrankheit, sind in den letzten Jahrzehnten abgegrenzt worden. Die genaue Kenntnis des histologischen Aufbaues der normalen Lymphknoten, der Biologie der Lymphocyten und der krankhaften Vorgänge in enger Beziehung zu chemischen, elektrophoretischen und morphologischen Blutbefunden erlaubt eine viel weiter gehende Präzisierung der Befunde als bis anhin. Vor allem aber hat die subtile Analyse des Lymphknotenausstriches das Wissen um Morphologie und genetische Zusammenhänge der Lymphknotenzellen entscheidend gefördert. Dabei ergab sich eine zunehmende Dissoziation von klinischer Hämatologie und pathologischer Anatomie, so daß sich Kliniker und Pathologen heute kaum noch miteinander verständigen können. Aus diesem Grunde erschien eine *synthetische Betrachtung der Zellen von Lymphknotenschnitt und -ausstrich* — unter Berücksichtigung der unzähligen Synonyma — angezeigt.

Darüber hinaus drängt sich eine neue Darstellung der pathologischen Anatomie des Lymphknotens auf. Wir besitzen im anglo-amerikanischen Schrifttum wohl Teildarstellungen über die Diagnostik der lymphatischen Hyperplasien und Geschwülste, aber keine erschöpfende Darstellung der Gesamtpathologie des Lymphknotens. Eine solche erfordert ein umfassendes Wissen der allgemeinen Pathologie wie ein hohes kritisches Verantwortungsgefühl und eine außergewöhnliche Erfahrung. Prof. K. Lennert, von der Hämatologie herkommend, hat sich seit Jahren in zahlreichen Einzelarbeiten mit der Cytologie des Lymphknotens beschäftigt und unser Wissen um vergessene Zellsysteme, wie die Mastzellen, entscheidend gefördert. In jahrelangen Bemühungen hat er versucht, eine Gesamtschau der pathologischen Veränderungen des Lymphknotens aufzubauen, und keine Mühe gescheut, um jeden Prozeß in Schnitten und Ausstrichen kritisch zu analysieren. Aus dieser jahrelangen Beschäftigung mit dem blutbildenden System ist dieses Werk herangereift, das nun als erster Ergänzungsband des Handbuchs der speziellen pathologischen Anatomie und Histologie, Henke-Lubarsch-Rössle, den Lauf in die Welt hinaus nehmen soll. Im Titel ist, entsprechend der Grundplanung, die Diagnostik der Lymphknotenveränderungen noch besonders herausgestellt worden. Es bedeutet dies aber keineswegs, daß nicht die gesamte spezielle Morphologie, unter Berücksichtigung des guten, modernen Schrifttums, geboten wird.

Herr Prof. Lauche hat die Arbeit von Herrn Kollegen Lennert bis zu seinem Tode überaus großzügig gefördert und damit unserem Fach einen letzten wertvollen Dienst getan. Wir gedenken seiner in Ehrerbietung und Dankbarkeit.

Verlag und Herausgeber hoffen, daß die beiden Ergänzungsbände I/3a und b, welche sowohl die Cytologie, die Entzündungen und die Geschwülste des Lymphknotens enthalten, einen guten Auftakt zur Fortsetzung des Handbuchs bilden. Das Standardwerk der pathologischen Anatomie, HENKE-LUBARSCH-RÖSSLE, darf nicht der Vergessenheit anheimfallen, sondern muß über die Ergänzungsbände als Basis unseres Wissens erhalten bleiben.

Zürich, Frühjahr 1961   E. UEHLINGER

Vorwort

Lymphknotendiagnostik wird heute vom Kliniker mit hämatologisch-cyto-
logischen Methoden und vom Pathologen mit histologischer Technik betrieben.
Ein fruchtbarer Kontakt zwischen beiden Untersuchern besteht nicht; denn die
Hämatologie der Klinik und die pathologische Anatomie haben sich in den letzten
Jahrzehnten weit auseinander entwickelt und sprechen heute eine verschieden-
artige Sprache.

Es ist nicht zu leugnen, daß die klinisch-cytologischen Methoden unser Wissen
von den Erkrankungen der blutbildenden Organe außerordentlich bereichert
und vertieft haben. Der Pathologe wird daher gut tun, die neuen Erkenntnisse
in sein vorwiegend histologisch begründetes Erfahrungsgut einzuordnen, doch
machen die verschiedenartige Technik und die babylonische Sprachverwirrung
der klinischen Hämatologie eine Synthese zwischen beiden Untersuchungsver-
fahren zu einem fast hoffnungslosen Unterfangen. Sie gelingt nur, wenn der
Pathologe auch die klinischen Methoden anwendet und Schnitt und Ausstrich
bei äquivalenten Färbungen vergleicht. Nur so kann er an den eigenen Beobachtungen die divergenten Darstellungen der Literatur nachprüfen und gleichsam
eichen. Wir haben diesen Weg beschritten und uns bemüht, in Tausenden von
Vergleichspräparaten Schnitt und Ausstrich des Lymphknotens aufeinander abzustimmen. So entstand die vorliegende Abhandlung. Sie will ein *Versuch* sein,
die widersprechenden Namengebungen und Zellsysteme der klinischen Hämatologie auf einen Nenner zu bringen und in das histologische Bild zu integrieren.
Die Bemühung um eine solche Synthese sollte dazu dienen, eine Brücke zwischen
klinischer Cytologie und pathologischer Anatomie zu schlagen und ein fruchtbares Gespräch zwischen Kliniker und Pathologen zu ermöglichen. Dagegen
soll damit der cytologischen Betrachtungsweise keineswegs der Primat für die
Lymphknotendiagnostik zugesprochen werden: Die histologische Gesamtbeurtei-
lung muß der cytologischen Auswertung unserer Präparate immer vorangehen;
sie ist für die Diagnose oft sogar bedeutsamer, niemals weniger wichtig als die
Bestimmung der einzelnen Zelltypen.

Außerdem erschien es notwendig, die zahlreichen Entdeckungen der letzten
Jahrzehnte in einer zusammenfassenden Darstellung der Lymphknotenpathologie
zu vereinen. Auch dies gelingt nur, wenn man die Ergebnisse der Literatur an
einem großen eigenen Untersuchungsgut überprüft und dabei auf die eigene
Terminologie und Betrachtungsweise abstimmt. So stütze ich mich bei der
Besprechung der einzelnen Lymphknotenveränderungen in erster Linie auf die
eigenen Beobachtungen, an denen dann die Beschreibungen anderer Untersucher
wiederum „geeicht" werden.

Dadurch erhält die vorliegende Darstellung eine stark persönliche Note. Ich
muß auch um Nachsicht bitten, wenn ich geschichtliche und Prioritätsfragen weitgehend außer acht lasse und wenn ich die zitierte Literatur möglichst unauffällig
in den Text einbaue, ohne die jeweiligen Arbeiten eingehend zu referieren und zu
würdigen. Ich bitte dies nicht als Ausdruck ungenügender Hochachtung vor den
Leistungen anderer Forscher anzusehen, sondern als Folge meiner Bemühung,
eine möglichst geschlossene und für den diagnostischen Alltag brauchbare Darstellung zu geben. Eine einigermaßen vollständige Erfassung der Literatur wurde

nur in Bezug auf die Arbeiten, welche sich mit der histologischen und cytologischen Diagnostik befassen, angestrebt.

In einem weiteren Punkt weicht die Abhandlung von den bisherigen Gepflogenheiten des „HENKE-LUBARSCH" ab: Sie ist ganz aus dem Blickwinkel der *bioptischen* Diagnostik geschrieben und verzichtet daher bewußt auf manche Teilfragen, die sich bei der Autopsie ergeben. Auch mußte auf die Diskussion mancher pathogenetischer und ätiologischer Probleme zugunsten einer straffen einheitlichen Darstellung verzichtet werden.

In dem vorliegenden ersten Band wird nach praktisch-technischen Vorbemerkungen zuerst die vergleichende Morphologie der Zellen in Schnitt und Ausstrich abgehandelt. Betrachtungen über Cytochemie, Karyometrie, Entwicklung und Funktion der einzelnen Zelltypen runden das cytologische Bild ab. Sodann folgt eine Analyse der histologischen Einzelerscheinungen der „unspezifischen" Lymphadenitis einschließlich der reaktiven Hyperplasie. Schließlich werden die zahlreichen Formen der Lymphadenitis — nach ätiologischen Gesichtspunkten — besprochen. Hierbei wird nicht nur eine möglichst umfassende histologisch-cytologische Darstellung gegeben, sondern es werden auch statistische Daten über das Vorkommen der Lymphadenitiden in den verschiedenen Lebensaltern, in den einzelnen Lymphknotenregionen. u. dgl. vermittelt; denn solche Häufigkeitsangaben bestimmen alle diagnostischen Überlegungen zweifellos wesentlich mit.

In einem zweiten Band werden wir über die malignen Lymphknotenerkrankungen (Lymphogranulomatose, Leukosen, primäre und metastatische Lymphknotentumoren) und die pathologischen Speicherungszustände, einschließlich den Speicherungskrankheiten, berichten. Unser besonderes Augenmerk wird der morphologischen Definition der Retikulose gelten. Weiterhin soll bei allen malignen Prozessen — durch Auswertung von einigen Tausend Katamnesen — eingehend die prognostische Wertigkeit des histologischen Bildes diskutiert werden.

Die Vergrößerung der Photographien wurde nach Möglichkeit einheitlich auf die Maßstäbe 1:50, 125, 250, 500, 625 und 1250 beschränkt. Die Einzelzellen wurden im allgemeinen bei 1250facher, einige kleine Zellen des Schnittes auch bei 2000facher Vergrößerung abgebildet. Die gezeichneten Farbtafeln sind nach Photographien gewonnen und geben die Zellen des Ausstriches im Maßstab 1:1250 wieder, während die Zellen des Schnittes in 2000facher Vergrößerung dargestellt sind, um den Schrumpfungseffekt der Einbettung auszugleichen.

Das vorliegende Werk wäre nie zustande gekommen, hätte nicht mein hochverehrter Chef, Herr Prof. Dr. A. LAUCHE †, das reichhaltige bioptische Untersuchungsgut des Frankfurter Pathologischen Institutes bereitwillig zur Verfügung gestellt und meine Arbeit auf alle erdenkliche Weise unterstützt. Ich bin ihm dafür außerordentlich dankbar.

Ich habe im übrigen viel praktische Hilfe von den verschiedensten Seiten erfahren: Meine Frau, Dr. AMANDA LENNERT, geb. HEYER, ermittelte in mühevoller Kleinarbeit die klinischen Erscheinungen und das Schicksal der Kranken und opferte viele Nachtstunden, um das Manuskript fertigstellen zu helfen.

Die Deutsche Forschungsgemeinschaft gewährte mir große Unterstützung, indem sie 5 Jahre lang die Mittel für einen Mitarbeiter zur Verfügung stellte. Als Mitarbeiter waren die Herren Dr. HANS ARPS, Dr. WOLFGANG REMMELE, Dr. JOHANNES C. F. SCHUBERT, Dr. HELMUT LÖFFLER und Dr. KAZUNORI NAGAI tätig. Sie haben wesentlichen Anteil an der cytologischen Auswertung und an der histochemischen Erforschung unseres Untersuchungsgutes.

Die farbigen Zeichnungen sind das letzte Werk des Kunstmalers Herrn JOSEPH KORNTNER †, der sich mit großer Einfühlungsgabe und unübertroffener Präzision der schwierigen Aufgabe entledigte. Sein Nachfolger als Universitätszeichner,

Herr KARL WELL, hat sich hervorragend in die Korntnersche Technik eingearbeitet, so daß sich die von ihm ergänzten Einzelabbildungen ganz unauffällig in das Gesamtbild einfügen.

Die Photographien wurden fast ausschließlich mit dem Ortholux der Fa. Leitz, das mit Planoptik ausgerüstet ist, auf Kleinbildfilm aufgenommen. Hierbei hat mich Herr Dr. CLAUSSEN von der Fa. Leitz durch manche Ergänzung meiner apparativen Ausrüstung erheblich unterstützt. Die Entwicklung der Filme und Herstellung der Vergrößerungen geschah in mustergültiger Weise durch die Herren W. ISFORT und O. HÄLKE.

Allen Genannten schulde ich großen Dank.

Ich habe ferner den Herren Dr. BRUNCK, Prof. Dr. CHIARI, Dr. CHURG, Prof. Dr. GRÄFF, Prof. Dr. HEDINGER, Doz. Dr. HORNSTEIN, Dr. KIRSTEN, Prof. Dr. KRÜCKE, Dr. MENNE, Dr. R. D. MOORE, Prof. Dr. RUTISHAUSER, Prof. Dr. SCHEIDEGGER, Prof. Dr. SCHUMACHER, Prof. Dr. W. ST. C. SYMMERS, Prof. Dr. UEHLINGER, Doz. Dr. VORTEL, Doz. Dr. WITTEKIND, Prof. Dr. ZOLLINGER zu danken für die selbstlose Überlassung von seltenen Präparaten und Abbildungen.

Auch das Armed Forces Institute of Pathology, Washington D. C., hat mir durch freundliche Vermittlung von Herrn Prof. Dr. UEHLINGER und Herrn Prof. Dr. PUTSCHAR kostbare Schnitte zur Verfügung gestellt.

Unsere Bemühungen, die Diagnose klinisch zu erhärten und das weitere Schicksal der Kranken zu ermitteln, wurden durch die Herren Klinikdirektoren und Ärzte unseres Einsendungsbereiches wirksam unterstützt, indem sie uns Krankengeschichten und klinische Daten jederzeit und bereitwillig überließen. Die überaus fruchtbare Zusammenarbeit mit den Frankfurter Kliniken von Herrn Prof. Dr. F. HOFF (I. Med. Univ.-Klinik), Herrn Prof. Dr. M. GAENSSLEN (II. Med. Univ.-Klinik) und Herrn Prof. Dr. R. GEISSENDÖRFER (Chirurg. Univ.-Klinik) sei besonders hervorgehoben. Für alle diese wertvolle Unterstützung bin ich zu großem Dank verpflichtet.

Daß diese Abhandlung als Neubearbeitung des Lymphknoten-Kapitels in das Handbuch der speziellen pathologischen Anatomie und Histologie aufgenommen wurde, verdanke ich dem Wohlwollen von Herrn Prof. Dr. UEHLINGER, der das Entstehen des Buches mit großer Anteilnahme verfolgte und mir stets mit guten Ratschlägen und praktischer Hilfe zur Seite stand. Dafür spreche ich ihm meinen tiefempfundenen Dank aus.

Endlich möchte ich — last not least — Herrn Dr. GÖTZE vom Springer-Verlag für alles Mitsorgen um das Gelingen dieses Werkes und für alles geduldige Eingehen auf meine Wünsche herzlichen Dank sagen. Seiner Initiative und der reichen Erfahrung von Herrn JENNEWEIN von der Graphischen Kunstanstalt ist es zuzuschreiben, daß die letzten technischen Möglichkeiten für die Wiedergabe der Abbildungen ausgeschöpft wurden.

Frankfurt a. Main und Heidelberg, 1960   KARL LENNERT

Inhaltsverzeichnis

Erster Teil

Dritter Teil

Vierter Teil

Fünfter Teil

Erster Teil

Vorbemerkungen zur Praxis der Lymphknotendiagnostik

Die Grundelemente der Lymphknotendiagnostik

Die Lymphknotendiagnostik zählt zu den schwierigsten Aufgaben des Pathologen. Es ist daher nötig, alle Möglichkeiten auszuschöpfen, sichere und spezifizierte Diagnosen zu erzielen. Zu diesem Zwecke müssen Kliniker und Pathologen eng zusammenarbeiten. Dadurch wird nicht etwa nur die Arbeit des Pathologen erleichtert, sondern können Veränderungen, die an sich unspezifisch sind, in das ganze klinische Bild eingeordnet und interpretiert werden. Auch gelingt es bei mehrdeutigen, „halbspezifischen" histologischen Bildern oft, durch einzelne klinische Daten die Ätiologie der Erkrankung zu erschließen.

Als Grundelemente einer differenzierten Lymphknotendiagnostik sind die folgenden anzusehen:

1. Alter, Geschlecht und Beruf des Patienten.
2. Lokalisation des erkrankten Lymphknotens.
3. Klinische Angaben über Blutbild, Erscheinungen von seiten der Milz, des Knochenmarkes, der Haut u. dgl.
4. Makroskopischer Befund.
5. Histologischer Befund.
6. Cytologischer Befund im Schnitt und nach Möglichkeit auch im Ausstrich.
7. Befunde bei speziellen Färbeverfahren (Faserdarstellung, histochemische Reaktionen).
8. Bakteriologisch-serologische und mykologische Erhebungen.

Wir werden diese Grundpfeiler der Lymphknotendiagnostik in den einzelnen Kapiteln besprechen, soweit brauchbare Unterlagen in Literatur oder im eigenen Untersuchungsgut hierfür vorliegen. Zu den einzelnen Punkten seien noch einige Bemerkungen angefügt:

Zu 1. Die Angabe von *Alter und Geschlecht* weist manchmal schon in eine gewisse Richtung. Daher wird in den einzelnen Kapiteln jeweils kurz über das Vorkommen der Erkrankungen berichtet, wobei auf eine Erfassung der absoluten Häufigkeit in der betroffenen Population und Zeitspanne verzichtet und lediglich die *relative* Alters- und Geschlechtsverteilung im untersuchten Krankengut mitgeteilt wird; denn die vorgelegten Relativzahlen ("distribution" nach Thorson u. Brown[1]) dürften unseren Erfordernissen in der *Alltagsdiagnostik* mehr entsprechen als die theoretisch bedeutsamen Absolutwerte ("incidence"[1]), ganz abgesehen davon, daß in dem bearbeiteten Zeitraum eine Feststellung der echten Häufigkeit innerhalb der einzelnen Lebensalter und der Geschlechter unmöglich ist.

Die Altersangabe bezieht sich immer auf den Zeitpunkt, zu dem die histologische Diagnose gestellt wurde. Bei Sektionsfällen wurde das Alter errechnet, in dem die Erkrankung durch Blutbild, Sternalpunktion u. dgl. erkannt wurde.

---

[1] Thorson u. Brown 1955.

Zu 2. Die *Lokalisation* des exstirpierten Lymphknotens spielt gerade für die entzündlichen und reaktiven Zustände eine große Rolle. So kommt die Pseudotuberkulose offenbar nur mesenterial, das gleichartig aussehende Lymphogranuloma inguinale dagegen fast ausschließlich inguinal vor. Auch läßt sich bei Tumormetastasen aus dem Ort der Absiedlung bisweilen auf die Lokalisation des Primärtumors schließen.

Zu 3. In manchen Fällen, speziell bei den malignen Lymphknotengeschwülsten und der Lymphogranulomatose, ist eine Diagnose allein aus dem histologischen Bild möglich. Oft aber benötigen wir für eine umfassende und spezifizierte Deutung des Krankheitsbildes auch *Angaben des Klinikers* über Vorgeschichte, Blutbild, Veränderungen von Milz, Knochenmark und anderen Lymphknotengruppen usf. Nur so können wir Blutkrankheiten richtig einstufen und Lymphknotenreaktionen erklären, woraus sich unter anderem prognostische und therapeutische Konsequenzen ergeben. Es sei hier nur an die Unterscheidung von lymphatischer Leukämie und Lymphosarkom erinnert, die vom Pathologen immer wieder verlangt wird, die er aber oft nur bei Kenntnis des klinischen oder autoptischen Bildes treffen kann.

Zu 4. Die *makroskopische* Beurteilung eines Lymphknotens läßt den Erfahrenen oft schon eine Wahrscheinlichkeitsdiagnose stellen; vor allem kann man den Fasergehalt an der Konsistenz bereits einigermaßen abschätzen.

Zu 5. Die *histologische* Beurteilung des Lymphknotens beginnt wie bei jedem anderen Organ mit der Lupe des Mikroskops. Dabei kann man mit zunehmender Übung schon gewichtige Aussagen machen und manche Erkrankungen, z. B. das großfollikuläre Lymphoblastom, u. U. bereits erkennen. Die Betrachtung mit schwacher Vergrößerung gestattet vor allem die histo-topographische Zuordnung der pathologischen Veränderungen sowie die Beurteilung der einzelnen Lymphknotenstrukturen (Follikel, Pulpa, Sinus) in ihrem Verhältnis zueinander. Das sind 2 unschätzbare Vorzüge, die der Ausstrichuntersuchung abgehen und die Zuverlässigkeit der Schnittuntersuchung wesentlich bestimmen.

Zu 6. Zur *cytologischen* Auswertung eignen sich Ausstrichpräparate besser als Schnitte; ja man kann manche cytologischen Einzelheiten, z. B. Azurgranula, allein im Ausstrich erkennen. Aus diesem Grunde sollte auch der Histologe nach Möglichkeit Tupfpräparate von den (unfixierten) exstirpierten Lymphknoten anfertigen oder gegebenenfalls (bei weitem Transport!) den Kliniker um Anfertigung bitten. Dafür setzten sich FORKNER[1] und SCHILLING[2] schon vor Jahrzehnten ein. Neuerdings wird diese vergleichende Untersuchung von einer Reihe von Autoren[3] nachdrücklich empfohlen. Auch ULTMANN, KOPROWSKA u. ENGLE[4] erzielten gute Resultate mit Tupfpräparaten. Aber der Pathologe braucht auch dann, wenn ihm kein Ausstrich zur Verfügung steht, nicht zu resignieren, weil er manche als Einzelelement schwer definierbare Zelle bereits an ihrer Lokalisation erkennt und damit den unvermeidlichen methodischen Mangel des Schnittpräparates wettzumachen vermag. Freilich muß jede vermeidbare methodische Unzulänglichkeit peinlich ausgeschlossen werden, d. h. wir müssen richtig fixieren, einbetten und in jedem Falle nach GIEMSA oder einer äquivalenten Methode färben; denn nur mit solchen Färbemethoden ist es möglich, die Zellen der blutbildenden Organe einigermaßen sicher zu unterscheiden. So gestattet die Giemsa-Färbung Basophilie und metachromatische Granula des Plasmas auch im Schnitt zu erkennen, was im Hämatoxylin-Eosinpräparat ausgeschlossen ist.

---

[1] 1927.   [2] 1943 und früher.

[3] R. D. SUNDBERG 1947, WOOLNER u. McDONALD 1951, R. DEARING 1952, BERMAN 1953, DUBOIS-FERRIÈRE 1953, SIERACKI 1953, GELIN 1954, MARSHALL 1956, MASSHOFF u. FROSCH 1958, MORALES PLEGUEZUELO 1958 und andere Autoren.   [4] 1958.

Dazu kommen noch etliche weitere Vorteile der Giemsa-Methode: Sie liefert kontrastreiche Übersichtsbilder, gestattet den Nachweis der Bindegewebs- und Gefäßmetachromasie und läßt pyknotische sowie in Mitose begriffene Kerne besonders lebhaft hervortreten. Endlich ist bei Metastasen schleimbildender Carcinome eine Metachromasie der Tumorzellen ähnlich wie bei der Toluidinblaufärbung zu erkennen, so daß das Giemsa-Verfahren auch als Schleimfärbung dienen kann.

Zu 7. Die Untersuchung des *Gehaltes an Bindegewebsfasern,* insbesondere der Gitterfasermenge, wurde vor allem durch die zahlreichen einschlägigen Veröffentlichungen von FRESEN angeregt. So wichtig der Fasernachweis für grundsätzliche Fragen ist, so bescheiden ist die diagnostische Bedeutung der Silberimprägnation. Wir werden das Faserbild für jede Lymphknotenerkrankung gesondert besprechen.

Die Histochemie der Lymphknotenerkrankungen ist noch wenig erschlossen; sie läßt aber wertvolle Ausblicke auf die Lymphknotencytologie und -pathologie erhoffen. Wieweit sie allerdings für den Routinebetrieb finanziell und personell tragbar ist, bleibt abzuwarten. Auch ist noch nicht abzusehen, ob die Diagnostik wesentlich durch histochemische Untersuchungen bereichert wird.

Zu 8. Wenn wir den Lymphknoten unfixiert und steril vom Chirurgen erhalten können, sollten wir die eine Hälfte der *bakteriologischen Untersuchung* zuführen. Auf diese Weise wäre es möglich, manche Lymphknotenreaktion auch ätiologisch eindeutig abzuklären. ACKERMAN[1] halbiert die frisch an ihn gesandten Lymphknoten stets und bewahrt die eine Hälfte tiefgekühlt in einer sterilen Petrischale auf, bis die histologischen Präparate beurteilt sind. Wenn danach eine bakteriologische Untersuchung angezeigt ist, kann diese noch angestellt werden und eine spezifizierte Diagnose herbeiführen. Wie fruchtbar diese bakteriologisch-pathologische Zusammenarbeit sein kann, haben die Untersuchungen von KNAPP u. MASSHOFF[2] über die Pseudotuberkulose der Mesenteriallymphknoten gezeigt.

Eine solche Zusammenarbeit zwischen Bakteriologen und Pathologen wäre auch deshalb sehr zu begrüßen, weil der Bakteriologe die Lymphknoten für *Hautteste*[3] aufbereiten könnte. Die diagnostischen Hautreaktionen erlangen nämlich zunehmende Bedeutung; es sei nur an den Frei-Test, den Kveim-Test und die Foshay-Debrésche Reaktion bei der Katzenkratzkrankheit erinnert. Die bereits vorhandenen Teste können zweifellos weiter ausgebaut und ergänzt werden. Wenn man noch die im Patientenblut gewonnenen serologischen Untersuchungsergebnisse in die diagnostischen Überlegungen einbezieht, dürfte es gelingen, einen großen Teil der histologisch noch nicht spezifizierbaren Lymphadenitiden schärfer zu umreißen. Wir sind uns jedoch darüber im klaren, daß hier serologische Befunde nur mit einer gewissen Vorsicht zu verwerten sind und durch bakteriologische Nachweismethoden ergänzt werden müssen, worauf KRAUSPE[4] immer wieder hinweist.

ROBB-SMITH[5] empfiehlt die Ausführung des Gordon-Testes, mit dessen Hilfe es möglich sein soll, Lymphogranulomatosen und myeloische Leukämien (mit zahlreichen Eosinophilen!) zu erkennen und insbesondere die Lymphogranulomatose von dem Retothelsarkom zu unterscheiden.

Wenn man die aufgeführten Einzelelemente unseres diagnostischen Rüstzeuges in der rechten Weise zusammenfügt, gelingt es in den allermeisten Fällen, eine zuverlässige Diagnose zu stellen, vorausgesetzt, daß die angewandte Technik einwandfrei ist. Der verbleibende Rest wird durch weitere intensive Zusammenarbeit mit Klinik und Bakteriologie sicherlich noch mehr verkleinert werden können.

---

[1] 1955. [2] 1954. [3] Übersicht bei BAER u. YANOWITZ 1950.
[4] Zum Beispiel 1956a u. b. [5] 1938.

Untersuchungs-Technik

A. Lymphknotenpunktion und Ausstrichuntersuchung

Über die Technik der Lymphknotenpunktion gibt es ausführliche Darstellungen[1]. Der folgenden Schilderung liegt die Methode von MERÉNYI* zugrunde[2], der auch selbst die ersten Punktate für die vorliegende Monographie herstellte.

Vor der Punktion anaesthesieren wir kurz das umliegende Gewebe — der Lymphknoten selbst ist unempfindlich —, wobei man darauf achten muß, daß das zellschädigende Anaestheticum weder in den Lymphknoten injiziert, noch mit der Punktionskanüle aspiriert wird[3]. LÜDIN[3] empfiehlt außerdem, kleine Lymphknoten zu unter-, nicht zu umspritzen, weil sie sonst u. U. in dem infiltrierten Gewebe nicht mehr abgegrenzt werden können.

Sodann durchstößt man die Haut mit einem Schnepper und geht mit einer mandrinführenden, 1—2 mm dicken Kanüle bis an den Lymphknoten heran, um diese sogleich wieder herauszuziehen und durch eine etwas dünnere Kanüle zu ersetzen, die nunmehr in den Lymphknoten selbst eingeschoben wird. Hierbei fixieren wir das Punktionsobjekt mit der linken Hand und überzeugen uns durch leichtes Bewegen der Kanüle, daß auch wirklich der Lymphknoten getroffen ist[4]. Sodann aspirieren wir unter leicht bohrenden Bewegungen mit Hilfe einer gutsitzenden großen Rekordspritze etwas Gewebsbrei bzw. -bröckel. Durch das zweimalige Eingehen mit verschieden dicken Kanülen und durch die Verwendung des Mandrins verhindern wir das Ansaugen von lymphknotenfremdem Gewebe (Haut, Subcutis).

Für kleine Lymphknoten empfiehlt STAHEL[5] dünnere Nadeln, da dicke den Knoten wegschieben würden. LEIBETSEDER[6] verwendet nach HITTMAIR und SCHÖNER grundsätzlich die feinen Kanülen der Intracutaninjektion.

Das angesaugte Gewebe wird mit der Spritze oder nach LÜDIN[3] besser mit einem Gummischlauch gründlich ausgeblasen. Ein Teil davon ist auf mehrere Objektträger zu verteilen und mit einem geschliffenen Deckglas vorsichtig auszustreichen, um zunächst nach PAPPENHEIM (MAY-GRÜNWALD + GIEMSA) gefärbt zu werden.

Wichtig ist hier wie auch bei der histologischen Giemsa-Färbung das richtige p_H des Aqua dest. Wir bekommen durchaus brauchbare Ergebnisse, wenn wir das Aqua dest. eine Viertelstunde lang kochen. Andernfalls können wir auch mit der Weiseschen Salzmischung (fertig beziehbar von den Bayer-Werken) das Aqua dest. puffern. Bei großer Zelldichte empfiehlt es sich, die Einwirkungszeit der Giemsa-Lösung auf 20—25 min zu verlängern[5]. Zu schwach gefärbte Präparate lassen sich durch nochmaliges Aufgießen von Giemsa-Lösung verbessern. Bei Überfärbung empfiehlt LOPES-CARDOZO[7], die Präparate für etwa 15 min in Aqua dest. zu legen. Wenn die oxyphilen Strukturen (Erythrocyten!) einen blauen bis grünlichen Farbton aufweisen, liegt dies meist daran, daß der Objektträger nicht alkalifrei war. Man kann solche Ausstriche noch retten, indem man ganz kurz mit verdünnter Salzsäure (1 Tropfen n/10 HCl auf 1 cm³ Aqua dest.) abspült und anschließend zweimal mit Pufferlösung ($p_H = 6,8$) behandelt[7].

---

* Ich danke Herrn Kollegen MERÉNYI herzlich dafür, daß er mir zahlreiche Präparate bei seiner Übersiedlung nach Venezuela überließ und es mir dadurch ermöglichte, auch über die Wertigkeit der Lymphknotenpunktion ein eigenes Urteil zu gewinnen.

[1] STAHEL 1939, TISCHENDORF 1939, 1951, ALBAHARY 1942, TRAUTMANN 1951, LOPES-CARDOZO 1954, LÜDIN 1955.

[2] 1947.   [3] LÜDIN 1955.   [4] TISCHENDORF 1951.   [5] STAHEL 1939.   [6] 1949.

[7] LOPES-CARDOZO 1954.

Das Ergebnis der Pappenheim-Färbung ist bis zu einem gewissen Grade cytochemisch zu verwerten. Nach JACOBSON u. WEBB[1] ist die purpurrote Färbung der Kerne auf deren Gehalt an Desoxyribosenucleo-Proteiden zurückzuführen, während die Basophilie (= Blaufärbung) des Plasmas und der Nucleolen auf der Anwesenheit von Ribosenucleo-Proteiden beruht. Diese Unterscheidung gelingt bei der Giemsa-Färbung des Schnittes nicht; hierbei sind Desoxy- und Ribonucleo-Proteide blau dargestellt.

Soweit möglich, läßt man einzelne Präparate zunächst ungefärbt, um an ihnen später Spezialfärbungen anstellen zu können. Als solche seien genannt:

Gram-Färbung (Bakterien, Fibrin).

Ziehl-Neelsen-Färbung (säurefeste Bakterien).

Alkalische Giemsa-Färbung (Spirochäten[2]).

Berlinerblau-Reaktion (Hämosiderin[3]).

Peroxydasereaktion.

Sudanschwarz-Färbung (Lipoide).

PAS-Reaktion (Polysaccharide).

Azofarbstoffmethoden zum Nachweis der alkalischen und sauren Phosphatase sowie der unspezifischen Esterase[4].

Gitterfaserdarstellung[5].

Die Technik der Peroxydase-, Sudanschwarz- und PAS-Reaktion, wie sie von uns angewandt wurde, sei hier kurz aufgeführt, bezüglich der übrigen Methoden verweisen wir auf die Literatur.

Peroxydasereaktion nach GRAHAM-KNOLL:

1. Fixierung der luftgetrockneten Praparate in Formol-Alkohol (1 Teil unverdünntes Formol, 9 Teile 96% Äthanol) 30 sec. 2. Abspülen und Trocknen. 3. Überschichten mit Peroxydasereagens (Messerspitze Benzidin in 6 cm³ 96% Äthanol gelöst, mit 4 cm³ Aqua dest. verdünnt und mit 0,02 cm³ H_2O_2 versetzt) 5 min. 4. Wiederholtes Abspülen mit Leitungswasser und Trocknen. 5. Giemsa-Losung 40 min. 6. Abspülen, Trocknen (nicht eindecken!). Ergebnis: Peroxydasepositive Strukturen (Granulocyten und Vorstufen sowie ein Teil der Monocyten) in gelblichgrünem bis bräunlichem Ton gefärbt.

Sudanschwarz B-Färbung nach LISON *(etwas modifiziert)*[6]:

1. Lufttrocknen. Keine Fixation in Formalindampf! 2. Färben in gepufferter 0,3%iger äthanolischer Sudanschwarz B-Lösung 40 min. 3. Entfernung des überschüssigen Farbstoffes durch *sehr kurzes*, 2—3maliges Eintauchen in 70%iges und dann 50%iges Äthanol (makroskopisch darf kein Farbstoff mehr sichtbar sein!). 4. Einstellen in Aqua dest. zur Entfernung des Alkohols. 5. Färbung in Giemsa-Losung 20 min. Ergebnis: Lipide schwarz, Kerne und Plasma wie bei Giemsa-Färbung.

PAS-Reaktion:

1. Lufttrocknen. Fixierung in Formolalkohol (wie bei Peroxydasereaktion) 5 min. 2. Abspülen in 96%igem Äthanol. 3. Oxydieren in 0,8%iger wäßriger Perjodsäurelösung 5 min. 4. 2mal je 3 min in Aqua dest. spülen. 5. 30—60 min in Schiffschem Reagens (hergestellt nach GRAUMANN[7]) färben. 6. 5 min Aqua dest. 7. 3mal je 2 min Kaliummetabisulfid-Lösung. 8. 2—5 min in Leitungswasser waschen. 9. Kernfarbung in Mayerschem Hämalaun. 10. 20 min spülen in fließendem Leitungswasser. 11. Lufttrocknen (nicht eindecken!). Ergebnis: Polysaccharide rot, Kerne violett.

Der nicht für Ausstriche verwendete Teil des Punktates wird am besten noch histologisch verarbeitet. Er kommt zu diesem Zweck in ein paraffiniertes Schälchen, dem ein paar Tropfen Blut aus der Fingerbeere des Patienten zugesetzt werden, da sich die kleinen Partikelchen nicht ohne Verlust durch die Einbettungsflüssigkeiten bringen lassen. Als Fixierungsflüssigkeit kann man Zenker-Formol (s. u.) oder Susa (4,5 g Sublimat, 0,5 g NaCl, 80 cm³ Aqua dest., 2 g Trichloressigsäure, 4 cm³ Eisessig und 20 cm³ unverdünntes Formalin) verwenden. Die rasch in Paraffin eingebetteten Präparate werden dann in Serien aufgeschnitten und nach den unten angegebenen Methoden gefärbt.

---

[1] 1952.   [2] SCHILLING 1943.   [3] UNDRITZ 1952.

[4] LENNERT, LÖFFLER u. LEDER in Vorbereitung, LENNERT, LÖFFLER u. GRABNER in Vorbereitung.

[5] UNDRITZ 1952, HECKNER u. VOTH 1954, BRÜCHER 1957.

[6] Von GRABNER in unserem Laboratorium erprobt.   [7] 1954.

Auch BENOIT[1] sowie MARCHAL u. Mitarb.[2] empfehlen nachdrücklich die *zusätzliche* Einbettung und histologische Untersuchung der Punktate. Dadurch gelänge es, die für die Diagnostik oft unerläßliche Gewebsstruktur zu ermitteln und auch Erkrankungen wie Sarkoidose, Tuberkulose und M. Brill-Symmers ohne Probeexcision zu diagnostizieren.

MEATHERINGHAM und ACKERMAN[3] betteten ihre Lymphknotenpunktate *ausschließlich* ein, ohne vorher Ausstriche anzufertigen. Sie halten aber — nach ihren Erfahrungen an 300 Punktaten — die Probeexcision der ganzen Lymphknoten für die Methode der Wahl.

B. Probeexcision und Schnittuntersuchung[4]

Man kann die Diagnostik bereits durch eine richtige Auswahl der zu entfernenden Lymphknoten wesentlich fördern; d. h. man wird dann, wenn die Lymphknoten mehrerer Regionen befallen sind, nach Möglichkeit nicht die Leisten- oder oberen Halslymphknoten exstirpieren, weil sich hier häufig chronisch-entzündliche Veränderungen abspielen, die eine Beteiligung an generalisierenden Erkrankungen vortäuschen und u. U. differentialdiagnostische Schwierigkeiten bereiten[5]. Besonders von der Exstirpation inguinaler Lymphknoten sollte man daher wenn irgend möglich absehen, es sei denn, ihr Befall ist klinisch evident. Über die Technik der Probeexcision s. BINKLEY[6].

Die Exstirpation muß unter größtmöglicher Schonung des Lymphknotens durchgeführt werden, wobei jegliches Zerren und Quetschen zu unterlassen ist. Der exstirpierte Lymphknoten sollte am besten sofort steril zu dem Pathologen gebracht werden, damit noch die Möglichkeit besteht, bakteriologisch zu untersuchen und Ausstriche von der Lymphknotenschnittfläche anzufertigen. Das Einschneiden unfixierter Lymphknoten muß sehr behutsam erfolgen, am besten mit einem Rasiermesser und unter Vermeidung stärkerer Zerrung oder Quetschung des Gewebes. LUMB[7] hat zu diesem Zweck eigens ein Messer mit 2 parallelstehenden Klingen entwickelt.

Die „Ausstriche" kann man auf zweierlei Weise herstellen: Einmal ist es möglich, die Schnittfläche mehrfach auf den Objektträger abzutupfen, wobei die ersten Präparate meistens zu dick und die letzten Präparate zu dünn geraten. Zum anderen kann man die Schnittfläche vorsichtig abstreichen, indem man den Lymphknoten unter ganz leichtem Druck über den Objektträger gleiten läßt. Die erste Methode hat den Vorteil, daß wir ein angenähertes Äquivalentbild des Schnittes erhalten, d. h. daß jeweils zusammengehörige Strukturen auch auf dem Ausstrich zusammenliegen.

Fixierung. Die übliche Fixierung in 1:9 verdünntem, neutralisiertem Formalin reicht für viele Fälle aus. Bei größeren Lymphknoten sollte man zuerst anfixieren und nach einigen Stunden einen oder mehrere Schnitte durch den Lymphknoten legen, damit auch die zentralen Partien rasch durchtränkt werden. Formalin hat den großen Vorteil, daß die Präparate ohne Schaden für mehrere Tage bis Wochen in den Lösungen liegenbleiben können und daß man viele Färbungen durchführen kann, die nach Spezialfixierung oft unmöglich oder erschwert sind. Dies gilt z. B. für die Versilberung nach BIELSCHOWSKY. Dagegen gelingt es in formalinfixierten Präparaten nicht, feinere cytologische Einzelheiten genau darzustellen. Dies ist aber für eine cytologische Analyse der Schnitte überhaupt, für die Diagnose gewisser Erkrankungen im besonderen unerläßlich. Aus diesem Grunde fixieren wir alle Lymphknoten, die wir frisch bekommen, gleichzeitig in einer altbewährten Fixierlösung, der Maximowschen Flüssigkeit. Wenn sie bereits in Formalin liegend bei uns eintreffen, können wir das cyto-

---

[1] 1955.   [2] MARCHAL, DUHAMEL u. PERLÈS 1959.   [3] 1947.
[4] Siehe u. a. MORGAN 1956.
[5] ROBB-SMITH 1947, W. ST. C. SYMMERS 1951a, LUMB 1954.   [6] 1939.   [7] 1954.

logische Bild des Schnittes noch etwas verbessern, indem wir die Präparate nach kurzer Wässerung noch in die Maximowsche Flüssigkeit einlegen.

Die Maximowsche Flüssigkeit besteht aus 9 Teilen Zenkerscher Lösung (2,5 g Kaliumbichromat, 1 g Natriumsulfat und 5 g Sublimat ad 100 cm³ Aqua dest.) und 1 Teil unverdünntem Formalin, das unmittelbar vor dem Einlegen der Präparate zugesetzt wird. Die Lymphknoten dürfen nicht dicker als 3 mm zugeschnitten werden. Die Fixierungsdauer beträgt 3—6—12 Std je nach Größe des Lymphknotens. Anschließend wird 24 Std gewässert und dann in Paraffin eingebettet. Die Entfernung des Sublimats erfolgt erst am Schnitt im Verlauf der absteigenden Alkoholreihe, und zwar mit alkoholischer Jodlösung (2 g Jod und 3 g Kaliumjodid ad 100 cm³ 90% Alkohols). Diese Stammlösung wird 1:9 mit 70% Alkohol verdünnt. In der fertigen cognacbraunen Lösung bleiben die Schnitte 1—1¹/₂ Std stehen. Anschließend entfernt man das Jod gründlich mit 0,25% Natriumthiosulfatlösung (etwa 15 min). Da sich die Entjodungslösung rasch verbraucht, muß sie oft —am besten täglich— erneuert werden.

Eine Fixierung in Alkohol (Brennspiritus) ist für eine cytologische Beurteilung absolut ungeeignet; sie hat nur Bedeutung für gewisse histochemische Methoden und zum Nachweis der Blutmastzellen. Hierzu verwenden wir 98% Äthanol oder besser noch Schaffersche Lösung (1 Teil unverdünntes Formol und 2 Teile 96% oder auch 80% Alkohol). Zur Erhaltung der Blutmastzellen ist auch 4% basisches Bleiacetat[1] geeignet, das aber störende Niederschläge macht.

Einbettung. Gefrierschnitte sind für die Lymphknotendiagnostik völlig ungeeignet. Sie dienen allenfalls zum Nachweis von Fett, Peroxydasen und anderen Fermenten oder auch zur Vornahme einer Feyrterschen Einschlußfärbung mit Thionin. Im übrigen ist eine *gute* Einbettung in Paraffin stets die Methode der Wahl. Um aber wenig geschrumpfte und nicht zerrissene Präparate zu erhalten, ist eine sorgsame und individuelle Behandlung der einzelnen Lymphknoten erforderlich.

Färbung. Wir fertigen in jedem Falle eine Hämatoxylin-Eosin- und eine Giemsa-Färbung an. Nur bei besonderem Bedarf werden noch Silberimprägnation oder sonstige Spezialfärbungen durchgeführt. Weil die *Giemsa-Färbung* da und dort auf Schwierigkeiten stößt, sei sie kurz dargestellt.

Technik der Giemsa-Färbung: 1. Die Schnitte kommen aus einmal gewechseltem Aqua dest. in die 1:50 verdünnte Giemsa-Lösung für 2 Std. Als Giemsa-Lösung verwenden wir die Mercksche, da sie intensivere Färbungen (Metachromasie!) erzeugt als die anderer Firmen. Wir verdünnen die Farblösung unmittelbar vor ihrer Anwendung mit *abgekochtem* Aqua dest., das für unsere Zwecke völlig ausreicht. Wenn man ein übriges tun will, arbeite man mit Pufferlösungen (etwa der Hadenschen Lösung).

2. Anschließend wird kurz in Aqua dest. differenziert, das mit einem Tropfen Eisessig ganz schwach angesäuert ist.

3. Wenn der Schnitt in seinen oxyphilen Komponenten (Bindegewebe!) einen rötlichen Farbton angenommen hat, wird in 96% Alkohol weiter differenziert, bis keine Farbwolken mehr abgehen, evtl. auch etwas länger. Die Zeit der Alkoholdifferenzierung richtet sich nach der Dicke der Präparate und nach der Zellzusammensetzung. Bei mangelhafter Fixierung (zentrale Partien zu großer Lymphknoten! Alkoholfixierung!) und in Leichenlymphknoten ist die Basophilie viel schwächer ausgeprägt. Daher genügt eine ganz kurze Differenzierung.

4. Anschließend werden die Schnitte 2mal kurz in Isopropanol (je ¹/₂ min) und 3mal in reines Xylol gebracht. Schließlich decken wir in Eukitt ein, das schneller als andere Einschlußpräparate erstarrt, optisch einwandfrei ist und nicht schädigend auf die Färbung einwirkt.

Ergebnis: Die basophilen Substanzen (Kerne, z. T. auch das Plasma) werden dunkelblau dargestellt, was vorwiegend durch Bindung der basischen Farbstoffe an Ribose- und Desoxyribosenucleinsäuren bedingt ist. Auch Bakterien stellen sich blau dar, während Kalk bei ordnungsgemäßer Differenzierung im allgemeinen nicht erfaßt wird. Oxyphile Substanzen gewisser Zellen (Eosinophile, Epitheloidzellen und andere) und das normale Bindegewebe färben sich in verschiedenen Abstufungen hellrot bis rötlich-orange. Die Nucleolen der Zellen sind schwach rotviolett bis dunkelblau dargestellt. Metachromatische Substanzen (Mastzellengranula, chromotrope Substanz in veränderten Gefäßen und Bindegewebe, Schleim) sind purpurrot bis rotviolett gefärbt.

---

[1] HOLMGREN 1938.

Bei Fixierung in Maximowscher Flüssigkeit wenden wir in der Regel auch die von MAXIMOW empfohlene Nochtsche *Azur-Eosinfärbung* an. Diese entspricht im Prinzip der Giemsa-Methode, erzeugt aber etwas duftigere Bilder; auch ist die Metachromasie etwas geringer ausgeprägt. Wenn die Kernfärbung in ihrer Intensität nicht befriedigt, kann man mit Eisen-Hämatoxylin vorfärben.

Die Technik der Nochtschen Azur-Eosinfärbung ist sehr einfach: 10 cm³ einer 0,1% Azur II-Lösung (in abgekochtem oder auch gepuffertem Aqua dest.) werden mit dem gleichen Aqua dest. auf 100 cm³ aufgefüllt und mit 10 cm³ einer 0,1% Losung von Eosin (gelblich) versetzt.

Färben über Nacht, differenzieren in 96% Alkohol.

Kurz Isopropanol (2mal), reinstes Xylol (3mal), eindecken in Eukitt.

Zur elektiven Darstellung von *Eosinophilen* im Paraffinschnitt färben OONEDA u. YAMAMURA[1] mit kolloidaler Sudan III- oder Nadi-Lösung. Die Eosinophilen werden auch mit der von ROBB-SMITH verwendeten Barrettschen Modifikation der Romanowsky-Färbung[2] außerordentlich kräftig gefärbt. Im übrigen bietet diese Methode keinen wesentlichen Vorteil gegenüber der Azur-Eosin- oder Giemsa-Färbung, sie ist außerdem wesentlich umständlicher und daher für den Routinebetrieb weniger geeignet.

Die *Blutmastzellen* besitzen hochgradig wasserlösliche Granula und sind daher nur mit *alkoholischer Toluidinblaulösung* darzustellen.

Technik der alkoholischen Toluidinblaufärbung:

1. Entparaffinieren in Xylol, absol. Alkohol, 96% Alkohol.

2. Färben in 1% methanolischer Toluidinblaulösung 30 min (Herstellung der Lösung: 1 g Toluidinblau wird in 100 cm³ unverdünntem Methanol gelöst, und die Lösung nach 24 Std filtriert).

3. 5 sec abspülen in Leitungswasser.

4. Ganz kurz entwässern in 96% Alkohol und Isopropanol.

5. Xylol, Eukitt.

Ergebnis: Kerne blau, Mastzellengranula rotviolett.

Wenn es gilt, *myeloische* von nichtmyeloischen *Zellen* zu unterscheiden, etwa bei akuten Leukämien, empfiehlt sich die Anwendung der *Oxydase- oder Peroxydasereaktion*.

Technik der Peroxydasereaktion (nach LOELE):

1. Formolfixierte Gefrierschnitte kommen für 3—5 min in ein Benzidin-Wasserstoffsuperoxydgemisch. Herstellung des Gemisches: 1 g Benzidin mit 200 cm³ Aqua dest. kräftig schütteln. Lösung filtrieren. Zu 50 cm³ dieser Flüssigkeit 1 cm³ 1% Wasserstoffsuperoxyd geben. Die Konzentration des H_2O_2 muß genau 1% betragen; daher ist die Abnahme der Konzentration in den Stammlösungen nach Öffnen der Flasche in Rechnung zu setzen. (Flasche in Kühlschrank aufbewahren!).

2. Kurze Nachfärbung der Kerne in verdünnter Methylenblaulösung.

3. Aufsteigende Alkoholreihe, Xylol, Eukitt.

Ergebnis: Die Granula der myeloischen Leukocytenformen (neutrophile und eosinophile Granulocyten) sowie ihrer Vorstufen färben sich zunächst blaugrün an, werden aber nach wenigen Minuten braun. Die Monocyten lassen sich im Schnitt mit der Peroxydasereaktion nicht erfassen. Lymphocyten und andere Blutzellen sind negativ. Die Erythrocyten sollen ungefärbt bleiben; sind sie aber mitgefärbt, so ist dies ein Zeichen für eine zu hohe H_2O_2-Konzentration.

Zum Nachweis der *Gitterfasern* verwenden wir die Silberimprägnation nach BIELSCHOWSKY in der Modifikation von GOMORI. Sie hat gegen alle anderen Methoden die folgenden Vorteile: Erstens dauert die Durchführung nur kurze Zeit (etwa $1^1/_2$ Std), was für die bioptische Diagnostik der bedeutendste Vorzug ist. Zweitens sind auch nach Zenker-Formol-Fixierung (MAXIMOW) noch brauchbare Ergebnisse zu erzielen, da die Perdrausche Vorbehandlung bichromatfixierter Präparate in der Gomorischen Methode bereits enthalten ist. Drittens gibt das Verfahren von GOMORI sehr zuverlässige Resultate. Selbst der Chlorgehalt des

---

[1] 1953.   [2] BARRETT 1944.

Leitungswassers wirkt sich nur wenig aus. Voraussetzung ist nur, daß man sauber arbeitet und frische Lösungen verwendet[1].

Technik der Silberimprägnation nach GOMORI:
1. 1 min 0,5—1% Kaliumpermanganat (haltbar 7—10 Tage).
2. 5 min Leitungswasser.
3. 1 min 1—3% Kalium-metabisulfit (haltbar 7—10 Tage).
4. 5 min Leitungswasser.
5. 1 min 2% Eisenalaun (nur frisch verwenden!).
6. 5 min Leitungswasser (gründlich!).
7. 2 min Aqua dest.
8. 2 min Aqua dest.
9. 1 min ammoniakalische Silberlösung nach GOMORI (in dunkler Flasche gut verschlossen 2—3 Tage haltbar).
Herstellung: Zu 10 cm³ 10% Silbernitratlösung in Schüttelcylinder 2 cm³ 10%
KOH und tropfenweise starken Ammoniak zugeben. Nach jedem Tropfen
schütteln. Niederschlag soll sich eben losen. Dann tropfenweise (vorsichtig!)
wieder Silbernitratlösung zugeben, bis Niederschlag beim Schutteln nur schwer
verschwindet. Endlich mit Aqua dest. auf das doppelte Volumen auffüllen.
10. 5—10 sec Aqua dest. (je kürzer, desto stärker ist die Imprägnation!).
11. 5 min Formalin (1:9 mit Brunnenwasser verdünnt, gut haltbar).
12. 5 min Brunnenwasser.
13. 15 min 0,1 % Goldchlorid (unbegrenzt haltbar).
14. ganz kurz in Aqua dest. abspülen.
15. 1 min 1—3% Kalium-metabisulfit.
16. 1 min 2,5% Natrium-thiosulfat.
17. 10 min Leitungswasser (gründlich).
18. Aufsteigende Alkoholreihe, Xylol, Eukitt.
Ergebnis: Gitterfasern schwarz, kollagene Fasern braun, Kerne mehr oder weniger stark mitgeschwärzt. Wenn man die Vorbehandlung mit Kaliumpermanganat verlängert, werden die Kerne schwächer und die Fasern intensiver dargestellt.

Nicht selten müssen wir klären, welcher Art ein aufgefundenes *Pigment* ist. Im einzelnen haben wir mit nur 6 Pigmentarten zu rechnen, mit Melanin, Hämosiderin, Formolpigment, Gallepigment, anthrakotischem Pigment und Tätowierungspigment.

Melanin, das sich bei Giemsa-Färbung grün darstellt, ist eisennegativ, läßt sich in 10% Wasserstoffsuperoxyd in 8 bis längstens 24 Std bleichen und kann mit der Masson-Hamperlschen Versilberung dargestellt werden.

Hämosiderin ist leicht mit der Berlinerblau-Reaktion auf Grund seiner eisenhaltigen Komponente darstellbar; es läßt sich nicht bleichen und auch nicht versilbern.

Formolpigment ist bleichbar und leicht mit der Methode von KARDASEWITSCH zu entfernen und damit eindeutig zu identifizieren. Es tritt bei reiner Formolfixierung, und zwar nur bei ameisensäurehaltigem, nicht neutralem Formalin, aber nicht bei Anwendung der meisten Formolgemische, z. B. der Maximowschen Flüssigkeit, auf. Besser als die Entfernung der Formolniederschläge ist ihre Vermeidung durch Neutralisierung der Fixierungsflüssigkeit (über Calciumcarbonat stehen lassen!).

Gallepigment kommt praktisch nur in den portalen Lymphknoten vor und ist hier z. T. an der Form seiner Ablagerung zu erkennen: Man sieht oft plump-ovale bis rundliche Körperchen verschiedener Größe, die sich bei Giemsa dunkelgrün bis blaugrün färben. Sie sind eisennegativ und nicht bleichbar. Eine leicht durchzuführende histochemische Reaktion gibt es meines Wissens nicht.

Anthrakotisches und Tätowierungspigment ist tiefschwarz und verhält sich allen chemischen Reaktionen gegenüber negativ.

---

[1] Weitere technische Einzelheiten s. ELSTER, REICHEL u. ROTH 1959.

Endlich wenden wir noch manche *weitere Methoden der allgemeinen Histologie und der Histochemie* bei speziellen Fragestellungen an. Im einzelnen bedienen wir uns der folgenden Färbeverfahren:

Färbung nach VAN GIESON, MALLORY oder LADEWIG[1]: Kollagene Fasern, Fibrin, Fibrinoid.

Elastica-van Gieson-Färbung: Elastische und kollagene Fasern.

Scharlachrot-Färbung: Neutralfette[2].

Sudanschwarz B-Färbung (evtl. Fixierung nach BAKER): Sämtliche Lipide[2].

Kongorot-Färbung: Amyloid (anisotrop in grünlichem Farbton!).

PAS-Reaktion nach HOTCHKISS: Polysaccharide (Pilze!).

Weigertsche Fibrinfärbung: Fibrin, Russellsche Körperchen, gram-positive Bakterien, Pilze.

Ziehl-Neelsen-Färbung: Säurefeste Bakterien (Tuberkelbakterien, Leprabakterien), Ceroid, Hamazaki-Mennesche Körperchen.

Färbung nach GRIDLEY[3]: Pilze.

Azofarbstoffmethoden zum Nachweis von saurer und alkalischer Phosphatase sowie von unspezifischer Esterase[4].

Vorteile, Nachteile und diagnostische Wertigkeit der Lymphknotenpunktion bzw. Ausstrichuntersuchung

Lymphknotenpunktate und excidierte Lymphknoten werden schon lange — seit WARD[5], HIRSCHFELD[6], GUTHRIE[7], FORKNER[8], SCHILLING[9] — im Ausstrich[10] („smear") bzw. Tupfpräparat („imprint") untersucht. Aber erst die Monographie von PAVLOWSKY[11] und die bald nachfolgenden Darstellungen von STAHEL[12], TISCHENDORF[13] und anderen Autoren[14] machten die Lymphknotenpunktion zu einer klinischen Routinemethode der Diagnostik. Seitdem ist eine Unzahl von Arbeiten über die Anwendung der Lymphknotenpunktion erschienen, von denen ein Teil in der Fußnote angeführt wird[15].

Die diagnostischen Möglichkeiten der Lymphknotenpunktion wurden anfangs erheblich überschätzt, wie dies häufig bei Einführung einer neuen Methode zu sein pflegt. Man sprach z. T. sogar von einer Überlegenheit gegenüber der Schnittuntersuchung. Diesem Optimismus begegnete der Pathologe mit großer Reserve. Inzwischen haben sich die Wogen geglättet, und man beginnt die Grenzen der cytologischen Diagnostik abzustecken. Hierzu ist in den letzten Jahren eine Reihe von statistischen Arbeiten erschienen, in denen die Bedeutung der Lymphknoten-

---

[1] LADEWIG 1938, LADEWIG u. DESSAU 1938.   [2] LENNERT 1955, Lit.   [3] 1953.

[4] LENNERT, LOFFLER u. LEDER in Vorbereitung, LENNERT, LÒFFLER u. GRABNER in Vorbereitung.

[5] 1914.   [6] 1919, 1925.   [7] 1921.   [8] 1927.   [9] 1928, 1933, 1943.

[10] Wir fassen unter dem Begriff „Ausstrich" den Ausstrich im engeren Sinne, der von einem Lymphknotenpunktat gewonnen ist, und den Abstrich bzw. das Tupfpräparat von der Schnittfläche des exstirpierten Lymphknotens zusammen, um die Darstellung zu vereinfachen.

[11] 1934.   [12] 1939.   [13] 1938, 1939, 1951, 1957.

[14] FLEISCHHACKER u. KLIMA 1937, NYFELDT 1938, FLEISCHHACKER u. LACHNIT 1939, NORDENSON 1939.

[15] DREYFUS 1940, LEITNER 1940, MOESCHLIN 1941, ALBAHARY 1942, SCHULZ 1942, STRUNGE 1944, Lit., BAKALOS u. MAROUTSOS 1947, FORTEZA BOVER 1947, 1953, STUYT 1947. Lit., HECKNER 1949, 1954, 1956, LORENZ 1949, 1950, SANDKÜHLER 1949, TRAUTMANN 1951, 1954, WAHLSTRÒM 1951, DEARING 1952, KLIMA 1952, MORRISON, SAMWICK, RUBINSTEIN, STICH u. LOEWE 1952, BEGEMANN 1953, HAUPTMANN u. IVANOV 1953, HORSTER 1953, KLIMA u. BEYREDER 1953, STREICHER u. SANDKÜHLER 1953, BESSIS 1954, 1956, LOPES-CARDOZO 1954, Lit., NEUMANN u. FEIGEN 1954, ANDRÉ u. DREYFUS 1955, Lit., HEILMEYER u. BEGEMANN 1955, LUCAS 1955, LÜDIN 1955, Lit., WILDHAGEN 1956, 1957, NEUMANN 1957, ZACH 1957, MORALES PLEGUEZUELO 1958, Lit., SODERSTROM 1958, LEIBER 1959.

punktion bzw. Ausstrichuntersuchung durch kritische Sichtung von Treffern und Versagern umrissen wird[1].

Wir wollen uns bemühen, ein eigenes Bild über Wert und Unwert der Ausstrichuntersuchung zu erhalten, und besprechen zuerst Vorteile und Nachteile der Lymphknotenpunktion, um anschließend die diagnostische Treffsicherheit der Ausstrichmethode nach unserem Untersuchungsgut zu ermitteln.

Bei der Beurteilung von Lymphknotenpunktion und Ausstrichmethode überschneiden sich 2 Fragenkreise. Einmal die Frage der Materialgewinnung: Sollen wir punktieren oder probeexcidieren? Zum anderen die Frage der technischen Materialverarbeitung: Ist der Ausstrich dem Schnitt vorzuziehen oder der Schnitt dem Ausstrich? Die Überschneidung beider Kreise kommt dadurch zustande, daß wir Punktate nicht nur im Ausstrich, sondern auch im eingebetteten Schnitt untersuchen konnen und ebenso vom probeexcidierten Lymphknoten auch Tupfpräparate für die rein cytologische Betrachtung gewinnen konnen. Wenn der Kliniker vom Wert der Lymphknotenpunktion spricht, meint er aber in der Regel nur die Ausstrichtechnik. Umgekehrt wird mit Probeexcision die rein histologische Betrachtungsweise verbunden. Wir werden sehen, daß beide Methoden der Materialgewinnung (Punktion und Probeexcision) zweckmäßigerweise mit beiden Methoden der technischen Verarbeitung (Ausstrich und Schnitt) verknüpft werden.

Vorteile. Als Vorteile der Lymphknotenpunktion gegenüber der Probeexcision sind folgende zu nennen:

1. Die Punktion stellt nur einen kleinen schmerzlosen Eingriff dar, der sich daher für Kinder und ängstliche Patienten eignet. Auch lassen sich Kranke mit bösartigen Lymphknotenaffektionen, die oft nicht unter subjektiven Beschwerden leiden, leichter zu einer Punktion als zu einer Probeexcision bewegen. Da der Patient anschließend sofort wieder seinem Beruf nachgehen kann und da sich Bettruhe und jegliche Nachbehandlung erübrigen, werden wir erfolgreich verhindern können, daß die Diagnose zu spät gestellt wird, selbst wenn der Kranke „keine Zeit hat".

2. Die Durchführung einer Punktion erfordert keinerlei personellen oder technischen Aufwand und ist rasch jederzeit und überall vorzunehmen.

3. Das angefertigte Präparat steht in kürzester Frist ($^1/_2$ Std) zur mikroskopischen Beurteilung zur Verfügung.

4. Die Punktion hinterläßt keinerlei Narben; deshalb entfallen die gelegentlich bei Probeexcisionen vorkommenden kosmetischen Entstellungen. Auch sind Sekundärinfektionen oder Fistelbildungen bei kunstgerechter Ausführung (Punktion von oben!) vermeidbar, selbst bei Punktion von tuberkulösen Einschmelzungen[2].

5. Mit der Punktionsnadel können wir auch Lymphknotentumoren angehen, die mit Nerven und Gefäßen verwachsen und daher schwer zu entfernen sind. Dennoch sollte man hierbei auch nicht zu großzügig sein, insbesondere muß man im Hilus- und Mediastinalbereich eine gewisse Vorsicht walten lassen, um die Verletzung von Lungenvenen zu vermeiden[3].

6. Man kann mehrere Lymphknotenbereiche gleichzeitig erfassen und so die Ausdehnung des Prozesses bis zu einem gewissen Grade abschätzen, um auf diese Weise für Therapie und Prognose gewisse Anhaltspunkte zu gewinnen.

7. Die Punktion ist beliebig oft zu wiederholen, was immer wieder als einer der bedeutsamsten Fortschritte der Punktionsmethode gelobt wird, z. B. von HEILMEYER u. BEGEMANN[4]. Dennoch muß man mit der Bewertung fortlaufender Punktate wesentlich vorsichtiger sein, als es meist geschieht. Das gilt besonders für die Lymphogranulomatose. Das Zellbild wechselt hierbei in verschiedenen

---

[1] DEARING 1952, MORRISON, SAMWICK, RUBINSTEIN, STICH u. LOEWE 1952, DUBOIS FERRIÈRE 1953, FORTEZA BOVER 1953, HAUPTMANN u. IVANOV 1953, LUCAS 1955, LUDIN 1955, SÖDERSTROM 1958. Siehe auch ULTMANN, KOPROWSKA u. ENGLE 1958.
[2] TISCHENDORF 1951.   [3] STAHEL 1939.   [4] 1951.

Bereichen eines Lymphknotens so stark, daß die wiederholte Punktion des einen Lymphknotens Entwicklungsstadien vortäuscht, die in Wirklichkeit nichts anderes als gleichzeitig vorhandene Varianten der Zellzusammensetzung darstellen.

8. Ein Grund für die verbreitete Anwendung der Punktionsdiagnostik liegt noch darin, daß der behandelnde Arzt durch die klinische Untersuchung des Kranken bereits viele Hinweise gewonnen hat, welche die Lymphknotenuntersuchung nur noch zum Zünglein an der Waage oder zur Bestätigung einer klinischen Diagnose machen. In der Hand erfahrener Kliniker ist die Lymphknotenpunktion daher eine wertvolle Ergänzung des klinischen Eindruckes. Insofern ist die Lymphknotenpunktion in erster Linie eine klinische Methode und noch weniger als die Schnittbeurteilung aus dem klinischen Gesamtbild herauszulösen.

9. Das Ausstrichpräparat erlaubt einen feineren Einblick in die Zell- und Kernstruktur als der Schnitt und ist diesem daher *cytologisch* bis zu einem gewissen Grade überlegen. Wir möchten aber nicht den Optimismus mancher Untersucher von Lymphknotenpunktaten teilen, wonach der Lymphknotenausstrich dem Schnitt *diagnostisch* überlegen sei. Dies gilt am wenigsten für die Lymphogranulomatose, für die es immer wieder behauptet wurde. Zu dem gleichen Ergebnis kam auch LÜDIN[1] nach Auswertung eines großen Untersuchungsgutes.

Nachteile. Den Vorteilen der Lymphknotenpunktion stehen eine Reihe von Nachteilen gegenüber, die den Wert der Punktion erheblich einschränken:

1. So sehr wir die neuen Einblicke in die Morphologie der Einzelzelle begrüßen, so ernst müssen wir die diagnostischen Schwierigkeiten nehmen, die aus einer *rein* cytologischen Betrachtung einer Lymphknotenveränderung erwachsen. Das gilt z. B. für die Bewertung der Epitheloidzelle, die bei einer Unzahl von Erkrankungen vorkommt und daher nur sehr bescheidene diagnostische Bedeutung besitzt. Noch folgenschwerer ist dies in der Tumordiagnostik, wo die Artdiagnose der Geschwulst nur in wenigen Fällen an der Einzelzelle möglich ist (TISCHENDORF[2], LÜDIN[1]) und nur aus dem histologisch ablesbaren Wachstumstypus der Geschwulst gestellt werden kann.

2. In der Lymphknotendiagnostik spielt die Histotopographie eine wesentlich größere Rolle als etwa im Knochenmark. Wir müssen die verschiedenen Lymphknotenstrukturen (Follikel, Sinus, Pulpa) als funktionell und morphologisch selbständige Untereinheiten auffassen, deren jeweiliger Befall Hinweise auf die Natur der Erkrankung gibt. Dazu kommt, daß man mit der Punktionsnadel zwangsläufig meist in das Zentrum des Lymphknotens vordringt, während sich gerade frühe Veränderungen zahlreicher Lymphknotenerkrankungen mit Vorliebe im Rindenbereich abspielen[1].

3. Ein weiterer Nachteil der rein cytologischen Betrachtungsweise ist die Unmöglichkeit, Menge und Anordnung der Gitterfasern zu beurteilen. Der Gitterfasernachweis im Ausstrich[3] kann diesen Übelstand nicht beseitigen; denn zur Auswertung des Fasergehaltes muß man große Flächen überblicken, da die Fasermenge an verschiedenen Stellen des Lymphknotens stark differiert.

4. Mit der Punktionsnadel erreichen wir nur einen kleinen Lymphknotenbezirk und aspirieren einige Tropfen Gewebssaft oder 1—2 solide Bröckel. Damit entgehen uns häufig initiale Veränderungen, die im Lymphknoten meist herdförmig und nicht etwa gleichsinnig an allen Stellen wie bei vielen Knochenmarkserkrankungen, auftreten.

---

[1] LÜDIN 1955.   [2] TISCHENDORF 1951.
[3] UNDRITZ 1952, HECKNER u. VOTH 1954, BRÜCHER 1957.

5. Nicht selten finden wir im Punktat nur nekrotischen Gewebsbrei, der vieldeutig ist. Er kann sowohl von einer Tuberkulose als auch von einem malignen Tumor und anderen Erkrankungen stammen.

6. In Fällen von stärkerer Lymphknotenvernarbung, z. B. bei bestrahlten Lymphogranulomatosen, ist eine Aspiration von Zellen unmöglich bzw. lassen die in Auswahl gewonnenen Zellen eine richtige Diagnose nicht stellen.

7. FORKNER[1], WILDHAGEN[2] und andere Autoren warnen vor der Punktion maligner Tumoren, weil sie eine Verschleppung von Tumorzellen befürchten; andere Autoren sind in dieser Hinsicht nicht ängstlich, da sie unter Tausenden von Fällen nie eine Aussaat von Tumorzellen erlebten[3]. Allein das maligne Melanom macht hierin eine Ausnahme[4]; es kann durch die Punktion zur Metastasierung angeregt werden.

8. Endlich muß noch auf eine Gefahr hingewiesen werden, die man weithin zu übersehen scheint, nämlich auf die Gefahr, die Schwierigkeiten der Ausstrichdiagnostik zu unterschätzen. Insbesondere ist man sich nicht immer bewußt, daß zu einer solchen verantwortungsvollen Tätigkeit ein gerüttelt Maß an Erfahrung nötig ist. Die Leichtigkeit der Präparatgewinnung darf nicht zu dem Trugschluß verleiten, es sei ebenso leicht, Diagnosen zu stellen.

Treffsicherheit. Die Treffsicherheit der Ausstrichdiagnose hängt von vielen Faktoren ab, von denen einige eben aufgeführt wurden. Die kritische Sichtung unserer eigenen Diagnosen soll ein Maß für die Zuverlässigkeit der Ausstrichmethode geben (s. Tabelle 1). Alle Diagnosen sind ohne Kenntnis des histologischen Befundes gestellt. Als klinische Unterlagen dienten die üblichen spärlichen Angaben auf dem Einsendungsformular. Histologisch nicht zu klärende Fälle (8 Probeexcisionen und 9 Punktate) wurden weggelassen. Die Gesamtzahl beträgt 234; darunter befinden sich 51 Punktate, die übrigen Präparate stellen Abstriche von exstirpierten Lymphknoten dar.

Aus der Tabelle 1 entnehmen wir als Gesamtergebnis, daß in 147 von 234 Fällen sichere richtige Diagnosen gestellt werden konnten. In 44 Fällen war nur eine Wahrscheinlichkeitsdiagnose möglich. 18mal konnte nur ein gewisser Verdacht geäußert werden. 19mal war keine Diagnose möglich, davon 11mal wegen schlechter Präparate. In 6 Fällen wurde eine falsche Diagnose gestellt: Einmal unspezifische Lymphadenitis statt Lymphogranulomatose, zweimal Tuberkulose und einmal maligner Tumor statt unspezifischer Lymphadenitis, einmal unspezifische Lymphadenitis statt lymphatischer Leukämie, und einmal maligner Tumor statt lipomelanotischer Reticulocytose.

Die Treffsicherheit der Ausstrichdiagnosen ist demnach relativ hoch, was z. T. sicherlich dadurch bedingt ist, daß wir vorwiegend Tupfpräparate probeexcidierter Lymphknoten untersuchten, bei denen der Fehler des kleinen Ausschnittes wegfällt. Immerhin belasten die 6 Fehldiagnosen auch unsere Statistik schwer.

Einzelheiten, die über die Häufigkeit der Erkennung einzelner Lymphknotenveränderungen unterrichten, sind aus der Tabelle 1 zu entnehmen. Es sei hier nur auf 2 Lymphknotenaffektionen, die Lymphogranulomatose und die Carcinommetastase, näher eingegangen.

Die Lymphogranulomatose ist relativ leicht und relativ sicher aus dem Ausstrich zu diagnostizieren. Das ist schon seit den ersten Lymphknotenpunktionen[5] bekannt. Es kommt aber auch vor, daß die Diagnose — vor allem bei vernarbten Lymphogranulomatosen — aus technischen Gründen unmöglich ist. Weiterhin sind auch Fehldiagnosen bei Lymphogranulomatosen nicht ausgeschlossen. So

---

[1] 1927a.   [2] 1956, 1957.
[3] Zum Beispiel STAHEL 1939, LORENZ 1950, TISCHENDORF 1951, NEUMANN 1957, ZACH 1957.   [4] ZACH 1957.   [5] GUTHRIE 1921, HIRSCHFELD 1925.

Tabelle 1. *Die Treffsicherheit der Ausstrichuntersuchung nach 234 vergleichend untersuchten Präparaten*

	Sichere richtige Diagnose	Wahrscheinlichkeitsdiagnose[9]	Verdachtsdiagnose[10]	Keine Diagnose (davon technisch bedingt)	Falsche Diagnose	Gesamtzahl	Davon Punktate
Unspezifische Lymphadenitis	24	13[2]	—	4 (2)	3[1]	44	1
Piringersche Lymphadenitis .	—	5	—	2 (1)	—	7	1
Infektiöse Mononucleose . .	—	1	1	—	—	2	—
Tuberkulose	8	5	1	—	—	14	5
Sarkoidose	2	1	1	—	—	4	—
Reticulocyt. abszed. Lymphadenitis	—	4	3	—	—	7	1
Lipomelanotische Reticulocytose	4[3]	2[4]	—	2 (1)	1[5]	9	—
Lymphogranulomatose . . .	41	6	1	4 (4)	1[6]	53	8
M. Brill-Symmers	—	1	3	3 (1)	—	7	—
Lymphosarkom/Lymphadenose	21	3	1	1 (1)	1[6]	27	11
Retothelsarkom/Reticulose .	1	1	7[7]	1 (1)	—	10	3
Carcinom-Metastase	46[8]	2	—	2 (—)	—	50	21
Gesamtzahl	147	44	18	19 (11)	6	234	51

[1] Davon 2mal Tuberkulose, 1mal Tumor diagnostiziert.

[2] Davon wurde 3mal Verdacht auf Tuberkulose, 1mal auf Lymphogranulomatose, 2mal auf reticulocytäre abszedierende Lymphadenitis, 1mal auf infektiose Mononucleose und 1mal auf Typhus geäußert.

[3] Reichlich melaninhaltige Reticulumzellen.

[4] Einige melaninhaltige Reticulumzellen.

[5] Maligner Tumor diagnostiziert!

[6] Unspezifische Lymphadenitis diagnostiziert!

[7] Nur „maligne Neoplasie" diagnostiziert.

[8] Die Spezifizierung des Tumors war nur in 7 Fällen mit Wahrscheinlichkeit möglich. Es handelte sich stets um Plattenepithelcarcinome.

[9] In dieser Spalte sind alle die Diagnosen aufgeführt, die „mit *Wahrscheinlichkeit*" richtig gestellt wurden.

[10] Diese Spalte enthält die Diagnosen, die nur verdachtsweise geäußert wurden. Die richtige Diagnose war hier nur als „*Möglichkeit*" in Erwägung gezogen worden.

wurde in einem unserer Fälle eine unspezifische Lymphadenitis festgestellt, obwohl der Schnitt eine eindeutige Lymphogranulomatose ergeben hatte. Offenbar war hierbei der veränderte Lymphknotenbezirk nicht auf dem Ausstrichpräparat festgehalten worden. Dagegen befindet sich in unserem Untersuchungsgut keine einzige Beobachtung, die im Ausstrich früher und sicherer eine Lymphogranulomatose diagnostizieren ließ als im Schnitt. Wir teilen daher die Ansicht von LOPES-CARDOZO[1] und anderer Autoren[2] nicht, daß der Ausstrich dem Schnitt bei der Lymphogranulomdiagnose überlegen sei. Im Gegenteil, die Schnittbeurteilung erbringt — auch bei noch umschriebenen und bei bereits vernarbten Fällen — nicht nur sicherere Diagnosen, sondern gestattet darüber hinaus noch gewisse prognostische Schlüsse, die der Ausstrich kaum zuläßt.

Noch stärker kommt die Überlegenheit der Schnittuntersuchung zum Ausdruck, wenn wir die Carcinommetastasen im Lymphknoten vergleichsweise betrachten. Die hohe Zahl an sicheren richtigen Diagnosen unserer Tabelle darf nicht darüber hinwegtäuschen, daß in diesen Fällen jeweils der Befund nur auf „malignen Tumor" lautete, daß eine Artspezifizierung des Tumors aber nur in

<hr>

[1] 1954.   [2] Zum Beispiel WAHLSTRÖM 1951.

7 Fällen, jeweils Plattenepithelcarcinome, „mit Wahrscheinlichkeit" möglich war. Selbst die Unterscheidung gegenüber Retothelsarkom war oft nicht zu treffen. Die Artdiagnose des Carcinoms ist aber für die Beurteilung der Erkrankung, insbesondere für die Ermittlung des Primärtumors, dringend erwünscht. Diesen Nachteil der Punktionsmethode können wir bis zu einem gewissen Grade durch Einbettung eines Teiles des Punktates wettmachen und kommen dann manchmal zu einer spezifizierten Diagnose. Im allgemeinen wird man aber eine Probeexcision vorziehen; es bleiben auch dann noch — trotz des Überblickes über weite Tumorbezirke — eine Fülle von Schwierigkeiten, den Primärtumor zu erschließen.

Schlußfolgerungen. Wenn wir Vorteile und Nachteile, richtige und falsche Diagnosen gegeneinander abwägen, kommen wir zu folgenden Schlüssen:

1. Das Ergebnis der Lymphknotenpunktion sollte nur bei positivem, niemals bei negativem Befund verwertet werden. Als positiven Befund betrachten wir z. B. den sicheren Nachweis von spezifischen Lymphogranulomzellen oder von Tumorzellen. Von einem negativen Ergebnis sprechen wir, wenn eine harmlose Lymphadenitis diagnostiziert wird; denn hinter diesem unspezifischen Bild können sich lokalisierte spezifische oder maligne Prozesse verbergen, welche der Punktionsnadel entgangen sind.

2. Die Diagnose der Lymphknotenpunktion sollte — wo immer möglich — durch Probeexcision erhärtet werden. Wenigstens sollte aber ein Teil des Punktates in jedem Falle histologisch verarbeitet werden. Auf diese Weise gelingt es, Fehler und Unzulänglichkeiten der Ausstrichmethode zu verringern.

Über Lage und Lymphverbindungen der äußeren Lymphknoten[1]

Aus der Lokalisation eines erkrankten Lymphknotens sind oft Hinweise auf den Primärsitz einer Entzündung oder eines Tumors zu gewinnen. Deshalb sollen einige wichtige Daten über Lage und Lymphverbindungen der äußeren Lymphknoten gegeben werden, soweit sie für die diagnostische Alltagspraxis des Pathologen von Belang sind. Bezüglich weiterer Einzelheiten sei auf die Darstellungen von ROUVIÈRE[2] sowie von LANZ u. WACHSMUTH[3] verwiesen.

Die wiederholte Änderung der anatomischen Nomenklatur stellt uns vor große Schwierigkeiten, da die heute gültige Bezeichnung der einzelnen Lymphknotengruppen nicht immer eindeutig aus der Gegenüberstellung der Namen[4] hervorgeht. Da außerdem die neuen Begriffe noch nicht Allgemeingut der untersuchenden Pathologen sind, halten wir uns — vor allem bei den Abbildungen — im allgemeinen an die alten Bezeichnungen.

A. Die Lymphknoten des Kopf- und Halsbereiches[5]

Die *occipitalen* („nuchalen") Lymphknoten beziehen ihre Lymphe aus Hinterhaupt und Nacken. Die oberen Lymphknoten dieser Gruppe geben ihre Lymphe in die tiefen lateralen Halslymphknoten, die unteren Lymphknoten geben sie in die subscapuläre axilläre Gruppe ab.

Die *retroauriculären* (mastoidealen) Lymphknoten erhalten Lymphe aus der Ohrmuschel, der Gegend hinter und über dem Ohr bis zum Scheitel, sowie aus dem

---

[1] Siehe BARTELS 1909, MOST 1917, ROUVIÈRE 1932, LANZ-WACHSMUTH 1935, 1938, 1955, PERNKOPF 1952, HAFFERL 1953 und die einschlagigen Lehrbucher der normalen Anatomie.
[2] 1932. [3] 1935, 1938, 1955. [4] KOPSCH-KNESE 1957.
[5] Kurze Zusammenstellung der praktisch wichtigen Daten bei SAGE 1958.

Mittelohr einschließlich den Cellulae mastoideae. Die Lymphe fließt in die tiefen lateralen Halslymphknoten (Accessorius-Kette) und die Parotislymphknoten ab.

Die *Parotislymphknoten* mit je einer präauriculären, subfascialen und intraglandulären Gruppe drainieren folgende Gebiete: Regio temporalis, Nasenwurzel, Stirn; laterale Abschnitte der Augenlider, der Augenwinkel und der Conjunctiva; Tränendrüsen; Ohrmuschel, Trommelfell, äußerer Gehörgang, oft auch Tuba Eustachii; Parotis, hinterer Abschnitt der Wange, Oberlippe, manchmal Molarenanteil der Gingiva; retroauriculäre Lymphknoten. Die Lymphe der Parotislymphknoten mündet in die tiefen lateralen Halslymphknoten (Jugularis-Kette).

Die *submandibulären* („submaxillären") Lymphknoten liegen zwischen Kieferwinkel und Kinn. Die praktisch wichtigsten Zuflußgebiete sind Mundschleimhaut, Zähne und Tonsillen. Dazu kommen Wangen, laterale Kinngegend, Nase einschließlich der vorderen Anteile der Nasenschleimhaut, ein Teil der Zunge, Mundboden, Unterkieferspeicheldrüsen, mediale Abschnitte der Augenlider, oft auch submentale Lymphknoten. Die Lymphe fließt in die tiefen lateralen Halslymphknoten (Jugularis-Kette) ab.

Die *submentalen* Lymphknoten drainieren Kinn, mittleren Teil der Unterlippe, Wangen, Incisivus-Region der Gingiva, vorderen Teil des Mundbodens und die Zungenspitze; ihre Lymphe mündet in die tiefen lateralen Halslymphknoten (Jugularis-Kette).

Die *Halslymphknoten im engeren Sinne* bilden eine anteriore und laterale Hauptgruppe. Bei den *anterioren* Halslymphknoten unterscheidet man eine oberflächliche und tiefe Untergruppe. Die *oberflächliche* Gruppe drainiert die Haut und Muskulatur der vorderen Halspartien und gibt die Lymphe in die lateralen tiefen Halslymphknoten (Jugularis-Kette) und die supraclaviculären Lymphknoten ab. Auch die *sternalen* („suprasternalen") Lymphknoten, die nicht konstant vorhanden sind, zählen zu den oberflächlichen vorderen Halslymphknoten.

Die *tiefen* anterioren Halslymphknoten bilden eine prälaryngeale, präthyreoideale, prätracheale und paratracheale Gruppe und empfangen Lymphe aus dem Larynx unterhalb der Glottis, aus dem kranialen Bereich von Trachea und Oesophagus sowie aus der Schilddrüse. Die Lymphe fließt zumeist in die tiefen lateralen Halslymphknoten ab; nur die Lymphe der paratrachealen Lymphknoten gelangt häufig in den Ductus thoracicus (links) bzw. den Truncus jugularis (rechts) oder auch in ventrale mediastinale Lymphknoten.

Die *lateralen* Halslymphknoten setzen sich aus den spärlichen *oberflächlichen* Lymphknoten, die zwischen Parotislymphknoten und tiefen lateralen Halslymphknoten eingeschaltet sind, und den tiefen lateralen Halslymphknoten zusammen. Diese *tiefen* lateralen Halslymphknoten bilden 3 Untergruppen, die zusammen etwa einen dreieckigen Raum begrenzen und an den Ecken des Dreieckes miteinander in Verbindung stehen: Die Jugularis-, Accessorius- und die supraclaviculäre Kette.

Die *Jugularis-Kette*, die mächtigste Lymphknotenansammlung des Halsbereiches, umschließt als kraniale und caudale Gruppe die Vena jugularis interna. Sie empfängt Lymphe aus vielen Lymphknotengruppen des Kopf- und Halsbereiches (s. bei den einzelnen Gruppen!), außerdem erhält sie auch direkt Lymphe aus Pharynx, Tonsillen (Lymphknoten der kranialen Gruppe in Kieferwinkelnähe!), hartem und weichem Gaumen, Zunge, Speicheldrüsen (Glandula sublingualis und submandibularis), Nasenhöhlen, äußerem Gehörgang, Mittelohr und Schilddrüse. Die Lymphe fließt ab in den Truncus jugularis, ohne weitere Lymphknotenstationen zu passieren.

Demgegenüber enthält die *Accessorius-Kette*, die entlang dem N. accessorius im Trigonum colli laterale verläuft, viel weniger Lymphknoten. Sie empfängt ihre Lymphe aus den occipitalen, retroauriculären und suprascapulären Lymphknoten sowie direkt aus der Regio parietalis der Kopfhaut, vom Nacken, den lateralen Halspartien und der Schulter. Der Abfluß erfolgt teils in die supraclaviculären Lymphknoten, teils in den Truncus subclavius.

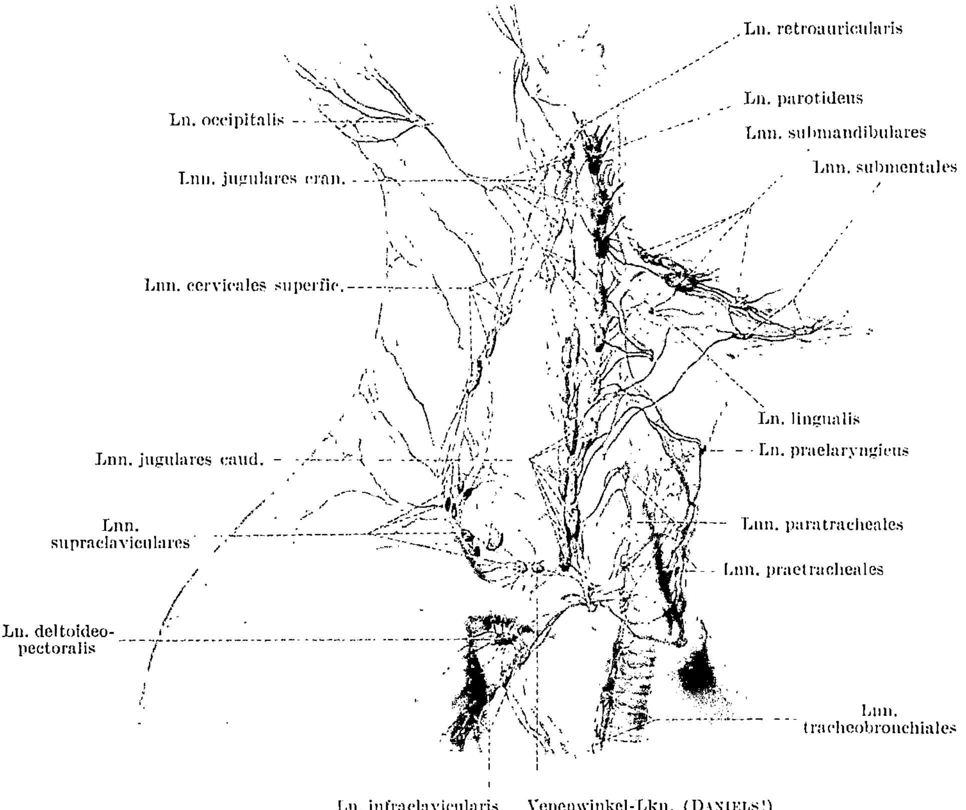

Abb. 1. Die Lymphknoten der Halsregion. Nach LANZ-WACHSMUTH (1955)

Die *supraclaviculären* Lymphknoten (Synonyma: paravertebrale oder supraclaviculäre Kette der Lnn. cervicales profundi caudales, Chaîne de l'artère cervicale transverse) haben in der praktischen Diagnostik die größte Bedeutung erlangt, weil ihre innerste Gruppe — die sog. *Venenwinkellymphknoten*[1] — der Einmündungsstelle der großen Lymphgefäßstämme, einschließlich des Ductus thoracicus, unmittelbar benachbart sind[2]. Es fließt also an den beiderseitigen Venenwinkellymphknoten die gesamte Lymphe des Organismus vorbei.

Die supraclaviculären Lymphknoten erstrecken sich entlang der Vasa transversa colli vom unteren Ende der Accessorius-Kette bis zum Venenwinkel (Vereinigung von Vena jugularis interna und Vena subclavia), liegen also an der Basis des Trigonum colli laterale. Sie beziehen ihre Lymphe direkt oder aus vorgeschalteten Lymphknoten. Sie können aber auch retrograd von den großen Lymphstämmen aus durchströmt werden.

---

[1] BEITZKE 1906.   [2] UEHLINGER u. STRÄULI 1958, STRAULI 1960.

Erste Filterstation ist die supraclaviculäre Kette für Lymphgefäße aus der Haut der anterolateralen Halsregion und der vorderen Brustwand, vor allem der Brustdrüsengegend, sowie manchmal des Armes. Wahrscheinlich ziehen auch Lymphbahnen unmittelbar zu Rachen und Tonsillen. Als zweite Filterstation dient die supraclaviculäre Kette für Lymphknoten der Accessoriuskette, für oberflächliche Halslymphknoten (sternale Lymphknoten!), für einige Lymphgefäße der axillären und infraclaviculären Lymphknoten sowie für *mediastinale* Lymphknoten. Gerade diese Beziehung zum Mediastinum ist von hervorragender Bedeutung, weil man durch Untersuchung supraclaviculärer Lymphknoten die häufigen pathologischen Veränderungen des Lungenhilus in ihrer Natur erkennen kann (s. unten). Dabei müssen wir bedenken, daß die gesamte Lymphe der rechten Lunge und die Lymphe der linken unteren Lungenhälfte in die rechtsseitigen supraclaviculären Lymphknoten gelangt, während die linksseitigen supraclaviculären Lymphknoten nur von der oberen Hälfte der linken Lunge Lymphe erhalten[1].

Die retrograde Durchströmung der supraclaviculären Lymphknoten wird insbesondere für die Carcinommetastasierung diskutiert. Hierbei sollen sich Tumorzellen vor allem aus dem Ductus thoracicus — daher meist links! — in die Venenwinkellymphknoten absiedeln. Diese Carcinominfiltration von Venenwinkellymphknoten wurde zuerst von Virchow[2] und später von Troisier[3] in den Blickpunkt gerückt. Man spricht daher bei Carcinommetastasen in Venenwinkellymphknoten von Virchowschen oder Troisierschen Drüsen.

Der Lymphabfluß der supraclaviculären Kette erfolgt über den Truncus subclavius.

Neuerdings hat Daniels[4] die Probeexcision der *Venenwinkellymphknoten* („Präscalenus-Biopsie") als einfache Routinemethode angegeben, um unklare mediastinale Prozesse, speziell Hilustumoren, in ihrer Natur aufzuklären. Daniels rät zu diesem Zweck, das vor dem M. scalenus gelegene Fettgewebe des Venenwinkels zu exstirpieren, auch wenn kein Lymphknoten tastbar ist; die Probeexcision ist auch dann oft erfolgreich. In solchen Fällen soll die Probeexcision der hier gelegenen Lymphknoten en bloc mit dem umgebenden Fettgewebe durchgeführt werden[5]. Die Methode fand in den letzten Jahren weite Verbreitung und wird zur Diagnose intrathorakaler Prozesse, besonders von Sarkoidose, Silikose, Carcinom und Lymphogranulomatose, warm empfohlen[6]. Voraussetzung für den Erfolg der Untersuchung ist die Excision der richtigen Gewebspartie, weshalb die Operation nur von einem erfahrenen Chirurgen vorgenommen werden sollte[7].

B. Die Lymphknoten der Axilla
einschließlich der vor- und nachgeschalteten Lymphknoten

Die axillären Lymphknoten bilden oberflächliche und tiefe Gruppen. Die *oberflächlichen axillären* Lymphknoten liegen in den äußeren Grenzlamellen der Fascia axillaris superficialis und geben ihre Lymphe stets an die tiefen Achsellymphknoten ab. Man unterscheidet:

a) Eine *brachiale* Gruppe, die entlang der Vena axillaris angeordnet ist und ihre Lymphe von sämtlichen ulnaren sowie einem Teil der radialen Lymph-

---

[1] Rouvière 1932, s. a. Mottura 1935.   [2] 1848.   [3] 1889.   [4] 1949.
[5] Norviit, Carstensen, Odelberg u. Wahlgren 1952.
[6] Norviit, Carstensen, Odelberg u. Wahlgren 1952, Ten Seldam 1956, Auersbach u. Villnow 1957, Scott 1957, Di Biasi 1958, Josephs u. Woods 1958, Norviit u. Di Biasi 1958, Lit., Rochlin u. Enterline 1958, Uehlinger u. Sträuli 1958, Wilson, Laforet u. Strieder 1958, Aikens 1959, Perry 1959, Strauli 1960.   [7] Norviit u. Di Biasi 1958.

gefäße des Armes erhält; sie ist im übrigen 2. Filterstation der tiefen und oberflächlichen cubitalen Lymphknoten.

b) Eine *pectorale* Gruppe, die entlang dem freien Rand des Musculus pectoralis angeordnet ist und die Brustdrüse sowie Haut und Muskulatur der anterolateralen Brustwand sowie der oberen Bauchwand drainiert; sie bildet die 2. Filterstation für die (inkonstanten) paramamillären Lymphknoten.

c) Eine *subscapuläre* Gruppe, die sich an den Vv. thoracodorsalis und subscapularis bis herab zur 5. Rippe befindet und ihre Lymphe aus Rücken, Schultergegend und unterem Hals-Nackenbereich bezieht.

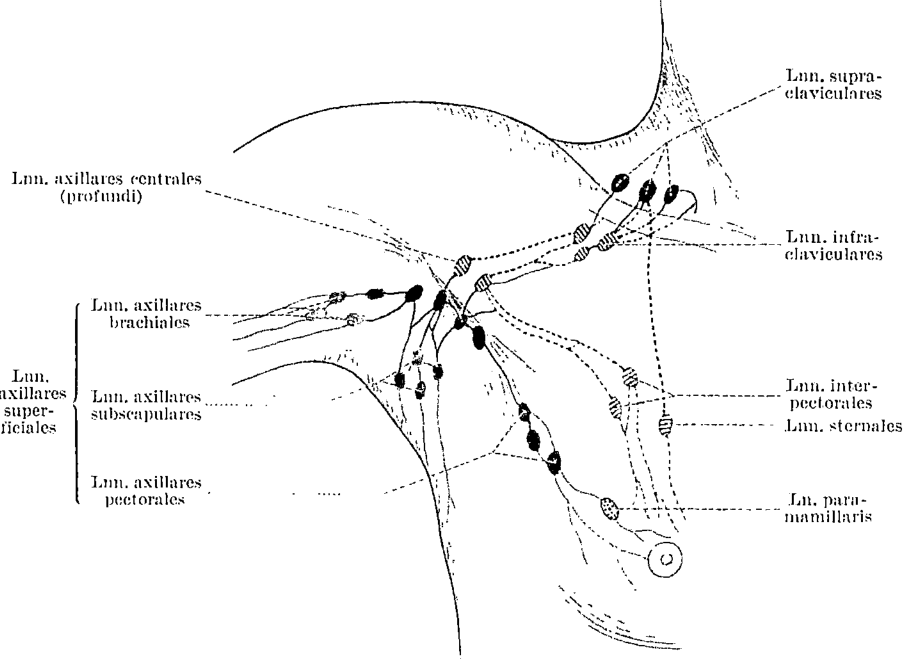

Abb. 2. Die Lymphknoten der Axillarregion. Nach HAFFERL (1953), gering geändert

Die *tiefen axillären* Lymphknoten (heute Nodi lymphatici axillares *centrales* genannt) liegen in dem Raum unter der oberflächlichen Fascie und werden von der Gefäßnervenscheide durch die Fascia axillaris profunda getrennt. Sie sind 1. Filterstation für direkte Lymphbahnen aus Arm und Thoraxwand, besonders der Regio mammaria, und 2. Filterstation für die oberflächlichen axillären Lymphknoten. Sie geben ihre Lymphe in die infraclaviculären Lymphknoten ab.

Vorgeschaltete Lymphknoten. Im Bereich des *Armes* kommen stets die tiefen cubitalen Lymphknoten, bei etwa 30% der Menschen einzelne oberflächliche cubitale Lymphknoten und gelegentlich auch palmare superficiale, radiale und interossäre Lymphknoten vor.

Die *tiefen cubitalen* Lymphknoten liegen in der Fossa cubiti proximal und distal des Gelenkspaltes. Sie drainieren Knochen und Muskulatur des Vorderarmes, z. T. auch der Hohlhand, und geben ihre Lymphe an die brachialen axillären Lymphknoten ab.

Die *oberflächlichen cubitalen* Lymphknoten werden vielfach als „*epitrochleär*" bezeichnet, da sie oberhalb des Epicondylus („l'épitrochlée") ulnaris humeri liegen. Sie empfangen Lymphe aus dem 3.—5. Finger und der Ulnarseite des Vorderarmes, manchmal auch von der Radialseite der Hand und des Vorderarmes. Die Lymphe der epitrochleären Lymphknoten mündet in die brachialen axillären Lymphknoten.

Die seltener vorhandenen Lymphknoten liegen an folgenden Orten: Die palmaren superficialen Lymphknoten sind in die Lymphgefäße von Daumen und Zeigefinger eingeschaltet; die radialen Lymphknoten finden sich am radialen Vorderarm, meist etwas oberhalb des Handgelenkes; die interossären Lymphknoten liegen in Ellenbogennähe vorne oder hinten zwischen den Unterarmknochen.

Außer diesen Lymphknoten des Armbereiches wurden auch am *Thorax* fakultativ vorkommende Lymphknoten beschrieben: a) Die *deltoideo-pectoralen* Lymphknoten; sie liegen im Trig. deltoideopectorale (Mohrenheimsche Grube) in $^1/_4$[1] oder $^1/_{10}$[2] der Fälle und nehmen Lymphgefäße von der Radialseite des Vorderarmes und der Schulterhöhe auf. Die Lymphe fließt in die infraclaviculären Lymphknoten ab.

b) Die *interpectoralen* Lymphknoten; diese liegen im Spatium interpectorale zwischen Musc. pectoralis major und minor. Sie drainieren die Regio mammaria der Brustwand einschließlich Mamma (Metastasen bei Mammacarcinom!) und geben die Lymphe an die tiefen axillären, an die infraclaviculären und/oder die deltoideopectoralen Lymphknoten ab.

c) Die *paramammären* bzw. *paramamillären* Lymphknoten liegen in der nächsten Umgebung der Mamma, eingeschaltet in die Lymphbahnen zu den pectoralen axillären Lymphknoten. Sie drainieren das Gebiet der Mamma.

Nachgeschaltete Lymphknoten. Im Fettgewebe unter der Clavicula liegt die wichtige *infraclaviculäre* Lymphknotengruppe. Sie wird nur durch die Lamina cribrosa infraclaviculare von den deltoideopectoralen Lymphknoten getrennt, weshalb PERNKOPF[3] beide Lymphknotengruppen zusammenfaßt. Die zuführende Lymphe stammt aus den oberflächlichen und tiefen axillären sowie den interpectoralen Lymphknoten. Somit bilden die infraclaviculären Lymphknoten die 3. Filterstation für die Lymphe des Armes, des Thorax und der oberen Bauchwand sowie eines Teiles des Rückens und Nackens. Die efferenten Lymphgefäße münden in den Truncus subclavius, nur einzelne Lymphgefäße ziehen auch zu den supraclaviculären Lymphknoten.

C. Die Lymphknoten der Leiste und des Beines

Ähnlich wie in der Axilla lassen sich auch in der Leistenbeuge oberflächliche und tiefe Lymphknoten unterscheiden. Die *oberflächlichen* inguinalen Lymphknoten bilden einen Tractus verticalis und einen Tractus horizontalis, letzterer läßt wieder eine mediale von einer lateralen Gruppe trennen.

Der *Tractus verticalis* („Lnn. femorales") liegt im Trigonum femorale zu beiden Seiten und vor der Vena saphena magna und nimmt Lymphe entsprechend dem Quellgebiet dieser Vene (Tibialseite von Fußrücken, Unter- und Oberschenkel bis zur Leistenbeuge) auf. Er erhält vom Knie ab auch die Lymphe aus der Streck- und Fibularseite des Beines, sowie die Lymphe der poplitealen Lymphknoten.

Die *mediale Gruppe des Tractus horizontalis* findet sich vorwiegend distal des *medialen* Leistenbandabschnittes und nimmt die Lymphe aus dem Quellgebiet

---

[1] LANZ u. WACHSMUTH 1955.   [2] ROUVIÈRE 1932.   [3] 1943, 1952.

der Vena pudendalis (innere Seite des Gesäßes, Damm, Zona cutanea des Anus, gesamtes äußeres Genitale) auf. Bei der Frau bestehen noch Lymphverbindungen — entlang dem Lig. teres uteri (Chorda utero-inguinalis) — zum Fundus uteri, speziell zu den Tubenecken (s. a. Lymphogranuloma inguinale).

Die *laterale Gruppe des Tractus horizontalis* sucht man vorwiegend distal des *lateralen* Leistenbandabschnittes auf. Sie erhält ihre Lymphe aus dem Quellgebiet der Vena circumflexa ilium, also von der Außenseite des Gesäßes, der

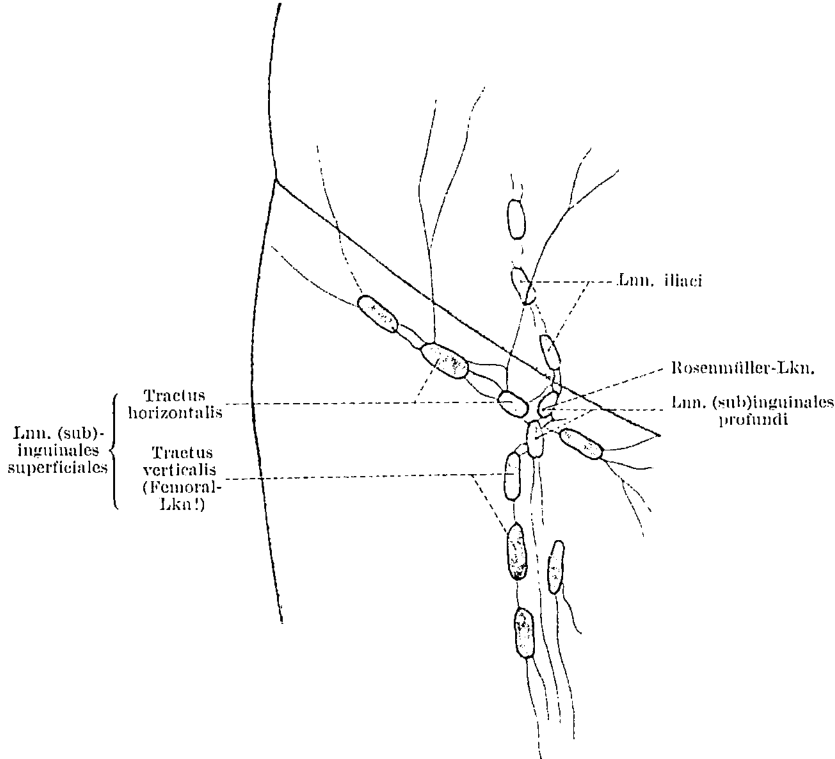

Abb. 3. Die Lymphknoten der Leistenregion. Nach HAFFERL (1953)

Hüfte sowie der lateralen Bauchwand. Die Lymphe der ventralen Bauchwand (Quellgebiet der Vena epigastrica superficialis) wird von der medialen und lateralen Gruppe gemeinsam aufgenommen.

Alle oberflächlichen Leistenlymphknoten geben ihre Lymphe in die tiefen Leistenlymphknoten ab.

Die *tiefen inguinalen Lymphknoten* liegen an der medialen, evtl. auch an der ventralen Fläche der Vena femoralis zwischen der Einmündung der Vena saphena magna und dem Annulus femoralis (= „Canalis femoralis", der Durchtrittsort der Schenkelhernien!). Der oberste Lymphknoten wird auch als Pfortenlymphknoten oder nach ROSENMÜLLER oder CLOQUET benannt. Er kann bei entzündlicher Schwellung eine Hernieneinklemmung vortäuschen. Die tiefen Leistenlymphknoten beziehen ihre Lymphe aus den tiefen Lymphgefäßen des Beines (entlang der Vasa femoralia) und aus den oberflächlichen Leistenlymphknoten. Der Abfluß erfolgt in die äußeren iliacalen Lymphknoten.

Die Lymphknoten des Beines **unterhalb der Leistenregion** sind im allgemeinen auf die popliteale Gruppe beschränkt. Die *poplitealen Lymphknoten* liegen im Fettkörper der Fossa poplitea und drainieren Knochen und Muskulatur der Fußwurzel und des Unterschenkels. Oft erhalten sie auch Lymphe vom fibularen

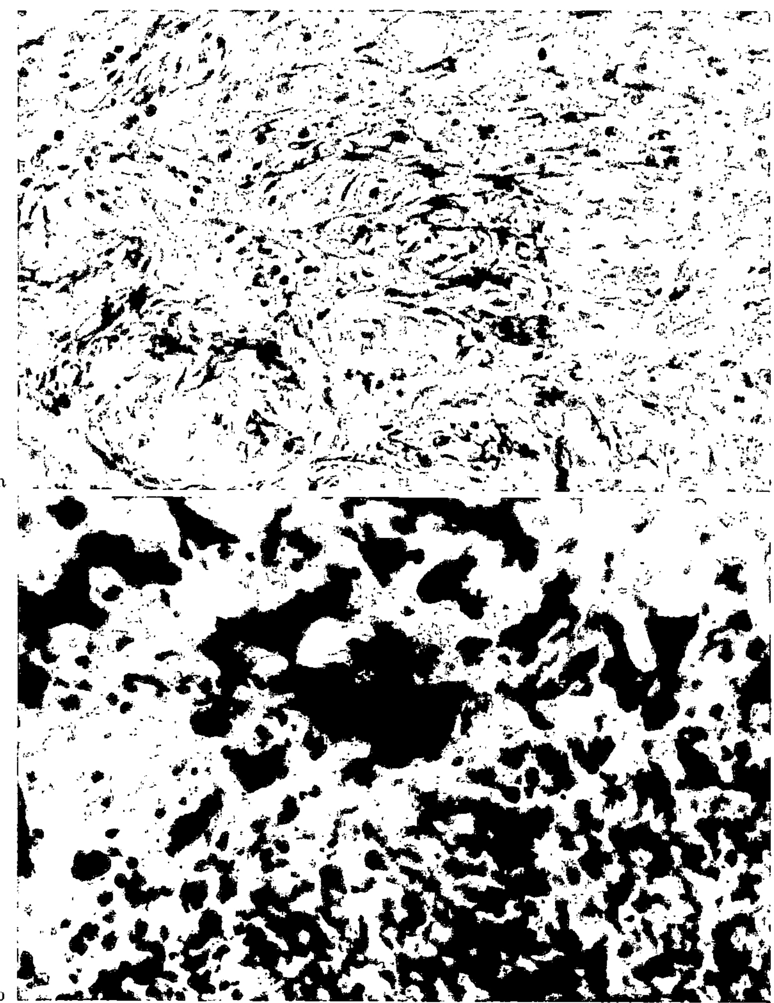

Abb. 4a u. b. Artifizielle Veränderungen. a Spießformige Deformierung der Lymphocytenkerne. „Unspezifische Lymphadenitis“. H.E. 500×. b Amorphe basophile Pläques, durch stärkste langdauernde Quetschung entstanden. Die Kerne sind zu den dunklen Massen konfluiert und gleichsam kondensiert. Keine intakten Kerne mehr vorhanden. „Unspezifische Lymphadenitis“. H.E., 500×

Fußrand. Ihre Lymphe fließt in die vertikale Gruppe der oberflächlichen Leistenlymphknoten ab.

Gelegentlich sind folgende Lymphknoten als 1. Filterstation den poplitealen Lymphknoten vorgeschaltet: Nn. lymphatici tibiales anteriores und posteriores. Die anterioren Lymphknoten kommen in $^1/_3$ der Fälle[1] auf der Membrana interossea vor, die posterioren Lymphknoten sind gelegentlich in die Lymphgefäße neben den Aa. tibialis posterior und fibularis sowie in der Gegend des Abganges der A. fibularis eingeschaltet.

---

[1] Rouvière 1932.

Artifizielle und postmortale Veränderungen

An artifiziellen Veränderungen kommen — von unsachgemäßer, etwa alkoholischer Fixierung abgesehen — vor allem Gewebsschädigungen in Frage, die
durch *Quetschung* oder Zerrung bei der Vornahme der Probeexcision oder Punktion
entstehen[1]. Sie befinden sich häufig an den Außenkanten der Excisate[2] und
sind auch in eingebetteten Punktaten oft zu finden. Die geschädigten Zellen sind
stärker färbbar, oft spießförmig oder faserähnlich in die Länge gezogen und
rhythmisch angeordnet, so daß fischzugartige Strukturen entstehen. Auch frag-
mentierte Kerne kommen vor. Bei sehr starker Quetschung entstehen amorphe

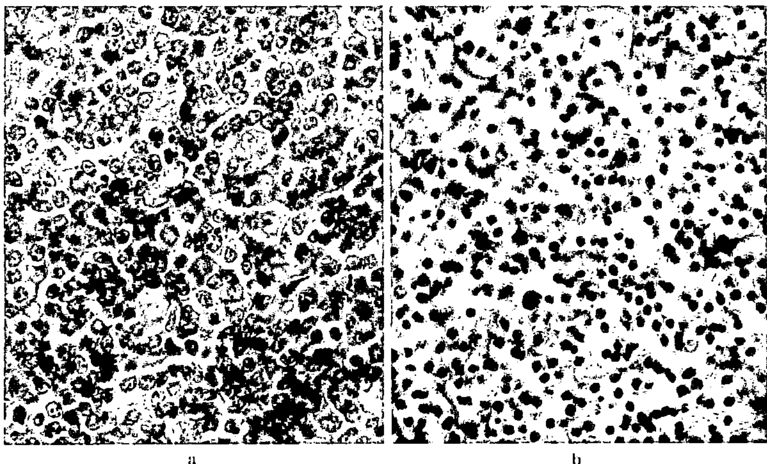

Abb. 5a u. b. Postmortale Veranderungen bei einem Lymphosarkom. a ante mortem, b post mortem. Beachte
die starke Kernverkleinerung und Hyperchromasie im autoptischen Präparat. Giemsa, 500 ×

Plâques, die den Kernfarbstoff gierig aufnehmen und daher sehr dunkel erscheinen.
Es handelt sich hierbei wohl um kondensierte Kerne und Kernfragmente (s. Abb. 4).

Nach E. BAUER[3] betrifft die spießförmige Umwandlung nur Lymphocytenkerne, während große Zellen gegen die mechanischen Schädigungen resistenter
sein sollen.

ROESSLE u. YOSHIDA[4] stellten bei ihren Faserstudien fest, daß wesentliche
Artefakte nur bei *erheblicher* Quetschung der Lymphknoten entstehen. Die
Gitterfasern werden dabei dick, kurz und erscheinen untereinander verfilzt, an
vielen Stellen auch zerrissen und dann gequirlt.

Obwohl sich die vorliegende Abhandlung im wesentlichen auf die bioptische
Diagnostik erstreckt, müssen doch auch die **postmortalen Veränderungen** kurz
erwähnt werden, weil sie oft zu Irrtümern beim Vergleich von autoptisch und
bioptisch gewonnenen Präparaten des gleichen Falles führen.

Den gleichen Schwierigkeiten begegnen wir bei der vergleichenden Betrachtung von
Sternalpunktaten und postmortal gewonnenen Knochenmarksschnitten[5]. Doch ist die cyto-
logische Diagnostik im Leichenmark noch wesentlich besser möglich als in autoptischen
Lymphknotenpräparaten.

Das Hauptkennzeichen des Leichenlymphknotens ist die Verkleinerung der
Zellen, die sich an den großen Zellen, vor allem an den reticulären Elementen,
mehr auswirkt als an den kleinen. So wird es verständlich, daß man Reticulum-

---

[1] Lit. bei HELLMANN 1943.   [2] LUMB 1954.   [3] 1936.   [4] 1909.
[5] ROHR u. HAFTER 1937, LENNERT 1952a.

zellen bei oberflächlicher Betrachtung fälschlich für Lymphocyten hält. Durch die Zellschrumpfung macht das Gewebe einen aufgelockerten Eindruck; die Zellen scheinen weiter auseinanderzuliegen als im bioptischen Präparat.

Die postmortalen Veränderungen beginnen schon 2 Std nach dem Tode[1] und nehmen allmählich zu, bis die Lymphocytenkerne in kleine, unscharf begrenzte und verklumpte Gebilde umgewandelt sind. Die basophilen Stammzellen, die Plasmazellen und auch Mitosen bleiben relativ lange nachweisbar, dagegen verfallen die neutrophilen Leukocyten wie im Knochenmark rasch der Autolyse.

Wenn man in Giemsa-Lösung färbt, bemerkt man einen starken Unterschied von bioptischen und autoptischen Schnitten. Die Leichenpräparate nehmen viel weniger basische Farbstoffe an als Schnitte von lebensfrisch gewonnenen Lymphknoten. Diese Minderung der Färbbarkeit betrifft vor allem die Kerne, deren Desoxyribosenucleinsäuren post mortem rasch abgebaut werden[2].

POPKES[3] hat an unseren bioptischen und autoptischen Lymphadenosepräparaten vergleichende Kernmessungen durchgeführt und statistisch ausgewertet. Dabei ergab es sich, daß nicht nur die Kerngröße, sondern auch ihre Polymorphie nach dem Tode abnimmt (s. Abb. 5).

---

[1] EHRICH 1931. [2] Zum Beispiel KENT 1957, s. a. LAVES 1931. [3] 1955.

Zweiter Teil

Cytologie des ruhenden, aktivierten und entzündeten Lymphknotens

Es ist im Lymphknoten ungleich schwieriger als im Knochenmark, cytologisch scharf definierte Reihen aufzustellen, weil die gebildeten Zellen nur z. T. ausgeschwemmt werden und zu einem beträchtlichen Teil an Ort und Stelle Aufgaben erfüllen, die ihr Erscheinungsbild in mannigfacher Weise verändern. Solche funktionell bedingten Formänderungen sollten nicht mit einer Unsumme von Namen belegt werden. Wir stimmen darin mit MASSHOFF[1] und KLIMA[2] vollkommen überein.

Wenn im folgenden dennoch versucht wird, eine gewisse Ordnung in die Vielfalt der cytologischen Erscheinungsformen zu bringen, so geschieht dies nicht um der Nomenklatur willen, sondern mit dem Ziel, einige Fixpunkte zu errichten, die bei diagnostischen und zellgenetischen Fragen eine gewisse Hilfe sein können. Es geht also nicht darum — und das sei mit allem Nachdruck gesagt —, künstliche Schranken aufzurichten, wo fließende Grenzen bestehen.

Es wird auch keineswegs angestrebt, der Cytologie in der Schnittdiagnostik der Primat gegenüber der gesamt-histologischen Betrachtungsweise einzuräumen. Das wäre ein ebenso hoffnungsloses wie unnötiges Unterfangen; hoffnungslos deshalb, weil die Erkennung der *Einzelzellen* (ohne Berücksichtigung der Lokalisation) im Schnitt für manche Zellarten schwierig, wenn nicht unmöglich ist; unnötig deshalb, weil es die topographische Übersicht zumeist allein schon gestattet, einzelne Zellen bestimmten Funktionseinheiten (Keimzentren, Sinus usf.) zuzuordnen.

Dennoch mußte versucht werden — wie früher an den Knochenmarkszellen[3] —, für jeden Zelltyp des Ausstriches auch das Pendant im Schnitt zu finden, um ein fruchtbares Gespräch mit dem klinischen Hämatologen zu ermöglichen.

Wir sind uns völlig bewußt, daß der folgende Klassifizierungsversuch noch sehr viele Mängel und ergänzungsbedürftige Lücken aufweist. Vor allem ist unser Wissen um die Cytogenese der einzelnen Formen noch bruchstückhaft und bedarf dringend der weiteren Erforschung, wobei Cytochemie und Tierexperiment sehr nützlich sein dürften.

Da die Zellen im Ausstrich manche Einzelheiten besser hervortreten lassen als im Schnitt, betrachten wir die Morphologie der Einzelzellen zunächst nach dem Ausstrich und erst dann nach dem Schnittpräparat. Die sinngemäße Übertragung auf die Zellen des Schnittes gelingt ohne größere Schwierigkeit, wenn wir die früher ausführlich besprochenen, grundsätzlichen Unterschiede der Ausstrich- und Schnittcytologie berücksichtigen[3]: Die Zelle des Ausstriches ist mindestens um $1/3$ größer, im Lymphknotentupfpräparat oft doppelt so groß; ihr Kern ist zu einer flachen Scheibe zusammengesintert (durch Austrocknung!) und erscheint daher dicht, undurchsichtig, während sich der Kern des Schnittes als transparentes Bläschen darstellt. Er färbt sich im Ausstrich rötlich-violett, im Schnitt klar blau. Die Nucleolen sind im Ausstrich bei der üblichen Pappenheim-

---

[1] MASSHOFF u. RIECKERT 1954. [2] KLIMA u. BEYREDER 1953. [3] LENNERT 1952a.

Färbung nicht immer erkennbar; sie zeigen aber — wenn sichtbar — erhebliche Unterschiede in Farbe und Form, die im Schnitt — bei konstanter Darstellbarkeit an sich — nicht so klar zutage treten.

Wenn wir die Morphologie in Ausstrich und Schnitt kennengelernt haben, schließen wir bei jeder Zellgruppe je einen Abschnitt an über cytochemische und andere spezielle Färbemethoden, über die karyometrischen Ergebnisse, über retro- und prospektive Entwicklungsmöglichkeiten der Zellen, über das Vorkommen im Ausstrich (nach zahlreichen Adenogrammen) und endlich über die Funktion der einzelnen Zellsysteme. Eine rückschauende Gesamtbetrachtung schließt den cytologischen Teil ab.

Bevor wir die einzelnen Lymphknotenzellen kennenlernen, unterrichten wir uns anhand von Tabelle 2 über die zahlreichen **Synonyma**[1] der verschiedenen Zellformen. So soll die Brücke zu der reichhaltigen Literatur über die Lymphknotencytologie geschlagen werden.

Tabelle 2. *Synonyma der Lymphknotenzellen*

Eigene Bezeichnung	Synonyma	Autoren
Mittlere und große Reticulumzelle	Histiocyt z. T. = Endothelzelle undiff. = primitive, fixierte syncytiale Reticulumzelle Weitere Synonyma s. GALL 1958	KIYONO, GALL, ROBB-SMITH HEILMEYER u. BEGEMANN SUNDBERG
Kleine Reticulumzelle	kleine lymphoide Reticulumzelle Lymphocyt	ROHR, MOESCHLIN u. v. a. viele angloamerikanische Autoren
Blastische Reticulumzelle	Hamohistioblast aktivierte Reticulumzelle große lymphoide „Reticulumzelle" Parenchymstammzelle	BESSIS, TISCHENDORF MARSHALL ROHR ROHR
Histiocyt junger Histiocyt	grand lymphocyte clair große lymphoide Reticulumzelle ? Monoblast ? Promonocyt Histioblast reticulärer Lymphocyt ? große lymphoide Reticulumzelle Immunisationszelle ?	französische Autoren MOESCHLIN MOESCHLIN, LUCAS, SAND- KÜHLER LUCAS BESSIS SUNDBERG ROHR, MOESCHLIN STAHEL
Basophile Stammzelle	Makrolymphocyt, großer Ly. junge Rundzelle große lymphat. Reticulumzelle Hämocytoblast indiff. endotheliale Zelle hämatopoiet. Reticulumzelle Lymphogonie Adenoblast großkernige Reaktionsform große mesenchymale Reizform reticuläre Mesenchymzelle blauer Blast Lymphoblast, Monoblast Stammzelle	MAXIMOW, BLOOM u. v. a. STAHEL, HORSTER HEILMEYER u. BEGEMANN PAVLOWSKY, BESSIS, ANDRÉ u. DREYFUS, LUCAS, MARSHALL TISCHENDORF SUNDBERG AMANO SANDKÜHLER KLIMA WIENBECK FRESEN MORALES PLEGUEZUELO amerikanisches Komitee GALL, GALL u. STOUT

---

[1] Siehe auch BESSIS 1954, GALL 1958.

Tabelle 2 (Fortsetzung)

Eigene Bezeichnung	Synonyma	Autoren
Lymphoblast	Mesolymphocyt, mittlerer Ly. Lymphogonie reticulärer Lymphocyt große lymphoide Reticulumzelle	MAXIMOW u. v. a. AMANO SUNDBERG ROHR, MOESCHLIN
Junger Lymphocyt	Prolymphocyt	LUCAS u. a., amerikanisches Komitee
Großer Germinoblast	Makrolymphocyt, großer Ly. junge Rundzelle? große lymphat. Reticulumzelle Hämocytoblast indiff. endotheliale Zelle hämatopoiet. Reticulumzelle Lymphogonie Adenoblast? Keimzentrenzelle Prolymphoblast lymphoblast. Stammzelle vom Follikeltyp	MAXIMOW STAHEL MOESCHLIN, HEILMEYER u. BEGEMANN PAVLOWSKY, BESSIS, ANDRÉ u. DREYFUS, LUCAS TISCHENDORF SUNDBERG BENDA, AMANO SANDKÜHLER MOESCHLIN, HORSTER BESSIS GRUNDMANN
Mittlerer und kleiner Germinoblast	Lymphogonie? lymphoide Reticulumzelle? kleiner Lymphoblast Lymphoblast lymphoblast. Stammzelle vom Follikeltyp	AMANO viele Autoren SANDKÜHLER LUCAS GRUNDMANN
Plasmoblast	hämatopoiet. Reticulumzelle großkernige Reaktionsform Übergangszelle? plasmablast lymphoblast. Plasmazelle blauer Blast?	SUNDBERG KLIMA FAGRAEUS amerikanisches Komitee SCHRIDDE, ASCHOFF, NAEGELI MORALES PLEGUEZUELO
Proplasmazelle	proplasmocyte proplasmacyte lymphoblastische Plasmazelle Türksche Reizform lymphatische Plasmazelle lymphatische Reaktionsform	franzosisch amerikanisches Komitee SCHRIDDE viele Autoren MOESCHLIN KLIMA
Lymphat. Plasmazelle	lymphocytäre Reaktionsform? Blutplasmazelle plasmocyte plasmacyte cellule plasmatique Plasmazelle	KLIMA ROHR franzosisch amerikanisches Komitee französisch HECKNER
Reticuläre Plasmazelle	plasmocyte, plasmacyte usw. Plasmocyt Typ Marschalkó lymphocytäre Plasmazelle plasmacelluläre Reticulumzelle Gewebsplasmazelle	s. lymphat. Plasmazelle HECKNER viele Autoren SCHRIDDE, ASCHOFF ROHR ROHR
Große retic. Reizzelle Mittl. retic. Reizzelle Kleine retic. Reizzelle	Monoblast? Monoblast kleine lymphoide Reticulumzelle	MOESCHLIN, LUCAS MOESCHLIN, LUCAS ROHR, MOESCHLIN u. v. a.

Tabelle 2 (Fortsetzung)

Eigene Bezeichnung	Synonyma	Autoren
Gewebsmastzelle (Histiomastocyt)	Gewebsbasophiler Basophiler mit unlöslicher Granulation mastocyte Heparinocyt labrocyte	viele Autoren UNDRITZ französisch viele Autoren MICHELS, DREYFUS, ARVY
Blutmastzelle (Hamomastocyt)	Basophiler mit loslicher Granulation basophiler Leukocyt, Granulocyt Mastleukocyt, Basocyt mastocyte	UNDRITZ fast alle Hämatologen einige Autoren französisch

Wenn man zwischen bereits vorhandenen Zellbezeichnungen auszuwählen hat, sind verschiedene Gesichtspunkte zu bedenken: Die Namengebung muß in erster Linie unmißverständlich, sodann aber auch sachlich und philologisch richtig sein. Diese 3 Bedingungen sind selten erfüllt. In strittigen Fällen ziehen wir die unmißverständliche der sachlich oder philologisch richtigen Benennung vor. Auch erscheint es uns wenig erfolgreich, gegen jahrzehntelang verwendete Namen Sturm zu laufen[1]. Der zum Gewohnheitsrecht gewordene Sprachgebrauch läßt sich durch noch so intensive Bemühungen kaum ändern. Wir können nur bei neu zu schaffenden Begriffen vorsichtig zu Werke gehen und philologisch wie sachlich sauber formulieren.

Aus diesen Gründen haben wir trotz berechtigter philologischer Einwände[2] unreife Zellvorstufen als „Blasten" und nicht als „Plasten" bezeichnet. Ebenso ist es wohl vertretbar, die Lymphknötchen als „Follikel" anzusprechen, auch wenn sie keine „Säckchen" darstellen[3].

Die Reticulumzellen und ihre Varianten

Vorbemerkungen zur Nomenklatur

GALL hat 1958 die zahlreichen Synonyma der Reticulumzellen zusammengestellt und dabei den Starrsinn und die Selbstherrlichkeit der einzelnen Schulen mit Recht angeprangert. Wir können GALL aber nicht folgen, wenn er die Lymphknotencytologie so stark vereinfacht, daß am Ende nur noch 4 zu unterscheidende Zelltypen übrigbleiben: die Histiocyten mit phagocytären Fähigkeiten, die Stammzellen, die Lymphocyten und die Keimzentrumszellen.

Zweifellos ist die von GALL betonte makrophagische Fähigkeit eine der wichtigsten Eigenschaften der Reticulumzellen und beweist — wenn sichtbar — die Zugehörigkeit zu diesem Zellsystem.

Demgegenüber wird in Deutschland, angeregt durch die Untersuchungen von FRESEN[4], die Gitterfaserbildung als ein wesentliches, wenn nicht entscheidendes Merkmal der Reticulumzellen betrachtet[5].

Endlich sehen viele Untersucher des Lymphknotenausstriches die sog. reticuläre Kernstruktur als ausreichendes Kriterium an, eine beliebige Zelle des Lymphknotens als Reticulumzelle zu bezeichnen. Dieser simplifizierenden Betrachtungsweise, die zugleich die Möglichkeiten der Ausstrichmethode überschätzt und in Mißkredit bringt, treten HECKNER u. VOTH[5] mit Recht entgegen.

Alle Versuche, eine so vielseitige Zelle wie die Reticulumzelle durch eine ihrer Eigenschaften allein charakterisieren zu wollen, gehen über die tatsächlichen Gegebenheiten hinweg. Zur Definition der Reticulumzellen muß man alle ihre Fähigkeiten und morphologischen Kriterien im Blick haben. Jedes einzelne Kenn-

---

[1] REINERS 1953.   [2] W. ROTTER 1927.   [3] ORTH 1918, JECKELN 1932/33.
[4] 1945 und später.   [5] Zum Beispiel HECKNER u. VOTH 1954.

zeichen kann vorhanden sein, aber auch fehlen. So werden die Zellen phago-
cytoseunfähig, wenn sie Zellnachschub liefern. Ebenso stellen sie die Faserbildung
ein, wenn sie stärkere phagocytäre Aufgaben erfüllen und/oder sich abrunden.
Weiterhin gibt es Zellen des Lymphknotens mit klassischer reticulärer Kernstruktur, die durch ihre Plasmabeschaffenheit als besondere Zellrasse mit bestimmter Entwicklungsrichtung abzugrenzen sind. Ich erinnere an die basophilen
Stammzellen, die Germinoblasten und Lymphoblasten. Schließlich gibt es Zellen,
deren Kernstruktur im Ausstrich nicht reticulär zu erscheinen braucht, die aber
dennoch dem Reticulum zugehören: die kleinen lymphoiden Reticulumzellen.

Diese Beispiele mögen genügen, um zu zeigen, daß eine einseitige Beurteilung
der Reticulumzellen zu mannigfachen Irrtümern führen kann. Nur wenn wir um
die Grenzen der morphologischen Definition wissen und sie auch beachten, hat
eine solche Definition Sinn und Berechtigung. Unter dieser Voraussetzung
zählen wir zu den Reticulumzellen des Lymphknotens alle Elemente mit folgenden
Eigenschaften:

1. Der Kern ist im Schnitt hell, transparent, im Ausstrich zeigt er meist ein
feines „reticuläres" Chromatingerüst.

2. Das Plasma erscheint in Schnitt und Ausstrich hell bis *gering* basophil;
Zellen mit stark basophilem Plasma trennen wir — mit GALL[1] — als basophile
Stammzellen, sowie als Plasmoblasten oder Germinoblasten ab.

3. Die Zelle kann lange und verzweigte Plasmafortsätze aufweisen und wird
dann als „syncytial" oder „im Verband liegend" bezeichnet[2]. Oder sie kann
abgerundet, „amöboid", „aus dem Verband gelöst" erscheinen.

4. Die Fähigkeit zur Phagocytose und Gitterfaserbildung ist charakteristisch
für Reticulumzellen; das Fehlen dieser Funktionsäußerungen schließt aber die
Möglichkeit nicht aus, daß Reticulumzellen vorliegen.

Für Zellen mit diesen Kennzeichen wenden wir den Begriff „*Reticulumzelle*"
an. Die *generelle* Bezeichnung der Reticulumzellen als „*Histiocyten*", wie GALL[1]
sie vorschlägt, halten wir für unzweckmäßig und unrichtig. Der Begriff Histiocyt
sollte für die ubiquitär im Organismus vorkommenden „Schlummerzellen"
reserviert werden, die bei Bedarf zu Makrophagen werden. Ihre Morphologie
unterscheidet sich vor allem elektronenoptisch wesentlich von der Mehrzahl der
Reticulumzellen des lymphatischen Gewebes. Allenfalls kann man — in Übereinstimmung mit BESSIS[3] — *abgelöste* mittelgroße reticuläre Formen als Histiocyten bezeichnen, da sie morphologisch mit den gleichnamigen Zellen anderer
Provenienz weitestgehend übereinstimmen und vielleicht auch auf gleiche Weise,
nämlich durch Umbildung von kleinen lymphoiden Formen, entstehen. Wir
wenden den Begriff „Histiocyt" für diese einzige Zellform an, und zwar nur bei
der Ausstrichuntersuchung. Bei Beschreibungen des Schnittpräparates verzichten wir auf den Begriff „Histiocyt" mit Ausnahme einer besonderen Reaktions-
form des Lymphknotens, der unreifen Sinushistiocytose (s. S. 183 ff.).

In Deutschland wird seit den Arbeiten von ROULET und ROESSLE viel der
Begriff *Retothel* gebraucht, um die Zusammengehörigkeit der „Reticuloendo-
thelien" und die Besonderheit der Uferzellen gegenüber den echten Gefäßendothelien auszudrücken. Wir sprechen von Retothelien nur, wenn wir die Uferzellen der Sinuswand und die Reticulumzellen des Sinuslumens und des übrigen
Lymphknoten-Parenchyms zusammen bezeichnen wollen. Den Begriff Reticulo-
endothelien möchten wir aber vermeiden, weil die Uferzellen trotz zahlreicher

---

[1] 1958.

[2] Daß es keine echten Syncytien der Reticulumzellen gibt, hat die Elektronenmikroskopie
erwiesen. Wir müssen daher den Begriff „syncytial" fallen lassen und dürfen auch nicht mehr
von „Zellverband" sprechen.   [3] 1954.

Ähnlichkeiten mit den echten Gefäßendothelien[1,2] cytochemisch eindeutig von diesen abzugrenzen sind und mit den Reticulumzellen übereinstimmen: Sie lassen saure Phoshatase und unspezifische Esterase, dagegen keine alkalische Phosphatase nachweisen, und sie sind metallophil.

Es bleibt noch die Frage zu beantworten, wie man das System, das alle mononucleären Zellen mit phagocytären Eigenschaften umfaßt, am besten bezeichnet. Zur Auswahl stehen die Begriffe:

Reticulo-Endotheliales System (RES)[3],

Reticulo-Histiocytäres System (RHS)[4], und

Retotheliales System (RS)[5].

Für die Anwendung aller 3 Begriffe gibt es gute Gründe und Gegengründe. Wir verwenden die Bezeichnung „RHS", weil wir für die Unterscheidung von 2 reticulären Zellrassen — die (großen) Reticulumzellen und die (kleinen) Histiocyten — im Lymphknoten eintreten (s. Schlußbetrachtung).

Einteilungsversuche der Reticulumzellen

Die funktionsabhängige Variabilität der Reticulumzellen ist größer als die aller anderen Zellsysteme des Lymphknotens. Es ist daher besonders schwierig, eine Ordnung für die Vielfalt der Erscheinungsweisen zu finden, ohne den funktionellen und genetischen Zusammenhängen allzusehr Gewalt anzutun.

Man hat zahlreiche Methoden angewandt, mit denen man gewisse Grundzüge der einzelnen reticulären Zellformen zu finden hoffte: die exakte cytologische Analyse im Lymphknotenschnitt[6], die Untersuchung im Lymphknotenausstrich[7], die vergleichsweise Untersuchung von Lymphknotenschnitt und Tupfpräparat[8], die Untersuchung mit Supravitalfarbstoffen (Neutralrot, Janusgrün)[9] und mit dem Phasenkontrastmikroskop[10], die cytochemische[11] und karyometrische[12] Analyse, das Verhalten bei experimenteller Speicherung von Trypanblau, Tusche und anderen Substanzen[13], die modifizierte Hortega-Versilberung[14] sowie die elektronenmikroskopische Untersuchung[15]. Von den hierbei gewonnenen Ergebnissen seien einige wichtige hier kurz aufgeführt.

MAXIMOW[16] unterscheidet:

1. ruhende Reticulumzellen mit schmalem, hellem Plasma, kleinen Kernen und enger Verbindung zu den Gitterfasern,

2. aktive Reticulumzellen, deren Plasma breit und deren Kern bläschenförmig ist.

Diese aktiven Reticulumzellen können sich ablosen und werden dann zu Makrophagen. Die ruhenden Reticulumzellen haben volle embryonale Potenzen, die aktiven Reticulumzellen sind mehr oder weniger einseitig zu Phagocyten ausdifferenziert.

---

[1] TANAKA 1958, REINAUER 1959.

[2] OMORI 1954, AKAZAKI, KOZIMA, HASEGAWA, MURATA, UEGANE u. KODA 1956.

[3] ASCHOFF, AKAZAKI und seine Schule.   [4] CAZAL, ROHR und viele Hämatologen.

[5] FRESEN 1954.   [6] MAXIMOW 1927, EHRICH 1931, ROBB-SMITH 1938, LENNERT 1953.

[7] FORKNER 1927, STAHEL 1939, 1943, MOESCHLIN 1941a, STRUNGE 1944, BESSIS 1947, 1954, TISCHENDORF 1951, LUCAS 1955, SÖDERSTROM 1958 u. a.

[8] R. D. SUNDBERG 1947, MASSHOFF u. RIECKERT 1954, MASSHOFF u. FROSCH 1958, MORALES PLEGUEZUELO 1958 u. a.

[9] RENAULT u. DUBREUIL 1906, SABIN 1921, SIMPSON 1922, ASCHOFF 1924, SABIN, DOAN u. CUNNINGHAM 1925, FORKNER 1927a, b, 1929, SABIN u. DOAN 1927, BLOOM 1928a, b, SABIN, DOAN u. FORKNER 1930, SEEMANN 1930, AMANO 1948, SCHWIND 1950, AKAZAKI, KOZIMA, HASEGAWA, MURATA, UEGANE u. KODA 1956 und zahlreiche weitere japanische Autoren.

[10] BESSIS 1954, LEIBER 1959.

[11] ACKERMAN, KNOUFF u. HOSTER 1951, BRAUNSTEIN, FREIMAN u. GALL 1957, 1958, LENNERT u. LÖFFLER 1959, LENNERT, LÖFFLER u. LEDER in Vorbereitung, LENNERT, LÖFFLER u. GRABNER in Vorbereitung.   [12] LENNERT u. REMMELE 1958a u. b, 1959.

[13] Zum Beispiel OMORI 1954, AKAZAKI, KOZIMA, HASEGAWA, MURATA, UEGANE u. KODA 1956, LÜDERITZ 1957b, LÜDERITZ u. THEMANN 1957.

[14] ROBB-SMITH 1938, MARSHALL 1956, BLACK u. SPEER 1958b, 1959a—c, LENNERT u. LÖFFLER, unveröffentlicht.

[15] POLICARD 1957, FRESEN u. WELLENSIEK 1958, 1959, STOECKENIUS 1958, TANAKA 1958, GUSEK 1959, REINAUER 1959.   [16] 1927.

MOESCHLIN[1] beschreibt im Lymphknotenausstrich folgende reticulo-endotheliale Zellen: Fremdkörper- und Pigmentmakrophagen, Fett- und Lipoidspeicherzellen (Lipophagen), lymphoide Reticulumzellen, lymphatische Plasmoblasten, lymphatische Monoblasten, Gewebsmastzellen und mehrkernige Riesenzellen. Im gegebenen Zusammenhang sind nur die Makrophagen (einschließlich Lipophagen), die lymphoiden Reticulumzellen und die lymphatischen Monoblasten von Belang. Die Makrophagen sind durch ihre Einschlüsse leicht erkennbar. Die lymphoiden Reticulumzellen können — entsprechend der Rohrschen Auffassung — in kleinen und großen Formen auftreten. Die kleine lymphoide Reticulumzelle ist nur schwer von Lymphocyten zu unterscheiden, die große lymphoide Reticulumzelle besitzt meist kreisrunde, lockere Kerne mit hellblauem, unscharf begrenztem Plasma. Aus den großen lymphoiden Reticulumzellen entstehen die lymphatischen Monoblasten und Plasmoblasten.

Nach BESSIS[2] gehen aus den Reticulumzellen Hämohistioblasten hervor, von denen sich wiederum Hämocytoblasten (Bildungszellen für alle Blutzellen außer den Monocyten) und Histioblasten ableiten lassen. Diese Histioblasten seien die Mutterzellen der Monocyten und Histiocyten, der Plasmazellreihe, sowie der Gewebs-Mastzellen, der Gewebs-Eosinophilen und -Neutrophilen.

R. D. SUNDBERG[3] gibt ein einfaches Schema: Aus den undifferenzierten syncytialen Reticulumzellen entsteht einerseits die phagocytäre abgelöste Reticulumzelle, andererseits die hämatopoietische Reticulumzelle (unsere basophile Stammzelle), die sich in „reticuläre Lymphocyten" (unsere Lymphoblasten) weiterentwickelt. Die abgelöste undifferenzierte Reticulumzelle nennt R. D. SUNDBERG histiocytäre Reticulumzelle.

Die Vitalfarbstoffe Neutralrot und Janusgrün dienten zunächst zur Abgrenzung der Monocyten von den Histiocyten und Reticulumzellen des Gewebes[4]: Monocyten besitzen im Plasma eine feingranulare Rosette, Histiocyten und Reticulumzellen nicht. Inzwischen wurde in zahllosen japanischen Arbeiten die Supravitaltechnik auf die Zellen des RES angewandt. Dabei fand die Gruppe um AMANO[5], daß die Rosettenbildung und die feineren Neutralrotgranula spezifisch für die Monocyten seien, daß dagegen die Histiocyten und Reticulumzellen grobe Neutralrotgranula enthielten. Diese groben Granula seien Ausdruck des Alterns der Zelle und schlössen eine Weiterentwicklung der Histiocyten und Reticulumzellen in Epitheloidzellen und andere Formen aus. Die feinen Neutralrotgranula der Monocyten sprachen dagegen für eine solche Entwicklungspotenz. Diese Auffassung wird von AKAZAKI[6] und seiner Schule abgelehnt. AKAZAKI fand vielmehr in kleinen lymphoiden und monocytoiden Histiocyten ebenfalls feine Neutralrotgranula, z. T. mit Rosetten, wie AMANO[5] bei den Monocyten, und spricht solchen Histiocyten — neben den Monocyten — die Entwicklungsfähigkeit in Epitheloidzellen, Typhuszellen u. dgl. zu.

AKAZAKI und seine Schule (unter anderen OMORI[7]) unterscheiden nach morphologischen Befunden und vor allem nach den Ergebnissen der Supravitalfärbung 2 Zelltypen des Lymphknoten-Reticulums:

a) Reticulumzellen, die den Histiocyten der übrigen Gewebe entsprechen und

b) reticulo-endotheliale Zellen, zu denen sie im Lymphknoten nur die Sinusendothelien zählen. Diese sollen den echten Gefäßendothelien näher stehen als den Reticulumzellen. Beide Zellarten konnten aber im Zustand stärkster Reizung einander sehr ähnlich werden.

ROBB-SMITH[8] und MARSHALL[9] wandten eine modifizierte Hortega-Versilberungsmethode auf Lymphknotenschnitte an und differenzierten danach metallophile und nichtmetallophile Zellen. Metallophil sind nach MARSHALL alle Reticulumzellformen mit phagocytären Fähigkeiten. Diese kommen als fixe und amöboide Elemente vor. Hinzu sind noch die Monocyten des Blutes zu zählen. Die primitiven Reticulumzellen und die aktivierten Reticulumzellen von MARSHALL sind „metallophob".

STOECKENIUS[10] fand — allerdings in der Milzpulpa — neben verschiedenen größeren Reticulumzellformen kleine Reticulumzellen, die sich elektronenoptisch auffallend dunkel darstellten. Sie liegen perifolliculär und perivasculär und können sich offenbar in Plasmazellen direkt umwandeln. Es ist möglich, daß es sich hierbei um den Zelltyp handelt, den ROHR als kleine lymphoide Reticulumzelle abgegrenzt hat. Weitere elektronenoptische Befunde s. S. 53.

Wenn wir die Überfülle der bisherigen Studien zum RHS in einem klaren Bild konkretisieren wollen, sind wir vor eine fast unlösbare Aufgabe gestellt. Es bleibt nur die eine Möglichkeit, soviele Methoden wie irgend möglich am eigenen Untersuchungsgut zu reproduzieren und daran die Literaturbefunde abzugleichen. Darum haben wir uns bemüht. Von einer Lösung der Probleme und einer vollkommenen Überbrückung der zahlreichen Gegensätze kann aber noch keine Rede sein.

---

[1] 1941 a.　　[2] 1947, 1954.　　[3] 1947.　　[4] SABIN, DOAN u. CUNNINGHAM 1925.
[5] 1948, Lit.　　[6] AKAZAKI, KOZIMA, HASEGAWA, MURATA, UEGANE u. KODA 1956.
[7] 1954.　　[8] 1938.　　[9] 1956.　　[10] 1958.

Wir sind nach unseren cytologischen und vor allem nach unseren karyometrischen Untersuchungen zu folgender Einteilung gekommen: Es gibt Reticulumzellen mit kleinen, mittleren und großen Kernen, deren Kernvolumina sich wie 1:2:4 verhalten. Danach sprechen wir von kleinen, mittleren und großen Reticulumzellen ungeachtet der Möglichkeit, daß damit vielleicht verschiedene Grundtypen miteinander vermengt werden. So ist es nicht ausgeschlossen, daß die kleine Form wenigstens z. T. mit den Histiocyten des Bindegewebes und den Adventitiazellen[1] identisch ist. Es besteht weiterhin die Möglichkeit, daß kleine lymphoide Reticulumzellen und Histiocyten unserer Nomenklatur (s. u.) eine selbständige, zusammengehörige Zellgruppe darstellen und von den mittleren und großen Reticulumzellen abzugrenzen sind. Die kleine lymphoide Reticulumzelle wäre dann vielleicht als Mutterzelle des (mittelgroßen) Histiocyten anzusehen, ähnlich wie im Bindegewebe der Haut. Wir vermeiden solche Abgrenzungen aber aus zwei Gründen: Einmal wollen wir die Darstellung auf eine möglichst objektive und reproduzierbare Basis stellen. Als solche dient uns für die Reticulumzellen wie für alle übrigen Zellen des Lymphknotens vor allem die Karyometrie. Zum anderen hat es sich gezeigt, daß die morphologischen Kriterien der einzelnen Zellarten nicht ausreichen, um jede Einzelzelle in ihrer Besonderheit und Eigenständigkeit immer zu erkennen.

Wir wenden also die starre, aber jederzeit objektivierbare karyometrische Einteilung zunächst an, um nach ihr Morphologie, Cytochemie und andere cytologische Fragen zu besprechen. Erst am Ende des Kapitels werden wir einen Abschnitt („Schlußbetrachtung") anfügen, in dem wir uns über die streng objektivierbaren, morphologischen und karyometrischen Grundlagen hinwegsetzen und auf der Basis cytochemischer, funktioneller und anderer Beobachtungen einen einfachen Ordnungsversuch zur Diskussion stellen.

Die *kleinen und mittleren Reticulumzellen* entsprechen den lymphoiden Reticulumzellen vieler Ausstrichcytologen und z. T. den undifferenzierten Reticulumzellen vieler Histologen. Die abgelöste mittlere Reticulumzelle wird vielfach auch als Histiocyt bezeichnet.

Die *großen Reticulumzellen* sind oxyphil oder gering basophil. Die oxyphile Form zeigt die stärkste phagocytäre und stoffverarbeitende Aktivität und besitzt dementsprechend die größte Menge an unspezifischer Esterase und saurer Phosphatase; sie nimmt z. T. das Aussehen von *Epitheloidzellen* an. Die schwach basophilen Reticulumzellen können sich durch Zunahme ihres Ribosenucleinsäuregehaltes in basophile Stammzellen oder Germinoblasten umwandeln; wir bezeichnen sie als blastische Reticulumzellen. Sie entsprechen wohl den Hämohistioblasten der Literatur.

Die *Uferzellen* der Sinus sind mit unseren Methoden nicht von den Reticulumzellen zu unterscheiden; sie gehören karyometrisch wohl der Klasse der mittleren Reticulumzellen an.

Viele „Reticulumzellen" der Literatur sind in der gegebenen Einteilung nicht enthalten, nämlich erstens solche reticulogenen Zellen, die durch ihre starke Basophilie bereits als Stammzellen der verschiedenen Zellsysteme abgrenzbar sind, und zweitens gering basophile reticulogene Zellen, deren Stellung innerhalb der einzelnen Zellsysteme des Lymphknotens im Einzelfall oder im allgemeinen nicht anzugeben ist. Wir bezeichnen diese zweite Gruppe — um nichts zu präjudizieren — als *reticuläre Reizzellen"* (s. S. 102 ff.), während die Zellen der ersten Gruppe als „*basophile Stammzellen*", „*Germinoblasten*" und „*Plasmoblasten*" eingestuft werden.

---

[1] AMANO 1958a, b.

Morphologie im Ausstrich

Wir unterscheiden im Pappenheim-Präparat folgende reticuläre Zellformen:
1. Kleine „lymphoide" Reticulumzellen.
2. Mittlere Reticulumzellen, von denen die offensichtlich abgelösten Formen als Histiocyten bezeichnet werden.
3. Große Reticulumzellen.
4. Kerntrümmer-, Pigment- und Lipophagen.
5. Epitheloidzellen.

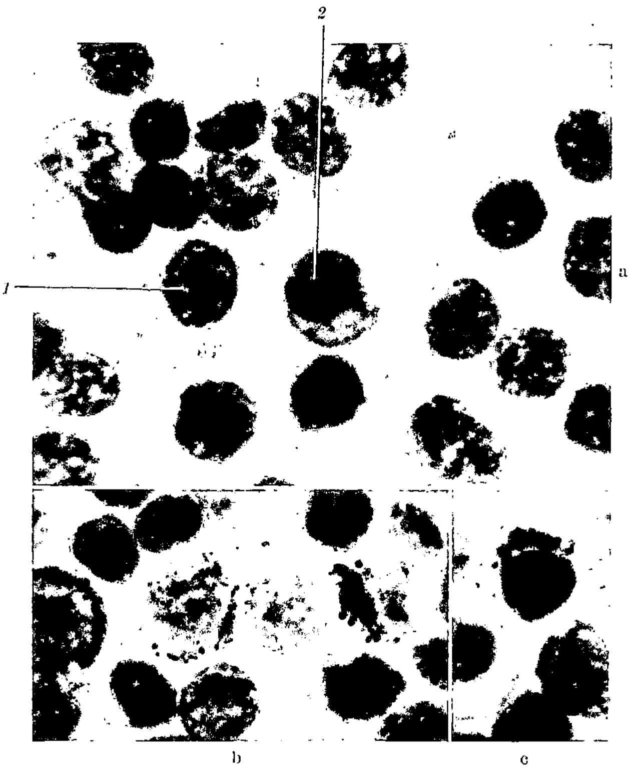

Abb. 6a—c. Kleine „lymphoide" Reticulumzellen im Ausstrich. a In der Mitte eine lymphoide Reticulumzelle (_1_) mit hellem Plasma und eine „reticuläre" Plasmazelle (_2_) mit basophilem Plasma. b u. c Insgesamt 3 lymphoide Reticulumzellen nach experimenteller Tuscheinjektion. Weitgehende Isomorphie der Kerne mit den umgebenden Lymphknotenkernen, aber sicher identifizierbar durch die starke Tuschespeicherung. Pappenheim, 1250×

1. Die kleinen „lymphoiden" Reticulumzellen. Die kleinen lymphoiden Reticulumzellen[1] sind im gewöhnlichen Pappenheim-Ausstrich meist nicht von Lymphocyten abzugrenzen. Wenn man jedoch Tusche in den Lymphknoten injiziert und dann Tupfpräparate untersucht[2], gelingt ihr Nachweis (s. Abb. 6): Die Zellen sind ebenso groß oder nur wenig größer als die jungen Lymphocyten. Die Kerne erscheinen dunkel, manchmal sieht man, daß das Chromatin feiner als bei Lymphocyten ist, ja es kann ausgesprochen reticulär sein. Nucleolen sind im Pappenheim-Präparat meist nicht abzugrenzen, kann man aber bei einzelnen cytochemischen Reaktionen mit Hämatoxylin-Gegenfärbung erkennen; sie sind

---

[1] MOESCHLIN 1941a, ROHR 1949.
[2] LÜDERITZ 1957b, LÜDERITZ u. THEMANN 1957, gemeinsame Untersuchungen mit SCHUBERT und SEIFFERT, unveröffentlicht.

Tabelle 3. *Reticulumzellen, Histiocyten und Epitheloidzellen: Morphologie im Ausstrich, Karyometrie im Schnitt, Cytochemie*

	Kleine lymphoide Reticulumzelle	Histiocyt.	Junger Histiocyt	Mittlere und große Reticulumzelle	Kerntrummerphag	Epitheloidzelle a) saftig, b) dürr
Zellgröße in μ	12—15	13—21	12—22	bis etwa 28	bis etwa 52	20—35
Kerngröße in μ	10—12	12—17	11—15	10—13	10—13	13—18
Kern						
Lage	zentral	oft an Oberfläche angrenzend	etwa zentral	zentral—exzentrisch	zentral—exzentrisch	zentral—exzentrisch
Form	rund	polymorph (Trapez-, Fahnen-, Nierenform)	rundlich-oval	plump-oval — rundlich	plump-oval	a) plump-oval
Chromatin	reticulär oder lymphoid	reticulär, evtl. strähnig, später verwaschen	grobreticulär	feinreticulär	feinreticulär	b) länglich, gebogen a) grobreticular, helle Lücken b) feinreticulär, oft verwaschen
Nucleolen						
Zahl	selten 1	∅	1—2	1—2, selten mehr	1—3	1—2
Größe	klein	—	klein-mittelgroß	klein-mittelgroß	klein-mittelgroß	mittelgroß
Farbe	hell	—	hell	hell oder blau	meist blau	meist blau
Deutlichkeit	selten +	—	±	+	+	+
Plasma						
Breite	schmal bis mittelbreit	mittelbreit	mittelbreit	meist fehlend, sonst breit	sehr breit	breit, oft fehlend
Farbe	graublau	hellgrau bis rötlich	graublau	hellblau bis rötlich	blaß-rötlich	hellgrau bis rötlich-violett
Begrenzung	scharf	scharf	scharf	meist unscharf in älteren Zellen +	scharf/unscharf	a) scharf, b) unscharf in älteren Zellen +
Vacuolen	∅	±	gelegentlich +		+	∅, gelegentl. violette Klümpchen (Kalk?)
Azurgranula	∅	gelegentlich +	gelegentlich +	selten +	∅	
Kernvolumen	36—51 μ^3	72—102 μ^3	72 μ^3	72 bis über 204 μ^3	144—204 μ^3	a) 204 μ^3, b) ?
Kernklasse n. JACOBJ	K $^1/_4$—$^3/_8$	K $^1/_2$—$^3/_4$	K $^1/_2$	K $^1/_2$, $^3/_4$, 1 u. $1^1/_2$	K 1—$1^1/_2$	a) K $1^1/_2$, b) ?
Cytochemie						
Sudanschwarz	z. T. +	44% +	∅	11% +	13% +	12% +[1]
PAS	?	7% +	∅	7% +	100% +	97% +
Peroxydase	∅	54% +	∅	∅	∅	∅
Esterase N—AS	z. T. +	68% +	einige % +	40% +	95% +	91% +
α—N—Ac.	z. T. +	53% +	einige % +	82% +	100% +	97% +
Sr. Phosphatase	?	+	∅	+	+	+
Alkal. Phosphatase	∅	∅	∅	(12% +)	∅	∅

[1] Bei unserer Methodik, sonst vielleicht 100%.

klein, meist solitär und zentral gelegen. Das Plasma erscheint etwas breiter als
das von Lymphocyten und zeigt eine graublaue Farbe.

2. **Die mittleren Reticulumzellen.** Die mittleren Reticulumzellen stellen sich
im Ausstrich in 3 verschiedenen Varianten dar: als isomorphe kleinere Variante
der großen seßhaften Reticulumzelle, als abgelöste Funktionsform (Histiocyt) und
als undifferenzierte Form (junger Histiocyt).

Die *seßhafte mittlere Reticulumzelle* besitzt ein dendritenartig verzweigtes,
unscharf begrenztes Plasma von schwach grauer oder graurötlicher Farbe. Die
Kerne sind oval und zeigen eine typisch reticuläre Struktur. Diese ist oft etwas
feiner und verwaschener als bei den großen Formen. Nucleolen sind in der Regel
nicht erkennbar.

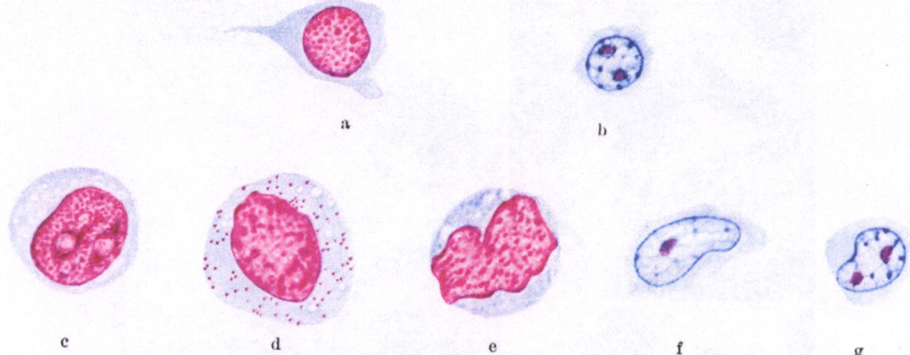

Abb. 7a—g. Kleine und mittlere Reticulumzellen (Histiocyten) in Ausstrich und Schnitt. a Kleine lymphoide
Reticulumzelle im Ausstrich. Reticulare Kernstruktur. Relativ breites graublaues Plasma. b Entsprechende
Zelle im Schnitt. 2 deutliche Nucleolen. Plasmafarbe kraftiger als „Kernsaft"! c Junger Histiocyt im Aus-
strich. Graublaues, gering vacuolisiertes Plasma. Mittelgroße helle Nucleolen. Reticulare Kernstruktur. Kaum
von Lymphoblasten zu unterscheiden. d Fein azurgranulierter Histiocyt im Ausstrich. e Histiocyt mit typischer
Kernform und -struktur im Ausstrich. f u. g Mittlere Reticulumzelle (f) und unreifer Histiocyt (g) im Schnitt.
Plasma des unreifen Histiocyten scharf begrenzt und deutlich graublau. Ausstrich (a, c—e). Pappenheim,
1250×. Schnitt (b, f u. g). Azur-Eosin, 2000×

Die *abgelöste mittlere Reticulumzelle* bezeichnen wir mit DREYFUS[1] und BESSIS[2]
als *Histiocyten*, weil sie morphologisch mit den Histiocyten anderer Lokalisation
weitestgehend übereinstimmt und auch im übrigen ein recht charakteristisches
morphologisches Bild darbietet.

Der Kern der Histiocyten ist sehr wandelbar, es werden ovale, rundliche und
bohnenartige Formen beobachtet. Besonders charakteristisch ist die Neigung
der Kerne, an 1 oder 2 Stellen in breiter Fläche bis an die Zelloberfläche zu
reichen, wodurch unter anderem trapezförmige Bilder entstehen. Manchmal teilt
der Kern das Plasma in 2 Hälften („Fahnenzelle" von BESSIS[2]). Sehr charakteristisch, wenn auch nicht spezifisch, ist die Eigenschaft des Kernes, bei der
Berührung mit anderen Zellen eine eigenartige streifige Struktur anzunehmen.
Diese strähnige Zeichnung — BESSIS[2] vergleicht sie mit Ackerfurchen — steht
senkrecht zur Kontaktfläche. Im übrigen ist das Chromatingerüst grob-reticulär,
die spongiöse Chromatinstruktur, die nach BESSIS[2] typisch sein soll für den
Histiocyten, sahen wir nicht immer. Nucleolen sind im Pappenheimpräparat
nicht zu erkennen.

Das Plasma des großen Histiocyten ist grau- bis hellblau, oft auch leicht
oxyphil und enthält bisweilen *feine* Azurgranula. Im Plasma findet man — als
Ausdruck der Funktion bzw. Alterung — zunehmend Vacuolen; gleichzeitig sieht
man häufig am Kern Zeichen des nahenden Zelltodes (Pyknose, Karyolyse).

---

[1] 1940.   [2] 1947, 1954.

BESSIS trennt solche Zellen als „vacuolisierte Histiocyten" ab. Wir haben sie anfangs als *„untergehende Histiocyten"* in unseren Adenogrammen getrennt aufgeführt. Ihre Zahl ist jedoch so klein, daß sie diagnostisch keine Rolle spielen, und wir sie daher der Gruppe der Histiocyten beiordneten.

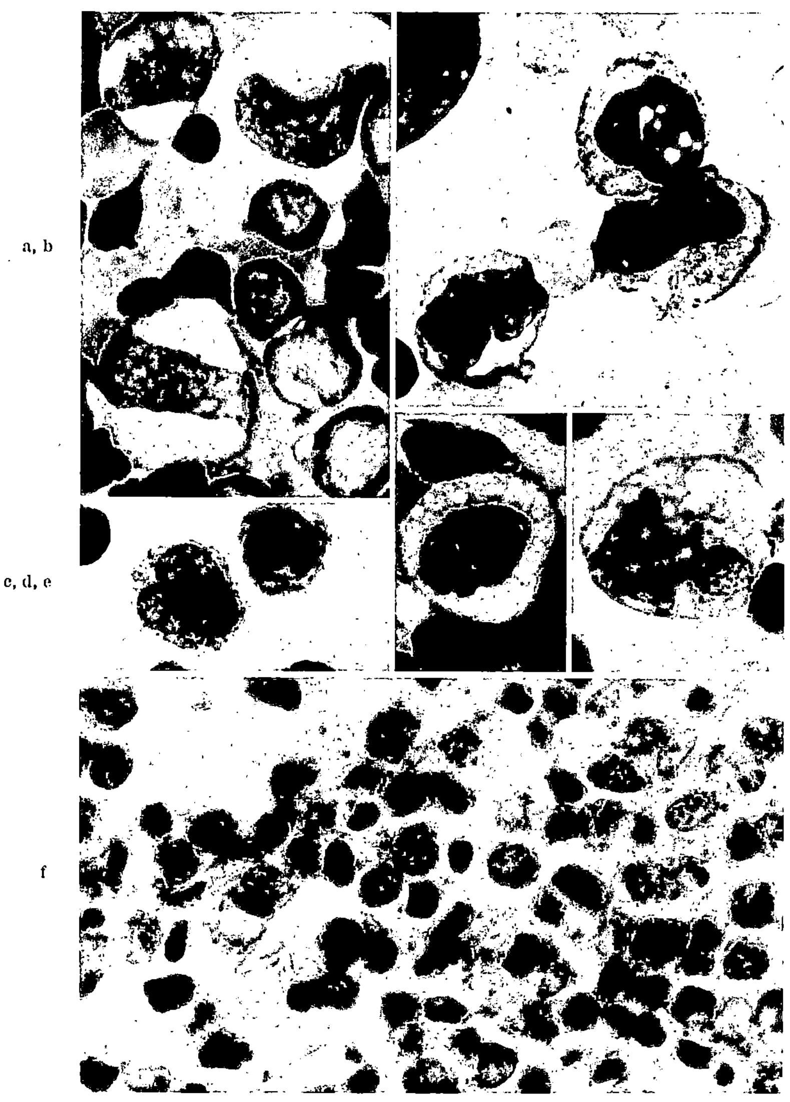

Abb. 8a—f. Verschiedene Histiocyten in Ausstrich (a—e) und Schnitt (f). a Unten eine sog. Fahnenzelle mit gestreiftem Chromatin. Der Kern reicht bis an die Zelloberflache. b Mehrere Histiocyten bei Tuberkulose. Charakteristische Chromatinstruktur und Kernformen! c Histiocyt mit reichlich feinen Azurgranula („Monocyt") bei infektioser Mononucleose. d u. e Histiocyten mit zunehmender Vacuolisierung. f Ansammlung von Histiocyten in der Rindenpulpa. Plasma graublau, deutlich begrenzt. Im Kern 1—2 mittelgroße Nucleolen. „Unspezifische Lymphadenitis". Ausstrich: Pappenheim, 1250×. Schnitt: Azur-Eosin, 1250×

Die *undifferenzierte Form* der mittleren Reticulumzellen stellt ebenfalls eine abgelöste Zelle dar und bildet sich allmählich in den Histiocyten um; sie verdient also die Bezeichnung *„junger Histiocyt"*. Im Schnitt kommt sie gleichsam in Reinkultur unter dem Bild der unreifen Sinushistiocytose zur Beobachtung.

Diese Zelle entspricht vielleicht dem „Histioblasten" von BESSIS[1]. Wir möchten aber diesen Begriff vermeiden, weil die jungen Histiocyten keine eigentlichen „Blasten" im Sinne der

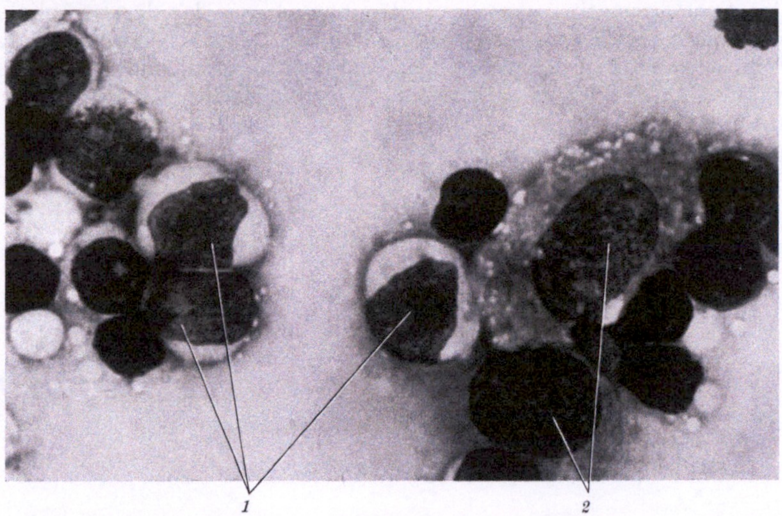

Abb. 9. Histiocyten und große Reticulumzellen im Ausstrich. Die Histiocyten (*1*) sind kleiner, besitzen unregelmäßig eckige Kerne, die großflächig der Zellmembran anliegen und stellenweise eine strähnige Chromatinstruktur zeigen. Die Reticulumzellen (*2*) sind größer, enthalten voluminöse ovale Kerne mit distinktem Chromatin. Das Plasma ist in der einen Zelle breiter, kräftiger gefärbt und vacuolisiert, in der anderen Zelle nicht abgrenzbar. Pappenheim, 1250×

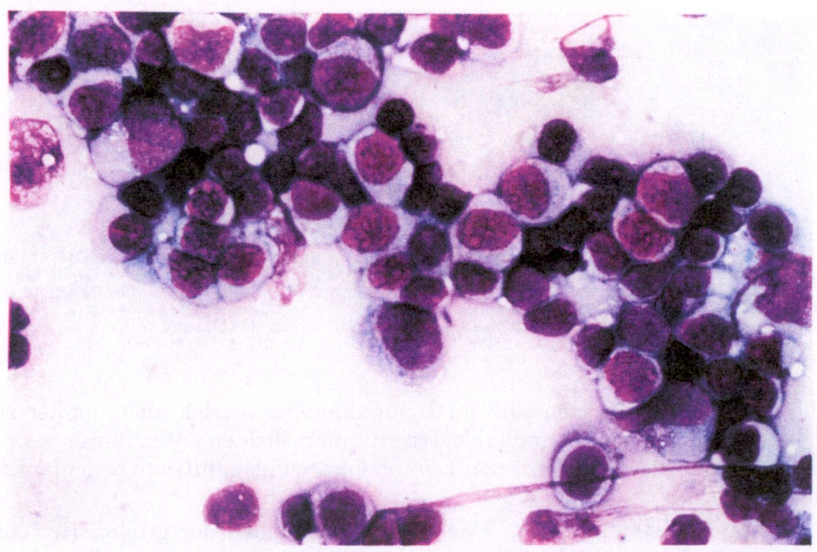

Abb. 10. Unreife Sinushistiocytose im Ausstrich. Vorwiegend mittelgroße Zellen (unreife Histiocyten) mit hellem Plasma und mittelgroßen hellen Nucleolen. Dazwischen einige große Reticulumzellen mit z. T. vacuolisiertem breiterem Plasma. Piringersche Lymphadenitis. Pappenheim, 625×

Hämatologie darzustellen scheinen, sondern jugendliche, noch nicht ausgereifte und noch nicht funktionierende Zellen. Diese bilden sich in kurzer Zeit in ihre Funktionsformen um und bringen nicht etwa reifere Tochterzellen hervor.

---

[1] 1954.

Der Kern der jungen Histiocyten ist ebenso groß wie der von reifen Histiocyten. Er liegt annähernd zentral und zeigt vorwiegend ovale, gelegentlich auch rundliche Gestalt. Das Chromatin ist grobreticulär, ähnlich wie das der Lymphoblasten. Im Kern sind in der Regel 1—2 kleine bis mittelgroße helle Nucleolen vorhanden. Das Plasma ist mittelbreit, gering, aber deutlich basophil und scharf begrenzt. Es enthält selten einzelne feine Azurgranula und gelegentlich Vacuolen.

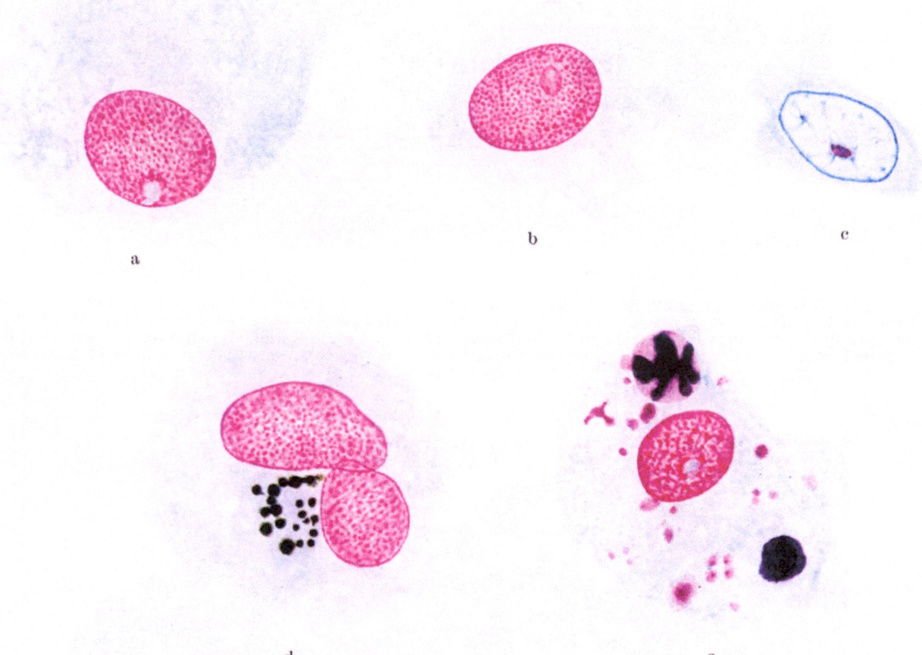

Abb. 11a—e. Große Reticulumzellen in Ausstrich und Schnitt. a Große Reticulumzelle im Ausstrich. Breites, scharf begrenztes Plasma (abgeloste Sinus-Retothelzelle ?). Basophiler distinkter Nucleolus. b Große Reticulumzelle im Ausstrich. Plasma hell, unscharf begrenzt (Reticulumzelle der Pulpa ?). c Große Reticulumzelle im Schnitt. Hellgrau-blaues, unscharf begrenztes Plasma. Heller „Kernsaft". Sparliches Chromatingerust. d Melaninhaltige große, zweikernige Reticulumzelle im Ausstrich. Melanin grunlich-braun. e Kerntrummerphag im Ausstrich. Ausstrich (a, b, d, e): Pappenheim, 1250 ×. Schnitt (c): Azur-Eosin, 2000 ×

Diese jungen Histiocyten sind im Lymphknotenausstrich nicht immer sicher zu identifizieren und von Lymphoblasten zu unterscheiden. Wir führen sie daher im Adenogramm zusammen mit den Lymphoblasten als „mittlere reticuläre Reizzellen" auf.

3. **Die große Reticulumzelle.** Das Hauptkennzeichen der großen Reticulumzelle ist die distinkte, gleichmäßig feingekörnte Chromatinstruktur ihres Kernes. Diese ist so charakteristisch, daß man im hämatologischen Schrifttum alle Kerne von gleichem Aussehen als „reticulär" bezeichnet. Der Kern erscheint im übrigen meist plump-oval, auch einmal rundlich oder gekerbt, und besitzt häufig einen oder gelegentlich auch mehrere helle oder blaue Nucleolen, die in der Regel gut abgrenzbar sind. Nicht selten kommen zweikernige Formen vor (Abb. 12b). Das Plasma ist, soweit vorhanden, ausgesprochen breit und schwach basophil (graublau) oder schwach oxyphil (rötlichgrau bis violett). Bei der basophilen Zelle ist es meist scharf begrenzt. Bei der oxyphilen Form dagegen ist die Zellgrenze

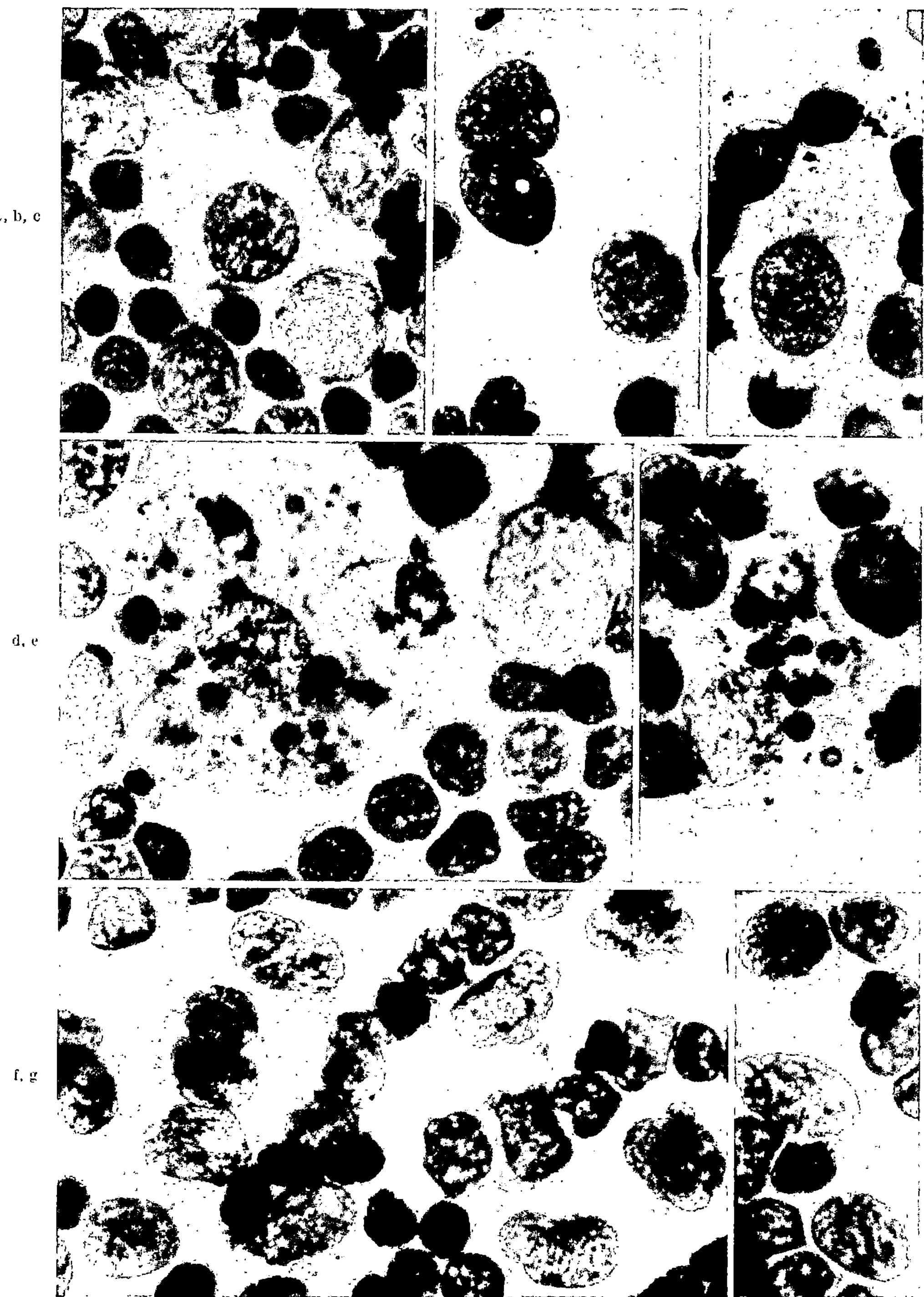

Abb. 12a—g. Mittlere und große Reticulumzellen im Ausstrich. a Reticulumzelle mit breitem Plasma und einige Germinoblasten mit ganz schmalem basophilem Plasma. b 1- und 2kernige Reticulumzelle. Plasmagrenze unscharf. c Vacuolisierte Reticulumzelle. d u. e Kerntrummerphagen. In der Mitte Reticulumzellmitose f u. g Sinus-Retothelien. Reticulare Kernstruktur. Vielfach flache Kernkerben. Plasmagrenze unscharf. Pappenheim, 1250×

häufig verwaschen, oder es fehlt das Plasma überhaupt, so daß ein großer Teil dieser Form nacktkernig erscheint. Die plasmahaltigen Reticulumzellen zeigen z. T. plumpe Fortsätze oder lange Schwänze und entsprechen dann den seßhaften Formen des Schnittes. Der andere Teil der großen Reticulumzellen ist abgerundet und gleichzusetzen mit der „aus dem Verband gelösten" Reticulumzelle des histologischen Präparates. Diese Unterscheidung von sessilen und mobilen Reticulumzellen gelingt besonders gut in Esterase-Präparaten. Bisweilen beobachtet man — vor allem bei der lipomelanotischen Reticulocytose — zahlreiche Vacuolen im Plasma, ähnlich wie bei den alternden Histiocyten.

In einem Fall gelang es uns, sichere *Sinus-Retothelien* zu identifizieren (Abb. 12f, g). Es handelte sich um einen Lymphknoten, der histologisch nur einen Sinuskatarrh, jedoch keine Reticulumzellvermehrung in der Pulpa zeigte. Im Ausstrich fanden sich mehrere Gruppen und Nester von großen Zellen mit *fein*reticulärer Kernstruktur und weitem, kaum abgrenzbarem, hellblauem Plasma. Die Kerne zeigten meist ein- oder mehrfache Einkerbungen und erschienen eigenartig verknittert (z. T. wohl artifiziell?). Im Plasma lagen gelegentlich uncharakteristische bläuliche Einschlüsse oder auch purpurrote Granula und Vacuolen. Irgendein reproduzierbares Unterscheidungsmerkmal gegenüber den übrigen Reticulumzellen konnten wir — im Gegensatz zu MORALES PLEGUEZUELO[1] — nicht feststellen.

Nach MORALES PLEGUEZUELO[1] gleichen die Uferzellen weitgehend Gefäßendothelien, die im peripheren Blut gut unterscheidbar seien und sich auch im Lymphknotenausstrich gut von den übrigen reticularen Zellen differenzieren ließen. Sie hätten einen ovalen Kern mit einheitlichem zartem Chromatin und ein polyedrisches, breites Plasma. Vereinzelt seien sie länglich polygonal oder rackettformig. Sie behielten mehr als jedes andere Lymphknotenelement im Tupfpraparat die im Gewebe bestehende Form bei.

Die Hauptfunktion der Reticulumzellen, die Phagocytose und Stoffverarbeitung, ist nicht selten an den Zellen des Ausstriches morphologisch zu erfassen: Man findet eine Phagocytose von Kerntrümmern, Pigmenten (Melanin, Hämosiderin, Kohle, Tätowierungsfarbstoffe), Lipiden und anderem. Je nach der Art der aufgenommenen Substanzen sprechen wir von Kerntrümmerphagen, Pigmentophagen und Lipophagen.

4. **Kerntrümmer-, Pigmento- und Lipophagen.** Wir haben bei unseren Zählungen die *Kerntrümmerphagen* als eigene Gruppe aufgeführt, da wir glauben, daß sie eine gewisse diagnostische Bedeutung besitzen: Sie sind für uns — wenn sie in größerer Zahl oder im Bereich eines Nestes von Germinoblasten vorkommen — ein Hinweis auf das Vorliegen florider Keimzentren mit sog. Sternhimmelzellen. Als Sternhimmelzellen bezeichnet man im Schnittpräparat die Kerntrümmerphagen der Keimzentren.

Dagegen kommen Kerntrümmerphagen außerhalb der Keimzentren nur relativ selten und dann auch meist in Einzelexemplaren vor. Wir können also die häufig vertretene Interpretation dieser Zellen als „Endothelien" — gemeint sind die Uferzellen der Sinus — nicht teilen, jedenfalls nicht für die Mehrzahl der Kerntrümmerphagen.

Die Morphologie der Kerntrümmerphagen entspricht völlig der von großen Reticulumzellen. Die Kerne sind meist gut erhalten, „saftig" und zeigen ein distinktes Chromatingerüst mit meist blauen Nucleolen. Sie gleichen oft weitgehend den jungen Epitheloidzellen. Die phagocytierten Kerne sind von sehr unterschiedlicher Größe und besitzen zumeist eine dunkelblaue bis stahlblaue Farbe, seltener den violetten Ton der übrigen Kerne. Sie entsprechen — bei

---

[1] 1958.

Kerntrümmerphagen der Keimzentren — den „tingiblen Körperchen" von FLEMMING.

Pigmente werden ähnlich wie Kerntrümmer in zumeist großen Reticulumzellen von Pulpa oder Sinus, seltener in kleineren Formen aufgenommen. Der Kern zeigt häufig die lockere Struktur saftiger Epitheloidzellen oder auch ein etwas feineres, eher verwaschenes Chromatingerüst. Mehrkernige Formen kommen überall vor. Im einzelnen konnten wir folgende Pigmente im Ausstrich nachweisen:

a) *Melanin.* Das Pigment ist grünlichblau bis grünlichbraun, gelegentlich kommt auch die dunkelbraune Eigenfarbe stärker zur Geltung (s. Abb. 11 d). Es wird in Form verschieden großer, im allgemeinen aber kleiner Granula im Plasma abgelagert, und zwar oft zuerst in Nähe von Kerneinkerbungen. Später füllt das Melanin fast die ganze Zelle aus und verdeckt dadurch u. U. den Kern.

b) *Hämosiderin*[1]. Auch dieses Pigment besitzt eine grünliche Farbe von geringer bis mäßiger Intensität und tritt in feinkörniger, grobkörniger und vor allem grobscholliger Form auf. Die Pigmentschollen zeigen oft etwas verwaschene Grenzen, jedenfalls keine solch scharfen Konturen wie die beiden folgenden Pigmente. Nicht selten sind gleichzeitig phagocytierte Kerntrümmer oder Erythrocyten vorhanden.

c) *Anthrakotisches Pigment*[2]. Das Kohlepigment ist grauschwarz bis pechschwarz. Es zeigt ungleiche Größe und Gestalt: Man sieht einmal feingranuläre, ziemlich gleich große Ablagerungen, die wohl als Ruß zu deuten sind. Sodann kommen grobe, rundliche Gebilde vor, die manchmal im Inneren aufgehellt sind und dann wie Ringe erscheinen. Endlich gibt es unregelmäßige, balkige und polymorphe, große Brocken mit zackiger Begrenzung (s. Abb. 13 e—f). Je größer die Pigmentteilchen sind, um so dunkler erscheinen sie.

Zwischen den Kohleablagerungen sieht man bisweilen stark lichtbrechende Kristalle unregelmaßiger Gestalt aufleuchten[3]. Manchmal sind diese annähernd rechteckig oder dreieckig, oft ist eine eindeutige Formbestimmung nicht möglich. Sie sind anisotrop und leuchten im Phasenkontrastmikroskop bei Einschluß in ein Medium von gleichem Brechungsindex wie Quarz hell auf[4]. Damit ist der Nachweis erbracht, daß es sich um *Quarz*kristalle handelt.

d) *Tätowierungspigment.* Wenn zur Tätowierung Tusche (= Ruß!) verwendet wurde, findet man in den Reticulumzellen grobe Granula, deren Größe zwischen der feingranulären und groben Ablagerung des anthrakotischen Pigmentes liegt. Wichtig ist die ganz gleichmäßige Korngröße und die dichte Lagerung des Tätowierungspigmentes, wodurch der Kern oft völlig verdeckt wird.

Die Aufnahme von Lipiden gibt Anlaß zur Entwicklung großer Schaumzellen, sog. *Lipophagen*[5]. MOESCHLIN[6], der zum ersten Male über diese Reticulumzellvariante im Lymphknoten berichtet hat, beschreibt die Lipophagen wie folgt: „Die Zellen erreichen oft eine auffallende Große, bis zu 46 μ, und bilden mit ihrem wabigen, feinmaschigen Zelleib und dem zentralen Kern oft prachtvolle Gebilde. Im Gegensatz zu den Knochenmarksfettmakrophagen, mit gewöhnlich exzentrischem Kern, liegt hier der Nucleus fast immer zentral und der Zelleib bleibt auch bei großen Exemplaren immer in mehr oder weniger feine Kammern unterteilt. Auch für diese Zellformen lassen sich analog, wie dies ROHR für die Knochenmarksfettzellen nachgewiesen hat, alle Übergangsformen von relativ kleinen

<hr>

[1] ULTMANN, KOPROWSKA u. ENGLE 1958.
[2] MOESCHLIN 1941 a, TISCHENDORF 1951, ULTMANN, KOPROWSKA u. ENGLE 1958.
[3] Erstmals von ÉTERNOD 1878 im Zupfpräparat nachgewiesen!
[4] EINBRODT 1957, s. auch GIESE 1932/33, REFVEM 1954.
[5] MOESCHLIN 1941 a, STAHEL 1943.   [6] 1941 a.

Zellen bis zu großen, prallgefüllten Elementen feststellen, wobei die Einlagerung mit einem ganz feinen Wabensystem beginnt. In den trockenfixierten oder noch

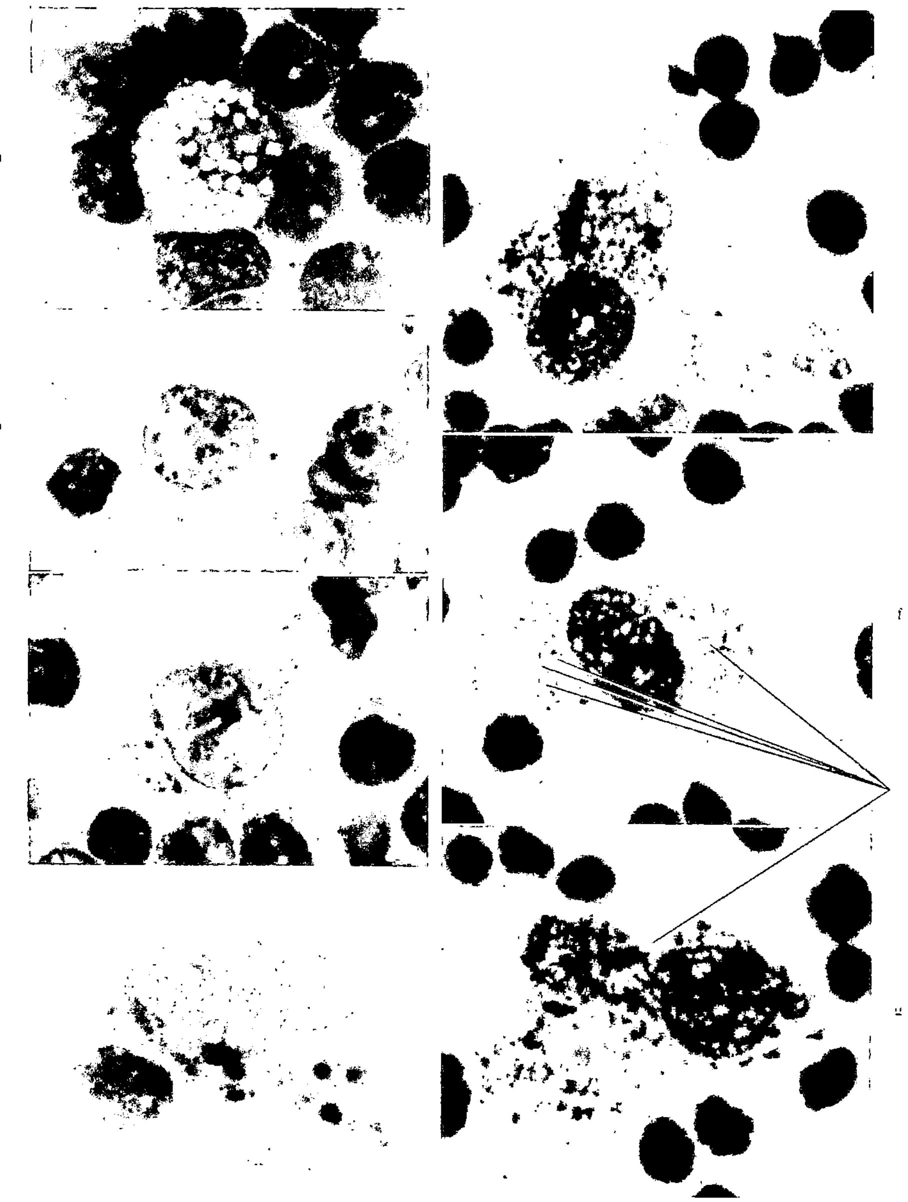

Abb. 13a—g. Speichernde Reticulumzellen (Lipo- und Pigmentophagen) im Ausstrich. a Sogenannter Lipophag. b u. c Melaninhaltige Reticulumzellen bei lipomelanotischer Reticulocytose. Pigment relativ fein! d Hämosiderinhaltige Reticulumzelle. Pigment vorwiegend grob! e—g Reticulumzellen mit anthrakotischem Pigment aus Hiluslymphknoten. Teils feine Rußteilchen, teils grobe Kohlepartikel. Bei × stark lichtbrechende Quarzkristalle. Pappenheim, 1250 ×

feuchten Ausstrichen zeigt der Inhalt der Zellkammern starke Lichtbrechung und positive Sudanreaktion, während in den alkoholfixierten Präparaten nur das leere Netzwerk zurückbleibt."

Wir haben solche Lipophagen nur sehr selten gesehen und bilden eine solche — nach der Moeschlinschen Definition — „junge Zelle mit beginnender Speicherung" ab. Sie stammt von dem Tupfpräparat einer Piringerschen Lymphadenitis.

LÜDERITZ[1] hat experimentell Lipophagen erzeugt, indem er Olivenöl in menschliche Lymphknoten einspritzte. Er fand dabei, daß die Fette spater in Reticulumzellen phagocytiert werden als Tusche und daß 24 Std nach Injektion erstmals tuschefreie Lipophagen nachweisbar sind. Diese Lipophagen zeigen die von MOESCHLIN[2] beschriebene Morphologie; sie werden von den lymphoiden Reticulumzellen abgeleitet.

5. **Die Epitheloidzelle.** Aus den Reticulumzellen entwickeln sich unter bestimmten, im einzelnen noch nicht hinreichend aufgeklärten Umständen die Epitheloid-

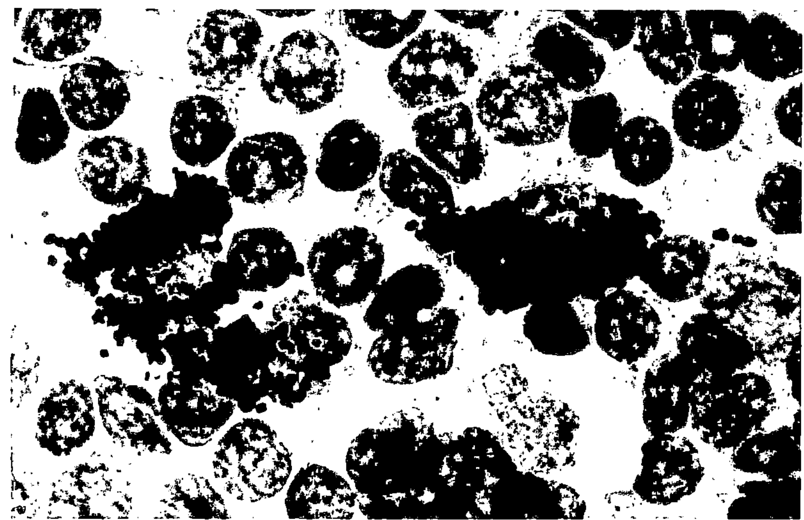

Abb. 14. Reticulumzellen mit Tatowierungspigment. Die (schwarzen) Rußteilchen sind gleich groß, rundlich und ziemlich grob. Pappenheim, 1250 ×

zellen. Nach LETTERER[3] entstehen sie bei Resorption hochmolekularer, verdaubarer Stoffe.

Man beobachtet 2 Entwicklungsphasen der Epitheloidzellen[4]: Zunächst entsteht eine große Zelle mit plump-ovalem, saftigem Kern und charakteristischer Chromatinstruktur: Die Chromatinbalken sind breiter und treten dadurch schärfer hervor, daß zwischen ihnen deutliche *farblose* Lücken ausgespart bleiben. Man sieht außerdem 1—2 mittelgroße, meist blaue, scharf begrenzte Nucleolen. Das Plasma ist im Ausstrich teils blaugrau, teils graurötlich und zeigt eine zunehmende Schummerung oder auch wolkige Zeichnung.

Später verlieren die Kerne ihre ovale Form und erscheinen länglich, gebogen oder geknickt. Gleichzeitig macht die anfangs überaus distinkte Chromatinstruktur einer verwaschenen Zeichnung Platz. Der Nucleolus verschwindet, und schließlich kann es zur Kernpyknose (besonders bei käsigen Tuberkulosen) kommen. Das breite Plasma der älteren Epitheloidzellen ist deutlich oxyphil und graurötlich bis grauviolett getönt. Es enthält zunehmend Vacuolen. Vielfach fehlt aber der Plasmasaum.

In Epitheloidzellen von käsigen Lymphknotentuberkulosen kommen gelegentlich violette Körnchen oder kleine blauviolette Brocken vor, die TISCHENDORF[5] als Kalk deutet (Abb. 169).

---

[1] 1957a.   [2] 1941a.   [3] 1951.   [4] MOESCHLIN 1947.   [5] 1951.

Charakteristisch ist für die Epitheloidzelle auch ihre Neigung, in kleinen oder größeren Gruppen zusammenzuliegen. Hierbei sind vielfach die Zellgrenzen nicht mehr erkennbar, so daß der Eindruck von kleinen Riesenzellen entsteht. Daneben findet man aber auch sichere mehrkernige Formen (Abb. 251, 256), die durch eine lückenlose Reihe mit der Langhansschen Riesenzelle verbunden sind.

Die Unterscheidung von Reticulumzellen und Epitheloidzellen ist nicht immer leicht, manchmal unmöglich. Das versteht sich von selbst: Die Epitheloidzelle

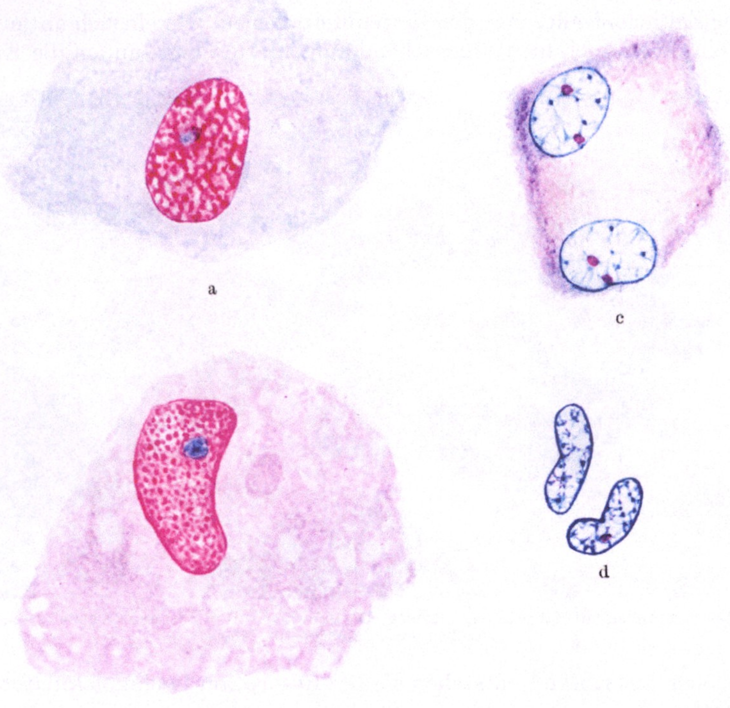

Abb. 15a—d. Epitheloidzellen in Ausstrich und Schnitt. a Saftige Epitheloidzelle im Ausstrich. Grobes Chromatin mit hellen Lücken. Mittelgroßer basophiler Nucleolus. Graublaues Plasma. b Epitheloidzelle (Übergangsform von saftiger zu dürrer Epitheloidzelle) im Ausstrich. Kern gebogen, etwas schlanker. Kernstruktur feiner. Plasma wolkig, schwach violett. c Zweikernige saftige Epitheloidzelle im Schnitt. Große ovale helle Kerne mit deutlichen Nucleolen. Plasma oxyphil mit basophiler Randzone. d Dürre Epitheloidzellen im Schnitt. Das Plasma ist bei der angewandten Farbung im allgemeinen nicht abgrenzbar, jedenfalls nur ganz schwach gefärbt. Ausstrich (a u. b): Pappenheim, 1250 ×. Schnitt (c u. d)· Azur-Eosin, 2000 ×

entwickelt sich *allmählich* aus der Reticulumzelle, weshalb die Grenze mehr oder weniger willkürlich zu ziehen ist. Als beste Unterscheidungsmerkmale dürfen wir Kernform, Kernstruktur und Plasmabeschaffenheit ansehen. Die länglichen und gebogenen Kerne der älteren Epitheloidzellen und die hellen Lücken zwischen den Chromatinteilchen der plump-ovalen jungen Epitheloidzellen sowie das wolkige bis geschummerte Plasma in beiden Epitheloidzelltypen sind die Hauptstützen unserer cytologischen Differenzierung. Die großen „saftigen" Reticulumzellen zeigen meist eine feinere Chromatinstruktur sowie ein homogenes, oft vacuolisiertes, transparentes (nicht geschummertes!) Plasma. Dieses enthält nicht selten corpusculäre Einschlüsse, die in den Epitheloidzellen meist fehlen.

Auch die Grenze gegenüber den Histiocyten ist fließend. Abb. 16c, d demonstriert diese nahe morphologische Verwandtschaft, die manche Einzelzellen oft nur gewaltsam dem einen oder anderen Zelltyp zuordnen läßt. Vor allem bei

Abb. 16a—g. Epitheloidzellen im Ausstrich und Schnitt. a Große junge „saftige" Epitheloidzelle. Beachte die weißen Lucken zwischen den dicken Chromatinbalken. b Etwas altere Epitheloidzelle mit gebogenem Kern und etwas feinerem Chromatin. Das Plasma ist sehr weit und geschummert. c u. d Vacuolisierte abgerundete Epitheloidzellen. Bei d degenerierter Histiocyt (kleiner). e Saftige Epitheloidzellen im Schnitt. Ovale Kerne! f u. g Durre Epitheloidzellen im Schnitt. Langliche bis gebogene Kernformen. Feinstes Chromatingerust mit mittelgroßen Nucleolen. Mitose bei g, unten. Ausstrich (a—d): Pappenheim, Schnitt (e—g). Hamatoxylin-Azur-Eosin (e) bzw. H.E. (f u. g). 1250×

älteren käsigen Tuberkulosen findet man oft gealterte, vielfach vacuolisierte Zellformen, deren genaue Einstufung unmöglich ist.

Morphologie im Schnitt

Auch im Giemsa-gefärbten Schnitt sind die genannten Zellformen zu erkennen, ja man kann manchen ergänzenden Befund erheben, da die Zellen im geweblichen Verband und mit stets intaktem Plasma vorliegen.

Die Reticulumzellen kommen hier wie im Ausstrich als *kleine, mittlere und große* Formen zur Beobachtung, die mittleren Reticulumzellen herrschen in Pulpa und Sinus des ruhenden Lymphknotens stark vor. Bei lebhafter Zellneubildung und bei funktioneller Beanspruchung der Reticulumzellen nimmt die Zahl der kleinen und großen Formen zu.

Die Reticulumzellen des Schnittes besitzen kleine bis große Kerne. Diese sind längsoval oder plumpoval, oft zeigen sie auch eine gefaltete oder eingekerbte

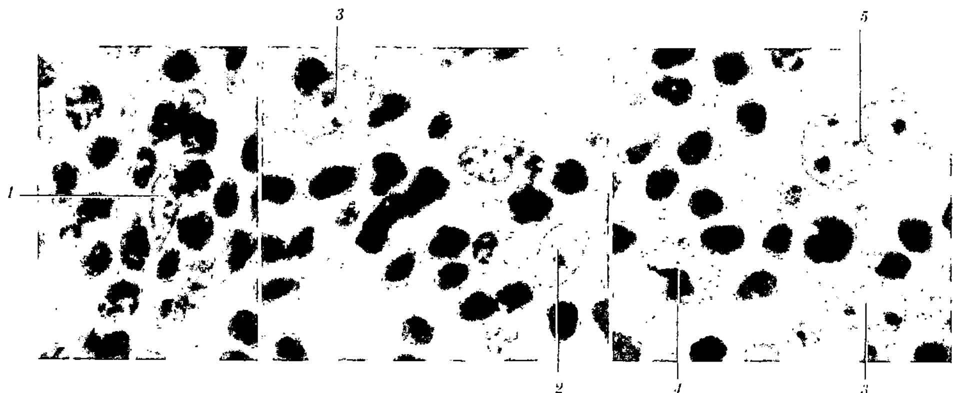

Abb. 17. Reticulumzellen im Schnitt. *1* „Durre", wenig aktive Reticulumzelle. *2* „Saftige" hochaktive Reticulumzelle mit großem Nucleolus. Das Plasma ist kaum sichtbar. *3* Blastische Reticulumzelle. Das Plasma ist deutlich basophil. Beachte auch die Einkerbungen der Kernmembran (Nucleolen-Ausschleusung!). *4* Basophile Stammzelle mit stark basophilem Plasma und riesenhaftem Nucleolus. Auch hier Kerneinbuchtung am Nucleolus! Chromatin vermehrt. *5* Zweikernige hochaktive Reticulumzelle. Hämatoxylin-Azur-Eosin, 1250×

Membran. In das feine staubförmige Chromatingerüst sind 1—2 kleine bis mittelgroße Nucleolen von blauvioletter bis rotvioletter Farbe eingelagert. Das Plasma ist mäßig breit bis breit und neutro- bis oxyphil. Es kann lange dendritenartige Fortsätze zeigen oder abgerundet sein. Dies wird bei der Versilberung nach WEIL-DAVENPORT oder im Esterasepräparat besser anschaulich als im Hämatoxylin-Eosin- oder Giemsa-Präparat. Je größer die Reticulumzellen sind, um so mehr vermindert sich die Basophilie von Kern und Nucleolen und um so oxyphiler wird das Plasma. Gleichzeitig nehmen die Kerne meist eine plumpovale Form an.

Außer diesen Reticulumzellen kann man bei lebhafter Stammzellentwicklung eine weitere Reticulumzellart abgrenzen, deren Identifizierung im Ausstrich nicht sicher möglich ist. Sie entspricht dem „Hämohistioblasten" von BESSIS[1] und der „aktivierten Reticulumzelle" von MARSHALL[2]. Diese Reticulumzellform ist groß und besitzt ein mäßig breites, eher schmales, kräftig graublaues Plasma. Sie löst sich bald aus dem Verband. Der Kern ist groß, hell, plumpoval und enthält mehrere mittelgroße blaue Nucleolen, die bei weiterer Entwicklung größer werden. Zugleich nimmt auch das Plasma an Basophilie zu (s. Abb. 17). Wir halten diese Zelle für die Übergangsform von der Reticulumzelle zur basophilen Stammzelle und bezeichnen sie als *„blastische Reticulumzelle"*.

---

[1] 1954.   [2] 1956.

Die Unterscheidung von sessilen und mobilen Reticulumzellen fällt im Giemsa-Präparat oft schwer. Insofern grenzen wir die (reifen) Histiocyten nicht von den mittleren Reticulumzellen ab. Nur die *jungen, unreifen Histiocyten* können im Schnitt gut identifiziert werden, wenn sie in großen Rasen proliferieren, nämlich bei der unreifen Sinushistiocytose (s. S. 183 ff.). Zwar ist auch hierbei die Ablösung aus dem Verband oft nicht erkennbar, jedoch läßt die Morphologie der Zellen eine Abgrenzung von den benachbarten Reticulumzellen zu (s. Abb. 18).

Die Kerne sind vorwiegend mittelgroß, doch kommen auch einige kleine Kerne dazwischen vor. Ihre Form ist rundlich, oval, nierenförmig oder tief eingekerbt.

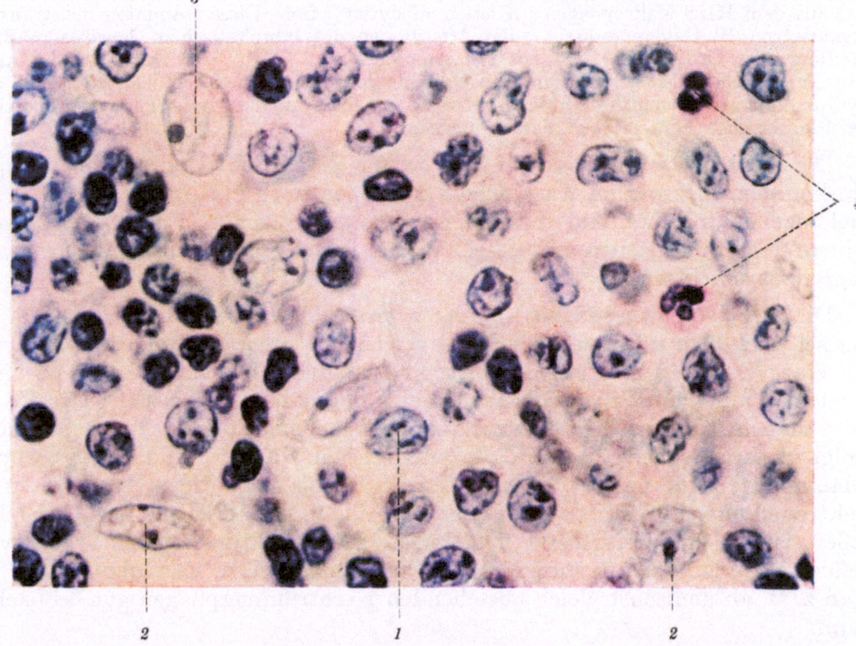

Abb. 18. Unreife Sinushistiocytose im Schnitt. *1* Unreifer Histiocyt (blauer „Kernsaft", kräftige Kernmembran, basophile kleine Nucleolen!). *2* u. *3* Sinusretothelien verschiedener Aktivität (hellere Kernmembran und farbloser „Kernsaft", violette größere Nucleolen!). *4* Neutrophile Granulocyten. Piringersche Lymphadenitis. Hämatoxylin-Azur-Eosin. 1250×

1—2 mittelgroße graublaue Nucleolen sind stets nachweisbar. Die Kernmembran ist kräftig gefärbt und dick. Zwischen den feinen bis mittelgroben Chromatinbrocken erkennt man hellblauen „Kernsaft", während bei den typischen Reticulumzellen der „Kernsaft" farblos erscheint. Das Plasma ist deutlich graublau gefärbt.

Wir haben früher[1] die unreifen Histiocyten als undifferenzierte Reticulumzellen benannt und von den größeren Reticulumzellen und basophilen Stammzellen abgegrenzt, wenden jetzt aber auch die Bezeichnung „Histiocyt" an.

Es ist wahrscheinlich, daß die abgelösten Histiocyten über die efferenten Lymphgefäße ins Blut gelangen können. Sie verdienen dann die Bezeichnung „Monocyt"[2]. Ob sie allerdings wesensgleich mit den „myeloischen" Monocyten sind, vermögen wir nicht zu entscheiden. Auch können wir von unseren Lymph-

---

[1] Lennert 1953.
[2] Bloom 1928a, Lit., Piechl 1944, Lit., Schilling 1949, Lit., Akazaki, Kozima, Hasegawa, Murata, Uegane u. Koda 1956.

knotenstudien aus keine verbindlichen Schlüsse ziehen, ob es 3 Monocytenarten —
myeloische, reticuläre und lymphatische — gibt, wie viele Kliniker annehmen[1],
oder ob die Monocyten als einheitliche Zellrasse[2], nämlich als Bluthistiocyten,
aufzufassen sind.

ROHR[3] hat auch in seinem letzten Werk an der Dreiteilung der Blutmonocyten festgehalten und unterscheidet Myelo-, Histio- und Lympho-Monocyten. Nach seiner Ansicht
ist nur der Myelomonocyt als normaler Bestandteil des Blutes aufzufassen, die beiden anderen
Monocytenformen kämen nur unter pathologischen Umstanden vor. Der Myelomonocyt
stamme aus dem Knochenmark, doch konnte die Entstehung aus Myeloblasten, Monoblasten
oder Reticulumzellen nicht bewiesen werden. Die Myelomonocyten zeigten selten Phagocytose und seien meist schwach peroxydasepositiv. Nur bei bestimmten Reizzustanden würden aus dem RHS Makrophagen („Histiomonocyten") frei. Diese stammten meist aus den
extraossären Blutbildungsstätten. Bei Affektionen des lymphatischen Gewebes, z. B. bei
Pfeifferschem Drusenfieber, würden Lymphomonocyten in größerer Zahl ins Blut ausgeschwemmt. Sie seien sehr polymorph und phagocytierten nicht. Wir werden auf diese
Lymphomonocyten und ihre Unterscheidung von den Myelomonocyten bei der Besprechung
des Pfeifferschen Drüsenfiebers näher eingehen.

Die **Epitheloidzellen**[4] sind im Schnitt bei Giemsa-Färbung deutlich oxyphil.
Sie kommen hier wie im Ausstrich in 2 Formen vor: Als große „saftige"[5] Epitheloidzellen mit breitem, meist abgerundetem Plasmaleib, und als schlanke
„dürre" Epitheloidzellen mit stark in die Länge gezogenem, oft nur schwer
abgrenzbarem Plasma.

Die *saftigen* Epitheloidzellen besitzen große bläschenförmige Kerne, die sich
nur schwach blau anfärben. Die Kerne erscheinen plumpoval und sind manchmal
an einer Seite eingekerbt. Das Chromatingerüst ist fein, 1—2 mittelgroße
Nucleolen mit schwach rotvioletter Tönung sind stets nachweisbar. Das Plasma
zeigt manchmal eine hellrote, feinschaumige Innenzone, die dem hyperplastischen
Golgi-Apparat („Zentralapparat"[6]) entsprechen dürfte[7], und eine basophile
(blauviolette) Außenzone[8], die mit den ergastoplasmahaltigen Abschnitten des
elektronenoptischen Bildes gleichzusetzen sind[7]. Das Plasma der Epitheloidzellen ist — bei weitgehend identischer Kernstruktur — kräftiger oxyphil
gefärbt als das zarte graurötliche Plasma der großen Reticulumzellen, was
man z. B. an den sonst gleich aussehenden Kerntrümmerphagen gut beobachten
kann.

Die *dürren* Epitheloidzellen mit langgezogenem Zelleib besitzen schlanke
längliche Kerne, die mit Katzenzungen oder Schuhsohlen verglichen worden sind.
Auch sie besitzen ein feines Chromatingerüst und 1—2 mittelgroße Nucleolen.
Das Plasma zeigt keine zonale Schichtung, sondern ist gleichmäßig blaßrot
gefärbt. Die Plasmagrenzen sind besser bei Versilberung nach WEIL-DAVEN-
PORT[9] oder im Esterasepräparat erkennbar.

Die beiden Epitheloidzellarten des Schnittes entsprechen etwa den 2 Epi-
theloidzellformen des Ausstriches: Die saftigen Epitheloidzellen des Schnittes
sind den jungen Epitheloidzellen mit grobem Chromatingerüst an die Seite zu
stellen; die dürren Epitheloidzellen des Schnittes darf man den — oft nacktkernigen — alten Epitheloidzellen mit feinem Chromatin gleichsetzen.

---

[1] MOESCHLIN 1947, ROHR 1949 u. früher, TISCHENDORF 1951 u. v. a.
[2] KIYONO 1914, MAXIMOW 1927, SCHILLING 1928, 1949 Lit., ASCHOFF 1938/39, FRESEN
1945, BESSIS 1954 u. a.   [3] 1960.
[4] CASTRÉN 1925, PAGEL u. HENKE 1930, FRESEN 1950, LENNERT 1953, ROULET 1956.
[5] HAMPERL 1940.
[6] CASTRÉN 1925, ORSÓS 1935, HAMPERL 1940, GEDIGK 1954.
[7] GUSEK 1959, GUSEK u. NAUMANN 1959.
[8] CASTRÉN 1925, LENNERT 1953.
[9] MARSHALL 1956.

Cytochemische und spezielle cytologische Befunde

Die Cytochemie der reticulo-histiocytären Zellen wurde von uns vor allem am Ausstrich erarbeitet, durch parallele Schnittuntersuchung aber jeweils überprüft und ergänzt. Die spärlichen cytochemischen Studien aus der Literatur[1] sind nur mit Vorbehalt zu verwerten, da die Zellen dort in anderer Weise und nur nach Schnittpräparaten klassifiziert wurden. Auch sind die früher angewandten Methoden, besonders die fermentchemischen, teilweise veraltet oder zur cytologischen Differenzierung ungeeignet.

Lipide versuchten wir mit der Sudanschwarzfärbung nachzuweisen. Sie sind in den Histiocyten häufiger (44%) darstellbar als in den großen reticulären Formen (Reticulumzellen, Kerntrümmerphagen). Hierbei kommen nur 11—13% sudanpositive Zellen vor. Überraschend ist der niedrige Prozentsatz von positiven Epitheloidzellen (12%). Dies steht in Widerspruch zu der Ansicht von REFVEM[2], wonach Phospholipide regelmäßig in den Epitheloidzellen nachweisbar und auch für die Genese der Epitheloidzellen von entscheidender Bedeutung seien. Dieser Gegensatz kann jedoch allein in der Methodik begründet sein.

Demgegenüber war die PAS-Reaktion auf *Polysaccharide* praktisch in allen Epitheloidzellen positiv. Auch alle Kerntrümmerphagen ließen Polysaccharide nachweisen. Von den Histiocyten und Reticulumzellen enthielten nur je 7% PAS-positive Substanzen.

Bei der *Peroxydase-Reaktion* sind alle Zellgruppen negativ mit Ausnahme der Histiocyten, von denen 54% eine positive Reaktion zeigten. Der Prozentsatz an peroxydasepositiven Zellen schwankte von Lymphknoten zu Lymphknoten beträchtlich. Bei der Deutung des Befundes bieten sich 2 Lösungen an: Entweder gibt es Lymphknotenreaktionen mit starker Beimengung von Blutmonocyten oder der Lymphknoten ist selbst fähig, peroxydasepositive Histiocyten („Monocyten") zu bilden. Für die zweite Möglichkeit spricht unter anderem, daß sowohl bei der experimentellen Hautentzündung mit der Rebuckschen Methode[3] als auch bei der experimentellen Erzeugung von Ascites-Makrophagen[4] ein relativ hoher Prozentsatz von peroxydasepositiven Histiocyten auftritt, der nicht allein durch die Phagocytose von untergegangenen Granulocyten erklärbar sein dürfte und auch nicht auf eine stärkere Monocyten-Emigration zurückzuführen ist.

Der Gehalt an *unspezifischer Esterase* wurde von uns mit der Naphthol-AS- und der α-Naphthylacetat-Methode bestimmt[5]. Dabei konnte in allen reticulohistiocytären Zelltypen Esterase nachgewiesen werden, allerdings in verschiedenem Prozentsatz und verschiedener Stärke. Auch war die Zahl der positiven Zellen bei der α-Naphthylacetat-Methode fast stets höher als bei der Naphthol-AS-Methode.

Die kleinen Reticulumzellen ließen ausnahmslos Esterase nachweisen, doch kann über die echte Häufigkeit der positiven Reaktion nichts ausgesagt werden, weil evtl. vorhandene negative Zellen von Lymphocyten nicht zu unterscheiden sind.

Von den mittleren und großen Reticulumzellen ließen 40 bzw. 82% unspezifische Esterase nachweisen. Sie scheint in den großen abgelösten Formen in höchster Menge vorzukommen. Ähnlich ist es bei den fast stets positiven Epitheloidzellen. Auch hierbei zeigen die saftigen Formen die stärkste Reaktion,

---

[1] ACKERMAN, KNOUFF u. HOSTER 1951, BRAUNSTEIN, FREIMAN u. GALL 1957, 1958.
[2] 1954, auch GROGG u. PEARSE 1952, Lit.   [3] BARTH 1958.
[4] AKAZAKI, KOZIMA, HASEGAWA, MURATA, UEGANE u. KODA 1956.
[5] LENNERT u. LOFFLER 1959, LENNERT, LOFFLER und GRABNER in Vorbereitung.

während die dürren Epitheloidzellen nur geringe Esterasemengen zu enthalten scheinen. Die Kerntrümmerphagen sind — wie die Epitheloidzellen — praktisch immer positiv. Die „reifen" Histiocyten zeigen etwa zur Hälfte Esterase-Aktivität, diese ist jedoch relativ gering ausgeprägt und entspricht etwa dem Ausfall der Reaktion bei den dürren Epitheloidzellen. Die jungen Histiocyten sind gelegentlich im Ausstrich esterasepositiv, genaue Prozentsätze lassen sich wegen der schwierigen Identifizierbarkeit der jungen Histiocyten nicht angeben. Im Schnitt fanden wir die Zellen bei der unreifen Sinushistiocytose negativ.

Der Gehalt an *saurer Phosphatase* und wohl auch der an *Phosphamidase*[1] entspricht weitgehend dem Esterasegehalt der einzelnen reticulohistiocytären Zellen, er ist jedoch anscheinend geringer.

Die *alkalische Phosphatase* bleibt in allen Zellen negativ. Allerdings fanden wir unter den Reticulumzellen 12% positive Elemente, die nach den zugehörigen Schnittpräparaten aber nicht als Reticulumzellen, sondern als Fibroblasten und Gefäßendothelien anzusehen sind. Auch waren einige kleine lymphoide Zellen mit breitem, phosphatasepositivem Plasma zu finden, deren Zuordnung wir im Augenblick noch nicht treffen können.

Die **Phagocytosefähigkeit** der einzelnen reticulo-histiocytären Zellen prüften wir durch Injektion von Tuschelösung: 6—24 Std nach Injektion wurde der Lymphknoten exstirpiert und in Tupfpräparaten sowie in Schnitten untersucht. Dabei ließ sich einmal die Existenz speichernder, lymphoider Zellen („lymphoide Reticulumzellen") erweisen. Zum anderen fanden wir in allen reticulocytären Zellformen mehr oder weniger reichlich Tuschepartikel, am wenigsten in den Epitheloidzellen, die — wenn überhaupt — nur feine Tuschegranula enthielten.

Bei der **Versilberung nach WEIL-DAVENPORT**[2], die wir zusammen mit LÖFFLER durchführten[3], schwärzen sich in der Pulpa große Zellen mit breitem, weitverzweigtem Plasma. Auch die Retothelien der Sinus, einschließlich der Uferzellen, sind metallophil. Die großen Formen im Lumen der Sinus zeigen dabei im allgemeinen ein abgerundetes Plasma. Außerdem sieht man in der Pulpa manchmal größere Mengen von wesentlich kleineren Zellen, deren schmäleres Plasma ebenfalls abgerundet ist. Vermutlich handelt es sich hierbei um kleine bis mittelgroße „Histiocyten". Es hat danach den Anschein, als ob es im Lymphknoten 2 reticulogene Zellrassen gäbe: Die großen, zunächst „syncytialen", später evtl. abgerundeten Reticulumzellen und die kleinen „Histiocyten". Wir werden auf S. 58 weitere Anhaltspunkte zugunsten dieser Ansicht aufführen. Außer den großen und kleinen reticulären Formen erweisen sich auch die Epitheloidzellen als stark metallophil, während die histiocytären Zellen der unreifen Sinushistiocytose metallophob sind[3].

Phasenkontrastmikroskopische Untersuchungen an Reticulumzellen des Menschen haben u. a. BESSIS[4], POLICARD[5] und RIND[6] angestellt. POLICARD[5] und andere Autoren[7] haben diese ergänzt durch kinematographische Beobachtung der Zellen in der Bewegung. Obwohl die Studien vorwiegend an anderen Organen des RHS und mit abweichender Nomenklatur durchgeführt wurden, seien nach der vorhandenen Literatur die phasenoptischen Grundzüge der reticulohistiocytären Zellen wiedergegeben.

---

[1] BRAUNSTEIN, FREIMAN u. GALL 1957, 1958.
[2] MARSHALL 1956, BLACK u. SPEER 1958b, 1959a—c.
[3] LENNERT u. LÖFFLER unveröffentlicht.
[4] 1954.   [5] 1957 u. früher.   [6] 1959.   [7] Lit. bei BESSIS.

Der Kern der reticulohistiocytären Zellen liegt exzentrisch und ist verschieden
groß. Er zeigt in den kleineren Formen eine fleckig streifige Zeichnung und mehrere nucleolenartige Chromatinverdichtungen[1]. Mit zunehmender Vergrößerung

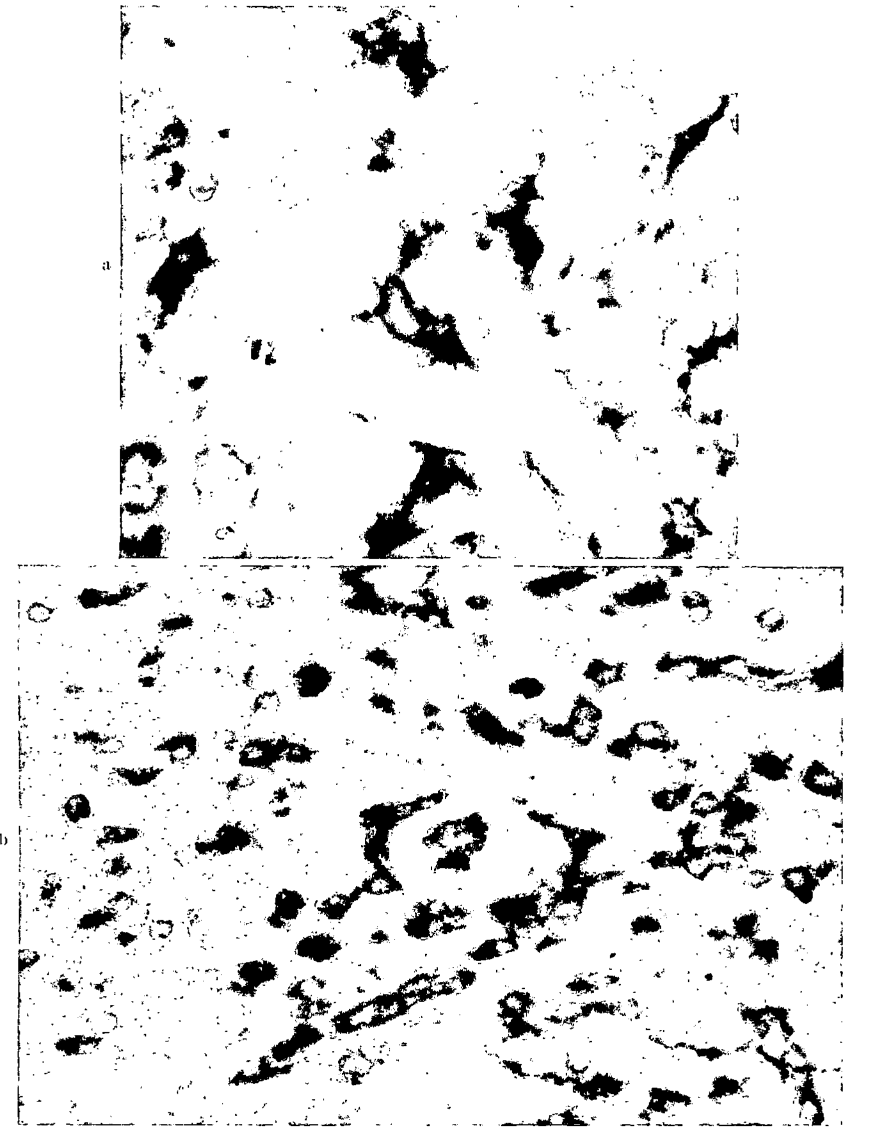

Abb. 19a u. b. Reticulumzellen bei Versilberung nach WEIL-DAVENPORT. Oben: Große Reticulumzellen mit
zahlreichen Plasmafortsätzen. Unten: Kleine Reticulumzellen mit schmalem, meist abgerundetem Plasma. 625 ×

wird die Kernstruktur feiner und lockerer und erscheint schließlich bei den funktionierenden Formen strukturlos[1]. Die Kernform ist rund bis oval; die oft vorkommende nierenförmige Einbuchtung erfolgt nach BESSIS[2] und POLICARD[3]
dadurch, daß der Kern während der Bewegung durch die starre Centrosphäre
eingedellt wird.

---

[1] RIND 1959.   [2] 1954.   [3] 1957 und früher.

Im Plasma sind in vielen Zellen 2 Zonen zu unterscheiden[1]: Das hyaline, granulafreie Außenplasma und das dunkle, granulahaltige Innenplasma. In diesem erkennt man fast immer die juxtanucleäre Centrosphäre mit den Centriolen und dem Golgikörper. Die Centrosphäre mißt nach POLICARD[2] 0,6—2 μ; sie ist frei von Mitochondrien und Granula. Dagegen finden sich im Granuloplasma reichlich stabförmige Mitochondrien sowie stets Granula (z. T. ~ Azurgranula) und Vacuolen in wechselnder Zahl. Die großen Vacuolen können unter anderem aus Lipiden bestehen. Über zahlreiche weitere Differenzierungen der einzelnen reticulohistiocytären Zellformen siehe bei RIND[3].

Bei kinematographischen Untersuchungen konnte POLICARD[2] drei *Bewegungsvorgänge* an den reticulohistiocytären Zellen beobachten:

1. Die Fortbewegung der Zelle,
2. die undulierende Bewegung des Hyaloplasmas,
3. die oszillierende Bewegung des Centroplasmas.

Die *Fortbewegung der reticulohistiocytären Zellen* geschieht langsamer als die von Granulocyten und strebt ihrem Ziel ohne wesentliche Richtungsänderungen zu. Sie erfolgt aber nicht gleichmäßig, sondern ruckartig. Vielfach entstehen dabei triangelartige Zellformen[4]. Die Bewegung hört auf, wenn das Plasma durch phagocytierte toxische Partikel geschädigt wird. Stoßen die Histiocyten bei ihrer „Wanderschaft" auf Hindernisse, so sammeln sie sich an. Dies ist neben chemotaktischen Vorgängen ein wichtiger Grund für die Vermehrung von Histiocyten in Entzündungsfeldern.

Die *undulierende Bewegung des Hyaloplasmas* vergleicht POLICARD[2] mit dem Flattern eines Seidenschleiers im Wind. Sie führt zur Abgrenzung von 0,4—20 μ langen Plasmafortsätzen, die in Form und Stellung sehr variabel sind. Die freien Enden der Plasmafortsätze können Flüssigkeitstropfen oder solide Partikel umfließen und einschließen („Pinocytose" bzw. „Phagocytose"). Das Granuloplasma beeinflußt diese undulierende Bewegung mittelbar durch ihre myoide Kontraktionsfähigkeit.

Die *oscillierende Bewegung der Centrosphäre* weicht in ihrem Rhythmus von den übrigen Plasmabewegungen vollkommen ab, ja die Plasmabewegungen machen an der Grenze der Centrosphäre scharf halt. Die ganze Centrosphäre zeigt während 30—60 sec eine gleichmäßige Hin- und Herbewegung.

Die Zeichen von Fortbewegung und Undulation der Plasmaaußenzone ist keinesfalls bei allen reticulohistiocytären Zellen nachweisbar. Die Motilität kann durch Zellschädigung nach Phagocytose verlorengehen; es gibt aber auch *primär* seßhafte Reticulumzellen, die sich im Gewebe offensichtlich in Ruhe befinden und erst auf entsprechende Reize aktiviert und zur Bewegung angeregt werden[5].

Bei **Supravitalfärbung**[6] mit Neutralrot und Janusgrün konnten wir zusammen mit NAGAI[7] in den reticulären Zellformen des Tupfpräparates folgende Befunde erheben: Die kleinen *Reticulumzellen* sind nicht sicher zu identifizieren. Die mittleren Reticulumzellen bzw. Histiocyten besitzen eine relativ kleine Zahl von verschieden großen Neutralrotgranula. Diese verteilen sich meist annähernd gleichmäßig im Protoplasma, können sich aber auch auf einen umschriebenen Plasmabezirk beschränken. Manchmal sind in mittelgroßen, reticulumzellartigen Elementen auch nur wenige feinste Neutralrotgranula oder keinerlei Granula

---

[1] BESSIS 1954, POLICARD 1957.   [2] 1957 u. früher.   [3] 1959.   [4] BESSIS 1954.
[5] MAXIMOW 1927, POLICARD 1957.
[6] Über die zahlreichen supravitalen Untersuchungen an Reticulumzellen, Histiocyten, Monocyten s. bei SABIN 1921, SIMPSON 1922, SABIN, DOAN u. CUNNIGHAM 1925, CUNNINGHAM, SABIN u. DOAN 1925, FORKNER 1927a, b, 1929, SABIN u. DOAN 1927, SEEMANN 1930, AMANO 1948, SCHWIND 1950, Lit., AKAZAKI, KOZIMA, HASEGAWA, MURATA, UEGANE u. KODA 1956, Lit.   [7] Nicht veroffentlicht.

vorhanden (unreife Histiocyten? Lymphoblasten?). Janusgrünpositive Granula (Mitochondrien) findet man in mäßiger Menge in der Umgebung des Kernes. Die großen Reticulumzellen enthalten zumeist spärliche, feinere oder etwas gröbere Neutralrotgranula, oft sind sie auch frei von Granulation. Die Zahl der runden oder stäbchenförmigen Janusgrüngranula ist etwas geringer als in den mittleren Formen.

Die echten (myeloischen) Monocyten des Blutes zeigen an der Einbuchtungsstelle des Kernes eine Rosette feiner Neutralrotgranula. Um diese Rosette liegen relativ zahlreiche Janusgrungranula.

Die *Kerntrümmer-*, *Pigmento-* und *Lipophagen* enthalten viele, sehr grobe Neutralrotgranula von gelblichroter Farbe. Oft sind daneben farblose, große Vacuolen nachweisbar. Janusgrüngranula sind nur vereinzelt zu erkennen.

Die *Epitheloidzellen* zeigen eine dichte, rosettenförmige Ansammlung zahlreicher, feinerer oder gröberer Neutralrotgranula in der Plasmamitte, manchmal auch rings um den Kern. Es gibt auch Epitheloidzellen, deren Protoplasma überall stark mit Neutralrotgranula angefüllt ist. Die reichlich vorhandenen Janusgrüngranula liegen meist in der Peripherie, seltener in der Mitte des Plasmas. Wenn die Epitheloidzellen zugrunde gehen, treten im Plasma zahlreiche farblose Vacuolen auf, und zwar besonders in den peripheren Abschnitten.

Elektronenmikroskopische Untersuchungen an Reticulumzellen des lymphatischen Gewebes wurden wiederholt angestellt[1]. TANAKA[2] hat die Reticulumzellen des Lymphknotens mit den Histiocyten der Haut, den peritonealen Makrophagen und den Monocyten des Blutes verglichen und dabei erhebliche strukturelle Unterschiede der einzelnen RHS-Zellen festgestellt.

Die Reticulumzellen der Pulpa zeigen entsprechend ihrer räumlichen Anpassung an das zellreiche Gewebe ein vielgestaltiges Plasma mit etlichen Fortsätzen, die Reticulumzellen der Sinus erweisen sich als abgerundet, im übrigen aber isomorph. Dagegen seien die Sinuswandzellen nach TANAKA[2] und REINAUER[3] deutlich von den Reticulumzellen unterschieden, während FRESEN u. WELLENSIEK[4] sie als praktisch gleichartig beschreiben.

TANAKA[2] grenzt elektronenoptisch 3 Entwicklungsphasen der Reticulumzellen des Lymphknotens ab, und zwar eine Funktions-, eine Proliferations- und eine Intermediär-Phase. Die *funktionierenden Reticulumzellen* enthalten einen ovalen, manchmal stark polymorphen Kern mit 1—3 deutlichen Nucleolen. Der Golgi-Apparat ist relativ schwach entwickelt. Die Mitochondrien sind groß, längsoval und zahlreicher als in Makrophagen anderer Provenienz. Charakteristisch ist ein *kräftig entwickeltes Ergastoplasma*, das aber — im Gegensatz zu den Plasmazellen — auf einen Teil des Protoplasmas beschränkt ist. Struktur und Form des Ektoplasmas schwanken erheblich je nach dem Funktionszustand der Zelle. Das Ektoplasma enthält mehr oder weniger reichlich (glattes) endoplasmatisches Reticulum. Gitterfasern reichen gelegentlich bis nahe an das Ektoplasma heran, ein intracellulärer Faserverlauf kommt nicht vor[5].

Die *proliferierenden Reticulumzellen* sind ebenso groß, aber meist abgerundet. Die Nucleolen erscheinen größer und liegen vielfach der Kernmembran unmittelbar an. Das Endoplasma ist wesentlich schmäler. Die Mitochondrien häufen sich perinucleär an. Im Golgi-Apparat sind überwiegend Vacuolen — wie in den Lymphocyten — zu finden. Das Ergastoplasma ist nur spärlich

---

[1] BESSIS 1954, POLICARD 1957, STOECKENIUS 1957, 1958, FRESEN u. WELLENSIEK 1958, 1959, TANAKA 1958, GUSEK 1959, frühere Literatur bei MILLER 1959 und GUSEK 1959.
[2] 1958.   [3] 1959.   [4] 1958, 1959.
[5] Auch FRESEN u. WELLENSIEK 1958, 1959, REINAUER 1959.

entwickelt. Das breite Ektoplasma enthält *massenhaft Ribosenucleinsäure-Granula*, dagegen nur ausnahmsweise (glattes) endoplasmatisches Reticulum.

Die *Reticulumzellen der Intermediärphase* nehmen eine Mittelstellung zwischen den funktionierenden und proliferierenden Formen ein. Hier sind sinngemäß wohl die ruhenden (plasmaarmen) und die aktivierten (plasmareichen) Reticulumzellen von STOECKENIUS[1] und GUSEK[2] einzuordnen. Sie enthalten je nach ihrer Aktivität verschieden reichlich Ribosenucleinsäure-Granula und endoplasmatisches Reticulum (meist glatte Form). Die von STOECKENIUS in der Milz gefundene kleine dunkle Reticulumzelle soll auch im Lymphknoten vorkommen[3].

Die proliferierenden Reticulumzellen regenerieren nach TANAKA[4] nicht nur homoplastisch die reticulären Elemente selbst, sondern bilden auch heteroplastisch basophile Stammzellen, indem die Nucleolen verschmelzen, und indem Kern und Plasma eine regelmäßigere Form annehmen und sich mehr und mehr abrunden. Sie stellen also die blastischen Reticulumzellen unserer Nomenklatur dar.

Die *Uferzellen* der Sinus erscheinen als eine 1—2fache Lage lückenlos verfugter, jedoch nicht syncytialer, flacher Plasmaleiber mit länglichen Kernen. Der Golgi-Apparat besteht hauptsächlich aus Vacuolen. Die Mitochondrien sind weit verstreut in dem schmalen, länglichen Plasma. Glattes endoplasmatisches Reticulum ist nur wenig, Ergastoplasma nur ganz vereinzelt nachweisbar. Die Uferzellen gleichen elektronenoptisch somit mehr den Gefäßendothelien und dem Mesothel des großen Netzes als den Reticulumzellen[4]. Nach REINAUER[5] sind die Uferzellen wesentlich heller als die verzweigten Reticulumzellen der Pulpa. Zwischen den einzelnen Uferzellen sieht man vielfach feine Poren, die lumenwärts eine trichterförmige Öffnung aufweisen und mit dem perisinuösen Raum in Verbindung stehen[6]. Eine Basalmembran ist nicht zu erkennen.

Über die elektronenoptischen Eigenschaften der saftigen *Epitheloidzellen* berichtet GUSEK[2]: Das sehr breite Plasma enthält vermehrt Mitochondrien in meist gruppenförmiger Lagerung. Der Golgi-Apparat, der fast den ganzen Zelleib übersät, ist stark hyperplastisch. Er besteht vorwiegend aus kleinen bis groben Bläschen. Auch das Ergastoplasma hat an Menge erheblich zugenommen. In den Kernen sieht man randständige Chromatinverdichtungen und vergrößerte Nucleolen. Neben Tuberkelbakterien und deren Abbauprodukten fand GUSEK[2] auch phagocytierte Erythrocyten und Leukocyten in den Epitheloidzellen.

Karyometrie[7]

In gemeinsam mit REMMELE durchgeführten Untersuchungen[8] haben wir die Kernvolumina der reticulo-histiocytären Zellen des Lymphknotens bestimmt. Es ergab sich, daß die Zellkerne z. T. den Hauptklassen der Jacobjschen Einteilung[9] zuzuordnen sind, z. T. aber in Zwischenklassen liegen. Die einzelnen reticulo-histiocytären Zellen sind den folgenden Klassen zuzuordnen:

Kleine lymphoide Reticulumzellen . . . . K $1/4$ bis K $3/8$ ($\sim 36\,\mu^3$ u. $51\,\mu^3$)
Mittlere Reticulumzellen . . . . K $1/2$ bis K $3/4$ ($\sim 72\,\mu^3$ u. $102\,\mu^3$)
Große Reticulumzellen einschl. Kerntrümmerphagen K 1 bis K $1^1/2$ ($\sim 144\,\mu^3$ u. $204\,\mu^3$)
Junge Histiocyten . . . . K $1/2$ ($\sim 72\,\mu^3$)
Saftige Epitheloidzellen . . . . K $1^1/2$ ($\sim 204\,\mu^3$)

Die Hauptmasse der Reticulumzellen der Pulpa und Sinus gehört normalerweise der *mittleren* Reticulumzellform an. Bei starker Proliferation liegen die

[1] 1957, 1958.   [2] 1959.   [3] FRESEN 1959.   [4] TANAKA 1958.   [5] 1959.
[6] FRESEN u. WELLENSIEK 1958, 1959, REINAUER 1959.
[7] RENTZOW 1935, LEIBETSEDER 1958, LENNERT u. REMMELE 1958b.
[8] LENNERT u. REMMELE 1958b.   [9] JACOBJ 1935, 1942.

Kerne sowohl in der Hauptklasse $K\,^1/_2$ ($\sim72\,\mu^3$) als auch in der zugehörigen Mittelklasse $K\,^3/_4$ ($\sim102\,\mu^3$). Bei geringer Zellneubildung findet man nur ein Maximum in der Mittelklasse. Im Durchschnitt sind die Mittelwerte der Sinusretothelien etwas höher als die entsprechenden Werte der Reticulumzellen in der Pulpa. Dies ist wohl als Ausdruck stärkerer funktioneller Beanspruchung der Sinusretothelien aufzufassen.

Nur bei starker Reticulumzell-Regeneration — als Modell diente das Typhusknötchen — treten *kleine* Reticulumzellen der Klasse $K\,^1/_4$ ($\sim36\,\mu^3$) und der zugehörigen Mittelklasse $K\,^3/_8$ ($\sim51\,\mu^3$) in Erscheinung. Bei gleicher Gelegenheit und bei reger Stammzellneubildung werden auch reichlich *große* Reticulumzellen der Klasse $K\,1$ ($\sim144\,\mu^3$) und $K\,1^1/_2$ ($\sim204\,\mu^3$) gebildet. Als Modell für diese großen Zellen der Klasse $K\,1^1/_2$ dienten uns die saftigen *Epitheloidzellen*. Die dürren Epitheloidzellen sind aus technischen Gründen nicht meßbar. Kerne, die über $K\,1^1/_2$ hinausgehen, kamen bei unseren Messungen nur vereinzelt vor.

Die *jungen Histiocyten* der (unreifen) Sinushistiocytose sind zumeist der Klasse $K\,^1/_2$ zuzuordnen. Das gefundene Maximum lag allerdings bei $K\,^5/_8$ ($\sim85\,\mu^3$), also wenig höher als die benachbarte Hauptklasse $K\,^1/_2$ ($\sim72\,\mu^3$). Diese leichte Verschiebung des Maximums nach oben dürfte wohl meßtechnisch bedingt sein.

Bildung, Weiterentwicklung, Untergang

Bildung. Die *Reticulumzellen* regenerieren homoplastisch, und zwar z. T. wohl mitotisch. Die dabei auftretenden Mitosen zeigen spitzwinklig angeordnete und schlanke Chromosomen. Daneben kommt wohl der Amitose eine Bedeutung zu, wobei u. a. mehrkernige Formen entstehen. Auch die Karyonomie (Meroamitose) könnte für die Neubildung von Reticulumzellen dienen[1].

Die großen Reticulumzellen entstehen aus den kleineren Formen durch Vermehrung des Kern- und Plasmavolumens. Dabei nimmt das Kernvolumen rhythmisch zu: zuerst werden Mittelklassen mit verdoppelter Kernoberfläche (etwa $1^1/_2$faches Kernvolumen) und dann die nächsthöheren Hauptklassen gebildet.

Für die *jungen Histiocyten* dürfte die gleiche Entstehungsweise zutreffen, doch scheint hierbei der karyonomische Teilungsmechanismus besonders ausgeprägt vorzukommen. So findet man bei der unreifen Sinushistiocytose meist nur relativ wenig Mitosen, dagegen oft eine erhebliche „Kernunruhe" mit Abschnürung von Kernfragmenten und Entwicklung von Zwergformen.

Die Reticulumzellen und Histiocyten liegen zuerst mit ihren zahlreichen Plasmafortsätzen „im Gewebsverband" und runden sich erst während der Funktion bzw. bei Ausschwemmung ins Blut ab.

Für eine Bildung reticulo-histiocytärer Zellen aus Lymphocyten, Fibroblasten und Gefäßendothelien, die POLICARD[2] für die Zellen des RHS als erwiesen ansieht, besteht unseres Erachtens im Lymphknoten kein Anhalt.

Die Epitheloidzellen entstehen wohl aus Reticulumzellen. Eine etwaige monocytäre Genese wird in Japan heftig diskutiert[3]. Nach AKAZAKI stammen alle Epitheloidzellen von Reticulumzellen ab, während Monocyten als Mutterzellen nicht in Frage kämen. AMANO dagegen läßt die Epitheloidzelle aus Monocyten hervorgehen. Diese Ansicht wurde auf Grund von Supravitalfärbungen, insbesondere nach dem Vorkommen von Neutralrot-Rosetten, gewonnen. Uns

---

[1] MASSHOFF u. FROSCH 1958, s. a. PISCHINGER 1951a, b, 1954, FEYRTER 1952, 1954, PAPE u. PIRINGER-KUCHINKA 1956, Lit.   [2] 1957.
[3] AKAZAKI u. Schule, AMANO u. Schule, NAGAI 1956.

scheint, daß solche Folgerungen über die Aussagemöglichkeiten der Supravitalmethoden hinausgehen.

Weiterentwicklung. Die zellbildende Funktion der Reticulumzellen steht
außer Zweifel. Nach MAXIMOW[1], MARSHALL[2] und vielen Cytologen kommen nur
„undifferenzierte Reticulumzellen", die nach MARSHALL metallophob sind und
die vermutlich nicht das typische Fermentmuster der Funktionsformen besitzen,
als Mutterzellen für andere Zellreihen in Betracht. TROWELL[3] dagegen nimmt
entschieden Stellung gegen eine solche Unterscheidung von undifferenzierten und
differenzierten Reticulumzellen. Nach seinen Erfahrungen können sich in der
Gewebekultur Makrophagen, die mit einigen Kerntrümmern beladen sind, noch in
basophile Stammzellen umbilden[4]. Auch MAXIMOW[5] berichtet über eine Umwandlung von pigmenthaltigen Makrophagen in Stammzellen. Danach scheint
eine geringe phagocytäre Tätigkeit die Weiterentwicklung in andere Lymphknotenzellen nicht zu verhindern.

Die Bildung von basophilen Stammzellen erfolgt aus großen Reticulumzellen
über die „blastischen Reticulumzellen", die Hämohistioblasten[6] oder aktivierten
Reticulumzellen[2] der Literatur. Die Reticulumzellen der Klasse K$^{1}/_{2}$ können wahrscheinlich durch hemihomo-hemiheteroplastische Teilung Proplasmazellen hervorbringen (s. Abb. 36), vielleicht entstehen auch Lymphoblasten aus Reticulumzellen dieser Größe.

Die kleinen lymphoiden Reticulumzellen bilden metaplastisch „reticuläre"
Plasmazellen und Gewebsmastzellen.

Die Epitheloidzellen sind in ihrer Umbildungsfähigkeit begrenzt. Sicherlich
gehen die meisten Epitheloidzellen zugrunde. Ein Teil der dürren Epitheloidzellen kann sich aber vielleicht in Fibroblasten umwandeln. Dies glaubt MAR-
SHALL[2] aus seinen Untersuchungen mit der Versilberung nach WEIL-DAVENPORT
schließen zu können: Die länglichen metallophilen Epitheloidzellen der Tuberkelaußenzone sollen sich allmählich in metallophobe Fibroblasten umbilden. Ähnlich
ist vielleicht auch der fließende Übergang von Fibroblasten in Epitheloidzellen zu
interpretieren, den CASTRÉN[7] bei Anwendung subtilster cytologischer Methoden
beobachtete, aber als Epitheloidzellbildung aus Fibroblasten deutet.

Es gibt aber auch gewichtige Gegenstimmen. H. WURM[8] vertritt die Ansicht,
daß die Epitheloidzellen als krankhaft veränderte Elemente kein *normales*
fibrilläres Bindegewebe hervorbringen können. Diese Meinung wird auch von
MASSHOFF[9], UEHLINGER[10] und anderen Autoren[11] geteilt. Eine Weiterentwicklung der Epitheloidzellen in Fibroblasten ist danach noch offen, endgültige Beweise liegen für keine der beiden Ansichten vor. Dagegen besteht daran kein
Zweifel, daß die Reticulumzellen, welche nicht stärker phagocytieren oder umgebildet sind, unmittelbar in Fibroblasten übergehen können[12].

Untergang. Die syncytialen Reticulumzellen gehen nach einer bestimmten,
noch unbekannten Zeitspanne zugrunde[12]. MAXIMOW[1] fand solche untergehende
Zellen in allen lymphatischen Geweben, besonders in den Keimzentren. Sie lösen
sich dabei aus dem Verband, der Kern wird zu einem dunklen, selten zu einem
blassen länglichen Körperchen, das Plasma erscheint „ausgefranst".

Die abgerundeten phagocytierenden Reticulumzellen (einschließlich der sog.
Histiocyten) gehen in situ oder nach Ausschwemmung durch die efferenten
Lymphgefäße in der Blutbahn (Lunge ?) zugrunde. Den nahenden Zelltod kann
man oft an einer starken Plasmavacuolisierung und einer Abschwächung der Kernfärbbarkeit erkennen. Ähnliches sieht man auch an alternden Epitheloidzellen.

---

[1] 1927.　　[2] MARSHALL 1956.　　[3] 1958a, b.　　[4] TROWELL 1957.
[5] 1923, auch DEMPSEY 1958.　　[6] BESSIS 1954.　　[7] 1925.　　[8] 1943.　　[9] 1959.
[10] 1959.　　[11] Zum Beispiel AOKI 1955.　　[12] POLICARD 1957.

Vorkommen im Ausstrich[1]

Einigermaßen zuverlässige Daten über das Vorkommen der *kleinen Reticulumzellen* können wir nicht geben, da sie sich im Pappenheim-Präparat großenteils nicht von Lymphocyten unterscheiden lassen. Die *mittleren und großen Reticulumzellen* machen bei „unspezifischer Lymphadenitis" etwa $10^0/_{00}$ aller Zellen aus (s. Abb. 20). Die höchste Steigerung der Reticulumzellzahl sehen wir bei der lipomelanotischen Reticulocytose ($98,4^0/_{00}$); es folgen Piringersche Lymphadenitis, Lymphogranulomatose und infektiöse Mononucleose, Sarkoidose und Tuberkulose. Bei der Tuberkulose und der Masshoffschen mesenterialen Lymphadenitis liegt der Wert nur wenig über der „Norm".

Kerntrümmerphagen haben wir nur selten gefunden, sie kamen nur bei „unspezifischer Lymphadenitis" ($0,15^0/_{00}$), bei Piringerscher Lymphadenitis ($0,4^0/_{00}$) und bei Lymphogranulomatose ($0,03^0/_{00}$) in unseren Adenogrammen vor.

Epitheloidzellen werden auch bei „unspezifischer Lymphadenitis" in kleiner Zahl ($1,3^0/_{00}$) gefunden. Es handelt sich hierbei in der Regel um die jungen Formen mit scharf gezeichnetem Chromatin und großem, rundlichem Kern. Die höchsten Werte zeigen — wie zu erwarten — die Tuberkulose und Sarkoidose, es folgt in kurzem Abstand die Piringersche Lymphadenitis. Auch bei Lymphogranulomatose, lipomelanotischer Reticulocytose und reticulocytärer abscedierender Lymphadenitis sind die Epitheloidzellen gering vermehrt.

Die *Histiocyten* zeigen den höchsten Wert ($55^0/_{00}$) bei dem Pfeifferschen Drüsenfieber (s. Abb. 21). Das

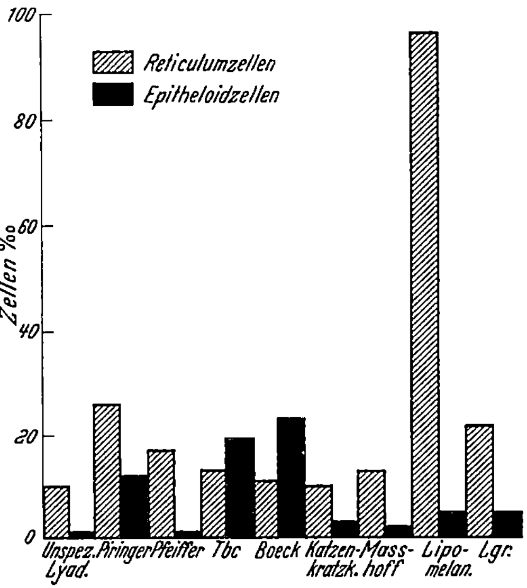

Abb. 20. Das Vorkommen von Reticulumzellen und Epitheloidzellen bei verschiedenen Lymphadenitiden und bei Lymphogranulomatose. Nach 124 Adenogrammen

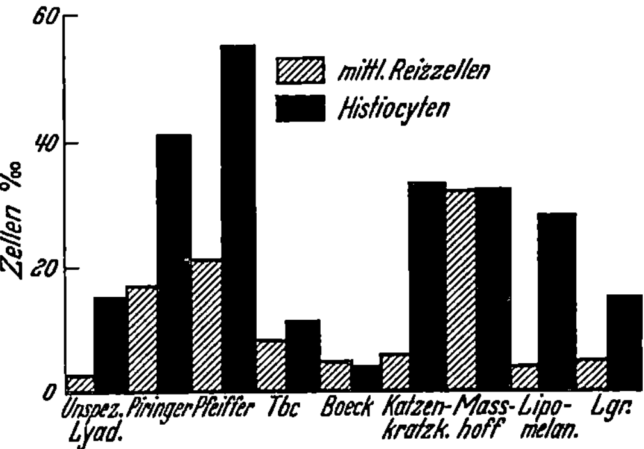

Abb. 21. Das Vorkommen von mittleren Reizzellen (vor allem junge Histiocyten und Lymphoblasten!) und Histiocyten bei verschiedenen Lymphadenitiden und bei Lymphogranulomatose. Nach 124 Adenogrammen

ist verständlich; denn die monocytären Zellen des Blutes stammen bei dieser Erkrankung zum großen Teil aus den Lymphknoten. Auch bei Piringerscher Lymphadenitis und lipomelanotischer Reticulocytose liegen die Histiocytenwerte erheblich über denen der „unspezifischen Lymphadenitis". Bei Tuberkulose und Sarkoidose wurden wesentlich weniger Histiocyten gefunden.

Die mittleren reticulären Reizzellen, unter denen eine verschieden große Zahl von *jungen Histiocyten* zu vermuten ist, kommen am häufigsten bei der

---

[1] Siehe auch LUCAS 1955.

Masshoffschen mesenterialen Lymphadenitis, dem Pfeifferschen Drüsenfieber und der Piringerschen Lymphadenitis vor. Dies paßt gut zu dem histologischen Bild: Bei allen 3 Infektionen besteht häufig oder immer eine unreife Sinushistiocytose.

Funktion

Die Hauptfunktion der reticulo-histiocytären Zellen besteht in der *Phagocytose* und Verarbeitung von antigenen Substanzen (z. B. Toxine, Fremdeiweiß) und Krankheitserregern. Auch korpuskuläre Teilchen ohne Antigen-Eigenschaften, z. B. Pigmente, werden aufgenommen und oft lebenslang im RHS gespeichert. Dagegen sind die Zellen des RHS ohne vorherige Umwandlung in basophile Formen nicht zur Bildung von Antikörpern befähigt.

POLICARD[1] hat bei seinen kinematographischen Untersuchungen den Phagocytose-Vorgang der reticulo-histiocytären Zellen eingehend studiert. Er konnte zeigen, wie das Hyaloplasma der Zellen den Fremdkörper umfließt und sich bemüht, ihn einzuschließen. Dabei sei es sehr wichtig, ob das Hyaloplasma an der Oberfläche des Fremdkörpers festhaften kann. Eine solche Haftung an Bakterien werde durch Opsonine begünstigt. Von der Phagocytose fester Teilchen grenzt man nach LEWIS[2] die sog. *Pinocytose* ab. Darunter versteht man die Aufnahme kleiner Flüssigkeitstropfen durch die undulierende Hyaloplasmamembran. Die Einverleibung von sehr feinen kolloidalen Partikeln, zu denen auch die kolloidalen Farbstoffe zählen, bezeichnet man nach GÉRARD und CORDIER[3] als *Athrocytose*.

Über die Gesetzmäßigkeiten der Phagocytose und ihre Beeinflussung siehe den sehr lesenswerten Bericht über das Symposion „Physiopathology of the RES"[4].

Eine zweite, jedoch nur fakultative Fähigkeit der Reticulumzellen ist die *Bildung von argyrophilen Fasern*. Stärkere phagocytäre Aufgaben legen die Fibrillogenese lahm, in abgerundeten Reticulumzellen entstehen keine Fasern. Ebenso verhindert eine rege Proliferation reticulärer Zellen zunächst eine Faserbildung (s. Typhusknötchen!). Es ist aber auch möglich, daß das Ausbleiben einer Faserneubildung, z. B. in Typhusknötchen oder bei unreifer Sinushistiocytose, auf der Natur der proliferierten Zellen („Histiocyten"!) beruht. Nach MARSHALL[5] wandeln sich metallophile Reticulumzellen und Epitheloidzellen nach Erfüllung ihrer Funktion in metallophobe, faserbildende Zellen („Fibroblasten") um.

Die dritte wichtige Funktion gründet sich auf die *zellbildende Fähigkeit*. Die Reticulumzellen bringen bei Bedarf basophile Stammzellen oder andere spezielle Zellformen des Lymphknotens (Germinoblasten, Plasmazellen, Mastzellen) hervor. Als Übergangsform zu den Stammzellen dienen die basophilen „blastischen Reticulumzellen".

Eine weitere Aufgabe der reticulo-histiocytären Zellen stellt der Abbau von untergehenden Blutzellen[6] dar. Auch spielt das RHS eine wichtige Rolle in dem Eisen-[5,7] und Lipidstoffwechsel[5,8].

Schlußbetrachtung

Wenn man die karyometrischen Ergebnisse einmal unberücksichtigt läßt und nur nach dem cytologischen und cytochemischen Verhalten der Zellen klassifiziert, kommt man zu folgender einfacher Einteilung, die in ähnlicher Form bereits

---

[1] 1957.   [2] 1931.   [3] 1932.   [4] HALPERN, BENACERRAF u. DELAFRESNAYE 1957.
[5] MARSHALL 1956.   [6] MIESCHER 1957, Lit.
[7] HEILMEYER u. PLÖTNER 1937, VANNOTTI 1957, Lit., HEILMEYER, KEIDERLING u. WÖHLER 1958.   [8] BYERS, MIST-ST. GEORGE u. FRIEDMAN 1957, Lit.

früher von anderen Autoren[1] und uns[2] vertreten wurde: Es gibt offenbar zumindest 2 Zellrassen des Reticulums, einerseits die großen breitleibigen Reticulumzellen mit starker Fermentaktivität und andererseits die kleinen schmalplasmatischen Formen mit geringem Fermentgehalt. Die großen reticulären Formen kommen in der Pulpa, in den Follikeln einschließlich Keimzentren (als Sternhimmelzellen!), im Lumen und in der Wand der Sinus vor und können mit dem Begriff Retothelien zusammengefaßt werden. Die kleinen Formen treten nur bei stärkerer Zellneubildung hervor. Sie wurden früher von uns als undifferenzierte Reticulumzellen bezeichnet[2]. Nach den vorliegenden, cytologischen und cytochemischen Untersuchungen hat es den Anschein, daß die undifferenzierten Reticulumzellen mit den Histiocyten der Literatur morphologisch weitgehend übereinstimmen und daher wohl gleichzusetzen sind. Wie man die Zellen auch bezeichnen mag, sie unterscheiden sich eindeutig von den großen Retothelien.

Im einzelnen sprechen die folgenden Befunde früherer und neuer Untersuchungen für die Trennung von großen Retothelien und kleinen undifferenzierten Reticulumzellen bzw. Histiocyten:

1. Beide Zellarten sind im Giemsa-gefärbten Schnitt deutlich verschieden. Außer der Zellgröße und der Plasmabreite ist es vor allem die deutliche Basophilie von Plasma, Kern und Nucleolen, die den (unreifen) Histiocyten von den Retothelien abgrenzen läßt (s. Abb. 18).

2. Im Pappenheim-gefärbten Ausstrich tritt der Unterschied noch stärker hervor. Die Plasmagrenze der Retothelien ist meist unscharf, die der Histiocyten scharf. Der Kern der Retothelien zeigt typische reticuläre Struktur, ist oval oder rundlich und meist zentral gelegen. Der Kern der Histiocyten dagegen ist deutlich dunkler und zeigt oft eine strähnige Zeichnung; er reicht häufig an die Plasmaoberfläche heran. Abb. 9 veranschaulicht besser als alle Worte die großen morphologischen Differenzen.

3. Bei Versilberung nach WEIL-DAVENPORT treten die 2 verschiedenen reticulären Formen ohne weiteres zutage (s. Abb. 19): Die Retothelien besitzen ein breites Plasma, das in der Pulpa meist *weitverzweigt*, im Sinuslumen abgerundet und in der Sinuswand langgestreckt ist. Es schwärzt sich wesentlich stärker als das schmale *abgerundete* Plasma der kleineren Histiocyten. Die kleinen sessilen Histiocyten dürften — wie die großen Retothelien — ein verzweigtes Plasma besitzen; sie werden bei der Versilberung jedoch nicht dargestellt.

4. Cytochemisch differieren beide Zellarten besonders hinsichtlich ihres Gehaltes an Fermenten: Die Retothelien sind reich an unspezifischer Esterase und saurer Phosphatase, enthalten dagegen niemals Peroxydase. Die Histiocyten lassen zunächst keine oder nur wenige Esterase und saure Phosphatase nachweisen, sind jedoch in über 50% der Zellen Peroxydase-positiv. Die Beziehung der Histiocyten zu den Blutmonocyten wird darin offenkundig. Ob sie mit diesen identifiziert werden dürfen oder nur gewisse Ähnlichkeiten aufweisen, wagen wir nicht zu entscheiden; vielleicht gestattet die Elektronenmikroskopie bald eine Klärung dieser Frage.

5. Nach ASCHOFF[3] stellen die Blutmonocyten abgelöste Histiocyten des Gewebes dar, wogegen eingeschwemmte Retothelien („Makrophagen") in der Lymphe oder im Blut bald zugrunde gehen und nicht als Monocyten bezeichnet werden dürfen.

6. Die Retothelien bilden dort, wo sie proliferieren, ausgedehnte argyrophile Fasergeflechte aus. Ansammlungen von unreifen Histiocyten sind faserfrei

---

[1] MAXIMOW 1927, EHRICH 1931.   [2] LENNERT 1953.   [3] 1938/39.

(s. Typhusknötchen, unreife Sinushistiocytose!). Auch Aschoff[1] hielt eine Faserbildung durch Histiocyten für unmöglich.

7. Die nahe wesensmäßige Beziehung der undifferenzierten Reticulumzellen zu den Histiocyten anderer Provenienz, insbesondere der Haut, geht aus folgenden Tatsachen hervor:

a) Die Histiocyten der Haut zeigen in den Pappenheim-gefärbten Abklatschpräparaten bei dem Rebuckschen Experiment[2] (s. S. 116) eine gleichartige Morphologie wie die Histiocyten des Lymphknotens und unterscheiden sich deutlich von den großen Retothelien des lymphatischen Gewebes.

b) Bei der experimentellen Hautentzündung sieht man ebenso wie im Lymphknoten eine Entstehung der Histiocyten aus kleinen lymphoiden Formen, die von Rebuck[2] und Braunsteiner[3] als Lymphocyten aufgefaßt werden. Wir deuten diese Zellen aber auf Grund eigener Beobachtungsreihen[4] — mit Rohr[5] — als lymphoide Reticulumzellen („Adventitiazellen"). Wir stützen uns dabei unter anderem auf unsere karyometrischen Untersuchungen an Typhusknötchen, in welchen die Existenz einer sicher nicht lymphocytären, retikulogenen Zellgruppe mit dem Kernvolumen der (jungen) Lymphocyten aufgezeigt werden konnte.

c) Die unreifen Histiocyten des Lymphknotens proliferieren mit Vorliebe in der Umgebung von Trabekeln und Kapsel, d. h. also an Stellen, wo wir entsprechende undifferenzierte „Mesenchymzellen" erwarten dürfen wie im Bindegewebe der Haut oder anderer Orte.

8. Die Differenzierung in kleine Histiocyten und große Retothelien findet in den Untersuchungen Feyrters[6] am weichen Bindegewebe eine bemerkenswerte Parallele: Feyrter unterscheidet im Bindegewebe kleine lymphocytenähnliche und große breitleibige „Reticulumzellen". Die kleine Form dient nach Feyrter als Ursprungszelle der Plasmazellen und Mastzellen, was u. E. auch für die lymphoiden Reticulumzellen des Lymphknotens zutrifft.

Nach all diesen Beobachtungen scheint es sehr wahrscheinlich, daß es im Lymphknoten zumindest 2 reticuläre Zellgruppen gibt, die großen differenzierten Retothelien und die kleinen undifferenzierten Histiocyten. Während die großen Retothelien auf Grund ihrer ausgebildeten Fermentsysteme sofort für Phagocytose und Stoffverarbeitung zur Verfügung stehen, ist für die Funktion der undifferenzierten „Histiocyten" eine gewisse Anlaufzeit erforderlich. Auch eine Faserbildung ist — wenigstens zunächst — in den undifferenzierten „Histiocyten" nicht möglich. Bei zunehmender phagocytärer Fähigkeit können die histiocytären Formen dann den großen Retothelien weitgehend ähnlich werden. Ja, sie sind imstande, in besonders geprägte Funktionsformen der Reticulumzellen, z. B. in Epitheloid- oder Typhuszellen, überzugehen. Im Gegensatz zu den Retothelien bilden sie sich außerdem metaplastisch in „reticuläre" Plasmazellen und in Gewebsmastzellen um.

Die oben gegebene, objektive, karyometrische Einteilung ist mit der jetzt erfolgten subjektiveren, morphologisch-cytochemischen Differenzierung leicht in Einklang zu bringen: Die Retothelien kommen meist in den Mittelklassen zwischen $K\,^1/_2$ und $K\,1$ sowie zwischen $K\,1$ und $K\,2$ vor, die undifferenzierten Reticulumzellen gehören vorwiegend den Hauptklassen $K\,^1/_4$ und $K\,^1/_2$ an. Erst durch die Funktion werden auch hier Mittelklassen ($K\,^3/_8$ und $K\,^3/_4$) gebildet.

---

[1] 1938/39.   [2] Rebuck u. Crowly 1955, Rebuck, Monto, Monaghan u. Riddle 1958.
[3] Braunsteiner, Paertan u. Thumb 1958.   [4] Zusammen mit Barth 1958, 1959.
[5] 1957.   [6] 1952, 1954, auch Pischinger 1959.

Die basophilen Stammzellen

Unter basophiler Stammzelle verstehen wir eine große, abgelöste Zelle mit basophilem Plasma und großen, basophilen Nucleolen. Sie wurde in der Literatur mit einer Vielzahl von Namen belegt (s. Tabelle 2). Neuerdings faßt sie ROHR[1] mit den morphologisch sehr ähnlichen Proerythroblasten des Knochenmarks als „Parenchymstammzellen" zusammen. BEGEMANN[2] widmete der basophilen Stammzelle eine eingehende Studie und kam zu dem Schluß, daß sie aus den Keimzentren des Lymphknotens stamme[3]. Dies ist aber, wie unsere vergleichenden Untersuchungen an Schnitt und Ausstrich ergaben, nur z. T. richtig. Die basophilen Stammzellen unserer Definition kommen vorwiegend in der lymphatischen Pulpa vor[4]; die basophilen Zellen der Keimzentren dagegen sind meist von den basophilen Stammzellen zu unterscheiden und werden dann von uns als „Germinoblasten" benannt. Nur ein Teil der größten germinoblastischen Formen gleicht weitgehend den basophilen Stammzellen der Pulpa und kann im Ausstrich nicht von diesen unterschieden werden; er verdient daher im Ausstrich als basophile Stammzelle klassifiziert zu werden. Im Schnitt reihen wir diese großen stammzellartigen Formen der Keimzentren lieber bei den Germinoblasten ein, da sie nach ihrem Entstehungsort und nach ihrer Weiterentwicklung als Vorstufen der Follikellymphocyten angesehen werden dürfen.

Tabelle 4. *Basophile Stammzelle: Morphologie im Ausstrich, Karyometrie im Schnitt, Cytochemie*

	Basophile Stammzelle
Zellgröße in μ	16—31
Kerngröße in μ	16—22
Kern	
Lage	zentral-exzentrisch
Form	plumpoval-rundlich
Chromatin	feinreticulär, scharf
Nucleolen	
Zahl	1—*3*—6
Größe	sehr groß, polymorph
Farbe	blau
Deutlichkeit	±
Plasma	
Breite	breit
Farbe	dunkelblau
Begrenzung	scharf
Vacuolen	meist reichlich
Azurgranula	∅
Kernvolumen	144—576 μ^3
Kernklassen n. JACOBJ.	K 1, 2 u. 4
Cytochemische Reaktionen	∅

Morphologie im Ausstrich

Die basophilen Stammzellen besitzen große, annähernd zentral gelegene Kerne mit einem *distinkten, feinreticulären Chromatingerüst*. Ihre Gestalt ist plump-oval bis rundlich. Im Kern erkennt man oft blaue *Nucleolen von außerordentlicher Größe*. Diese zeigen meist längliche, ovale oder gebogene Form und sind selten rund. Manchmal kann man Nucleolen nur schattenhaft oder überhaupt nicht abgrenzen. Gelegentlich kommen große basophile Zellen mit hellen Nucleolen vor. Es ist noch fraglich, ob diese Zellen wesensmäßig zu den basophilen Stammzellen gehören. Wir haben sie daher einstweilen als „große Reizzellen" gezählt.

Das Plasma ist scharf begrenzt und basophil; es enthält meist reichlich kleine *Vacuolen*. Die Plasmabasophilie variiert ziemlich stark, es sind alle Farbabstufungen von einem kräftigen Graublau bis zu einem tiefdunklen Blau zu finden.

---

[1] 1960. [2] 1953. [3] Auch HEILMEYER u. BEGEMANN 1955.
[4] LENNERT 1957 b, auch MACHER 1958.

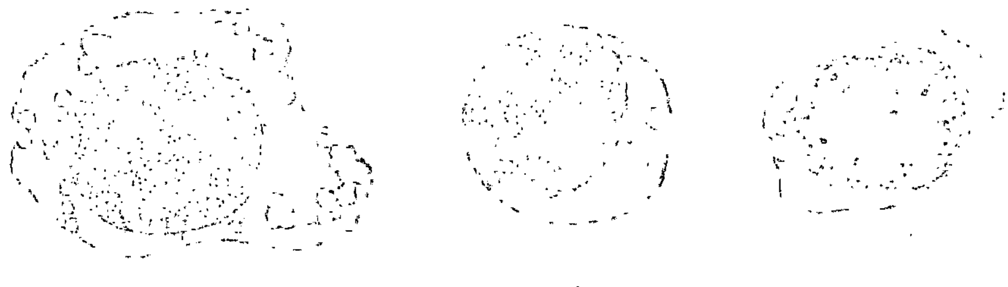

Abb. 22a—c. Basophile Stammzellen in Ausstrich und Schnitt. a u. b Stammzellen im Ausstrich. Breites basophiles Plasma mit etlichen Vacuolen. Kern mit feinreticulärer Struktur und großen blauen Nucleolen. Pappenheim, 1250×. c Stammzelle (groß!) im Schnitt. Breites, stark basophiles Plasma mit großen Vacuolen. Sehr große Nucleolen. Chromatin erscheint reichlicher als bei Reticulumzellen. Azur-Eosin, 2000×

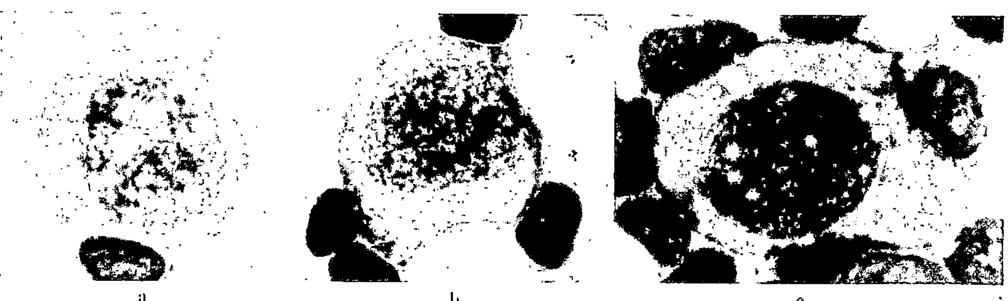

Abb. 23a—c. Basophile Stammzellen verschiedener Größe im Ausstrich. Beachte den Reichtum an Plasmavacuolen bei a und c, sowie die distinkte reticuläre Kernstruktur bei b. Pappenheim, 1250×

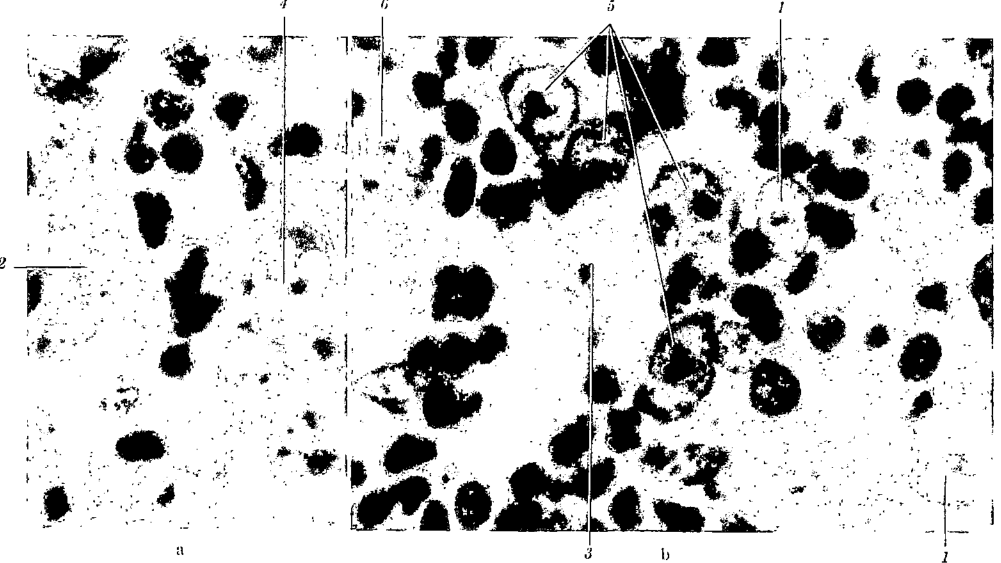

Abb. 24a u. b. Die Entwicklung der basophilen Stammzellen aus Reticulumzellen. Schnittpräparat. 1 „Saftige" aktive Reticulumzellen. Helle bläschenförmige Kerne mit mittelgroßen Nucleolen. 2 Reticulumzelle mit vermehrt sichtbaren Chromatinteilchen. 3 Reticulumzelle mit gering basophilem, sich offenbar abrundendem Plasma. 4 Blastische Reticulumzelle mit mäßig basophilem Plasma und ziemlich großen, basophilen Nucleolen. 5 Basophile Stammzellen mit stark basophilem Plasma, grobem Chromatin und sehr großen, basophilen Nucleolen. 6 „Dürre", wenig aktive Reticulumzelle, sicherlich ohne regenerative Aufgaben. Hämatoxylin-Azur-Eosin. 1250×

Gelegentlich kommen Riesenformen vor, die MAXIMOW[1] als Riesen-Makro-lymphocyten bezeichnete. Diese gleichen weitestgehend sog. Hodgkin-Zellen, von denen sie nur schwer unterscheidbar sind[2].

Gegenüber den Germinoblasten läßt sich die basophile Stammzelle durch das breitere Plasma, den oft mehr ovalen Kern, die sehr großen, blauen Nucleolen und die meist deutlichere reticuläre Chromatinstruktur abgrenzen.

Morphologie im Schnitt

Man erkennt die basophile Stammzelle im Giemsa-Präparat leicht an ihrem tief-basophilen Plasma und den sehr großen, basophilen Nucleolen. Der Kern erscheint in der Regel plump-oval, er ist manchmal an der Stelle, wo der Nucleolus der Kernmembran anliegt, eingebuchtet. Dies wurde von ALTMANN[3] an anderen Zellen mit der Ausschleusung von Nucleolarmaterial in Zusammenhang gebracht und von GRUNDMANN[4] auch an lymphatischen Zellen beobachtet. Die Kern-membran färbt sich kräftiger als die von Reticulumzellen. Auch das Chromatin erscheint gröber und basophiler als in Reticulumzellen. Das Plasma ist oft ein-seitig angehäuft, mäßig breit und enthält meist zahlreiche Vacuolen. Es zeigt keine Fortsätze, so daß die Zelle abgerundet erscheint.

Cytochemische und spezielle cytologische Befunde

Sämtliche von uns angestellten *cytochemischen* Reaktionen verliefen negativ. Wir fanden weder Polysaccharide, Lipide, noch irgendwelche Fermente. GALL[5] beobachtete jedoch eine schwache 5-Nucleotidase-Reaktion. Die starke Plasma-basophilie ist sicher Ausdruck eines hohen Ribonucleinsäuregehaltes. Bei der Versilberung nach WEIL-DAVENPORT stellen sich die basophilen Stammzellen nicht dar[6].

Bei *Supravitalfärbung* sieht man einige Janusgrün-Granula in der Umgebung des Kernes. Außerdem liegen manchmal einige feine Neutralrot-Granula im Plasma verstreut.

Elektronenmikroskopisch zeigen die basophilen Stammzellen nach REINAUER[7] sehr reichlich Ribosenucleinsäure-Granula, die in Gruppen oder Reihen liegen und mit einer kontrastarmen reticulären Grundstruktur des Plasmas in Verbindung zu stehen scheinen. Sie zeigen keine Beziehung zu spärlich entwickelten Plasma-lamellen. Ein ausgeprägtes Ergastoplasma ist nicht nachweisbar. Auch elektronen-mikroskopisch ist ein fließender Übergang zur blastischen Reticulumzelle (,,pro-liferierende Reticulumzelle'' nach TANAKA[8]) festzustellen.

Karyometrie

Nach unseren karyometrischen Untersuchungen[9] gehört die Hauptmasse der Stammzellen der Klasse K 1 ($\sim$144 μ^3) an, bei stärkerer Regeneration kommen aber auch größere Formen der Klasse K 2 ($\sim$288 μ^3) und evtl. sogar der Klasse K 4 ($\sim$576 μ^3) vor. In dieser letzten Klasse sind die ,,Riesen-Makrolymphocyten'' von MAXIMOW erfaßt. Nach dem Vorkommen in den 3 Kernklassen kann man kleine, mittlere und große basophile Stammzellen unterscheiden.

---

[1] 1927.   [2] LENNERT 1953.
[3] 1952, 1955, ALTMANN u. GRUNDMANN 1955, GRUNDMANN 1958a, weitere Literatur.
[4] 1958b.   [5] 1958.
[6] MARSHALL 1956, eigene unveroffentlichte Untersuchungen mit LOFFLER.
[7] 1959, auch TANAKA 1958.   [8] 1958.   [9] LENNERT u. REMMELE 1959.

Außer den Stammzellen der Hauptklassen fanden wir auch Zellen der gleichen Morphologie, die aber den Mittelklassen K $1^1/_2$ und 3 angehörten. Wir deuteten sie als Plasmoblasten und Proplasmoblasten. Es ist aber nicht ganz ausgeschlossen, daß es sich hierbei um Antikörper-bildende Stammzellen handelt, die nicht Plasmazellen, sondern Pulpalymphocyten hervorbringen. Diese Möglichkeit bietet sich nach den Experimenten von MACHER[1] an (s. u.).

Bildung, Weiterentwicklung, Untergang

Bildung. Ein großer Teil der basophilen Stammzellen entsteht wohl homoplastisch, und zwar durch Mitose. HORSTER[2] bezeichnet die basophile Stammzelle als die mitosefreudigste Zelle des Lymphknotens. Auch BEGEMANN[3] fand zwischen 6 und 15⁰/₀₀ Mitosen bei Lymphknotenhyperplasie. Doch dürfte bei starkem Bedarf auch eine erhebliche heteroplastische Entwicklung stattfinden. Als Vorstufen sind dann die großen blastischen Reticulumzellen anzusprechen, die sich aus dem Verband ablösen, zunehmend basophil werden und große Nucleolen bekommen[4].

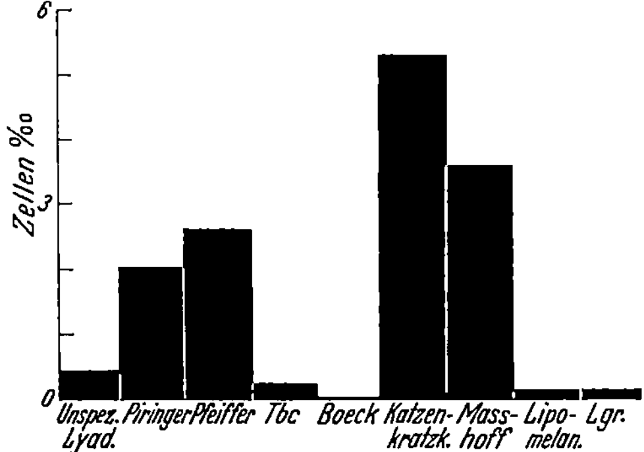

Abb. 25. Das Vorkommen von basophilen Stammzellen bei verschiedenen Lymphadenitiden und bei Lymphogranulomatose. Nach 124 Adenogrammen

Weiterentwicklung. Die basophile Stammzelle dient als Vorstufe für die Lymphoblasten der Pulpa, wahrscheinlich auch für Plasmazellen. Bei der Entwicklung zu Lymphoblasten nimmt ihre Basophilie und Kerngröße ab, bei der Entstehung von Plasmazellvorstufen wird das Plasma basophiler und der Kern schwillt auf das $1^1/_2$fache (vielleicht auch auf das 2fache?) der jeweiligen Größe an. Auf diese Weise entstehen aus den kleinen Stammzellen (Klasse K 1) die „Plasmoblasten" (K $1^1/_2$) und aus den mittleren Stammzellen (K 2) die „Proplasmoblasten" (K 3).

Untergang. Die basophilen Stammzellen dürften großenteils in ihren Tochterzellen aufgehen, sie sind dadurch „unsterblich". Ein Teil der basophilen Stammzellen geht wohl auch durch Pyknose zugrunde[5]. Es ist aber ebenso denkbar, daß solche basophilen pyknotischen Zellen nicht als undifferenzierte Stammzellen, sondern als Plasmoblasten und Proplasmoblasten zu interpretieren sind; denn für Plasmazellen und ihre Vorstufen ist das Auftreten von Pyknosen ein geläufiger Befund.

Vorkommen im Ausstrich[6]

Nach Abb. 25 beträgt der durchschnittliche ⁰/₀₀-Wert bei der „unspezifischen Lymphadenitis" 0,4. Bei der Katzenkratzkrankheit finden wir höchste Werte, es folgen die Masshoffsche mesenteriale Lymphadenitis, das Pfeiffersche Drüsenfieber und die Piringersche Lymphadenitis. Die übrigen Lymphadenitiden liegen unter dem Mittelwert der „unspezifischen Lymphadenitis". Bemerkenswert ist der geringe Gehalt an basophilen Stammzellen bei der Lymphogranulomatose (0,1⁰/₀₀).

---

[1] 1958.   [2] 1952a.   [3] 1953.   [4] Siehe auch TROWELL 1957.   [5] MAXIMOW 1927.
[6] Siehe auch HORSTER 1952a, b, BEGEMANN 1953.

Funktion

Die Hauptfunktion der basophilen Stammzellen besteht in ihrer Lieferung von Zell*nachschub*, speziell von Pulpalymphocyten. Außerdem scheint aber eine innige Beziehung zur Antikörperbildung gegeben zu sein.

Seit den Untersuchungen von ZINSSER[1] unterscheidet man 2 Arten von Antikorpern[2]:

1. Die zirkulierenden, im Blut nachweisbaren Antikorper, die fur den anaphylaktischen, sofort auftretenden Typ der allergischen Reaktion verantwortlich sind.

2. Die sessilen, an Zellen gebundenen Antikorper, die zu der verzogert eintretenden allergischen Reaktion vom Tuberkulintyp führen.

Die zirkulierenden Antikorper sind serologisch nachweisbar und mit Blutflüssigkeit passiv zu ubertragen; die sessilen Antikorper kommen im Blutserum nicht vor und lassen sich nur durch Einverleibung von antikörperhaltigen Zellen an ein nicht sensibilisiertes Tier weitergeben.

Eine Beziehung der basophilen Stammzellen zu den serologisch nachweisbaren Antikörpern ist nur denkbar, wenn wir eine Weiterentwicklung der Stammzellen in Plasmazellen annehmen, da an der Bildung der serologisch nachweisbaren Antikörper in den Plasmazellen kein Zweifel mehr besteht (s. S. 101).

Dagegen scheint es nach den jüngst veröffentlichten Untersuchungen von SCOTHORNE[3] und MACHER[4] möglich, daß in den basophilen Stammzellen die *sessilen Antikörper gebildet* und an die Pulpalymphocyten weitergegeben werden.

SCOTHORNE[3] fand in Kaninchenversuchen, daß 4 Tage nach Homoiotransplantation von Hautstücken eine beträchtliche Gewichtszunahme des regionären Lymphknotens erfolgt. Diese kommt durch eine starke Vergrößerung der „Tertiärknotchen" zustande, in denen sehr reichlich basophile Stammzellen nachweisbar sind. Die höchste Stammzellenzahl besteht am 4.—8. Tag, am 10. Tag fallt sie bereits stark ab, während die Lymphknotengröße noch unverandert ist. Eine Umwandlung in Plasmazellen wird nicht beobachtet. Die Stammzellen werden als Bildner der Antikorper angesehen, die zu einer Nekrose des Transplantates führen. Durch Cortisonapplikation auf das Transplantat läßt sich die Stammzellentwicklung in den Lymphknoten verhindern, gleichzeitig bleibt jetzt das Absterben der eingepflanzten Haut aus. Darin erblickt SCOTHORNE einen wichtigen Beweis dafür, daß die basophilen Stammzellen Antikorper gegen die eingepflanzte Haut erzeugen.

MACHER[4] untersuchte bei Meerschweinchen die Lymphknotenreaktion auf ein mit Dinitrochlorbenzol ausgelöstes Kontaktekzem. Er fand nach einmaliger Hautpinselung eine erhebliche Stammzellzunahme im Lymphknoten. Diese war am 4. Tag bereits signifikant, erreichte ihren Gipfel am 6. Tag und fiel in den nachsten Tagen rasch zur Norm ab. Im Anschluß an das Maximum der Stammzellenzahl entwickelte sich eine Vermehrung der „großen Lymphocyten", die langer anhielt. Stammzellen und „große Lymphocyten" wurden in den „Tertiärfollikeln" gebildet, wahrend eine Vermehrung oder Vergrößerung der Keimzentren ausblieb und auch keine Plasmocytose erfolgte. Da unmittelbar nach dem Stammzellmaximum eine allergische Hautreaktion auslosbar war, nimmt MACHER an, daß die Stammzellen die hierzu erforderlichen Antikorper bildeten.

Beide Untersuchungsreihen sprechen also dafür, daß die basophilen Stammzellen bei der Bildung sessiler Antikörper beteiligt sind. Sie lassen frühere Experimente[5], die eine Vermehrung der basophilen Stammzellen („große lymphatische Reticulumzellen" bzw. „Lymphogonien") bei Immunisierung ergaben, in neuem Licht erscheinen und öffnen uns das Verständnis für die Bedeutung der Stammzellenhyperplasie. Allerdings wird diese Interpretation durch die elektronenmikroskopischen Befunde von TANAKA[6] und REINAUER[7] in Frage gestellt: Es fehlt ein ausgeprägtes Ergastoplasma, das in eiweißsezernierenden Zellen sonst immer vorhanden zu sein scheint.

---

[1] 1921.

[2] v. ALBERTINI 1954, BRAUNSTEINER, PAERTAN u. THUMB 1958, Lit., FASSBENDER 1958, Lit., MACHER 1958, Lit.

[3] 1957 u. früher.   [4] 1958.

[5] BEGEMANN 1953, UNNO, HANAOKA, IWAI, HASHIMOTO u. MORITA 1954.

[6] 1958.   [7] 1959.

Sicher ist, daß die basophilen Stammzellen keine phagocytären Fähigkeiten besitzen[1] und auch keine Gitterfasern bilden[2]. Deshalb sollte man sie auch nicht als Reticulumzellen bezeichnen.

Die Zellen der Lymphopoese[3]
Die Berechtigung zur Unterscheidung von 2 Lymphocytenarten

Während in Europa unter dem Eindruck der Hellmannschen Untersuchungen weithin die Bildung der Lymphocyten aus den Keimzentren verbannt und auf das diffuse lymphoide Gewebe beschränkt wurde, hält man in den angloamerikanischen Ländern unter dem Einfluß von MAXIMOW und BLOOM nach wie vor die lymphopoetische Tätigkeit der Keimzentren für gegeben. Ja, YOFFEY[4] glaubt, daß in den Keimzentren mehr Lymphocyten gebildet werden als im restlichen lymphoiden Gewebe. Er vermutet außerdem[4], wie früher schon ASCHOFF[5], daß qualitative Differenzen zwischen den Lymphocyten der Keimzentren und den Lymphocyten des übrigen lymphatischen Gewebes bestehen könnten. Diese Möglichkeit ist inzwischen zur Gewißheit geworden: Zuerst wurde die morphologische Eigenständigkeit der basophilen Keimzentrumszellen im Lymphknotenausstrich erkannt[6]; sodann gelang es ·GRUNDMANN[7], auch unter den reifen Lymphocyten 2 Typen zu unterscheiden, denen jeweils charakteristische Vorstufen in Follikeln bzw. Pulpa zuzuordnen sind.

Im Jahre 1945 beschrieben MORALES PLEGUEZUELO und JIMÉNEZ DÍAZ an Hand von Ausstrichpräparaten des großfollikulären Lymphoblastoms wesentliche Grundzüge der Keimzentrumszellen. 3 Jahre später berichtete MOESCHLIN[8] über seine „große lymphatische Reticulumzelle", die er in Ausstrichen von Lymphknoten und Milz fand und als Element des Keimzentrums ansieht. Dieser Ansicht schlossen sich HORSTER[9] und BEGEMANN[10] und andere Autoren an.

Die Morphologie der Keimzentrumszellen im Ausstrich wurde durch die minutiösen Untersuchungen von ZETHRAEUS[11] weiter unterbaut. ZETHRAEUS präparierte die Keimzentren von Kaninchenlymphknoten sorgfältig aus dem geweblichen Verband und fertigte davon Ausstriche an. Er fand dabei verschieden große, blasse Zellen, die er als R-Zellen bezeichnete und als charakteristisch für die Keimzentren betrachtete.

Auch wir beschäftigten uns mit der Erkennung von Keimzentren im Ausstrich[12]. Wir gingen von der Morphologie der Keimzentrumszellen des Schnittes aus· und suchten die gleichen Elemente im Tupfpräparat wiederzufinden. Dabei stellten wir bald eine Zellgruppe fest, die mit den R-Formen von ZETHRAEUS weitgehend übereinstimmte. Wir werteten daraufhin unsere Präparate aus, indem wir das Vorkommen der vermutlichen Keimzentrumszellen im Adenogramm an jeweils 1000 Zellen ermittelten und mit dem Zellbild des Schnittes verglichen. Die Auswertung von Tupfpräparaten und Schnitten war völlig voneinander getrennt und wurde jeweils von 2 verschiedenen Untersuchern durchgeführt, so daß jeder subjektive Fehler ausgeschaltet war. Wir waren überrascht, eine praktisch vollkommene Parallele von Ausstrich- und Schnittbefund zu erhalten, so daß wir uns nach mehrjähriger Überprüfung und Reproduktion dieser Parallele davon überzeugen ließen, daß es eine besondere Zellrasse der Keimzentren gibt, die von Reticulumzellen und Lymphoblasten gut unterscheidbar ist.

---

[1] GRÉGOIRE 1932, UNNO, HANAOKA, IWAI, HASHIMOTO u. MORITA 1954.
[2] HECKNER u. VOTH 1954.
[3] Literaturübersichten: YOFFEY 1950, 1959, FICHTELIUS 1953, YOFFEY u. COURTICE 1956, GRUNDMANN 1958b, c, REBUCK, MONTO, MONAGHAN u. RIDDLE 1958, TROWELL 1958a.
[4] YOFFEY, HANKS u. KELLY 1958.   [5] 1926.
[6] MORALES PLEGUEZUELO u. JIMÉNEZ DÍAZ 1945, MOESCHLIN 1947, ZETHRAEUS 1948, LENNERT 1957b, MORALES ·PLEGUEZUELO 1958.   [7] 1958a, b, c, 1959a, b, c.
[8] 1947.   [9] 1952b.   [10] 1953.   [11] 1948.   [12] LENNERT 1957b.

Wir bezeichneten diese Zellen als *Germinoblasten*, um damit zum Ausdruck zu bringen, daß es sich um die Blasten der Keimzentren handelt.

Die Bezeichnung Germinoblast mag als Tautologie erscheinen. Dies würde zutreffen, wenn mit der ersten Worthälfte „Germino" gemeint wäre, daß eine junge keimende Zelle vorliegt. Dies ist aber nicht der Fall. Es soll damit nur die Lokalisation der Zellen („Keimzentren") angegeben werden. Das konnte — mag man einwenden — auch mit der Bezeichnung Germino*cyt* geschehen und dann wäre die Tautologie vermieden. Dies ist aber deshalb nicht möglich, weil es ja einen „Germinocyten" tatsächlich gibt, namlich den Follikellymphocyten, der in den Keimzentren aus den Germinoblasten gebildet wird. Die zweite Worthälfte „blast" muß also bleiben, um zum Ausdruck bringen zu können, daß es sich um einen Blasten, d.h. die Vorstufe einer im Keimzentrum entstehenden Zelle, handelt.

Zugunsten der Sonderstellung der Germinoblasten sprechen weiter die Ausstrichbefunde bei der Neoplasie der Keimzentren, dem großfollikulären Lymphoblastom (BRILL-SYMMERS): Wie MORALES PLEGUEZUELO und JIMÉNEZ DÍAZ zeigen konnten[1] und wie auch wir bei mehreren eigenen Fällen feststellten, sind die neoplastischen Zellen — besonders bei unreifer Cytologie — im Ausstrich als Germinoblasten zu identifizieren. So gelingt es manchmal, im Tupfpräparat früher und leichter als im Schnitt die Diagnose eines großfollikulären Lymphoblastoms zu stellen. Ja, sogar im Blut sind beim M. Brill-Symmers manchmal die Keimzentrumszellen zu finden. Sie wurden hier von ROSENTHAL u. Mitarb.[2] zum ersten Mal beschrieben und als Hämatogonien bezeichnet.

Die Identifizierung der Germinoblasten blieb so lange Bruchstück, solange ihre Tochterzelle nicht bekannt war. In dieser Hinsicht brachten die cytologischen und tierexperimentellen Untersuchungen von GRUNDMANN[3] eine überzeugende Lösung von noch nicht absehbarer Tragweite:

Nach GRUNDMANN gibt es in Milz und Lymphknoten der Ratte Lymphocyten, die in den Follikeln entstehen (= „Follikellymphocyten") und Lymphocyten, die in der Pulpa nahe den Sinus gebildet werden (= „Sinuslymphocyten"). Für beide Lymphocytenarten beschreibt GRUNDMANN 5 eigene morphologisch definierte Vorstufen.

Die Follikellymphocyten besitzen einen relativ locker gefügten Kern und ein sehr schmales Plasma. Im Zentrum des Kernes findet sich ein großer, schwach basophiler Nucleolus, der Kernmembran liegen noch mehrere kleine, nucleolenhaltige Verdichtungen an.

Die „Sinuslymphocyten", für die uns die Bezeichnung „Pulpalymphocyten" besser dünkt, zeigen dagegen ein dichteres Chromatingerüst mit multiplen kleinen Nucleolen, die regellos über den Kern verteilt sind. Die Nucleolen erscheinen außerdem basophiler wie auch das Plasma, das im übrigen etwas breiter ist.

Wir bezeichnen den Grundmannschen „Sinuslymphocyten" deshalb als „Pulpalymphocyten", weil die Zelle ja nicht *in*, sondern *an* den Sinus vorzugsweise liegt, und weil dieser Bereich — das diffuse lymphoide Gewebe — mit zahlreichen anglo-amerikanischen Autoren wohl am besten als „Pulpa" bezeichnet wird. Eine ähnliche Scheidung von „Follikeln" (statt „weißer Pulpa") und „Pulpa" (statt „roter Pulpa") scheint uns auch für die Milz zweckmäßig und würde die Bezeichnung „Pulpalymphocyten" auch für die Milz rechtfertigen.

Neuerdings konnte GRUNDMANN[4] die Unterscheidung der beiden Lymphocytentypen auch im Lymphknoten des Menschen treffen. Er fand dabei in der Umgebung der Keimzentren, d. h. also im Lymphocytenmantel der Sekundärknötchen und in der Pulpa, ein Gemisch von reifen Follikel- und Pulpalymphocyten. Auch Vorstufen der Pulpalymphocyten waren hier zu finden; sie reichten z. T. bis unmittelbar an die Keimzentren heran. Die Zahl der Pulpalymphocyten scheint im Lymphknoten des Kindes wesentlich höher zu sein als im Lymph-

---

[1] 1945.   [2] ROSENTHAL, DRESKIN, VURAL u. ZAK 1952.
[3] 1958a, b, c, 1959a, b, c.   [4] 1959 c.

knoten des Erwachsenen[1]; GRUNDMANN[1] schätzt das Verhältnis Pulpa- zu Follikel-lymphocyten im Erwachsenen-Lymphknoten auf 1:10. Diese geringe Pulpa-lymphopoese hängt offenbar mit der wesentlich längeren Lebensdauer dieser Lymphocytenform zusammen[1].

Die differente Kernstruktur läßt sich gut bei der Ratte, wesentlich schwerer beim Menschen erkennen. Dies ist am ehesten noch im tadellos fixierten Schnitt-präparat, nicht aber im gewöhnlichen luftgetrockneten Ausstrich möglich. Am besten wendet man die Feulgen-Quetsch-technik[2] an oder betrachtet die Zellen im Phasenkontrastmikroskop.

Bei phasenkontrastmikroskopischer Unter-suchung konnte GRUNDMANN[3] in den Lympho-cyten Plasmagranula nachweisen. Diese sind in den Pulpalymphocyten zahlreicher und resi-stenter gegenüber der Einwirkung von Zucker-losungen als in Follikellymphocyten.

Von großer Bedeutung ist weiterhin, daß sich beide Lymphocyten im Experiment, z. B. nach Injektion von Cortison, DOCA und bei Immunisierungsversuchen, gegensatzlich ver-halten.

Nach GRUNDMANN[3] zerstört Cortison vor-wiegend die Pulpalymphocyten, während DOCA die Follikel stark reduziert, die Pulpa-Lymphopoese aber deutlich stimuliert. Dem entspricht der Befund von SCOTHORNE[4], wo-nach Cortison eine Hyperplasie der Pulpa-Lymphopoese nach Hauttransplantation ver-hindert.

Auch die reaktiven Lymphknotenverände-rungen nach Crotonolentzündung der Haut zeigen zeitliche Differenzen der Follikel- und Pulpalymphopoese: Die Lymphocytenbildung der Follikel setzt fruher ein als die Lympho-poese der Pulpa, sie klingt auch rasch ab, während die Pulpa-Lymphopoese — zusam-men mit einer ausgepragten Plasmazellneu-bildung — bis zum Versuchsende hyper-plastisch bleibt[5].

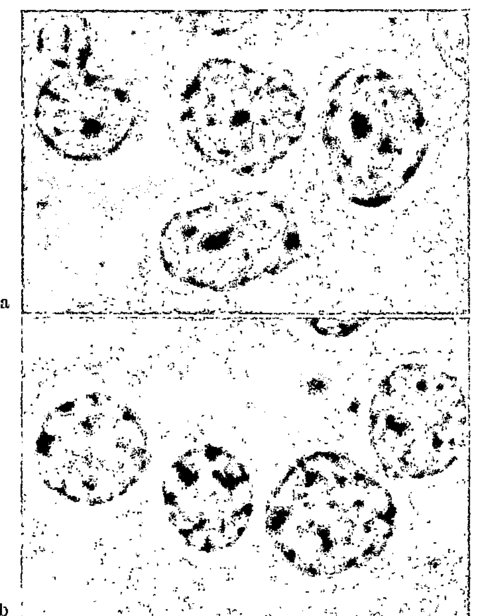

Abb. 26a u. b. Follikel- und Pulpalymphocyten aus dem menschlichen Wurmfortsatz. a Follikellympho-cyten. Große zentrale solitare Nucleolen. b Pulpa-lymphocyten. Multiple kleine Nucleolen. 1700×. Aus GRUNDMANN 1959c

Durch diese Experimente wird die Eigenständigkeit beider Lymphocytenarten weiter erhärtet.

Nach all den aufgeführten Argumenten scheint es uns sicher, daß es — ent-gegen den Einwänden von MASSHOFF u. FROSCH[6] — eine cytologisch erkennbare Keimzentrumszelle gibt. Sie ist, *wenn nicht spezifisch, so doch charakteristisch für die hellen Zentren* der Lymphfollikel. Sie kommt in kleiner Zahl wohl auch im übrigen follikulären Gewebe, nicht aber in der Pulpa vor. Wenn im Tupfpräparat größere Gruppen von Germinoblasten — evtl. mit Kerntrümmerphagen unter-mischt — nachzuweisen sind, dürfen wir mit großer Sicherheit Keimzentren im Schnitt erwarten. Die Möglichkeit dieser Aussage scheint uns für die Ausstrich-diagnostik bedeutungsvoll.

Wir unterscheiden also 2 lymphopoetische Systeme im Lymphknoten, näm-lich eine lymphopoetische Reihe der Follikel, deren Proliferationsmittelpunkt das Keimzentrum ist, und eine lymphopoetische Reihe in dem diffusen lymphoiden Gewebe, das wir als Pulpa bezeichnen. Wieweit eine unmittelbare Beziehung dieser beiden Lymphocytentypen zu den von HAMILTON[7] und OTTESEN[8] im Blut

---

[1] GRUNDMANN 1960.   [2] DARLINGTON und LA COUR 1947.   [3] 1959b.
[4] GRUNDMANN 1958c, 1959a.   [5] 1957.   [6] 1958.   [7] 1956, 1957.   [8] 1954.

gefundenen 2 Lymphocytenarten besteht, wissen wir noch nicht. Auch muß noch ermittelt werden, ob der Unterschied zwischen Lymphocyten des Thymus und der Lymphknoten[1] durch die Grundmannsche Zweiteilung ihre einfache Erklärung findet. Endlich sollte die mit fluorescierenden Antikörpern ermittelte Besonderheit der Keimzentrumszellen[2] cytologisch noch näher erforscht werden. Handelt es sich bei den „intrinsic cells" von ORTEGA u. MELLORS[2] vielleicht um unsere Germinoblasten? Die Abstimmung dieser und weiterer Literaturbefunde mit den 2 Lymphocytensystemen unserer Darstellung erscheint dringend erforderlich.

Wir besprechen in den folgenden Kapiteln zuerst die Vorstufen der Follikellymphocyten (Germinoblasten), dann die Vorstufen der Pulpalymphocyten (Lymphoblasten) und schließlich die reifen Follikel- und Pulpalymphocyten zusammen; denn im Ausstrich ist eine Differenzierung der reifen Formen mit den üblichen Methoden nicht möglich. und sie gelingt auch im Schnitt nur schwer und nur bei sachgemäßer Vorbehandlung.

Morphologie im Ausstrich

1. Germinoblasten. Die basophilen Keimzentrumszellen oder Germinoblasten sind gekennzeichnet durch

1. einen auffallend *hellen*, schwach gefärbten Kern von meist runder Form und mit fein- bis grob-reticulärer, oft aber verwaschener Chromatinstruktur,

2. multiple, nicht immer sichtbare, *farblose* Nucleolen, die scharf begrenzt sind,

Tabelle 5. *Germinoblasten: Morphologie im Ausstrich, Karyometrie im Schnitt, Cytochemie*

	Großer Germinoblast	Mittlerer und kleiner Germinoblast
Zellgröße in μ . . .	15—19	10—15
Kerngröße in μ . . .	14—18	10—14
Kern		
Lage	etwa zentral	zentral
Form	rundlich, evtl. leicht eingebuchtet	dto.
Chromatin	feinreticular, blaß	oft verwaschen, feinreticular, blaß
Nucleolen		
Zahl	3—6	1—4
Größe	mittelgroß	klein bis mittelgroß
Farbe	hell	hell
Deutlichkeit . . .	meist +	meist +
Plasma		
Breite	schmal bis mittelbreit	sehr schmal
Farbe	dunkelblau	dto.
Begrenzung . . .	scharf	dto.
Vacuolen	oft einige	dto.
Azurgranula . . .	Ø	Ø
Kernvolumen . . .	288 μ^3	144 und 72 μ^3
Kernklasse n. JACOBJ	K 2	K 1 und $^1/_2$
Cytochemische Reaktionen	Ø	Ø

3. ein *schmales*, basophiles Plasma, das manchmal einige Vacuolen enthält.

Die Germinoblasten kommen in 3 Größen (groß, mittelgroß und klein) vor. Die kleinen Formen zeigen wenige oder gar keine Nucleolen und besitzen vielfach die bereits angeführte unscharfe Chromatinstruktur in besonders ausgeprägtem Maße. Im übrigen bestehen zwischen den 3 Formen der Germinoblasten keine wesentlichen Unterschiede. In Tabelle 5 sind weitere morphologische Einzelheiten der Germinoblasten aufgeführt.

---

[1] FICHTELIUS 1958, 1959, DIDERHOLM u. FICHTELIUS 1959.
[2] ORTEGA u. MELLORS 1957.

Die Unterscheidung der *typischen* Germinoblasten von anderen Zellen des Ausstriches ist recht leicht. Aber nicht immer sind die strengen Kriterien unserer Definition erfüllt. Dann ist eine Verwechslung mit basophilen Stammzellen und reticulären Reizzellen möglich. Wir haben bei unseren Adenogrammen nur typische Germinoblasten (mit schmalem Plasma und hellen Nucleolen!) als solche bezeichnet und die nicht sicher klassifizierbaren Zellen den Reizzellen zugeordnet. Die Mehrzahl der basophilen Stammzellen ist durch ihre blauen Nucleolen, ihr breiteres Plasma und ihre scharfe reticuläre Kernstruktur von den Germinoblasten zu unterscheiden.

2. **Lymphoblasten.** Der Lymphoblast hat das Aussehen der in Abb. 31,u. 32 dargestellten und in Tabelle 6 beschriebenen Zelle. Sein Kern ist mittelgroß,

Tabelle 6. *Lymphoblasten und Lymphocyten: Morphologie im Ausstrich, Karyometrie im Schnitt, Cytochemie*

	Lymphoblast	Junger Lymphocyt	Alter Lymphocyt
Zellgröße in μ ...	12—19	8—10	6—10
Kerngröße in μ ...	11—16	8—10	6—8
Kern			
Lage	leicht exzentrisch	zentral	zentral-exzentrisch
Form	rundlich-oval	rund	rund
Chromatin	reticulär	grob	dicke Brocken, dunkel!
Nucleolen			
Zahl	1 (—2)	Ø, gel. 1	Ø
Größe	mittelgroß	klein	—
Farbe	hell	hell	—
Deutlichkeit ...	+	+	—
Plasma			
Breite	mäßig	schmal, oft fehlend	schmal, selten breit
Farbe	hellblau	hellblau	hellblau-dunkelblau
Begrenzung ...	scharf	scharf/unscharf	scharf
Vacuolen	Ø	Ø	Ø
Azurgranula ...	Ø	Ø	gel. +, dick!
Kernvolumen ...	72 μ^3	36 μ^3	18 μ^3
Kernklasse n. JACOBJ	K $^1/_2$	K $^1/_4$	K $^1/_8$
Cytochemische Reaktionen	Ø	Ø gel. PAS +	Ø gel. PAS +

plump-oval, besitzt ein grobreticuläres Chromatingerüst und einen hellen, scharf begrenzten, mittelgroßen Nucleolus. Das Plasma ist mäßig breit und gering basophil.

Meist können wir den Lymphoblasten im Ausstrich (und auch im Schnitt!) von den mittleren reticulären Reizzellen nicht sicher abgrenzen; deshalb führen wir ihn in unseren Adenogrammen bei den mittleren Reizzellen auf.

3. **Lymphocyten.** Die Lymphocyten kommen in 2 Größen vor, die man als große und kleine Lymphocyten bezeichnen kann[1], die wir aber lieber als junge und alte Lymphocyten benennen, um die Verwechslung mit den sog. großen Lymphocyten („Makrolymphocyten") von MAXIMOW und zahlreichen anglo-amerikanischen Autoren zu vermeiden.

---

[1] LENNERT u. REMMELE 1958a.

Der *junge Lymphocyt* („Prolymphocyt") besitzt einen runden Kern mit mäßig grobem Chromatin, das sich noch rotviolett färbt wie das der Lymphoblasten,

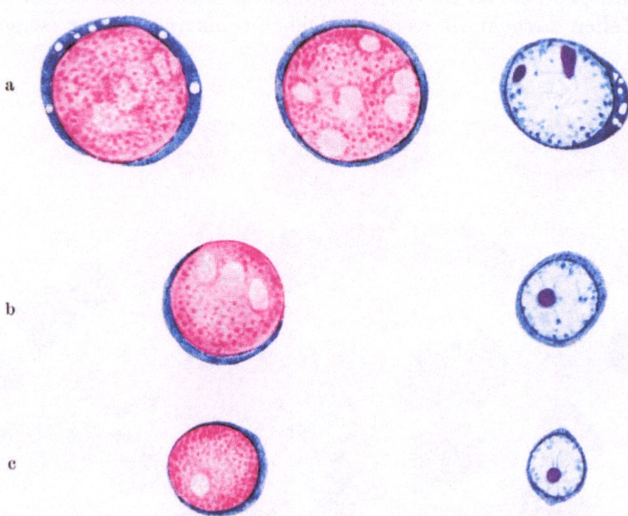

Abb. 27a—c. Germinoblasten in Ausstrich und Schnitt. Links Ausstrich (Pappenheim, 1250×), rechts Schnitt (Azur-Eosin, 2000×). a Große Germinoblasten, b mittlere Germinoblasten, c kleine Germinoblasten. Beachte das schmale basophile Plasma. In den großen Formen sind oft Vacuolen vorhanden. Die Kernstruktur ist im Ausstrich reticular und läßt oft helle Nucleolen abgrenzen

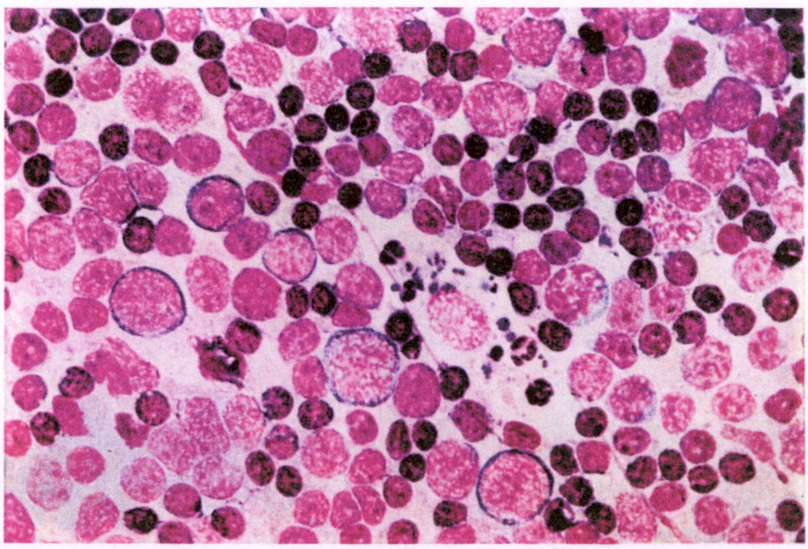

Abb. 28. Abgetupftes Keimzentrum. Etwa in der Mitte ein Kerntrummerphag („Sternhimmelzelle"). Im übrigen zahlreiche Germinoblasten verschiedener Große mit schmalem, basophilem, oft kaum erkennbarem Plasma. Links oben 2kernige Reticulumzelle. Pappenheim, 625×

aber schon etwas dunkler getönt ist. Im Kern sind meist keine Nucleolen erkennbar, nur bisweilen läßt sich ein kleiner heller, scharf begrenzter Nucleolus nachweisen. Das Plasma ist schmal, hellblau gefärbt; es fehlt manchmal.

Der *alte Lymphocyt* ist kleiner und zeigt einen noch dichteren, kaum durchsichtigen Kern von dunkelvioletter Farbe. Nucleolen sind nicht erkennbar, können aber mit gepufferter Methylenblaulösung nach STOCKINGER u. KELLNER[1] in fast allen Zellen dargestellt werden. Die Chromatinstruktur ist sehr grob: In

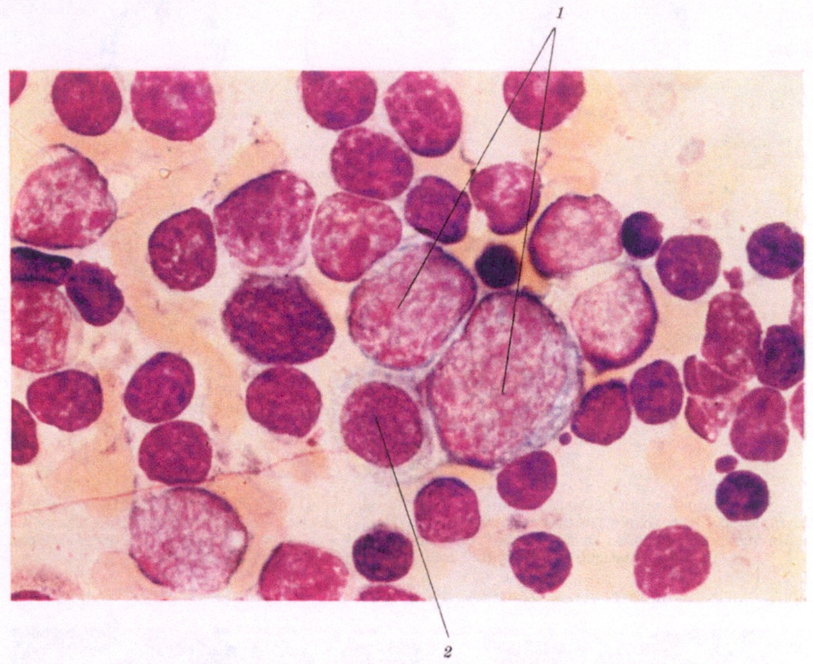

Abb. 29. Zwei Germinoblasten (*1*) und eine lymphoide Reticulumzelle (*2*) im Ausstrich. Pappenheim, 1250 ×

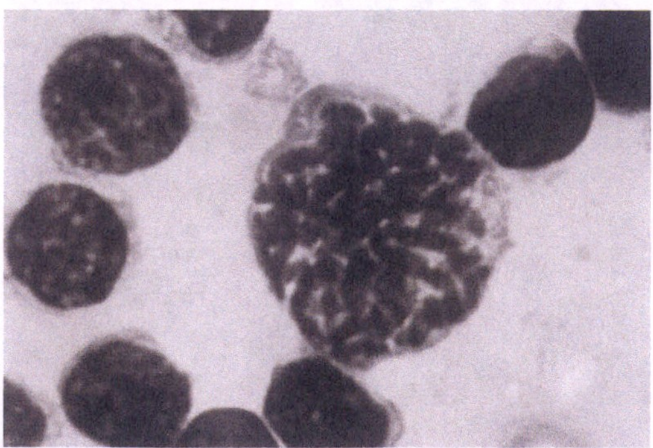

Abb. 30. Germinoblasten-Mitose im Ausstrich. Plumpe Chromosomen. Pappenheim, 2000 ×

einem dunklen „Kernsaft" liegen stark gefärbte, große Chromatinbrocken. Nicht immer sind im Ausstrich diese Brocken einzeln abzugrenzen, der Kern erscheint dann homogen, dunkelblauviolett. Das Plasma ist in der Regel schmal und dann kräftig blau gefärbt, selten mäßig breit und von hellerer Farbe.

Mitosen kommen unter den Lymphocyten offenbar nicht vor. Dagegen sieht man gelegentlich Amitosen, durch welche selten zweikernige Zellen entstehen

---

[1] 1952.

(Abb. 32e). Auch konnten wir ausnahmsweise einkernige polyploide Lymphocyten beobachten (Abb. 32f).

Im Plasma der Lymphocyten, vorwiegend der breitleibigen alten Lymphocyten, sieht man bisweilen *Azurgranula*[1], die im Vergleich zu den Azurgranula der reticulo-histiocytären Zellen meist erheblich dicker sind und in kleinerer Zahl (bis etwa 10 pro Zelle) vorkommen. Die Menge azurgranulierter Lymphocyten ist im Lymphknoten immer sehr niedrig — sie beträgt nach BEGEMANN[2] bis zu 3% der Lymphocyten — im Vergleich zum peripheren Blut, wo sie normalerweise etwa 33% der Lymphocyten ausmachen[2]. Sie nehmen im Lymphknoten auch dann nicht wesentlich zu, wenn peripher sehr reichlich azurgranulierte Lymphocyten gefunden werden[2]. Daher vermutet BEGEMANN[2], daß die Azurgranulierung in der Peripherie erfolgt.

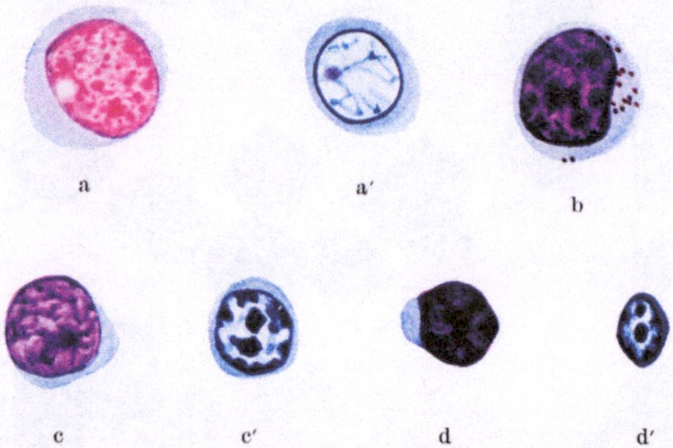

Abb. 31a—d. Lymphoblasten und Lymphocyten in Ausstrich und Schnitt. a Lymphoblast im Ausstrich, a' im Schnitt. Solitärer mittelgroßer heller Nucleolus und reticulare Kernstruktur im Ausstrich. Graublaues Plasma, ovaler Kern im Schnitt. b Lymphocyt mit (dicken) Azurgranula im Ausstrich. c Junger Lymphocyt im Ausstrich, c' im Schnitt. Grobes Chromatin! d Alter Lymphocyt im Ausstrich, d' im Schnitt. Weitere Verdichtung des Chromatins. Ausstrich. Pappenheim, 1250×. Schnitt. Azur-Eosin, 2000×

Der Vorgang der Azurgranulierung scheint mit der Antikörperbildung in irgendeiner Verbindung zu stehen; denn nach Antigenzufuhr nimmt die Zahl der azurgranulierten Lymphocyten erheblich zu und erreicht z. Z. des Antikörpergipfels auch ihren Hohepunkt[2]. Auch steigt die Zahl der azurgranulierten Lymphocyten bei Scharlach, Hepatitis epidemica, Typhus und Paratyphus zusammen mit der γ-Globulinvermehrung und der Erhöhung des Agglutinintiters im Blut erheblich an[3]. Weiterhin fand CLÉMENÇON[4], daß azurgranulierte Lymphocyten in vitro zu erzeugen sind, indem man die Lymphocyten von Hepatitiskranken mit Hepatitiker-Serum inkubiert. Auch konnte CLÉMENÇON[4] eine Parallele zwischen einer Vermehrung der Bluteosinophilen und der Zahl der azurgranulierten Lymphocyten feststellen. CLÉMENÇON[4] hält nach seinen Versuchen die Azurgranulation für einen sichtbaren Ausdruck einer Antigen-Antikörper-Reaktion.

Die Beziehung der Azurgranula zu anderen Plasmastrukturen — etwa Mitochondrien — ist noch unklar[5]. Daß es sich um Lipochondrien handelt, wie JESCHAL[6] meint, dürfte unwahrscheinlich sein. Denn man findet auch bei elektronenmikroskopischer Untersuchung im Lymphocytenplasma Granula, deren Größe den Azurgranula etwa entspricht, die aber keine Beziehungen zu den Mitochondrien nachweisen lassen[7].

Die Abgrenzung der weitplasmatischen Lymphocyten von den Histiocyten kann manchmal Schwierigkeiten bereiten. BESSIS[8] hat sich eingehend mit ihrer Unterscheidung beschäftigt. Er gibt unter anderem folgende Kennzeichen an: Der Histiocyt ist größer. Sein Kern reicht oft an die Zellaußenfläche heran,

---

[1] MICHAELIS u. WOLFF 1902, BEGEMANN 1953, JESCHAL 1953a, 1956a, b, BESSIS 1954, ALTUNIÇ 1955, CLÉMENÇON 1959.

[2] BEGEMANN 1953.   [3] ALTUNIÇ 1955.   [4] 1959.   [5] TROWELL 1958a.   [6] 1953a.

[7] LOW u. FREEMAN 1958, s. a. GOODMAN, REILLY u. MOORE 1957.   [8] 1954.

während der Lymphocyt stets allseitig von Plasma umgeben ist. Der Histiocyten-
kern ist polymorph, der des Lymphocyten regelmäßig rund, höchstens leicht eingebuchtet. Die Kernplasmarelation des Histiocyten ist im Vergleich zu den
Lymphocyten zugunsten des Plasmas verschoben. Das Chromatingerüst des
Histiocyten besteht aus kleinsten Klumpen oder ist gestreift, das der Lympho-

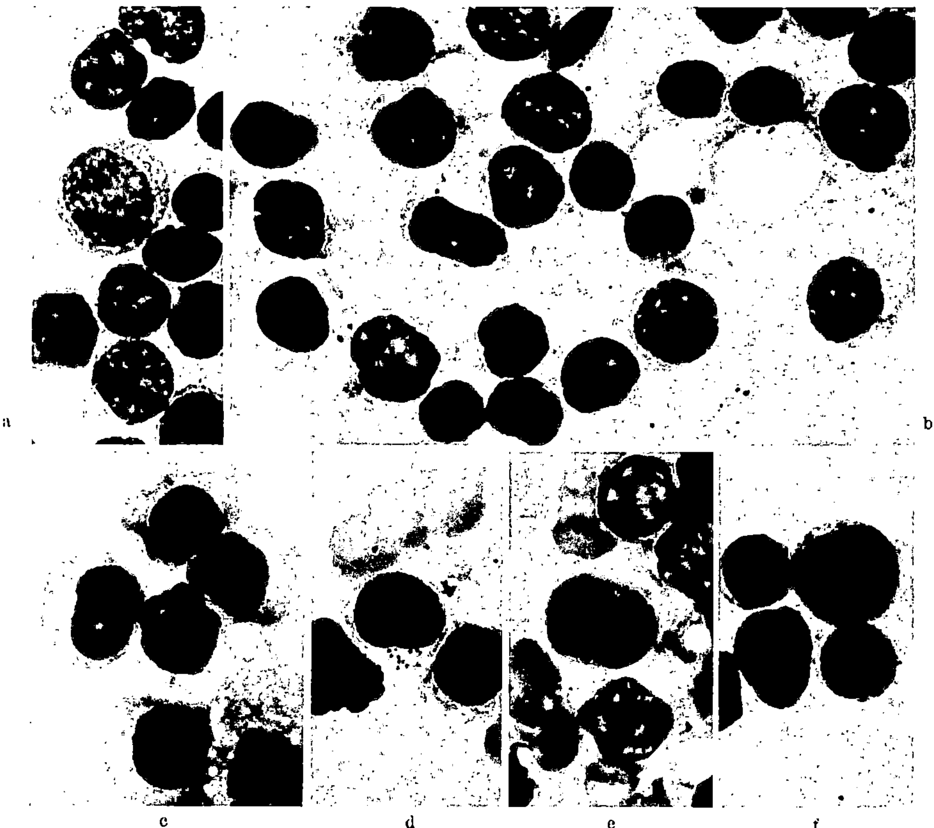

Abb. 32a—f. Lymphoblast und Lymphocyten im Ausstrich. a Lymphoblast. Solitärer mittelgroßer heller
Nucleolus. b Junge Lymphocyten (heller und größer) und alte Lymphocyten (kleiner und dunkler). c Kleine
lymphoide Reticulumzellen (oben rechts). Beachte die große Ähnlichkeit mit Lymphocyten. Das Plasma ist
jedoch breiter und etwas vacuolisiert. d Lymphocyt mit dicken Azurgranula. e Zweikerniger Lymphocyt
(Amitose?!). f Polyploider einkerniger Lymphocyt. Die Kernstruktur entspricht ganz der von reifen
Lymphocyten. Pappenheim, 1250×

cyten setzt sich aus dicken Chromatinklumpen zusammen. Endlich spricht ein
helles, graues Plasma mehr für Histiocyten als für Lymphocyten, deren Plasma
manchmal recht kräftig blau gefärbt ist.

Morphologie im Schnitt

1. **Germinoblasten.** Im Schnitt ist die cytologische Charakterisierung weniger
wichtig als die topographische. Die Lokalisation der Germinoblasten in Keimzentren und das schmale, abgerundete basophile Plasma genügen bereits zur
Kennzeichnung dieser Zellen. Die Nucleolen sind in den kleineren Elementen entsprechend spärlicher und kleiner als in den großen Formen. Eine scharfe Grenze
der großen Germinoblasten zu den basophilen Stammzellen kann morphologisch

nicht gezogen werden. Das Plasma der kleinen Germinoblasten ist oft so schmal, daß seine Erkennung schwer fällt. Die Kerne zeigen nicht selten unregelmäßige Ausbuchtungen, sog. Kernnasen.

2. **Lymphoblasten.** Der Lymphoblast ist im Schnitt schwer von den jungen, abgelösten Histiocyten zu unterscheiden. Am besten gelingt ihre Identifizierung in gelegentlich vorkommenden Lymphoblastennestern der Pulpa. Hiernach besitzen die Lymphoblasten ideal ovale Kerne mit schwach blauem „Kernsaft" und einem mittelgroßen, schwach basophilen Nucleolus. Das Plasma ist mäßig breit und kräftig graublau gefärbt wie das der jungen Histiocyten.

3. **Lymphocyten.** Die Lymphocyten sind durch ihre grobe Chromatinstruktur, den dunklen „Kernsaft" und das schmale, mäßig blaugefärbte Plasma gut charakterisiert. Der Kern ist — im Gegensatz zu den lymphoiden Reticulumzellen — stets dunkler als das Plasma. Die jungen Lymphocyten besitzen in der Regel einen runden Kern mit deutlich abgrenzbaren Chromatinbrocken und Nucleolen, die alten Lymphocyten dagegen zeigen sehr dichte Kerne mit oft unregelmäßig gewellter Kernmembran. Nicht immer sind die Lymphocytenkerne rund, es kommen — vor allem bei Virusinfektionen — die mannigfaltigsten Variationen der Kerngestalt vor, die vielfach an die Bewegungsformen in der Gewebekultur erinnern (Handspiegelformen u. dgl.!). Die jungen Lymphocyten machen im Lymphknoten stets die Hauptmasse der lymphatischen Zellen aus, die alten Lymphocyten treten dagegen an Zahl erheblich zurück. Über Morphologie, Topographie und Bedeutung der 2 Grundmannschen Lymphocytentypen müssen — für den menschlichen Lymphknoten — erst weitere Untersuchungen Aufklärung schaffen.

PISCHINGER[1] fand bei Einschlußfärbung in Ehrlichschem Hämatoxylin Plasmafortsätze der Lymphocyten, durch welche die Lymphocyten zu einem Syncytium zusammengeschlossen seien. Nach den beigegebenen Abbildungen (z. B. 1954, Abb. 4) mochte man aber die Plasmabrücken eher fur einen Artefakt halten. Dafür spricht unter anderem, daß die syncytiale Anordnung oft nur in den Außenzonen eines Gewebsblockes zu beobachten war.

Cytochemische und spezielle cytologische Befunde

Cytochemie. Ein kleiner Prozentsatz der Lymphocyten scheint *Polysaccharide* zu enthalten. Wir fanden unter 5089 PAS-positiven Zellen des Lymphknotens 76 Zellen, die ganz wie Lymphocyten aussahen. Sie zeigten etliche rote Granula in kranzförmiger perinucleärer Anordnung. Auch in einem kleinen Teil der Blutlymphocyten wurden Polysaccharide nachgewiesen[2]. Sie sollen bei Infektionskrankheiten[3] und Diabetes mellitus[4] vermehrt sein. WISLOCKI u. Mitarb.[5] fanden etwa in 10% der Blutlymphocyten PAS-positive Granula. STORTI u. Mitarb.[1] zählten 6% positive Zellen bei der Hotchkiss-Reaktion und 20% positive Zellen bei der Gomori-Methode. Die PAS-positiven Substanzen sind wohl als *Glykogen* aufzufassen[6], was allerdings früher bestritten wurde[7]. Die Azurgranula sind PAS-negativ[8].

HECKNER[9] fand mit seiner Perjodat-Silber-Methode in *allen* Lymphocyten zahlreiche Granula, die er als Glykogen anspricht.

Mit Sudanschwarz konnten wir keine Lipide nachweisen. ACKERMAN u. Mitarb.[10] beschreiben jedoch einzelne Plasmagranula an der Kernbucht, die eine

---

[1] 1951a, b, 1954, 1955.
[2] GIBB u. STOWELL 1949, WISLOCKI, RHEINGOLD u. DEMPSEY 1949, STORTI, PERUGINI u. SOLDATI 1953a, b, HECKNER 1956a, u. a.   [3] STORTI, PERUGINI u. SOLDATI 1953a, b.
[4] MAHR 1959.   [5] WISLOCKI, RHEINGOLD u. DEMPSEY 1949.
[6] GIBB u. STOWELL 1949, STORTI, PERUGINI u. SOLDATI 1953a, b, ASTALDI u. VERGA 1957, MITUS, BERGNA, MEDNICOFF u. DAMESHEK 1958, ACKERMAN 1959.
[7] WAGNER 1947, WISLOCKI u. DEMPSEY 1946.   [8] PEARSE 1949.
[9] 1956a.   [10] ACKERMAN, KNOUFF u. HOSTER 1951.

positive Sudanschwarz-, PAS- und Plasmalreaktion geben sollen. SH-Gruppen kommen nach ACKERMAN[1] in Kern und Plasma vor.

Die Lymphocyten sind arm an Fermenten. Oxydase und Peroxydase lassen sich mit histochemischen Methoden nicht nachweisen. Die Mitochondrien der Lymphocyten enthalten zwar die normale Menge an Cytochromoxydase[2], die Oxydasemenge pro Zelle ist aber wegen des geringen Mitochondriengehaltes außerordentlich niedrig: Gemessen an dem DNS-Gehalt als Bezugsgröße beträgt der Oxydasegehalt etwa 100mal weniger als in den meisten Körperzellen[3]. Alkalische und saure Phosphatase, sowie unspezifische Esterase konnten wir mit den Azofarbstoffmethoden bei üblicher Inkubationsdauer niemals in den Lymphocyten nachweisen. Dagegen erhält man mit der Naphthol-AS-Methode bei verlängerter Inkubation eine positive Esterase-Reaktion[4]. Auch ACKERMAN[1] konnte mit einer modifizierten Indoxylacetat-Technik Esterase in mäßiger Menge darstellen. Dehydrogenase läßt sich in den Lymphocyten meist nicht auffinden[1]. Der von BERGEL[5] behauptete Lipasegehalt wird neuerdings bestritten[6].

Auf biochemischem Wege hat man verschiedene Fermente in den Lymphocyten gefunden[7]. DNS-Depolymerase, Adenosin-Desaminase und Xanthin-Oxydase verdienen besondere Beachtung, da sie in Lymphknoten und Thymus reichlicher als in anderen Organen vorkommen[8]. Die Adenosin-Desaminase ist weiter vermehrt in Lymphknoten mit starkerer Lymphocytolyse[9].

In 1 ml Lymphocyten sind je $0,1\mu g$ Thiamin und Folsäure vorhanden[3], der Ascorbinsäuregehalt (etwa $300\,\mu g/ml$) stimmt mit dem anderer Blutzellen überein.

Bei Germinoblasten und Lymphoblasten waren alle bisher angestellten cytochemischen Reaktionen negativ.

BLACK und SPEER[10] modifizierten die Versilberung nach WEIL-DAVENPORT und konnten dann in einem Teil der Lymphocyten metallophile Kerne nachweisen (s. a. S. 50).

Phasenkontrastmikroskopische Untersuchungen liegen in großer Zahl vor[11]. Dabei haben sich in den Lymphocyten die sog. *Gallschen Körper* oder „*Glanzkörner*" besonders gut darstellen lassen.

Nach GALL[12] werden rundliche, $0,3\text{---}0,7\,\mu$ große „Einschlüsse" im Plasma der Lymphocyten benannt[13]. Da sie im Phasenkontrastmikroskop als dunkle Gebilde mit zentralem hellem Glanz erscheinen, wurden sie von RIND[14] als Lymphocyten-*Glanzkörner* bezeichnet. Meist ist nur 1 derartiges Gebilde, gelegentlich sind jedoch auch 2 oder selten 3 Glanzkörner in einer Zelle nachweisbar. RIND[14] hat eingehende histochemische Untersuchungen angestellt: Die Glanzkörner farben sich supravital mit Janusgrün, Toluidinblau und Neutralrot orthochromatisch, mit Methylenblau metachromatisch an. Bei Fluorochromierung mit Neutralrot und Malagarot entsteht eine gelbe Fluorescenz. Die Glanzkörner sind doppelbrechend[15] und schwärzen sich mit Osmiumtetroxyd[14, 15]. Sie sind loslich in Fettlösungsmitteln. Wenn man 1 Tropfen Blut mit 1 Tropfen 10%igem Formalin mischt und dann die Sudanschwarzfärbung anwendet, erhält man eine positive Fettfärbung[15]. Auch lassen sich die Glanzkörner nach dieser Vorbehandlung mit Nilblausulfat blau darstellen[15]. Die übliche Sudanschwarz-B-Farbung nach LISON stellt die Glanzkörner nicht dar, wohl aber die Sudan-α-Naphtholreaktion nach GOLDMANN und die Sudanschwarz-B-Färbung nach BERENBAUM (2. Methode)[14]. Aus diesen Befunden schließt RIND[14], daß es sich um Mitochondrien, speziell Lipochondrien handelt, die aus einer Lipoid-Eiweiß-Verbindung bestehen.

Die Untersuchung der Glanzkörner erfolgt am besten im Phasenkontrastmikroskop. Bei der üblichen Pappenheim-Färbung erscheinen sie als sehr kleine Vacuolen oder bleiben ganz verborgen. Die Fixierung in Formalindampf erhält

---

[1] ACKERMAN 1959.   [2] RYERSON 1954.   [3] TROWELL 1958a, Lit.
[4] LENNERT u. LÖFFLER, unveröffentlicht.   [5] 1920.   [6] SNEATH 1950.
[7] BARNES 1940.   [8] GREENSTEIN 1945.   [9] WAGNER u. EHRICH 1950.
[10] 1958b, 1959a—c.
[11] MOESCHLIN 1949, 1957, BESSIS 1954, ACKERMAN u. BELLIOS 1955, RIND 1959 u.v.a.
[12] 1936.
[13] HEMPELMANN u. KNOWLTON 1953, BESSIS 1954, TROWELL 1958a, Lit.   [14] RIND 1955.
[15] HEMPELMANN u. KNOWLTON 1953.

sie am besten, so daß sie anschließend mit einer der genannten Lipidfärbungen dargestellt werden können.

Die Glanzkörner kommen nach GALL[1] in etwa 34%, nach NÖLLER[2] in 25% der menschlichen Blutlymphocyten vor. RIND[3] fand sie dagegen bei Kindern nur in 1—5% der Lymphocyten. BESSIS[4] beobachtete sie auch in „Lymphoblasten". Sie sind im ubrigen für die lymphocytare Reihe nicht spezifisch[4] (s. u. Plasmazellen). Bei Leberkrankheiten, speziell bei Hepatitis epidemica, steigt die Zahl der glanzkornhaltigen Lymphocyten im Blut erheblich an, bei schwersten präcomatosen Fallen kann der Prozentsatz dieser Zellen bis 100 betragen[2]; es besteht dabei eine auffallende Verknüpfung zwischen der Hohe des Lipoperoxydspiegels und dem Glanzkornwert[5]. Auch nach geringen Dosen ionisierender Strahlen oder gewisser giftiger Chemikalien[6] nimmt die Menge der glanzkornhaltigen Lymphocyten zu. TROWELL[7] halt die Gallschen Korper daher fur eine Art von fettiger Degeneration mit Lipoid-Demaskierung.

Bei **Supravitalfärbung**[8] sind in den Germinoblasten nur wenige Janusgrün- und gelegentlich einige feine Neutralrot-Granula nachzuweisen. In Lymphoblasten sieht man zahlreiche Janusgrün-Granula, während Neutralrot-Granula meist fehlen; nur manchmal findet man einige feine Neutralrot-Granula im Plasma verstreut. In den Lymphocyten sind mit Neutralrot meist 3—6 (maximal 8) Granula darzustellen, die oft an der Kernbucht liegen[9]. Es gibt aber auch Lymphocyten ohne jegliche Neutralrot-Granulation. Nach MATSUOKA[10] nimmt die Zahl der Neutralrotvacuolen in den Blutlymphocyten bei tuberkulösen Infektionen zu.

Mit Janusgrün kann man eine verschieden große Zahl von Granula um den Kern nachweisen. Diese sind meist rund, manchmal auch stäbchenförmig. Da Janusgrün-Granula und Mitochondrien gleichgesetzt werden dürfen, hat man in Supravitalpräparaten Mitochondrienzählungen an Lymphocyten durchgeführt[11]. Der Gehalt an Mitochondrien ist niedriger als in fast allen anderen Körperzellen. TROWELL[11] errechnete, daß die einzelne Leberzelle der Ratte das 800fache Mitochondrienvolumen des Ratten-Lymphocyten aufweist. OTANI[12] hat die Blutlymphocyten nach ihrem Gehalt an Mitochondrien in 6 Typen eingeteilt. Er zählte 0 bis über 21 Mitochondrien pro Zelle.

Ein *komplexer* Golgi-Körper ist nicht nachweisbar[13]. EHRICH[13] fand lediglich 2—6 verstreute osmiophile Granula im Lymphocytenplasma, auch AMANO[14] sah nur einen gering entwickelten Golgi-Körper. Über das Vorkommen von Zentriolen wurde wiederholt berichtet[15]. Über die Ergebnisse bei Fluorochromierung s. bei KOSENOW[16].

Die **Beweglichkeit** der Lymphocyten wurde vor allem in der Gewebekultur studiert[17]. Dabei ließen sich charakteristische Zelldeformierungen beobachten, von denen die sog. Handspiegel-Form die bekannteste ist. Das Bewegungstempo beträgt etwa 2 mm/Std[18] oder 4—15 μ, maximal 30 μ/min[19].

Elektronenmikroskopisch[20] lassen sich in den Lymphocyten einige große, stabförmige und ovale Mitochondrien nachweisen, die bis 1,25 μ bzw. 0,7 μ lang sind[21]. Außerdem enthalten die Lymphocyten etwas endoplasmatisches Reticulum. Dieses ist nach STOECKENIUS[22] in jungen Lymphocytenformen reichlicher als in alten Lymphocyten vorhanden. Im Plasma lassen sich weiterhin reichlich

---

[1] 1936.   [2] NÖLLER 1952.   [3] RIND 1955.   [4] BESSIS 1954.   [5] WENNIG 1958.
[6] HEMPELMANN u. KNOWLTON 1953.   [7] 1958a.
[8] WISEMAN 1931/32, eigene Untersuchungen zusammen mit NAGAI, unveroffentlicht.
[9] SCHWIND 1950, Lit.   [10] 1957.
[11] Zum Beispiel COWDRY 1915, OTANI 1957, IMAMURA 1959a—c.   [12] 1957, 1958.
[13] EHRICH 1934, 1956.   [14] 1958a.
[15] AMANO 1958a, REBUCK, MONTO, MONAGHAN u. RIDDLE 1958, Lit.   [16] 1952, 1956.
[17] MAXIMOW 1923, BESSIS 1954, HANSEN 1958a, TROWELL 1958a, Lit. u. v. a. Siehe auch EBERT, SANDERS u. FLOREY 1940.   [18] TROWELL 1958a, Lit.   [19] HANSEN 1958a, Lit.
[20] BERNHARD u. LEPLUS 1955, MILLER 1956, STOECKENIUS 1957a, 1958, BRAUNSTEINER 1958, Low u. FREEMAN 1958.
[21] Low u. FREEMAN 1958.   [22] 1957a, 1958.

Paladesche Granula und ein Golgi-Apparat[1] nachweisen. Low u. FREEMAN[1] fanden ferner manchmal Plasmavacuolen und Granula. Diese waren bis 0,7 μ groß, oval und zeigten z. T. eine zentrale Aufhellung, z. T. bestanden sie aus dicht gepackten Lamellen. Die von PISCHINGER[2] vermuteten Plasmaverbindungen von Zelle zu Zelle ließen sich elektronenoptisch nicht verifizieren[3].

Karyometrie[4]

1. Die *Germinoblasten* kommen in 3—4 Kernklassen vor, wobei die größten Kerne von den großen basophilen Stammzellen morphologisch nicht abgegrenzt werden können. Im einzelnen fanden wir unter den basophilen Keimzentrumszellen 4 Kerngrößen und gaben ihnen dementsprechend folgende Bezeichnungen:

Zellen der Klasse K $\frac{1}{2}$ ($\sim$72 μ^3)   = kleiner Germinoblast,
Zellen der Klasse K 1 ($\sim$144 μ^3) = mittlerer Germinoblast,
Zellen der Klasse K 2 ($\sim$288 μ^3) = großer Germinoblast,
Zellen der Klasse K 4 ($\sim$576 μ^3) = Riesengerminoblast oder große basophile Stammzelle.

Die Klasse K 1 kam bei unseren Messungen am häufigsten vor, die Klasse K 4 am seltensten. Die Riesengerminoblasten (K 4) treten sicherlich nur bei besonders lebhafter Lymphopoese in den Follikeln auf; auch die großen Germinoblasten sind wohl Ausdruck einer relativ starken Neubildung. Zwischenklassen wurden nicht beobachtet, weshalb eine Beteiligung der Keimzentrumszellen an der Antikörperbildung oder eine lebhafte Stoffwechselfunktion aus den Kernmessungen nicht ableitbar ist[5].

2. Die *Lymphoblasten* zeigen einen scharfen Gipfel genau bei K $\frac{1}{2}$ $\sim$72 μ^3. Sie besitzen somit das gleiche Kernvolumen wie die kleinen Germinoblasten und das doppelte Volumen der jungen Lymphocyten.

3. Die *Lymphocyten* kommen in 2 Größen vor: Die Hauptmasse der Lymphocyten wird von den „jungen Lymphocyten" gebildet, deren Kernvolumen bei K $\frac{1}{4}$ $\sim$36 μ^3 liegt. Eine kleinere Zahl von Lymphocyten erscheint histologisch pyknotisch und gehört der Klasse K $\frac{1}{8}$ $\sim$18 μ^3 an.

Bildung, Weiterentwicklung, Untergang[6]

Bildung. Die Follikellymphocyten entstehen aus den Germinoblasten und diese wiederum aus Reticulumzellen. Die Pulpalymphocyten leiten sich von den Lymphoblasten und basophilen Stammzellen ab. Die basophilen Stammzellen gehen — wie die Germinoblasten — aus Reticulumzellen hervor, indem diese sich ablösen und basophil werden.

Die übliche Vermehrungsart der Lymphocytenvorstufen ist die Mitose. Ob daneben Amitosen und Meroamitosen[7] eine Rolle spielen, ist noch nicht genügend geklärt. Desgleichen fehlen noch sichere Unterlagen über die Art der mitotischen Teilung: Handelt es sich um homoplastische, heteroplastische und/oder hemihomohemiheteroplastische Teilungen? Immerhin geben die quantitativen Untersuchungen von SAINTE-MARIE und LEBLOND[8] bereits erste Anhaltspunkte für den vermutlichen Teilungsmechanismus.

SAINTE-MARIE und LEBLOND[8] haben nach differenzierten Zahlungen der Zellen und ihrer Mitosen im Rattenthymus eine Theorie der Lymphopoese aufgestellt. Ihre „Stem cell renewal

[1] Low u. FREEMAN 1958.   [2] 1951a, b, 1954, 1955.
[3] STOECKENIUS 1957a, 1958, s. a. TROWELL 1958a, S. 245.
[4] KRAUSE 1935, SCHWERMER 1935, VORBECK 1935, MONDRY 1937, TAKEDA u. NAKAI 1951, MATSUOKA 1957, LEIBETSEDER 1958, LENNERT u. REMMELE 1958a, BRAUNSTEINER u. SAILER 1959a, b.   [5] LENNERT u. REMMELE 1958a.
[6] Siehe R. D. SUNDBERG 1947, YOFFEY 1950, HANSEN 1958a, TROWELL 1958a.
[7] PAPE u. PIRINGER-KUCHINKA 1956.   [8] 1958.

theory" besagt, daß aus einer hemihomo-hemiheteroplastischen Reticulumzellteilung 128 Lymphocyten entstehen: Aus der ersten Mitose gehen eine (basophile) Stammzelle und eine Reticulumzelle hervor. Die Stammzelle teilt sich 4mal, woraus insgesamt 8 Stammzellen resultieren. Aus diesen entstehen 16 „mittlere Lymphocyten" (diese Zellen entsprechen der Große nach etwa unseren Zellen der Klasse K $\frac{1}{2}$, also den Lymphoblasten bzw. kleinen Germinoblasten). Die „mittleren Lymphocyten" bringen durch 2malige Teilung 64 Lymphocyten hervor, die wiederum durch eine weitere Mitose 128 Lymphocyten fur den Bedarf des Organismus bereitstellen.

Die Theorie ist bestechend, bedarf aber der Erganzung durch die Ergebnisse der Karyometrie. GRUNDMANN[1] hat die Kerne der Follikellymphocyten und ihrer Vorstufen beim gleichen Tier (Ratte) gemessen und dabei 4 Hauptklassen, die etwa den Klassen K 1, $\frac{1}{2}$, $\frac{1}{4}$ und $\frac{1}{8}$ entsprachen, ermittelt. Nach den cytologischen Beschreibungen beider Untersuchungsreihen darf man die Stammzellen von SAINTE-MARIE und LEBLOND[2] mit den (großen) Stammzellen von GRUNDMANN identifizieren und der Klasse K 1 zuordnen. Die mittleren Lymphocyten von SAINTE-MARIE und LEBLOND entsprechen wohl den kleinen Stammzellen bzw. großen Prolymphocyten von GRUNDMANN und gehoren der Klasse K $\frac{1}{2}$ an. Die kleinen Lymphocyten der canadischen Autoren sind wohl in 2 Kernklassen zu unterteilen und dürften mit den großen und kleinen Lymphocyten (K $\frac{1}{4}$ und K $\frac{1}{8}$) von GRUNDMANN korrespondieren.

Dieser Vergleich von Zell- und Mitosezahlungen mit den Kernvolumina macht es wahrscheinlich, daß sich die basophilen Vorstufen der Lymphopoese (basophile Stammzellen bzw. Germinoblasten) homoplastisch vermehren, nachdem sie hemihomo-hemiheteroplastisch aus Reticulumzellen entstanden sind. Außerdem erscheint es moglich, daß zumindest die letzte Mitose der Lymphocyten eine heteroplastische, vielleicht sogar eine Succedanteilung darstellt, wobei die großen Lymphocyten (K $\frac{1}{4}$) je 2 kleine Lymphocyten (K $\frac{1}{8}$) hervorbringen.

Die („reifen") Lymphocyten können sich vielleicht amitotisch teilen; denn man sieht gelegentlich 2 kernige Lymphocyten in den Lymphknotenausstrichen (s. Abb. 32e). Mitosen scheinen unter den Lymphocyten des Menschen nicht vorzukommen.

Weiterentwicklung. Die Lymphocyten sollen sich nach anglo-amerikanischer Auffassung in Histiocyten, Plasmazellen und myeloische Vorstufen weiterentwickeln. Wie bereits ausgeführt, stehen schlüssige Beweise für diese Annahme noch aus. Wir halten daher einstweilen daran fest, daß die Lymphocyten Endstufen einer Entwicklungsreihe ohne prospektive Potenzen darstellen. Die Theorie von der vielseitigen Differenzierungsmöglichkeit des Lymphocyten basiert im wesentlichen auf Versuchen, bei denen nicht mit Blutlymphocyten, sondern mit „lymphoiden Zellen" des Gewebes gearbeitet wurde. Diese sind aber u. E. als lymphoide Reticulumzellen und nicht als Lymphocyten aufzufassen.

Untergang. Die Angaben über die *Lebensdauer* der Lymphocyten gehen weit auseinander je nach der angewandten Untersuchungsmethodik[3]. Wahrscheinlich beträgt die mittlere Lebensdauer *einige Wochen*[4]. Dies gilt aber wohl nur für die Gesamtheit der Lymphocyten. OTTESEN[5] und HAMILTON[6] fanden 2 Gruppen von Lymphocyten mit einer ganz unterschiedlichen Lebensdauer. Die eine Gruppe von OTTESEN soll durchschnittlich etwa 3—4 Tage leben, die andere Gruppe dagegen 100—200 Tage. Vielleicht sind die Differenzen auf die 2 Lymphocytentypen (Follikel- und Pulpalymphocyten) zurückzuführen. GRUNDMANN[7] ist jedenfalls der Ansicht, daß die Pulpalymphocyten eine wesentlich längere Lebensdauer als die Follikellymphocyten aufweisen.

PULVERTAFT[8] bestimmte die Lebensdauer der Lymphocyten in vitro unter verschiedenen Bedingungen. Wenn PULVERTAFT[8] die Lymphocyten zusammen mit Schilddrüsen- oder Tumorgewebe züchtete, konnte er sie 6 Wochen lang in vollig intaktem und beweglichem Zustande erhalten. Wenn den Lymphocyten jedoch kein anderes Gewebe beigegeben wurde, blieben sie nur 24 Std voll beweglich, nach 2—4 Tagen setzte eine allmahliche Autolyse ein.

---

[1] 1958a, b.   [2] 1958.
[3] OTTESEN 1954, HAMILTON 1958, HANSEN 1958a, b, TROWELL 1958a, Lit., YOFFEY, HANKS u. KELLY 1958.
[4] TROWELL 1958a.   [5] 1954.   [6] 1957.   [7] 1960.   [8] 1959.

Die Lebensdauer des Lymphocyten hängt in vitro also entscheidend davon ab, ob eine Symbiose mit anderen Zellen möglich ist oder nicht.

Nach MANN u. HIGGINS[1] stammen die Lymphocyten des D. thoracicus fast ausschließlich aus der intestinalen Lymphe, während die Leberlymphe nur wenige Zellen beisteuere. Darauf wurde — wie 1936 schon von SJÖVALL — eine *Rezirkulationstheorie* aufgebaut. Große Mengen von Lymphocyten sollen täglich im Darm die Blutbahn verlassen und über den D. thoracicus wieder in das Blut zurückkehren. HAMILTON[2], YOFFEY u. Mitarb.[3], TROWELL[4] u. GOWANS[5] setzen sich für die Rezirkulationstheorie ein, während HANSEN[6] keinen Anhalt für einen nennenswerten „Lymphocytenkreislauf" finden konnte. Nach YOFFEY u. Mitarb.[3] sind die rezirkulierenden Lymphocyten im Ductus thoracicus zu suchen, während die neugebildeten Lymphocyten im Lymphknoten direkt ins Blut abgegeben werden.

FICHTELIUS und DIDERHOLM[7] nehmen an, daß die Rezirkulation der Lymphocyten zu einem großen Teil über die Leber und deren Lymphe, und somit uber die portalen Lymphknoten erfolge. Diese Ansicht findet in der Histologie der portalen Lymphknoten keine Stütze: Die Sinus dieser Lymphknotenregion enthalten im allgemeinen nur wenige Lymphocyten, sie zeigen jedenfalls nicht die starken Lymphocytosen wie die mesenterialen Lymphknoten.

Der Lymphocytenuntergang erfolgt z. T. im lymphatischen Gewebe. Er ist an dem Vorkommen von Pyknose und Kerntrümmern zu erkennen. Besonders bei akuten Belastungen („Stress") kommt es zu stärkster Lymphoklasie in Lymphknoten und anderen lymphatischen Organen. Außerdem gehen wohl Lymphocyten in den verschiedensten Geweben zugrunde. Ein kleiner Teil dürfte auch durch die Schleimhäute des Respirations- und Verdauungstractus abwandern. Intravenös zugeführte Lymphocyten werden in der Lunge abgefangen und weitgehend zerstört, der restliche Abbau erfolgt besonders in Leber und Milz[8].

Über die Morphologie des Lymphocytenunterganges und über den lymphoklastischen Effekt von Bestrahlung und Cytostatica s. bei TROWELL[9].

Steuerung von Bildung und Untergang. Lymphocytenbildung und -untergang sind vor allem vom Hypophysen-Nebennierenrinden-System abhängig. Eine Hemmung der Lymphopoese und ein gesteigerter Lymphocytenabbau erfolgt durch Cortison und andere Glucocorticoide sowie durch ACTH. Diese Hormone werden bei vielen Infekten und Belastungen („Stress") im Rahmen der „vegetativen Gesamtumschaltung" (HOFF[10]) vermehrt ausgeschüttet. Auch männliche und weibliche Keimdrüsenhormone (Oestrogen, Testosteron) hemmen — in geringerem Grade — die Lymphopoese. Weiterhin kommt es bei Hunger zu einer Atrophie des lymphatischen Gewebes, was wohl hauptsächlich als „Stress-Effekt" aufzufassen ist. Endlich kann man mit Pyridoxin- und Folsäure-Antagonisten die Lymphopoese reduzieren.

Umgekehrt führt der Ausfall der Nebennierenrinde oder die Entfernung der Nebenniere zu einer lymphatischen Hyperplasie. Auch eine Entfernung der Gonaden steigert die Lymphocytenbildung. Das thyreotrope Hormon des Hypophysenvorderlappens soll nicht nur die Schilddrüsenfunktion, sondern auch die Lymphopoese anregen[9]. Ähnlich soll auch das somatotrope Hormon des Hypophysenvorderlappens die Lymphocytenwerte steigern[11]. METCALF[12] konnte aus dem Thymus einen lymphocytoseerzeugenden Faktor gewinnen, den er als echtes Hormon ansieht. Eine ähnliche Steigerung der Blutlymphocytenzahl erzielte OTANI[13] mit Lipoidextrakten aus dem Thymus, dagegen nicht mit entsprechenden Extrakten aus Lymphknotengewebe. Auch im Serum von Lymphadenose-Kranken konnte man eine ähnlich wirkende Substanz nachweisen, die vielleicht dem Metcalfschen Faktor entspricht.

[1] 1950.   [2] 1958.   [3] YOFFEY, HANKS u. KELLY 1958.   [4] 1958a, b.
[5] 1959.   [6] 1958a, b.   [7] 1959.   [8] OSOGOE 1950, HANSEN 1958a, b.
[9] TROWELL 1958a, Lit.   [10] 1957, 1959.   [11] HANSEN 1958a.   [12] 1958.   [13] 1957, 1958.

Vorkommen im Ausstrich

1. Germinoblasten. Die Mittelwerte der Germinoblasten sind in Abb. 33 zusammengestellt; sie liegen sicher erheblich unter der tatsächlich vorhandenen Zahl, da nur ein Teil der Germinoblasten im Ausstrich sicher erkennbar ist. Der Rest dürfte unter den reticulären Reizzellen und Lymphocyten mitgezählt sein.

Nach Abb. 33 wird der Mittelwert der „unspezifischen Lymphadenitis" (4,8$^0/_{00}$) von der Piringerschen um das Doppelte und auch von der Katzenkratzkrankheit erheblich übertroffen. Alle übrigen Lymphadenitiden und die Lymphogranulomatose liegen unter dem Mittelwert der „unspezifischen Lymphadenitis". Bei der Lymphogranulomatose ist ein Fall mit 95$^0/_{00}$ Germinoblasten nicht berücksichtigt, da es sich um einen seltenen Zufallsbefund handelte. Der Mittelwert würde sonst 4,2$^0/_{00}$ für die gesamten Germinoblasten und 4,0$^0/_{00}$ für die kleinen und mittelgroßen Germinoblasten betragen.

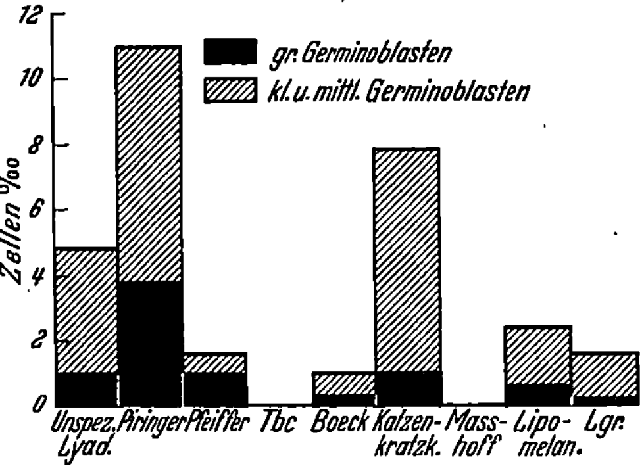

Abb. 33. Das Vorkommen von Germinoblasten bei verschiedenen Lymphadenitiden und bei Lymphogranulomatose. Nach 124 Adenogrammen

2. Lymphoblasten. Über die Zahl der Lymphoblasten im Ausstrich können wir keine exakten Angaben machen, da wir diese Zellart nicht immer sicher von den histiocytären Formen abgrenzen können und daher bei unseren Adenogrammen als mittlere reticuläre Reizzellen zählten. Bei dem Versuch, Lymphoblasten von histiocytären Formen zu unterscheiden und getrennt zu zählen, sind wir für die „unspezifische Lymphadenitis" auf Durchschnittswerte von etwa 5$^0/_{00}$ Lymphoblasten gekommen.

3. Lymphocyten. Die Lymphocytenzahlen des Adenogramms haben nur eine bescheidene Bedeutung. Dreierlei geht aus Abb. 34 hervor:

1. Bei allen „spezifischen" Lymphadenitiden und bei der Lymphogranulomatose nimmt die Lymphocytenzahl deutlich ab. Der niedrigste Wert wurde bei der lipomelanotischen Reticulocytose gefunden.

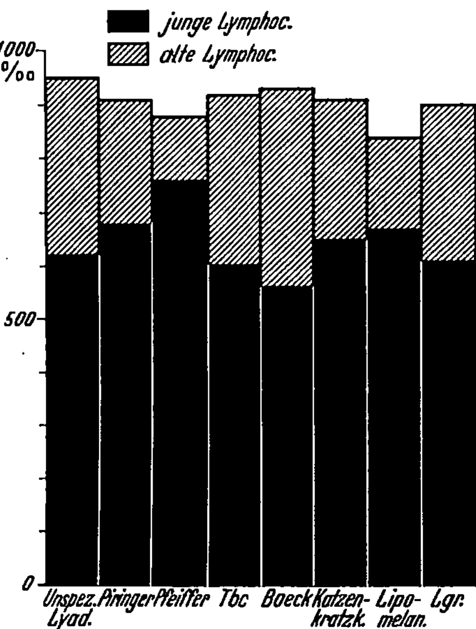

Abb. 34. Das Vorkommen von jungen und alten Lymphocyten bei verschiedenen Lymphadenitiden und bei Lymphogranulomatose. Nach 124 Adenogrammen

2. Die jungen Lymphocyten sind gegenüber den alten Lymphocyten in der Überzahl, sie ergeben im Durchschnitt etwa den doppelten Wert.

3. Die relative Verminderung der alten Lymphocyten und die gleichzeitige Vermehrung der jungen Lymphocyten bei der infektiösen Mononucleose paßt zu den ähnlichen Blutbildveränderungen.

Funktion

Die Funktion der Lymphocyten ist heute trotz aller Bemühungen der letzten Jahre noch weitgehend unbekannt. Die Aufgaben der *Germinoblasten* wurden im Zusammenhang mit der Bedeutung der Keimzentren häufig und mit verschiedenartigen Schlüssen diskutiert. Unter anderem wurde daran gedacht, daß sie Antikörper bilden[1] (s. S. 78 u. S. 148). Zur definitiven Klärung der Frage, ob die Germinoblasten außer der zellbildenden Funktion noch andere Aufgaben zu erfüllen haben, bedarf es weiterer experimenteller Untersuchungen.

Wenn man sich Gedanken über die Funktion der reifen *Lymphocyten* machte, hat man in der Regel die beiden Lymphocytentypen gemeinsam betrachtet. Doch gibt es einzelne Untersuchungen der letzten Zeit, die bereits die Tätigkeit von Pulpa- und Follikellymphocyten differenzieren[2]. Hier müssen weitere Studien einsetzen.

Im wesentlichen stehen 4 Aufgabenkreise der Lymphocyten zur Diskussion:
1. Der Zusammenhang mit der Antigenverarbeitung (Phagocytose).
2. Der Zusammenhang mit der Antikörperbildung.
3. Die trephocytische Funktion.
4. Die zellbildende Funktion.

Zu 1. **Der Zusammenhang mit der Antigenverarbeitung.** Die Antigenverarbeitung setzt eine Phagocytose des Antigens durch die Lymphocyten voraus. Diese Phagocytosefähigkeit wird von REBUCK[3] und anderen Autoren[4] als sicher angenommen. REBUCK stützt sich vor allem auf seine Untersuchungen bei der experimentellen Hautentzündung: Wenn man mit einem Rasiermesser die Epidermis abschabt und ein Deckglas auf die Wundfläche befestigt, kann man die Cytologie des entzündlichen Exsudats an der Unterfläche des Deckglases studieren. Dazu werden die Zellen nach Lufttrocknung wie Blutausstriche gefärbt. REBUCK u. Mitarb.[3] sahen hierbei eine allmähliche Umwandlung von typischen Lymphocyten in Makrophagen. In neuesten Untersuchungen scheint REBUCK u. Mitarb.[5] sogar die direkte Beobachtung dieser Umbildung geglückt:

REBUCK, MONTO, MONAGHAN u. RIDDLE[5] erzeugten bei freiwilligen Versuchspersonen Kantharidenblasen und saugten zu verschiedenen Zeitpunkten Blaseninhalt ab, dem z. T. Neutralrot als Vitalfarbstoff beigemischt war. Die abgesaugten Zellen wurden auf dem geheizten Objekttisch fortlaufend beobachtet und gezeichnet. Dabei gelang es wiederholt, die Umwandlung von kleinen „Lymphocyten" ohne Neutralrot-Granulation in die größeren Makrophagen zu verfolgen. Zusammen mit einer Volumenzunahme von Kern und Plasma traten zahlreiche Neutralrotgranula schließlich in rosettenförmiger Anordnung im Plasma auf. Weiterhin sahen die Verfasser, wie die „Lymphocyten" schließlich phagocytierten und ihre Bewegungsart änderten (Pseudopodienbildung statt Handspiegelform!).

Nach diesen Beobachtungen mag man alle Skepsis für gegenstandslos halten, zumal eine Unzahl weiterer Argumente für die Rebucksche Interpretation zu sprechen scheint. Diese Argumente sind in einer ausgezeichneten Übersicht von REBUCK und CROWLY[6] zusammengetragen. Wir können daher auf diese Zusammenstellung verweisen. Es sei nur erwähnt, daß zu den Kronzeugen der lymphocytogenen Makrophagenbildung so hervorragende Fachgelehrte wie METSCHNIKOFF, MAXIMOW, W. BLOOM, DOWNEY, YOFFEY und TROWELL zählen.

Angesichts der Fülle der „Beweise" scheint es dennoch angezeigt, das Augenmerk auf eine Reihe von *Gegenargumenten* zu richten, die durch die Rebuckschen

---

[1] Jüngst z. B. von ORTEGA u. MELLORS 1957.   [2] GRUNDMANN 1958c, 1959a.

[3] REBUCK u. CROWLY 1955, REBUCK, MONTO, MONAGHAN u. RIDDLE 1958, auch BRAUNSTEINER, PAERTAN u. THUMB 1958.

[4] Zum Beispiel SEITZER u. SANDKUHLER 1951, KOSZEWSKI, EMERICK u. DICUS 1957.

[5] REBUCK, MONTO, MONAGHAN u. RIDDLE 1958.   [6] 1955.

Feststellungen nicht ohne weiteres widerlegt sind. Diese und andere Gegenargumente haben zahlreiche Hämatologen, vor allem des europäischen Bereiches, veranlaßt, die Weiterentwicklung der Lymphocyten mit Nachdruck abzulehnen[1]. Gegen eine lympho-histiocytäre Weiterentwicklung sprechen folgende Gesichtspunkte:

1. Die Umwandlung von Lymphocyten in Makrophagen wurde von zahlreichen Forschern nicht beobachtet, obwohl sie sich intensiv darum bemühten[2]. Dies gilt für Studien an Gewebekulturen ebenso wie an Implantationen in die vordere Augenkammer. Nach TROWELL[3] könnte dies daran liegen, daß zur Makrophagenbildung ein Entzündungsreiz nötig sei.

2. MARSHALL[4] untersuchte mit der Versilberungsmethode nach WEIL-DAVENPORT den cytologischen Ablauf der sterilen Entzündung in der Bauchwand. Er fand nach etwa 48 Std eine erhebliche Vermehrung von kleinen lymphoiden Zellen, die vom ersten Augenblick des Auftretens an metallophil waren, gleichzeitig aber keine Vitalspeicherung zeigten. Da echte Lymphocyten stets metallophob sind, schließt MARSHALL, daß es sich bei den beobachteten lymphoiden Zellen nicht um Lymphocyten gehandelt haben kann. MARSHALL hält daher die lympho-histiocytäre Entwicklung für unwahrscheinlich.

3. Im Bindegewebe und besonders in den perivasculären Bezirken kommen kleine Rundzellen vor, die nach FEYRTER[5] eindeutige Plasmafortsätze aufweisen und somit die Bezeichnung „Reticulumzellen" verdienen. ROHR[6] hat die gleichen Zellen im Knochenmark als lymphoide Reticulumzellen beschrieben. Diese sind im lufttrocknen Ausstrich oft nicht von Lymphocyten zu unterscheiden. Sie lösen sich bei entsprechendem Reiz aus dem Verband ab und entwickeln sich unter anderem in Makrophagen weiter. Es ist naheliegend, die Rebuckschen Rundzellen als solche abgelöste lymphoide Reticulumzellen und nicht als hämatogene Lymphocyten anzusehen. Eine solche Interpretation wird durch folgende Beobachtungen gestützt:

a) DOWNEY[7] stellte die lymphocytogene Makrophagenbildung nur in Peritoneum, Haut und anderen Orten fest, während sie in Lymphknoten nicht oder nur in ganz geringem Umfang erfolgte. DOWNEY erklart diesen Unterschied damit, daß im Lymphknoten reichlich phagocytosebereite Reticulumzellen vorhanden seien, die an anderer Stelle nur in kleiner Zahl vorkamen. Ob diese Begrundung wirklich ins Schwarze trifft, erscheint uns sehr fraglich. Wir möchten eher annehmen, daß der echte Lymphocyt nicht die gleichen prospektiven Potenzen besitzt wie die lymphoide Reticulumzelle.

b) TANAKA[8] untersuchte die Makrophagen verschiedener Regionen mit dem Elektronenmikroskop und fand in Haut und Omentum majus kleine Rundzellen, die sich in große funktionierende Histiocyten weiterentwickelten. Diese lymphoiden Zellen waren von Lymphocyten einwandfrei zu unterscheiden: Sie waren großer, zeigten eine starkere Kernpolymorphie sowie eine kleinere Zahl von Palade-Partikeln und ovalen Granula.

c) Wir reproduzierten zusammen mit BARTH[9] die Rebuckschen Hautexperimente und werteten die 2stundlich abgenommenen Deckglaser quantitativ aus. Dabei ergab sich ein zweimaliger steiler Anstieg der Makrophagen zusammen mit einer Vermehrung der Rundzellen. Die beiden Makrophagengipfel lagen etwa in der 14. und der 32. Std nach Versuchsbeginn. Dieses synchrone rhythmische Verhalten spricht u. E. eher für den gesetzmaßigen Ablauf von Zellteilungen als fur eine phasische Ausschwemmung.

d) Wir fanden — ebenso wie LUDERITZ[10] — nach Injektion von Tusche in den Lymphknoten etliche speichernde lymphoide Rundzellen, deren Kernstruktur meist deutlich reticular war, deren Große aber mit der von jungen Lymphocyten ubereinstimmte oder diese gering übertraf. Diese speichernden Zellen fassen wir daher als lymphoide Reticulumzellen auf. Eine Phagocytose von Tusche in *sicheren* Lymphocyten konnten wir dagegen nicht beobachten.

---

[1] Zum Beispiel SEEMANN 1930, ROHR 1957, MASSHOFF u. FROSCH 1958, auch OTANI 1958, GOWANS 1959.

[2] KARMALLY 1929, EBERT, SANDERS u. FLOREY 1940, RICHTER 1958, TROWELL 1958a.

[3] 1958a.   [4] 1956.   [5] 1952, 1954.   [6] 1949 und fruher.   [7] 1955.   [8] 1958.

[9] BARTH 1958, LENNERT 1960.   [10] 1957b.

Nach diesen Befunden und Überlegungen erscheint es uns *sehr unwahrscheinlich*, daß die Lymphocyten zur Makrophagenbildung fähig sind. Auf keinen Fall werden hierfür die kleinen alten Lymphocyten herangezogen; wenn überhaupt Lymphocyten in Histiocyten übergehen, könnten es nur die jungen Lymphocyten der Klasse K $^1/_4$ sein. Wir sehen daher die Theorie von TROWELL[1], wonach der Lymphocyt als „Taschenausgabe" eines (potentiellen) Makrophagen im Blute kreise, als noch unbewiesen an und halten weitere Untersuchungen mit neuen Methoden für angezeigt.

Zu 2. **Der Zusammenhang mit der Antikörperbildung.** Nach den unten zitierten Untersuchungen besteht kein Zweifel daran, daß die *serologisch nachweisbaren* spezifischen Antikörper des Blutes in den Plasmazellen und ihren Vorstufen entstehen. Die Bildung dieser Antikörper scheint an die Entwicklung des elektronenoptisch nachgewiesenen Ergastoplasmas geknüpft zu sein, das bisher nur in Plasmazellen, nicht dagegen in Lymphocyten gefunden wurde. Auch die allmähliche Ausbildung eines Ergastoplasmas in Lymphocyten, die einer Plasmazellenentstehung aus Lymphocyten gleichkäme, wurde bisher nicht beobachtet. Außerdem konnte FUJI[2] mit dem Hämagglutinationstest zeigen, daß nur in Plasmazellen, nicht dagegen in Lymphocyten *antikörperhaltige* γ-Globuline vorkommen. Danach *scheint der Lymphocyt nicht die serologisch nachweisbaren Antikörper hervorzubringen*, jedenfalls gibt es keine stichhaltigen Beweise dafür.

Dagegen scheint es möglich, daß die Lymphocyten, und zwar speziell die Pulpalymphocyten, mit den *sessilen* Antikörpern beladen sind[3]. Diese werden vielleicht in den Vorstufen der Pulpalymphocyten, den basophilen Stammzellen, gebildet und den ausgereiften Formen mit auf den Weg gegeben. Dafür sprechen tierexperimentelle und klinische Beobachtungen.

Nach CHASE[4] soll sich mit Milz- und Lymphknotenzellen die Allergie vom Tuberkulintyp übertragen lassen. Allerdings bestanden die geprüften Zellen nicht nur aus Lymphocyten, sondern enthielten auch etliche reticulo-histiocytare Formen. Auch die folgenden Experimente von FAVOUR und seinem Arbeitskreis[5] sowie von WIEDERMANN u. Mitarb.[6] wurden nicht mit reinen Aufschwemmungen von Lymphocyten durchgeführt. FAVOUR u. Mitarb.[5] fanden, daß in der Euglobulinfraktion des Blutplasmas ein thermolabiler Faktor vorhanden ist, der für die Auslösbarkeit der Tuberkulinreaktion verantwortlich zu sein scheint. Sie folgern dies unter anderem aus der Beobachtung, daß der Plasmafaktor — in Anwesenheit von Tuberkuloprotein und Komplement — in vitro einen hohen Prozentsatz von Lymphocyten und Granulocyten tuberkulosekranker Menschen auflost, während bei Gesunden ein Effekt ausbleibt. Sie konnten weiterhin zeigen, daß der Plasmafaktor in vitro langsam aus den Lymphocyten tuberkulin-positiver Menschen freigesetzt wird und in Granulocyten nicht vorkommt. Sie leiten daher den „sessilen Antikörper" aus den Lymphocyten ab. WIEDERMANN u. Mitarb.[6] konnten die Hautempfindlichkeit gegen Tularamie mit „Lymphocyten" auf andere Patienten übertragen.

MACHER[7] erzeugte bei Meerschweinchen mit Dinitrochlorbenzol ein allergisches Ekzem und fand in den regionaren Lymphknoten eine starke Vermehrung der basophilen Stammzellen, der ein langdauernder Anstieg der Pulpalymphocyten folgte. Durch Aufschwemmungen von Lymphknotenzellen und von Blutlymphocyten ließ sich die Allergie auf nichtsensibilisierte Tiere ubertragen. MACHER folgert aus seinen Experimenten, daß die basophilen Stammzellen die sessilen Antikorper bilden und an ihre Tochterzellen weitergeben.

Bei Agammaglobulinämie fehlen Plasmazellen und serologisch faßbare Antikorper, dagegen scheinen die sessilen Antikorper unverandert gebildet zu werden. So fanden BARANDUN u. Mitarb.[8], daß nach Pockenrevaccination eine deutliche Immunreaktion der Haut auftritt, wogegen keine humoralen Antikörper im Blut nachgewiesen werden konnen. Vielleicht bilden die sessilen Antikorper — trotz des Fehlens von γ-Globulinen — einen genügenden Schutz gegen tuberkulose oder Virusinfektionen. Umgekehrt ist vielleicht die Zerstorung der Pulpa-

---

[1] 1958a, b.   [2] 1958.   [3] BRAUNSTEINER, PAERTAN u. THUMB 1958.   [4] 1945.
[5] FAVOUR 1947, FREMONT-SMITH u. FAVOUR 1948, MILLER, FAVOUR, WILSON u. UMBARGER 1949, MILLER, VAUGHAN u. FAVOUR 1949, MILLER u. FAVOUR 1951.
[6] WIEDERMANN, THUMB, PAERTAN u. BRAUNSTEINER 1958.   [7] 1958.
[8] BARANDUN, HUSER u. HÄSSIG 1958.

lymphocyten, welche die sessilen Antikorper enthalten, durch Cortison der Grund dafür, daß im Verlaufe der Behandlung mit Nebennierenrindenhormonen vernarbte tuberkulose Herde wieder aufbrechen und zu foudroyanten Allgemeininfektionen führen können.

Im Zusammenhang mit Antikörperbildung und -transport verdient das Verhalten der azurgranulierten Lymphocyten bei Infekten Beachtung[1]. Nehmen doch diese durch ihre Granulation markierten Zellen zugleich mit Immunisierungsvorgängen zu (s. S. 73).

Über die Art der Beziehung zwischen Lymphocyten und Antikörperbildung gibt es noch einige Vorstellungen, allerdings von mehr oder weniger spekulativem Charakter:

EHRICH[2] stellt die Theorie zur Diskussion, wonach die Lymphocyten vielleicht bei der Erzeugung eines „Organisators" der Antikörperbildung mitwirken. Er halt es für denkbar, daß das Antigen zusammen mit einem Co-Faktor der Lymphocyten als „Organisator" das Mesenchym induziert, antikörperbildende Plasmazellen entstehen zu lassen.

Nach HAMILTONS[3] *Re-utilisations-Theorie* werden die Nucleinsäuren oder Nucleoproteide der untergehenden Lymphocyten immer wieder verwendet und stellen somit ein Nucleinsauredepot des Organismus dar. Diese Nucleinsauren dienten als Matrizen für die Bildung von spezifischen Proteinen, auch von Antikorperproteinen. Die zahlreichen Variationsmöglichkeiten des Nucleinsaureaufbaues erlaubten die Pragung einer Unzahl verschiedenartiger Antikorper. Die einmal gebildeten spezifischen Nucleinsauren stunden dem Organismus zeitlebens zur Verfügung und ermoglichten jederzeit die erneute Bildung spezifischer Antikörper gegen fruher durchgemachte Infektionen.

BURNET[4] stellt neuerdings in seiner „*Clonal-Selection-Theory*" den Lymphocyten in den Mittelpunkt der Antikörperbildung. Der Lymphocyt sei Träger der genetischen Information fur die Antikorper-Spezifitat und potentielle Vorstufe der (antikörperbildenden) Plasmazellen.

Schließlich ist zu erwahnen, daß GRUNDMANN[5] auf Grund seiner Rattenversuche die Möglichkeit erwagt, daß vielleicht unspezifische Antikörper vom Typ des Properdins in den Pulpalymphocyten gebildet werden konnten.

Zu 3. **Die trephocytische Funktion.** Die Möglichkeit, daß den Lymphocyten eine trephocytische Funktion zukomme, wurde vor Jahrzehnten wiederholt geäußert, speziell nach Beobachtungen an Gewebekulturen[6]. Man nahm an, daß die Lymphocyten wichtige Substanzen für die Zellteilung bereitstellten. In den letzten Jahren wurde diese Möglichkeit wieder lebhaft diskutiert. So kamen HUMBLE, JAYNE und PULVERTAFT[7] nach Untersuchungen in der Gewebekultur zu der Ansicht, daß die Lymphocyten gewisse Substanzen an schnell wachsende Zellen übermitteln.

HUMBLE, JAYNE u. PULVERTAFT[7] züchteten Lymphknotengewebe in flüssigem Medium und konnten daher die Bewegung der Zellen besonders gut beobachten. Dabei fanden sie eine bemerkenswerte Affinität der Lymphocyten zu Tumorzellen verschiedener Art und zu Megakaryocyten: Die Lymphocyten umkreisen die Tumorzellen, haften an ihrer Oberfläche oder dringen in sie ein, ohne daß Wirtszelle oder Lymphocyten dabei Schaden nehmen. Wenn sich eine Tumorzelle oder auch eine nichtneoplastische Zelle, z. B. ein Megaloblast, zur mitotischen Teilung anschicken, wird jeweils ein Lymphocyt angelockt, und zwar bis zu einer Entfernung von $100\,\mu$. Dieser Lymphocyt wartet dann an der Stelle, wo sich das Plasma durchschnuren wird, bis die Tochterzellen nur noch mit einer schmalen Plasmabrücke verbunden sind. Die Plasmabrücke wird dann von dem Lymphocyten „durchschnitten", indem er sich zwischen die beiden Tochterzellen hindurchschiebt und sie sozusagen abnabelt. Dieses Phanomen wurde von den Autoren haufig gesehen und auch gefilmt, so daß Zufall ausgeschlossen erscheint. HUMBLE u. Mitarb. folgern aus ihren Versuchen, daß der Lymphocyt eine mobile Quelle von Enzymen und Metaboliten sei, die besonders von den schnell wachsenden und sich teilenden Zellen in Anspruch genommen wurden. Hiernach kame dem Lymphocyten beim Carcinom keine Abwehrfunktion[8], sondern eine fordernde Wirkung zu.

RICHTER[9] fand eine bemerkenswerte Assoziation von hypertrophierten Reticulumzellen und Lymphocyten in Lymphknotenkulturen und hält danach auch eine cytotrophe Funktion der Lymphocyten für möglich.

---

[1] BEGEMANN 1953, ALTUNIÇ 1955, CLEMENÇON 1959. [2] 1955.
[3] 1954, 1956, 1957, 1958, vgl. auch HILL 1959. [4] 1959. [5] 1958 c.
[6] BRISTOL 1919, CARREL 1924, weitere Lit. bei KELSALL u. CRABB 1959.
[7] 1956, auch PULVERTAFT 1959. [8] MURPHY 1926. [9] 1958.

Endlich wurde vermutet, daß die Proteine und vor allem die Nucleinsäuren der untergehenden Lymphocyten zum Neuaufbau von Zellen verwendet werden könnten und daß somit die Lymphocyten ein Eiweiß- und/oder Nucleinsäure-Depot des Organismus darstellten[1]. Dafür setzen sich vor allem KELSALL und CRABB[2] in ihrer jüngst erschienenen Monographie „Lymphocytes and mast cells" lebhaft ein. Sie glauben, daß die Nucleoproteine in den Lymphocytenvorstufen („große Lymphocyten") gebildet und in den reifen Lymphocyten „gespeichert" werden, um bei Bedarf an die eiweißbildenden Zellen herangeführt zu werden. Durch Diffusion, Knospung oder Cytolyse würden die Nucleoproteide bzw. ihre Bausteine (unter anderem die Aminosäuren des Histoneiweißes) aus den Lymphocyten freigesetzt und zum erneuten Einbau zur Verfügung gestellt.

Hierher gehört wohl auch noch die Theorie von HOLMAN[3], wonach die Lymphocyten im wesentlichen als potentielles Reservoir für die anaerobe Glykolyse dienten. HOLMAN[3] schließt dies aus der Beobachtung, daß der Glucose- und CO_2-Gehalt einer lympheartigen Flüssigkeit bekannter Zusammensetzung während der Durchströmung des Lymphknotens erheblich reduziert wird.

Zu 4. Die zellbildende Funktion. Obwohl in England und Amerika große Anstrengungen gemacht wurden, die Weiterentwicklung von Lymphocyten in andere Zellformen des Blutes und der blutbildenden Organe zu zeigen, scheint ein schlüssiger Beweis hierfür noch nicht erbracht zu sein. Wir haben dies für die lymphohistiocytäre und die lymphoplasmacelluläre Entwicklung bereits ausgeführt. Auch die Bildung der myeloischen Zellen aus Lymphocyten, für die sich YOFFEY[4] nachdrücklich einsetzt, ist bislang keineswegs erwiesen.

Die zellbildende Pluripotenz der Lymphocyten wird auch durch die Untersuchungen von BOND u. Mitarb.[5] in Frage gestellt: BOND u. Mitarb.[5] fanden, daß radioaktives H[3]-Thymidin von den Blutlymphocyten nicht aufgenommen wird. Die Blutlymphocyten scheinen also — im Gegensatz zu teilungsfähigen Zellen — Desoxyribonucleinsäure nicht aktiv zu synthetisieren. Dagegen kommen im Blut des gesunden Menschen vereinzelt mononucleäre Zellen vor, die H[3]-Thymidin in ihre Desoxyribonucleinsäure einbauen. Sie stammen — wenigstens großenteils — aus dem lymphatischen Gewebe. BOND u. Mitarb.[5] vermuten wohl mit Recht, daß die markierten Zellen als die pluripotenten Zellen des Blutes aufzufassen sind. Wir ersehen aus diesen Untersuchungen erneut, wie vorsichtig man Schlüsse beurteilen muß, die aus dem Verhalten von „reinen" Lymphocytenaufschwemmungen des D. thoracicus oder des Blutes gezogen werden. Die „Agranulocyten" des Blutes sind eine heterogene Population; sie enthalten Zellen der Lymphopoese, der Plasmocytopoese, des reticulohistiocytären Systems („Monocyten") sowie undifferenzierte teilungsfähige Zellen.

Weitere anregende Spekulationen über die vermutliche Lymphocytenfunktion s. bei PULVERTAFT[6].

Die Plasmazellen und ihre Vorstufen

Die Berechtigung zur Unterscheidung von 2 Plasmazellarten

Im Lymphknoten kommt eine Plasmazellart vor, die man im Knochenmark nicht findet. Diese Lymphknoten-Plasmazelle wurde zuerst von MOESCHLIN[7] nach Ausstrichpräparaten von Rubeola-Kranken beschrieben und als „lymphatische

---

[1] HAMILTON 1957, 1958, REBUCK, MONTO, MONAGHAN u. RIDDLE 1958.
[2] 1959, auch 1958.   [3] 1955.
[4] YOFFEY, HANKS u. KELLY 1958 und früher.
[5] BOND, FLIEDNER, CRONKITE, RUBINI, BRECHER u. SCHORK 1959.
[6] 1959.   [7] 1941, 1947.

Plasmazelle" von den plasmacellulären Reticulumzellen des Knochenmarks, die man auch als reticuläre Plasmazellen bezeichnen kann, abgegrenzt. Inzwischen fand man, daß im lymphatischen Gewebe nicht nur die lymphatische, sondern auch die reticuläre Form der Plasmazelle vorkommt.

Nach unseren vergleichenden Untersuchungen von Schnitt und Ausstrich können wir die Moeschlinsche Konzeption bestätigen: Es gibt sicher 2 Plasmazellarten im Lymphknoten. Der wesentliche Unterschied besteht aber nicht in der

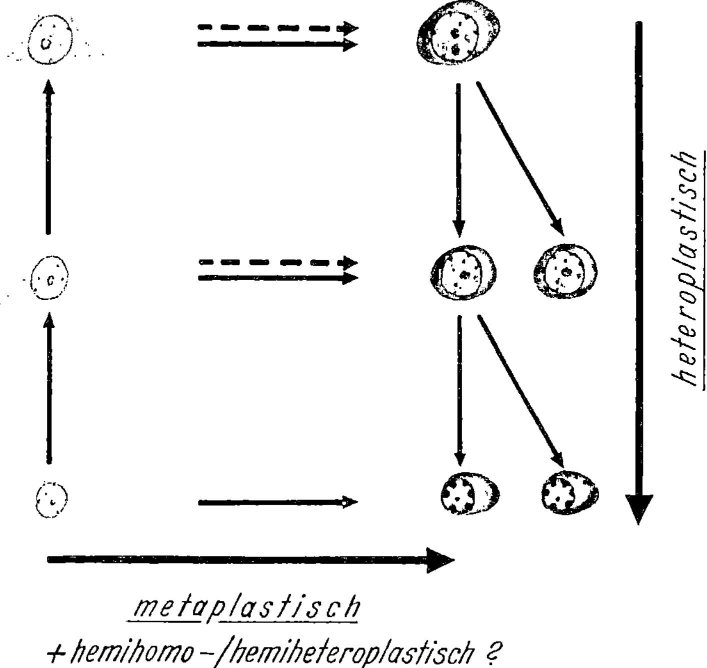

Abb. 35. Die Entstehungsweisen der Plasmazellen. Durch heteroplastische Teilung entsteht die „lymphatische" Plasmazelle aus Plasmoblasten und Proplasmazellen (rechts, senkrecht). Die Plasmoblasten und Proplasmazellen werden entweder metaplastisch (——>) oder hemihomo-hemiheteroplastisch (- - ->) aus den großen bzw. mittleren Reticulumzellen gebildet (oben und Mitte quer). Durch metaplastische Umwandlung der kleinen Reticulumzelle entsteht die „reticuläre" Plasmazelle (unten quer)

Morphologie der reifen Plasmazelle — beide reifen Plasmazellarten gleichen einander weitestgehend —, sondern in der Entstehungsweise. Die sog. *lymphatischen Plasmazellen* gehen *heteroplastisch* aus größeren Vorstufen (Proplasmazellen, Plasmoblasten) und diese wiederum (metaplastisch? hemihomo-hemiheteroplastisch?) aus mittleren bzw. großen Reticulumzellen hervor. Die sog. *reticulären Plasmazellen* entwickeln sich unmittelbar *metaplastisch* aus der kleinen lymphoïden Reticulumzelle, wie dies ROHR[1] im Knochenmark zeigen konnte. Besondere Vor- und Zwischenstufen gibt es hier also nicht, sondern die kleine Reticulumzelle bildet in ihrem Plasma basophile Substanzen (Ribosenucleoproteide) aus, der Kern schwillt gleichzeitig auf das $1^1/_2$fache Volumen an.

Von *heteroplastischer* Bildung sprechen wir dann, wenn aus der Mitose der Mutterzelle 2 Tochterzellen von halbem Kernvolumen hervorgehen, die sich in eine von der Mutterzelle abweichende Richtung differenzieren und dabei ihr Kernvolumen wieder verdoppeln oder beibehalten. Bleibt das Kernvolumen halbiert, so kann man mit WEICKER[2] von *Succedan-* oder *aplastischer Teilung* sprechen.

---

[1] 1949 und früher. [2] 1957.

Unter *metaplastischer* Bildung verstehen wir die unmittelbare Umwandlung einer Zellform in die andere, ohne daß eine Teilung dazwischen liegt. Dies ist also der entsprechende Vorgang an der Einzelzelle, den der Begriff „Metaplasie" auch für die gewebliche Formveränderung umschreibt[1]. Als Ausgangszellen kommen wohl nur undifferenzierte Formen — in der Hauptsache Reticulumzellen — in Frage; d. h. es handelt sich um den Vorgang, den man als „indirekte Metaplasie" bezeichnet[2].

Bei der *homoplastischen* Regeneration entstehen aus den sich teilenden Zellen wiederum 2 gleichartige und gleich große Tochterzellen.

Die *hemihomo-hemiheteroplastische* Teilung läßt aus der Mutterzelle 2 Zellen von je halbem Kernvolumen entstehen, die beide ihr Kernvolumen wieder verdoppeln. Dabei behält die

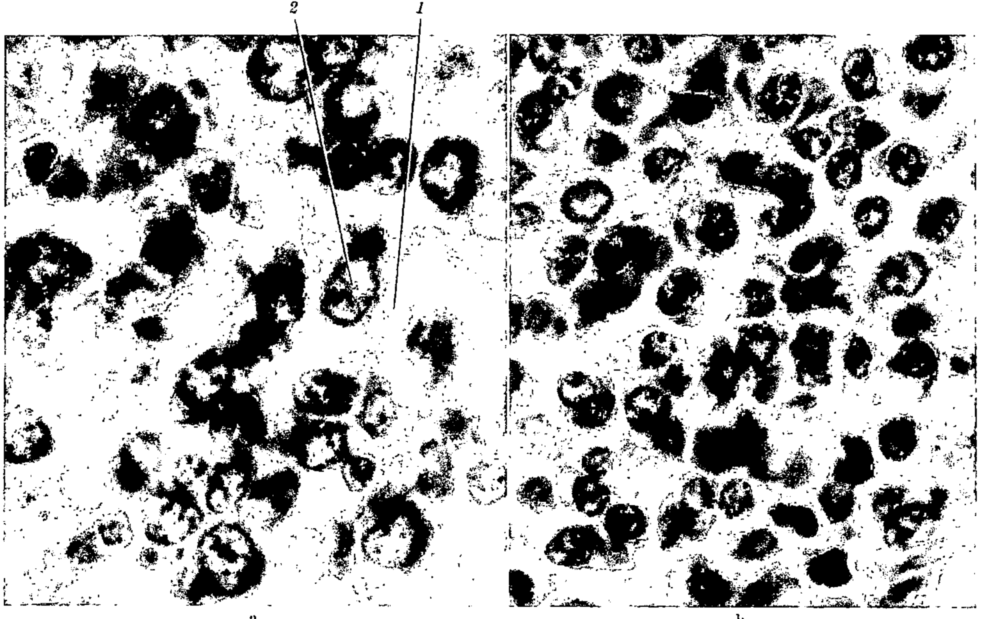

Abb. 36a u. b. „Lymphatische" und „reticuläre" Plasmazellen. a „Lymphatische" Plasmazellen verschiedener Reifestufen. Die mit *1* u. *2* bezeichneten Zellen sind vermutlich das Ergebnis einer hemihomo-hemiheteroplastischen Teilung. Sie liegen parallel nebeneinander und besitzen gleich große und sehr ähnliche Kerne. Die rechte Zelle (*1*) stellt eine aktive Reticulumzelle, die linke (*2*) einen Plasmoblasten dar. Pfeiffersches Drüsenfieber. Azur-Eosin 1250×. b Rasen von „reticularen" Plasmazellen. Eintoniges Bild! Lipomelanotische Reticulocytose. H.E., 1250×

eine Zelle alle Eigenschaften der Mutterzelle bei, während die andere Tochterzelle in einer anderen Richtung ausdifferenziert. Bleibt die Verdopplung des Kernvolumens bei dieser Tochterzelle aus, so spricht WEICKER[3] von *hemihomo-(hemi-a-)plastischer Teilung*.

Die unmittelbar metaplastische Genese nimmt AMANO[4] für *alle* Plasmazellen an und lehnt die heteroplastische Entstehung aus Übergangszellen und Plasmazellvorstufen[5] nachdrücklich ab. Nach seiner Ansicht ist die Ausgangszelle auch nicht als lymphoide Reticulumzelle im Sinne von ROHR[6] aufzufassen, sondern als Adventitiazelle. Dieser Widerspruch ist nur scheinbar, weil ROHR[6] die Adventitiazelle als Prototyp der lymphoiden Reticulumzelle ansieht. Auch ist eine morphologische Unterscheidung beider Zelltypen bislang nicht möglich. Die Ansichten von ROHR und AMANO unterscheiden sich also nur in der Nomenklatur, nicht in der Sache. Beide treten, wie auch zahlreiche andere Autoren[7], für die direkt-metaplastische Plasmazellen-Genese ein. Wir können aber nicht mit AMANO[4] einiggehen, wenn er *nur* diese Entstehungsweise der Plasmazellen gelten läßt. Man sollte die gründlichen und vielfach bestätigten Untersuchungen

---

[1] DIETRICH 1937 u. a.   [2] LETTERER 1959.   [3] 1957.   [4] 1957, 1958a, b.
[5] FAGRAEUS 1948.   [6] 1949 und früher, 1957.   [7] z. B. v. ALBERTINI 1957.

von Fagraeus[1] nicht so leicht abtun. Wir fanden jedenfalls in unseren karyometrischen, cytochemischen und cytologischen Untersuchungen bisher nur Bestätigungen für die doppelte Genese der Plasmazellen. Jüngst konnte diese auch elektronenoptisch im Tierversuch eindrucksvoll gezeigt werden. Stoeckenius[2] beobachtete, daß nach der Zweitinjektion von Salmonellen in der Kaninchenmilz die Plasmazellen auf zweierlei Weise entstehen:

Erstens entwickeln sich Plasmazellen aus Plasmoblasten, die wiederum aus großen Reticulumzellen und Übergangszellen in den Billrothschen Strängen entstehen (unsere „heteroplastische" Plasmazelle, Moeschlins „lymphatische Plasmazelle"). Dabei sind anfangs überwiegend Übergangszellen und Plasmoblasten mit zahlreichen Mitosen zu finden. Später sieht man fast nur noch reife Plasmazellen. Die Zahl der reifen Plasmazellen übertrifft die der vorher entstandenen Plasmoblasten erheblich, so daß ein heteroplastischer Bildungsweg anzunehmen ist.

Zweitens bilden sich die vorwiegend perifollikulär und perivasculär gelegenen, kleinen „dunklen" Reticulumzellen durch Entwicklung eines typischen Ergastoplasmas unmittelbar in Plasmazellen um, ohne daß irgendwelche Zwischenformen entstehen (unsere „metaplastische" Plasmazelle, die „reticuläre Plasmazelle" von Moeschlin und Rohr). Auf dem Höhepunkt der Plasmazellenentwicklung sind beide Zelltypen nicht mehr voneinander zu unterscheiden.

Daß es wirklich 2 Arten von Plasmazellen gibt, wird durch folgende Indizien weiter erhärtet:

1. Man findet im Lymphknoten einerseits Plasmocytosen, die aus „Reinkulturen" von reifen („reticulären") Plasmazellen bestehen, und Plasmocytosen mit zahlreichen Plasmazellvorstufen, die demnach dem lymphatischen Typ zuzuordnen wären. Die Plasmocytosen der ersten Variante entstehen sicherlich z. T. durch unmittelbare Umwandlung lymphoider Reticulumzellen, z. T. sind sie wohl auch als Ausreifungsstadien der zweiten Variante aufzufassen.

2. Die Plasmazellenleukämie kommt in 2 Varianten vor: Im ersten Falle ist der Ausgangspunkt meist das Knochenmark; die Lymphknotenbeteiligung erfolgt in der Regel spät und ist auch nur gering ausgeprägt. Die Plasmocytose erscheint hier monoton kleinzellig und besteht nur aus reticulären Formen. Im 2. Falle erkranken zuerst die Lymphknoten und zeigen eine polymorphe Proliferation, die sich aus großen Reticulumzellen, Proplasmoblasten, Plasmoblasten, Proplasmazellen und Plasmazellen zusammensetzt. Hier liegt also eine Neoplasie der lymphatischen Plasmazellen vor.

In der Literatur werden weitere Unterschiede von lymphatischen und reticularen Plasmazellen angeführt, die aber nicht genügend beweiskräftig erscheinen:

Nach elektronenmikroskopischen Untersuchungen[3] enthalten die reticularen Plasmazellen reichlich Ergastoplasma, die lymphatischen Plasmazellen von infektioser Mononucleose, Rubeola oder Hepatitis sollen frei von dieser Struktur sein[4]. Ob diese Angabe wirklich verwertbar ist, mochten wir bezweifeln, da die Unterscheidung von lymphatischen Plasmazellen und monocytoiden Formen im Elektronenmikroskop sicher noch Schwierigkeiten macht. Der Befund erscheint uns auch deshalb fragwürdig, weil die sonst auftretenden Blutplasmazellen, die ja auch vom lymphatischen Gewebe abgeleitet werden, sicher Ergastoplasma enthalten[5].

Sodann sollen die lymphatischen Plasmazellen bei Rubeola nicht die phasenmikroskopisch nachweisbaren Plasmagranula der reticulären Plasmazellen enthalten[6]. Vielleicht ist dieses abweichende Verhalten eine Frage der morphologischen Definition. Moeschlin[7] beschreibt als Blut-„Plasmazellen" auch unsere Plasmoblasten. Diese konnten aber auf Grund ihrer Unreife noch frei von phasenpositiven Granula sein. Außerdem ist der Unterschied nicht

---

[1] 1948.   [2] 1957b, 1958, Stoeckenius u. Naumann 1958.

[3] Braunsteiner, Fellinger u. Pakesch 1953, 1957, Bernhard, Haguenau u. Leplus 1955, Stoeckenius 1957b, 1958, Wellensiek 1957, Low u. Freeman 1958, Stoeckenius u. Naumann 1958, Miller 1959 u.a.

[4] Braunsteiner, Fellinger u. Pakesch 1957, Braunsteiner 1959a.

[5] Low u. Freeman 1958.   [6] Moeschlin 1949.   [7] 1941b, 1947.

einzusehen, da MOESCHLIN u. Mitarb.[1] ja die Granula nicht nur in den reticulären Plasmazellen des Menschen, sondern tierexperimentell in den heteroplastisch gebildeten Plasmazellen der Milz fanden, also in Zellen, die nach unserer Ansicht wesensmaßig als lymphatische Plasmazellen aufzufassen sind.

Endlich wird bei Vermehrung der lymphatischen Plasmazellen eine starkere γ-Globulinvermehrung des Blutes meist vermißt[2], während diese für die Proliferation reticulärer Plasmazellen charakteristisch ist.

Wir hegen nach all dem Gesagten keinen Zweifel, daß im Lymphknoten 2 Arten von Plasmazellen vorkommen. Es bleibt nur die Frage, wie wir die beiden Formen am besten bezeichnen. Die Differenzierung in lymphatische und reticuläre Plasmazellen ist insofern nicht ganz richtig, als ja im lymphatischen Gewebe beide Formen vorkommen. Man könnte allenfalls die Entstehungsart als Unterscheidungsmerkmal bei der Namengebung berücksichtigen und von heteroplastischen und metaplastischen Plasmazellen sprechen. Ich zweifle aber, ob sich diese Bezeichnungen einbürgern werden, und bleibe daher bei der geläufigen Benennung lymphatische und reticuläre Plasmazelle, auch wenn sie nicht ganz exakt ist.

Früher wurden nach SCHRIDDE[3] die Begriffe lymphocytäre und lymphoblastische Plasmazelle gebraucht[4], wobei man wohl die gleiche Unterscheidung treffen wollte: Die lymphocytäre Plasmazelle dürfte wohl der reticulären, die lymphoblastische Plasmazelle der lymphatischen Plasmazelle entsprechen.

In der 3. Auflage seiner Knochenmarks-Monographie schlägt ROHR vor, die reticulären Plasmazellen als *,,Gewebsplasmazellen"* von den lymphatischen Plasmazellen als den *,,Blutplasmazellen"* abzugrenzen; denn die reticularen Plasmazellen gelangten niemals ins Blut, wogegen die lymphatischen Plasmazellen bei vielen Erkrankungen im Blut gefunden würden. Dieser Vorschlag sollte ernsthaft geprüft werden.

Die Vorstufen der lymphatischen Form benennen wir auf Grund morphologischer und karyometrischer Kriterien als Proplasmazellen, Plasmoblasten und Proplasmoblasten.

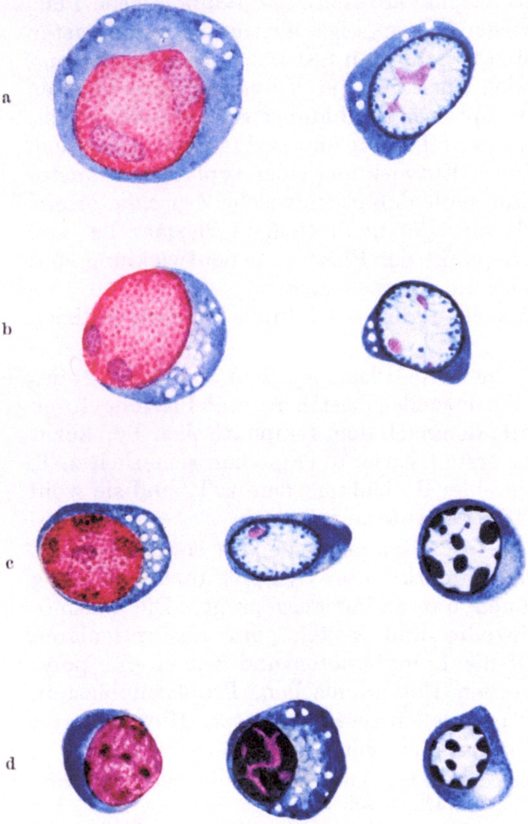

Abb. 37a—d. Die verschiedenen Formen und Entwicklungsstufen der Plasmazellen in Ausstrich und Schnitt. Links Ausstrich, rechts Schnitt. a Proplasmoblast. b Plasmoblast. Beide Zellen sind im Schnitt nicht von basophilen Stammzellen zu unterscheiden, im Ausstrich gelingt dies meist durch die stärkere Basophilie. c Proplasmazelle. Die Zelle rechts hat wohl das Kernvolumen der Proplasmazelle, die Kernstruktur spricht aber dafur, daß es sich um eine polyploide Plasmazelle handelt. d Plasmazelle. Links Prototyp der ,,lymphatischen" Plasmazelle, in der Mitte Prototyp der ,,reticularen" Plasmazelle im Ausstrich. Rechts typische ,,reticulare" Plasmazelle im Schnitt. Ausstrich: Pappenheim, 1250×. Schnitt: Azur-Eosin, 2000×

Wir sind uns aber auch hierbei bewußt, daß diese Namen zu einem grundsätzlichen Mißverständnis führen können: Es könnte bei der Postulierung einer solchen Entwicklungsreihe der Eindruck entstehen, als müßte sich jede Plasma-

---

[1] MOESCHLIN 1949, MOESCHLIN, PELAEZ u. HUGENTOBLER 1951, MOESCHLIN u. DEMIRAL 1952.   [2] MOESCHLIN 1947, ROHR 1960.   [3] 1907.   [4] ASCHOFF 1938.

zellvorstufe — unter Zwischenschaltung von Mitosen — in eine reife Plasmazelle ausdifferenzieren. Dies ist aber sicherlich nicht der Fall; denn man kann immer wieder pyknotische Plasmazellvorstufen finden, die nach Erfüllung ihrer Funktion bereits zugrunde gehen. Man sollte daher vielleicht besser von kleinen, mittleren und großen Plasmazellen anstelle von Plasmazellen, Proplasmazellen und Plasmoblasten sprechen. Wir vermeiden diese Bezeichnungen jedoch, um nicht weitere Verwirrung in die ohnehin schon namenreiche Nomenklatur zu bringen.

Morphologie im Ausstrich

Sämtliche Reifegrade der Plasmazellen sind durch ein tiefbasophiles Plasma ausgezeichnet, dessen Basophiliegrad von keiner anderen Zelle des Lymphknotens erreicht wird.

Als unreife Vorstufen der Plasmazellen sind die basophilen Stammzellen anzusehen, von denen ein Teil daher den Namen *Proplasmoblast* verdient. Diese Proplasmoblasten sind rein morphologisch kaum von den basophilen Stammzellen zu unterscheiden, allenfalls ist das Plasma basophiler. Wir sind aber von der Existenz dieses Zelltyps auf Grund unserer karyometrischen Untersuchungen überzeugt.

Der *Plasmoblast* besitzt einen mehr ovalen Kern mit einigen mittelgroßen bis großen blauen Nucleolen. Der Kern zeigt eine feinreticuläre Chromatinstruktur und liegt oft exzentrisch. Dabei steht die Kernachse meist senkrecht zur Plasma-(Zell-)Achse[1]. In dem ziemlich breiten, dunkelblauen Plasma sieht man oft kleine Vacuolen.

Die *Proplasmazelle* entspricht der sog. Türkschen Reizform. Sie enthält einen runden, oft zentral gelegenen Kern mit grobreticulärem bis schelligem Chromatin. Nucleolen sind im Ausstrich nur manchmal zu finden, sie sind klein und blau gefärbt. Das Plasma erscheint relativ schmal bis mäßig breit.

Die *Plasmazelle* besitzt einen exzentrisch gelegenen, runden Kern mit klumpigem Chromatingerüst. Nucleolen sind im allgemeinen nicht zu sehen. Das Plasma der lymphatischen Form ist stets stark basophil und manchmal schmäler als das des reticulären Typs. Dieser zeigt gelegentlich eine geringere Basophilie (Übergang zur lymphoiden Reticulumzelle!), einen grobreticulären Kern und bisweilen eine perinucleäre Aufhellung. In dieser Aufhellungszone liegt das Archoplasma (Golgi-Körper, Zentralapparat) samt den Centriolen. Eine Unterscheidung der ausdifferenzierten reticulären Plasmazelle von der lymphatischen Form ist in der Regel nicht möglich. Die Kriterien der Tabelle 7 sind daher nur als grobe Richtlinien anzusehen und nur mit aller Reserve anzuwenden.

Die lymphatische Plasmazelle unserer Definition darf nicht mit der sog. lymphatischen Plasmazelle von Undritz[2] verwechselt werden. Diese besitzt einen lymphocytaren Kern in einem schmalen, basophilen Plasma und ist nach Undritz als gealterter Lymphocyt anzusehen. Man sollte die Bezeichnung „Plasmazelle" daher fallen lassen und die Zelle — ihrem Wesen gemäß — dem lymphocytaren System zuordnen.

Über weitere morphologische Einzelheiten der Plasmazellreihe unterrichtet die Tabelle 7. Im übrigen sind noch die folgenden Besonderheiten bemerkenswert.

Nucleolen sind im Ausstrich nicht so leicht zu erkennen wie im Schnitt. Und auch hier ist wegen der beträchtlichen Nucleolen-Basophilie oft die Unterscheidung von Chromatinbrocken nicht einfach. Über Nucleolenzählungen s. S. 324.

Unter den unreifen Vorstufen sieht man reichlich Mitosen, die nach Tischendorf[3] Megaloblastenmitosen sehr ähnlich sind. Die reife reticuläre Plasmazelle teilt sich vorwiegend amitotisch, wodurch mehrkernige Zellen

---

[1] Siehe auch Bessis 1954.   [2] 1952.   [3] 1951.

Tabelle 7. *Plasmazellen und Vorstufen: Morphologie im Ausstrich, Karyometrie im Schnitt, Cytochemie*

	Plasmoblast	Proplasmazelle	Lymphatische Plasmazelle	Reticulare Plasmazelle
Zellgröße in μ . . .	15—21	12—18	9—13	10—20
Kerngröße in μ . . .	13—16	10—13	7—11	8—12
Kern				
Lage	etwas exzen-trisch	zentral oder exzentrisch	etwas exzen-trisch	stark exzen-trisch
Form	vorwieg. oval	rundlich	rund	rund
Chromatin	fein reticulär (wie Megalobl.)	mäßig grob. dicht	grobschollig, dicht	grob reticulär bis grobschollig
mehrkernig . . .	Ø	Ø	Ø	relativ häufig
Nucleolen				
Zahl	2—5(—7)	1—3	Ø	selten 1—2
Größe	mittel bis groß	klein	—	klein
Farbe	blau	blau	—	blau
Deutlichkeit . . .	+	±	—	selten +
Plasma				
Breite	mäßig breit	rel. schmal bis mäßig breit	schmal bis mäßig breit	*breit*
Farbe	*tief dunkelblau*	*tief dunkelblau*	*tief dunkelblau*	*mäßig* bis tief-dunkelblau
Begrenzung . . .	scharf	scharf	scharf	scharf
Vacuolen	gel. einige	gel. einige	gel. einige	häufiger +
Azurgranula . . .	Ø	Ø	Ø	gel. +
Perinuclearer Hof .	Ø	Ø	Ø ?	manchmal +
Kernvolumen . . .	204 μ^3	102 μ^3	51 μ^3	51 μ^3
Kernklasse n. JACOBJ	K 1 $^1/_2$	K $^3/_4$	K $^3/_8$	K $^3/_8$
Cytochemie				
PAS	±	±	meist +	meist +
Sudanschwarz . .	Ø	Ø	Ø	Ø
Fermente	Ø	Ø	Ø	Ø

entstehen (s. unter „Riesenzellen"). Doch sieht man auch Plasmazell-Mitosen und bisweilen -Endomitosen, die zu polyploiden Kernen führen. Solche polyploiden Kerne unterscheiden sich von Plasmoblasten durch ihr grobes Chromatingerüst. Gelegentlich kommen Plasmazellen mit gelappten und kleeblattartigen Kernen vor. Die Kernsegmente bleiben hierbei meist durch feine Fäden miteinander verbunden (Abb. 38p).

Das Plasma der (reticulären) Plasmazellen zeigt im Pappenheim-Ausstrich ausnahmsweise einen rötlichen Farbton; man spricht dann von „flammenden" Plasmazellen[1]. Diese Rotfärbung soll daher rühren, daß das Plasma aus 2 Komponenten besteht: Aus einer blaufärbbaren Komponente, die histochemisch als Ribonucleoproteid-Gemisch identifiziert werden konnte, und aus einer roten, metachromatisch gefärbten Komponente, die PEARSE[2] als Mucoproteid ansieht.

Im Plasma aller Reifestufen kommen oft zahlreiche, kleine *Vacuolen* vor. Diese sind mit HECKNER[3] und JESCHAL[4] wohl als große Mitochondrien aufzufassen. Daneben beobachtet man in reifen Plasmazellen bisweilen einzelne große „Plasmalöcher", die im Phasenkontrastmikroskop ähnlich aussehen wie die Glanzkörner der Lymphocyten (s. S. 76). Endlich findet man in reifen Plasmazellen manchmal

---

[1] UNDRITZ 1952.   [2] 1949.   [3] 1954.   [4] 1954.

große, unregelmäßige Plasmavacuolen. Nach den elektronenmikroskopischen Untersuchungen von STOECKENIUS[1] sind diese unregelmäßigen, großen Vacuolen als erweiterte Paladesche Zisternen des Ergastoplasmas zu deuten, während die kleinen Vacuolen auch elektronenoptisch als Mitochondrien gelten dürfen.

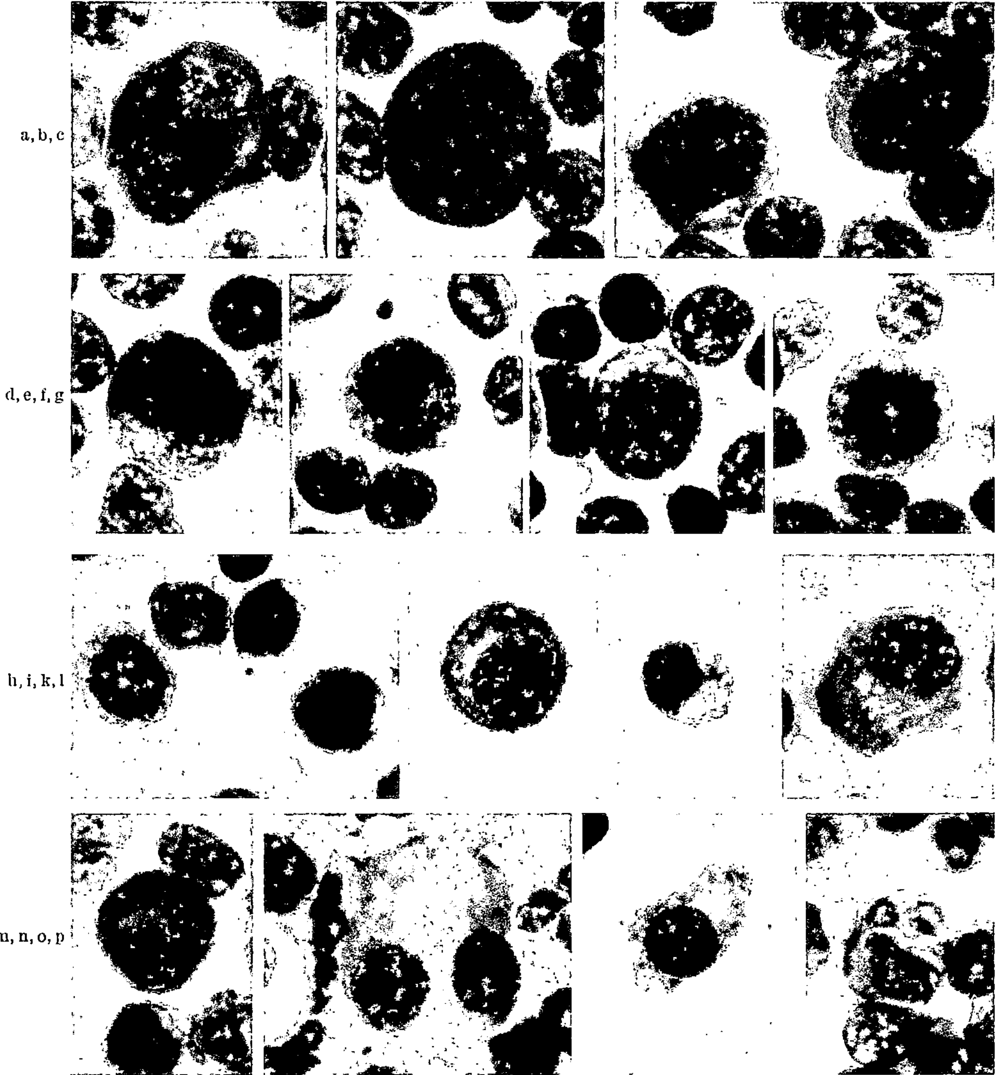

Abb. 38a—p. Die Plasmazellen und ihre Entwicklungsstufen im Ausstrich. a u. b Proplasmoblasten. Tiefbasophiles Plasma. Sehr große blaue Nucleolen. c u. d Plasmoblasten. Ovale Kerne. Vacuolen im basophilen Plasma. e u. f Proplasmazellen. Zum Teil bereits klumpiges Chromatin. g Proplasmazellen-Mitose. h „Lymphatische" Plasmazelle (links). i—m Reife Plasmazellen. k Vacuolisierte lymphatische Plasmazelle (Zwergform) im Blut bei Pfeifferschem Drüsenfieber. l u. m Typische „reticulare" Plasmazellen n Zweikernige reticulare Plasmazelle im Sternalpunktat. o Nicht näher zu definierende reife Plasmazelle. p Untergehende Plasmazelle mit Segmentierung des Kernes. Pappenheim. 1250×

Vielleicht stellen die kleinen Plasmavacuolen — oder ein Teil davon — das negative Äquivalent der phasenmikroskopisch nachgewiesenen dunklen Plasma-

---

[1] 1957b, 1958, STOECKENIUS u. NAUMANN 1958.

tropfen[1] dar. Beide werden als Ausdruck einer sekretorischen Zelltätigkeit aufgefaßt[2]. Die großen, unregelmäßigen Vacuolen dürften dagegen ein Zeichen von Alterung sein. Literatur über die Bedeutung der Plasmavacuolen s. bei EHRICH[3].

Bisweilen kommen in den reifen Plasmazellen *Eiweißeinschlüsse* vor. Diese färben sich sämtlich im Pappenheim-Präparat hellrot bis rotviolett an und werden großenteils bei der Weigertschen Fibrinfärbung blau dargestellt. Man deutet sie als Zeichen einer Sekretverhaltung der Plasmazellen[4].

Nach Pappenheim-Ausstrichen[5], elektronenoptischen[6] und phasenkontrastmikroskopischen[7] Untersuchungen sind 3 Arten von Eiweißeinschlüssen zu unterscheiden, die als Russellsche Körperchen, Mottsche Zellen und Eiweißkristalle in Erscheinung treten.

Die fein- bis grobtropfigen, stark fibrinpositiven Einschlüsse nennt STOECKENIUS[8] *Russellsche Körperchen* im Gegensatz zu den fibrinnegativen Zellen von ähnlichem Aussehen. AMANO[9] und HANAOKA[7] bezeichnen die gleichen Eiweißtropfen als „mitochondriale Russellsche Körperchen", weil sie nach elektronen- und phasenoptischen Untersuchungen aus den Mitochondrien entstehen. Diese Russellschen Körperchen erscheinen zuerst als kleine Eiweißkügelchen, nehmen allmählich an Größe zu und dellen schließlich den Kern von mehreren Seiten ein. Der Kern wird schließlich pyknotisch und geht zugrunde. Am Ende findet man große, von Plasma entblößte Eiweißkugeln frei im Gewebe liegen.

Die Zellen mit fibrinnegativen, nichtkristallinen Eiweiß-Einlagerungen nennt STOECKENIUS[8] in Anlehnung an französische Autoren[10] *Mottsche Zellen*, während AMANO[9] und HANAOKA[7] von „Russellschen Körperchen des endoplasmatischen Reticulums" sprechen. Die Eiweißablagerungen der Mottschen Zellen finden sich nämlich in den stark erweiterten Paladeschen Zisternen (Räume zwischen den Lamellen des rauhen endoplasmatischen Reticulums) und sind nach AMANO[11] und HANAOKA[7] unabhängig von den Mitochondrien. Man sieht sie häufig in der Milz von hochsensibilisierten Kaninchen[12]. Sie entsprechen wahrscheinlich den polymorphen, glasig-homogenen Eiweißbezirken, die KABELITZ[13] in den Knochenmarksplasmazellen beschrieben hat. Nach KABELITZ[13] entwickeln sich diese zuerst in den äußeren Abschnitten der Plasmazelle und treiben schließlich die Zelle stark auf, während der Kern vielfach pyknotisch wird. Sie kommen im Sternalpunktat viel häufiger vor als die kristallinen Ablagerungen[13]. Im Lymphknoten sieht man sie wesentlich seltener als die Russellschen Körperchen.

Die *kristallinischen Eiweißeinschlüsse*[14] füllen das Plasma oft vollkommen aus und ragen manchmal sogar weit über die Zellgrenze vor (s. Abb. 91). Sie zeigen verschiedenartige Gestalt. KABELITZ[13] fand nadelförmige, bananenartige, rechteckige und schmal-balkige Kristalle. Die Weigertsche Fibrinfärbung ist stets deutlich positiv.

Die *Unterscheidung der Plasmazellen* und ihrer Vorstufen von anderen Lymphknotenzellen ist relativ leicht: Ihr untrügliches Kennzeichen ist die starke Basophilie des Plasmas („Deckblau"). Insofern kommt nur eine Abgrenzung gegen andere basophile Zellen, speziell gegen die Germinoblasten und die basophilen Stammzellen, in Betracht. Der Plasmoblast zeichnet sich gegenüber den großen Germinoblasten durch ein breiteres, basophileres Plasma und blaue Nucleolen aus;

[1] MOESCHLIN 1949, JESCHAL 1953b u. v. a.   [2] BRASS 1943, MOESCHLIN 1949 u. a.
[3] 1956.   [4] EHRICH 1956, Lit., MARSHALL 1956, Lit.   [5] KABELITZ 1951, 1958a.
[6] STOECKENIUS 1957b, 1958, AMANO 1958a, b, Lit., STOECKENIUS u. NAUMANN 1958.
[7] HANAOKA 1958.   [8] 1957b, 1958, STOECKENIUS u. NAUMANN 1958.   [9] 1958a, b.
[10] Siehe BESSIS 1954.   [11] 1958b.   [12] STOECKENIUS u. NAUMANN 1958.   [13] KABELITZ 1958.
[14] MIBELLI 1889, FREIFELD 1913, DUBREUIL u. FAVRE 1921, MAXIMOW 1927, HETT 1937, HIRATA 1946, ZETTERGREN 1949, SELBERG 1950, KABELITZ 1951, 1958a, KANZOW 1951, JESCHAL 1953b, GRUNDNER-CULEMANN u. DIEZEL 1955, AMANO u. HANAOKA 1956, AMANO 1958a, b, HANAOKA 1958.

auch das Plasma der Proplasmazellen ist breiter als das der kleineren Germinoblasten. Die Grenze zwischen Plasmoblast/Proplasmoblast und basophiler Stammzelle ist fließend, die Unterscheidung gelingt — wenn überhaupt — nur durch die
stärkere Basophilie der Plasmazellvorstufen.

Morphologie im Schnitt

Auch im Schnitt sind die Plasmazellen und ihre Vorstufen die Zellen mit der
stärksten Basophilie. Der Grad der Basophilie läßt sich jedoch — vor allem im
formolfixierten Präparat — nicht so exakt bestimmen wie im Ausstrich. Insofern
ist die Unterscheidung der großen
Plasmazellvorstufen von basophilen Stammzellen nicht möglich, allenfalls auf Grund der
Lokalisation zu vermuten.

Die Plasmoblasten besitzen
mittelgroße bis große, basophile
Nucleolen und ein relativ grobes
Chromatingerüst, das bei der Aus-
reifung in Proplasmazellen weiter
vergröbert wird, während die
Nucleolen an Größe abnehmen.
Die Kerne der reifen Plasmazellen
zeigen dann dicke Chromatinbrocken. Diese sind in ziemlich
regelmäßigen Abständen an der
Kernmembran aufgereiht und
enthalten im Inneren jeweils
einen kleinen, bei der üblichen
Untersuchungstechnik kaum
sichtbaren Nucleolus[1].

Das Plasma der lymphatischen
Plasmazelle — etwa beim Pfeifferschen Drüsenfieber (s. Abb. 36) —
ist z. T. schmäler als das der
reticulären Form. Wenn die Plasmocytose länger besteht, gleicht
sich die Plasmabreite an die der
reticulären Plasmazellen an.

Cytochemische und spezielle cytologische Befunde

Die Plasmazellen wurden bereits mehrfach eingehend cytochemisch untersucht[2], wobei sich
zusammenfassend folgende Ergebnisse gewinnen ließen:

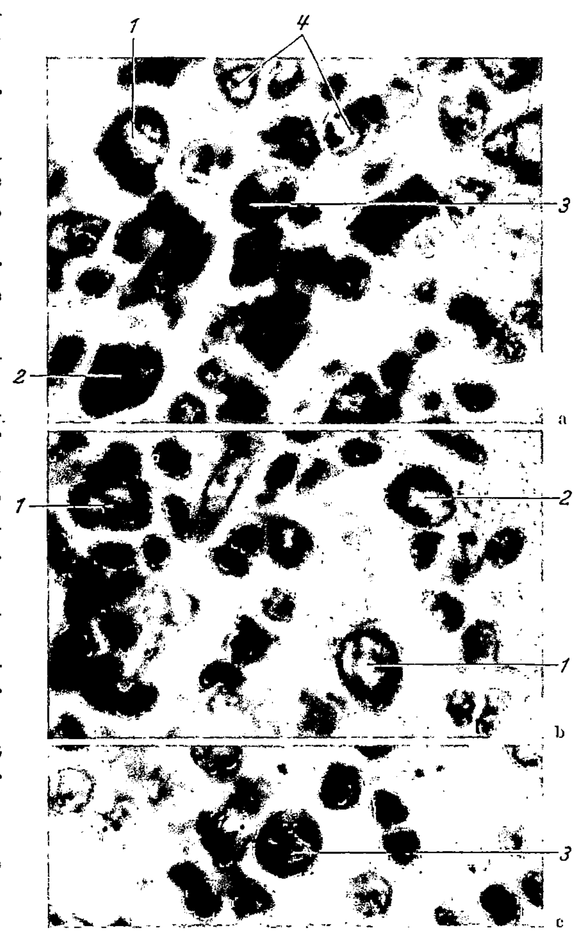

Abb. 39a—c. Die verschiedenen Entwicklungsstufen der
Plasmazellen im Schnitt. Proplasmoblasten (*1*), Plasmo-
blasten (*2*), Proplasmazellen (*3*) und Plasmazellen (*4*). a u. b
Lipomelanotische Reticulocytose. c Katzenkratzkrankheit.
Farbung jeweils Azur-Eosin. 1250 ×

Die PAS-Reaktion auf *Polysaccharide* ist schwach positiv, auch in Lymphknotenausstrichen, wo wir in mindestens 75% aller Plasmazellformen eine positive
Reaktion feststellten. Eine Vorbehandlung mit Ptyalin, Hyaluronidase, Salz-

[1] GRUNDMANN 1958a, b.
[2] GÖSSNER 1949, PEARSE 1949, GRUNDNER-CULEMANN u. DIEZEL 1955, MOORE, WEIS-
BERGER u. BOWERFIND 1956, MOORE, SORENSON u. SCHOENBERG 1959.

säure, Pepsin, Trypsin, Ribonuclease, Diastase, Amylase, Pyridin oder Chloroform/Methanol beeinflußt die Reaktion nicht oder nicht wesentlich. Auch nach Bromierung oder Acetylierung und Verseifung bleibt die Reaktion unverändert. Mit Bestschem Carmin färben sich die Plasmazellen nicht an. Es handelt sich nach diesen Reaktionen also um Polysaccharide, die sicher nicht Glykogen darstellen. Da eine metachromatische Färbbarkeit mit Toluidinblau und anderen basischen Anilinfarben nicht besteht, und da auch Alcianblau das Plasma nicht anfärbt, sind saure Mucopolysaccharide ebenfalls auszuschließen. MOORE u. Mitarb.[1] fanden, daß β-Glucuronidase die PAS-Reaktion der (positiven) Plasmazellen deutlich abschwächt, und halten die hierbei entfernte Substanz für ein Glucuronid. Die nicht durch β-Glucuronidase angreifbare PAS-färbbaren Stoffe werden von MOORE u. Mitarb.[1] als Glyco- oder Glucoproteine angesehen.

Die weitere Analyse der Plasmazellen ergibt, daß in ihrem Plasma reichlich Eiweiß und Ribonucleinsäuren vorliegen. Folgende Reaktionen wurden zum Nachweis von *Eiweiß* angestellt und positiv befunden: Tetrazolium-Reaktion, Millon-Reaktion (Tyrosin!), Fastgreen-Färbung (basisches Protein!) und Sakaguchi-Reaktion (Arginin!). Der hohe *Ribonucleinsäure*gehalt ist bereits nach der starken Basophilie bei Toluidinblau-, Giemsa- und ähnlichen Färbungen zu vermuten, bestätigt sich bei der

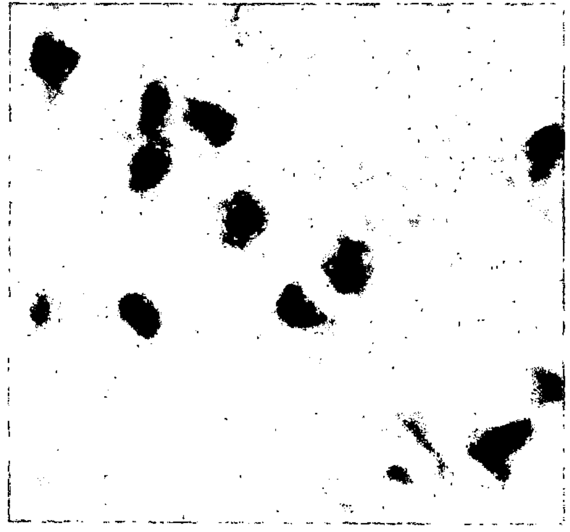

Abb. 40. Pyknotische Plasmazellen bei Masshoffscher mesenterialer Lymphadenitis. Rechts unten basophile Stammzelle. Giemsa, 1250 ×

Gallocyanin-Chromalaun- und der Methylgrünpyronin-Färbung[2]; er wurde endlich durch die UV-Absorptionsmethode erwiesen[3]. Durch Vorbehandlung mit Ribonuclease ist die Basophilie zu zerstören, durch Vorbehandlung mit α-Amylase und β-Glucuronidase dagegen nicht[1].

Lipide und Lipochondrien[4] konnten wir in unseren Ausstrichpräparaten mit der Sudanschwarz-Färbung nicht nachweisen. Dagegen beschreiben HAYHOE[5] im Ausstrich und GRUNDNER-CULEMANN und DIEZEL[6] im Schnitt eine schwache, diffuse Anfärbbarkeit mit Sudanschwarz. Sie vermuten daher, daß das Polysaccharid an Lipide gebunden ist und somit ein Glykolipoid darstellt. Auch MOORE u. Mitarb.[7] fanden einen Teil der Plasmazellen gering sudanschwarzpositiv. BERG[8] konnte mit seiner Benzpyren-Fluoreszenzmethode Lipide nur im Bereich der perinucleären Aufhellung, also dort, wo sich der Golgi-Apparat befindet, nachweisen.

PEARSE[9] ist im Gegensatz zu GRUNDNER-CULEMANN u. DIEZEL[10] der Meinung, daß die Kohlenhydrate an Eiweiß gebunden sind und hält sie somit für Mucoproteine; er hat jedoch die Sudanschwarz-Reaktion bei seinen Untersuchungen nicht angestellt.

[1] MOORE, SORENSON u. SCHOENBERG 1959.   [2] GÖSSNER 1949.
[3] BING, FAGRAEUS u. THORELL 1945.   [4] JESCHAL 1954.   [5] 1953.
[6] 1955, auch HANSEN 1958 a.   [7] MOORE, WEISBERGER u. BOWERFIND 1956.
[8] 1951.   [9] 1949.   [10] 1955.

Die von uns im Ausstrich durchgeführten Reaktionen auf verschiedene Fermente (Peroxydase, saure und alkalische Phosphatase, unspezifische Esterase) verliefen sämtlich negativ.

Moore u. Mitarb.[1] unterscheiden auf Grund ihrer histochemischen Studien 4 Plasmazellformen, die in der Stärke ihrer Basophilie und ihrer PAS-Reaktion differieren: Zunächst ist das Plasma hochgradig basophil und gering PAS-positiv, später nimmt die Menge der PAS-färbbaren Substanzen stark zu. Gleichzeitig wird die Basophilie reduziert, bis sich die Zellen schließlich oxyphil darstellen. In diesen oxyphilen Zellen sind die Ribosenucleoproteide überdeckt von den PAS-positiven Substanzen, sie können aber durch Vorbehandlung mit β-Glucuronidase wieder sichtbar gemacht werden, d. h. die Zellen erscheinen wieder basophil.

Außer den Plasmazellen selbst wurden auch die *Russellschen Korperchen* von Gossner[2], Pearse[3], White[4] sowie Grundner-Culemann u. Diezel[5] eingehend histochemisch untersucht. Dabei fand man weitgehende Parallelen zu den Plasmazellen, aber auch deutliche Differenzen. Die PAS-Reaktion ist nur z. T. und verschieden stark positiv[5], die Farbstoffbindung mit Methylenblau reicht nicht bis p_H 2,8 wie bei den Plasmazellen, sondern nur bis etwa p_H 6. Die Eiweißreaktionen fallen ahnlich aus wie bei den Plasmazellen, hinzu kommt eine positive Ehrlichsche Aldehyd-Reaktion, die Gossner[2] auf Eiweißabbauprodukte zuruckfuhrt. White[4] sowie Ortega und Mellors[6] konnten mit fluorescierenden Antikorpern große Mengen von Antikorpereiweiß bzw. γ-Globulinen in den Russellschen Korperchen nachweisen. Ribosenucleinsauren sind nur in der Hulle der Russellschen Korperchen vorhanden[5]. Mit der Sudanschwarz-Farbung läßt sich ein Teil der Russellschen Korperchen deutlich anfarben[5]. Peroxydase, alkalische Phosphatase, unspezifische Esterase sind in den Russellschen Korperchen ebensowenig enthalten wie in den Plasmazellen, jedoch fanden wir gelegentlich Russellsche Korperchen, die bei der Reaktion auf saure Phosphatase den Azofarbstoff stark aufnahmen. Es ist wahrscheinlich, daß es sich hierbei um einen Diffusions- oder Adsorptionsartefakt handelt.

Nach den angefuhrten Reaktionen enthalten die Russellschen Korperchen Glykoproteide[3] und/oder Glykolipoide[5]. Die Eiweißkristalle zeigen ein gleiches histochemisches Verhalten[4].

Bei van Gieson-, Azan- oder Goldner-Farbung stellen sich die Russellschen Korperchen z. T. wie Fibrin, z. T. wie kollagene Fasern dar[5]. Im 2. Fall dürfte es sich wohl (immer oder nur teilweise?) um sog. Mottsche Zellen handeln.

Im Ausstrich erscheinen die Russellschen Korperchen bei Methylgrün-Pyronin-Farbung rot[7], was wohl durch die ribonucleinsaurehaltige Hulle bedingt ist.

Im **Phasenkontrastmikroskop** fanden Moeschlin und andere Autoren[8] dunkle Tropfen, die im Tierexperiment am reichlichsten z. Z. des Auftretens von Antikörpern im Blut vorkamen[9]. Sie werden von Jeschal[7] nach vergleichenden Untersuchungen mit Supravitalfärbungen als Mitochondrien bezeichnet. Außerdem beschreibt Jeschal[7] im Phasenkontrastmikroskop noch solitäre, große, stark lichtbrechende Vacuolen von gleichem Aussehen wie die Lymphocyten-Glanzkörner und hält sie für Lipochondrien. Heckner[10] berichtet, daß die Mitochondrien im Dunkelfeld besser zu erkennen seien als im Phasenkontrastmikroskop.

Von Amano[11] und Stobbe[12] wurde dem Golgi-Körper der Plasmazellen besondere Aufmerksamkeit gewidmet. Er liegt im Bereich der perinucleären Aufhellungszone und wird auch als Archoplasma bezeichnet. Bei „jungen Plasmazellen“, die den größten Golgi-Körper zeigen[11], beobachtete Amano[11] eine Ausschleusung von Nucleolarsubstanz in den Bereich des Golgi-Körpers. Hier erfolgt auch die supravitale Ablagerung von Neutralrotgranula. Amano[11] vermutet daher, daß vielleicht das Antigen an den Golgi-Körper adsorbiert wird und daß dann der Golgi-Körper das im Ergastoplasma synthetisierte Eiweiß zu spezifischen Antikörpern modifiziert.

[1] Moore, Sorenson u. Schoenberg 1959.   [2] Gossner 1949.   [3] Pearse 1949.
[4] White 1954.   [5] Grundner-Culemann u. Diezel 1955.   [6] 1957.
[7] Jeschal 1954.   [8] Moeschlin 1949, Jeschal 1953a, 1954, Bessis 1954 u. a.
[9] Moeschlin, Pelaez u. Hugentobler 1951, Moeschlin u. Demiral 1952.
[10] 1954.   [11] 1958a, b.   [12] 1958a, c.

Bei **Supravitalfärbung** sieht man in den Plasmoblasten nur einige Janusgrün-Granula um den Kern herum. Neutralrotgranula sind nur in kleiner Menge im Plasma verstreut, sie liegen oft vorzugsweise in dem breiteren Plasmabezirk, in dem auch der Golgi-Körper liegt.

Die Plasmazellen und wohl auch die Proplasmazellen enthalten zahlreiche Janusgrün-Granula. Diese bilden vorwiegend kurze Stäbchen und sind seltener auch rundlich bis oval. Sie verteilen sich gleichmäßig im Cytoplasma oder häufen sich — nicht selten — um den Aufhellungsbezirk des Plasmas an. In dieser juxtanucleären Zone liegen auch die meist spärlichen und feinen Neutralrotgranula und bilden hier manchmal Rosetten, häufiger halbmondförmige Ansammlungen[1].

Elektronenmikroskopische Untersuchungen an den Plasmazellen wurden zuerst von BRAUNSTEINER, FELLINGER u. PAKESCH[2] angestellt. Sie fanden im Plasma eine eigenartige Struktur, die sonst nur Zellen mit sekretorischer Funktion zukommt. Diese wird heute allgemein als Ergastoplasma bezeichnet und wurde in zahlreichen Untersuchungen weiter analysiert[3]. Zwischen den Ergastoplasma-lamellen liegen noch etliche Mitochondrien, die größer sind als die Mitochondrien aller anderen Blutzellen[4]. Von STOECKENIUS[5] wurde das Plasma im Rahmen der Funktion (Antikörperbildung) eingehend studiert. Er beschreibt eine allmähliche Entwicklung von Hohlräumen zwischen den Ergastoplasma-Membranen. Diese Hohlräume, die Zisternen von PALADE, erweitern sich immer mehr und enthalten schließlich amorphe Eiweißmassen: Mottsche Zellen oder Russellsche Körperchen (s. o.). Die Funktion der Plasmazellen erscheint nach Auftreten dieser Eiweißeinschlüsse abgeschlossen, das Sekret wird nicht mehr abgegeben.

Über die Russellschen Körperchen hat auch WELLENSIEK[6] eingehende elektronenmikroskopische Untersuchungen angestellt. Er berichtet außerdem über die Feinstruktur von Eiweißkristallen.

Karyometrie

Die Plasmazellen kommen zumindest in 4 Kernklassen vor, deren Volumina sich wie $1:2:4:8$ verhalten[7]. Diese 4 Klassen liegen jeweils in der Mitte zwischen 2 Hauptklassen und werden als Mittelklassen bezeichnet. Mittelklassen entstehen durch Vergrößerung des Kernvolumens der Hauptklassenzelle um die Hälfte, was etwa einer Verdopplung der Oberfläche entspricht. Diesen Vorgang hat man als „funktionelles Kernödem" bezeichnet.

Die Kernklassen der einzelnen Plasmazellformen sind diese:

Plasmazelle (lymphatische und reticuläre)	$K \, ^3/_8$	$(51 \, \mu^3)$
Proplasmazelle	$K \, ^3/_4$	$(102 \, \mu^3)$
Plasmoblast	$K \, 1^1/_2$	$(204 \, \mu^3)$
Proplasmoblast (?)	$K \, 3$	$(408 \, \mu^3)$

Ob außer diesen Plasmazellen der Mittelklassen auch noch Plasmazellformen in den Hauptklassen K 2 und K 4 vorkommen, können wir noch nicht sagen; doch besteht die Möglichkeit, daß im Rahmen der Funktion hier auch ein rhythmisches Verdopplungswachstum über die Mittelklassen hinaus erfolgt, wie dies

---

[1] SCHWIND 1950, Lit.   [2] 1953.

[3] BERNHARD, HAGUENAU u. LEPLUS 1955, BERNHARD u. LEPLUS 1955, BRAUNSTEINER, FELLINGER u. PAKESCH 1957, STOECKENIUS 1957b, 1958, WELLENSIEK 1957, AMANO 1958b und früher, LOW u. FREEMAN 1958, STOECKENIUS u. NAUMANN 1958.

[4] STOECKENIUS 1957b, 1958, STOECKENIUS u. NAUMANN 1958.

[5] 1957b, 1958.   [6] 1957.

[7] LENNERT u. REMMELE 1959, s. a. die Plasmazellkern-Messungen von WEISE u. LOHSE 1957.

JACOBJ[1] etwa für die Leberzellkerne gefunden hat. So könnten aus den Kernen der Klasse $1^1/_2$ solche der Klasse 2 werden usf.

Es muß noch darauf hingewiesen werden, daß die Kernklassen bei den Plasmazellen nicht nur Ausdruck der Zellreife sind, wie dies etwa für die Vorstufen der Lymphocyten gilt, sondern daß hierbei entscheidend die Funktion das Kernvolumen bestimmt. Im Laufe dieser Funktion können polyploide Zellen entstehen, deren Kernmorphologie den reiferen Plasmazellformen entspricht, während das Kernvolumen eine unreife Plasmazellform vortäuscht. Eine Zelldefinition allein nach dem Kernvolumen ist also bei der Plasmazellreihe nicht zulässig.

Bildung, Weiterentwicklung, Untergang

Bildung. Wie bereits ausgeführt, halten wir zumindest 2 Wege der Plasmazellentstehung für gegeben:

1. Die metaplastische Umwandlung von kleinen Reticulumzellen, woraus die sog. reticulären Plasmazellen entstehen,

2. die heteroplastische Bildung aus Plasmazellvorstufen, wobei die sog. lymphatische Plasmazelle gebildet wird.

Die Brücke zwischen größeren Reticulumzellen und Plasmazellvorstufen dürfte bei verschiedenen Kerngrößen liegen. So sahen wir den Übergang von Reticulumzellen der Klasse $K^1/_2$ und von K 1 in Proplasmazellen bzw. Plasmoblasten (s. Abb. 36a). Vielleicht kommen auch Übergänge von noch größeren Reticulumzellen (K 2) in basophile Stammzellen bzw. Proplasmoblasten vor.

Auch bei dieser heteroplastischen Entstehung geschieht der erste Schritt — die Bildung einer Plasmazellvorstufe aus Reticulumzellen — metaplastisch, vielleicht auch hemihomo/hemiheteroplastisch im Sinne von WEICKER[2]. Aber es bleibt nicht bei der Umbildung einer Reticulumzelle, sondern es kommt zu weiterer heteroplastischer Bildung von reiferen Plasmazellformen. Wahrscheinlich entstehen dann aus einer Proplasmazelle 2 Plasmazellen, aus einem Plasmoblasten 2 Proplasmazellen und schließlich 4 Plasmazellen usf. Vielleicht handelt es sich hierbei — ähnlich wie bei der Erythropoese[2] — auch um Succedanteilungen mit zwischengeschalteten Mitosen.

Neben diesen beiden Bildungsarten gibt es wohl noch eine dritte: Die homoplastische Vermehrung von Plasmazellen und ihren Vorstufen. Diese dürfte bei den reifen Formen vorwiegend amitotisch, bei allen Plasmazellvorstufen jedoch vorwiegend oder ausschließlich mitotisch erfolgen. Sie führt u. U. zur Bildung mehrkerniger Plasmazellen und Plasmazellenvorstufen.

BEGEMANN[3] hält eine weitere Entstehung der Plasmazellvorstufen für möglich, die der typischen heteroplastischen Entwicklung entgegengesetzt ist: Aus reiferen kleineren Zellen könnten vielleicht — durch Vermehrung des Kernvolumens — größere Zellen von typischer Morphologie der Plasmazellvorstufen hervorgehen. Unseres Erachtens dürften reife Plasmazellen zu einer solchen Umbildung nicht mehr fähig sein, für die unreifen Plasmazellvorstufen scheint uns eine Vergrößerung der Kerne über die Mittelklassen hinaus sehr wohl denkbar.

Neben der Bildung aus reticulogenen Plasmoblasten, die heute von den meisten Fachkennern akzeptiert ist[4], diskutiert man vor allem von anglo-amerikanischer Seite immer noch die lymphocytäre Entstehung[5], die von ASCHOFF[6] bis zuletzt vertreten wurde. Diese Frage hängt möglicherweise wiederum an der Definition

---

[1] 1935, 1942.   [2] 1957.   [3] 1953.
[4] Zum Beispiel MARSHALL 1956, CARLSSON u. GYLLENSTEN 1958, TROWELL 1958a, ERNSTRÖM u. GYLLENSTEN 1959.
[5] BLOOM 1928b, TROWELL 1958a u. v. a.   [6] 1938.

des Lymphocyten und seiner Abgrenzungsmöglichkeit von sog. lymphoiden Reticulumzellen (s. unter Lymphocyten). Wir halten es für richtiger, die Lymphocyten und Plasmazellen als Endstufen von 2 getrennten Entwicklungsrichtungen anzusehen und somit eine lymphocytäre Plasmazellgenese abzulehnen[1].

Weiterentwicklung. Eine Weiterentwicklung von Plasmazellen in andere Zellformen gibt es nicht.

Untergang. Die Plasmazellen sind relativ kurzlebig. Sie gehen bald nach Erfüllung ihrer Funktion zugrunde, und zwar auf verschiedene Weise:

Erstens sieht man gelegentlich Pyknosen von Plasmazellen und ihren Vorstufen in größerer Zahl (Abb. 40), besonders bei floriden Entzündungen.

Zweitens können die reifen Formen als eiweißbeladene Zellen, z. B. als Russellsche Körperchen, zerfallen. Der Kern wird hierbei pyknotisch. Außerdem kommen kleine pyknotische Plasmazellformen vor, die in ihrem Plasma große Vacuolen enthalten (Abb. 38k).

Drittens sieht man gelegentlich segmentierte Plasmazellkerne. Diese Veränderung ist wohl als Vorstadium des Zellunterganges zu deuten (Abb. 38p).

Viertens beschreibt KABELITZ[2] nach Knochenmarksausstrichen eine Auflösung der Plasmazellkerne in der Art, daß diese sich unregelmäßig auflockern und spinnwebartige Chromatinfäden bilden. Diese dehnten sich dann über die ganze aufgeblähte Zelle aus.

Fünftens beobachteten wir gelegentlich eine starke Phagocytose von Plasmazellen in den Sinusretothelien (Abb. 90).

Ein lytischer Zerfall der Plasmazellen wurde nach „Stress" und bei Gaben von ACTH usw. beschrieben, wobei — im Gegensatz zu den Lymphocyten — aber keine nennenswerte Plasmazellphagocytose erfolgen soll[3]. Andere Autoren[4] konnten eine Wirkung von Cortison und ACTH auf die Plasmazellen nicht feststellen.

Vorkommen im Ausstrich

Über das Vorkommen von Plasmazellen im Lymphknotenausstrich[5] gibt Abb. 41 Aufschluß. Die reifen lymphatischen und die reticulären Plasmazellen sind zusammen aufgeführt, da sie oft nicht zu unterscheiden sind. Die folgenden Ergebnisse scheinen erwähnenswert:

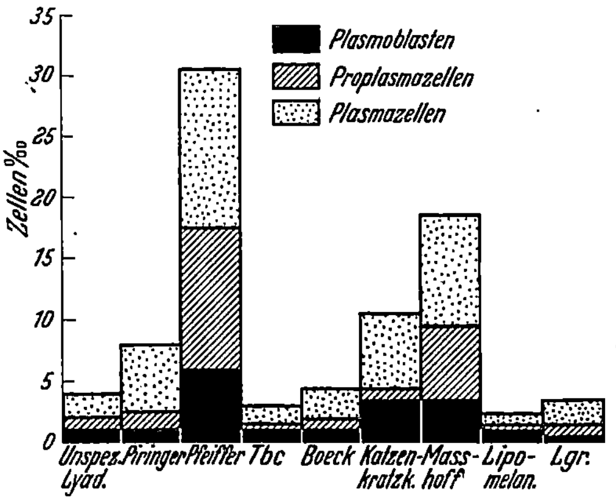

Abb. 41. Das Vorkommen von Plasmazellen und -Vorstufen bei verschiedenen Lymphadenitiden und bei Lymphogranulomatose. Nach 124 Adenogrammen

1. Der Mittelwert sämtlicher Plasmazellformen zusammen beträgt für die „unspezifische Lymphadenitis" 3,8‰. Die reifen Plasmazellen sind fast doppelt so zahlreich wie die beiden unreiferen Formen zusammen.

2. Die höchsten Plasmazellwerte fanden wir beim Pfeifferschen Drüsenfieber (30,5‰). Es folgen die Masshoffsche mesenteriale Lymphadenitis, die Katzenkratzkrankheit und die Piringersche Lymphadenitis. Alle übrigen Lymphadeni-

---

[1] Auch MASSHOFF u. FROSCH 1958.   [2] 1958.   [3] EHRICH 1956, Lit.
[4] CRAIG 1952, HECKNER 1956b, s. TROWELL 1958a, Lit.
[5] CHASSIGNEUX, MATHÉ u. BERNARD 1955.

tiden und die Lymphogranulomatose liegen um den Wert der „unspezifischen Lymphadenitis" oder darunter.

3. An stärkeren Plasmocytosen sind im allgemeinen die Plasmazellvorstufen mit einem erheblichen Promillesatz beteiligt. Daraus geht hervor, daß ein genetischer Zusammenhang zwischen Plasmoblasten und Plasmazellen besteht, und daß die Theorie von Amano[1] für den Lymphknoten sicherlich nicht gilt.

Funktion

Die Tatsache ist heute nicht mehr zu bestreiten, daß die Plasmazellfunktion in der *Bildung der serologisch nachweisbaren Antikörper* oder wenigstens der Antikörperglobuline besteht[2]. Dies wird in einer fast lückenlosen Beweiskette von Ehrich[3] ausführlich begründet.

Damit ist aber noch nicht gesagt, daß jede Plasmazellproliferation Antikörperbildung bedeutet; denn man fand auch Plasmazellreaktionen in Lymphknoten, wenn kein lösliches Antigen angeboten oder nur Aqua dest. im Quellgebiet eingespritzt wurde[4]. Auch ist in diesem Zusammenhang bemerkenswert, daß in keimfrei aufgezogenen Meerschweinchen Plasmazellen vorkommen[5].

Es ist weiterhin nicht sicher, nach Fagraeus[6] sogar ausgeschlossen, daß nur die Plasmazellen Antikörper hervorbringen; vielmehr glaubt Fagraeus, daß alle Zellen mit entsprechendem Kern- und Plasmaaufbau (ribosenucleinsäurereich!) auch der Antikörperbildung fähig seien. Ja, Fagraeus[6] schreibt der reifen Plasmazelle nur die Rolle eines „Pensionärs" zu und verlegt den Hauptsitz der Antikörperbildung in die Plasmazellvorstufen („Übergangszellen" bzw. „Plasmoblasten"). Dieser These widerspricht Ehrich[7] nach eigenen Versuchsergebnissen[8] entschieden, während auch Moeschlin u. Mitarb.[9] den unreifen Plasmazellformen das Primat der Antikörperbildung zusprechen; denn sie fanden[10] in den Proplasmazellen den größten Gehalt an phasenoptisch nachweisbaren Plasmatropfen, die als Ausdruck der Eiweißsekretion angesehen werden.

Eine weitere Frage ist die der Verknüpfung von Antigenverarbeitung und Antikörperbildung. Wie von mehreren Autoren[11] betont wurde, ist die Antigenverarbeitung eine Funktion der reticulo-histiocytären Zellen und muß scharf von der Antikörperbildung als Funktion der Plasmazellen unterschieden werden. Wie sind aber beide Prozesse miteinander verknüpft? Während Fagraeus die Umwandlung der Reticulumzelle in eine Plasmazelle nach erfolgter Antigenaufnahme und -verarbeitung annimmt, setzt Ehrich[12] eine Zäsur zwischen die Tätigkeit beider Zellarten: Die Zellen der Antigenverarbeitung hätten keine Entwicklungspotenz in Richtung Plasmazellen, sondern bauten lediglich das Antigen ab,

---

[1] 1958a, b.

[2] Huebschmann 1913, Kolouch 1938, Bjorneboe u. Gormsen 1941, Amano u. Mitarb. 1944, Bjorneboe, Gormsen u. Lundquist 1947, Fagraeus 1948a, 1955, 1958, Ehrich, Drabkin u. Forman 1949, Ringertz u. Adamson 1950, Yoffey 1950, Moeschlin, Pelaez, Hugentobler, Báguena, Báguena u. Demiral 1951, Hanaoka 1953, 1958, Jeschal 1953b, 1954, Coons, Leduc u. Connolly 1955, Marshall 1956, Movat 1956, Amano 1957, 1958a, b, Ortega u. Mellors 1957, Stoeckenius 1957b, 1958, Berenbaum 1958, Fuji 1958, Grundmann 1958c, Stender, Strauch u. Winter 1958, u. v. a.

[3] 1955, 1956.

[4] Masshoff u. Rieckert 1954, Betke, Bickhoff, Kammüller u. Helpenstein 1955.

[5] Miyakawa, Iijima, Kobayashi u. Tajima 1957.   [6] 1955.

[7] 1956, auch Braunsteiner 1959a.   [8] Ehrich, Drabkin u. Forman 1949.

[9] Moeschlin, Pelaez u. Hugentobler 1951, Moeschlin u. Demiral 1952, auch Keunning u. van der Slikke 1950, Roberts, Dicon u. Weigle 1957.

[10] Moeschlin, Pelaez u. Hugentobler 1951.

[11] Lennert 1952b, Meyer-Arendt 1952, Moeschlin, Báguena u. Báguena 1952, Ehrich 1955, 1956.   [12] 1956.

während gleichzeitig die umgebenden undifferenzierten Mesenchymzellen zur Plasmazellbildung angeregt würden. BIELING[1] empfiehlt nachdrücklich, diese Hypothese experimentell zu überprüfen.

Neben der Bildung von Antikörpern wurde nach DUBOIS-FERRIÈRE[2] vor allem von BÜNGELER und seiner Schule[3] die *Resorption bzw. Phagocytose* als eine wesentliche Funktion der Plasmazellen angesehen. DUBOIS-FERRIÈRE[4] hat sich inzwischen aber von seiner Theorie distanziert und erkennt den elektronen-optischen Nachweis von Ergastoplasma in Plasmazellen als stichhaltiges Argument zugunsten der Antikörperbildung an.

Es besteht kein Zweifel daran, daß Plasmazellen auch Phagocytoseerscheinungen zeigen können[5]. Diese wurden bisher u. W. nur in reticulären Plasmazellen des Knochenmarkes nachgewiesen. Hierbei muß aber die Frage erörtert werden, ob nicht die phagocytierten Substanzen in lymphoiden Reticulumzellen aufgenommen worden waren, bevor sich diese schon zu Plasmazellen umgebildet hatten. Die Phagocytose wäre dann nicht Plasmazell-, sondern Reticulumzell-Funktion.

Die reticulären Reizzellen

Unter dieser Bezeichnung fassen wir eine Reihe von Zellen mit folgenden morphologischen Eigenschaften zusammen:

1. Die Zellen sind abgerundet.
2. Das Plasma ist gering bis mäßig basophil und frei von Einschlüssen.

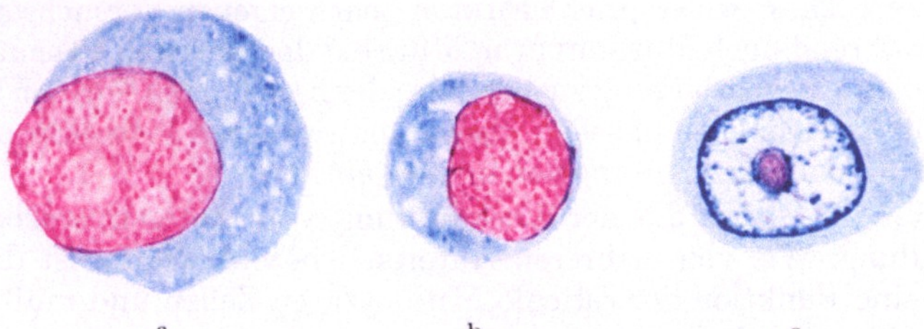

Abb. 42. Reticulare Reizzelle (sog. lymphatische Monoblasten) in Ausstrich und Schnitt. Links Große reticulare Reizzelle, in der Mitte mittlere reticulare Reizzelle im Ausstrich. Rechts große reticulare Reizzelle im Schnitt (Pfeiffersches Drusenfieber). Ausstrich. Pappenheim, 1250×. Schnitt· Azur-Eosin, 2000×

3. Der Kern ist rundlich bis oval und zeigt eine reticuläre Struktur in Schnitt (heller als das Plasma!) und Ausstrich (gleichmäßig gekörnt!).

4. Nucleolen sind oft vorhanden, von verschiedener Größe und Färbbarkeit.

Je nach der Kerngröße unterscheiden wir kleine, mittlere und große Formen. Die Kernstruktur zeigt uns die reticulogene Herkunft der Zellen an; die Plasmabasophilie und Abrundung sprechen dafür, daß es sich um regenerierende „blastische" Elemente handelt.

Wir gebrauchen den Begriff „reticuläre Reizzellen" deshalb, weil wir einer Reihe von reticulogenen Zellen nicht ansehen können, welcher Natur sie sind und welche Entwicklungsrichtung sie einschlagen. Unsere kleinen Reizzellen werden in der Literatur weithin als kleine lymphoide Reticulumzellen bezeichnet, in der Gruppe der mittleren Reizzellen sind unter anderem die großen lymphoiden

[1] 1956.   [2] 1943.
[3] BÜNGELER 1951. DONTENWILL 1952, ROTTER u. BÜNGELER 1955, DONTENWILL u. RANZ 1957, auch BRASS 1943.
[4] 1955.   [5] DUBOIS-FERRIÈRE 1943, LENNERT 1955b, Abb. 12.

Reticulumzellen des Schrifttums enthalten. Wir rechnen in unseren Adenogrammen auch die jungen Histiocyten und die Lymphoblasten hinzu, weil ihre

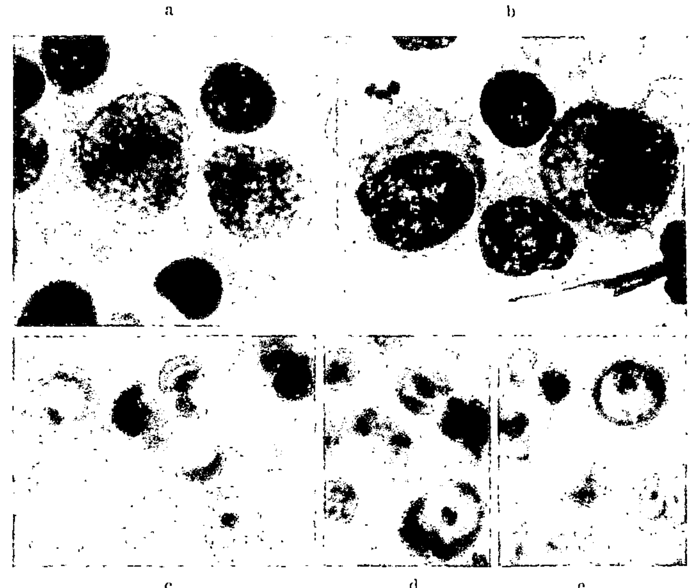

Abb. 43a—e. Große reticuläre Reizzellen (sog. lymphatische Monoblasten) in Ausstrich und Schnitt. a u. b Ausstrich. Reticuläre Kerne. Abgerundetes, graublaues Plasma. Nucleolen z. T. sichtbar, hell. c—e Schnitt. Vas efferens eines Pfeifferschen Drusenfiebers. Beachte die großen Nucleolen und das mäßig basophile, abgerundete Plasma! Ausstrich: Pappenheim, 1250×. Schnitt: Azur-Eosin, 1250×

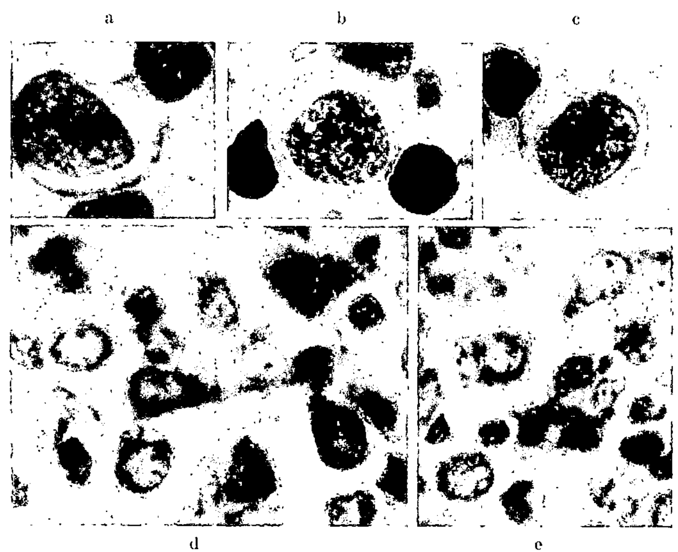

Abb 44a—e. Mittlere reticuläre Reizzellen in Ausstrich und Schnitt. a—c Ausstrich. Zum Teil undeutliche, z. T. scharfe helle Nucleolen. d u. e Schnitt. Als junge Histiocyten oder Lymphoblasten aufzufassen. Ausstrich: Pappenheim, 1250×. Schnitt: Giemsa, 1250×

gegenseitige Abgrenzung oft unmöglich ist. Die Gruppe der großen Reizzellen enthält wohl vorwiegend Übergangsformen zwischen Reticulumzellen und basophilen Stammzellen einerseits und großen Germinoblasten andererseits. Zu den mittleren und großen Reizzellen zählen auch die Monoblasten von MOESCHLIN[1].

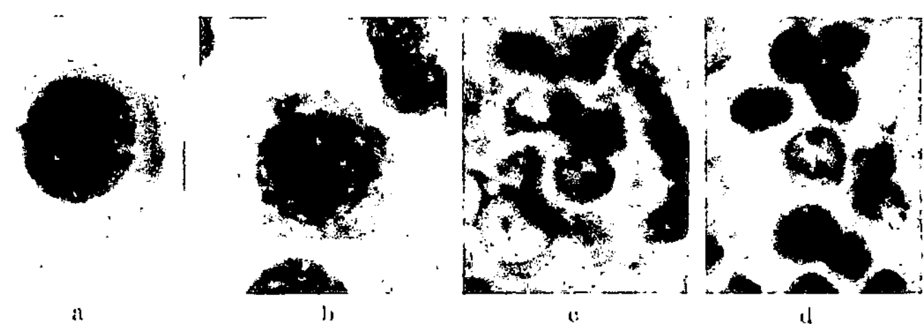

Abb. 45a—d. Kleine reticulare Reizzellen in Ausstrich und Schnitt. a u. b Ausstrich. Reticulare Kerne von Lymphocytengroße oder etwas mehr. c u. d Schnitt. Kerne von Lymphocytengroße, aber „Kernsaft" heller als der mäßig basophile Plasmasaum. Deutliche Nucleolen. Ausstrich: Pappenheim, 1250×. Schnitt: Azur-Eosin, 1250×

Der Begriff „reticuläre Reizzelle" ist somit aus einer Verlegenheit geboren und soll so lange gebraucht werden, bis wir die genannten Zellen im Einzelfall und in ihrer Gesamtheit eindeutig klassifizieren und zu den übrigen Zellen des Lymphknotens und Blutes in eine fundierte genetische Beziehung setzen können. Mit der Bezeichnung „reticuläre Reizzelle" soll außerdem die weitere Verwässerung des vielmißbrauchten Begriffes „Reticulumzelle" verhindert werden. Die „Reizformen" oder „Reaktionsformen" von KLIMA[2] sind damit nicht ohne weiteres gemeint, jedenfalls nicht im ganzen; denn sie stellen nach unserer Nomenklatur sicher z.T. lymphatische Plasmazellen und -vorstufen dar.

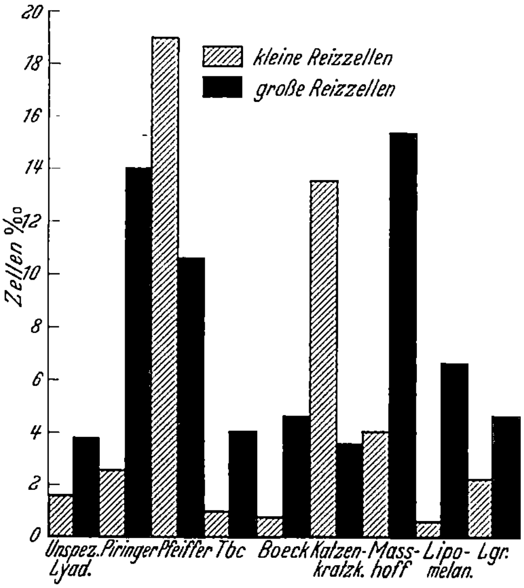

Über das Vorkommen der mittleren Reizzellen wurde bei den Histiocyten bereits berichtet (s. Abb. 21), über die kleinen und großen Reizzellen gibt Abb. 46 Aufschluß. Wir fanden kleine Reizzellen am häufigsten beim Pfeifferschen Drüsenfieber und bei der Katzenkratzkrankheit. Große Reizzellen kamen in einem hohen Promille-

Abb. 46. Das Vorkommen von kleinen reticulären Reizzellen (z. T. lymphoide Reticulumzellen der Literatur!) und von großen reticulären Reizzellen (basophile Stammzellen, blastische Reticulumzellen und „lymphatische Monoblasten") bei verschiedenen Lymphadenitiden und bei Lymphogranulomatose. Nach 124 Adenogrammen

satz bei der Masshoffschen mesenterialen Lymphadenitis, der Piringerschen Lymphadenitis und dem Pfeifferschen Drüsenfieber vor.

Die Mastzellen (Blut- und Gewebsmastzellen)

Während die Blutmastzelle der blutbildenden Organe schon lange auf Grund von Ausstrichuntersuchungen bekannt ist, hat die Gewebsmastzelle des Sternalpunktates erst in den letzten Jahrzehnten Beachtung gefunden[3]. Im Lymph-

---

[1] 1941a, b.   [2] 1952.

[3] UNDRITZ 1946a, b, 1952, KABELITZ 1949, ROHR 1949, BREMY 1950, FADEM 1951, JOHNSTONE 1954, MESSERSCHMITT 1954, CAZAL 1955b u. v. a.

knotenpunktat beschäftigten sich zuerst DREYFUS[1] und MOESCHLIN[2] eingehend mit der Gewebsmastzelle. Die Blutmastzelle wurde dagegen bislang im Lymphknotenausstrich wenig beachtet, im Schnitt völlig übersehen. Es gibt jedoch einige Studien über die Gewebsmastzellen im Lymphknotenschnitt[3]. Bezüglich der ausgedehnten Literatur zum Mastzellenproblem überhaupt, sei auf die Übersichtsarbeiten von MICHELS[4], BREMY[5], BURKL[6], ASBOE-HANSEN[7], ARVY[8], ANTALÓCZY[9], BENDITT[10], RILEY[11], sowie KELSALL u. CRABB[12] verwiesen.

Die Berechtigung, Blut- und Gewebsmastzellen zu unterscheiden, wurde vielfach bestritten[13]. Wir sind jedoch fest davon überzeugt, daß es 2 genetisch völlig getrennte Mastzelltypen gibt und werden dies am Ende dieses Abschnittes ausführlich begründen.

Morphologie im Ausstrich

1. Blutmastzelle

Die Blutmastzelle ist im Ausstrich 8—14 μ groß. Der Kern besteht aus 3—4 kugeligen bis länglichen Teilen, die durch Fäden oder breite Chromatinbrücken verbunden sind. Häufig verklumpen die Kernsegmente miteinander und überlagern sich gegenseitig, oft erscheint der Kern auch rund. Gelegentlich sieht man kleeblattartige Formen[14]. Das rosa gefärbte Plasma enthält eine mäßige Zahl von Granula unterschiedlicher Größe, von denen ein Teil bei der Färbung in wäßriger Lösung herausgelöst werden kann. Dann findet man anstelle der Granula farblose Vacuolen.

2. Gewebsmastzelle

Die Gewebsmastzelle zeigt im Ausstrich etwa eine Größe von 20—30 μ und eine zumeist abgerundete Gestalt. Der Kerndurchmesser beträgt 7—12 μ. Je nach der Kerngröße und Form sowie nach der Granuladichte kann man 2 Typen von Mastzellen im Lymphknoten unterscheiden.

a) Mastzellen mit relativ großem, plump-ovalem Kern von verwaschener histiocytärer

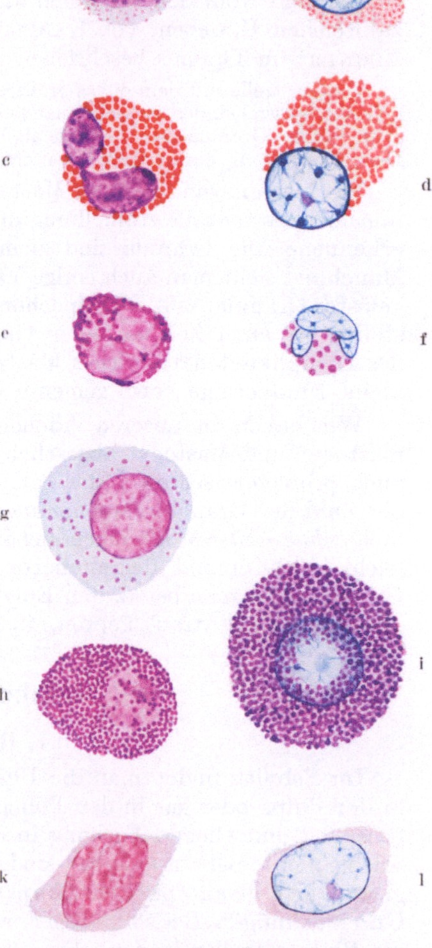

Abb. 47a—l. Granulahaltige Zellen und Gefäßendothelien in Ausstrich und Schnitt. a Neutrophiler Myelocyt (Gewebsmyelocyt?) im Ausstrich. b Neutrophiler Myelocyt im Schnitt. c Eosinophiler Segmentkerniger im Ausstrich. d Eosinophiler Myelocyt im Schnitt. e Blutmastzelle im Ausstrich. f Blutmastzelle im Schnitt. g „Mastocytoblast" im Ausstrich. h Gewebsmastzelle im Ausstrich. i Gewebsmastzelle im Schnitt. k Gefäßendothelzelle im Ausstrich. l Gefäßendothelzelle im Schnitt. Ausstrich: Pappenheim, 1250 ×. Schnitt: Azur-Eosin, 2000 ×

---

[1] 1940.   [2] 1941a.   [3] FROMME 1907, TIMPHUS 1914, WEILL 1919, BRACK 1925, MAXIMOW 1927, JANES u. McDONALD 1948.   [4] 1923, 1938.   [5] 1950.   [6] 1952.   [7] 1954.   [8] 1955.   [9] 1955.   [10] 1958.   [11] 1959.   [12] 1959.
[13] HERZOG 1916, EHRICH 1956, ONO, ZOMPETTI, HAGEN u. FURTH 1959 u. v. a.
[14] Weitere Einzelheiten über die Kernform der Blutmastzellen s. bei ARNETH 1945.

Struktur und mit spärlichen bis mäßig reichlichen Granula („Mastoblast" und „Promastocyt" von BESSIS[1]).

b) Mastzellen mit kleinem rundem kompaktem Kern von lymphoider oder plasmacytoider Struktur und mit sehr dichter Granulation („Mastocyt" von BESSIS[1]).

Sie sind wohl den 2 Formen an die Seite zu stellen, die von HOLMGREN[2] in zahlreichen Geweben, von KABELITZ[3] und BREMY[4] im Knochenmark und von LEHNER[5] im Thymus beschrieben wurden.

Die Mastzelle mit dem etwas größeren ovalen Kern soll nach BESSIS[5] neben der allmählich sich entwickelnden metachromatischen Granulation auch echt basophile (ribosenucleinsäurehaltige) Granula enthalten, die als Vorstufen der reifen Granulation angesehen werden. Diese Vorstellung bedarf jedoch weiterer cytochemischer Unterbauung.

Die kleinen, rundkernigen Mastzellen lassen den Kern oft gar nicht mehr oder nur noch als zentrale Aufhellung innerhalb der dichten und kräftigen Granulation erkennen. Die Granula sind ziemlich gleich groß und recht dick (etwa $0{,}3\,\mu$). Manchmal sieht man auch einige Vacuolen, die z. T. wohl als Silhouetten herausgelöster Granula, z. T. als Lipochondrien (Glanzkörner) gelten dürfen. Vielleicht stellen sie auch Zeichen einer Granulaexkretion[6] dar. Wenn in der Literatur des Lymphknotenausstriches Mastzellen erwähnt werden, ist in der Regel die kleine rundkernige Form gemeint, da sie an Zahl weit überwiegt.

Wir haben in unseren Adenogrammen von einer Differenzierung in Promastocyt und Mastocyt abgesehen, weil die Unterscheidung bedeutungslos und auch problematisch ist. Eine solche Differenzierung darf zumindest nicht nach der Zahl der Granula vorgenommen werden; denn die granulaarmen Zellen sind nicht *ohne weiteres* mit jugendlichen Zellen gleichzusetzen, sondern können vielleicht auch einmal degranulierte Zellen darstellen[7]. Diese Ausstoßung von Granula sieht man bei akuten Entzündungen und bei Einwirkung von Histamin-„Befreiern" (Dextran, Pepton, 48/80 und andere Substanzen)[8].

Morphologie im Schnitt

1. Blutmastzelle

Im Schnitt findet man die Blutmastzellen[9] häufiger innerhalb der Sinus als in der Pulpa oder gar in den Follikeln. Die Granula gehen bei üblicher Formolfixierung und Giemsa-Färbung in der Regel verloren, so daß die Mastzellen als solche nicht mehr erkennbar sind. Diese Wasserlöslichkeit der Blutmastzellengranula ist in autoptischen Präparaten stärker ausgeprägt als bei bioptischer Untersuchung[10]. Bei sorgfältiger, wasserfreier Fixierung und Färbung kann man die Blutmastzellen in ihren Einzelheiten genau studieren. Dabei fällt auf, daß — im Gegensatz zur Gewebsmastzelle — der Kern im allgemeinen aus 2, seltener aus 3 rundlichen Segmenten besteht. Nur gelegentlich findet man einen nicht segmentierten, rundlichen oder leicht eingebuchteten Kern. Im Plasma liegen meist nur relativ wenige, metachromatische Granula, die nicht selten zu homogenen, metachromatischen Klumpen konfluieren. Dies tritt vor allem dann auf, wenn bei Einbettung und Färbung nicht ganz wasserfreie Lösungen verwendet wurden. Dann sieht man anstelle der Granulation oft auch eine diffuse hellrote Tingierung des Plasmas, manchmal mit einer Anhäufung der metachromatischen

---

[1] 1954.   [2] 1940.   [3] 1949.   [4] 1950.   [5] 1924.
[6] ASBOE-HANSEN 1954.   [7] CAZAL 1955a.
[8] FAWCETT 1955, ARVY 1956, EHRICH 1956, Lit., MOTA, FERRI u. JUNQUEIRA 1956, ROWLEY u. BENDITT 1956.   [9] Siehe MAXIMOW 1907, 1913, WEIDENREICH 1908.
[10] LENNERT u. BORSTELL, unveröffentlicht.

Substanz an der äußeren Plasmagrenze. Auch der Kern färbt sich hierbei vielfach metachromatisch an.

Abb. 48a—r. Gewebs- und Blutmastzellen in Ausstrich und Schnitt. a—f Gewebsmastzellen im Ausstrich Pappenheim, 1250×. a „Mastocytoblast". Spärliche Granula unterschiedlicher Größe. Runder Kern von Lymphocytengröße. b Zwei Gewebsmastzellen mit verschieden großen runden Kernen. c Gewebsmastzelle mit vacuolisiertem Plasma. d Gewebsmastzelle, Kern locker von Granula besät. e Gewebsmastzelle, Kern von Granula völlig verdeckt. Daneben ein Monocyt. f Zweikernige Gewebsmastzelle g—m Gewebsmastzellen im Schnitt. Sektionsfall (daher die betont rhythmische Kernstruktur[1]). Azur-Eosin, 2000×. g Rechts oben Gewebsmastzelle. Vergleiche die Kernstruktur mit der Plasmazelle links unten. k Mastzelle mit Einziehung der Kernmembran am Nucleolus (Ausschleusung von Nucleolarsubstanz) m Pyknotische Gewebsmastzelle. n u. o Blutmastzellen im Ausstrich. Pappenheim, 1250×. Kern z. T. verdeckt, 2lappig bzw. hufeisenförmig. Granula spärlicher, Zelle insgesamt kleiner. p—r Blutmastzellen im Schnitt. p Typischer 2lappiger Kern Granula auf einer Seite zu violetter Masse konfluiert. Azur-Eosin, 2000×. q Unregelmäßig eckiger, dichter Kern. Granula als amorpher metachromatischer Saum am Plasmarand. Alkohol-Fixierung und Färbung mit alkohol. Toluidinblau, 2000×. r Zweilappiger Kern. Granula erhalten. Technik wie q

2. Gewebsmastzelle

Die Gewebsmastzellen sind im Schnitt auch bei wäßriger Fixierung und Färbung gut erhalten und mit Giemsa-Lösung, Toluidinblau und anderen Methoden zuverlässig darzustellen. Das Plasma der Mastzellen ist im Schnitt von variabler

Breite und Granuladichte. Die Menge der Granula nimmt im Laufe der Aus-
reifung zu, so daß die Zelle allmählich vergrößert und der Kern weitgehend durch
die Granulation verdeckt wird. Gleichzeitig mit dem zahlenmäßigen Ansteigen
der Granula wächst auch ihr Gehalt an sauren (SO_4-) Gruppen. Dies ist an der
intensiveren Färbung (tiefviolett statt leuchtend rot) und an der zunehmenden
Färbbarkeit mit Toluidinblaulösung höherer Wasserstoffionenkonzentration ab-
lesbar[1] (s. u.).

Die Kerngröße variiert auch im Schnitt etwas, die etwas größeren Kerne
erscheinen chromatinärmer als die kleineren. Das Chromatin ist vor allem in
Leichenpräparaten grob und erinnert oft an Plasmazellen. Im Kern der größeren
Mastzellen sieht man bisweilen einen mittelgroßen Nucleolus[2] (s. Abb. 48k),
den ASBOE-HANSEN[3] allerdings bestreitet.

Die Gewebsmastzellen kommen in Pulpa und Sinus gleichermaßen vor,
manchmal überwiegen die Mastzellen der Pulpa, manchmal diejenigen der Sinus.
Wenn die Mastzellen in den Sinus liegen, zeigen sie meist ein abgerundetes Plasma,
in der Pulpa sind oft lange Ausläufer — ähnlich wie in der Gewebekultur[4] —
erkennbar (s. Abb. 98). Außerhalb des Lymphknotenparenchyms beobachtet man
in Kapsel und Bindegewebssepten immer einige Gewebsmastzellen, die hier als
schlanke, fibrocytenartige Gebilde zwischen den kollagenen Fasern eingeschlossen
sind.

Cytochemische und spezielle cytologische Befunde

1. Blutmastzellen

Die Cytochemie der Blutmastzellen blieb lange ungeklärt, weil die Blutmastzellen in Blut und Geweben nur spärlich vorkommen und vor allem stark wasserlösliche Granula besitzen. Dadurch werden cytochemische Maßnahmen sehr
erschwert und z. T. unmöglich gemacht. Deshalb sind auch nur wenige Untersuchungen — meist an leukämischen Mastzellen — mitgeteilt worden[5].

Wir haben uns zusammen mit SCHUBERT und LÖFFLER[6] eingehend mit der
Cytochemie der menschlichen Blutmastzellen beschäftigt und kamen dabei zu
den folgenden Ergebnissen: Die metachromatischen Granula der Blutmastzellen
verhalten sich bei der *Toluidinblau-p_H-Reihe*[7] ähnlich, wie wir es früher für die
Gewebsmastzellen des Knochenmarkes[8] und des Lymphknotens[9] festgestellt
hatten. Nach Abb. 49 tritt bei fallender Wasserstoffionenkonzentration zu den
bereits gefärbten Blutmastzellen jeweils eine verschieden große Menge neu
erfaßter Mastzellen hinzu, d. h. es werden mehr und mehr unreife, SO_4-arme
Mastzellengranula dargestellt. Die in stark sauren Lösungen dargestellten Blutmastzellen sind als reif und SO_4-reich anzusehen. Der Prozentsatz dieser reifen
Mastzellen ist in Blutausstrichen von Gesunden um ein Vielfaches höher als
bei Patienten mit Osteomyelosklerose oder myeloischer Leukämie; er ist auch
höher als bei Gewebsmastzellen von Lymphknoten und Knochenmark.

Die Blutmastzellen, auch die leukämischen, geben eine positive *PAS-Reaktion*[10].
Nach Acetylierung bleibt die PAS-Reaktion bestehen[11], nach Speicheleinwirkung
wird sie negativ. Auch mit der Haleschen Reaktion kann man die Mastzellengranula darstellen[11].

---

[1] LENNERT u. SCHUBERT 1959, LENNERT, LENNERT u. SCHUBERT 1959.
[2] WEILL 1919, LENNERT 1955b, Abb. 5.   [3] 1954.   [4] RICHTER 1958.
[5] ASTALDI, RONDANELLI u. BERNARDELLI 1953, FERRARA 1953, STORTI, PERUGINI u.
SOLDATI 1953a, b.   [6] 1960.   [7] SCHUBERT 1955.   [8] LENNERT u. SCHUBERT 1959.
[9] LENNERT, LENNERT u. SCHUBERT 1959.
[10] WISLOCKI, RHEINGOLD u. DEMPSEY 1949, ASTALDI, RONDANELLI u. BERNARDELLI 1953,
FERRARA 1953, STORTI, PERUGINI u. SOLDATI 1953a, b, LENNERT u. SCHUBERT 1960.
[11] ASTALDI, RONDANELLI u. BERNARDELLI 1953.

Bei Anwendung einer besonders schonenden Technik konnten wir in allen Blutmastzellen *Peroxydase* nachweisen. UNDRITZ[1] gibt an, daß nur ein kleiner Teil der Blutmastzellen das Ferment enthalte. Diese Diskrepanz ist sicher technisch bedingt, speziell durch die große Wasserlöslichkeit der Granula. Eine negative Peroxydasereaktion fanden ASTALDI u. Mitarb.[2]. Dagegen berichten die letztgenannten Autoren über eine positive *Oxydase*reaktion[3], während DOAN u. REINHARD[4] dieses Ferment nicht nachweisen konnten. An weiteren Fermenten lassen sich *unspezifische Esterase* und *saure Phosphatase*, dagegen keine alkalische Phosphatase darstellen[5].

Über den *Lipid*gehalt der Granula liegen widersprüchliche Angaben vor: NINNI u. BELLONI[6] fanden in leukämischen Mastzellen eine positive Sudanschwarz-Färbung und vermuten ungesättigte Fettsäuren und freie CO-Gruppen in den Granula; auch wir[5] konnten im Gegensatz zu zahlreichen Untersuchern[7] Lipide mit entsprechender Technik nachweisen.

NINNI u. BELLONI[6] berichten außerdem darüber, daß die Mastzellengranula Proteine mit Thyrosin, Histidin und Tryptophan enthielten. Arginin soll in den Mastzellengranula fehlen[8]. Dagegen fanden MAURI u. Mitarb.[9] Sulfhydrilgruppen. Die Einwirkung von Hyaluronidase, Ribonuclease, Pepsin und Trypsin auf die Blutausstriche wurde von LAVES u. THOMA[10] sowie ASTALDI u. Mitarb.[2] untersucht. Die hierbei gewonnenen Ergebnisse bedürfen noch der Nachprüfung.

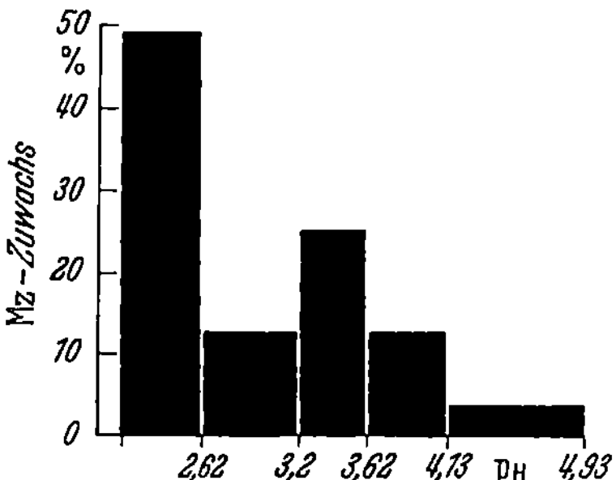

Abb. 49. Toluidinblau-pH-Reihe an Blutmastzellen angereicherter Blutausstriche. Die Zahl der Mastzellen mit stark sauren Granula ist viel höher als bei den Gewebsmastzellen (49 gegen 12%)

Im **Phasenkontrastmikroskop**[11] erweisen sich die Blutmastzellen nach ACKERMAN u. BELLIOS als kleinste Granulocytenart, sie messen nur 10—14 μ im Durchmesser. Sie zeigen charakteristische träge Bewegungen, die von den übrigen Granulocyten verschieden sind. Die Granula erscheinen oval bis rund oder auch unregelmäßig und messen 0,3—0,8 μ. Dazwischen liegen einzelne 0,2—0,3 μ große Mitochondrien.

Über die **Supravitalfärbung** von Blutmastzellen s. bei DOAN und REINHARD[4].

Elektronenmikroskopisch haben PEASE[12] sowie BRAUNSTEINER und PAKESCH[13] in den Granula der Blutmastzellen eine ähnliche, vielleicht sogar identische[14] Strukturierung nachgewiesen wie in den Gewebsmastzellen. Low und FREEMAN[15] dagegen beschreiben keine lamelläre Schichtung in den Blutmastzellen, und auch STOECKENIUS[16] sieht in der Granulastruktur ein Unterscheidungsmerkmal von Blut- und Gewebsmastzellen.

2. Gewebsmastzellen

Die Cytochemie der Gewebsmastzellen war Gegenstand zahlreicher Studien (s. die Literaturübersichten von FRIBERG, GRAF u. ÅBERG[17], COMPTON[18], ASBOE-HANSEN[19]). Dabei wurden vorwiegend die Gewebsmastzellen verschiedener Tier-

[1] 1952.   [2] ASTALDI, RONDANELLI u. BERNARDELLI 1953.
[3] Auch ASKANAZY 1927, HEILMEYER u. BEGEMANN 1951, MARINONE 1951.   [4] 1941.
[5] LENNERT u. SCHUBERT 1960.   [6] 1953.
[7] UNDRITZ 1946b, ASTALDI, RONDANELLI u. BERNARDELLI 1953, FERRARA 1953, HAYHOE 1953 u. a.
[8] LAVES u. THOMA 1950.   [9] MAURI, VACCARI u. SABOTTO 1954.   [10] 1950.
[11] BESSIS 1954, ACKERMAN u. BELLIOS 1955, STOBBE 1958b, RIND 1959.
[12] 1956.   [13] 1957.   [14] MILLER 1959.
[15] 1958, auch GOODMAN, REILLY u. MOORE 1957.   [16] 1956.   [17] 1951.   [18] 1952.   [19] 1954.

arten, seltener auch die des Menschen und nur ganz vereinzelt die Gewebsmastzellen des menschlichen Lymphknotens untersucht. Wir haben die Gewebsmastzellen des menschlichen Knochenmarkes und Lymphknotens in Schnitt und Ausstrich mit zahlreichen cytochemischen Methoden bearbeitet[1] und stützen uns im wesentlichen auf die hierbei gewonnenen Befunde.

Die markanteste Eigenschaft der Mastzellen ist die *metachromatische Färbbarkeit* ihrer Granula mit Toluidinblau, Giemsa und entsprechenden Farblösungen. Diese Färbbarkeit ist charakteristisch für saure Mucopolysaccharide. Sie nimmt im Laufe der Granulareifung an Intensität zu. Gleichzeitig verschiebt sich der isoelektrische Punkt, bei dem sich die Granula anfärben, in den sauren Bereich. Durch succedane Färbung mit Toluidinblaulösungen fallender Wasserstoffionenkonzentration *(Toluidinblau-p_H-Reihe)* läßt sich diese Granulareifung erfassen[2]. Die Durchschnittswerte von mehreren Lymphknoten mit „unspezifi-

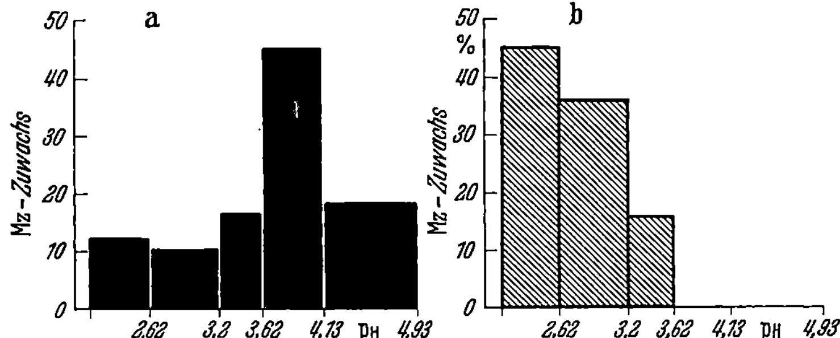

Abb. 50 a u. b. Die Toluidinblau-p_H-Reihe an Gewebsmastzellen vor und nach Hyaluronidase-Behandlung. a Toluidinblau-p_H-Reihe an Gewebsmastzellen des Lymphknotens. Durchschnittswerte (nach LENNERT, LENNERT u. SCHUBERT 1959). b Toluidinblau-p_H-Reihe an Gewebsmastzellen des Knochenmarks nach Hyaluronidase-Vorbehandlung der Schnitte. Die gering mit SO_4 veresterten Granula werden durch Hyaluronidase zerstört. Deshalb fehlen die Säulen bei p_H 4,13 und 4,93

scher Lymphadenitis" sind in Abb. 50 a aufgetragen. Das Ergebnis der Toluidinblau-p_H-Reihe variiert im übrigen etwas von Lymphknoten zu Lymphknoten entsprechend der durchschnittlichen Granulareife.

Die Granulareifung besteht unter anderem in einer zunehmenden SO_4-Veresterung der Hyaluronsäure-ähnlichen Vorstufen, woraus schließlich *Heparin* entsteht. Die Zellen, die sich bei stark sauren Farblösungen (p_H 2,62) darstellen lassen, dürften Heparin enthalten; umgekehrt ist es wahrscheinlich, daß die bei p_H 4,9 färbbaren Substanzen nur gering veresterte oder vielleicht sogar unveresterte Heparinvorstufen darstellen, die sich gegenüber Hyaluronidase wie Hyaluronsäure verhalten: Zerstört man mit Hyaluronidase die Hyaluronsäuren der Mastzellen, so verschwinden die Zellen, die sich erst bei p_H 4,13 und 4,93 anfärben lassen, vollständig (s. Abb. 50 b). Damit sind die Diskrepanzen der Literatur über positive oder negative Hyaluronidase-Effekte auf Gewebsmastzellen[3] erklärlich: Hyaluronidaseversuche an Gewebsmastzellen gestatten nur dann eine Aussage, wenn sie mit differenzierten quantitativen Methoden ausgewertet sind. Außerdem dürften sich die Mastzellen verschiedener Tierspezies gegenüber Hyaluronidase unter-

---

[1] LENNERT u. LÖFFLER 1959, LENNERT u. SCHUBERT 1959, LENNERT, LENNERT u. SCHUBERT 1959, LENNERT u. SCHUBERT 1960, LENNERT, LOFFLER u. LEDER in Vorbereitung, LENNERT, LÖFFLER u. GRABNER in Vorbereitung.

[2] SCHUBERT 1955, s. a. die früheren Untersuchungen von DEMPSEY u. SINGER 1946, sowie WISLOCKI u. SINGER 1946.

[3] WISLOCKI, BUNTING u. DEMPSEY 1947, ASBOE-HANSEN 1952, 1954, COMPTON 1952, PRAKKEN u. WOERDEMANN 1952, HORI, HATTORI u. HAGIHARA 1953, MOORE u. SCHOENBERG 1957.

schiedlich verhalten, wie denn auch die übrige Zusammensetzung der Mastzellen bei den einzelnen Tierarten erheblich variiert[1]. So konnte SCHUBERT[2] zeigen, daß bei den Mastzellgranula der Ratte die allmähliche Reifung durch die Toluidinblau-p_H-Reihe nicht faßbar ist: Alle Gewebsmastzellen stellen sich bereits bei p_H 2,62 dar. Auf die jüngst publizierten spectrophotometrischen Studien an Toluidinblau-gefärbten Mastzellen soll hier nur verwiesen werden[3].

Von Ribonuclease und Desoxyribonuclease werden die Mastzellgranula nicht angegriffen[4].

Ein Teil der Gewebsmastzellen ergibt eine positive *PAS-Reaktion*[5]. Im Knochenmark sind es etwa $^2/_3$ der Gewebsmastzellen[6]. In unseren Lymphknotenausstrichen fanden wir 97,5% PAS-positive Gewebsmastzellen. Eine vorhergehende Speichel- oder Diastaseeinwirkung bleibt auf die Reaktion ohne Einfluß[7].

Lipide konnten wir im Lymphknotenausstrich mit unserer Technik der Sudanschwarzfärbung nicht nachweisen. Auch FADEM[8] sowie ASTALDI u. Mitarb.[9] gelang es im Knochenmarksausstrich nicht, Lipide aufzufinden. Dagegen beschreiben einige Untersucher von Schnittpräparaten eine positive Reaktion mit Sudanschwarz[21] und mit BAKERS saurem Hämateintest. Auch mit der Benzpyren-Methode von BERG[10] sind die Granula darstellbar. Heißes Pyridin löst die Lipide aus den Schnitten, eine mehrstündige Vorbehandlung mit Äther, Aceton oder warmem Alkohol läßt die Sudanschwarzfärbung unbeeinflußt[11]. Mit Nilblausulfat stellen sich die Mastzellgranula intensiv blau dar[11]. Mit der üblichen Sudan III- oder IV-Färbung sind in der Regel keine Fettsubstanzen nachzuweisen[12]. Läßt man alkalihaltiges Wasser auf die Mastzellgranula einwirken, so entstehen Myelinfiguren[13]. Nach all den angestellten Untersuchungen ist anzunehmen, daß die Mastzellgranula *Phosphatide*, wahrscheinlich Lecithin, enthalten[14]. Dies wird durch chemische Aufarbeitung von isolierten Mastzellgranula weiter unterstrichen[15].

In den Mastzellgranula sind bei Untersuchungen am Schnitt[16] und Ausstrich[9] auch *Eiweißkörper* gefunden worden. Die Biuret-, Millon- und Tetrazonium-Reaktion sind positiv.

Von den verschiedenen Fermenten konnten *saure Phosphatase*[17], *unspezifische Esterase*[18] und *Lipase*[11] in den Granula nachgewiesen werden. GOMORI[19] fand außerdem eine *spezifische Esterase*, die Chloroacylester spaltet. Sie ergibt bereits nach 1—2 min Inkubation eine starke Reaktion, während neutrophile Granulocyten und ihre Vorstufen nur z. T. und erst nach 5—10 min Inkubation reagieren. BENDITT[20] konnte auf biochemischem Wege zeigen, daß es sich bei dieser Esterase wahrscheinlich um ein Chymotrypsin-ähnliches, also ein eiweißspaltendes Ferment handelt. Die Zahl der Esterase-positiven Mastzellen schwankt bei den beiden, von uns angewandten Verfahren: Mit der α-Naphthyl-Acetat-Methode

---

[1] BENDITT 1958.   [2] Unveröffentlicht.   [3] KELLY u. BLOOM 1959.

[4] DEMPSEY u. SINGER 1946, ZOLLINGER 1950 b.

[5] PEARSE 1949, WISLOCKI, RHEINGOLD u. DEMPSEY 1949, LILLIE 1950, FADEM 1951, ASBOE-HANSEN 1954, Lit., BRAUN-FALCO 1955.

[6] LENNERT u. SCHUBERT 1959.

[7] PEARSE 1949, WISLOCKI, RHEINGOLD u. DEMPSEY 1949, FADEM 1951.

[8] 1951.   [9] ASTALDI, RONDANELLI u. BERNARDELLI 1954.   [10] 1951.

[11] MONTAGNA u. NOBACK 1948.

[12] HUGUENIN 1912, MONTAGNA u. NOBACK 1948, COMPTON 1952.

[13] RILEY 1959.   [14] MONTAGNA u. NOBACK 1948, BERG 1951, RILEY 1959.

[15] HEDBOM u. SNELLMAN 1955.   [16] WERMEL u. SASSUCHIN 1928.

[17] MONTAGNA u. NOBACK 1948, FADEM 1951, LENNERT u. LOFFLER 1959.

[18] LENNERT u. LOFFLER 1959, LENNERT, LÖFFLER u. GRABNER in Vorbereitung.

[19] 1953, auch BENDITT u. ARASE 1959.

[20] 1956.   [21] z.B. WISLOCKI u. DEMPSEY 1946.

ließ sich nur in einem geringeren Prozentsatz als mit der Naphthol-AS-Methode Esterase darstellen[1]. Alkalische Phosphatase war — im Gegensatz zu früheren Untersuchungen[2] — mit der Azofarbstoff-Methode nicht nachweisbar. Dagegen fanden Braun-Falco und Salfeld[3] reichlich Leucin-Aminopeptidase.

Die Peroxydase-Reaktion ist stets negativ[4]. Mit angesäuerter Benzidinlösung konnten Montagna u. Noback[5] jedoch eine positive Reaktion erzielen (Fischels Pseudoperoxydase-Reaktion). Außerdem fanden sie „stabile" Cytochromoxydase. Dieser Befund konnte jedoch von zahlreichen Nachuntersuchern nicht reproduziert werden[6].

Fullmer[7] untersuchte die Mastzellgranula der Maus mit der Aldehydfuchsin-Methode nach Gomori, mit der Hale-Reaktion und mit der Azur A-Färbung zur Darstellung der Metachromasie: Alle 3 Reaktionen sind positiv. Eine Vorbehandlung mit Peressigsäure steigert jeweils die Färbbarkeit der Mastzellgranula. Inkubiert man nach der Peressigsäure-Einwirkung mit β-Glucuronidase oder Lysozym, so werden die Hale-Reaktion bei allen Mastzellen und die Aldehydfuchsin-Färbung bei den meisten Mastzellen negativ. Dagegen bleibt die metachromatische Farbbarkeit mit Azur A voll erhalten. Daraus schließt Fullmer, daß mit den angewandten 3 Färbungen 2 verschiedene Komponenten der Mastzellgranula erfaßt werden.

Bezüglich weiterer cytochemischer Einzelheiten sei auf die Zusammenstellung von Asboe-Hansen[8] verwiesen.

Im **Phasenkontrastmikroskop** wurden die Mastzellen von Zollinger[9], Sylvén[10], Bessis[11], Rind[12] und anderen Autoren untersucht. Die Granula sind hierbei gleichmäßig dunkel oder im Zentrum aufgehellt. Rind[12] fand gelegentlich die gleichen Glanzkörner wie in den Lymphocyten. Zollinger[9] sieht die Mastzellengranula — zu Unrecht — als Mitochondrien an und untersuchte ihr Verhalten bei Einwirkung von Aqua dest. und anderen Substanzen.

Polarisationsmikroskopische Untersuchungen von Horvath[13] ergaben, daß sich das intergranuläre Plasma der Rattenmastzellen anisotrop verhält, wenn man in sauren Lösungen von Toluidinblau, Pyronin G oder Neutralrot färbt. Bei Entfernung der Lipide aus dem Schnitt nimmt die Doppelbrechung zu. Über Untersuchungen der Mastzellen im Fluorescenzmikroskop s. Hirt[14].

Im **Supravitalpräparat** färbt sich die Mastzellengranulation oft gleichmäßig mit Neutralrot an. Dadurch werden die Janusgrüngranula verdeckt. Diese sind auch in Zellen, deren Granula nicht mit Neutralrot tingiert sind, nur schwer zwischen den dicht liegenden Mastzellgranula zu erkennen.

Nach **elektronenmikroskopischen** Untersuchungen[15] stellen die spezifischen Mastzellengranula keine Mitochondrien dar; denn man findet stets neben den spezifischen Zellgranula noch mehrere Mitochondrien von typischem Bau. Die Mastzellengranula zeigen eine charakteristische lamelläre Feinstruktur, die an Fingerabdrücke erinnert[16]. Außerdem sieht man elektronenoptisch zahlreiche, kurze, fädige Plasmafortsätze.

Karyometrie

Die *Blutmastzellen* haben wir nicht gemessen, ihr Kernvolumen dürfte jedoch bei K $^1/_8$ oder K $^1/_4$ liegen. Unter den *Gewebsmastzellen* fanden wir[17] 2 verschiedene Größen, je nachdem, ob eine geringe oder starke Mastocytose bestand. Im ersten

---

[1] Lennert u. Löffler 1959, Lennert, Löffler u. Grabner in Vorbereitung.
[2] Wislocki u. Dempsey 1946, Montagna u. Noback 1948, Riley u. Drennan 1949, Fadem 1951.   [3] 1958.
[4] Auch Undritz 1946a, b, 1952, Heilmeyer u. Begemann 1951.   [5] 1948.
[6] Fadem 1951, Compton 1952, Hopf 1952 u. a.   [7] 1959.   [8] 1954.   [9] 1950a u. b.
[10] 1950.   [11] 1954.   [12] 1959.   [13] 1959.
[14] Hirt, Sommer, Wimmer u. Kiesselbach 1938/39.
[15] Bloom, Friberg, Larsson u. Åberg 1955, Bloom, Friberg u. Larsson 1956, Stoeckenius 1956, Braunsteiner 1959b.   [16] Stoeckenius 1956.   [17] Lennert u. Remmele 1959.

Falle lag der Gipfel genau bei K $^1/_4$ ($\sim 36\,\mu^3$), also bei dem Kernvolumen der jungen Lymphocyten, im zweiten Falle dagegen waren die Kerne deutlich vergrößert und zeigten ihren Gipfel nahe der Mittelklasse K $^3/_8$ ($\sim 51\,\mu^3$), also etwa bei dem Volumen der Plasmazellkerne. Außerdem gibt es noch einzelne Mastzellkerne, deren Volumen über die genannten Kernklassen hinausgeht. Wir nehmen an, daß bei starker Mastzellenvermehrung und entsprechend lebhafter Granulabildung das Kernvolumen ansteigt, ähnlich wie bei anderen funktionell aktiven Zellen. Wir haben daher die Zellen der Mittelklasse als „junge Mastzellen" und die der Hauptklasse als „alte Mastzellen" bezeichnet, ohne dieser Benennung eine praktische Bedeutung zuzumessen.

Bildung, Weiterentwicklung, Untergang

1. Blutmastzelle

Die Blutmastzellen des Lymphknotens dürften in der Regel aus dem Blut emigriert oder auch mit der Lymphe zugeführt sein, Mastmyelocyten konnten wir jedenfalls niemals im Lymphknoten beobachten. Eine Weiterentwicklung der Blutmastzellen ist undenkbar; sie gehen nach Erfüllung ihrer Funktion zugrunde.

2. Gewebsmastzelle

Für die Gewebsmastzellen wird eine homoplastische und eine heteroplastische **Bildung** diskutiert[1]. Die *homoplastische* Reproduktion kann grundsätzlich durch Mitose und Amitose erfolgen. Mitosen von Gewebsmastzellen kommen beim Menschen postembryonal vielleicht extrem selten, wahrscheinlich überhaupt nicht vor. UNDRITZ[2] bildet eine 2kernige Mastzelle als Anaphase einer Mitose ab. Aus der Photographie ist jedoch nicht ersichtlich, ob es sich wirklich um eine Mitose, und nicht um eine amitotische Kerndurchschnürung handelt. Mastzellenmitosen wurden vereinzelt bei Tieren beobachtet und auch abgebildet[3]. Dagegen sind *Amitosen* auch beim Menschen nicht ganz selten zu fin-

Abb. 51. Phagocytierte Gewebsmastzelle in abgeloster Sinusretothelzelle. Azur-Eosin, 1000×

den[4], sie wurden von LEHNER[5] ausführlich geschildert und von RICHTER in der Gewebekultur durch Zeitrafferaufnahmen eindeutig bewiesen[6]. Im Lymphknoten sieht man dementsprechend — vor allem bei stärkerer Mastocytose — bisweilen 2kernige Zellen (s. Abb. 48f).

Neben der homoplastischen Bildung spielt wohl die *heteroplastische* Entstehung, die wir lieber als „*metaplastisch*" bezeichnen, die größere Rolle; sieht man doch alle Übergänge von ganz schwach granulierten, rundkernigen Zellen bis zu dicht granulierten Mastzellen. Es bleibt nur die Frage nach der Natur der Ausgangszellen. Nach ROHR[7] und unseren karyometrischen Befunden sind wohl die kleinen „lymphoiden Reticulumzellen" als die üblichen Vorstufen der Mastzellen anzusehen.

Eine Weiterentwicklung von Gewebsmastzellen gibt es nicht.

---

[1] MICHELS 1938.   [2] 1952.   [3] Zum Beispiel von MICHELS 1923.   [4] CAZAL 1955a.
[5] 1924.   [6] 1958.
[7] 1960 u. früher, auch MOESCHLIN 1941a, TISCHENDORF 1951 u. a.

Der Untergang von Gewebsmastzellen ist gelegentlich zu sehen: Sie werden, vorwiegend innerhalb der Sinus, pyknotisch. Hier können sie auch ausnahmsweise von Sinusendothelien phagocytiert werden (Abb. 51). Relativ häufig gelangen Gewebsmastzellen von den Sinus aus in die Vasa efferentia[1], um über den Ductus thoracicus[2] in die Lungen zu gelangen. Da Gewebsmastzellen im strömenden Blut bislang noch nicht sicher identifiziert werden konnten, ist zu vermuten, daß sie in den (heparin- und histaminreichen!) Lungen verbleiben bzw. zugrunde gehen.

Durch ACTH und Nebennierenrindensteroide werden die Gewebsmastzellen ebenso wie Lymphocyten zerstört[3]. Nach Ito[4] wird die Mastzellzahl des Rattenlymphknotens durch Cortison-Injektionen gering vermindert, aber bereits 1 Tag nach der letzten Injektion finde man wieder „normale" Mastzellwerte.

Postmortal soll eine baldige Autolyse der Gewebsmastzellen[5] erfolgen; in den eigenen Präparaten erschienen die Mastzellen im Vergleich zu anderen Blutzellen jedoch relativ resistent. Auch Mills u. Mitarb.[6] berichten, daß die Gewebsmastzellen gegenüber den verschiedensten postmortalen Einflüssen erstaunlich stabil sind.

Vorkommen in Ausstrich und Schnitt

1. Blutmastzelle

Über das Vorkommen von Blutmastzellen im menschlichen Lymphknoten fehlen in der Literatur nähere Angaben. Nur Bunting[7] erwähnt eine Vermehrung der Blutmastzellen bei Frühstadien von Lymphogranulomatose. Nach unseren Untersuchungen sind Blutmastzellen im ruhenden Lymphknoten nicht nachweisbar. Dagegen können sie bei Lymphadenitiden und bei Lymphogranulomatose auftreten, doch ist ihre Zahl hierbei gering; sie beträgt im Ausstrich 0,3—0,9%/$_{00}$ (s. Abb. 52). Die höchsten Werte fanden wir bei der lipomelanotischen Reticulocytose[8]. Bei Tuberkulose und Sarkoidose, bei infektiöser Mononucleose und reticulocytärer abscedierender Lymphadenitis fanden wir keine Blutmastzellen.

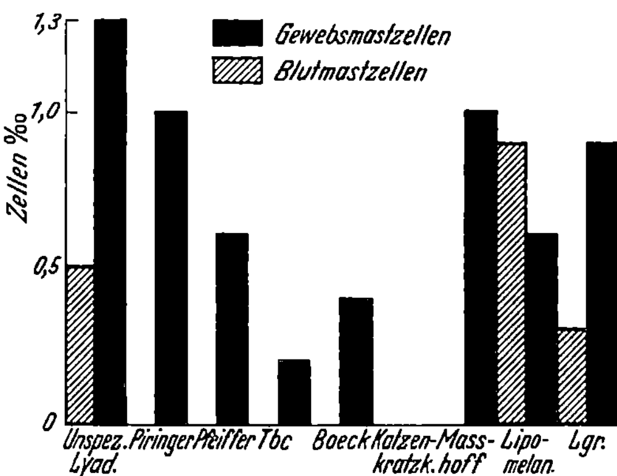

Abb. 52. Das Vorkommen von Blut- und Gewebsmastzellen bei verschiedenen Lymphadenitiden und bei Lymphogranulomatose. Nach 124 Adenogrammen

2. Gewebsmastzelle

Für die Gewebsmastzellen des *Ausstriches* wurde von Moeschlin[9] eine Durchschnittszahl von 0,2%/$_{00}$ als physiologisch angesehen, Cazal[10] setzte die obere Grenze der „Norm" auf 1%/$_{00}$. Lucas[11] fand in „normalen" Adenogrammen 0—5%/$_{00}$, im Durchschnitt 1%/$_{00}$ Gewebsmastzellen. Nach Abb. 52 zeigen unsere „unspezifischen Lymphadenitiden" einen Mittelwert von 1,3%/$_{00}$, der von keiner der übrigen Lymphadenitiden erreicht wird. Bei akuter Entzündung kann die Mastzellenzahl bis auf 0 absinken, wie die Katzenkratzkrankheit beweist. Die relativ hohe Mastzellenmenge der

[1] Lennert 1955 b (Abb. 3) s. a. S. 150.   [2] Kluth 1951.
[3] Asboe-Hansen 1952, Ehrich 1956, Lit., s. aber Speirs 1955, Benditt 1958.
[4] 1957.   [5] Sylvén 1945 u. a.   [6] Mills, Strickland u. Paterson 1958.
[7] 1932.   [8] Lennert u. Elschner 1954, Arps 1955.
[9] 1941 a.   [10] 1955 a.   [11] 1955.

Masshoffschen mesenterialen Lymphadenitis ist als Fehler der zu kleinen Zahl aufzufassen, denn es wurden nur 2 Fälle ausgewertet.

Wir bestimmten für die Gewebsmastzellen auch das Vorkommen im Lymphknoten*schnitt*[1] und fanden teils übereinstimmende, teils abweichende Zahlen (s. Tabelle 8).

Die weitaus größte Mastzellenmenge zeigte ein Fall von Lymphknoten-*Filariose*, nämlich 88500/cm² (s. Abb. 99). Gleichzeitig war hier eine höchstgradige Eosinophilie nachzuweisen, die auch sonst bei Mastocytosen oft besteht[2]. Es folgen mit weitem Abstand die lipomelanotische Reticulocytose und die „unspezifische Lymphadenitis" mit Mittelwerten zwischen 3000 und 4000/cm². Die Tuberkulose und Sarkoidose enthalten wesentlich weniger (826/cm²) Mastzellen, während die reticulocytäre abscedierende Lymphadenitis nur 116 Zellen/cm², manchmal gar keine Mastzellen, nachweisen ließ. Diese Verminderung der Mastzellenzahl steht in Parallele zu den tierexperimentellen Erfahrungen von SMITH und WOOD[3], wonach in der akuten Entzündungsphase die Mastzellen degranuliert werden und zugrunde gehen[4]. Auch ITO[5] fand nach subcutaner Injektion von Eialbumin oder St. aureus einen raschen Abfall der Mastzellzahl im regionären

Tabelle 8. *Das Vorkommen von Gewebsmastzellen im Lymphknotenschnitt in 264 ausgezählten Präparaten* (LENNERT u. ILLERT 1959). *Ausgewertet sind 4 μ dicke Schnitte, die mit Toluidinblaulösung von* p_H *4,1 gefärbt waren. Die Zahl ist jeweils auf 1 cm² berechnet.*

Lymphknotenerkrankung	Mastzellen-zahl/cm²	σ_M
Lymphknoten-Filariose	88500	—
Lipomelanot. Reticulocytose . . .	3972	1940
„Chron. unspez. Lymphadenitis" .	3416	485
Makroglobulinämie Waldenström .	3123	748
Epitheloidz. Tbc u. Sarkoidose . .	826	218
Lymphogranulomatose, gesamt . .	215	55
davon frische Lgr.	283	96
vernarbte Lgr.	165	61
Paragranulom	81	32
Lymphadenose bzw. Lymphosarkom	174	45
Carcinom-Metastasen	116	46
Retic. absced. Lymphadenitis . .	116	19
Reticulosarkom	102	47

Lymphknoten; erst nach 12 und mehr Tagen erreichten die Mastzellen wieder ihren Ausgangswert. Eine starke Mastzellzerstörung wird nach ITO[5] auch durch Röntgen-Ganzbestrahlung bewirkt, wogegen Cortison die Mastzellzahl nur relativ wenig und kurzfristig vermindere (s. o.).

Unter den malignen Lymphknotenerkrankungen steht die Makroglobulinämie Waldenström mit einem Mittelwert von 3123/cm² an der Spitze. Alle übrigen malignen Affektionen des Lymphknotens zeigen Mittelwerte zwischen 100 und 300/cm², enthalten also minimale Mastzellenmengen. Diese Befunde sind von praktischer Bedeutung: Hohe Mastzellenzahlen sprechen im Zweifelsfall für Morbus Waldenström und gegen lymphatische Leukämie bzw. Lymphosarkom und andere maligne Lymphome.

Funktion[6]

1. Blutmastzelle

Die Blutmastzellen enthalten in ihren Granula *Heparin* oder ein „Heparinoid" mit ähnlichen physikalischen und biologischen Eigenschaften. Letzte Klarheit über den chemischen Aufbau dieser sauren Mucopolysaccharide besitzen wir noch

---

[1] LENNERT u. ILLERT 1959, s. a. die Zählungen von ITO (1957) im Lymphknoten der Ratte.
[2] Bereits FROMME 1907, s. a. PRAKKEN u. WOERDEMANN 1952, HAUSER 1953.
[3] 1949 a.   [4] Siehe bereits MAXIMOW 1904.   [5] 1957.
[6] Übersichtsreferat über Gewebsmastzellen: RILEY 1955. Über Blutmastzellen s. BOSEILA 1958 und BRAUNSTEINER 1959 b.

nicht, da die bisherigen Untersuchungen an einer Mastzellenleukämie[1] bzw. an tierischen Mastzellen[2] gewonnen wurden. Außerdem ist sicher auch *Histamin*[3] in den Mastzellengranula vorhanden, und zwar etwa $1\mu\mu g$ pro Zelle[4]. Beide Substanzen dürften mit der Funktion eng verknüpft sein, doch wissen wir über die Art der Verknüpfung noch sehr wenig. Das Tierexperiment hat hierfür nur wenige brauchbare Ergebnisse geliefert, dagegen zeichnen sich in den neuen quantitativen Blutuntersuchungen mit der Zählkammermethode [5] bereits einige funktionelle Zusammenhänge ab.

So fanden BRAUNSTEINER u. THUMB[6] eine statistisch signifikante Vermehrung der Mastzellen im Blut bei Lipamien verschiedener Genese (Diabetes mellitus, Lipoidnephrose, Myxodem), wonach sich eine Beziehung des Heparins zu den Lipoproteiden des Serums vermuten läßt. Auch hyperergische Reaktionen auf Conteben-Medikation[7] und Storungen der Ovarialfunktion[8] zeigen geringgradige Blutmastocytosen. Ein Einfluß von weiblichem Keimdrusenhormon wird auch aus dem physiologischen Anstieg der Blutmastzellen vor Ovulation und Menstruation geschlossen[9]. Umgekehrt sind die Blutmastzellen wahrend der Schwangerschaft[10], bei Hyperthyreose[11], nach Cortison-[12] und ACTH-Gaben[13] und bei Belastungen („Stress") verschiedenster Art vermindert; ja, bei akuten Infekten mit neutrophiler Leukocytose konnen sie zugleich mit den Eosinophilen völlig verschwinden[14]. Vielleicht ist die antiallergische Wirkung der Nebennierenrindenhormone zu dem mastocytolytischen Effekt in Beziehung zu setzen[15].

Das Verhalten der Blutmastzellen bei Butazolidingaben, das LINDNER u. Mitarb.[16] bei der Ratte studierten, sollte auch beim Menschen untersucht werden, um etwaige Beziehungen zur Bindegewebsgrundsubstanz auszuschließen.

Unsere eigenen Befunde über die Blutmastzellen im Lymphknoten lassen keine wesentlichen Schlüsse auf deren Funktion zu. Lediglich die manchmal auffällige Parallele von Mastocytose und Eosinophilie, die im Blutbild offenbar nicht besteht[17], läßt eine Beziehung der Mastzellen zu allergisch-hyperergischen Reaktionen vermuten. Der Histamingehalt der Blutmastzellen könnte einen solchen Zusammenhang bekräftigen.

Die gleichzeitige Vermehrung von Blutmastzellen und Eosinophilen konnten wir zusammen mit BARTH[18] auch bei der Reproduktion der Rebuckschen Hautexperimente[19] finden. Wir schabten mit der Rasierklinge die Epidermis ab und gaben Eiklar auf die frische, nichtblutende Excoriationsstelle. Sodann befestigten wir auf dem Epidermisdefekt ein Deckglas, das wir fast 2 Tage lang alle 2 Std entfernten, nach PAPPENHEIM fárbten und auszählten. Dabei ergaben sich 2 scharfe Makrophagengipfel um die 14. und 32.—36. Std[18]. Außerdem zeigte eine Versuchsperson, die als Allergiker bekannt war, ein auffallendes Verhalten der Blutmastzellen und Eosinophilen. Wahrend beim 1. Versuch nur wenige Blutmastzellen und Eosinophile vorhanden waren, nahmen beide Zellarten beim 2. und 3. Versuch jeweils stufenweise an Zahl zu (s. Abb. 53). Die Versuche lagen jeweils einige Wochen auseinander. Die Eosinophilie war stárker als die Mastocytose, sie ging aber mit der Mastzellenvermehrung streng parallel.

Blutmastzellen und Eosinophile zeigten also bei experimenteller hyperergischer Hautentzündung ein völlig gleichsinniges Verhalten: sie nahmen mit dem Grad der Sensibilisierung zu, der Mastzellenwert war lediglich niedriger als die Eosinophilenzahl.

---

[1] MARTIN u. ROCA 1953.   [2] BEHRENS u. TAUBERT 1952.

[3] GRAHAM, LOWRY, WAHL u. PRIEBAT 1955, VALENTINE, LAWRENCE, PEARCE u. BECK 1955, EHRICH 1956, Lit.   [4] GRAHAM, LOWRY, WAHL u. PRIEBAT 1955.

[5] MOORE u. JAMES 1953.   [6] 1958a u. b.   [7] HERHAUS 1955.

[8] THONNARD-NEUMANN 1954.   [9] BOSEILA 1959.

[10] THUMB, POTUZHEK, BRAITENBERG u. BRAUNSTEINER 1959.

[11] BRAUNSTEINER, HÓFER, THUMB u. VETTER 1959.

[12] CODE u. MITCHELL 1954, BOSEILA u. UHRBRAND 1958, BRAUNSTEINER u. THUMB 1958a, b, BRAUNSTEINER 1959b.

[13] THONNARD-NEUMANN 1954, THUMB, POTUZHEK, BRAITENBERG u. BRAUNSTEINER 1959.

[14] ARNETH 1945, FREDRICKS u. MOLONEY 1959, s. a. CASEY 1929a u. b.

[15] BRAUNSTEINER u. THUMB 1958a.   [16] LINDNER, v. SCHWEINITZ u. ECKSTEIN 1958.

[17] BRAUNSTEINER u. THUMB 1958a, b, BRAUNSTEINER 1959b.

[18] BARTH 1958.   [19] REBUCK u. CROWLY 1955.

Dies stimmt mit den experimentellen Untersuchungen von BIGGART[1] an Meerschweinchen
uberein: Nach wiederholter Injektion von Eialbuminlosungen steigen die Blutmastzellen und
Eosinophilen im Blut und im peritonealen Exsudat gleichzeitig an. Dieser Effekt ist durch
Einspritzung anderer Proteine, z. B. Pferdeserum, Casein oder Pepton, nicht zu erzielen.
Hierbei sind nur die Eosinophilen stark vermehrt, während die Zahl der Blutmastzellen nicht
oder nur gering ansteigt.

2. Gewebsmastzelle

In den Gewebsmastzellen kommen die gleichen, funktionell sicherlich bedeutsamen Substanzen *Heparin*[2] und *Histamin*[3] vor. Das Heparin scheint — wie
übrigens auch in den Blutmastzellen[4] — in den Gewebsmastzellen selbst gebildet
zu werden[5]. Demgegenüber wurde zunächst behauptet, Histamin würde als solches

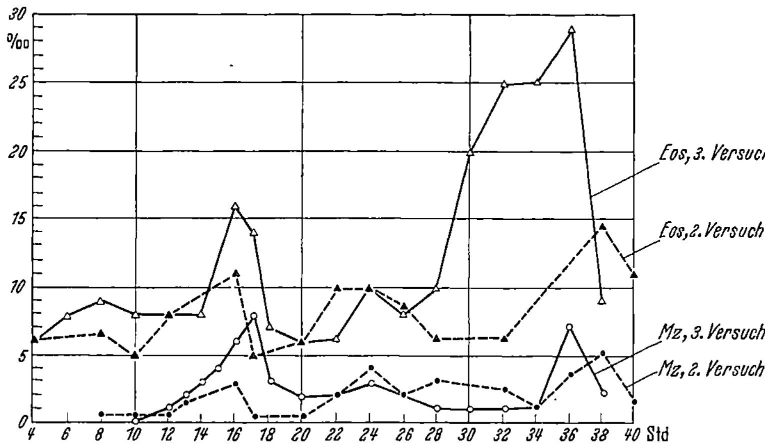

Abb. 53 Das Verhalten von Eosinophilen (△, ○) und Blutmastzellen (▲, ●) bei experimenteller Hautent-
zundung (Deckglasmethode nach REBUCK). Die Werte der Eosinophilen und Blutmastzellen sind im dritten
Versuch (———) hoher als im zweiten (- - - - -). Die Kurven der Eosinophilen und Blutmastzellen gehen jeweils
parallel

von den Zellen aufgenommen werden, da Histidindecarboxylase in den Mastzellen
nicht in nennenswerter Menge gefunden werden konnte[6]. SCHAYER u. Mitarb.[7]
konnten jedoch zeigen, daß in der mastzellreichen Rattenhaut aus (radioaktiv
markiertem) Histidin geringe Mengen von Histamin entstehen. Auch aus weiteren
Untersuchungen der letzten Jahre scheint hervorzugehen, daß Histamin in den
Mastzellen selbst gebildet wird[8]. WERLE und AMANN[6] nehmen an, daß die
Sulfogruppen des Heparins salzartig mit den Aminogruppen des Histamins
verknüpft seien. Eine solche einfache Bindung wird von anderer Seite[9] aber
bestritten. Die einzelne Gewebsmastzelle soll 7—32 $\mu\mu$g Histamin enthalten[10].
Die Mengenrelation Heparin:Histamin beträgt nach WERLE und AMANN[6] in Ge-
wichtseinheiten 3:1, nach dem molaren Bindungsverhältnis 1:29.

---

[1] 1932.

[2] HOLMGREN u. WILANDER 1937, JORPES, HOLMGREN u. WILANDER 1937, HOLMGREN 1940,
OLIVER, BLOOM u. MANGIERI 1947, EHRICH, SEIFTER, ALBURN u. BEGANY 1949, FRIBERG,
GRAF u. ÅBERG 1951, RILEY u. WEST 1953, weitere Lit. bei LENNERT u. SCHUBERT 1959.

[3] CAZAL 1942, RILEY 1953a, RILEY u. WEST 1953, BENDITT 1954, MOTA, BERALDO, FERRI
u. JUNQUEIRA 1954, BRAUN-FALCO 1955, GRAHAM, LOWRY, WAHL u. PRIEBAT 1955, HEDBOM
u. SNELLMAN 1955, WEGELIUS, HJELMAN u. WASASTJERNA 1955, WEST 1955.

[4] LENNERT u. SCHUBERT 1960.

[5] LENNERT u. SCHUBERT 1959.   [6] WERLE u. AMANN 1956.

[7] SCHAYER, DAVIS u. SMILEY 1955.

[8] KELSALL u. CRABB 1959, Lit., RILEY 1959, Lit.

[9] GRAHAM, LOWRY, WAHL u. PRIEBAT 1955, RILEY 1955, 1959, BENDITT 1958.

[10] GRAHAM, LOWRY, WAHL u. PRIEBAT 1955.

In den letzten Jahren hat man durch Freisetzung der Granulasubstanz neue Beweise dafür erbringen können, daß in den Mastzellen Heparin und Histamin nebeneinander vorkommen. Im Schock, bei der Zufuhr von sog. Histamin-Befreiern[1] (z. B. Dextran[2], 48/80[3], Streptomycin[4]) und in der ersten, negativen Phase der unspezifischen Abwehrreaktion[5] werden die Mastzellgranula ausgestoßen. Gleichzeitig kommt es zu einem Anstieg von Heparin und Histamin in Blut und/oder Gewebe.

Serotonin (5-Oxytryptamin) kommt in den Mastzellen des Menschen nicht vor[6], während es im intergranulären Plasma der Mäuse- und Rattenmastzellen beschrieben wurde[7].

Die Ansicht von Asboe-Hansen[8], daß die Mastzellen nicht Heparin, sondern Heparinoide und hyaluronsäureartige Verbindungen bilden und abgeben, erscheint uns trotz der zahlreichen darauf gerichteten Untersuchungen nicht genügend gesichert. Ebensowenig kann man als bewiesen ansehen, daß sich das Heparin nicht in den Granula, sondern im intergranulären Plasma befindet[9].

Nach der cytochemischen Zusammensetzung darf man 2 Funktionskreise der Gewebsmastzellen vermuten, den des Heparins und den des Histamins. Freilich kommen wir über Vermutungen, wie beide Substanzen im einzelnen wirken, nicht hinaus.

Das Heparin besitzt unter anderem eine gerinnungshemmende Fähigkeit und fördert die Fibrinolyse. Diese spielt vielleicht bei der Mastocytose der Makroglobulinämie Waldenström eine Rolle und erklärt wohl auch, warum bei der experimentellen akuten Lymphadenitis[10] Fibrinniederschläge in den Sinus fehlen. Weitere Funktionen des Heparins sind Antihyaluronidasewirkung und Wachstumshemmung. Diese mögen für die mastocytären Reaktionen in der Umgebung von Tumoren bedeutsam sein. Es ist aber auch möglich, daß Heparin oft nur als Receptor für anfallendes Histamin gebildet wird, womit das Auftreten bei allergisch-hyperergischen Reaktionen mit starker Eosinophilie (s. Filariose!) zusammenhängen mag. Marshall[11] vermutet noch, daß die Mastzellen bei der Amyloidentstehung maßgeblich beteiligt seien[12]. Die Beziehung des Heparins und seiner Vorstufen zur Faserbildung[13] ist noch nicht genügend geklärt; im Lymphknoten dürfte eine solche Funktion nur von untergeordneter Bedeutung sein, wenn wir von der Bildung faserreichen Granulationsgewebes bei Lymphadenitiden absehen.

Das Histamin der Mastzellen aktiviert nach Riley[14] das reticuloendotheliale System, indem es die phagocytäre Leistung steigert und die Zellmobilisierung erleichtert. Die gefäßerweiternde und permeabilitätssteigernde Wirkung des Histamins dürfte bei akut entzündlichen und hyperergischen Lymphknotenreaktionen den morphologischen Ablauf des Geschehens wesentlich mitbestimmen.

Die Unterscheidung von Blut- und Gewebsmastzellen

Blut- und Gewebsmastzellen haben so viele gemeinsame Eigenschaften in Morphologie, Cytochemie, Vorkommen und Funktion, daß man versucht sein mag, sie für identisch zu erklären. Wir müssen aber an der morphologischen und genetischen Selbständigkeit beider Zellarten beim Menschen festhalten, auch wenn wir eine funktionelle Übereinstimmung annehmen. Diese funktionelle Übereinstimmung reicht bis in die Neoplasie beider Zellarten hinein: Mastzellenleukämie

---

[1] Ehrich 1956, Lit., Keller 1957.   [2] Rowley u. Benditt 1956 u. a.
[3] Arvy 1956, Rowley u. Benditt 1956 u. a.   [4] Radenbach u. Amann 1959.
[5] H. Fischer 1959.   [6] Sjoerdsma, Waalkes u. Weissbach 1957.
[7] Benditt, Wong, Arase u. Roeper 1955, Benditt 1958, Lit., Riley 1958.
[8] 1954 und früher.   [9] Julén, Snellmann u. Sylvén 1950.
[10] Smith u. Wood 1949a.   [11] 1956.
[12] Siehe auch von Schoenberg 1948.
[13] Staemmler 1921, Asboe-Hansen 1950, 1954, Lit., Riley 1959, Lit.   [14] 1955, Lit.

und Mastzellenretikulose führen zu einer starken Fibrose an den Orten der Mastzellenwucherung[1].

Die morphologischen Differenzen von Blut- und Gewebsmastzellen sind sicher nicht schlechthin milieubedingt, wie in der Literatur immer wieder behauptet wurde. Dieses Argument ist allein durch Untersuchungen an Lymphknotenausstrichen leicht zu widerlegen: Im gleichen Milieu kommen beide Zelltypen in verschiedenartiger Gestalt nebeneinander vor. Aber sicherlich gilt die morphologische Trennung beider Zellarten nicht für alle Tierarten; für den Menschen ist sie durch die folgenden Daten eindeutig erwiesen:

I. Morphologische Unterschiede in Schnitt und Ausstrich. 1. Die Kernform der Blutmastzelle ist unregelmäßig, oft segmentiert, gelegentlich kleeblattartig, nur manchmal rundlich. Die Gewebsmastzelle besitzt immer einen ideal runden oder ovalen Kern und zeigt niemals eine Segmentierung.

2. Das Plasma der Blutmastzelle ist relativ schmal, das der Gewebsmastzelle breit. Dementsprechend sind Gewebsmastzellen im Durchschnitt größer als Blutmastzellen.

3. Die Granuladichte und Granulazahl der Blutmastzellen ist wesentlich niedriger als die der Gewebsmastzellen. Dadurch kommt es, daß der Kern der Blutmastzellen auf großen Flächen sichtbar bleibt, während der Kern der Gewebsmastzellen oft völlig von den Granula verdeckt wird.

4. Auch die Granulagröße und Färbbarkeit zeigt im Ausstrich eine gewisse Differenz: Die Granula der Blutmastzellen sind ungleich groß und mehr dunkelblau, die der Gewebsmastzellen gleich groß und mehr violett gefärbt.

II. Cytochemische Unterschiede[2]. 1. Die Granula der Blutmastzellen sind in hohem Grade wasserlöslich, die der Gewebsmastzellen wasserresistent. Eine Methanollöslichkeit, die UNDRITZ annimmt, konnte in eigenen Untersuchungen nicht gefunden werden[3]. Dagegen ergaben gemeinsame Untersuchungen mit BORSTELL[4], daß Wasser in 15 sec sämtliche Granula aus den Blutmastzellen der autoptischen Lymphknotenschnitte herauslöst und auch in 45 min die Granulation bioptischer Schnitte zerstört.

2. Die Peroxydase- und Oxydasereaktion ist bei der Blutmastzelle positiv, bei der Gewebsmastzelle stets negativ. Die abweichenden Ergebnisse der Literatur sind technisch bedingt.

Über die morphologischen und cytochemischen Unterschiede hinaus wurden noch umstrittene bzw. nichtsignifikante Differenzen der ultramikroskopischen Struktur und der Funktion beider Zellformen mitgeteilt.

Nach STOECKENIUS[5] ist im Elektronenmikroskop die Granulation der Gewebsmastzellen deutlich von den Granula der Blutmastzellen unterschieden: Sie zeige eine lamelläre Feinstruktur, die man in den Blutmastzellen nicht finde[6]. BRAUNSTEINER[7] gibt allerdings auf Grund eigener Untersuchungen[8] und der Veroffentlichung von PEASE[9] an, daß die Struktur der Granula bei beiden Zellformen gleich sei.

BRAUNSTEINER u. Mitarb.[10] studierten die Wirkung des Histamin-Liberators Diaminodecan auf die Gewebsmastzellen der Ratte und die Blutmastzellen des Kaninchens und beschreiben eine Differenz im Entgranulierungseffekt auf beide Zellarten. Die Gewebsmastzellen des Rattenknochenmarks sollen empfindlich, die Blutmastzellen des Kaninchens nicht oder nur gering empfindlich gegen Diaminodecan sein.

Aus all diesen Gründen treten wir für die Trennung von Blut- und Gewebsmastzellen ein. Die Blutmastzelle entsteht im Knochenmark — daher die positive Oxydase- und Peroxydase-Reaktion! — und kreist als jederzeit disponible Form

---

[1] LENNERT 1956a u. b.   [2] Siehe auch STORTI, PERUGINI u. SOLDATI 1953.
[3] LENNERT 1952a.   [4] Unveröffentlicht.   [5] 1956.
[6] LOW u. FREEMAN 1958, auch MILLER 1959.   [7] 1959b.
[8] BRAUNSTEINER u. PAKESCH 1957.   [9] 1956.
[10] BRAUNSTEINER, MITSOTAKIS u. THUMB 1957.

im Blut; sie beeinflußt die chemische Blutzusammensetzung selbst und kann auch bei Bedarf ins Gewebe abwandern. Die Gewebsmastzelle dagegen hat ihre erste Aufgabe im Gewebe zu verrichten, wirkt aber von dort aus maßgeblich auch auf Heparin- und Histamingehalt des Blutes ein.

Die eosinophilen Granulocyten und Gewebs-eosinophilen[1]

Morphologie im Ausstrich

Die eosinophilen Granulocyten des Lymphknotenausstriches besitzen meist einen zweilappigen, seltener auch einen mehrlappigen Kern. Die Zellgröße übertrifft etwas die der Neutrophilen und der Blutmastzellen. Die Granula sind

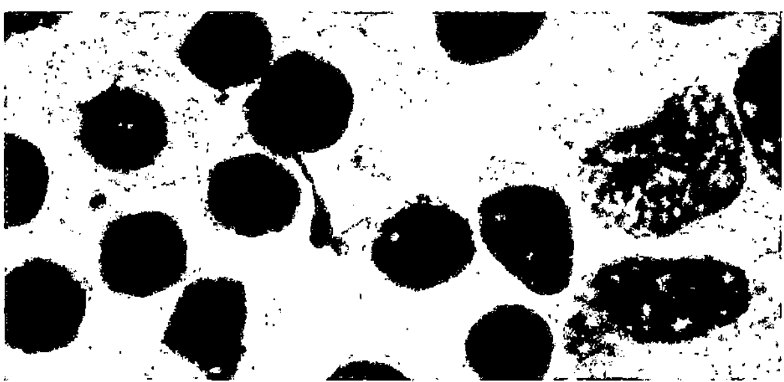

im Pappenheim-Präparat schmutzig-orange gefärbt und viel größer als die der neutrophilen Segmentkernigen.

Gelegentlich sieht man auch rundkernige eosinophil granulierte Zellen. Diese gleichen weitgehend den eosinophilen Myelocyten des Knochenmarkes und stellen z. T. wohl auch Myelocyten dar. In

Abb. 54.   Gewebseosinophiler (links oben). Kern klein und lymphoid. Rechts unten Plasmazelle. Pappenheim, 1260 ×

etlichen Zellen ist jedoch der Kern kleiner und den Kernen von Mastzellen und Plasmazellen ähnlich, so daß es nahe liegt, diese Zellen — wie die Gewebsmastzellen und Plasmazellen — aus kleinen Reticulumzellen abzuleiten und als *Gewebseosinophile* zu bezeichnen. Im übrigen unterscheiden sich die Granula dieser rundkernigen Zellen weder in Zahl und Größe noch in ihrer Färbbarkeit von den polynucleären Bluteosinophilen. Für die Existenz dieser Gewebseosinophilen setzen sich zahlreiche Autoren[2] ein. Auch ROHR[3] hält ihr Vorkommen im Knochenmark für möglich, während MAXIMOW[4] scharf dagegen Stellung nimmt.

Morphologie im Schnitt

Im histologischen Präparat fallen die Eosinophilen durch ihre leuchtend orangerote Granulation sofort ins Auge. Die Romanowsky-Färbung stellt sie noch etwas kräftiger dar als die gewöhnliche Giemsa-Methode. Auch im Schnitt überwiegen die polynucleären (hämatogenen) Formen, rundkernige Zellen (Myelocyten und Gewebseosinophile) kommen nur vereinzelt vor und besitzen Kerne mit grobem Chromatin und zentralem kleinem Nucleolus.

Cytochemie

Die Cytochemie der Eosinophilen, speziell ihrer Granula, wurde in den letzten Jahren häufig studiert. Es würde hier zu weit führen, alle Ergebnisse zu erwähnen. GROSS u. GEDIGK[5] haben eine ausgezeichnete Darstellung der Cytochemie auf

---

[1] Literaturübersichten bei SCHWARZ 1914, DÉROBERT 1942, SPEIRS 1955, 1958 a, b, RÄSÄNEN 1958.

[2] RINGOEN 1922, FORKNER 1929, DREYFUS 1940, DÉROBERT 1942, Lit., NEUMANN u. HOMMER 1950, 1951, BESSIS 1954, NEUMANN u. KREIS 1954.   [3] 1949.   [4] 1927, Lit.   [5] 1959.

Grund eigener Befunde und der Literatur gegeben. Danach enthalten die eosinophilen Granula stark basisches, argininreiches Eiweiß, das von einer phosphatidhaltigen, PAS-positiven Hülle umgeben wird. Außerdem sind in den Granula reichlich Oxydasen, Peroxydasen und Katalasen vorhanden.

Bei unseren Untersuchungen am Lymphknotenausstrich fanden wir in Übereinstimmung mit GROSS u. GEDIGK[1] eine positive Sudanschwarz-Färbung, sowie eine positive PAS- und Peroxydase-Reaktion. Dagegen konnten wir — im Gegensatz zu mehreren Literaturangaben — mit der Azofarbstoffmethode keine alkalische Phosphatase nachweisen. Saure Phosphatase ist offenbar in ziemlich großer Menge vorhanden. Unspezifische Esterase konnten wir bei der üblichen Inkubationszeit nicht finden. Eine Phagocytose von Tuschepartikeln erfolgt nicht, was nicht ausschließt, daß die Eosinophilen zur Bakterienphagocytose befähigt sind[2].

Karyometrie

Karyometrische Untersuchungen haben wir an Eosinophilen nicht angestellt. Die Kerne der Gewebseosinophilen dürften der Klasse K $^1/_4$ zugehören.

Bildung, Weiterentwicklung, Untergang

Die segmentkernigen Eosinophilen stammen wohl alle aus dem Blut, die rundkernigen Gewebseosinophilen dürften metaplastisch aus den kleinen lymphoiden Reticulumzellen entstehen. Eine Weiterentwicklung kommt nicht in Frage. Nebennierenrindensteroide zerstören die Eosinophilen; dabei erweisen sich die Eosinophilen empfindlicher als die Lymphocyten[3]. Beim Untergang der Eosinophilen, z. B. in Nekrosen oder bei der postmortalen Autolyse, entstehen *Charcot-Leydensche Kristalle*. Diese besitzen eine magnetnadelartige Form und färben sich mit Eosin schwach-rötlich an. Sie lassen sich mit der Weigertschen Fibrinfärbung blau, mit der Azanfärbung rot darstellen[4].

Vorkommen im Ausstrich

In fast jedem Lymphknotenausstrich kommen einige Eosinophile vor, die „Normalzahl" liegt aber stets unter 1⁰/₀₀. Die verschiedenen Lymphadenitiden (s. Abb. 55) überschreiten diese Grenze nicht und liegen meist darunter. Allein die lipomelanotische Reticulocytose zeigt eine durchschnittliche Eosinophilie von 3,6⁰/₀₀. Der hohe Durchschnittswert der Lymphogranulomatose von 8,1⁰/₀₀ entspricht der lange bekannten Eosinophilie dieser Erkrankung.

Funktion

In den Bluteosinophilen wurde ebenso wie in den Blutmastzellen *Histamin* nachgewiesen[5], allerdings 6,7mal weniger als in den Blutmastzellen[6]. Demgegenüber bezweifeln zahlreiche Autoren[7] das Vorkommen von Histamin in Eosinophilen. Vielmehr sollen diese Zellen eine *Antihistaminsubstanz* enthalten[8]. Die Antihistaminwirkung dürfte von den argininreichen basischen Eiweißkörpern

---

[1] 1959.   [2] Zum Beispiel FOSTER 1908, JOSEY 1934, GROSS u. GEDIGK 1959, Lit.

[3] GODLOWSKI 1952 u. a., auch VERCAUTEREN 1953.

[4] LENNERT u. STIRNWEIS 1950, dort weitere farberische Eigenschaften, AYRES u. STARKEY 1950, ESSELIER, MARTI u. MORANDI 1955.

[5] CODE u. MITCHELL 1953, 1954, GRAHAM, LOWRY, WHEELWRIGHT, LENZ u. PARISH jr. 1955, EHRICH 1956, Lit.

[6] GRAHAM, LOWRY, WHEELWRIGHT, LENZ u. PARISH jr. 1955.

[7] EHRICH 1956, Lit.

[8] KOVÁCS 1950, VERCAUTEREN 1954, 1955, EHRICH 1956.

ausgeübt werden, die VERCAUTEREN[1] als Kern der eosinophilen Granula nachweisen konnte. Ob Sperminphosphat[2] für diese Wirkung verantwortlich ist, erscheint heute fraglich[1].

Wahrscheinlich ist der Gehalt an Antihistaminsubstanzen die Ursache dafür, daß die Eosinophilen chemotaktisch von Histamin angezogen werden[3]. Das Vorkommen von Antihistaminsubstanzen macht außerdem die Vermehrung von Eosinophilen bei *allergisch-hyperergischen Entzündungen* verständlich. Auch beginnen wir nun zu ahnen, wenn auch noch nicht voll zu verstehen, warum Eosinophile und Mastzellen oft gleichzeitig vermehrt sind.

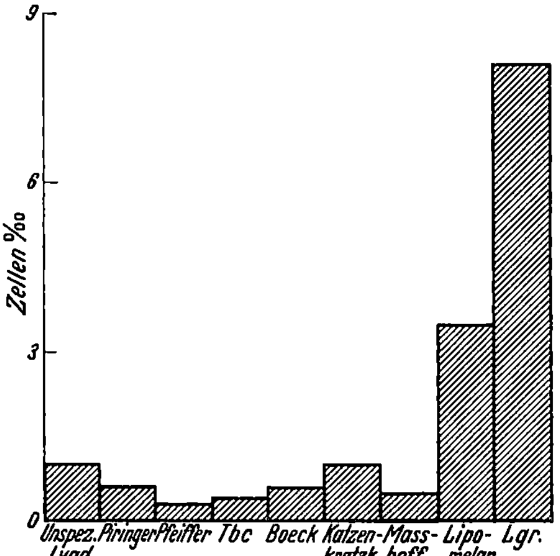

Abb. 55. Das Vorkommen eosinophiler Granulocyten bei verschiedenen Lymphadenitiden und bei Lymphogranulomatose. Nach 124 Adenogrammen

Gegenüber der Antihistamintheorie kam SPEIRS in zahlreichen Experimenten[4] zu einer völlig abweichenden Ansicht: Bei Zufuhr eines beliebigen Antigens würden im Inneren oder an der Oberfläche der angelockten Eosinophilen chemische Veränderungen ablaufen, wodurch Enzymmuster entstünden. Die Eosinophilen würden dann von Makrophagen aufgenommen und sollen diese anregen, ihr Aussehen und dementsprechend auch ihre Funktion zu ändern. Das Plasma der Makrophagen würde basophiler und beginne Antikörper zu synthetisieren, wozu sie das Enzymmuster der Eosinophilen benützten. Der eosinophile Leukocyt hätte danach eine wesentliche Bedeutung für die Antikörperbildung.

Die zweifellos anregende Theorie läßt noch manche Fragen offen, vor allem ist damit das Auftreten bei allergisch-hyperergischen Reaktionen nicht ohne weiteres verständlich zu machen.

Für eine 3. Theorie setzt sich GROSS[5] ein: Die Eosinophilen sollen in der Lage sein, Eiweißkörper bis zu den Peptonen abzubauen.

Die neutrophilen Granulocyten

Die *Morphologie* der neutrophilen Granulocyten ist vom Blutausstrich her hinreichend bekannt. Der Kern besteht aus 2, 3 und mehr Segmenten, das Plasma zeigt eine feine grauviolette Granulation, die im Schnitt nicht sichtbar wird; im histologischen Präparat ist das Plasma vielmehr homogen blaßrot.

Vereinzelt sahen wir in unseren Ausstrichen größere, rundkernige Zellen mit feiner bis grober, azurophiler Granulation und rundlichem oder auch eingedelltem Kern. Dieser glich weitgehend dem Mastzellenkern. Es ist möglich, daß es sich hierbei um „Gewebsneutrophile" handelt, analog den Gewebsmastzellen und Gewebseosinophilen. DREYFUS[6] und BESSIS[7] sind der Überzeugung, daß es solche

---

[1] VERCAUTEREN 1954.   [2] KOVÁCS 1950.   [3] ARCHER 1958.
[4] Zusammenfassung s. SPEIRS 1958a, auch 1958b.   [5] GROSS u. GEDIGK 1959.
[6] 1940.   [7] 1954.

histiogenen Neutrophilen gibt. Zu einer abschließenden Meinung sind wir nach unseren bisherigen Beobachtungen noch nicht gekommen.

Das hervorstechendste *cytochemische* Merkmal der Neutrophilen ist ihre positive Oxydase- und Peroxydasereaktion. Außerdem konnten wir stets kleine Mengen von saurer Phosphatase sowie in einem wechselnden Prozentsatz der Zellen alkalische Phosphatase nachweisen. Unspezifische Esterase ist nur bei verlängerter Inkubationszeit mit Naphthol-AS-acetat darzustellen. Ferner sind die Sudanschwarz- und die PAS-Reaktion regelmäßig positiv. Etwa $^2/_3$ der Lipide scheinen Phosphatide zu sein[1].

Die Neutrophilen werden sicher zum größten Teil aus dem Blut eingeschwemmt, vielleicht wird bisweilen ein kleiner Teil auch im Lymphknoten selbst gebildet. Sie gehen nach Erfüllung ihrer Funktion im Lymphknoten oder — nach Abfluß durch die efferenten Lymphbahnen — im übrigen Organismus zugrunde.

Neutrophile Granulocyten kommen immer in kleiner Menge im Lymphknotenausstrich vor. Ihre Zahl hängt unter anderem von der Beimengung peripheren Blutes ab. Wie Abb. 56 lehrt, schwankt der Mittelwert der untersuchten Lymphadenitiden nur relativ wenig, nämlich zwischen 2 und 8°/₀₀. Lediglich die Masshoffsche mesenteriale Lymphadenitis und die Lymphogranulomatose zeigen höhere Grade von neutrophiler Leukocytose: 38,5 und 20,5°/₀₀.

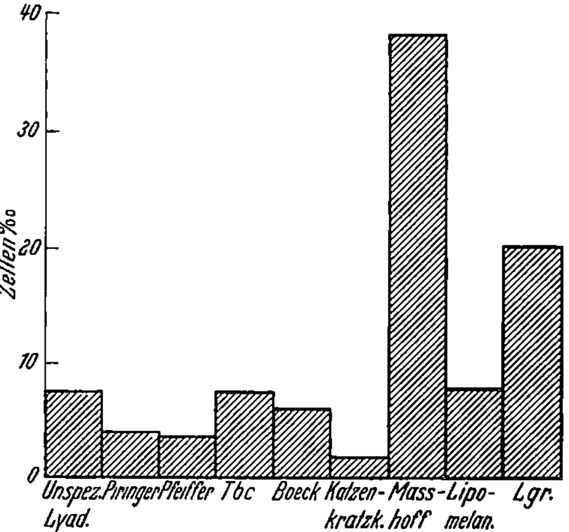

Abb. 56. Das Vorkommen von neutrophilen Granulocyten bei verschiedenen Lymphadenitiden und bei Lymphogranulomatose. Nach 124 Adenogrammen

Die mononucleären granulierten Zellen (Gewebsneutrophile ?, Myelocyten ?) wurden bei der „unspezifischen Lymphadenitis" (0,15°/₀₀), bei der Tuberkulose und Sarkoidose (0,2 bzw. 0,15°/₀₀) gefunden.

Mikrophagie und Proteolyse sind die Hauptfunktionen der neutrophilen Granulocyten.

Die Fibrocyten (Fibroblasten)

Die Bindegewebszellen des Lymphknotens sind im Tupfpräparat nicht von Reticulumzellen zu unterscheiden. Zwar werden sie in den einschlägigen Lehrbüchern als ausgezogene oder weitgeschweifte Zellen mit länglichem, dunklem Kern beschrieben, doch scheinen uns die genannten Kriterien zu unsicher. Allein die Cytochemie läßt einen Teil der Fibroblasten identifizieren: Sie enthalten alkalische Phosphatase in geringer bis mäßiger Menge.

Im Schnitt sind die Fibrocyten an der Lage (Kapsel, Trabekel) und an der oft positiven alkalischen Phosphatasereaktion zu identifizieren; die Einzelzelle ist wie im Ausstrich nicht sicher von Reticulumzellen zu unterscheiden, wenn sie außerhalb der bindegewebigen Anteile des Lymphknotens liegt. Doch werden einige cytologische Unterscheidungsmerkmale angegeben. Das Plasma soll nicht

---

[1] ELSBACH 1959.

oxyphil, sondern neutrophil bis schwach basophil sein[1]. Nach MAXIMOW[2] besitzt es außerdem keine pseudopodienartigen Verzweigungen, sondern nur einzelne lange Fortsätze. Weitere cytologische Einzelheiten s. bei CASTRÉN[3]. Cytochemisch konnten wir[4] neben alkalischer Phosphatase oft auch geringe Mengen von unspezifischer Esterase nachweisen.

Die Bindegewebszellen zeigen verschiedene Kerngrößen, es gibt wie bei den Epitheloidzellen saftige und dürre Formen („Fibroblasten" und „Fibrocyten"). Das Kernvolumen liegt schätzungsweise bei K $^1/_2$ und K 1 (72 bzw. 144 μ^3).

Die Fibrocyten können wahrscheinlich aus allen reticulohistiocytären Zellen, soweit sie noch keine stärkeren, phagocytären Aufgaben erfüllen, hervorgehen. In der Gewebekultur werden die Reticulumzellen des Lymphknotens wie die Monocyten des Blutes[5] in kürzester Zeit in Fibrocyten umgewandelt. Wahrscheinlich bilden sich gelegentlich auch echte Gefäßendothelien in Bindegewebszellen um[6]. Neben dieser heteroplastischen („metaplastischen") Entstehung regenerieren sich die Fibrocyten — durch Mitosen — auch homoplastisch. Eine Umbildung der Fibroblasten in andere Zellen, speziell in phagocytierende Formen, halten wir — ebenso wie RICHTER[7] — für noch nicht genügend gesichert, auch wenn gewisse morphologische Ähnlichkeiten mit Histiocyten einmal bestehen mögen.

Die Zahl der Fibrocyten im Lymphknotenausstrich dürfte je nach der Art der Lymphknotenerkrankung erheblich schwanken. Sie liegt wohl — wenn man alle Lymphknotenerkrankungen zusammennimmt — etwa bei 5—10% der großen Reticulumzellen; denn wir konnten bei der Auszählung etlicher Präparate, die auf alkalische Phosphatase untersucht worden waren, insgesamt 12,5% phosphatasepositive „große Reticulumzellen" finden. Diese „großen Reticulumzellen" sehen wir als Fibrocyten und Gefäßendothelien an.

Die wesentliche Funktion der Fibrocyten besteht in der Bildung von argyrophilen und vor allem von kollagenen Bindegewebsfasern.

Echte Gefäßendothelien

Auch die Gefäßendothelien sind im Pappenheim-Präparat nicht von Reticulumzellen zu unterscheiden. Jedoch lassen sie sich bei der alkalischen Phosphatasereaktion oft leicht nachweisen. Sie sind sehr stark phosphataseaktiv und fallen daher schon bei Übersichtsvergrößerung ins Auge. In Abb. 57 haben wir eine Gruppe von Capillarendothelien wiedergegeben, die von dem Tupfpräparat eines capillären Hämangioms stammt.

Im Schnitt zeigen die Capillarendothelien blasse ovale Kerne, die den Reticulumzellen recht ähnlich sind. Die Endothelien der postcapillären Venolen sind besonders voluminös; ihre Kerne gleichen den saftigen Epitheloidzellen.

Cytochemisch ist auch im Schnitt der außerordentlich hohe Gehalt an alkalischer Phosphatase in Arteriolen und Capillaren bemerkenswert, so daß die Phosphatasereaktion zur Darstellung der Gefäßarchitektur vorzüglich geeignet ist. Saure Phosphatase konnten wir in den Endothelien nicht nachweisen, dagegen enthalten die Endothelien der Venolen manchmal geringe bis mäßige Esterasemengen.

Karyometrisch gehören die Endothelien der Capillaren und Venolen der Klasse K $^1/_2$ ($\sim$72 μ^3), daneben auch der Klasse K 1 ($\sim$144 μ^3) an. Die Zellen der Klasse K 1 wurden in der Literatur häufig als epitheloid bezeichnet.

---

[1] MAXIMOW 1927, EHRICH 1931, SEKI 1933, ROHR 1960.   [2] 1929.   [3] 1925.
[4] LENNERT, LÖFFLER u. GRABNER in Vorbereitung.
[5] HULLIGER 1956.   [6] MAXIMOW 1927.   [7] 1958.

Die Regeneration und Neubildung der Capillarendothelien erfolgt homoplastisch, und zwar vorwiegend mitotisch. Eine Umbildung in Fibrocyten scheint bei Rückbildung neuentstandener Capillaren vorzukommen.

Capillarendothelien sind im Lymphknotentupfpräparat sicher nur in kleiner Menge vorhanden, wie uns die Phosphatasepräparate lehren. Offenbar lösen sie sich nur schwer aus dem geweblichen Verband. Die auf dem Objektträger haftenden Endothelien liegen oft in Gruppen zusammen; der Zusammenhalt der Zellen wird also auch beim Abtupfen noch gewahrt.

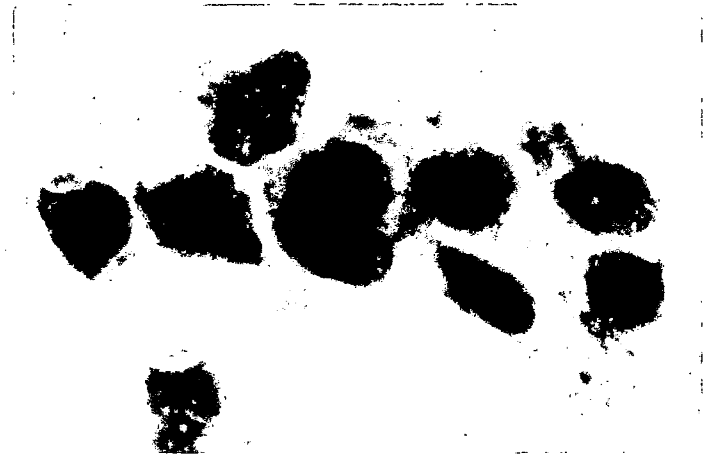

Abb 57. Sichere Capillar-Endothelien. Tupfpraparat von capillarem Hamangiom. Pappenheim, 1250×

Die Riesenzellen des Lymphknotens[1]

Bei funktioneller Aktivität des Lymphknotens kommt es zur Bildung verschiedenartiger Riesenzellen, deren Kenntnis vor allem zur Abgrenzung Sternbergscher Riesenzellen diagnostisch wichtig ist. Wir unterscheiden im Lymphknoten folgende reaktiv auftretende Riesenzellformen:

1. Langhanssche Riesenzellen.
2. Fremdkörperriesenzellen.
3. Reticuläre Riesenzellen.
4. Riesenzellen der Plasmazellen und ihrer Vorstufen.
5. Riesenzellen der basophilen Stammzellen.
6. Sog. Masern-Riesenzellen.
7. Megakaryocyten (Knochenmarksriesenzellen).

1. Die Langhansschen Riesenzellen[2]

Morphologie

Im **Ausstrich** zeigen die Langhansschen Riesenzellen nur selten die typische randständige Lagerung der Kerne, meist bilden diese eine unregelmäßige Anhäufung in dem breiten Plasma. Die Kerne zeigen die nämliche Form wie die Kerne der Epitheloidzellen; ihre Chromatinstruktur ist — wie dort — teils grob,

---

[1] Ausführliche Darstellungen bei HAYTHORN 1929, PASEYRO 1945 und REBUCK 1947.

[2] LANGHANS 1868, H. WURM 1926b, PAGEL u. HENKE 1930, FRESEN 1950a, LENNERT 1953, ROULET 1956, E. WURM 1956.

teils feinreticulär (s. Abb. 58) und stimmt im übrigen bei allen Kernen einer Zelle überein. Oft erkennt man in den Kernen je einen mittelgroßen, blauen Nucleolus. Das Plasma erscheint graublau bis grauviolett und ist teils scharf, teils unscharf begrenzt.

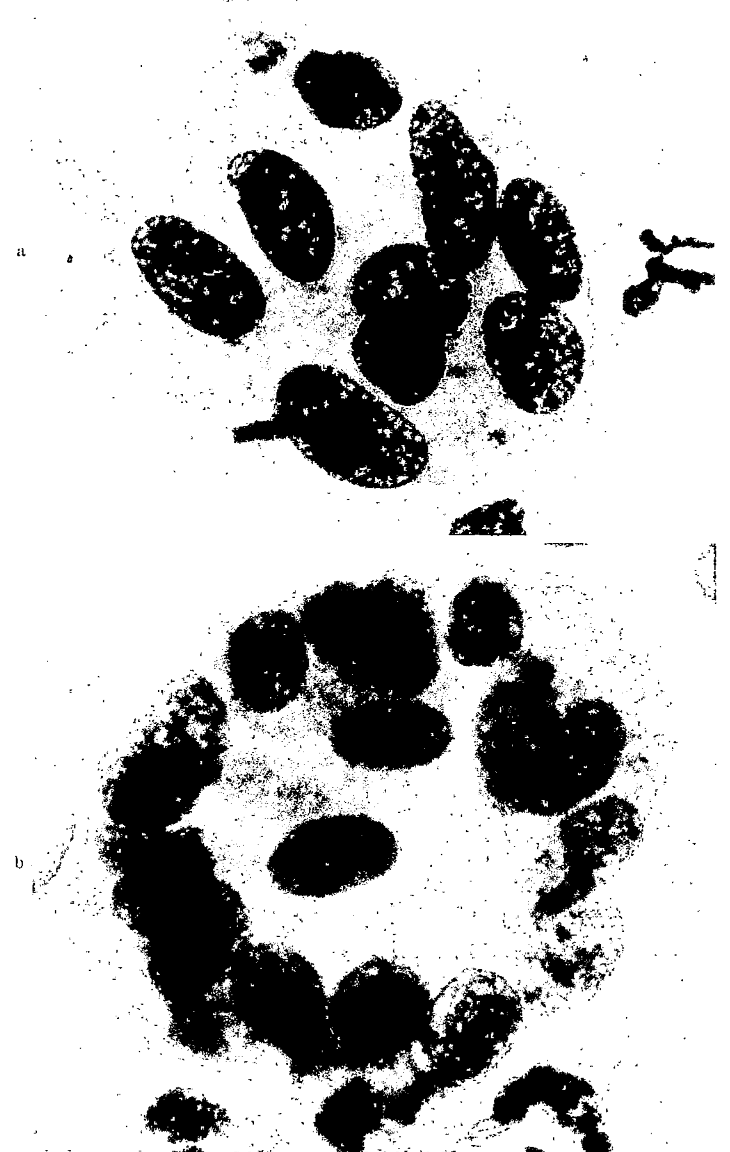

Abb 58a u. b. Langhanssche Riesenzellen im Ausstrich. a Mit grober Chromatinstruktur, b mit feiner Chromatinstruktur. Epitheloidzellige Lymphknotentuberkulose (a) bzw. Sarkoidose (b). Pappenheim, 1250 ×

Im **Schnitt** sind die Kerne manchmal kranzförmig an der Zellperipherie angeordnet, sie können aber auch zentral liegen. Das Chromatin ist fein, kleine Nucleolen sind oft nachweisbar. Das Plasma erscheint im Zellinneren oxyphil und oft feinschaumig, während die äußeren Bezirke vielfach basophil sind (s. Abb. 251).

Die zentrale Aufhellungszone entspricht dem, was WEIGERT[1] als „partielle Nekrose" bezeichnet hat. Es handelt sich aber wohl um *vergrößerte Centrosphären*[2]. Diese können bis zu 15 μ groß werden und lassen sich einigermaßen mit der Azan- oder Massonschen Trichrom-Methode oder mit der Heidenhainschen Eisen-

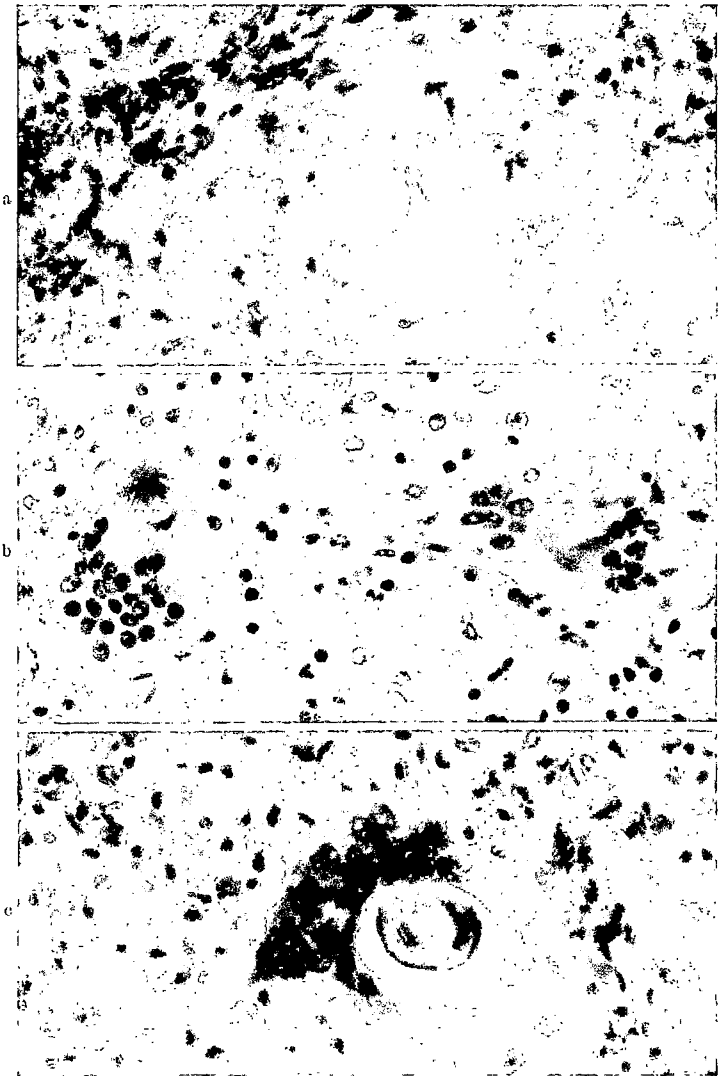

Abb. 59a—c. „Einschlusse" in Langhansschen Riesenzellen a Verflussigte Centrosphare. Sarkoidose. Giemsa, 500×. b Zwei Asteroid-bodies. Sarkoidose. H.E., 500×. c Schaumann-Korper. H.E., 500×

hämatoxylinfärbung nachweisen. Besser gelingt dies neuerdings mit der PAS-Reaktion[3]. Offenbar können die Centrosphären schließlich verflüssigt werden, so daß große, ausgestanzte „Löcher" entstehen[4] (s. Abb. 59a).

---

[1] 1879.

[2] HERXHEIMER u. ROTH 1916, ORSÓS 1935, HAMPERL 1940, KALKOFF u. MACHER 1954, Lit., ZETTERGREN 1954. [3] GEDIGK 1954. [4] ORSÓS 1935.

Außer diesen vergrößerten Centrosphären kommen gelegentlich im Plasma der Langhansschen Riesenzellen „Einschlüsse" vor: Asteroid- und Schaumann-Körper, sowie doppelbrechende Kristalle.

Die *Asteroid-Körper*[1] (asteroid-bodies) werden auch als „Astern[2]", „spiculated" oder „starfish"-bodies, sowie als „stellate-inclusions" bezeichnet. Wir schließen uns wegen ihrer Ähnlichkeit mit Seesternen („Asteroidea") der Benennung Asteroid-bodies oder Asteroid-Körper an. Diese stern- oder chrysanthemenartigen[3] Gebilde sind 10—30 μ groß und stellen sich im Hämatoxylin-Eosin-Präparat schwach violett dar.

Am besten lassen sich die Asteroid-Körper mit der Weigertschen Elasticafärbung und mit der Phosphorwolframsäure-Hämatoxylinfärbung nach MALLORY nachweisen. Auch die Versilberung nach LEVADITI ist für ihre Darstellung gut geeignet[4]. Alle histochemischen Reaktionen haben negative Ergebnisse gezeigt. Nach ·CUNNINGHAM[5], der sich wohl am meisten um die Aufklärung der chemischen und physikalischen Eigenschaften der Asteroid-Körper bemüht hat, bestehen die Gebilde im wesentlichen aus Eiweiß[6].

ORSÓS[7] hat Morphologie und Schicksal der Asteroid-Körper ausführlich diskutiert und interpretiert sie als hypertrophische Centrosphären[8]. HUG[9] bezweifelt diese Genese.

Die Asteroid-Körper kommen bei Tuberkulose, Sarkoidose, Fremdkörpergranulomen, Lepra[10], bei chronischer Entzündung[11] und bei sarkoidähnlichen Reaktionen auf Carcinome[12] vor. UEHLINGER[13] sah sie auch in Riesenzellen von Myokarditiden.

Die *Schaumann-Körper*[14] wurden zuerst von SCHÜPPEL[15] beschrieben und später als Kalkdrusen bezeichnet[16]. Es handelt sich um rundliche Gebilde von 8—300 μ Durchmesser. Sie bestehen aus konzentrisch geschichteten Lamellen, die sich besonders deutlich im Infrarotlicht darstellen[9]. Anfangs liegen sie in den Langhansschen Riesenzellen parazentral, später — nach Untergang der Riesenzellen — auch frei im Gewebe. Bei Hämatoxylin-Eosin- und van Gieson-Färbung stellen sie sich kräftig blau dar, bei Giemsa-Färbung schwach grünlich. Die Kossa- und die Berliner Blau-Reaktion sind stark positiv. In den frühen Entwicklungsstadien der Schaumann-Körper fand JAQUES[17] eine positive Hotchkiss-Reaktion.

Die Schaumann-Körper enthalten nicht selten klumpige *Kristalle* von schwach gelblicher Eigenfarbe[18]. Diese kommen oft auch ohne Schaumann-Körper in Riesenzellen vor und fallen durch ihre Doppelbrechung auf, während sich der färbbare Schaumann-Körper (entgegen ZETTERGREN!) isotrop verhält. Die Doppelbrechung verschwindet bei Anstellung der Eisenreaktion. Nach REFVEM[19] zeigen die Kristalle optische und chemische Eigenschaften nach Art von Calciumverbindungen, speziell Calciumcarbonat, nämlich einen hohen Brechungsindex und eine Löslichkeit in schwacher Essigsäure ohne Gasbildung. Die Kristalle werden nach REFVEM[19] nur dann gefunden, wenn in streng neutralen Lösungen fixiert wird. Sie kommen bei Sarkoidose relativ häufig vor und sollen nach

---

[1] WOLBACH 1911, ORSÓS 1935, ZETTERGREN 1954, Lit., LINZBACH 1955b, Lit., ROULET 1956, Lit.

[2] LINZBACH 1955a, ROULET 1956.   [3] LINZBACH 1955b.   [4] KAY 1950.   [5] 1951.

[6] Siehe auch JAQUES 1952, DELONG 1955.   [7] 1935.

[8] Auch HAMPERL 1940, KALKOFF u. MACHER 1954, ALTMANN 1959.

[9] HUG 1955.   [10] REBUCK 1947.   [11] CUNNINGHAM 1951, LINZBACH 1955b.

[12] W. ST. C. SYMMERS 1951b, GORTON u. LINELL 1957; s. a. LINZBACH 1955a.   [13] 1959.

[14] ORSÓS 1935, TEILUM 1949, KALKOFF u. MACHER 1954, Lit., ZETTERGREN 1954, Lit., LINZBACH 1955b, Lit., ROULET 1956, Lit.

[15] 1871.   [16] ASKANAZY 1921,   [17] JAQUES 1952.

[18] ORSÓS 1935, LONGCOPE u. FREIMAN 1952, HUG 1955.   [19] 1954.

REFVEM[1] hierbei eine gewisse diagnostische Bedeutung besitzen. Doch wurden sie vom gleichen Autor auch bei Moniliasis gefunden.

Bei Orceinfärbung sieht man manchmal eine strukturlose, braune Masse im Inneren der Schaumann-Körper, die gewisse Ähnlichkeiten mit den Astern haben kann, weshalb ZETTERGREN[2] eine genetische Beziehung zwischen Astern und Schaumann-Körpern vermutet. Zu gleicher Auffassung kam früher ORSÓS[3]. Er sprach von verkalkten Centrosphären. LINZBACH[4] deutet die Schaumann-Körper als verkalkte Thromben kleiner Gefäße. Andere Autoren halten die orceinfärbbaren Substanzen für Reste elastischer Fasern[5]; für den Lymphknoten dürfte diese Deutung wohl kaum zutreffen.

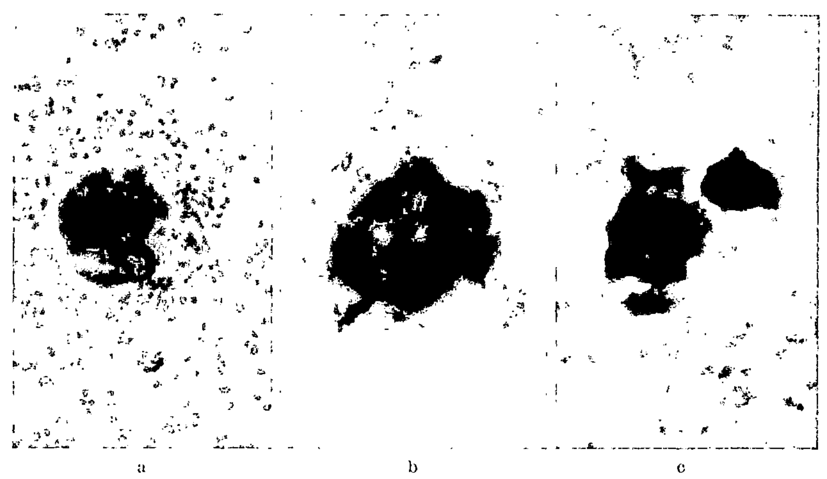

Abb. 60a—c. Schaumann-Körper im Ausstrich. Man findet zuerst einen dunkelblauen Ring (a), der allmählich größer wird (b). Schließlich bleiben umfangreiche strukturlose, tiefdunkelblaue Körper übrig (c). Sarkoidose. Pappenheim, 250 ×

Schaumann-Körper konnten wir bei einem Fall von Sarkoidose auch im Ausstrich beobachten: Sie stellen sich auch hier als dunkelblaue, rundliche Einschlüsse dar, die zunehmend größer werden und schließlich als blaue, bizarre Gebilde frei zwischen den Zellen liegen (s. Abb. 60).

Schaumann-Körper wurden unter anderem bei Tuberkulose, Sarkoidose, Morbus Whipple[6], Berylliose (echte Schaumann-Körper ?, s. in dem Kapitel Berylliose!)[7], Lymphogranuloma inguinale[8], Silikose, Talkumgranulomen, Asbestose[9] und sarkoidähnlichen Reaktionen auf Carcinome[10] beschrieben. Sie sind also ebensowenig wie die Asteroid-Körper für irgendeine Erkrankung spezifisch[11].

Cytochemische und spezielle cytologische Befunde

Cytochemie. Die Langhansschen Riesenzellen enthalten — wie die Epitheloidzellen — saure Phosphatase und unspezifische Esterase, dagegen keine alkalische Phosphatase[12]. Auch findet man in ihrem Plasma stets PAS-positive Substanzen, die in nekrobiotischen Riesenzellen zugleich mit einer Zunahme des Eisenbindungsvermögens (Hale-Reaktion) und des Reduktionsvermögens vermehrt sind[13]. Mit Sudanschwarz kann man auch Lipide nachweisen.

---

[1] 1954. [2] 1954. [3] 1935. [4] 1955a. [5] V. BECKER 1954. [6] LINZBACH 1955a, b.
[7] DUTRA 1948, 1949. [8] FROBOESE 1935. [9] ENGLE 1953.
[10] GORTON u. LINELL 1957. [11] Auch ASCHOFF 1935.
[12] GOSSNER 1956, 1958, LENNERT u. LOFFLER 1959. [13] GEDIGK 1954.

Der oft stark vergrößerte Zentralapparat ist PAS-positiv[1], zeigt eine deutliche TTC-Reaktion und eine schwache Sudanschwarz-Farbbarkeit[1]. Er enthält neben leicht extrahierbaren Lipiden offenbar ein Muco- oder Glykoprotein mit schwachem Reduktionsvermögen, das wahrscheinlich an den Eiweißbaustein geknupft ist[1].

Die **Versilberung nach Weil-Davenport** führt zu einer Schwärzung der Langhansschen Riesenzelle, speziell der äußeren Plasmabezirke.

Bei **Supravitalfärbung** sammeln sich zahlreiche feine oder grobe Neutralrotgranula in der Mitte des Cytoplasmas an. Die Granula liegen manchmal auch an anderer Stelle des Plasmas. Janusgrüngranula findet man in reicher Menge vorwiegend in der Zellperipherie, seltener im Zentrum. Außerdem sieht man häufig farblose Vacuolen.

Elektronenmikroskopische Untersuchungen haben Gusek und Naumann[2] durchgeführt. Sie grenzen in dem tuberkulösen Granulationsgewebe Riesenzellen vom Langhans-Typ mit peripheren Kernen von „Fremdkörperriesenzellen" ab. Beide Riesenzellen stimmen in ihren Hauptbestandteilen mit den Epitheloidzellen überein: Sie enthalten reichlich Mitochondrien und RNS-Granula, ein klein- bis mittelblasiges endoplasmatisches Reticulum, meist grobblasige Golgi-Felder und oft lange Ergastoplasma-Lamellen. Im Gegensatz zu den Epitheloidzellen fanden Gusek u. Naumann[2] an der Oberfläche zahlreiche fingerförmige Mikrovilli, die bei der typischen Langhansschen Riesenzelle ausgeprägter sind als bei der sog. Fremdkörperriesenzelle. Die Mikrovilli werden gelegentlich auch im Inneren der Zelle gefunden („invaginiert") und können vielleicht die Entstehung von Asteroid-Körpern erklären.

Karyometrie

Die Volumina der Einzelkerne in den Langhansschen Riesenzellen entsprechen wohl denjenigen der Epitheloidzellen, sie dürften also bei K $1^1/_2$ und darunter liegen.

Bildung und Untergang

Die Langhanssche Riesenzelle geht im Lymphknoten aus einkernigen Vorstufen, den sonst völlig isomorphen Epitheloidzellen hervor. Die von Wurm[3] vertretene Bildung aus Capillarsprossen scheint im Lymphknoten keine wesentliche Rolle zu spielen. Für den Bildungsmechanismus der mehrkernigen Zellen stehen 4 Theorien zur Verfügung:

1. könnten die Langhansschen Riesenzellen durch mitotische Kernteilung bei fehlender Plasmadurchschnürung entstanden sein[4]. Dagegen spricht aber entscheidend die Tatsache, daß Mitosen in Langhansschen Riesenzellen noch nie nachgewiesen werden konnten, auch nicht von den Verfechtern dieser Theorie;

2. wäre anstelle einer mitotischen eine amitotische Kernteilung bei ausbleibender Plasmadurchschnürung zu erwägen, wofür zahlreiche Untersucher eintreten[5]. Diese Theorie ist bislang weder eindeutig bewiesen noch widerlegt;

3. hat Fresen[6] auf Grund seiner Gitterfaserstudien die Ansicht vertreten, daß die Langhanssche Riesenzelle primär syncytial entstehe. Fresen folgert dies aus der Beobachtung, daß in den Riesenzellen zunächst Gitterfasern fehlen und ähnlich wie bei der embryonalen Mesenchymdifferenzierung erst im Laufe der Auflockerung des syncytialen Gefüges auftreten würden;

---

[1] Gedigk 1954.   [2] Gusek u. Naumann 1959.   [3] 1926.
[4] Baumgarten 1895, Castrén 1925.
[5] Langhans 1868, Weigert 1879, Herxheimer u. Roth 1916, Pagel u. Henke 1930, Huebschmann 1947 u. v. a.   [6] 1950a.

4. setzen sich viele Autoren[1] für eine Entstehung der Langhansschen Riesenzelle durch Konfluenz ein. Dies wird auch von Untersuchern der Lymphknotenausstriche, z. B. von STAHEL[2], angenommen.

Während die erste Theorie als widerlegt gelten darf, scheint uns die Entstehung durch *amitotische Teilung* oder durch *Konfluenz* am wahrscheinlichsten.

Die Langhansschen Riesenzellen verfallen nach einiger Zeit dem Untergang, wobei ihre Färbbarkeit zu- und ihre Zellgröße abnimmt, also eine Pyknose stattfindet.

Vorkommen

Man findet Langhanssche Riesenzellen keineswegs nur bei Lymphknotentuberkulosen einschließlich dem M. Besnier-Boeck-Schaumann, sondern bei allen Lymphadenitiden mit Epitheloidzellbildung sowie bei der Lymphogranulomatose. Von den einzelnen Lymphadenitiden nenne ich besonders die Lues, die reticulocytäre abscedierende Lymphadenitis, die Piringersche Lymphadenitis und die Salmonellen-Lymphadenitis.

Funktion

Die Langhanssche Riesenzelle ist als eine vielkernige Epitheloidzelle anzusehen. Sie dient wohl im wesentlichen zur Verarbeitung schwer verdaubarer Antigene.

2. Die Fremdkörperriesenzellen

Von den Langhansschen Riesenzellen mit peripher liegenden Kernen trennt man vielfach eine Form ab, deren Kerne zahlreicher sind und typischerweise zentral liegen. Man nennt sie Fremdkörperriesenzelle, weil sie vor allem bei Fremdkörperentzündungen vorkommt. Cytochemisch stimmt sie — speziell in ihrem Fermentgehalt — mit der Langhansschen Riesenzelle überein[3]. Sie entsteht auf die gleiche Weise[4] (durch Amitose bei ausbleibender Plasmadurchschnürung, seltener durch Konfluenz) und wohl aus den gleichen Zellen wie die Langhanssche Riesenzelle. Deshalb darf man sie als Variante der Langhansschen Riesenzelle oder aber — mit HAYTHORN[5] und REBUCK[6] — die Langhanssche Riesenzelle als eine Sonderform der Fremdkörperriesenzelle ansehen.

Die Fremdkörperriesenzelle kann außer bei echter Fremdkörperentzündung bei allen Lymphknotenerkrankungen vorkommen, bei denen auch Langhanssche Riesenzellen beobachtet werden.

3. Die reticulären Riesenzellen

Reticulumzellen mit phagocytären Aufgaben zeigen nicht selten 2kernige, gelegentlich auch vielkernige Formen. Im Ausstrich sind die Kerne dieser Zellen ausgesprochen groß, rundlich bis oval und besitzen ein distinkt reticuläres Chromatingerüst, in dem bisweilen ein mittelgroßer, hellblauer Nucleolus erkennbar ist. Das Plasma erscheint graublau und enthält manchmal Zelltrümmer oder andere phagocytierte Substanzen (Abb. 61 c, 62). Besonders große Riesenzellen dieser Art sahen wir gelegentlich bei Toxoplasmose (Abb. 217). Auch in Keimzentren kommen derartige 2- und mehrkernige Riesenformen von großen Reticulumzellen nicht selten vor; sie zeigen nicht immer Phagocytose-Erscheinungen (s. Abb. 28).

Bisweilen findet man auch reticuläre Riesenzellen mit *einem* ungewöhnlich großen Kern (Abb. 61 c), z. B. in den Sinus von Toxoplasmosen oder bei Rhinosklerom. Die Breite des graublauen Plasmas und die oft vorhandenen Plasmaeinschlüsse lassen die Zellen von der Hodgkin-Zelle in der Regel gut unterscheiden.

---

[1] WAGNER 1861, MILLER 1902, MAXIMOW 1927, LAUCHE 1955 u. v. a.
[2] 1939.   [3] GOSSNER 1955.   [4] E. WURM 1956.   [5] 1929.   [6] 1947.

Im Schnitt fallen die reticulären Riesenzellen oft nicht so sehr auf wie im Ausstrich, sie kommen aber bei den verschiedensten Lymphadenitiden, z. B. bei

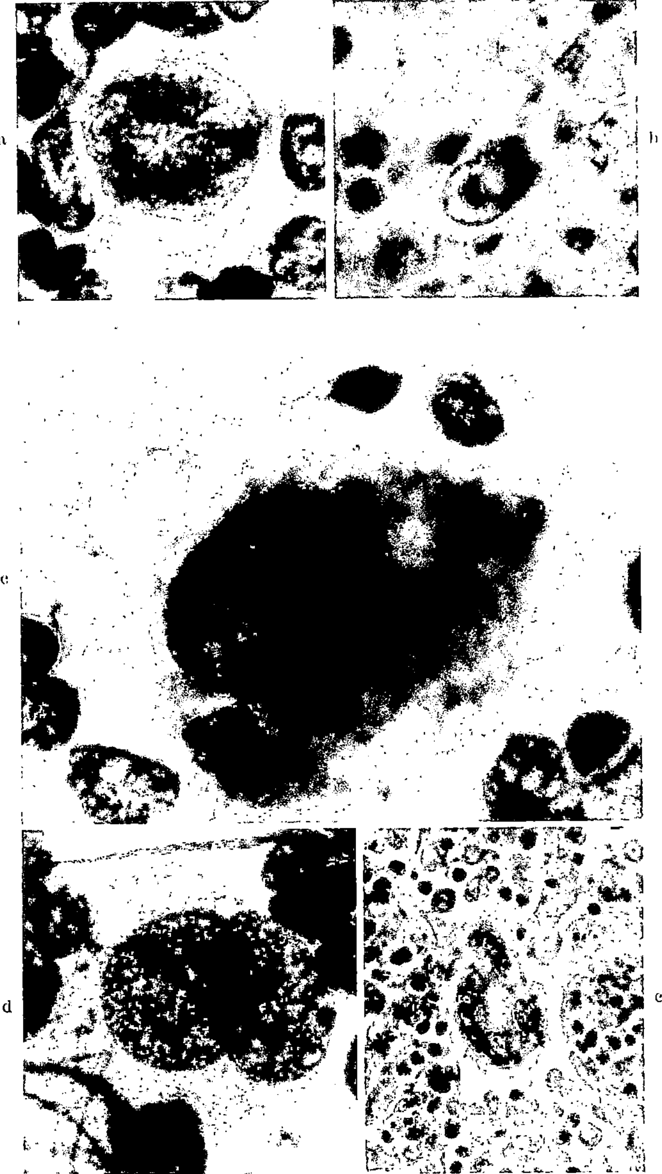

Abb. 61a—e. Riesen-Stammzellen und reticulare Riesenzellen in Ausstrich und Schnitt.   a u. b Riesenhafte basophile Stammzelle in Ausstrich (a) und Schnitt (b). Beachte die stark vergroßerten basophilen Nucleolen! „Unspezifische Lymphadenitis" bzw. lipomelanotische Reticulocytose. Pappenheim bzw. Azur-Eosin, 1250×. c Reticulare Riesenzelle mit einem polyploiden Kern ohne erkennbare Nucleolen. Plasma von blauer Farbe, geschummert, peripher mit großen Vacuolen. Außerdem einige Lymphocytenkerne und Kerntrümmer im Plasma vorhanden. „Unspezifische Lymphadenitis". Ausstrich. Pappenheim, 1250×. d Zweikernige Reticulumzelle im Ausstrich. „Unspezifische Lymphadenitis". Pappenheim, 1250×. e Vielkernige retotheliale Riesenzelle in einem Randsinus bei lipomelanotischer Reticulocytose. Geringe Melaninablagerung in der Riesenzelle. Azur-Eosin. 500×

lipomelanotischer Reticulocytose (s. Abb. 61e) oder bei chronischer Polyarthritis (s. Abb. 224) vor. Gegen eine Verwechslung mit Sternbergschen Riesenzellen schützen die stets kleinen bis allenfalls mittelgroßen Nucleolen, die relativ dünne Kernmembran und das breite Plasma, das zudem oft phagocytierte Substanzen, z. B. Pigment, enthält.

Diese Riesenzellen entsprechen den scavenger-cells von REBUCK[1] und den Riesenzellen, die bei Brucellose beschrieben wurden[1]. Sie stellen Reticulumzellen mit starker stoffverarbeitender Funktion dar und gehen nach Erfüllung dieser Funktion zugrunde. Wahrscheinlich gehören auch die megakaryocytenartigen Riesenzellen bei Lupus erythematodes[2] in diese Gruppe.

In einem Fall von Typhus sahen wir gering bis mäßig basophile Zellen mit teils kleinen, teils größeren Kernen. Sie waren stets in der Umgebung von Typhus-

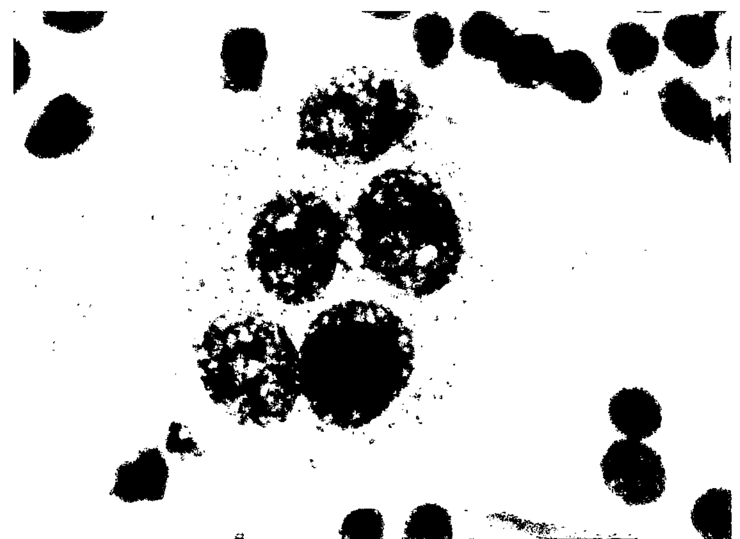

Abb. 62. Reticulare Riesenzelle mit Ablagerung von anthrakotischem Pigment und einigen Quarzkristallen. Hiluslymphknoten. Ausstrich. Pappenheim, 1250 ×

knötchen entwickelt. Es handelte sich hierbei möglicherweise um mehrkernige histiocytäre Formen („reticuläre Reizzellen"), sicher vermögen wir dies nicht zu entscheiden.

Toutonsche Riesenzellen (mehrkernige Schaumzellen) haben wir im Lymphknoten bislang nicht beobachtet.

4. Die Riesenzellen der Plasmazellen und ihrer Vorstufen

Mehrkernige Plasmazellen sind eine häufige Erscheinung bei stärkeren Plasmocytosen. Die Zahl der Kerne ist hierbei meist niedrig, nur im Inkubationsstadium von Masern sieht man zahlreiche Kerne in dem breiten Plasmaleib. Die Kerne zeigen die typische grobe Chromatinstruktur. Das Plasma ist tief basophil, aber oft in einem größeren zentralen Bezirk aufgehellt. Diese Aufhellungszone dürfte das Äquivalent des perinucleären Hofes sein (Abb. 63a).

Weniger bekannt ist die Tatsache, daß auch sämtliche Plasmazellvorstufen mehrkernig sein können. Solche mehrkernigen Plasmoblasten und Proplasmazellen wurden in der Literatur häufig mißdeutet und oft als Sternbergsche Riesenzellen oder reticuläre Riesenzellen bezeichnet. In Abb. 63 sind einige derartige Zellen abgebildet. Wir fanden sie besonders häufig bei Typhus und auch bei Tularämie.

---

[1] REBUCK 1947.   [2] FOX u. ROSAHN 1943.

Das Plasma der Zellen ist tief basophil wie das der einkernigen Formen. Die Kernstruktur ist grob, kann aber in den jüngeren Zellen auch feiner erscheinen.

Im Lymphknotenpunktat wurden solche basophile plasmacytogene Riesenzellen von MOESCHLIN[1] und HORSTER[2] bei Pfeifferschem Drüsenfieber beschrieben.

5. Die Riesenzellen der basophilen Stammzellen

Die basophilen Stammzellen bilden gelegentlich Riesenkerne mit großen blauen Nucleolen, die bereits MAXIMOW[3] kannte und als Riesenmakrolymphocyten bezeichnete[4] (Abb. 61a, b). Diese Zelle ist in Schnitt und Ausstrich kaum von einer Hodgkin-Zelle zu unterscheiden (s. unter Lymphogranulomatose).

Noch schwieriger ist die Differentialdiagnose gegenüber einer Lymphogranulomatose, wenn diese Stammzellen mehrkernig sind. Dann liegt die Verwechslung

Abb. 63a—d. Riesenzellen von Plasmazellen und „reticulären Reizzellen" (Plasmoblasten?) im Schnitt. a Riesenzelle polyploider Plasmazellkerne bei Tularamie. Praparat Prof. LAUCHE. H.E., 1250×. b—d Riesenzellen von basophilen „Reizzellen" (Plasmoblasten?) bei Typhus abdominalis. Sektionsfall. Azur-Eosin, 1250×

mit Sternbergschen Riesenzellen sehr nahe. Das Plasma ist bei den Stammzellen jedoch basophiler und die Nucleolen erreichen nicht ganz die Größe der Sternbergschen Riesenzellen. Glücklicherweise kommen diese Zellen nur außerordentlich selten bei reaktiven Hyperplasien des Lymphknotens vor.

6. Die Masern-Riesenzellen (Warthin-Finkeldey)[5]

Im Jahre 1931 haben WARTHIN und FINKELDEY unabhängig voneinander bei Masern vielkernige Riesenzellen eingehend beschrieben. Diese waren im Jahre 1911 bereits von ALAGNA kurz erwähnt worden und wurden in den letzten Jahren vor allem von REBUCK[6], BUNTING[7] und MARSHALL[8] weiter studiert.

Nach den Angaben der Literatur und nach eigenen Beobachtungen stammen die Masern-Riesenzellen von verschiedenen Zellen ab und haben dementsprechend ein uneinheitliches Aussehen: In den *Keimzentren* kommen vor allem vielkernige Zellen mit intakten reticulumzellartigen Kernen vor (s. Abb. 64). Sie sind oft außerordentlich groß und können bis zu 100 und mehr Kerne enthalten. Die Kerne sind hell, oval und besitzen einen mittelgroßen Nucleolus. Das Plasma ist gering basophil. Die Genese dieser Riesenzellen ist noch nicht völlig geklärt. Am ehesten handelt es sich um *reticulogene,* vielleicht auch um endotheliale Formen. MARSHALL[8] leitet

---

[1] 1941a.   [2] 1952b.   [3] 1927.   [4] LENNERT 1953.
[5] Literatur s. unter Masern S. 500ff.   [6] 1947.   [7] 1950.   [8] 1956.

sie von „aktivierten Reticulumzellen" ab. Sie entstehen möglicherweise durch
Mitose bei ausbleibender Plasmadurchschnürung; denn wir konnten einmal eine
multipolare Mitose einer sehr großen Zelle beobachten.

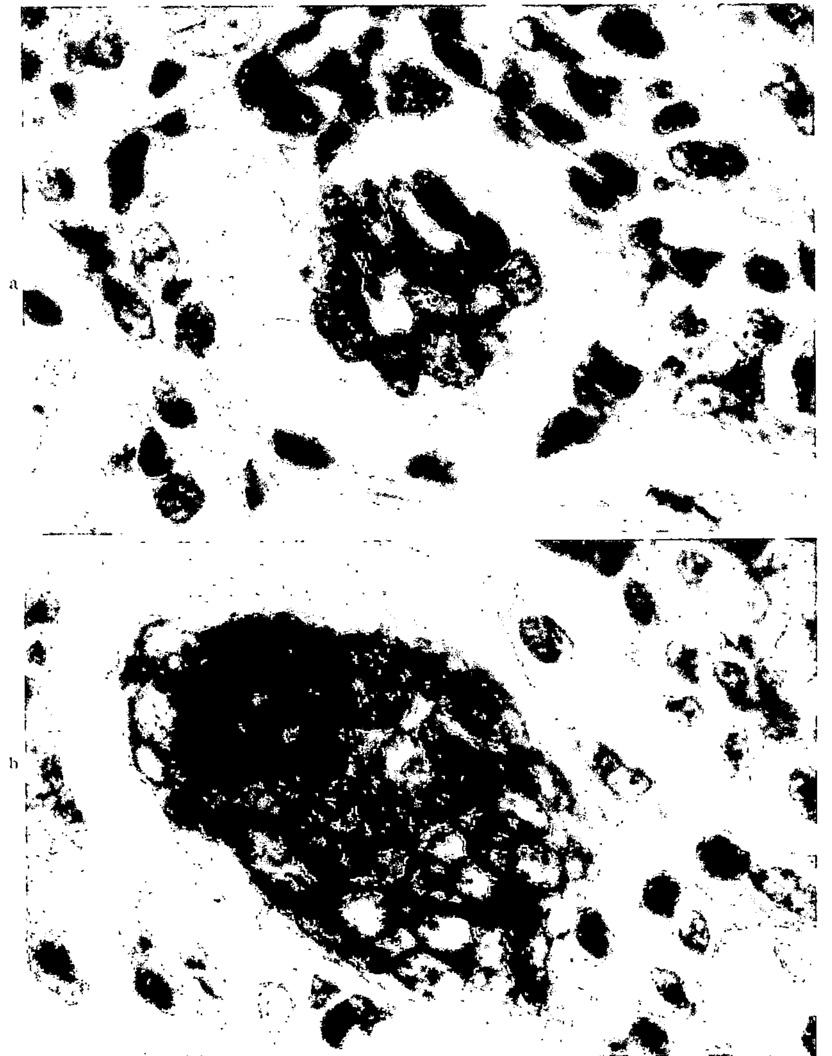

Abb. 64a u. b. Warthin-Finkeldeysche Riesenzellen bei Masern (Prodromalstadium), wohl als reticulare
Riesenzellen zu deuten. In Keimzentren! Appendix. H.E., 1250 ×

In der *Pulpa* dagegen sieht man vorwiegend *plasmacelluläre* Riesenzellen, die
oft in dichten Gruppen zusammenliegen und die typische Kernstruktur der Plasmazellen aufweisen (s. Abb. 65). Manchmal sind die Kerne auch mehr lymphoid (s. u.).
Das Plasma ist tiefbasophil, die Zahl der Kerne kann erheblich sein (20 und mehr).
Die plasmacellulären Riesenzellen gehen bald durch Pyknose und halbmondförmige Fragmentierung der verdickten und hyperchromatischen Kernmembran
zugrunde (s. Abb. 310). Auch unreife Plasmazellformen (Proplasmazellen und
vielleicht auch Plasmoblasten) scheinen sich an der Riesenzellbildung zu beteiligen.

Endlich kommen in Keimzentren und Pulpa Riesenzellen mit mehreren, oft zahlreichen *lymphoiden* Kernen vor (s. Abb. 66). Die kleinen, chromatinreichen Kerne dieser Zellen zeigen eine zunehmende schalenförmige Kernwandhyperchromatose und zerfallen schließlich in zunächst sichelförmige, später in multiple kleinere Fragmente. Das Plasma nimmt anfangs gierig basischen Farbstoff auf, wird später jedoch oxyphil. Bisweilen sieht man in kerntrümmerhaltigen „Riesenzellen" — vor allem innerhalb der Keimzentren — noch einen erhaltenen blassen, großen Reticulumzellkern (s. Abb. 309), so daß diese „Riesenzellen" zum Teil als hochaktive *Kerntrümmerphagen* aufzufassen sind[1].

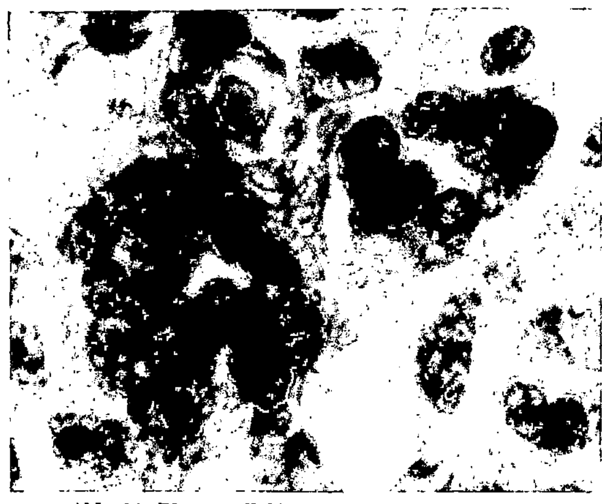

Abb. 65. Plasmacelluläre Riesenzelle bei Masern (Prodromalstadium). Appendix. H.E., 1250×

Die verschiedenen Formen der Masern-Riesenzellen findet man nur im Prodromalstadium und frühen Exanthemstadium der Masern. Tomlinson[2] hat sie auch einmal bei Varicellen beschrieben. Man kann sie in den verschiedensten lymphatischen Geweben nachweisen. Am häufigsten wurden sie in den Tonsillen und der Appendix beobachtet. Ausstrichuntersuchungen sind mir nicht bekannt geworden.

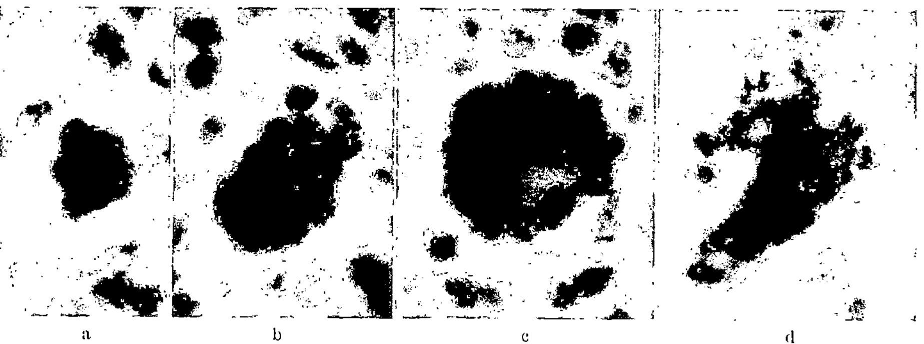

Abb. 66a—d. Warthin-Finkeldeysche Riesenzellen bei Masern. Vermutliche Entwicklung und Schicksal des Riesenzelltyps mit lymphoiden Kernen Es kommt zu einer schalenformigen Verdichtung und schließlichen Sprengung der Kernmembran, so daß schließlich eine große Zelle mit zahlreichen Kerntrummern (d) ubrigbleibt. Halslymphknoten Sektionsfall. Praparat von Prof. Graff. H.E., 1250×

7. Die Knochenmarksriesenzellen (Megakaryocyten)

Im Lymphknoten kommen Megakaryocyten nur bei myeloischen Metaplasien und Neoplasien vor. Wir besprechen dennoch ihre Morphologie an dieser Stelle, um die Abgrenzung gegenüber den übrigen Riesenzelltypen des Lymphknotens zu ermöglichen. Wir beschränken uns dabei im wesentlichen auf die Darstellung *im Schnittpräparat*[3], da es über die Megakaryocyten des Ausstriches

---

[1] Sherman u. Ruckle 1958.   [2] 1939.
[3] Wright 1906, Maximow 1927, Haythorn 1929, Paseyro 1945, Rebuck 1947, E. Schwarz 1954.

zahlreiche ausgezeichnete Darstellungen gibt[1]. Wir unterscheiden — etwas vereinfacht — 4 Grundtypen: Megakaryoblast, Promegakaryocyt, Megakaryocyt und untergehender Megakaryocyt.

a) Megakaryoblast

Die kleinste Form der Thrombopoese, der Megakaryoblast, gleicht im Schnitt weitgehend den basophilen Stammzellen bzw. Hämocytoblasten (Myeloblasten, Proerythroblasten). Er besitzt große Kerne (wohl Kernklasse 2 und mehr) von

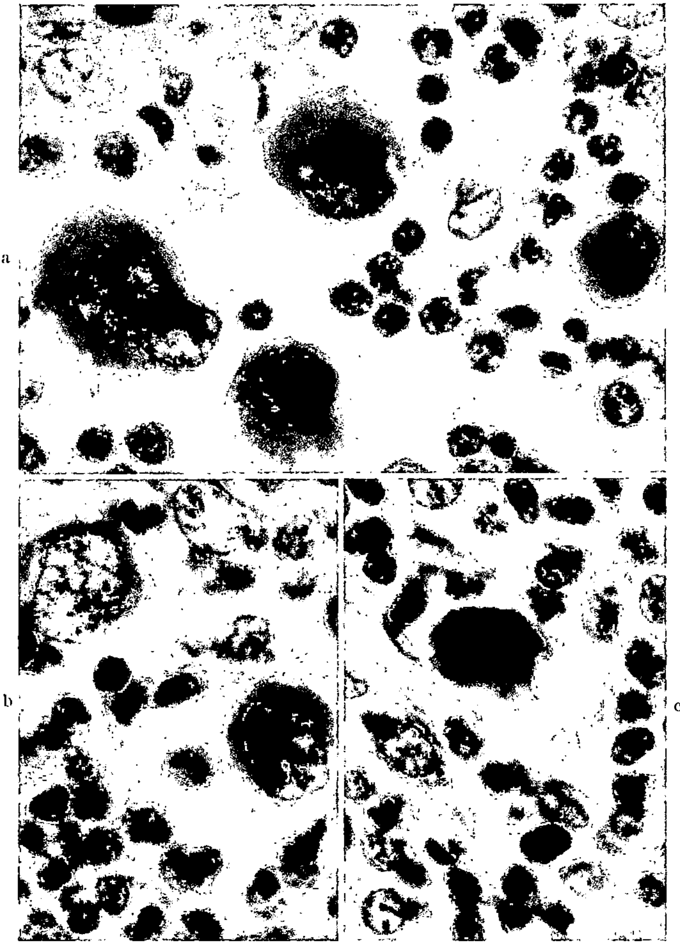

Abb. 67a—c. Megakaryocyten im Schnitt. a 4 reife Megakaryocyten verschiedener Größe. Beachte die Kernstruktur! b Megakaryocyt (Mitte rechts, kräftige Plasmafarbung!), Promegakaryocyt (oben links, helleres Plasma!), Reticulumzelle (oben Mitte), die wohl als Megakaryocyten-Vorstufe aufzufassen ist (s. Kernstruktur!). c Pyknotischer Megakaryocyt. Breites (oxyphiles) Plasma noch deutlich abgrenzbar. Links unten Myelocyt. Lymphknoten bei myeloischer Leukämie. PAS, 1250×

plump-ovaler bis rundlicher Gestalt. Diese enthalten einen bis mehrere mittelgroße Nucleolen. Das Plasma ist mäßig breit, deutlich basophil und frei von Vacuolen. Eine einwandfreie Erkennung ist im Einzelfall schwierig; man kann den

---

[1] REBUCK 1947, ROHR 1949, KABELITZ 1950, UNDRITZ 1952, HEILMEYER u. BEGEMANN 1955 u. v. a.

Megakaryoblasten nur innerhalb von Megakaryopoeseherden mit der nötigen Sicherheit diagnostizieren.

Der Megakaryoblast entsteht u. E. autochthon im Lymphknoten, und zwar aus Reticulumzellen, worin wir mit den meisten Untersuchern übereinstimmen[1]. Nach der Ansicht von FRESEN[2] hat nur ein Teil der Megakaryocyten reticulären Ursprung.

b) Promegakaryocyt

Die Promegakaryocyten sind im Gegensatz zum Megakaryoblasten mit keiner anderen Zellart zu verwechseln: Sie besitzen bereits die recht typische megakaryocytäre Kernstruktur. Diese ist durch eine relativ gleichmäßige Verteilung

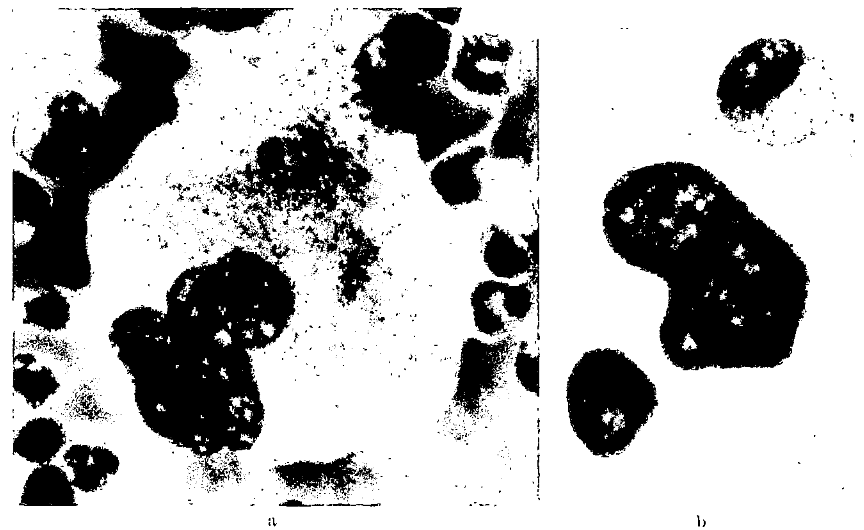

Abb. 68a u. b. Megakaryocyten im Ausstrich (normales Sternalmark). a Reifer Megakaryocyt mit Azurgranulation und „Thrombocytenbildung" (wohl agglutinierte Thrombocyten). b Nackter Megakaryocytenkern. Daruber Myelocyt. Pappenheim, 1250 ×

dicker (postnucleolärer) Chromatinklümpchen gekennzeichnet (s. Abb. 67). Gelegentlich sind in diesen noch kleine Nucleolen, die sich durch ihren rötlichen Unterton im Giemsa-Präparat von dem Chromatin unterscheiden, erhalten[3].

Die Kernform und -größe, sowie die Zahl der Kernsegmente ist von einer Fülle von Variationsmöglichkeiten bestimmt. Bekanntlich stellen die Megakaryocyten polyploide Zellen dar, deren Kerne nach erfolgter (mitotischer) Teilung — bei ausbleibender Plasmadurchschnürung — durch Brücken miteinander verbunden bleiben bzw. wieder miteinander verschmelzen. Dies ist der Regelfall, so daß je nach der Zahl der bereits erfolgten Teilungen ein aus vielen Lappen bestehender Kern mit einem 4- bis 32-ploiden Chromosomensatz entsteht. Unter pathologischen Umständen kann aber auch eine Trennung der Kernsegmente zu 2- bis 16-ploiden Einzelkernen führen, die dann in oft wechselnder Größe — entsprechend dem Grad ihrer Polyploidie — nebeneinander in der Zelle liegen. Dabei gibt es eine Reihe von Variationsmöglichkeiten, für eine octoploide Zelle etwa die folgenden: 4 diploide Kerne; 2 tetraploide Kerne; 1 tetraploider und 2 diploide Kerne; 1 diploider und 1 hexaploider Kern; 1 octoploider (Riesen-) Kern.

[1] CUSTER 1933, DOWNEY u. NORDLAND 1939, WIENBECK 1942, DAMESHEK u. MILLER 1946 u. a.   [2] 1956.   [3] Siehe HAENEL 1950 a, b.

Die Megakaryocyten mit vielen Einzelkernen werden von KABELITZ[1] als megakaryocytäre Polykaryocyten bezeichnet. Von anderen Autoren[2] wird der Begriff Polykaryocyt synonym mit der Bezeichnung Osteoclast gebraucht. Über die Unterscheidung der vielkernigen Megakaryocyten von Osteoclasten s. bei KABELITZ[1] und UNDRITZ[3].

Das Protoplasma ist mäßig breit und schwach basophil (relativ ribonucleinsäurereich[4]). Es zeigt eine deutlich positive PAS-Reaktion[5] (s. Abb. 67).

c) Megakaryocyt

Die reifen Megakaryocyten unterscheiden sich von den Promegakaryocyten im wesentlichen durch die Differenzierung und Menge ihres Protoplasmas: Es ist mehr oder weniger acidophil (ribonucleinsäurearm[4]) und breit. Im schwach differenzierten Giemsa-Schnitt läßt sich eine feine metachromatisch-rotviolette Granulation nachweisen, die der Azurgranulation des Ausstriches entspricht. Auch kann man bisweilen pseudopodienartige Ausläufer der Zellen beobachten, die abgeschnürt werden und so den Ursprung für die Thrombocyten[6] geben. Die *Thrombocyten* sind im Schnitt im einzelnen jedoch nicht erkennbar, wenn man nicht Spezialmethoden, z. B. die von SEELIGER[7], anwendet. Die azurophile Granulation der Megakaryocyten und die Thrombocyten geben eine stark positive PAS-Reaktion.

Die größten Formen enthalten gelegentlich eine bis mehrere Blutzellen, vor allem Granulocyten und Lymphocyten, in ihrem Plasma, wobei die aufgenommenen Zellen von einem hellen Hof umgeben scheinen. An dem Vorkommen solcher Leukophagien kann nach unseren Schnittpräparaten nicht gezweifelt werden. UNDRITZ[8] dagegen spricht von einer Pseudophagocytose; er glaubt, daß die Leukocyten auf dem Megakaryocyten bzw. in Buchten des Megakaryocytenplasmas, jedoch nicht in dem Megakaryocytenplasma selbst liegen.

Tabelle 9. *Unterscheidungsmerkmale von Megakaryocyten und Sternbergschen Riesenzellen nach dem Schnittpräparat*
Die ausfuhrliche Besprechung erfolgt in dem Kapitel Lymphogranulomatose (2. Band!).

	Megakaryocyten	Sternbergsche Riesenzellen
Lokalisation . .	vorwiegend Sinus	vorwiegend Pulpa
Zellgroße. . .	durchschnittl. großer	durchschnittl. kleiner
Kern		
Zahl	1—16 Kernsegmente oder Einzelkerne	wenige Kerne
Chromatin. .	grob	feiner
Nucleolen . .	meist klein (Ausnahmen bei Myelose!)	stets sehr groß (perinucleolärer Hof!)
Plasma		
Breite . . .	breiter	schmäler
Azurgranula .	++ in reiferen Formen	Ø
PAS-Reaktion	+ bis +++ (nur Megakaryoblast Ø)	Ø bis (+)
Hämophagie.	nicht selten	extrem selten
Pyknoseformen		
Nacktkernige	ja	nein
Plasmafarbe .	oxyphil	basophil

d) Untergehender Megakaryocyt

Nach Abstoßung des Protoplasmas in Form von Thrombocyten bleibt der nahezu nackte Kern übrig und verfällt dem pyknotischen Untergang. Es kommen daneben aber Megakaryocyten mit pyknotischen Kernen bei erhaltenem, breitem Plasma vor (nur bei Leukämien?). Nach dem Tode sind die Megakaryocyten

---

[1] 1950. [2] TISCHENDORF u. HECKNER 1950. [3] 1952.
[4] DATTA, THORELL u. ÅCKERMAN 1955.
[5] WACHSTEIN 1949, STORTI, PERUGINI u. SOLDATI 1953 c, s. a. HECKNER 1957.
[6] WRIGHT 1906, ALBRECHT 1957. [7] 1923. [8] 1952.

besonders hinfällig, so daß man in Sektionspräparaten reichlich Zellen mit pyknotischem oder verdämmerndem Kern beobachtet.

Die Unterscheidung der Knochenmarksriesenzellen von den reaktiven Riesenzellen des Lymphknotens ergibt sich aus der Beschreibung der einzelnen Zelltypen. Von praktisch größter Bedeutung ist ihre Abgrenzung von den Sternbergschen Riesenzellen, die daher — ohne zuviel vorwegzunehmen — anhand einer Tabelle (s. Tabelle 9) kurz skizziert werden soll.

Anhang: Das Adenogramm

Im Lymphknoten*ausstrich* sind die einzelnen Zellen relativ gut zu differenzieren. Dies hat eine Reihe von Untersuchern veranlaßt, Zellzählungen vorzunehmen und danach sog. Adenogramme aufzustellen[1]. Zumeist wurden 1000 Zellen ausgezählt. Die jeweils erhobenen Werte sind schlecht zu vergleichen, da durch die verschiedenartige Nomenklatur vielfältige Überschneidungen zustande kommen. BESSIS[2] beschränkt sich darauf, anstelle von Zahlen grobe Mengenangaben zu machen. TRAUTMANN[3] und LÜDIN[4] weisen auf die große Fehlerbreite des Adenogramms hin, die durch den inhomogenen Aufbau des lymphatischen Gewebes bedingt sei. Auch täusche die Auszählung eine Genauigkeit vor, welche sie nicht hat.

Wir müssen die von TRAUTMANN[3] und LÜDIN[4] geäußerte Skepsis durchaus ernst nehmen. Tatsächlich besitzt das Adenogramm *diagnostisch* und *im Einzelfalle* eine bescheidene Bedeutung; dies gilt allerdings mehr für das Lymphknotenpunktat als für das Tupfpräparat des probeexcidierten Lymphknotens.

Tabelle 10. *„Normales" Adenogramm*

Die Zahlen wurden durch Auszählung von je 1000 Zellen bei 38 Abstrichen von „unspezifischer Lymphadenitis" gewonnen. Fälle, die histologisch eine stärkere Hyperplasie der einen oder anderen Zellrasse zeigten, wurden für die Errechnung der Mittelwerte nicht verwendet.

	$^o/_{oo}$	$^o/_{oo}$
Lymphocyten		
jung	620,1	} 945,2
alt	325,1	
Basophile Stammzellen	0,4	0,4
Germinoblasten		
groß	1,0	} 4,8
mittl. u. klein	3,8	
Plasmoblasten	1,1	
Proplasmazellen	1,0	} 3,8
Plasmazellen.	1,7	
Reticuläre Reizzellen		
groß *.	3,8	
mittl. **.	15,1	} 20,5
klein***	1,6	
Reticulumzellen mittl. u. groß . . .	10,4	
Histiocyten (einschl. „Monocyten").	3,2	
Kerntrümmerphagen	0,15	} 15,05
Epitheloidzellen	1,3	
Gewebsmastzellen	1,3	
Blutmastzellen.	0,5	
Eosinophile	1,0	} 10,15
Neutrophile	7,2	
Myelocyten ? (Gewebsneutrophile ?).	0,15	

  * Meist Übergangsformen von Reticulumzellen zu basophilen Stammzellen und Germinoblasten.
   ** Vorwiegend Lymphoblasten und unreife Histiocyten.
   *** Vorwiegend „lymphoide Reticulumzellen".

Dagegen hat sich uns die Auszählung von Lymphknotenausstrichen sehr bewährt zur Erkennung gewisser cytologischer Parallelen zwischen Schnitt und Ausstrich, zur Aufklärung genetischer Zusammenhänge der Lymphknotenzellen und zur Charakterisierung des durchschnittlichen Zellbildes der verschiedenen Lymphknotenaffektionen. Mit anderen Worten: Das Adenogramm ist für wissen-

---

[1] FORKNER 1927b, DE RENZI und MICHELAZZI 1939, MOESCHLIN 1941a, CHEVALLIER und BILSKI-PASQUIER 1945, TEMPKA und KUBICZEK 1948, LORENZ 1950, STEGAGNO 1953, CHASSIGNEUX, MATHÉ und BERNARD 1955, LUCAS 1955.　　[2] 1954.　　[3] 1951.　　[4] 1955.

schaftliche Fragestellungen aufschlußreich, für die Alltagspraxis aber entbehrlich und mit dem Fehler der Inhomogenität des lymphatischen Gewebes behaftet. Insofern dürfen wir nur mit großer Vorsicht darangehen, „Normalwerte" des Adenogramms festzulegen, wie dies in Tabelle 10 geschehen ist. Hinzu kommt, daß sich nicht alle Zellen gleichmäßig aus dem Gewebsverband lösen und abstreichen lassen. Dies wirkt sich bei Tupfpräparaten mehr aus als bei Punktaten.

Es ist noch aus einem anderen Grunde fragwürdig, die „Normalwerte" des Adenogramms zu bestimmen: Die Grenze zwischen gesund und krank ist im Lymphknoten — mehr als in vielen Organen — unscharf. Bedeutet funktionelle Aktivität des Lymphknotens schon Krankheit? Wir werden später auf diese Frage noch einzugehen haben.

Wir errechneten trotz all dieser Bedenken ein „normales" Adenogramm nach 38 Auszählungen, um einen gewissen Überblick über die „normale" Zellverteilung im Ausstrich zu geben. Hierzu werteten wir die Ausstriche von sog. unspezifischen Lymphadenitiden aus, die nach den histologischen Kontrollschnitten keine *stärkeren* cytologischen Verschiebungen zeigten. Wir sind uns dabei völlig bewußt, daß diese Zahlen *keine Norm* angeben, *sondern nur einen groben Anhaltspunkt für die Zellverteilung in dem nicht oder nur wenig veränderten Lymphknoten* vermitteln.

Eine Auszählung des *Schnitt*präparates wurde zur Klärung grundsätzlicher cytologischer Fragen wiederholt erfolgreich durchgeführt[1], für die Lymphknotendiagnostik ist sie jedoch unnötig und exakt auch sehr schwierig, obwohl die Berücksichtigung topographischer Verhältnisse die Einordnung der Zellen erleichtert. Wenn in den vorausgegangenen Kapiteln dennoch den einzelnen Zellformen des Ausstriches die entsprechenden Elemente des Schnittpräparates an die Seite gestellt wurden, so sollte das nur dazu dienen, die Parallele zwischen beiden Techniken herzustellen, und nicht zu dem Trugschluß verleiten, daß mit den angewandten Methoden eine Differenzierung jeder Einzelzelle angestrebt würde. Der Histologe muß nur um die verschiedenen Typen in ihren Grundzügen und ihrer Lokalisation wissen und soll danach die cytologische Auswertung der Präparate in großen Linien vornehmen.

---

[1] Zum Beispiel Schallock 1952, Kindred 1955 und fruher, Gyllensten, Ringertz u. Ringertz 1956.

Dritter Teil

Histologie des „normalen" Lymphknotens

Jeder Darstellung einer „normalen" Lymphknotenhistologie haftet der Zwang der Schematisierung an; denn kaum ein Organ unseres Körpers zeigt eine solche Wandelbarkeit in seiner Zusammensetzung wie der Lymphknoten. Deshalb können wir im folgenden nur einen groben Überblick über das durchschnittliche Aussehen des „ruhenden" — oder sagen wir besser: des „nicht aktivierten" — Lymphknotens und seiner einzelnen Strukturelemente vermitteln.

Lymphknotenparenchym

Das Lymphknotenparenchym ist teils diffus, teils knötchenförmig zwischen Sinus und Bindegewebsgerüst angeordnet. Das diffus ausgebreitete lymphatische Gewebe bezeichnen wir als *Pulpa*. Es findet sich in Rinde und Mark und besteht vorwiegend aus Lymphocyten, ganz vereinzelten Lymphocytenvorstufen und einer geringen Zahl von Reticulumzellen. Weiterhin enthält die Pulpa im Markbereich noch einige Plasmazellen. Auch kommen vereinzelt Gewebsmastzellen vor.

Die knötchenförmigen Zellansammlungen werden vielfach als *„Follikel"* bezeichnet. Diese nicht ganz richtige Benennung[1] kann man vermeiden und von *„Knötchen"* sprechen, gewonnen ist damit nicht viel.

EHRICH[2] unterscheidet nach dem Vorschlag von H. FISCHER[3] Primär-, Sekundär- und Tertiärknötchen. Letztere nannte EHRICH[4] früher Pseudosekundärknötchen.

Während die Begriffe Primär- und Sekundärknötchen (Primär- und Sekundärfollikel) allgemein gebräuchlich sind, hat sich die Bezeichnung Tertiärknötchen (Tertiärfollikel) noch nicht durchgesetzt. Dies hat gute Gründe:

Erstens hat das Tertiärknötchen entwicklungsmäßig mit dem Primär- und Sekundärknötchen nichts zu tun, es stellt nicht die dritte Phase der Follikelumbildung dar. So ist es bereits bei der Geburt vorhanden, zu einem Zeitpunkt also, in dem es noch keine Sekundärknötchen gibt.

Zweitens ist es möglich, daß in den „Tertiärknötchen" andere Lymphocyten gebildet werden als in Primär- und Sekundärknötchen: Die Tertiärknötchen sind offensichtlich als Ort lebhafter Regeneration von Pulpalymphocyten anzusehen, während in Primär- und Sekundärknötchen die Follikellymphocyten entstehen.

Es ist also wohl besser, wenn wir den Begriff Tertiärknötchen (Tertiärfollikel) vermeiden. Wir können statt dessen vielleicht mit HELLMANN[5] von *Rindenknoten* sprechen.

Die *Primärknötchen* (Primärfollikel) sind klein und bestehen im wesentlichen aus Lymphocyten, die dicht gepackt um eine Arteriole herum liegen. Gitterfasern sind sehr spärlich entwickelt und bilden ein weites Maschenwerk (Abb. 70).

---

[1] FLEMMING 1885, ORTH 1918, JECKELN 1932/33.
[2] 1946.   [3] 1937.   [4] 1929.   [5] 1930.

Die *Sekundärknötchen* (Sekundärfollikel) entstehen teils in den Primärknötchen, teils frei in der Pulpa. Ihr helles Zentrum wurde von FLEMMING[1] als
Keimzentrum, von HELLMANN[2] als Reaktionszentrum bezeichnet. Die Sekundärknötchen fehlen beim Feten — im Gegensatz zu Primär- und „Tertiärknötchen"[3];

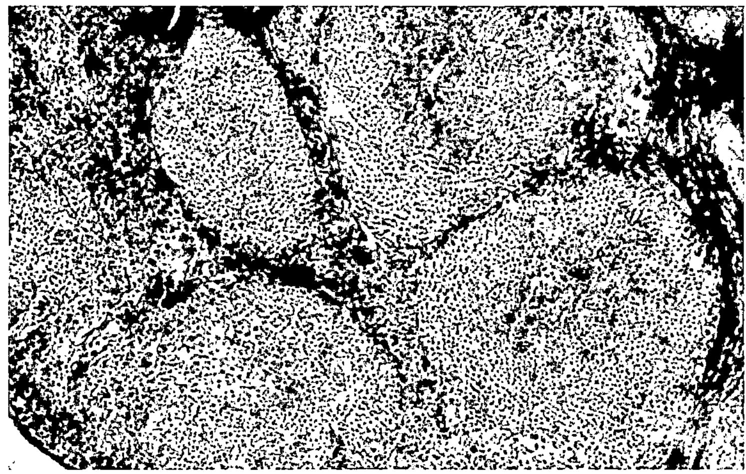

Abb. 69. Vier Primärknotchen. In dem linken unteren Knotchen sind einige Germinoblasten vorhanden. Es
vollzieht sich also die Umwandlung in ein Sekundarknotchen. Bielschowsky, 125 ×

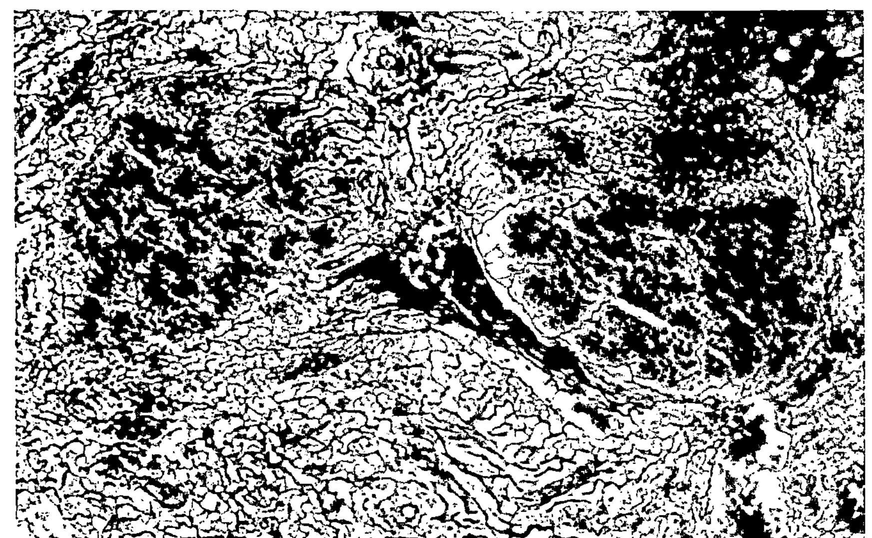

Abb. 70. Zwei Primarknotchen. Die dichtliegenden Lymphocyten der Follikel sind dunkel getont. Dazwischen
liegen sparliche feine Gitterfasern. Umgebende Pulpa faserreich. Bielschowsky, 200 ×

sie entstehen aber bereits in den ersten Lebenstagen[4]. Dies ist bei Tieren durch
bakterienfreie Aufzucht zu verhindern[5]. Im postnatalen Leben stellen die Sekundärknötchen fluktuierende Gebilde dar[6]. Ihr Kommen und Gehen wurde im Tier-

---

[1] 1885.   [2] 1921 und spater.   [3] EHRICH 1929, GYLLENSTEN 1950, 1954 u. v. a.
[4] GYLLENSTEN 1950, 1954, KINDRED 1955, OTANI 1958 u. a.
[5] GLIMSTEDT 1936, REYNIERS 1946, MIYAKAWA, IIJIMA, KOBAYASHI u. TAJIMA 1957.
[6] MAXIMOW 1927, JECKELN 1932/33, 1934.

experiment eingehend von Conway[1], Gyllensten[2] sowie Ringertz u. Adamson[3] studiert. Danach gelangen wir zu folgender Vorstellung[4]:

Bei entsprechendem Reiz entstehen bereits innerhalb von 24 Std kleine Ansammlungen von basophilen Zellen, von großen Germinoblasten unserer Nomenklatur. Sie gehen wohl aus großen Reticulumzellen hervor, indem diese an Basophilie zunehmen. Die Germinoblasten-Nester vergrößern sich rasch durch mito-

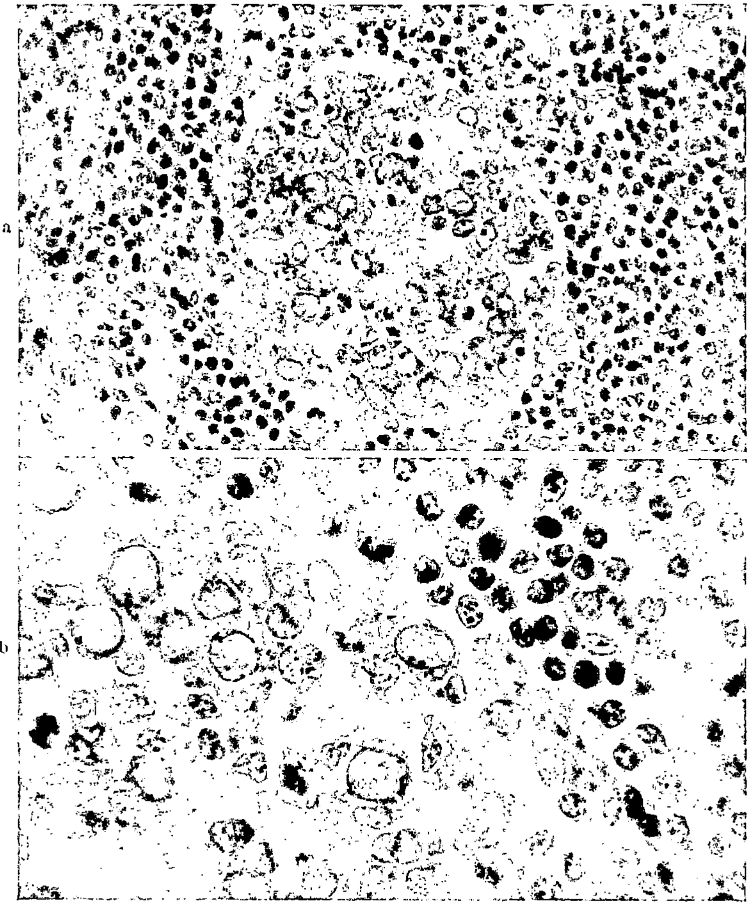

Abb. 71a u. b. Frisch entstandenes „nacktes Keimzentrum". Vorwiegend große Germinoblasten mit schmalem Plasma. Azur-Eosin. a 500·×, b 1250×

tische Teilung. Wenn sie frei in der Pulpa liegen, verdienen sie die Bezeichnung *„nacktes Keimzentrum"* (Conway[1], s. Abb. 71, 75). Schon früh treten auch einige Kerntrümmer (Flemmings „tingible Körper") in Erscheinung, die von den gering vermehrten großen Reticulumzellen phagocytiert werden. Frühestens 6 Tage nach der postnatalen Entstehung der ersten Germinoblastennester konnte Gyllensten[2] das *vollentwickelte floride Sekundärknötchen* beobachten. Es läßt um das helle Zentrum einen dunklen Saum von Lymphocyten erkennen, zwischen

---

[1] 1937.   [2] 1950.   [3] 1950.

[4] Weiteres über die Entwicklung der Sekundarknotchen s. bei Maximow 1927, Grundmann 1958b.

denen konzentrisch angeordnete Fasern liegen. Diese Faseranordnung kommt durch den Wachstumsdruck der Keimzentren zustande[1]. Vielfach sind Fasern aber nur in sehr spärlicher Menge in dem Lymphocytenmantel nachweisbar, wodurch sich dieser von der Pulpa scharf abhebt. Das helle Zentrum ist fast

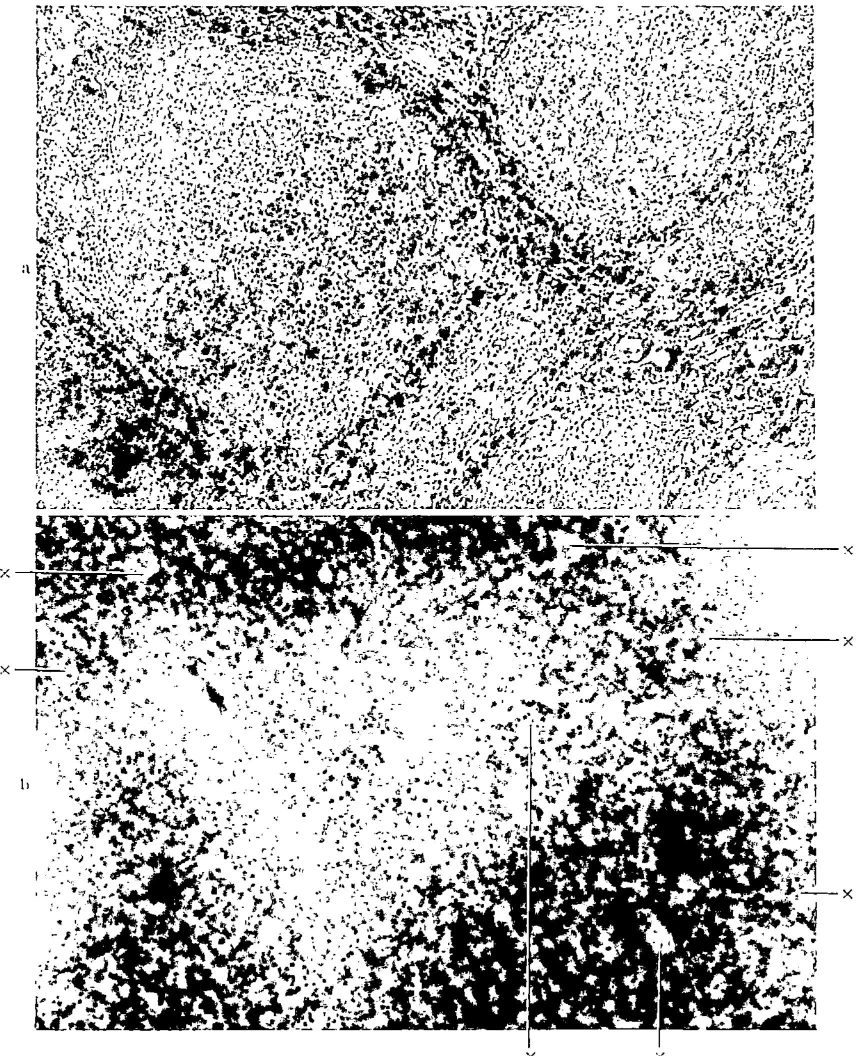

Abb. 72 a u. b. Hochaktive Keimzentren mit etlichen Sternhimmelzellen im Schnitt und im zugehörigen Tupfpräparat. Die Sternhimmelzellen (Kerntrümmerphagen) sind auch im Ausstrich zwischen den Germinoblastenrasen zu erkennen (×). a Schnitt, H. E. b Tupfpräparat, Pappenheim. Jeweils 125 ×

faserfrei. Es enthält nur einige dicke kollagene Fasern im Bereich der Capillaren und kleinen Gefäße, sowie einzelne präexistente, weit auseinandergedrängte Gitterfasern. In dem Blütestadium der Sekundärknötchen zeigen die hellen Zentren außerdem reichlich Kerntrümmer, teils extracellulär, teils in großen geschwollenen Reticulumzellen. Diese phagocytierenden und vergrößerten

---

[1] ORSÓS 1926, CONWAY 1937.

Reticulumzellen werden als Sternhimmelzellen bezeichnet, weil sie bei schwacher Vergrößerung hell auf dem dunklen Grund der Germinoblasten und Lymphocyten aufscheinen und so einen Vergleich mit dem Sternhimmel nahelegen. Sie sind nach MAXIMOW[1] in relativ gleichen Abständen über das Zentrum verteilt. Dies führt MAXIMOW[1] auf die perivasculäre Anordnung der phagocytierenden Reticulumzellen zurück. Die „tingiblen Körper" sind anfangs basophil und feulgenpositiv[2], später oxyphil und feulgennegativ. Das cytologische Bild der Zentren wird allmählich bunter, d. h. es kommen neben den großen Germinoblasten noch zahlreiche mittlere und kleine Formen vor. Schließlich nehmen die kleineren Zellen überhand, während Kerntrümmer und Sternhimmelzellen verschwinden.

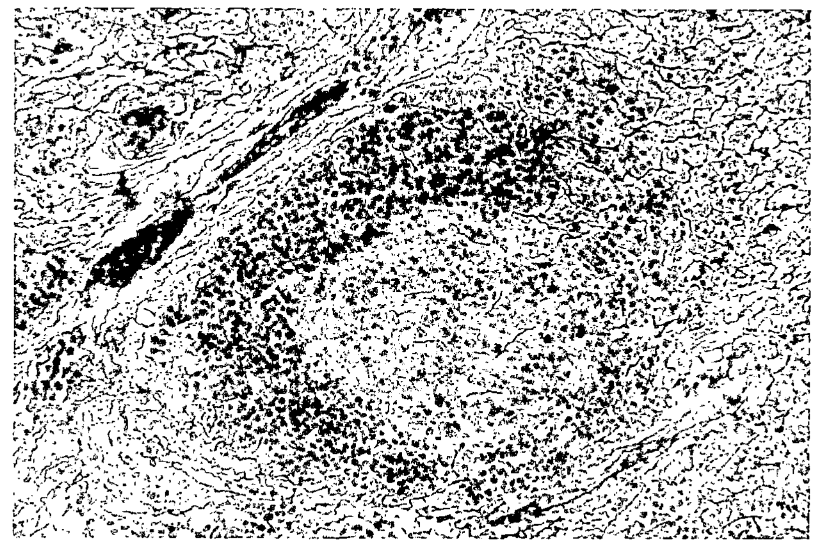

Abb. 73. Alteres Sekundärknötchen, schon in Rückbildung begriffen. Breiter Lymphocytenmantel mit geringerem Fasergehalt als in der umgebenden Pulpa. Bielschowsky, 250 ×

Nach einigen Wochen nimmt die Größe der Sekundärknötchen wieder ab, sofern die Ursache der Zentrenbildung entfallen ist. Gleichzeitig wird die Grenze zwischen hellem Zentrum und dunklem Lymphocytenwall unscharf, die Zelldichte der Zentren vermindert sich. Auch fehlen jetzt Kerntrümmer und phagocytierende Reticulumzellen. Wir sprechen von einem *inaktiven Sekundärknötchen.* Dieses „ruhende" Sekundärknötchen kann jederzeit reaktiviert werden, was sich in dem Auftreten von großen Germinoblasten, Mitosen und Kerntrümmern kundtut.

Die Keimzentren eines Lymphknotens sind nur dann untereinander gleich, wenn eine starke Follikellymphopoese stattfindet, d. h. wenn ein kontinuierlicher, kräftiger Bildungsreiz besteht. Bei geringer Aktivität oder bei wiederholten, kurzfristigen Stimulierungen können die Keimzentren auch verschiedene Größe und Zellzusammensetzung aufweisen.

Unter pathologischen Umständen gibt es erhebliche Variationen der Keimzentren, ohne daß damit eine grundsätzliche Abweichung von den aufgezeigten Haupttypen erfolgt. W. ROTTER[3] grenzt solide, epitheloide, reticulare, lymphoplastische und nekrotische Sekundärknötchen ab. Auch JECKELN[4] hat über die Modulationsfähigkeit der Lymphfollikel berichtet. v. ALBERTINI[5] gibt ein Schema, in dem die Umwandlung der einzelnen Typen ineinander dargestellt wird.

[1] 1927.   [2] BARTHELS u. VOIT 1931.   [3] 1927.   [4] 1932/33, 1934.   [5] 1936.

Die *Cytologie* der Keimzentren hat bereits MAXIMOW[1] erhebliches Kopfzerbrechen bereitet[2] und ist auch heute noch nicht in allen Einzelheiten und Zusammenhängen geklärt. Relativ leicht erkennt man die großen Reticulumzellen mit und ohne Kerntrümmerphagocytose. Sie besitzen im allgemeinen große, blasse Nucleolen und einen schwach gefärbten, bläschenförmigen Kern. Ebenso können wir die typischen basophilen Formen, die wir als Germinoblasten bezeichnen, gut identifizieren. Es bleibt aber eine Gruppe von mittelgroßen Zellen mit polymorphen Kernen und gering basophilem, oft nicht abgrenzbarem Plasma, für die MAXIMOW[1] im menschlichen Lymphknoten nicht entscheiden kann, ob es sich

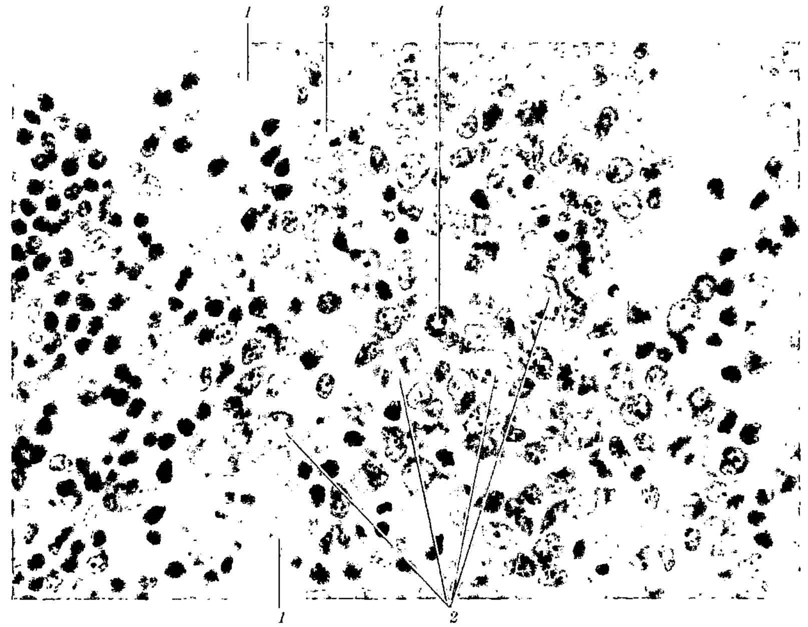

Abb. 74. Florides Keimzentrum. *1* Große Reticulumzellen mit bläschenformigem Kern. *2* Mittlere und große Germinoblasten. *3* Riesen-Germinoblast. *4* Plasmazelle. Piringersche Lymphadenitis. Azur-Eosin, 625 ×

um Mesolymphocyten (unsere kleinen und mittelgroßen Germinoblasten) oder um undifferenzierte Reticulumzellen handelt. Man kann sie als nacktkernige Zellen auch im Ausstrich zwischen Germinoblasten erkennen. Auch wir sind nach unseren Schnitt- und Ausstrichpräparaten nicht in der Lage, eine sichere Zuordnung dieser Zellen zu einer bestimmten Rasse zu treffen. Da sie in tierischen Lymphknoten als Germinoblasten gut zu identifizieren sind und da sie bei Mensch und Tier große Ähnlichkeit zeigen, dürfen wir sie wahrscheinlich auch beim Menschen als kleine und mittelgroße Germinoblasten ansehen. Vielleicht gehen sie unmittelbar aus kleinen undifferenzierten Reticulumzellen hervor?

An weiteren Zellen findet man in den Keimzentren noch Lymphocyten, vereinzelt kleine Reticulumzellen und gelegentlich auch Plasmazellen[3]. Die kleinen Lymphocyten und die mittelgroßen undefinierbaren Zellen zeigen häufig unregelmäßige Deformierungen der Kerne, die MAXIMOW[1] als Ausdruck starker Zellbewegung deutet.

Die Begriffsbestimmung der Sekundarknotchen ist in der Literatur verschieden[4]. Manche Autoren bezeichnen helle Zentren + Lymphocytenwall, andere nur die hellen Zentren als

---

[1] 1927   [2] Siehe auch bei DOWNEY u. WEIDENREICH 1912, ROHLICH 1930.
[3] DOWNEY u. WEIDENREICH 1912.   [4] Literatur s. bei HELLMANN 1943.

Sekundärknötchen. Wir sprechen im folgenden mit Aschoff[1] von Sekundärknotchen, wenn wir Zentren und Lymphocytenwall meinen, dagegen von Keimzentren nur dann, wenn wir germinoblastenhaltige Gebilde bezeichnen wollen, sei es, daß diese „nackt" oder von einem Lymphocytensaum umgeben sind.

Über die Bedeutung der Sekundärknotchen ist unendlich viel geschrieben worden. Ich zitiere nur einige ältere grundsätzliche und einige neuere Arbeiten[2]. Man hat große Mühe darauf verwandt, zu klären, ob die hellen Zentren *Keim*zentren oder *Reaktions*zentren darstellen. Durch die oben ausführlich dargestellten cytologischen Entdeckungen der jüngsten Vergangenheit scheint der Beweis dafür erbracht, daß der jahrzehntelange Streit um den Begriff Keim- oder Reaktionszentrum zugunsten der alten Konzeption von Flemming und

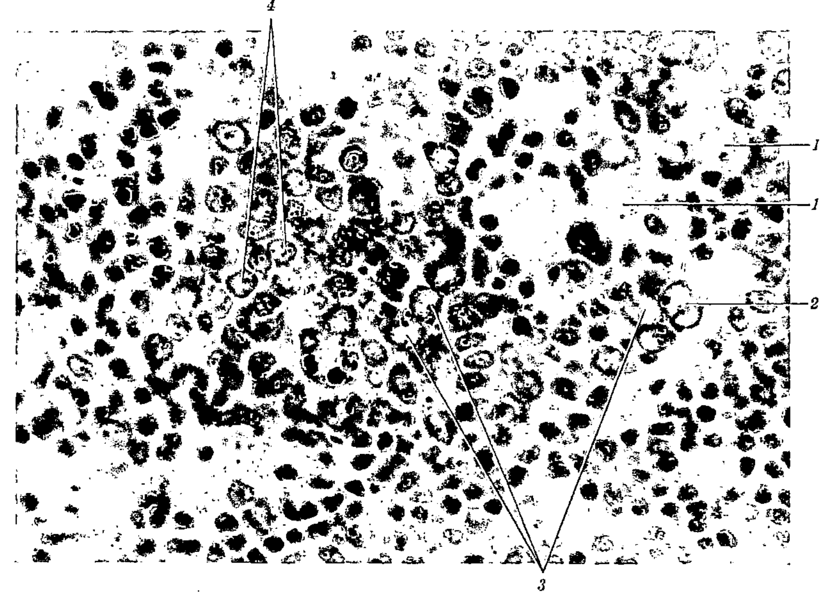

Abb. 75. Kleines „nacktes Keimzentrum". *1* Große Reticulumzellen. *2* Großer Germinoblast. *3* Mittlere Germinoblasten. *4* Kleine Germinoblasten. Präp. u. Vergr. wie Abb. 74

Maximow entschieden ist: Die Zentren der Sekundärknötchen stellen in erster Linie *Keim*zentren dar, auch wenn wir die Bedeutung der tingiblen Körperchen noch nicht kennen. Sicherlich ist dieses „Keimen" von Lymphocytenvorstufen gleichzeitig „Reaktion", d. h. Antwort auf einen lymphopoetischen Reiz. Danach besteht aber keine Veranlassung, den alten Begriff Keimzentrum aufzugeben. Ob mit der Neubildung von Follikellymphocyten noch eine 2. Funktion verknüpft ist, sei dahingestellt. Die Experimente von Ortega und Mellors[3] legen jedenfalls die Möglichkeit nahe, einen Zusammenhang mit der Antikorperbildung anzuerkennen: Es gelang ihnen mit Hilfe fluorescierender Antikörper, die Existenz von γ-Globulinen im Plasma (oder in der Umgebung?) von Keimzentrumszellen (und in Plasmazellen), nicht dagegen in den übrigen Zellen des Lymphknotens nachzuweisen.

Die *Rindenknoten* (*Tertiärknötchen, Tertiärfollikel*) sind viel größer als die Primär- und Sekundärknötchen und schon mit bloßem Auge erkennbar. Man findet sie beim Feten ebenso wie beim Kind und Erwachsenen. Am besten

---

[1] 1938/39.

[2] Flemming 1885, Downey u. Weidenreich 1912, Hellmann 1921, 1930, Lit., 1943, Lit., Aschoff 1926, 1938/39, Maximow 1927, W. Rotter 1927, Nordmann 1928, Oeller 1928, Röhlich 1928, 1930, Ehrich 1929, 1931, 1946, 1956, Watjen 1929, Sjövall u. Sjövall 1930, Heilmann 1931, von Albertini 1932, 1936, Jeckeln 1932/33, 1934, Glimstedt 1936, Sjovall 1936, Conway 1937, Hoepke 1938, 1951, 1955, Österlind 1938, Gyllensten 1950, 1954, Ringertz u. Adamson 1950, Mottura 1951/52, Kohn 1954, Lindner u. Schallock 1955, Grundmann 1958b, c.

[3] 1957.

kann man „Tertiärknötchen" in Leisten- und Axillarlymphknoten von älteren Menschen studieren, wobei sie häufig durch einen relativ hohen Reticulumzellgehalt ausgezeichnet sind (s. Abb. 76 u. 77). Im übrigen bestehen sie aus

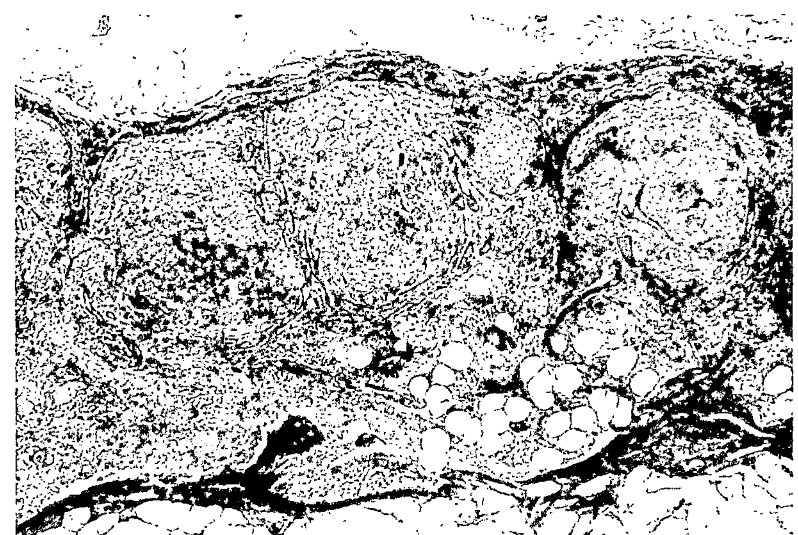

Abb. 76. Mehrere „Tertiärknötchen" in Leistenlymphknoten. Oben das perinodulare Fettgewebe, unten Fettzellen des Lymphknotens bei Lipomatose. Bielschowsky, 50×

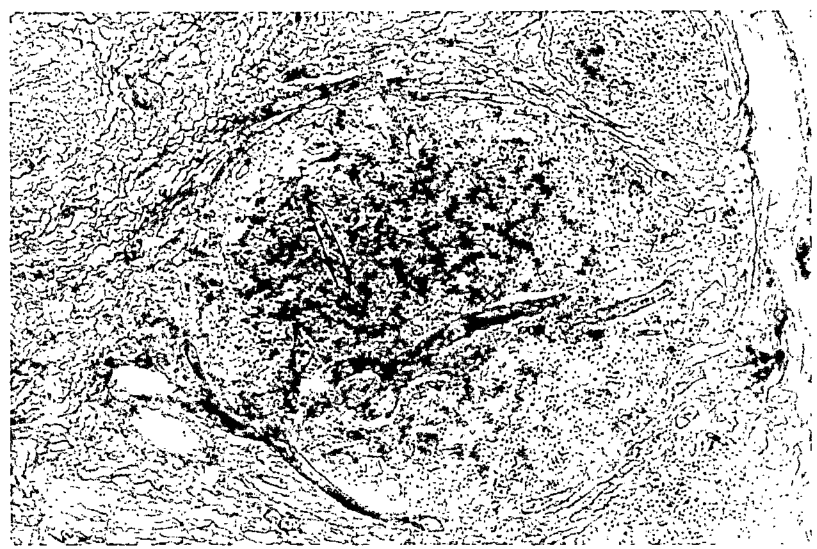

Abb. 77. „Tertiärknötchen" des gleichen Präparates wie Abb. 76 bei etwas stärkerer Vergrößerung. Die Außenzone erscheint hell durch den hohen Reticulumzellgehalt. Scharfe, von Gefäßen und Fasern gebildete Grenze. Bielschowsky, 125×

kleinen Lymphocyten und enthalten oft einige basophile Stammzellen und Lymphoblasten. Charakteristisch ist ihre große Zahl von Venolen, die oft am Rande der Knoten verlaufen und so die Grenze zur Pulpa scharf hervortreten lassen.

Lymphgefäße und Sinus

An der Konvexität des Lymphknotens treten mehrere kleine afferente Lymphgefäße durch die Kapsel und gelangen in die engen Randsinus (Marginalsinus). Von hier aus durchsetzt die Lymphe in breiter Front den ganzen Lymphknoten, wobei sie über die noch relativ engen Intermediärsinus in die weiten Marksinus gelangt. Nach den Injektionspräparaten von NAKANISHI[1] hat jedes einzelne zuführende Lymphgefäß sein eigenes „Versorgungsgebiet" im Lymphknoten, allerdings ohne scharfe Grenzen.

Nach NORDMANN[2] kann die Lymphe von den Randsinus aus 2 Wege einschlagen: Einmal den indirekten Weg über die Rindensinus in das Mark, zum anderen den direkten Weg, der am Hilus von den Randsinus in die Marksinus fuhrt. Die direkt weitergeleitete Lymphe trifft im Mark mit der gefilterten und vom Blutsaftstrom aus den Capillaren erganzten Lymphe zusammen. Dadurch soll im Mark die Speicherung von Fremdstoffen und die Entwicklung von Plasmazellen hervorgerufen werden.

Auch DENZ[3] beschreibt 2 alternierende Moglichkeiten des Lymphflusses: Einen langsamen über die engen, gewundenen Rindensinus (die nicht um Trabekel herum entwickelt sind!) und einen raschen über die weiten, peritrabekulären Sinus. Die engen Rindensinus sollen einen Durchmesser von etwa $40\,\mu$, die weiten Sinus den doppelten Durchmesser oder mehr haben.

Tabelle 11. *Cytologie der efferenten Lymphgefäße von 40 „unspezifischen Lymphadenitiden"*

	Realzahlen	Prozentwerte
Lymphocyten	19330	99,0
Reizzellen	60	0,27
davon basophil. . .	10	0,05
Makrophagen	23	0,11
Gewebsmastzellen . .	13	0,07
Plasmazellen.	3	0,01
Eosinophile Leukocyten	21	0,10
Neutrophile Leukocyten	15	0,07
Gesamtzahl	19464	—

Die Sinus werden von den sog. Uferzellen ausgekleidet, die nach DOWNEY, FRESEN und vielen anderen Autoren nichts anderes als abgeplattete Reticulumzellen darstellen[4], nach neueren elektronenmikroskopischen Untersuchungen von den Reticulumzellen aber unterschieden sein sollen (s. S. 54). Im Inneren der Sinus sind manchmal — vor allem bei funktioneller Beanspruchung — zwischen den Uferzellen einige Reticulumzellen ausgespannt. Die Cytologie der Sinus richtet sich nach der jeweiligen Lymphknotentätigkeit. So können Gewebsmastzellen in geringer Zahl oder auch einzelne neutrophile und eosinophile Leukocyten vorkommen. Weiterhin werden in den operativ entfernten Lymphknoten nicht selten einige, häufig sogar zahlreiche Erythrocyten in den Sinus gefunden. Sodann dient der Sinus als einer der beiden Wege, auf dem Lymphocyten und andere Zellen in den Lymphknoten gelangen und den Lymphknoten verlassen.

Am Hilus bildet sich ein lymphatischer Plexus aus, von dem 1 oder 2 efferente Lymphgefäße ihren Ursprung nehmen. Die Cytologie der efferenten Lymphgefäße gibt einen gewissen Aufschluß über die Art der zellbildenden Aktivität des Lymphknotens. Nur wenige Autoren[5] haben sich damit beschäftigt. In unseren Präparaten wurden stets Zellgehalt und Zellart der efferenten Lymphgefäße studiert, vielfach auch ausgezählt. Die bei 40 „unspezifischen" Lymphadenitiden gefundenen Werte sind in Tabelle 11 zusammengefaßt. Wir sehen dort, daß die Hauptmasse, nämlich 99% der ausgeschwemmten Zellen Lymphocyten darstellen. Daneben kommen einige Reizzellen (z. T. „Monocyten") und abgelöste große Reticulumzellen (Makrophagen), selten auch Plasmazellen vor. Bemerkenswert ist die wiederholte Beobachtung von Gewebsmastzellen. Daß

---

[1] 1951, auch KELLER 1951.   [2] 1928.   [3] 1947.   [4] DOWNEY 1922, FRESEN 1945 u. v. a.
[5] Zum Beispiel MAXIMOW 1927, FORKNER 1929, ASCHOFF 1938/39.

auch eingeschwemmte Blutzellen (neutrophile und eosinophile Leukocyten, Erythrocyten) in die efferenten Lymphbahnen gelangen können, ist verständlich. Schließlich fanden wir bisweilen Kernschutt in den Lymphgefäßen.

Gitterfasern und Bindegewebsgerüst

Die Menge und Anordnung der *Gitterfasern*[1] ist eine gute Hilfe beim Studium der Lymphknotenarchitektur. Während Primär- und Sekundärknötchen sehr faserarm sind, enthält die Pulpa einschließlich der „Tertiärknötchen" eine erhebliche Fasermenge. In der Regel findet man in der diffus angeordneten Pulpa noch mehr Fasern als in den sog. Pulpaknoten. Innerhalb der Pulpa bestehen noch weitere Unterschiede: Das Mark ist wesentlich faserreicher als die Rinde, weshalb nach Denz[2] Mark und Rinde im Silberpräparat relativ leicht zu trennen seien.

In den Sinus kommt eine wechselnde Menge an Gitterfasern vor, sie ist aber schon bei Kindern relativ groß und übertrifft die Zahl der Gitterfasern in der Rindenpulpa. Im Mark überwiegen dagegen die Pulpafasern gegenüber den Fasern der Sinus.

Diese quantitativen Angaben sind nur als grobe Anhaltspunkte zu betrachten; denn die Fasermenge von Pulpa und Sinus ist starken Schwankungen unterworfen. Sie wechselt z. B. je nach der Lymphknotenfunktion. Insbesondere geht jede akute Zellneubildung mit einer (relativen!) Faserverminderung einher. Auch das Alter des Patienten, die Lokalisation des Lymphknotens und früher über den Lymphknoten hinweggegangene Infektionen beeinflussen den Fasergehalt entscheidend.

Die Gitterfasern sind in relativ regelmäßigen Maschen angeordnet, deren Weite je nach der cytopoetischen Aktivität schwankt. Als durchschnittliche Weite gibt Denz[2] den Durchmesser von 20 μ an. Nach Orsós[3] sind die Maschen in der Art von Rhomben-Dodekaedern angeordnet. Bei Kompression des Fasergerüstes werden die Fasermaschen zu schmalen Spalten abgeplattet. Dies sieht man z. B. oft in dem Lymphocytenwall florider Keimzentren.

Die Fasermenge des Lymphknotens in seiner Gesamtheit ist nach Roessle und Yoshida[4] das histologische Äquivalent für die Konsistenz des Lymphknotens, während Zellgehalt und Saftreichtum nur untergeordnete Bedeutung haben.

Nach den bemerkenswerten, embryologischen und experimentellen Studien Kiharas[5] scheint das Vorkommen von Gitterfasern im Lymphknoten an die Anwesenheit von Lymphocyten geknüpft zu sein: Bei der embryonalen Entstehung der poplitealen Lymphknoten werden die bereits vorhandenen kollagenen Fasern von argyrophilen Fasern abgelöst, sobald Lymphocyten in das Bindegewebe eingelagert werden. Umgekehrt verschwinden die Gitterfasern und machen kollagenen Fasern Platz, wenn man die Lymphknotenpulpa durch Stickstofflost von Lymphocyten entblößt.

Die *Lymphknotenkapsel* ist in der Regel dünn, kann auch ganz fehlen, z. B. in den lungenregionären Lymphknoten. Am Hilus ist die Kapsel unterbrochen, so daß hier das lymphatische Gewebe unmittelbar in das umgebende Binde- und Fettgewebe übergeht. Daher kommt es, daß sich bei akuter Lymphknotenhyperplasie das Mark im Hilusbereich hernienartig ausstülpt[6].

Zwischen Kapsel und Hilus sind schmale *Trabekel* ausgespannt, welche die Randsinus und die großen Intermediärsinus begrenzen und dabei in direkte Verbindung zu den Gitterfasern der Sinus treten. Die Bindegewebssepten sind — etwa im Vergleich zur Milz — nur dürftig entwickelt.

---

[1] Roessle u. Yoshida 1909, Downey 1922, Orsós 1926, Ehrich 1929, 1931, 1946, Fresen 1945, Denz 1947.

[2] 1947. [3] 1926. [4] 1909. [5] 1956. [6] Furuta 1948.

In Kapsel und Trabekeln sieht man neben dicken kollagenen Fibrillen wechselnde Mengen an *elastischen Fasern* und *glatter Muskulatur*. Die Zahl der elastischen Fasern nimmt mit dem Alter zu[1], und zwar je nach der Region verschieden stark[2]: Die Leisten- und auch die paraortalen Lymphknoten enthalten reichlich, die bronchopulmonalen und mesenterialen Lymphknoten nur spärlich elastische Fasern. Bei seniler Atrophie und bei chronischer Blutstauung kommt es zu einer Vermehrung der elastischen Geflechte. Eine ähnliche regionale Differenz besteht für die glatte Muskulatur[3]: Die inguinalen und mesenterialen Lymphknoten sind besonders reich an glatten Muskelfasern, während axilläre und bronchopulmonale Lymphknoten wenig glatte Muskulatur enthalten.

Blutgefäße

Die Lymphknotenarterie[4] dringt am Hilus ein und verzweigt sich nach DABELOW[5] in 3 Gruppen von Ästen, in Äste des Markes, der Rinde und perforierende Äste, die ins benachbarte Fettgewebe übertreten.

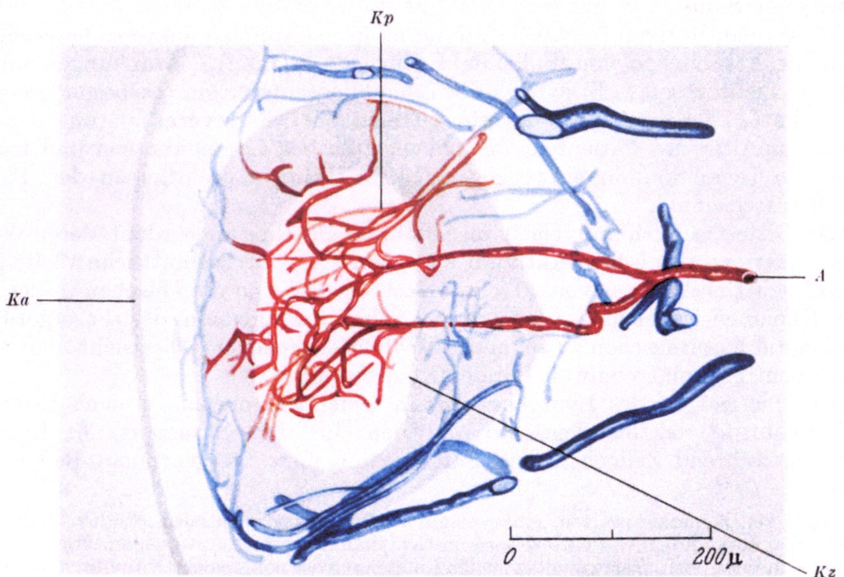

Abb. 78. Die Blutgefäßversorgung eines Sekundärknötchens beim Menschen. Arterie (rot, *A*) zentral, Venen (blau) peripher. Das Keimzentrum (*Kz*) ist hell ausgespart und enthält ein dichtes Capillargeflecht (*Kp*). *Ka* Lymphknotenkapsel. *Kz* Grenze des Keimzentrums. Nach ONO u. MIYAZAKI 1936

Die Markäste sind klein und gehen rasch in Capillaren über. Die Rindenäste ziehen meist ohne vorherige Abzweigungen in die Lymphknotenperipherie, um hier Pulpa und Knötchen zu versorgen. Jedes Primär- und Sekundärknötchen hat eine eigene Arteriole. Diese Arteriole teilt sich kurz nach ihrem Eintritt in das Sekundärknötchen meist in 2 Äste, die sich im hellen Knötchenzentrum zu einem Geflecht von Capillaren aufsplittern[6]. Das Blut wird von hier in die Venolen der Knötchenperipherie weitergeleitet. Diese Venolen kommen außerdem

[1] BARTEL u. STEIN 1905.   [2] MELNIKOW-RASWEDENKOW 1899.
[3] ORSÓS 1926, NEUBERT 1938.
[4] Ältere Literatur s. bei HELLMANN 1930. Weitere Arbeiten: DABELOW 1936, 1938/39, ONO u. MIYAZAKI 1936.
[5] 1936, 1938/39.   [6] ONO u. MIYAZAKI 1936.

besonders reichlich in den „Tertiärknötchen", ferner in der Pulpa vor. Dagegen sind Primärknötchen und helle Zentren der Sekundärknötchen frei von Venolen[1]. Die Venen sammeln sich schließlich entlang der Rinden-Markgrenze und münden in das stark anastomosierende Venennetz des Markes, um am Hilus den Lymphknoten zu verlassen. Über arteriovenöse Anastomosen und andere Kreislaufregulatoren (z. B. pipettenförmige Arterieneinengungen) s. bei DABELOW[2].

Die Capillaren und Arteriolen sind ausgezeichnet zu studieren in Präparaten, die mit Azofarbstoffmethoden auf ihren Gehalt an alkalischer Phosphatase geprüft werden. Hierbei treten sie ebenso deutlich hervor wie nach Gefäßinjektion. Auch lassen sie sich bei dieser Technik von den phosphatasenegativen Venolen unterscheiden. Diese enthalten oft etwas unspezifische Esterase[3].

Die postcapillaren Venen (Venolen) besitzen besonders hohe „epitheloide" Endothelkerne, die ausgesprochen locker aneinandergefügt sind[4]. Zwischen diesen hellen Endothelkernen findet man häufig durchwandernde Lymphocyten und Erythrocyten. SCHULZE[5] konnte außerdem zeigen, daß bei Injektion des Gefäßsystems von der Arterie aus Tusche-Partikel in die Sinus gelangen und umgekehrt bei Injektion von einem Lymphgefäß aus Tusche in den Venolen zu finden ist. Er schließt daher auf eine direkte Verbindung von Blut- und Lymphsystem im Bereich der kleinsten Blutgefäße. Ob die Venolen Orte der Aus- oder Rückwanderung der Lymphocyten darstellen, ist eine noch offene Frage[6].

Nerven

Über die Nervenversorgung des Lymphknotens hat UKEDA[7] eingehende Untersuchungen angestellt: In den Lymphknoten kommen sensible markhaltige Nerven vor, die am Hilus zusammen mit Blutgefäßen oder allein eintreten. Sie gelangen von hier aus in die Pulpa von Mark und Rinde und werden schließlich in Trabekeln und Sekundärknötchen gefunden. Auch in der Kapsel kommen einige markhaltige Nervenfasern vor. Die Terminalstrukturen variieren je nach der Lokalisation: In den ileocöcalen Lymphknoten enden die markhaltigen Fasern frei oder dendritenartig, in den axillaren und poplitealen Lymphknoten bilden die Fasern komplizierte glomerulare Strukturen mit zahlreichen feinen Endösen. Auch die Menge an sensiblen Fasern zeigt Unterschiede nach der Lymphknotenlokalisation.

Neben den markhaltigen sensiblen Fasern werden auch marklose Geflechte des autonomen Nervensystems gefunden. Diese liegen im Bereich des Hilus und des angrenzenden Markes. Vater-Paccinische Körperchen konnte UKEDA[7] in menschlichen Lymphknoten ebensowenig finden wie Nervenzellen.

Das „Normalbild" des Lymphknotens, wie es eben gezeichnet wurde, gibt nur einen groben Querschnitt durch die Fülle der Variationsmöglichkeiten. Die Unterschiede im Aufbau werden in erster Linie von der Funktion bestimmt; aber auch das Lebensalter des Patienten und die Lokalisation des Lymphknotens prägen das jeweilige Erscheinungsbild wesentlich. Dazu kommen noch Ernährungseinflüsse[8], hormonale und andere Faktoren, auf die wir hier nicht im einzelnen eingehen können. Dagegen soll über die Alters- und Lokalisationsmerkmale des Lymphknotens kurz berichtet werden.

Anhang: Die Altersveränderungen der Lymphknoten

Die Altersveränderungen menschlicher Lymphknoten wurden von DENZ[9] ausführlich beschrieben. Nach seinen Untersuchungen und nach den früheren Beobachtungen an menschlichen[10] und tierischen[11] Lymphknoten dürfen wir

---

[1] EHRICH 1946.   [2] 1938/39.   [3] LENNERT u. LOFFLER 1959.
[4] SCHULZE 1925, MAXIMOW 1927, Lit., v. ALBERTINI 1932, EHRICH 1956, Lit., PISCHINGER 1959.   [5] 1925.   [6] EHRICH 1956.   [7] 1958, Lit.
[8] KUCZYNSKI 1922, HOEPKE 1938, KÖHN 1954 u. a.   [9] 1947.
[10] ORSÓS 1926, WISCHNEWEZKAJA 1932, ASCHOFF 1937, KRUMBHAAR 1938, HELLMANN 1943, Lit.   [11] HELLMANN 1930, Lit., ANDREW u. ANDREW 1948.

folgende Tatsachen als gesichert ansehen: Die Menge des Lymphknotenparenchyms nimmt in der Jugend stark zu, um im Anschluß an die Pubertät allmählich reduziert zu werden. Dies gilt in besonderem Maße für die Sekundärknötchen. Sie sind beim Kind in der Regel groß, beim Erwachsenen (normalerweise!) klein oder gar nicht nachweisbar. Auch die Zahl der Lymphocyten nimmt mit dem Alter stark ab, weniger die Zahl der Reticulumzellen.

Die physiologische Altersatrophie des lymphatischen Gewebes beginnt im Mark und schreitet zur Rinde hin fort, so daß schließlich nur noch ein schmaler Saum lymphatischen Gewebes übrigbleibt. Hand in Hand mit der lymphatischen Atrophie geht vielfach eine Substitution durch Fettgewebe, die schließlich fast den ganzen Lymphknoten einbezieht. Durch diese „Vacatwucherung" des Fettgewebes wird trotz der Abnahme des lymphatischen Gewebes eine Verkleinerung des Lymphknotens verhindert. Schließlich bleibt ein lipomartiges Gebilde übrig, das nur an den Resten subkapsulären lymphatischen Gewebes als Lymphknoten identifiziert werden kann.

Die Lipomatose entspricht im Wesen und in der Entstehungsweise der Umwandlung des roten Knochenmarkes in Fettmark: In beiden Fallen wird ehemals blutbildendes Gewebe durch Fettzellen ersetzt, die aus den Reticulumzellen des Gerüstes hervorgehen und sich in diese zurückverwandeln konnen. Diese Rückverwandlung erfolgt bei besonderem Bedarf an Blutzellen (hier an Lymphocyten) und bei sonstiger funktioneller Belastung.

Die lipomatöse Atrophie kommt vorwiegend an den peripheren Lymphknoten, vor allem in der Axillarregion zur Beobachtung. In der Leiste ist sie meist mit einer Fibrose des Hilusbereiches und der Kapsel verknüpft.

Im Gegensatz zur lipomatösen Atrophie zeigen die zentralen Lymphknoten einschließlich des Halsbereiches vielfach keine oder eine geringe fettzellige Substitution; sie sind daher im Alter entsprechend der Abnahme des lymphatischen Gewebes stark verkleinert.

Regionale histologische Unterschiede[1]

Die Lymphknoten der verschiedenen Lokalisationen zeigen gewisse Eigentümlichkeiten, die man kennen muß, um pathologische Veränderungen, z. B. den Sinuskatarrh oder die lymphatische Hyperplasie, in ihrer Wertigkeit richtig einzustufen.

Die *axillären und inguinalen Lymphknoten* sind weitgehend isomorph; sie lassen sich nur durch die Beschaffenheit des Hilus voneinander unterscheiden: Der Hilus der Leistenlymphknoten enthält meist neben Fettzellen reichlich fibröses Gewebe, der Hilus der Axillarlymphknoten dagegen zeigt im allgemeinen nur eine lipomatöse Umwandlung. Das lymphatische Gewebe ist bei beiden Lymphknotenregionen nur spärlich entwickelt und liegt oft tassenartig[2] oder hufeisenartig[3] um den lipomatösen bzw. fibrösen Hilus. Sekundärknötchen sind relativ selten vorhanden, auch die Trabekel sind nach Denz[2] nur gering ausgeprägt. Die Sinus zeigen häufig das Bild des Katarrhs mit und ohne Mastzellenvermehrung.

Die *cervicalen* Lymphknoten sind im Gegensatz zu den länglichen bis nierenförmigen, axillären und inguinalen Lymphknoten mehr kugelig. Das lymphatische Gewebe überwiegt hier alle anderen Strukturen bei weitem, doch soll das Trabekelgerüst besonders ausgeprägt sein[2]. Sinus und Hilus treten in der Regel nicht hervor. Ein stärkerer Sinuskatarrh von Halslymphknoten bedeutet daher mehr

---

[1] Aschoff 1926, 1938/39, Orsós 1926, Nordmann 1928, 1932, Forkner 1929, Denz 1947.
[2] Denz 1947.   [3] Nordmann 1928, 1932.

als etwa in der Axilla oder der Leiste. Auch kommt es nicht zur lipomatösen Atrophie. Wenn eine Atrophie erfolgt, so ist das gesamte Lymphknotengewebe gleichmäßig daran beteiligt.

Die *mesenterialen*[1] Lymphknoten sind ebenfalls rundlich bis oval, sie unterscheiden sich von den Halslymphknoten jedoch durch ihre weiten zentralen Sinus, die zu der Fehldeutung „Sinuskatarrh" verleiten. Die Fettreaktion ist in den Sinusretothelien meist stark positiv[2]. Das lymphatische Gewebe ist im allgemeinen nur gering bis mäßig entwickelt, vor allem sind die Follikel meist klein und mit inaktiven Keimzentren versehen. Ein großer Teil der von uns untersuchten mesenterialen Lymphknoten zeigte einen hohen Lymphocytengehalt der Sinus (s. bei „diffuser lymphatischer Hyperplasie" und „unspezifischer

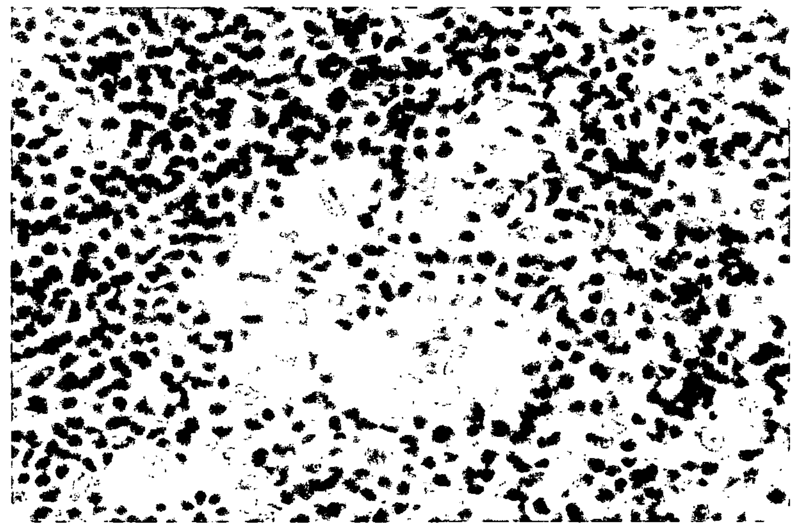

Abb. 79. Epitheloidzellgruppe in einem Choledochuslymphknoten. H.E., 500×

mesenterialer Lymphadenitis"). Diese Sinuslymphocytose kommt wahrscheinlich dadurch zustande, daß zahlreiche (rezirkulierende? neugebildete?) Lymphocyten aus dem lymphatischen Gewebe des Darmes die mesenterialen Lymphknoten passieren[3]. Derart starke Sinuslymphocytosen sieht man im übrigen nur selten an anderer Lokalisation, am ehesten noch im Halsbereich (Abflußgebiet des lymphatischen Rachenrings!); sie stellen also ein recht charakteristisches Merkmal der mesenterialen Lymphknoten dar.

Die *parapankreatischen* und *-gastrischen* Lymphknoten sehen ähnlich aus, ihre Sinus sind aber im allgemeinen nicht so weit, und in der etwas breiteren Rinde sieht man oft floride Sekundärknötchen.

Die *portalen* Lymphknoten zeigen oft einen erheblichen Sinuskatarrh und eine Vermehrung der Reticulumzellen in der Pulpa. Nach FAHR[4] kommen bei 70% der über Dreißigjährigen große epitheloide Reticulumzellen in den portalen Lymphknoten vor (s. a. S. 313). Sie seien Ausdruck erhöhter Stoffwechselleistung und hätten mit Entzündungen im Quellgebiet nichts zu tun (s. Abb. 79)[5]. Das lymphatische Gewebe ist verschieden stark ausgebildet, häufig findet man in den Sinus Gallepigment in Form kleinster gelbbräunlicher Körnchen oder auch

---

[1] Siehe auch HEILMANN 1931.　　[2] GOSSMANN 1929.　　[3] Siehe MANN u. HIGGINS 1950.
[4] 1923.　　[5] Siehe auch ASCHOFF 1924, REMMELE u. LENNERT 1957.

ovaler bis spindeliger Körperchen, manchmal ist auch anthrakotisches Pigment abgelagert[1]. Plasmazellen sind häufiger als in den mesenterialen Lymphknoten vorhanden[2].

Die *paraortalen* Lymphknoten lassen eine Unterteilung in Mark und Rinde vermissen und erscheinen oft durch die breiten Trabekel bzw. Sinus gefeldert[3]. Die Sinus sind ausgeprägt und zeigen häufig Erythrophagie und besonders zahlreiche Fasern. Der Hilus tritt nicht hervor.

Die *lungenregionären* Lymphknoten sind an ihrer starken Anthrakose leicht zu erkennen. Das lymphatische Gewebe ist im allgemeinen nur mäßig entwickelt, während die Sinus im Markbereich stets deutlich hervortreten. Oft findet man eine erhebliche Erweiterung der Blutgefäße als Ausdruck kardialer Insuffizienz.

---

[1] ASKANAZY 1906, hier weitere ältere Lit., FAHR 1923, FRIEDHEIM 1927, GOSSMANN 1929.
[2] GOSSMANN 1929.　　[3] NORDMANN 1928, 1932.

Vierter Teil

Lymphadenitis ohne erkennbare Spezifität einschließlich reaktive Hyperplasie

Synonyma: Unspezifische Lymphadenitis
Chronische Lymphadenitis
Lymphadenitis simplex hyperplastica

Begriffliches

Bevor wir die Morphologie der „unspezifischen Lymphadenitis" besprechen, müssen wir einige grundsätzliche Feststellungen zu dem Begriff der Lymphadenitis und dem der Spezifität machen.

Zum Begriff Lymphadenitis. Der Lymphknoten setzt sich aus Zellen zusammen, deren physiologische Aufgabe es ist, den Organismus gegenüber Krankheitskeimen oder unbelebten schädigenden Substanzen zu schützen. Treten diese Zellen außerhalb der lymphatischen Organe auf, so spricht man von Entzündung. Der Lymphknoten besteht also aus Zellelementen, die sämtlich als Entzündungszellen bezeichnet werden können; man kann daher in Anlehnung an ROESSLE[1] von „organgewordener Entzündung" sprechen.

Spielt sich nun im Quellgebiet des Lymphknotens eine Entzündung ab, so führen exo- und endogene „Reizstoffe" aus dem Entzündungsfeld zu einer Hyperplasie der lymphknoteneigenen Zellen: Die Sinusretothelien vermehren und vergrößern sich, die Lymphocyten nehmen an Zahl zu, und Sekundärknötchen sowie Plasmazellen treten auf. Diese Zellvermehrung kann man mit ROBB-SMITH[2] und EHRICH[3] rein deskriptiv als „*reaktive Hyperplasie*" bezeichnen. Im alltäglichen Sprachgebrauch wendet der Pathologe aber vielfach den Begriff „Lymphadenitis" für dieses Geschehen an. Welcher von beiden Begriffen ist wohl vorzuziehen?

Wir können in diesem Rahmen auf grundsätzliche Erörterungen über Wesen und Begriff der Entzündung nicht eingehen. Darüber liegen mehrere tiefschürfende Betrachtungen vor[4]. Wir möchten nur einige Kriterien angeben, die unseres Erachtens dazu berechtigen, von „Lymphadenitis" zu sprechen. Es sind die folgenden 3 histologischen Zeichen:

1. Hyperämie, Exsudation und Infiltration mit Granulocyten.

2. Die Entwicklung von pathologischen Zellformen, z. B. Epitheloidzellen, die anderenorts ohne weiteres als Entzündungszellen aufgefaßt werden.

3. Die entzündliche Mitreaktion der Kapsel (Ödem, Metachromasie, Zellinfiltration).

Nur wenn eines oder mehrere von diesen Kriterien erfüllt sind, glauben wir den Begriff „Lymphadenitis" anwenden zu dürfen. Mit diesen sicheren Entzündungszeichen ist — auch im Tierversuch — eine mehr oder weniger starke Hyperplasie der physiologisch vorhandenen Lymphknotenzellen, z. B. der Sinusretothelien oder des lymphatischen Parenchyms, verknüpft. Diese hyperplasti-

---

^[1] 1923. ^[2] 1947. ^[3] 1956.

[4] ASCHOFF 1921 b, LUBARSCH 1923, ROESSLE 1923, FISCHER-WASELS 1924, HUECK 1948, EHRICH 1956, DOERR 1957, BÜCHNER 1959, LETTERER 1959.

schen Veränderungen sind darum nicht eigens in der Diagnose zu benennen, sondern in dem Begriff Lymphadenitis eingeschlossen.

Wenn dagegen die genannten 3 Entzündungszeichen fehlen und nur eine Vermehrung lymphknoteneigener Zellen besteht, läßt sich über die Berechtigung des Begriffes Lymphadenitis streiten. Wir ziehen es in diesen Fällen vor, die jeweils bestehende Hyperplasie als solche zu benennen, und vermeiden den Ausdruck „chronische Lymphadenitis". So sprechen wir von einer lymphatischen Hyperplasie, wenn das lymphatische Gewebe im Lymphknoten vermehrt ist, gleichzeitig aber im Lymphknoten selbst kein Anhalt für ein entzündliches Geschehen besteht; denn wir wissen, daß eine Vermehrung des lymphatischen Gewebes auch innersekretorisch bedingt sein kann. Ähnlich verfahren wir bei Sinuskatarrh und Reticulocytose, wenn die angeführten Entzündungszeichen fehlen. Endlich sind hierzu alle Proliferationen von Stammzellen, Plasmazellen und Mastzellen zu zählen. In allen diesen Fällen sehen wir von der Bezeichnung Lymphadenitis ab und beschreiben einfach das jeweilige morphologische Bild als lymphatische, plasmacelluläre, mastocytäre usw. Hyperplasie. Als *Oberbegriff für die* genannten *Reaktionsformen des Lymphknotens und für deren kombiniertes Auftreten* gebrauchen wir die *Bezeichnung „reaktive Hyperplasie"*.

Zur Frage der Spezifität. Man gebraucht in der Alltagssprache des Pathologen häufig den Begriff „unspezifische" und „spezifische" Lymphadenitis. Diese Bezeichnungen sollte man besser vermeiden.

Wir wenden den Begriff *„unspezifische* Lymphadenitis" aus 2 Gründen nicht an:

Erstens werden durch die verschiedensten Antigene — einschließlich der Erreger von sog. spezifischen Lymphadenitiden — Entzündungsbilder ausgelöst, die jeweils ein gewisses eigenständiges Gepräge aufweisen. Daran ändert auch die Tatsache nichts, daß wir die jeweiligen morphologischen Besonderheiten mit unseren heutigen Methoden und bei unseren derzeitigen Kenntnissen nicht immer erfassen. Wir dürfen vielmehr erwarten, daß die Zahl der diagnostizierbaren „spezifischen" Lymphadenitiden in den nächsten Jahren noch weiter zunimmt, so wie wir in den letzten Jahrzehnten manche „unspezifische" Lymphadenitis als besondere Entzündungsform abgrenzen lernten. Die Frage, ob spezifisch oder unspezifisch, ist also zunächst eine Frage an unser Erkenntnisvermögen, nicht an das morphologische Substrat. Daher sprechen wir nicht von „unspezifischer Lymphadenitis", sondern von „Lymphadenitis *ohne erkennbare Spezifität"*.

Der zweite Grund, weshalb wir den Begriff „unspezifische Lymphadenitis" vermeiden, ist darin gegeben, daß Erreger sog. spezifischer Lymphadenitiden oft „unspezifische" Initialbilder oder Begleitreaktionen hervorrufen. Bei der Diagnose „unspezifische Lymphadenitis" klingt aber der Unterton stark mit, daß die Entzündung durch einen banalen Erreger, dagegen nicht durch einen Erreger der sog. spezifischen Lymphadenitiden (Tuberkelbakterien, Treponema pallida u. dgl.), hervorgerufen sei. Dieser Eindruck ist unbedingt zu vermeiden, was durch die Formulierung „Lymphadenitis ohne erkennbare Spezifität" erreicht ist.

Den Begriff *„spezifische* Lymphadenitis" sollte man deshalb nach Möglichkeit nicht anwenden, weil es spezifische Lymphknotenveränderungen im strengen Wortsinn überhaupt nicht gibt. Der Lymphknoten verfügt nur über eine begrenzte Anzahl von Reaktionsmöglichkeiten, die allein oder in bestimmten Kombinationen gewisse diagnostische Aussagen zulassen. Sie sind jedoch niemals für *einen* Erreger typisch, sondern immer für eine Gruppe von Keimen. Wahrscheinlich spielt die chemische Zusammensetzung der Erreger eine entscheidende Rolle für die Art der Gewebsantwort, von der Bedeutung der Immunitätslage des Organismus ganz zu schweigen. Die sog. spezifischen Entzündungen stellen also „Gruppenreaktionen" auf eine Reihe ähnlich zusammengesetzter Erreger dar. Durch Berücksichtigung von Anamnese, Klinik, Lokalisation und anderen Angaben gelingt es meist, den Verdacht auf eine Erregerart einzuengen; doch hat die Diagnose auch dann nur *Wahrscheinlichkeitscharakter*. Eine sichere „Spezifitäts"-Diagnose ist *allein* durch den Erregernachweis möglich. Insofern sprechen wir nicht von „spezifischen Lymphadenitiden", sondern von „Lymphadenitiden mit gewissen Spezifitätszeichen".

Die experimentelle Lymphadenitis[1,2]

Die histologischen Veränderungen der Lymphadenitis sind so vielfältig, daß wir ohne eine schematisierende Ordnung nicht auskommen. Zum Verständnis des vorliegenden Ordnungsversuches ist die Kenntnis der experimentellen Lymphadenitis sehr nützlich. Wir stellen daher einen kurzen Abriß einiger neuerer tierexperimenteller Befunde voraus, um dann erst die Teilerscheinungen der menschlichen Lymphadenitis kennenzulernen.

Die experimentelle Lymphadenitis nach **einmaliger** subcutaner **Antigenzufuhr** im Quellgebiet setzt sich aus verschiedenen Einzelphasen zusammen, die je nach Art des Antigens und Versuchstieres gewisse zeitliche und quantitative Differenzen aufweisen.

Zuerst findet man eine Infiltration des Lymphknotens, vor allem der Sinus, mit *neutrophilen Granulocyten*. Sie sollen nach SMITH u. WOOD[3] vorwiegend aus den lymphknoteneigenen Blutgefäßen, nicht aus der afferenten Lymphe und damit aus dem zugehörigen Entzündungsgebiet stammen. Die Leukocyten phagocytieren eingespritzte Erreger lebhaft und werden bald von den Sinusretothelien selbst aufgenommen und abgebaut. Die leukocytäre Initialphase beginnt bereits $^1/_2$ Std bis wenige Stunden nach Antigenzufuhr und klingt nach etwa 24 Std wieder ab[4]. Der Höhepunkt war in den Pneumokokkenversuchen von SMITH u. WOOD in der *5.—7. Std* zu verzeichnen. Die Leukocytose ist mit einer Erweiterung der Blutgefäße sowie mit einer Durchtränkung des Lymphknotens mit fibrinhaltigem Exsudat verknüpft. Auch kommen zu diesem Zeitpunkt nicht selten Blutungen in Pulpa, Sinus und sogar Lymphknötchen vor[5]. Bemerkenswert ist noch, daß in der akuten Phase die Gewebsmastzellen (der Ratte) ihre Granula abgeben[6].

Die anschließende Phagocytose der Granulocyten in den Sinus erfordert eine verschieden starke Neubildung und Ablösung von metallophilen[7] Retothelien, eine Erscheinung, die wir beim Menschen als *Sinuskatarrh* bezeichnen. Diese retotheliale Reaktion steht 24 Std nach der Injektion von Pneumokokken bereits in voller Blüte[6]. RINGERTZ u. ADAMSON[8] fanden außerdem, vor allem bei Infektionen mit Staphylokokken und Coli-Erregern, eine Schwellung und Vermehrung der Reticulumzellen in der Pulpa.

---

[1] KANKAANPÄÄ 1921, NISHII 1926, EHRICH 1929, 1931, 1956, Lit., VON MEYENBURG 1929, WISEMAN 1931, GRÉGOIRE 1932, EHRICH u. HARRIS 1942, MCNEIL 1948, DELAUNAY, LEBRUN u. DELAUNAY 1949, EHRICH, DRABKIN u. FORMAN 1949, FURUTA 1949, HARRIS u. HARRIS 1949, SMITH u. WOOD 1949a, b, RINGERTZ u. ADAMSON 1950, Lit., PEZZINI 1951, CRAIG 1952, MASSHOFF u. RIECKERT 1954, BETKE, BICKHOFF, KAMMÜLLER u. HELPENSTEIN 1955, MARSHALL 1956, GRUNDMANN 1958c, MASSHOFF u. FROSCH 1958.

[2] Siehe auch die Typologie der normalen und hyperplastischen Lymphknoten der Ratte bei GILLMAN, GILLMAN, GILBERT u. SPENCE 1951, 1952, sowie TRAUTMANN u. LIPPMANN 1958.

[3] 1949b.

[4] KANKAANPAÁ 1921, EHRICH 1931, EHRICH u. HARRIS 1942, EHRICH, DRABKIN u. FORMAN 1949, SMITH u. WOOD 1949a, b, RINGERTZ u. ADAMSON 1950.

[5] KANKAANPAA 1921.   [6] SMITH u. WOOD 1949a.   [7] MARSHALL 1956.   [8] 1950.

Bereits einen Tag nach Antigenzufuhr beginnt eine *Plasmazellproliferation* im Mark des Lymphknotens. Sie greift bei Fortdauer des Antigenreizes auch auf die Rinde über. EHRICH, DRABKIN u. FORMAN[1] sahen am 1. Tag nur Plasmoblasten. Diese entwickelten sich über Proplasmazellen (2. Tag) in Plasmazellen *(4. Tag)* weiter, zeigten am 6. Tag erste Zerfallserscheinungen und begannen am 9. Tag bereits wieder zu verschwinden. Die Versuche wurden an Kaninchen ausgeführt. RINGERTZ u. ADAMSON[2] arbeiteten mit Meerschweinchen und sahen bereits am 2. Tag reichlich reife Plasmazellen.

Gleichzeitig mit der Plasmazellvermehrung beobachteten RINGERTZ u. ADAMSON[6] eine *diffuse lymphoide Hyperplasie* in Rinde und Mark. Diese anfängliche Hyperplasie wurde auch von EHRICH[3] wiederholt festgestellt, wobei der Zeitpunkt nach der Art des zugeführten Antigens vom *1.—4. Tag* schwankte. Soweit man nach den Beschreibungen und Abbildungen der Literatur schließen kann, sind in dieser Phase wahrscheinlich die basophilen Stammzellen unserer Nomenklatur erheblich vermehrt. CONWAY[4] beobachtete im Anschluß an diese Hyperplasie eine starke Entvölkerung der Pulpa, die zeitlich parallel geht mit einer Blutlymphocytose[5], mit Zeichen der Lymphocytenausschwemmung[6] und mit einer Gewichtsabnahme des vorher und nachher vergrößerten Lymphknotens[7]. Wenn die Rezirkulations-Theorie richtig ist, könnte man sich diese Entvölkerung der Lymphknotenpulpa auch durch verminderte Lymphocyteneinschwemmung und nicht durch vermehrte Ausschwemmung erklären.

Die diffuse lymphatische Hyperplasie scheint bei bestimmten Versuchsanordnungen die einzige Reaktion des Lymphknotens zu sein: So fanden SCOTHORNE[8] nach homologen Hauttransplantationen und MACHER[9] nach Sensibilisierung der regionären Haut mit Dinitrochlorbenzol lediglich eine Stammzell-Hyperplasie, die zwischen dem 4. und 8. Tag ihr Maximum zeigte und in eine diffuse lymphatische Hyperplasie überging.

Erst nach etwa einer Woche tritt eine lebhafte Neubildung von Sekundärknötchen, eine *follikuläre lymphatische Hyperplasie*, auf (Schwankungsbreite *5.—14. Tag* je nach Versuchsanordnung). Diese Hyperplasie hält — bei Aufhören des Antigenreizes — etwa 4 Wochen an[6].

Nach GRUNDMANN[10] entstehen über den germinoblastenreichen Keimzentren randsinuswärts dunkle Lymphocytenansammlungen, die offenbar eine starke Abwanderung der Follikellymphocyten anzeigen. Diese „Lymphocytenkappen" gehen ohne scharfe Grenze in die Außenbezirke der Keimzentren über; dagegen ist die Grenze gegenüber der markwärts gelegenen, lymphocytenarmen Pulpa scharf.

Der Einfluß der *Erregerart* auf die Lymphknotenreaktion wurde von RINGERTZ u. ADAMSON[11] eingehend geprüft. Danach ist durch Streptokokken, Staphylokokken und E. coli eine qualitativ gleichartige Gewebsantwort zu erzielen, jedoch rufen die einzelnen Bakterien quantitative Unterschiede des Zellbildes hervor: Streptokokken erzeugen eine starke Plasmazellhyperplasie, dagegen nur eine geringe Aktivierung des Retothels; Staphylokokken, E. coli und wohl auch Pneumokokken führen zu einer hochgradigen Retothelbeteiligung (Sinuskatarrh!), während die Plasmazellproliferation in bescheidenen Grenzen bleibt.

GRUNDMANN[10] analysierte die Reaktion des Rattenlymphknotens auf eine Crotonöl-Entzündung der Haut, und zwar unter besonderer Berücksichtigung der 2 Lymphocytenarten. Er fand dabei eine Follikelhyperplasie, die am 5. Tag begann und in der 2. Woche ihren Höhepunkt erreichte, um bis zum 30. Tag

---

[1] 1949.   [2] 1950.   [3] 1929, 1931 und mit HARRIS 1942.   [4] 1937.   [5] EHRICH 1931.
[6] EHRICH 1931, RINGERTZ u. ADAMSON 1950.   [7] EHRICH u. HARRIS 1942.   [8] 1957.
[9] 1958.   [10] 1958c, auch YOFFEY, HANKS u. KELLY 1958.   [11] 1950.

wieder zu verschwinden. Wenige Tage nach Einsetzen der Follikelproliferation begann auch eine Steigerung der Pulpalymphopoese. Diese ging in dem Beobachtungszeitraum jedoch nicht wesentlich zurück. Auch die Plasmazellen und Vorstufen waren bis zum Versuchsende stark vermehrt. Ihre Proliferation hatte aber wesentlich früher — bereits am 2. Tag nach Versuchsbeginn — eingesetzt. Nach Adrenalektomie entwickelte sich die Plasmocytose später und geringer, außerdem blieb die Rückbildung der hyperplastischen Follikel aus.

Bei wiederholter Antigenzufuhr durch tägliche Fremdseruminjektion konnten MASSHOFF u. Mitarb.[1] bei der Maus weitere zeitliche Beziehungen zwischen Morphologie und Antigenzufuhr aufdecken. In der 1. Versuchsreihe berichteten MASSHOFF u. RIECKERT[2] u. a. über folgende Beobachtungen:

1. Die Sekundärknötchen verschwanden innerhalb von 3 Tagen nach Injektionsbeginn und kamen erst 3 Tage nach Absetzen der Antigenzufuhr wieder zum Vorschein. Bei Fortdauer der Injektionen blieb die Neubildung von Sekundärknötchen aus. Die neugebildeten Sekundärknötchen waren sehr reich an großen basophilen Zellen („große Germinoblasten").

2. In der Pulpa von Rinde und Mark wurden neben vermehrten Reticulumzellen sehr reichlich große basophile Zellen („basophile Stammzellen") und auch kleinere basophile Zellen (Plasmazellvorstufen ?) gefunden. Die Rinde enthielt vorwiegend die großen, das Mark auch zahlreiche kleine basophile Formen. Die Vermehrung der großen Formen war bereits am 3. Tag stark ausgeprägt und blieb auch nach Unterbrechung der Antigenzufuhr noch bestehen, nahm aber allmählich ab.

3. Vom 6. Tag an traten vorwiegend im Mark typische Plasmazellen auf, die MASSHOFF u. RIECKERT von „kleinen basophilen Reticulumzellen" ableiten.

In der 2. Versuchsreihe[3] wurde die Reizung mit Humanserum fast 5 Wochen lang durchgeführt. Dabei ergab sich der überraschende Befund, daß die anfängliche Lymphknotenvergrößerung vom 25. Tag an wieder zurückgeht. Gleichzeitig kehrt die zunächst erhohte Zahl an pyroninophilen Reticulumzellen und „Übergangszellen" (wohl Plasmazellvorstufen) wieder auf normale Werte zurück. Auch die ausgeschwemmten Lymphocyten nehmen am Ende des Versuches wieder zu. Die Sekundärknötchen zeigen im Gegensatz zum 1. Versuch ein wechselndes Verhalten, sie sind in verschiedener Zahl und Größe während des ganzen Versuches vorhanden und nehmen nach MASSHOFF u. FROSCH[3] nur passiv an dem reaktiven Geschehen teil.

Auch RINGERTZ u. ADAMSON[4] führten eine chronische Lymphknotenreizung, jedoch mit wiederholten Bakterieninjektionen, durch. Sie beobachteten dabei etwa am 16.—18. Tag oder auch früher eine erneute Granulocyteninfiltration vor allem im Gefäßbindegewebe des Markes, die sich im allgemeinen bis zum Versuchsende verfolgen ließ. Ihre Bedeutung ist noch unklar.

Über den Ablauf der Lymphadenitis unter dem Einfluß von Nebennierenrindenhormonen s. bei SELYE[5]. Hier sei nur erwähnt, daß die Lymphknotenreaktion auf subcutane Kaolininjektionen bei der Ratte verhindert wird, wenn man gleichzeitig Hydrocortisonacetat verabreicht. Gaben von Desoxycorticosteronacetat lassen die Entzündung unbeeinflußt ablaufen.

Hier sind noch die jüngst veröffentlichten Studien von BLACK und SPEER[6] einzufügen, die sich mit den verschiedenen Reaktionsformen des Lymphknotens bei Anwendung einer modifizierten Weil-Davenport-Technik beschäftigen. BLACK und SPEER analysierten das Lymphknotenbild bei Mäusen[7], menschlichen Feten[8] und nicht-krebskranken Erwachsenen[9]. Der Vergleich der Versilberungs- und

---

[1] MASSHOFF u. RIECKERT 1954, MASSHOFF u. FROSCH 1958.   [2] 1954.
[3] MASSHOFF u. FROSCH 1958.   [4] 1950.   [5] 1953 und früher.   [6] 1958b, 1959a—c.
[7] 1958b, 1959c.   [8] 1959b.   [9] 1959a.

Hämatoxylin-Eosin-Schnitte führte zu folgender Klassifizierung der Reaktions-formen des Lymphknotens:

1. „Non immune phagocytosis." Die Reticulumzellen der Pulpa und die Sinus-retothelien zeigen eine verstärkte Metallophilie ihres Plasmas. Im übrigen enthält der Lymphknoten spärlich Sekundärknötchen und Plasmazellen.

2. „Recognition pattern." Die Lymphocytenkerne sind stark metallophil, während die Metallophilie der Retothelien von Pulpa und Sinus etwas reduziert ist. Dieses Bild tritt bereits wenige Stunden nach Antigenzufuhr auf und besteht intrauterin bis zu einem Körpergewicht von 1600 g.

3. „Reactive pattern." Hierbei tritt zu der Kernreaktion der Lymphocyten noch eine follikuläre lymphatische Hyperplasie und eine Plasmocytose.

4. „Immune pattern." Die lymphatische und Plasmazell-Hyperplasie bestehen weiter, dagegen ist die Metallophilie der Lymphocytenkerne reduziert und die-jenige der Retothelien von Pulpa und Sinus vermehrt.

5. „Exhausted pattern." Auch hierbei besteht noch eine starke Hyperplasie der Lymphfollikel und Plasmazellen, die Metallophilie hat jedoch in den Kernen der Lymphocyten und im Plasma der Retothelien stark abgenommen oder fehlt ganz. Dieses Bild wird auf eine dauernde Zufuhr von großen Antigenmengen zurückgeführt.

Die 5 Erscheinungsformen werden von BLACK und SPEER[1] als aufeinander-folgende Phasen der Reaktion gegen Antigene gedeutet. Ihre Integration in die bisherigen tierexperimentellen Erfahrungen und die Reaktionsformen des mensch-lichen Lymphknotens steht noch aus, sie verspricht aber wertvolle Einblicke in das Geschehen der Antikörperbildung und gibt neue Ansatzpunkte zum Ver-ständnis der verschiedenen Lymphknoten-Hyperplasien.

Bei dem Versuch, die reaktiven Veränderungen menschlicher Lymphknoten mit den tierexperimentellen Befunden in Einklang zu bringen, müssen wir uns vor Augen halten, daß die Variabilität des histologischen Bildes in beiden Fällen groß ist. Sie hängt ab von der Lokalisation des Lymphknotens, von Menge, Eigenschaften und Giftigkeit des Antigens (Erregers), von Zeitpunkt und Dauer der Irritation durch das Antigen, von der Abwehrkraft des Organismus, von der hormonellen Situation des Organismus (Nebennierenrinde!) und anderen Faktoren. Ist es schon schwierig — trotz Kenntnis der Versuchsanordnung —, die zahlreichen Tierexperimente der Literatur miteinander abzustimmen, wieviel mehr Probleme wirft die Unter-suchung menschlicher Lymphadenitiden auf, von deren Entstehungsbedingungen wir oft nichts wissen! Es bleibt dem Morphologen daher nur der Ausweg, analytisch vorzugehen und die einzelnen histologischen Symptome genau zu definieren. Erst nach Kenntnis der Einzelerscheinungen der menschlichen Lymphadenitis kann dann der Versuch einer synthetischen Betrachtung unternommen werden. Dabei wird die tierexperimentelle Erfahrung eine willkommene Hilfe sein.

Die Teilerscheinungen der „unspezifischen Lymphadenitis", zugleich: Die Formen der reaktiven Hyperplasie[2]

1. Hyperämie, Blutungen und Exsudation

Wie im Tierversuch ist auch beim Menschen die akute Entzündung des Lymph-knotens durch eine erhebliche Hyperämie gekennzeichnet. Ihr folgt häufig ein stärkerer Austritt von Erythrocyten in Pulpa, Sinus und gelegentlich auch in Sekundärknötchen. Bisweilen ist der Lymphknoten so stark von Erythrocyten

---

[1] 1959a. [2] Neuere Darstellungen s. ROBB SMITH 1947, MOTTURA 1953/54, MARSHALL 1956.

durchsetzt, daß man an eine hämorrhagische Infarzierung erinnert wird. Wir sahen solche Bilder gelegentlich in mesenterialen Lymphknoten bei akuter Appendicitis.

Im Vergleich zur entzündlichen Hyperämie und Hämorrhagie tritt eine Exsudation mit Abscheidung von Fibrin weniger deutlich in Erscheinung. Die fibrinhaltige Flüssigkeit sammelt sich vorwiegend in den Sinus an.

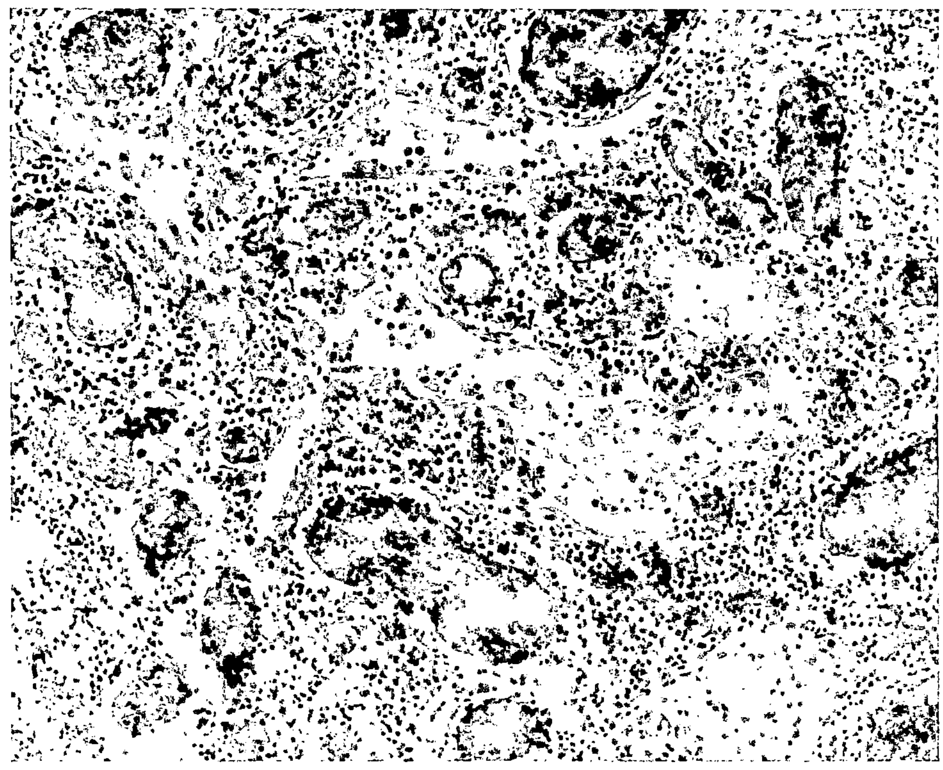

Abb. 80   Entzundliche Hyperamie und Sinuskatarrh   Seit 3 Tagen Oberschenkelphlegmone. Leistenlymphknoten   3 Monate alter Junge.   H.E., 175 ×

2. Granulocyteninfiltration

a) Infiltration mit neutrophilen Granulocyten

Morphologie. Neutrophile Granulocyten sind immer in kleiner bis mäßiger Zahl in den Sinus vorhanden, wenn ein entzündlicher Sinuskatarrh besteht. Oft ist diese neutrophile Leukocytose mit Zeichen von Erythrocytenresorption verknüpft. Auch bei der Sinushistiocytose sind meist unter den proliferierten Zellen einige Leukocyten zu finden. Dagegen kommen neutrophile Granulocyten in der Pulpa bei „unspezifischen Lymphadenitiden" nur selten in nennenswerter Menge vor.

Die im Ausstrich gelegentlich gefundenen Myelocyten und Promyelocyten werden im Schnitt meist übersehen, weil sie stets spärlich sind und nur bei Betrachtung mit Ölimmersion in die Augen fallen.

Vorkommen. Die stärkste Neutrophileninfiltration besteht nach RINGERTZ u. ADAMSON[1] bei Pneumokokkeninfekten, was FAGRAEUS[2] auf die hohe opsonische Wirkung dieser Erreger zurückführt. Neben Pneumonien kommen eitrige Entzündungen im Zuflußgebiet ursächlich in Betracht[3]. Wir beobachteten neutrophile

---

[1] 1948.   [2] 1948b.   [3] NORDMANN 1928.

Leukocytosen der Lymphknotensinus unter anderem bei Sepsis, im Abflußgebiet von Pankreatitiden und zerfallenen Carcinomen, sowie regelmäßig in den vergrößerten Lymphknoten von primär chronischen Polyarthritiden. Über die Leukocyteninfiltration bei eitriger Lymphadenitis, bei welcher der stärkste Grad von Granulocytenvermehrung beobachtet wird, s. S. 201 ff. Auch die Leukocyteninfiltration bei reticulocytärer abscedierender Lymphadenitis, bei Typhus und anderen „spezifischen Lymphadenitiden" ist in den jeweiligen Kapiteln abgehandelt.

Deutung. Die Leukocyteninfiltration ist im allgemeinen Ausdruck einer akuten Entzündung des Lymphknotens. Vielleicht darf man die Leukocytose bei

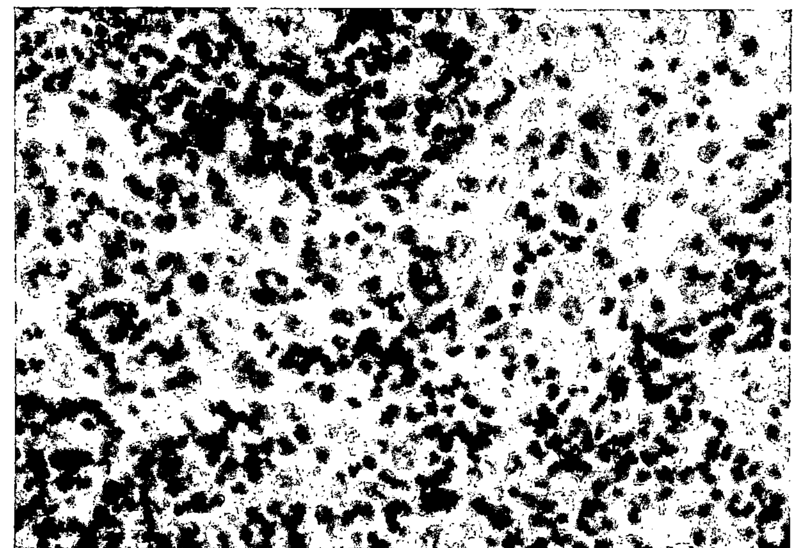

Abb. 81. Sinus-Leukocytose bei rezidivierter Polyarthritis mit generalisierter Lymphknotenschwellung. Leistenlymphknoten. 19j. ♂. H.E., 500 ×

primär chronischer Polyarthritis und ähnlichen Erkrankungen im Sinne der „späten Granulocytenantwort" von RINGERTZ u. ADAMSON[1] deuten.

b) Infiltration mit eosinophilen Granulocyten

Morphologie. Die Eosinophilen sind oft in der Pulpa lokalisiert; häufig besteht gleichzeitig eine Reticulocytose oder Epitheloidzellbildung. In anderen Fällen liegen die Eosinophilen mehr in den Sinus, in denen häufig eine Vermehrung der Retothelien und Gewebsmastzellen festzustellen ist. Neben Pulpa und Sinus zeigen bisweilen auch die Lymphknotenkapsel und -nachbarschaft Eosinophileninfiltrate.

Vorkommen. Einzelne Eosinophile findet man beinahe immer in gereizten Lymphknoten. Fast regelmäßig kommen sie in den mesenterialen Lymphknoten von Kindern vor. Eine starke eosinophile Infiltration muß immer zuerst den Verdacht auf Lymphogranulomatose, sodann auf parasitäre Erkrankungen lenken. Erst wenn wir diese Möglichkeiten ausgeschlossen haben, kommen eine Reihe von allergisch bedingten Affektionen in Betracht: So findet man bei juckenden Dermatitiden, die zur lipomelanotischen Reticulocytose führen, oft eine stärkere Eosinophileninfiltration der Pulpa. Weiterhin konnten wir in der

---

[1] 1950.

Nachbarschaft einer Panarteriitis mit starker Eosinophilie die gleiche Eosinophilenvermehrung beobachten wie in der Arterienwand. Auch bei der „allergischen Granulomatose"[1] kommen Ansammlungen von Eosinophilen im Lymphknoten vor. UEHLINGER[2] fand eine massive Eosinophilie in den regionären Lymphknoten eines eosinophilen Knochengranuloms. BLACK und BALDI[3] untersuchten Thymus und axilläre Lymphknoten bei Säuglingen, die in der Lunge hyaline Membranen zeigten, und fanden oft eine Infiltration mit Eosinophilen.

Deutung. Der Gehalt der Eosinophilen an Antihistaminstoffen und Histamin macht ihr Auftreten bei allergischen Reaktionen verständlich.

c) Infiltration mit „basophilen Granulocyten" (Blutmastzellen)

Häufigkeit und Vorkommen dieser Zellart wurde im Lymphknoten bislang kaum gewürdigt. Es ist jedoch wahrscheinlich, daß die Blutmastzellen als Histaminträger bzw. -receptoren bei allergischen Entzündungen von Bedeutung sind. Freilich dürften im Lymphknoten die ortständigen Gewebsmastzellen vorzugsweise die Funktion der Blutmastzellen erfüllen. Wir fanden jedoch die Blutmastzellen neben Gewebsmastzellen gelegentlich vermehrt. So konnten wir bei lipomelanotischer Reticulocytose eine stärkere Infiltration mit Blutmastzellen beobachten. Auch in einem Fall mit deutlicher Lymphknoteneosinophilie fanden wir zahlreiche Blutmastzellen. Klinisch bestand hierbei eine ungeklärte Allgemeininfektion mit leukämoidem Blutbild und Fieberschüben.

3. Stammzellen-Hyperplasie

Synonymum: Lymphoreticuläre medulläre Retikulose[4]?

Morphologie. Diese Hyperplasieform ist durch eine starke Proliferation der basophilen Stammzellen gekennzeichnet. Dazwischen liegen stets etliche Reticulumzellen verschiedener Größe mit meist plump-ovalen „saftigen" Kernen. Mitosen kommen in großer Zahl vor. Manchmal sieht man auch etliche pyknotische Stammzellen (Plasmoblasten?, s. Abb. 83). Die Neubildung spielt sich im wesentlichen in der Rindenpulpa ab. Die Follikel nehmen zu Anfang nicht an dem Geschehen teil, sie sind klein und frei von floriden Keimzentren; bei längerem Bestehen kommt es aber zu einer follikulären lymphatischen Hyperplasie. Die Sinus sind im allgemeinen unverändert.

Beispiel: 20jähriger Mann. Makroskopisch gut bohnengroßer Lymphknoten. Histologisch (E 12481/55): In der Rinde massenhaft große, weitplasmatische Reticulumzellen und ebenso zahlreiche, große basophile Stammzellen. Nur wenige mittlere reticuläre Reizzellen. Keine Sekundarknotchen, kein Sinuskatarrh, keine Kapselveranderung. Diagnose: Stammzellenhyperplasie (*akute* Lymphadenitis ohne erkennbare Spezifität).

Differentialdiagnose. Differentialdiagnostisch müssen Lymphogranulomatose, maligne Retikulose und lymphatische Plasmazellenleukämie ausgeschlossen werden. Bei diesen 3 Erkrankungen ist die Lymphknotenstruktur verwischt, bei der Stammzellenhyperplasie dagegen erhalten. Das Fehlen von Follikeln bei der Stammzellenhyperplasie darf nicht zu dem Fehlschluß führen, daß die Lymphknotenarchitektur zerstört sei! Die Hodgkin-Zellen sind den basophilen Stammzellen sehr ähnlich. Man kann daher in Zweifelsfällen die Diagnose Lymphogranulomatose nicht auf den Nachweis von Hodgkin-Zellen stützen, sondern muß nach typischen Sternbergschen Riesenzellen suchen. Auch bei einem kleinen Teil der malignen Retikulosen kommen basophile Zellen vor, die den Stammzellen sehr ähnlich sind. Hierbei muß das histologische Gesamtbild zwischen Hyperplasie und Retikulose entscheiden. Bei der malignen Reti-

---

[1] CHURG u. STRAUSS 1951. [2] 1959. [3] 1959. [4] ROBB-SMITH 1947.

kulose sind oft keinerlei Reste des lymphatischen Parenchyms mehr vorhanden, auch greift die Wucherung meist auf Kapsel und Lymphknotenumgebung über. Die lymphatische Plasmazellenleukämie enthält auch reichlich basophile Stammzellen, die hier als Plasmoblasten und Proplasmoblasten zu interpretieren sind.

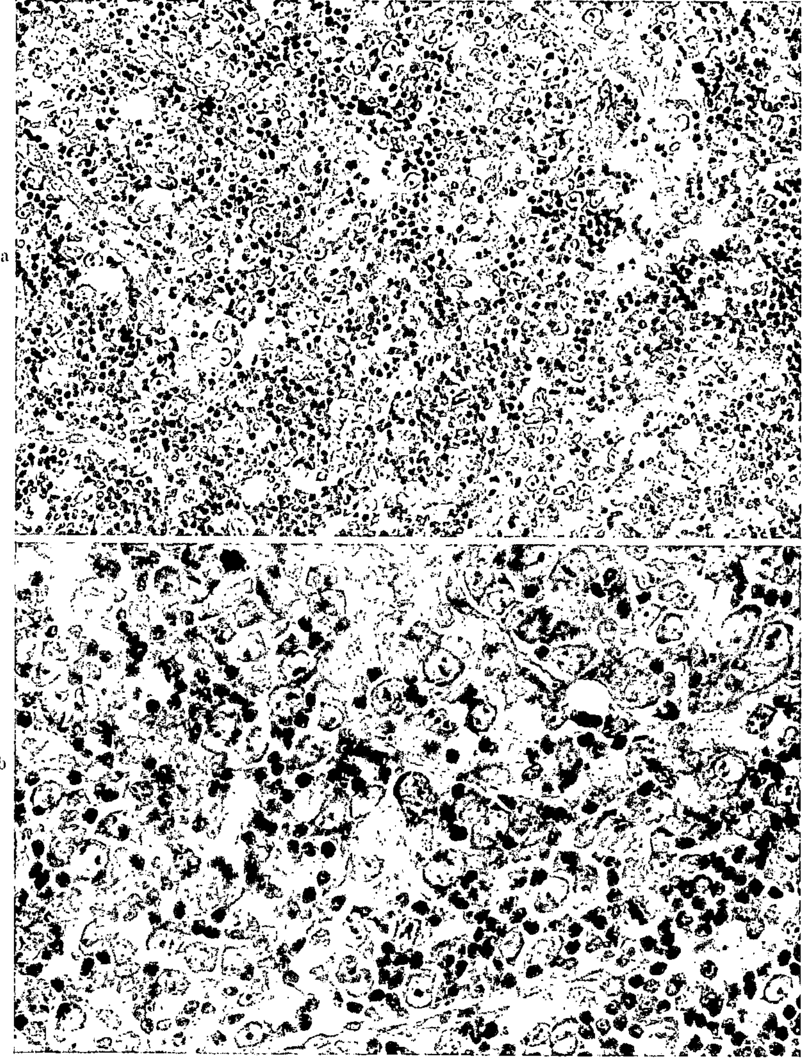

Abb. 82a u. b. Stammzellen-Hyperplasie. Halslymphknoten. 24j. ♂. Giemsa. a 250×, b 500×

Neben diesen unreifen Vorstufen sind aber immer etliche kleinere Plasmazellformen und oft auch vermehrt Reticulumzellen sowie einige Eosinophile vorhanden.

Vorkommen. Wir beobachteten die Stammzellenhyperplasie am häufigsten im Kopf-Halsbereich und am Thorax. Sie ist vielleicht z. T. durch Rubeoleninfektionen ausgelöst. Auch bei vielen anderen „spezifischen Lymphadenitiden" kommt eine Stammzellenhyperplasie vor, z. B. bei der Katzenkratzkrankheit oder der Piringerschen Lymphadenitis. Aus dem reinen Bild der Stammzellenhyperplasie wird man zumeist keine ätiologischen Folgerungen ziehen können.

Deutung. Die Stammzellenhyperplasie ist Ausdruck einer frühen Lymphknotenreaktion und entspricht dem Beginn der diffusen lymphoiden Hyperplasie des Tierexperimentes, die in den ersten Versuchstagen auftritt. Sie dient vielleicht der Bildung sessiler Antikörper, womit die Pulpalymphocyten beladen und ins Blut abgegeben werden[1].

Wahrscheinlich stimmt unsere Stammzellenhyperplasie z. T. mit dem histologischen Substrat überein, das ROBB-SMITH[2] als „*lymphoreticulare medullare Retikulose*" beschreibt; denn die dort als Reticulumzellen bezeichneten Zellen sind — nach den Abbildungen zu urteilen — mit unseren großen basophilen Stammzellen identisch. Dazu passen weiterhin die Angaben über die Histologie dieser Veränderung: Die großen Zellen liegen einzeln in der Pulpa, in der außerdem eine diffuse Vermehrung von lymphoiden Zellen zu beobachten ist. Die Fasermenge ist nicht erhoht, Granulocyten fehlen.

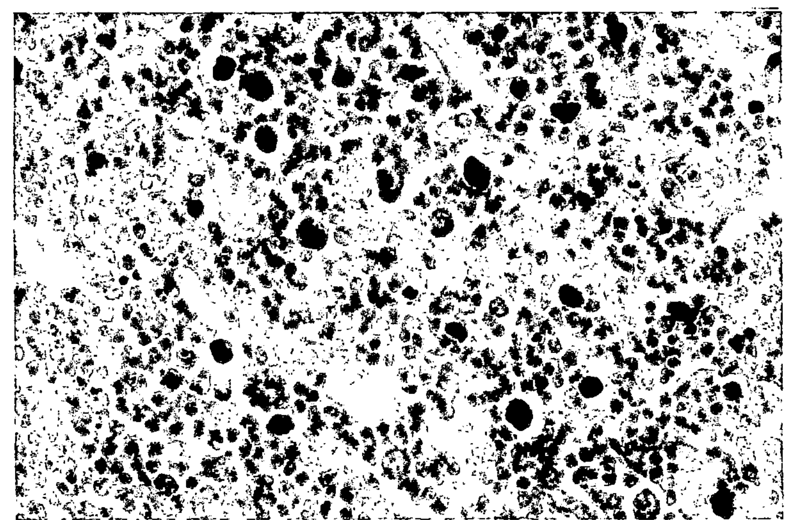

Abb. 83. Zahlreiche pyknotische basophile Stammzellen (Plasmoblasten?). Eitrige abscedierende Lymphadenitis. Axillarlymphknoten. 13j. ♀. Giemsa, 500×

Allerdings unterscheiden sich die Falle von ROBB-SMITH von den unserigen in dem klinischen Verhalten: Die lymphoreticulare medulläre Retikulose wird als langsam fortschreitende Erkrankung beschrieben, die meist an einer einzelnen Lymphknotenregion — meist am Hals — beginnt und nach chirurgischer Entfernung oder Strahlentherapie einige Jahre rezidivfrei bleibt. Dann aber kommt es zu einer Neuerkrankung an anderer Stelle. Schließlich entsteht oft nach 10—15 Jahren eine sarkomatöse Umwandlung mit auffallend häufiger Durainfiltration. Das mittlere Lebensalter zu Beginn beträgt 31 Jahre.

Im Gegensatz zu den Fällen von ROBB-SMITH fanden wir in keiner unserer Beobachtungen eine maligne Entartung. Dies kommt wahrscheinlich dadurch zustande, daß wir die Definition der einzelnen reticulären Proliferationen schärfer fassen: Die maligne entarteten Falle von ROBB-SMITH würden daher — sofern moglich — *von vornherein* als maligne Retikulose bezeichnet werden, so daß sich die Annahme einer malignen *Entartung* erübrigt.

4. Reizzellen-Hyperplasie

Mit dieser Bezeichnung belegen wir eine Veränderung, die durch eine Vermehrung von meist mittelgroßen reticulären Reizzellen in der Pulpa gekennzeichnet ist. Diese Zellen sind abgelöst und besitzen ovale Kerne sowie ein graublaues Plasma. Wir vermögen nicht zu entscheiden, ob es sich um Lymphoblasten oder junge Histiocyten, die als Monocyten evtl. ausgeschwemmt werden, handelt.

---

[1] Siehe MACHER 1958.   [2] 1947.

Nur dann, wenn die Reizzellen in Gruppen zusammenliegen, glauben wir uns berechtigt, sie als Lymphoblasten zu deklarieren. Solche *Lymphoblastennester* kommen — oft mit einer follikulären lymphatischen Hyperplasie gepaart — in der Rindenpulpa vor. Die Lymphoblasten besitzen hierbei relativ gleichförmige,

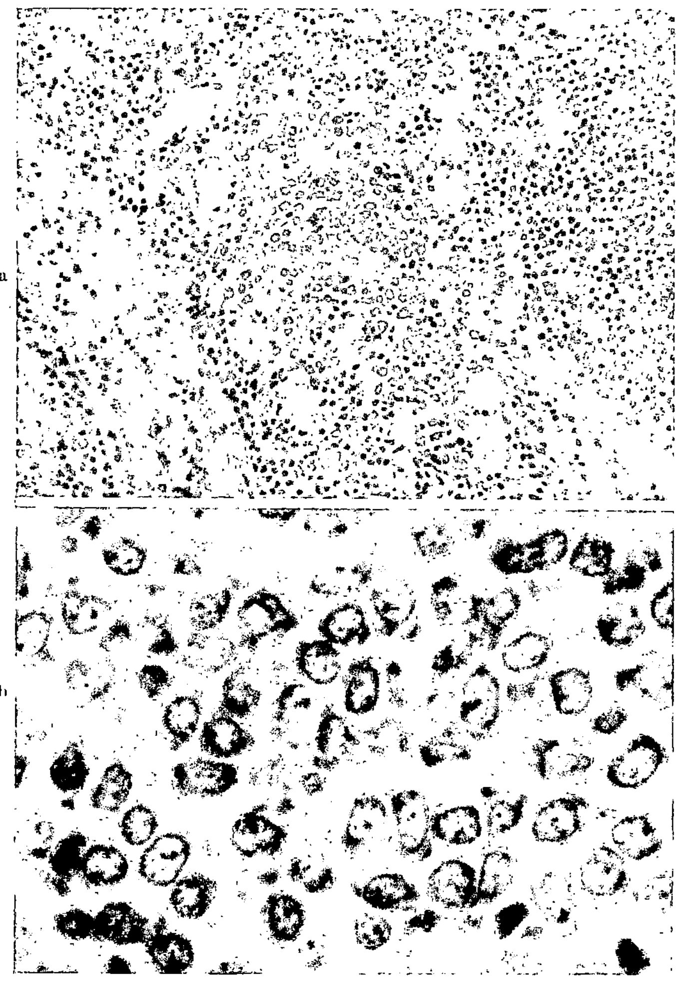

Abb. 84a u. b. Lymphoblasten-Nest in der Pulpa bei chronischer „unspezifischer Lymphadenitis".
Leistenlymphknoten bei Ulcus cruris. 54j. ♂. Azur-Eosin. a 250×, b 1250×

ovale Kerne mit einem mittelgroßen Nucleolus und einem graublauen, scharf begrenzten Plasma von mäßiger Breite. Karyometrische Untersuchungen dieser Lymphoblastennester[1] haben ergeben, daß die Zellkerne der Klasse K $^1/_2$ angehören. Basophile Stammzellen sind im Bereich dieser Herde nicht nachweisbar.

Die Reizzellenhyperplasie kommt besonders im Kopf-Halsbereich vor. Vielleicht besteht z. T. eine Beziehung zum Pfeifferschen Drüsenfieber. Die Lymphoblastennester fanden wir bisweilen in Leistenlymphknoten bei chronisch-entzündlichen Hauterkrankungen.

---

[1] LENNERT u. REMMELE 1958a.

5. Lymphatische Hyperplasie

Wir unterscheiden 2 Formen der lymphatischen Hyperplasie: a) Die diffuse lymphatische (auch „lymphoide") Hyperplasie, b) die follikuläre lymphatische Hyperplasie.

Bezeichnung. Die diffuse lymphatische Hyperplasie stellt die gleichmäßige Vermehrung der lymphocytenbildenden Pulpa dar, die follikuläre lymphatische Hyperplasie ist durch die Entwicklung florider Sekundärknötchen gekennzeichnet. Eine Kombination beider Hyperplasieformen kommt vor.

a) Die diffuse lymphatische Hyperplasie

Synonymum: Lymphoide Hyperplasie[1].

Morphologie. Bei der diffusen lymphatischen Hyperplasie sind die Lymphocyten in der Pulpa und oft auch in den Sinus stark vermehrt, während Sekundär-

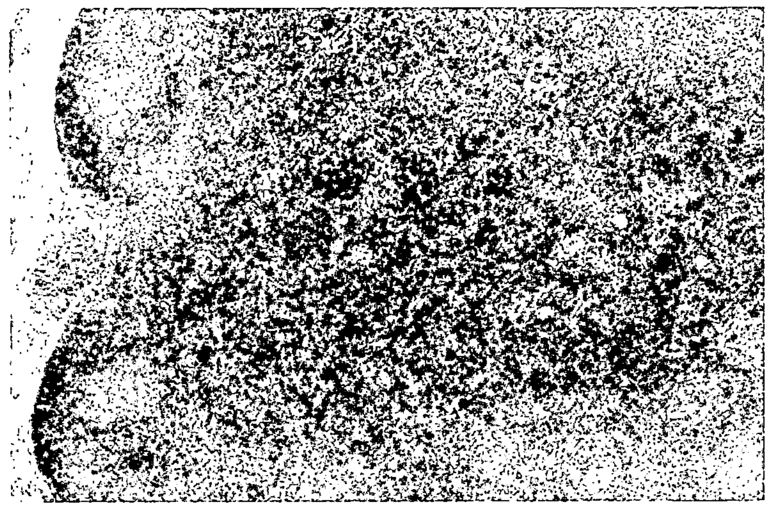

Abb. 85. Diffuse lymphatische Hyperplasie. Ähnliches Bild wie bei lymphatischer Leukämie. Kleine Keimzentren in der Rinde. Sonst erscheint die Struktur zerstört. Mesenterial-Lymphknoten. 8j. ♂. H.E., 50×

knötchen in den typischen Fällen gänzlich fehlen oder doch nur klein und inaktiv sind. Dadurch entsteht ein monotones Bild, das stark an eine lymphatische Leukämie erinnert.

Am wichtigsten ist die diffuse lymphatische Hyperplasie der *Mesenterial-lymphknoten,* besonders von Kindern und Jugendlichen. Hierbei besteht vor allem eine hochgradige Sinuslymphocytose, so daß die Sinus in Extremfällen mehr Lymphocyten zu enthalten scheinen als die Pulpa. Die dichtgepackten Lymphocyten der Sinus sind oft durch einen schmalen hellen Spalt, der von den Uferzellen gebildet und durch eine artifizielle Schrumpfung des Sinusinhalts noch verstärkt wird, gegen die Pulpa abgesetzt. Dadurch lassen sich Pulpa und Sinus meist deutlich gegeneinander abgrenzen. Dies gelingt noch leichter im Faserpräparat. Hierbei fällt außerdem auf, daß die Sinus — auch bei Kindern — von zahlreichen dicken Gitterfasern durchzogen werden. Diese umschließen jeweils kompakte faserfreie Lymphocytenhaufen. Solche afribrilläre Lymphocytengruppen hat KESSLER[2] offenbar gemeint, als er in den Sinus von mesenterialen Lymphknoten Ansammlungen von „jüngeren Lymphocyten" beschrieb.

---

[1] ASCHOFF 1926, 1938/39.   [2] 1955.

Die Follikel sind klein und inaktiv. In der Rindenpulpa ist oft eine geringe Reticulumzell- und Stammzellvermehrung festzustellen (weiteres s. unter „unspezifische mesenteriale Lymphadenitis" S. 418).

Von einer lymphatischen Leukämie ist diese Form der lymphatischen Hyperplasie durch die — wenigstens im Faserpräparat — deutlich abgrenzbaren lymphocytenreichen Sinus und die intakte Kapsel meist leicht zu unterscheiden. Auch das Lebensalter und die Lokalisation des Lymphknotens sprechen für ein hyperplastisches, nicht neoplastisches Geschehen.

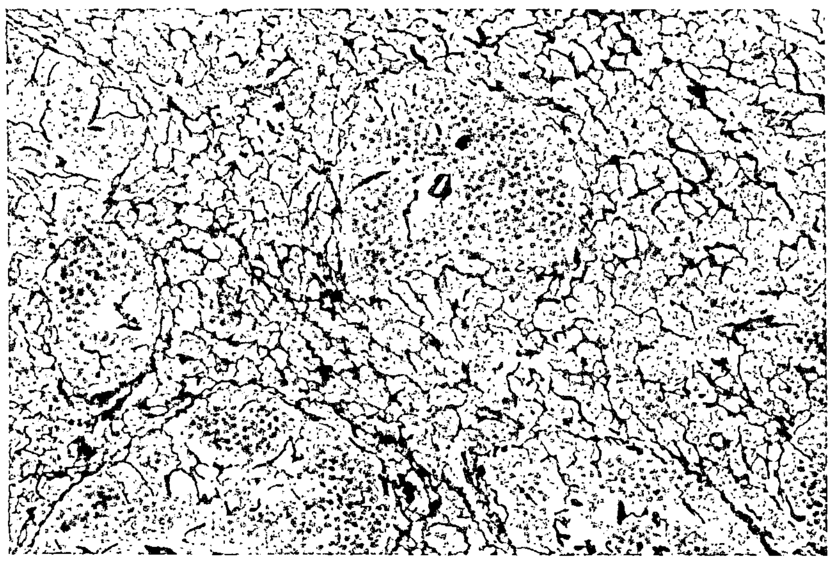

Abb. 86. Diffuse lymphatische Hyperplasie. Die Sinus sind — im Gegensatz zur lymphatischen Leukämie — gut von der Pulpa zu unterscheiden: Sie sind vollgestopft mit Lymphocyten, faserarm gegenüber der faserreichen Pulpa. Mesenterialer Lymphknoten. 18j. ♂. Bielschowsky, 250×

Eine zweite typische Lokalisation der diffusen lymphatischen Hyperplasie stellen die Lymphknoten der Leistenregion dar, und zwar speziell die Lymphknoten aus dem Bereich von Hernien. Wir nennen sie kurz „Hernienlymphknoten". Diese werden oft bei Bruchoperationen mitentfernt und zeigen außer fibromatösen Atrophien gelegentlich eine diffuse lymphatische Hyperplasie. Diese weicht von dem eben gezeichneten Bild ab. Eine Beimengung von Stammzellen oder Reticulumzellen ist in der Regel nicht zu beobachten, auch fehlt eine stärkere Sinuslymphocytose. Dagegen kann man immer einen erheblichen Sinuskatarrh mit geringer bis mäßiger Mastocytose feststellen. Auch besteht eine starke Fibrose mit bandartiger Hyalinisierung, mit Entwicklung dichter kollagener Faserbündel in der Pulpa sowie mit Kapselverdickung.

Eine lymphatische Leukämie ist auf Grund der Lokalisation, sodann auch wegen des hohen Fasergehaltes und des deutlich ausgeprägten Sinuskatarrhs auszuschließen.

Außer diesen beiden Lokalisationen fanden wir in den *verschiedensten Regionen* diffuse lymphatische Hyperplasien. Diese zeigen meist nur eine beträchtliche Lymphocyten-Vermehrung in der Pulpa, dagegen nicht oder nur in geringer Menge innerhalb der Sinus, die im allgemeinen nicht hervortreten.

Die Abgrenzung gegen lymphatische Leukämie kann hierbei außerordentlich schwierig sein. Am ehesten gelingt sie noch im Faserpräparat, in dem man die

Architektur am besten beurteilen kann: Bei der lymphatischen Leukämie ist die Struktur weitgehend zerstört. Auch die Makroglobulinämie Waldenström sowie das sog. Paragranulom sind differentialdiagnostisch zu bedenken.

Vorkommen. Weitaus am häufigsten tritt die diffuse lymphatische Hyperplasie in *Mesenteriallymphknoten bei Kindern* auf (s. S. 418 ff.), seltener kommt sie im Bereich von *Hernien* vor. Gelegentlich fanden wir sie in den regionären Lymphknoten von *malignen Tumoren* (Carcinom, Seminom). Vereinzelt sahen wir sie auch als Initialstadium der Lymphogranulomatose[1]. Einmal bestand außer einer erheblichen Hyperthyreose keine Ursache für die Hyperplasie. Lymphatische Hyperplasien sollen bei Thyreotoxikose nach TROWELL[2] nicht durch das Schilddrüsenhormon, sondern durch das thyreotrope Hormon des Hypophysenvorderlappens ausgelöst werden, für welches Schilddrüse, lymphatisches Gewebe und Thymus als Erfolgsorgane („target-organs") dienen.

In den letzten Jahrzehnten wurde die lymphatische Hyperplasie bei Hyperthyreose wiederholt studiert, zuletzt untersuchten ERNSTROM und GYLLENSTEN[3] die Wirkung von Thyroxin auf das lymphatische Gewebe des Meerschweinchens. Sie fanden eine Vermehrung der basophilen Stammzellen in Rinde und Mark, sowie eine auf das Mark beschrankte Plasmocytose. Die Follikel wurden nicht quantitativ ausgewertet, zeigten aber wahrscheinlich eine Hyperplasie. Bereits nach 3wochentlicher Versuchsdauer verkleinerten sich die Lymphknoten wieder, gleichzeitig nahm auch die Zahl der pyroninophilen Zellen ab. Diesen Ruckgang der Hyperplasie deuten ERNSTROM und GYLLENSTEN[3] als Ausdruck einer endokrinen Homoostase. Es bleibt aber die Frage, ob wirklich das korpereigene Schilddrusenhormon die Lymphopoese stimuliert, und ob nicht das injizierte Thyroxin als Antigen gewirkt und eine reaktive Hyperplasie ausgelost hat.

Eine diffuse lymphatische Hyperplasie hohen Grades sieht man beim *Hypocorticismus*, speziell beim *M. Addison*[4], während der M. Cushing mit einer Atrophie des lymphatischen Gewebes einhergeht. Bekanntlich übt die Nebennierenrinde eine depressorische Wirkung auf das lymphatische Gewebe aus. Bei Ausfall größerer Nebennierenrindenbezirke bleibt diese Wirkung aus, und es kommt zu einer lymphatischen Hyperplasie. Keimzentren kommen hierbei offenbar nicht vor[5], auch ist das Zellbild sehr reif. Man muß daher wohl mehr einen verminderten Abbau als eine gesteigerte Lymphocytenbildung diskutieren[5].

b) Die follikuläre lymphatische Hyperplasie

Synonyma: Lymphatische Hyperplasie[6]
lymphoid-histiocytäre follikuläre Retikulose[7]

Morphologie. Die follikuläre lymphatische Hyperplasie ist durch eine starke Neubildung und Vergrößerung von Follikeln mit Keimzentren gekennzeichnet. Die Bildung von Sekundärknötchen kann ganz im Vordergrund stehen und die Lymphocyten der Pulpa weitgehend „verdrängen". In anderen Fällen ist das diffuse lymphatische Parenchym unverändert erhalten oder — seltener — auch gleichzeitig vermehrt.

Über die Entwicklung und Morphologie der Sekundärknötchen s. S. 143 ff. Wir finden die dort beschriebenen „nackten" Keimzentren, hochaktive Sekundärknötchen mit reichlich Sternhimmelzellen (besonders häufig bei Kindern!) und andere morphologische Varianten der Sekundärknötchen, die durch die Zahl der Mitosen und Kerntrümmer, durch Zelldichte, Zellzusammensetzung und Reifegrad der Germinoblastenreihe bestimmt sind. In „entvölkerten", seltener auch in

---

[1] LENNERT 1958.   [2] 1958a, Lit.   [3] 1959, Lit.
[4] HEDINGER 1907 (follikulär?), BITTORF 1908 (ohne histologische Differenzierung!), MEDLAR 1927, MARSHALL 1956.
[5] MARSHALL 1956.   [6] ASCHOFF 1926, 1938/39.   [7] ROBB-SMITH 1947.

zellreichen Zentren kommen gelegentlich Plasmazellen mit Russellschen Körperchen und pyknotische Formen vor. Auch findet man gerade in diesen plasmazellhaltigen, aber auch in germinoblastenreichen Zentren gelegentlich intercelluläre

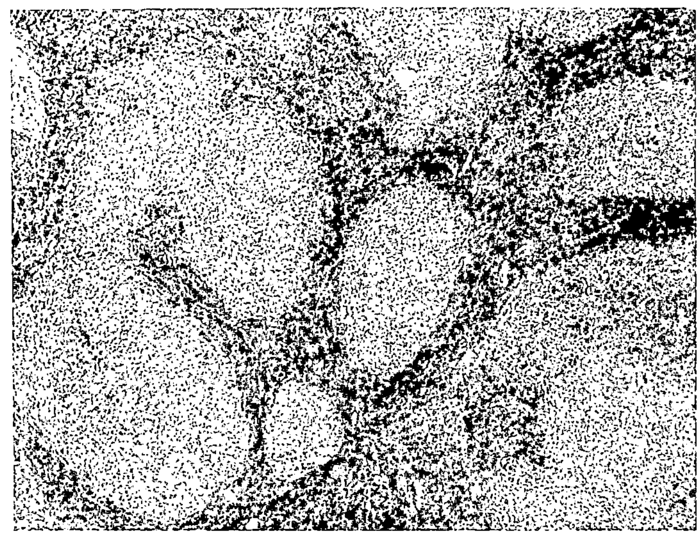

Abb. 87. Follikulare lymphatische Hyperplasie. Sehr große, z. T. konfluierende Sekundarknotchen. Axillarlymphknoten. 35j. ♂. H.E., 50×

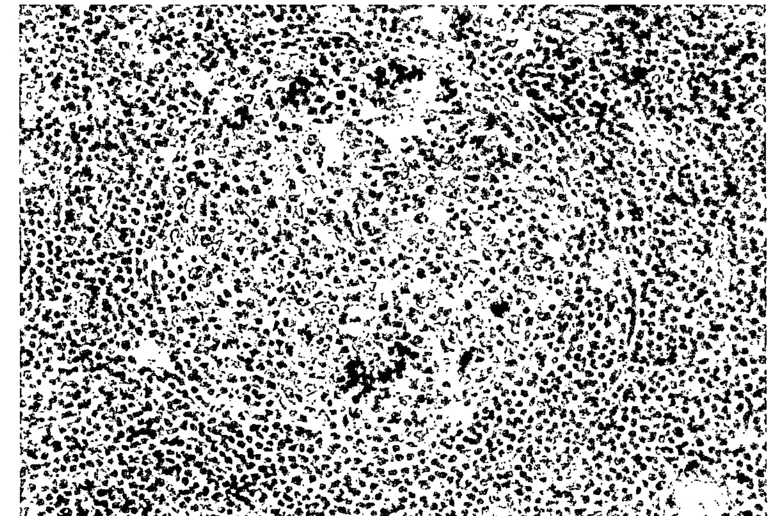

Abb. 88. Eiweißpräcipitate (dunkel) in floridem Sekundarknotchen. „Unspezifische Lymphadenitis". Kieferwinkel-Lymphknoten. 38j. ♂. Ladewig, 250×

Eiweißpräcipitate, die sich bei Ladewig-Färbung und PAS-Reaktion rot, mit der Weigertschen Fibrinfärbung dagegen nicht darstellen lassen (s. Abb. 88).

Außer den eben genannten Formen des Sekundärknötchens wurden in der Literatur noch weitere Typen abgegrenzt[1] (s. oben), unter denen die sog. epitheloiden Zentren eine gewisse Rolle spielen. Darunter versteht man Zentren, die praktisch nur aus großen Reticulumzellen bestehen. Wir wenden jedoch diesen

---

[1] W. ROTTER 1927, VON ALBERTINI 1932, JECKELN 1932/33, 1934.

Begriff nicht an, da die Reticulumzellen der „epitheloiden Zentren" nicht den Epitheloidzellen unserer Nomenklatur entsprechen. Auch haben wir in unseren *bioptischen* Präparaten derartige *rein* reticulumzellige Zentren nicht beobachtet. *Einzelne* typische Epitheloidzellen kommen in floriden Sekundärknötchen öfter einmal vor, ohne daß dann die Bezeichnung „epitheloides Sekundärknötchen" gerechtfertigt ist.

Differentialdiagnose. Die Unterscheidung der follikulären lymphatischen Hyperplasie von dem *großfollikulären Lymphoblastom* (BRILL-SYMMERS) ist bisweilen schwierig. Als Faustregel darf gelten, daß riesenhaft vergrößerte Follikel meist reaktiver, nicht neoplastischer Natur sind. Beim großfollikulären Lymphoblastom findet man meist kleine bis mittelgroße Zentren. Eine ausgezeichnete Differentialdiagnose zwischen großfollikulärem Lymphoblastom und follikulärer lymphatischer Hyperplasie haben RAPPAPORT, WINTER und HICKS[1] nach einem großen Untersuchungsgut gegeben: Die Architektur ist beim Lymphoblastom völlig, bei der Hyperplasie nicht zerstört. Die Follikel liegen beim Lymphoblastom in Rinde und Mark, bei der Hyperplasie vorwiegend in der Rinde. Die Form- und Größenvariationen der Follikel sind beim Lymphoblastom gering, bei der Hyperplasie stark. Die Follikel des Lymphoblastoms sind vielfach unscharf begrenzt, die der Hyperplasie meist scharf. Kapsel und Lymphknotenumgebung sind beim Lymphoblastom stark, unter anderem follikulär infiltriert, bei der Hyperplasie kommt allenfalls eine geringe diffuse Lymphocyteninfiltration vor (cave Verwechslung einer follikulären Infiltration in umgebendem Fettgewebe mit Follikelneubildung im Fettgewebe lipomatöser Lymphknoten!). Die Gitterfasern sind beim Lymphoblastom an der Follikelperipherie verdichtet, bei der Hyperplasie gering oder nicht vermehrt. Die Mitosezahl ist beim Lymphoblastom niedrig, sowie in Follikeln und Umgebung gleich groß; pathologische Mitosen kommen vor. Bei der Hyperplasie findet man verschieden reichlich normale Mitosen, die man aber nur in den Keimzentren, nicht im Lymphocytenwall antrifft. Während das interfollikuläre Gewebe beim Lymphoblastom monoton kleinzellig ist, findet man bei der Hyperplasie oft weitere Entzündungszellen, wie Plasmazellen oder neutrophile Granulocyten.

Cytologisch ist nach eigenen Untersuchungen das Lymphoblastom im ganzen monomorpher. Es besteht vorwiegend aus kleinen bis mittelgroßen schmalplasmatischen Zellen, die man als kleine Germinoblasten oder vielleicht auch als undifferenzierte Reticulumzellen deuten mag. Dazwischen liegen aber im allgemeinen einige bis mäßig reichlich größere Germinoblasten mit etwas breiterem basophilem Plasma und gelegentlicher Riesenzellbildung[2]. Sternhimmelzellen kommen nicht oder allenfalls vereinzelt vor. Dagegen ist bei der reaktiven Hyperplasie meist eine erhebliche Zahl von größeren typischen Germinoblasten neben den kleineren Formen nachweisbar. Auch kommen oft Sternhimmelzellen, dagegen keine germinoblastischen Riesenzellen vor.

Nach RAPPAPORT, WINTER und HICKS sind Follikelberstung und -konfluenz, die weithin als wesentliche Kriterien des Lymphoblastoms gelten, von geringem differentialdiagnostischem Wert.

Vorkommen. In unserem Untersuchungsgut fanden wir stärkere follikuläre lymphatische Hyperplasien vor allem in Hals- und Nackenlymphknoten von Kindern und Jugendlichen. Sicherlich liegt hierbei oft eine rudimentäre Toxoplasmose (Piringersche Lymphadenitis) oder ein Pfeiffersches Drüsenfieber zugrunde. In den mesenterialen Lymphknoten von Kindern konnten wir dagegen nur selten eine ausgeprägte follikuläre lymphatische Hyperplasie feststellen. Im übrigen kann die lymphatische Hyperplasie wie jede Entzündung in allen Regionen und in jedem Lebensalter vorkommen. Der Grad der Hyperplasie ist bei

---

[1] 1956.   [2] LENNERT 1960.

jugendlichen Patienten *durchschnittlich* höher als im fortgeschrittenen Lebensalter, doch werden gelegentlich auch bei alten Menschen außerordentlich starke lymphatische Hyperplasien gefunden.

Die follikuläre lymphatische Hyperplasie entsteht durch lokale oder allgemeine Stimulierung des lymphatischen Gewebes. Im ersten Fall resultiert eine umschriebene Hyperplasie eines Lymphknotens oder einer Lymphknotengruppe, im zweiten Falle findet man eine mehr oder weniger generalisierte Lymphknotenschwellung.

Als Ursache für die *lokalisierte lymphatische Hyperplasie* sind insbesondere entzündliche Reize in dem Zuflußgebiet des Lymphknotens zu nennen. Die verschiedensten Erreger und unbelebten Antigene können eine lymphatische Hyperplasie hervorrufen. In unserem Untersuchungsgut zeigten paragastrische Lymphknoten bei peptischen Magengeschwüren relativ häufig stärkere lymphatische Hyperplasien. Portale Lymphknoten boten wiederholt das gleiche Bild bei Hepatitis. Einmal sahen wir die hochgradige lymphatische Hyperplasie eines inguinalen Lymphknotens bei Induratio penis plastica. Wenn in Leistenlymphknoten große floride Keimzentren bei gleichzeitiger entzündlicher Kapselreaktion bestehen, muß man immer auch an die Möglichkeit einer Lues I denken. Neben entzündlichen Prozessen spielen Carcinome im Quellgebiet der Lymphe eine große Rolle. Endlich kommt es bei Lymphogranulomatose in vorgeschalteten Lymphknoten gelegentlich zu einer stärkeren Hyperplasie, bevor sich spezifisches Lymphogranulomgewebe entwickelt.

Bei der mehr oder weniger *generalisierten lymphatischen Hyperplasie* ist zunächst an Allgemeininfektionen *mit lymphotropen Viren* (M. Pfeiffer) und anderen Viren (z. B. Poliomyelitis[1]) zu denken. Sodann kommen stärkste follikuläre Hyperplasien *bei primär chronischer Polyarthritis* vor (s. S. 367), man spricht hierbei von „Lymphadenitis megafollicularis". Endlich sollte man bei generalisierter Lymphknotenschwellung auch eine *Lues II* in Erwägung ziehen.

Neben der infektiösen Genese dürfte die *hormonale* wohl auch von Bedeutung sein, wenngleich die innersekretorisch bedingte Hyperplasie vorwiegend diffus zu sein scheint. Die Bedeutung der Nebennierenrinde (Unterfunktion!) und der Schilddrüse (Überfunktion!) für die follikuläre lymphatische Hyperplasie ist jedoch noch nicht genügend abgeklärt. Vielleicht darf man den umstrittenen und in seiner Sonderstellung höchst problematischen *Status thymo-lymphaticus*[2] heute als Ausdruck einer latenten Nebennierenrindeninsuffizienz deuten[3]. Jedenfalls scheint beim Status thymicus eine erhebliche Verkleinerung der Nebennieren zu bestehen[4].

Deutung. Die lokale und entzündungsbedingte lymphatische Hyperplasie entsteht — den zahlreichen Tierexperimenten zufolge — nicht als Sofortreaktion nach Antigenzufuhr, sondern frühestens 5 Tage später. Die follikuläre lymphatische Hyperplasie ist also niemals Zeichen einer akuten Lymphadenitis, sondern allenfalls einer subakuten, oft einer chronischen Lymphknotenreaktion.

6. Plasmazell-Hyperplasie (Plasmocytose)

Bezeichnung. Man kann je nach dem Reifegrad der Plasmazellen 2 Erscheinungsweisen der Plasmocytose unterscheiden:

a) eine unreife Plasmocytose mit reichlich Vorstufen. Sie würde der Neubildung lymphatischer, d. h. heteroplastisch entstehender Plasmazellen entsprechen;

---

[1] SOMMERS, WILSON u. HARTMAN 1951, GÁDEKE u. BETKE 1952.
[2] TESSERAUX 1953, Lit., MARSHALL 1956, Lit.
[3] JAFFE 1924, MEDLAR 1927, HOFF 1953, EHRICH 1956, Lit.   [4] BEITZKE 1951.

b) eine reife Plasmocytose mit monotonem Zellbild. Sie ist zum Teil Ausdruck einer reticulären, d. h. metaplastisch entstandenen Plasmocytose; aber auch „lymphatische" Plasmocytosen dürften nach längerem Bestehen nur noch aus reifen Plasmazellen zusammengesetzt sein.

Morphologie. Die „*unreife*" Plasmazellhyperplasie (s. Abb. 36a) läßt zahlreiche, verschieden große Plasmazellvorstufen neben kleinen Plasmazellen abgrenzen. Zu Beginn kann die Proliferation von Plasmoblasten und Proplasmoblasten ganz im Vordergrund stehen, z. B. zu Beginn der Rubeolen-Infektion. Dieses Bild entspricht dann weitgehend der oben beschriebenen Stammzellhyperplasie. Meist liegt jedoch ein Gemisch von Plasmazellen aller Reifegrade vor. Sie ent-

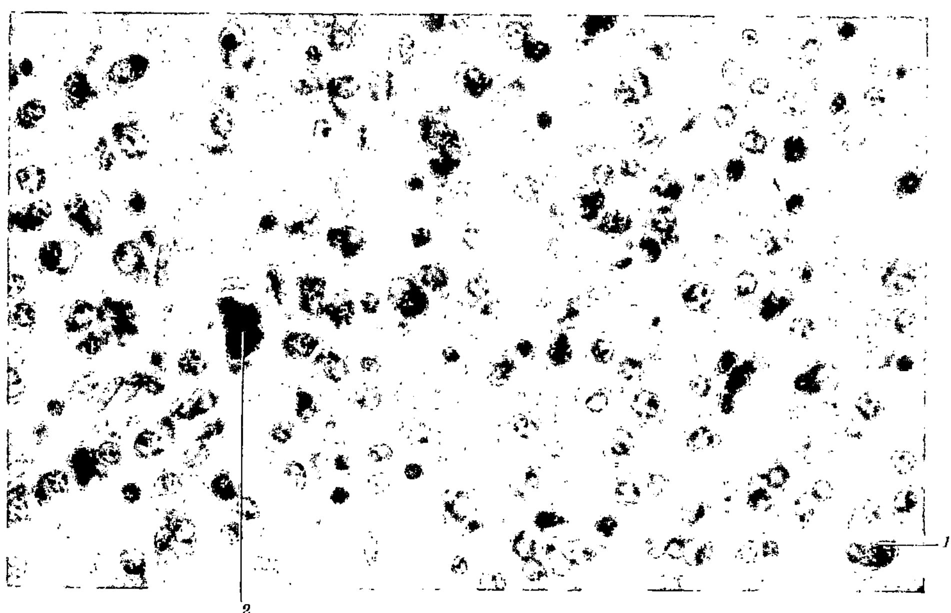

Abb. 89. Stärkste Plasmazell-Hyperplasie bei 14 Jahre bestehendem Ulcus cruris. *1* Mehrkernige Plasmazelle. *2* Gewebsmastzelle. Makroskopisch bis zwetschengroße Leistenlymphknoten. 47j. ♂. Azur-Eosin, 500×

wickeln sich zuerst in der Pulpa des Markes, dehnen sich aber — bei Fortdauer des Reizes — auch in die Rindenpulpa aus. Gleichzeitig besteht oft eine follikuläre lymphatische Hyperplasie. Seltener zeigen die Sinus einen Katarrh, bisweilen eine unreife Histiocytose. In solchen Fällen müssen ein M. Pfeiffer und eine Toxoplasmose ausgeschlossen werden. Auch bei zahlreichen weiteren „spezifischen Lymphadenitiden", z. B. bei der reticulocytären abscedierenden Lymphadenitis, kommt es zu einer stärkeren Vermehrung der „lymphatischen" Plasmazellen und ihrer Vorstufen.

Die *reife* Plasmazellhyperplasie ist gegenüber dem unreifen Typ ausgesprochen gleichförmig (s. Abb. 89). Man sieht fast ausschließlich kleine, aber plasmareiche Formen, die vor allem im Mark ganz dicht liegen, sich aber bei langdauerndem Reiz bis in die äußersten Rindenschichten erstrecken können. Von der Pulpa gelangen sie zum kleinen Teil in die Sinus und die efferenten Lymphgefäße; die Mehrzahl der Zellen scheint im Lymphknoten selbst zugrunde zu gehen. In einem Fall sahen wir eine erhebliche Phagocytose von Plasmazellen durch abgelöste Sinusretothelien, während die Pulpa mit Plasmazellen dicht infiltriert war (s. Abb. 90).

Neben der Plasmocytose der Pulpa kommt auch eine Infiltration der Kapsel und der Lymphknotenumgebung (Perilymphadenitis) vor. Selten sieht man Plasmazellproliferationen auch in den Zentren der Sekundärknötchen. Wir geben hierfür ein Beispiel:

Fall E 2058/53. 38jähriger Mann. Retroauriculärer Lymphknoten. Seit einem Jahr bestehend. Der Lymphknoten enthalt sehr große, z. T. unscharf begrenzte Sekundarknötchen von geringem bis mäßigem Zellgehalt. Die Zentren bestehen vorwiegend aus Reticulumzellen mit z. T. sehr großen Kernen, aus relativ wenigen Germinoblasten aller Größen und Lymphocyten. Dazwischen sieht man etliche kleine Plasmazellen mit einem rundlichen Kern von Lymphocytengröße und einem mäßig breiten, basophilen Plasma. Eine perinucleäre Aufhellung kommt manchmal zur Beobachtung. Ein kleiner Teil der Plasmazellen ist pyknotisch. Die Plasmazellen kommen vorwiegend in den dünnbesiedelten, relativ kleinzelligen Sekundärknötchen vor. Zwischen den Keimzentrumszellen findet man reichlich Eiweißpräcipitate, die

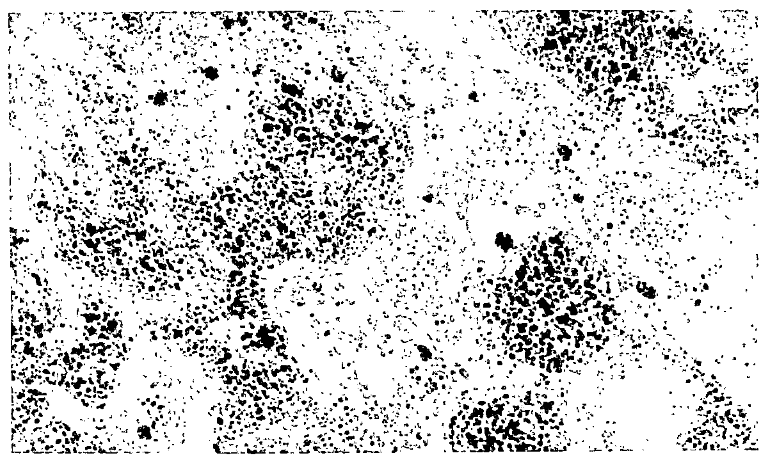

Abb. 90. Starke Plasmocytose der Pulpa (dunkel) und Plasmazellenphagocytose in den erweiterten Sinus (dunkle Plasmazell-„Konglomerate"). Axillarlymphknoten bei Lymphogranulomatose. 24j. ♂. Giemsa, 125×

sich mit der Ladewig-Färbung rot darstellen. In der Lymphknotenpulpa kommen auch mäßig reichlich Plasmazellen mit einzelnen Vorstufen und vielfach pyknotischen Formen vor. Auch mehrere Eosinophile sind hier zu finden. Diagnose: Lymphatische und Plasmazellhyperplasie (chronische Lymphadenitis ohne erkennbare Spezifität).

Mit der Vermehrung reifer Plasmazellen ist häufig eine follikuläre lymphatische Hyperplasie verknüpft. Bei stärkster Plasmazellhyperplasie, speziell im Gefolge von chronischen Gewebseinschmelzungen, fehlen aber oft jegliche Sekundärknötchen; hierbei ist fast das gesamte Parenchym von Plasmazellen infiltriert. Manchmal geht eine stärkere Mastocytose parallel. Zwei- und mehrkernige Plasmazellen sind gerade bei stärkeren Hyperplasien nicht selten, desgleichen beobachtet man hierbei häufig Russellsche Körperchen, bisweilen auch Eiweißkristalle (Abb. 91).

Vorkommen. Die *unreife* Plasmazellhyperplasie kommt bei vielen akuten und subakuten Lymphknotenreaktionen vor. Als besonders typisch gilt ihre Proliferation bei Pfeifferschem Drüsenfieber und Röteln. Aber auch zahlreiche andere Infektionen mit Viren und sonstigen Erregern können zu einer kräftigen Neubildung lymphatischer Plasmazellen führen. Häufig stammten die von uns untersuchten Lymphknoten aus dem Halsbereich.

Demgegenüber kommt die *reife* Plasmazellhyperplasie seltener im Halsbereich als in der Axilla und vor allem der Leiste vor. Auch die abdominalen Lymphknoten — mit Ausnahme der mesenterialen — fanden wir häufiger betroffen.

Die stärksten Grade von Plasmocytose kommen im Abflußgebiet *chronischer Gewebseinschmelzungen*[1] *und Entzündungen* vor. So sahen wir in den zugehörigen Lymphknoten bei chronischen Unterschenkelgeschwüren, chronischen Abscessen, Magenulcera und chronischen Dermatitiden hochgradige Plasmocytosen, die um so ausgeprägter waren, je länger die Reizung gedauert hatte. HAUSER[2] beobachtete bei Akrodermatitis chronica atrophicans in den regionären Lymphknoten oft eine starke Plasmazellvermehrung. Auch im Abflußgebiet von *Carcinomen*, ja selbst von Lymphogranulomatosen treten u. U. erhebliche Plasmazellproliferationen auf. BRIELLMANN[3] fand bei *Lebercirrhose* in cervicalen und paraortalen Lymphknoten massenhaft Plasmazellen, die er auf eine Autosensibilisierung zurückführt. Wir können diesen Befund bestätigen.

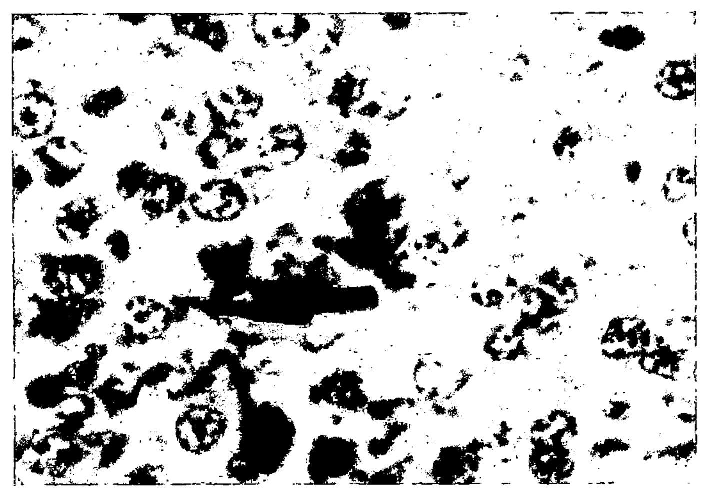

Abb. 91. Eiweißkristalle bei Plasmazell-Hyperplasie. Lipomelanotische Reticulocytose. Leistenlymphknoten. 40j. ♂. Weigertsche Fibrinfarbung, 1250×

Die Lymphknotenveränderungen bei *Leberkrankheiten* zogen wiederholt die Aufmerksamkeit auf sich[4]. Neben BRIELLMANN[3] beschreiben vor allem GLAGOV, KENT u. POPPER[5] starke Plasmocytosen im Gefolge der Lebercirrhose. Diese Plasmocytosen können reif und unreif sein. Sie gehen parallel mit einer schmalbasigen γ-Globulinvermehrung des Blutes und sind wohl deren Ursache[5]. Die Lymphfollikel nehmen an dem Geschehen offenbar nicht teil. Am stärksten sind die portalen, coliakalen, mesenterialen und paraortalen Lymphknoten verandert, aber auch die mediastinalen und cervicalen Lymphknoten können mitbetroffen sein. Ein Unterschied zwischen den Veranderungen bei der Laennecschen und der postdystrophischen Lebercirrhose besteht nicht. Auch BUCHALY[6] beobachtete bei Lebercirrhosen generalisierte Lymphknotenschwellungen mit Plasmocytose oder auch mit Reticulocytose. CARERE-COMES[7] betont, daß bei Lebercirrhosen die regionären Lymphknoten oft reich an Erythrocyten seien und daher an „Hamolymphknoten" erinnerten. Auch finde man haufig eine Hamosiderose[8]. ROESSLE u. YOSHIDA[9], ORSÓS[10] sowie PUCCINI[11] beschreiben Fibrosen der portalen Lymphknoten, die sich in einer Verbreiterung der Trabekel und einer Vermehrung der Gitterfasern (ahnlich wie bei Lues I und II[9]) außerten. MARSHALL[12] untersuchte die abdominalen Lymphknoten bei verschiedenen akuten und chronischen Leberkrankheiten und fand hierbei — unabhangig von dem histologischen Bild der Leber — folgende Veränderungen: Plasmocytose, Sinuskatarrh, Reticulocytose mit metallophilen und metallophoben Zellen sowie metaplastische Blutbildung.

[1] ASCHOFF 1924.   [2] 1955.   [3] 1955.
[4] ORSÓS 1926, CARERE-COMES 1938, PUCCINI 1949, BUCHALY 1954, BRIELLMANN 1955, MARSHALL 1956, GLAGOV, KENT u. POPPER 1959.
[5] GLAGOV, KENT u. POPPER 1959.   [6] 1954.   [7] 1938, Lit.
[8] Auch GIARELLI, MASCHIO u. ZILIOTTO 1955.   [9] ROESSLE u. YOSHIDA 1909.   [10] 1926.
[11] 1949.   [12] 1956a.

Auch bei *Allgemeinerkrankungen* findet man bisweilen in zahlreichen Lymphknotenregionen eine erhebliche Plasmazellvermehrung. In unserem Untersuchungsgut kommen etliche Fälle von *Sepsis,* von chronischer Polyarthritis (besonders beim Felty-Syndrom) sowie einzelne Fälle von Panmyelophthise vor. Auch bei Panarteriitis fanden wir wiederholt stärkere Plasmocytosen, einmal waren die Plasmazellen besonders um die Randsinus herum entwickelt. Nach HORSTER[1] kann es im Anschluß an Seruminjektionen zu stürmischen Allgemein-Reaktionen mit generalisierter Lymphknotenschwellung kommen, wobei die Lymphknoten fast nur aus Plasmazellen (auch unreife Formen ?) bestehen, die in großer Zahl auch ins Blut ausgeschwemmt werden. Weiterhin muß man auch an eine Lues II denken, wenn eine Plasmazellvermehrung mit einer follikulären lymphatischen Hyperplasie gekoppelt ist.

Es sei hier daran erinnert, daß RINGERTZ u. ADAMSON[2] die stärksten Plasmocytosen bei Streptokokken-Infektionen fanden, wogegen Staphylokokken, E. coli und Pneumokokken nur geringere Grade von Plasmazellinfiltration erzeugten.

Deutung. Die unreife Plasmazellhyperplasie entwickelt sich bereits in den ersten Tagen nach Lymphknotenreizung oder Infektion, kann also Teil einer akuten Lymphadenitis sein. Dagegen ist die starke reife Plasmocytose meist Zeichen einer chronischen Lymphknotenirritation.

7. Sinusreaktionen

Die Sinusveränderungen wurden neuerdings durch BLACK u. SPEER[3] eingehend bearbeitet. Dabei kamen die Verfasser zu der folgenden Unterteilung:

1 Zellfreie, ödematöse Sinus.

2 Sinuskatarrh: Er ist charakterisiert durch einen hohen Zellgehalt, wobei die Zellen aus teilweise vacuolisierten Retothelien, aus Lymphocyten, Plasmazellen und vereinzelt Erythrocyten bestehen.

3. Sinoidale Phagocytose: Hierbei sind große abgerundete Retothelien mit *scharfer* Plasmagrenze proliferiert. Die Zellen besitzen ein granuliertes, nicht-vacuolisiertes Plasma oder zeigen eine ausgeprägte Phagocytose von Erythrocyten, corpuscularen Teilchen (z. B. anthrakotisches Pigment) oder Lipiden.

4. Syncytiale *Histiocytose:* Diese ist gekennzeichnet durch eine Proliferation von Retothelien („Histiocyten") mit *unscharfer* Plasmagrenze, länglicher Zellform und syncytialer Anordnung. Von der „Sinushistiocytose" beschreiben BLACK u. SPEER noch weitere 6 Untergruppen:

a) Reticulare syncytiale Histiocytose: Die länglichen Zellen liegen locker vereint und werden durch Spalten mit klarer Flüssigkeit getrennt. Das Plasma ist hierbei „fibrillär" und schwach gefärbt.

b) Erythrohistiocytose: Hierbei werden die erythrocytenhaltigen Phagocyten länglich und verlieren ihre scharfen Plasmagrenzen.

c) Vacuolisierte Histiocytose: Die länglichen, dicht liegenden „Histiocyten" besitzen ein vacuolisiertes Plasma und verschiedene Grade von Plasma-„Hyalinisierung".

d) Sinushistiocytose: Sie besteht aus „Histiocyten" mit feingranuliertem, nicht vacuolisiertem, eosinophilem Plasma und ovalen Kernen. Andere Zellen sind nur ganz vereinzelt beigemischt. Die Pulpa ist in der Regel lymphocytar, die Follikel treten kaum hervor.

e) Sinushyalinisierung: Die übliche Sinusstruktur ist durch Hyalin ersetzt.

f) Sinusfibrose: Die Sinus werden fibroblastisch umgewandelt.

Der Begriff Sinushistiocytose von BLACK u. SPEER hat inzwischen eine weite Verbreitung gefunden[4].

Unabhängig von BLACK u. SPEER haben wir[5] den Begriff Sinushistiocytose für eine Sinusreaktion vorgeschlagen, die sich morphologisch und cytochemisch von der gleichnamigen Veränderung der amerikanischen Autoren unterscheidet. Wir werden dies ausführlich auf S. 183 begründen. Um keine weitere Verwirrung zu stiften und um gleichzeitig ein wesentliches

---

[1] 1953.   [2] 1948.

[3] 1958 und früher: BLACK, KERPE u. SPEER 1953, BLACK, OPLER u. SPEER 1954, 1955, 1956, BLACK u. SPEER 1958a, BLACK, SPEER u. OPLER 1956.

[4] Zum Beispiel BERG 1956, LAPIS 1957, WUKETICH 1960.

[5] LENNERT 1958, 1959, LENNERT u. REMMELE 1958b.

Kriterium der proliferierten Zellen — ihre noch unentwickelte funktionelle Aktivität —
zu kennzeichnen, benennen wir die von uns herausgestellte Veranderung nunmehr als „unreife"
Sinushistiocytose. Die Sinushistiocytose von BLACK u. SPEER dagegen entspricht dem, was
wir im folgenden als „chronischen Sinuskatarrh" dargestellt haben. Der „akute Sinuskatarrh" unserer Nomenklatur stimmt etwa mit der Definition des Sinuskatarrhs von BLACK
u. SPEER überein.

a) Sinuskatarrh

Synonyma: Histiocytäre Sinusreticulose[1]
z. T. Sinus-Histiocytose[2].

Begriff und Morphologie. Wir halten an dem Begriff „Sinuskatarrh" trotz
berechtigter Einwände[3] fest. SCHÜPPEL[4] prägte den Ausdruck „desquamativer
Sinuskatarrh" für jene Sinusveränderung, die in einer Vermehrung und Ablösung
der Retothelien sowie in einer Bildung von leuko- und erythrocytenhaltigem
Exsudat in den Sinus besteht. Diese Sinusreaktion kann akut und lebhaft
ablaufen. Dabei werden die neugebildeten Sinusretothelien in reichem Maße ab-
gestoßen. Sie kann aber auch Folge einer chronischen geringergradigen Dauer-
reizung sein; hierbei gelingt es den allmàhlich immer stärker vermehrten Retothelien, ihrer Aufgabe gerecht zu werden, ohne daß sich die hochaktiven Zellen in
größerer Zahl ablösen.

Den Sinuskatarrh mit starker Mobilisierung der Retothelien nennen wir
„akut", den Sinuskatarrh ohne wesentliche Mobilisierung bezeichnen wir als
„chronisch". Damit ist allerdings nur *ein* pathogenetischer Faktor — die zeitliche
Beziehung — berücksichtigt; es versteht sich nach dem Ausgeführten von selbst,
daß auch Menge und Art der zu verarbeitenden Substanzen das Bild des Sinuskatarrhs prägen.

Die beiden Formen des Sinuskatarrhs sind am besten im Faserpräparat zu
studieren. Die im allgemeinen faserreichen Sinus zeigen an Stellen, wo sich
Retothelien ablösen, einen Faseraufbruch[5] und eine Retraktion (auch Untergang?) der Gitterfasern. So kommt es in umschriebenen oder auch ausgedehnten
Sinusbereichen zu einer starken Reduktion der Fasermenge[6]. Wenn dagegen die
Sinusretothelien ihre Aufgaben innerhalb des geweblichen Verbandes bewältigen,
bleibt das Fasergerüst der Sinus wohl erhalten. Ja, es kann sich bei langer Dauer
des Reizes erheblich vermehren, so daß schließlich das Bild der *lymphovasculären
Induration*[7] mit faseriger Verodung der Sinus entstehen kann.

Beim *akuten* Sinuskatarrh sind die Sinus erweitert, aber nicht so zellreich
wie bei der chronischen Form. Ihre Retothelien zeigen eine lebhafte Phagocytose
von Zellen, Zelltrümmern, Pigmenten (Hämosiderin!) und anderen Stoffen.
Unter den abgelösten Retothelien kommen nicht selten mehrkernige Formen vor.
Daneben sieht man im Lumen der Sinus oft reichlich Flüssigkeit (Exsudat?) und
einige neutrophile Granulocyten sowie Erythrocyten. Die Gewebsmastzellen
können fehlen oder auch in geringer Zahl vorhanden sein. Der Sinuskatarrh
beginnt oft im Mark und ist hier auch am stärksten entwickelt. Er breitet
sich von hier auf die Intermediärsinus und schließlich auf die Randsinus aus.
Seltener ist auch der Randsinus zuerst und dann meist allein betroffen.

Durch Zunahme des Zellgehaltes und Abnahme der Zellmobilisierung entsteht
das Bild des *chronischen* Sinuskatarrhs. Die Sinusretothelien zeigen ihr typisches
Aussehen. Sie besitzen große Kerne von ovaler Form mit Neigung zu Einkerbungen und mit feinem Chromatingerüst. Im Kern finden sich in der Regel

---

[1] ROBB-SMITH 1947.
[2] BLACK u. SPEER 1958 und fruher, BERG 1956, WUKETICH 1960, zahlreiche amerikanische
Autoren.
[3] GNIRS 1954.   [4] Zit. nach STERNBERG 1926.   [5] FRESEN 1945.
[6] Auch ORSÓS 1926.   [7] NORDMANN 1928, GNIRS 1954.

1—2 mittelgroße Nucleolen. Das Plasma ist mittelbreit bis breit, oft ausgesprochen länglich und stets oxyphil; es bildet Fortsätze, die — nach elektronenoptischen Untersuchungen nur scheinbar — syncytiale Verbindungen der Zellen untereinander schaffen. Abgerundete Retothelien kommen nur in kleiner Zahl

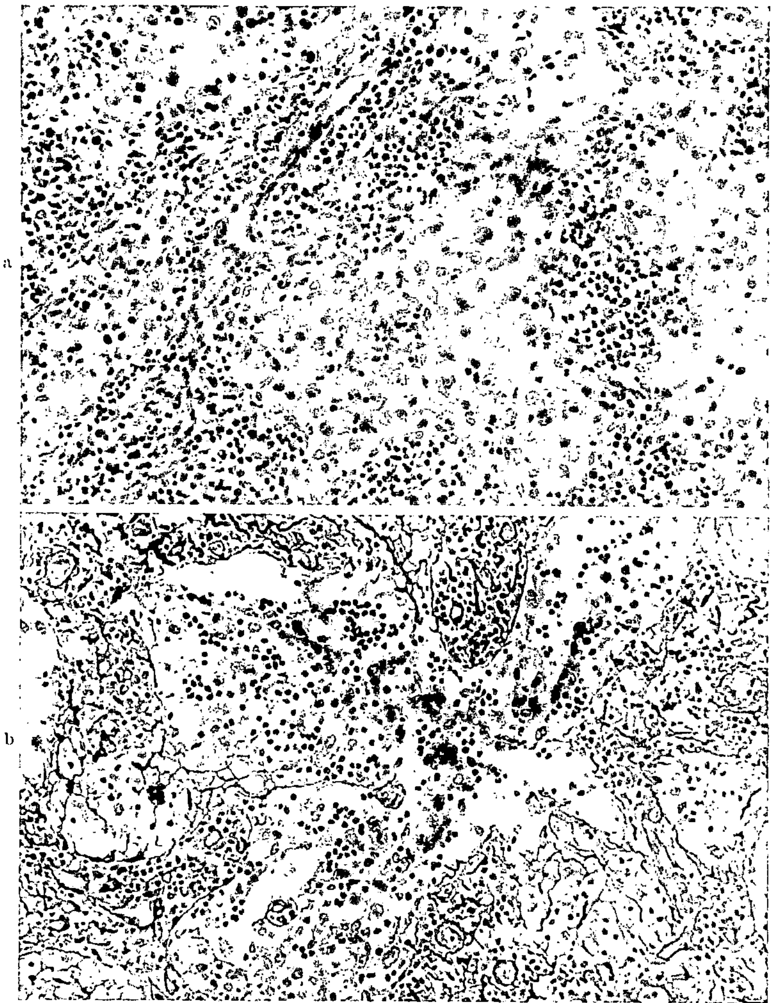

Abb. 92a u. b. Akuter Sinuskatarrh. a Mesenterialer Lymphknoten bei Dyspepsie. Sinus weit und mit breitleibigen abgerundeten Retothelien gefüllt. 2 Monate alter Knabe. H.E., 250×. b Unterbrechung des Gitterfasergerustes dort, wo sich Retothelien in größerer Zahl ablosen (Mitte). Axillarlymphknoten. 57j. ♂. Bielschowsky, 50 ×

vor, was besonders deutlich im Esterasepräparat erkennbar ist. Häufig sieht man zwischen den Sinusretothelien einige Lymphocyten und Gewebsmastzellen; gelegentlich sind die Mastzellen sogar stärker vermehrt. Eine wesentliche Leukocyteninfiltration besteht nicht, desgleichen keine Exsudation.

Ebenso, wie eine Umwandlung des akuten in einen chronischen Sinuskatarrh möglich ist, kann auch ein chronischer jederzeit (bei Steigerung des Stoffangebotes) die Kennzeichen des akuten Sinuskatarrhs annehmen. Man sieht dann im Bielschowsky-Präparat neben faserreichen Abschnitten umschriebene, relativ dunkel gefärbte Sinusbezirke, in denen die Sinusretothelien abgelöst sind und die Fasern fehlen (Abb. 93). Anstelle der Fasern ist häufig ein feiner Silberniederschlag zwischen den Zellen wahrzunehmen.

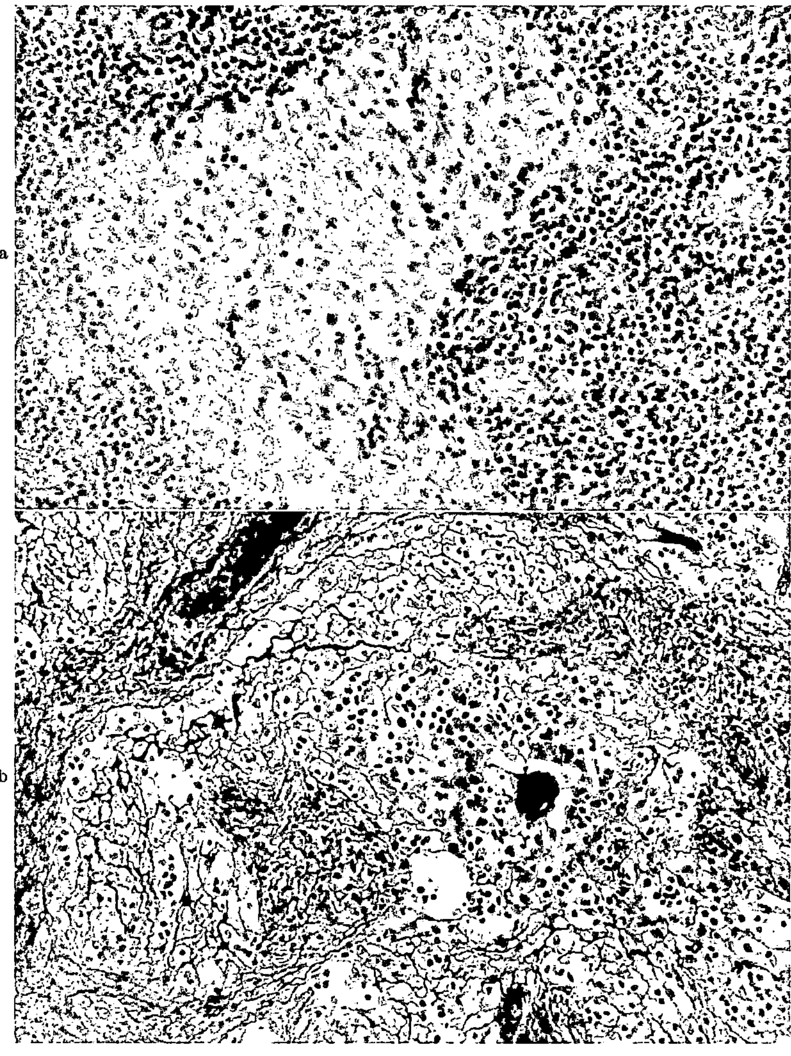

Abb. 93a u. b. Chronischer Sinuskatarrh („Sinushistiocytose" des amerikanischen Schrifttums). a Die Retothelien liegen dicht und zeigen ein langliches bis zipfliges, nicht abgerundetes Plasma. Leistenlymphknoten. 47j. ♂. H E., 250×. b Im Faserpraparat sieht man einen hohen Fasergehalt der Sinus. Nur in der Mitte der Abbildung ist die Fasermenge vermindert als Ausdruck einer vermehrten Zellproliferation und -ablosung. Das Gleichgewicht zwischen Zell-Leistung und -Aufgabe ist hier also noch nicht vollkommen erreicht! Leisten-Lymphknoten. 9j. ♂. Bielschowsky. 250×

Histochemisch zeigt der Sinuskatarrh eine starke Aktivität an unspezifischer Esterase und saurer Phosphatase. Beide Reaktionen sind am stärksten in den großen, abgerundeten Zellen des Lumens, etwas schwächer in den Uferzellen und den „syncytialen" Retothelien ausgeprägt. Alkalische Phosphatase wird in den Sinusretothelien niemals beobachtet, doch sahen wir gelegentlich in dem Lymphknotenparenchym unmittelbar unter den Randsinus eine diffuse Reaktion. Bei

Versilberung nach WEIL-DAVENPORT erweisen sich sämtliche Retothelien einschließlich der Uferzellen als mehr oder weniger stark metallophil.

Vorkommen. Der Sinuskatarrh tritt in allen Lymphknotenregionen auf, und zwar immer dann, wenn dem Lymphknoten vermehrt abzubauende Substanzen zugeführt werden. Er hat also primär mit Entzündung nichts zu tun, worin wir NORDMANN[1] völlig beipflichten müssen. Gleichwohl kommen die zu verarbeitenden Stoffe häufig aus Entzündungsfeldern. RINGERTZ u. ADAMSON[2] beobachteten den höchsten Grad von Sinuskatarrh bei Staphylokokken- und Coli-Infektionen; Streptokokken erzeugten nur geringe Sinusveränderungen.

Wir sahen den Sinuskatarrh häufig bei primär chronischer Polyarthritis und bei Periarteriitis nodosa, oft zugleich mit etlichen Erythro- und Leukocyten in den Sinus. Auch in der Umgebung zahlreicher anderer, chronisch entzündlicher Prozesse, z. B. bei Magengeschwüren, fanden wir häufig einen Sinuskatarrh, desgleichen im Abflußgebiet von Carcinomen und anderen bösartigen Neubildungen, auch von Lymphogranulomatosen. In den axillären und inguinalen Lymphknoten ist ein chronischer Sinuskatarrh beinahe als physiologisch anzusehen, solange er auf die Marksinus beschränkt bleibt. MARSHALL[3] fand bei Leukämien und hämolytischen Anämien häufig einen Sinuskatarrh ohne irgendwelche weiteren Lymphknotenveränderungen (s. auch NORDMANN[4]).

Nach BLACK und SPEER[5] scheint der chronische Sinuskatarrh, die „Sinushistiocytose" der genannten Autoren, in den regionären Lymphknoten von Carcinomen gehäuft vorzukommen. Dies gilt vor allem für das Mammacarcinom, dagegen nicht für das Coloncarcinom und nur in geringem Maße für das Magencarcinom. BLACK und SPEER[5] werten die Sinusveränderung trotz der Einwände von BERG[6] als prognostisch günstiges Zeichen. Es ist jedoch u. E. noch zu klären, ob tatsächlich die Proliferation der Retothelien selbst einen günstigeren Verlauf anzeigt und ob nicht etwa die oft damit verknüpfte Mastocytose (s. S. 187) dem Tumorwachstum entgegenwirkt.

Deutung. Bei akuter, über das physiologische Maß hinausgehender Belastung phagocytieren die vorhandenen Sinusretothelien lebhaft die zugeführten Fremdstoffe, um sie zu verarbeiten. Dabei lösen sie sich ab und gehen samt den umgebenden Fasern bald zugrunde. Das verbleibende Sinusretothel sorgt durch mitotische Teilung für einen raschen Ersatz dieser Zellen und für eine Erhöhung der Zellzahl in den Sinus. Je länger die Überbeanspruchung der Sinusfunktion anhält, um so weiter und zellreicher werden die Sinus. Allmählich wird so das Mißverhältnis zwischen zugeführter Stoffmenge und Zahl der aufnahmebereiten Zellen immer geringer. Die einzelne Zelle braucht also nicht mehr soviel Arbeit zu leisten wie bei einem plötzlichen starken Überangebot an abzubauenden Substanzen. Sie kann diese Aufgaben zunehmend bewältigen, ohne mit den Stoffen überladen zu werden und nach vorzeitiger Ablösung zugrunde zu gehen, und vermag innerhalb des Gewebsverbandes die Stoffverarbeitung durchzuführen. Das Fasergerüst bleibt jetzt unangetastet, ja vermehrt sich schließlich. Es ist zu einem Gleichgewichtszustand zwischen Aufgabe (Resorption und Stoffverarbeitung) und Leistungskapazität (genügende Zellzahl) gekommen.

Wenn wir den experimentellen Untersuchungen von FRIEDHEIM[7] folgen dürfen, ist ein isolierter Sinuskatarrh der Randsinus Ausdruck eines lymphogenen Angebots von Fremdsubstanzen, während der Katarrh der Marksinus auch hämatogen entstehen kann.

ROBB-SMITH[8] beobachtete Fälle von fortschreitender generalisierter Lymphknotenvergroßerung, die histologisch einen starken chronischen Sinuskatarrh entsprechend unserer

[1] 1928.   [2] 1948.   [3] 1956.   [4] 1932.   [5] 1958.   [6] 1956.   [7] 1927.   [8] 1938.

Definition zeigten. Gleichzeitig bestand oft eine knötchenförmige Ansammlung von Retothelien, die von fibrosem Gewebe umgeben waren. Mark und Follikel blieben stets unverandert. Einige dieser Pat. starben rasch unter dem Bild einer zunehmenden Anamie und Gelbsucht. Die Sektion ergab eine hochgradige Erythrophagie im gesamten RES. Diese Falle sind vielleicht als akute hamolytische Anämien aufzufassen, wahrend uber die Ätiologie des chronischen Sinuskatarrhs ohne todlichen Verlauf nach den Angaben von Robb-Smith keine Schlusse moglich sind.

Weiterhin wird von Robb-Smith[1] eine *riesenzellige* „*Sinusretikulose*" beschrieben. Die Retothelien der verbreiterten Sinus wurden hierbei vielkernig, ihre intrasinuose Lagerung sei im Faserpraparat leicht zu erkennen. Manchmal kamen in den Riesenzellen sternformige Einschlusse (wohl Asteroid-bodies) vor. Die Veranderung trete nur gelegentlich, und zwar bei Kindern auf; sie sei stets gutartig. Robb-Smith vermutet, daß sie vielleicht eine lymphoide Manifestation von Hechts Riesenzellpneumonie[2] darstellt (s. u. Masern, S. 500). — In unserem Untersuchungsgut wurden derartige Falle nicht beobachtet. Dagegen erwahnt auch Marshall[3], daß im Rahmen der „chronischen Lymphadenitis" selten — besonders bei Kindern — metallophile reticulare Riesenzellen in den Sinus vorkamen.

b) Unreife Sinushistiocytose

Bezeichnung. Als unreife Sinushistiocytose bezeichnen wir eine Veränderung, die sich cytologisch von dem Sinuskatarrh scharf unterscheidet[4]: Hierbei sind nicht die Sinusretothelien, sondern junge Histiocyten vermehrt. Daß es sich um eine Wucherung von jungen „unreifen" Histiocyten handelt, schließen wir aus folgenden Tatsachen:

1. Die Zellen sind kleiner als Sinusretothelien, besitzen einen rundlichen bis ovalen Kern mit gröberem, kräftig farbbarem Chromatin und schwach blau getontem „Kernsaft". Dagegen zeigt der Kern der Retothelien ein feines, schwächer gefärbtes Chromatin und einen farblosen „Kernsaft". Die mittelgroßen Nucleolen sind basophiler als die der Sinusretothelien. Das Plasma ist schmal bis mäßig breit und schwach basophil, das der Retothelien dagegen breit und oxyphil. Die Morphologie der Zellen entspricht also der gegebenen Beschreibung der jungen Histiocyten (s. Abb. 18).

2. Die Sinushistiocyten lösen sich nach unseren Beobachtungen bisweilen ab und gelangen in die Lymphe und somit ins Blut. So werden aus den „Histiocyten" des Gewebes „Monocyten" des Blutes. Damit stimmt der klinische Befund überein, wonach bei den Erkrankungen, die zu einer stärkeren Sinushistiocytose führen (z. B. M. Pfeiffer und Toxoplasmose), oft auch eine erhebliche Vermehrung monocytärer oder monocytoider Zellen im Blut besteht. Die Retothelien der Sinus sind dagegen nicht als Ursprungszellen von Blutmonocyten aufzufassen[5].

3. Die Sinushistiocytose entwickelt sich in der unmittelbaren Umgebung von Kapsel und Trabekeln des Lymphknotens, d. h. an Stellen, wo wir die Existenz echter Bindegewebs-Histiocyten erwarten dürfen.

4. Die Unreife der Histiocyten geht aus karyometrischen und cytochemischen Befunden hervor: Die Kernvolumina der Histiocyten liegen nahe der Hauptklasse (K $^1/_2$), sie dürften also funktionell noch inaktiv sein. Dagegen sind die Retothelien des Sinuskatarrhs der zugehörigen Mittelklasse (K $^3/_4$) zuzuordnen, was auf eine rege Zelltätigkeit schließen läßt[6]. Cytochemisch fanden wir die Sinushistiocyten bei keiner angewandten Methode positiv, insbesondere fehlten unspezifische Esterase und saure Phosphatase, die beim Sinuskatarrh stets in reichlicher Menge vorkommen. Ebenso war die Versilberung nach Weil-Davenport bei der Sinushistiocytose negativ, beim Sinuskatarrh dagegen stets stark positiv[7]. Die Zellen

---

[1] 1938, 1947.   [2] 1910.   [3] 1956.
[4] Lennert 1958, 1959, Lennert u. Remmele 1958b.   [5] Aschoff 1938/39.
[6] Lennert u. Remmele 1958b.   [7] Auch Marshall 1956, Black u. Speer 1958.

der Sinushistiocytose entsprechen danach funktionell wie auch morphologisch der Zellrasse, die wir früher als indifferente Reticulumzellen bezeichneten[1].

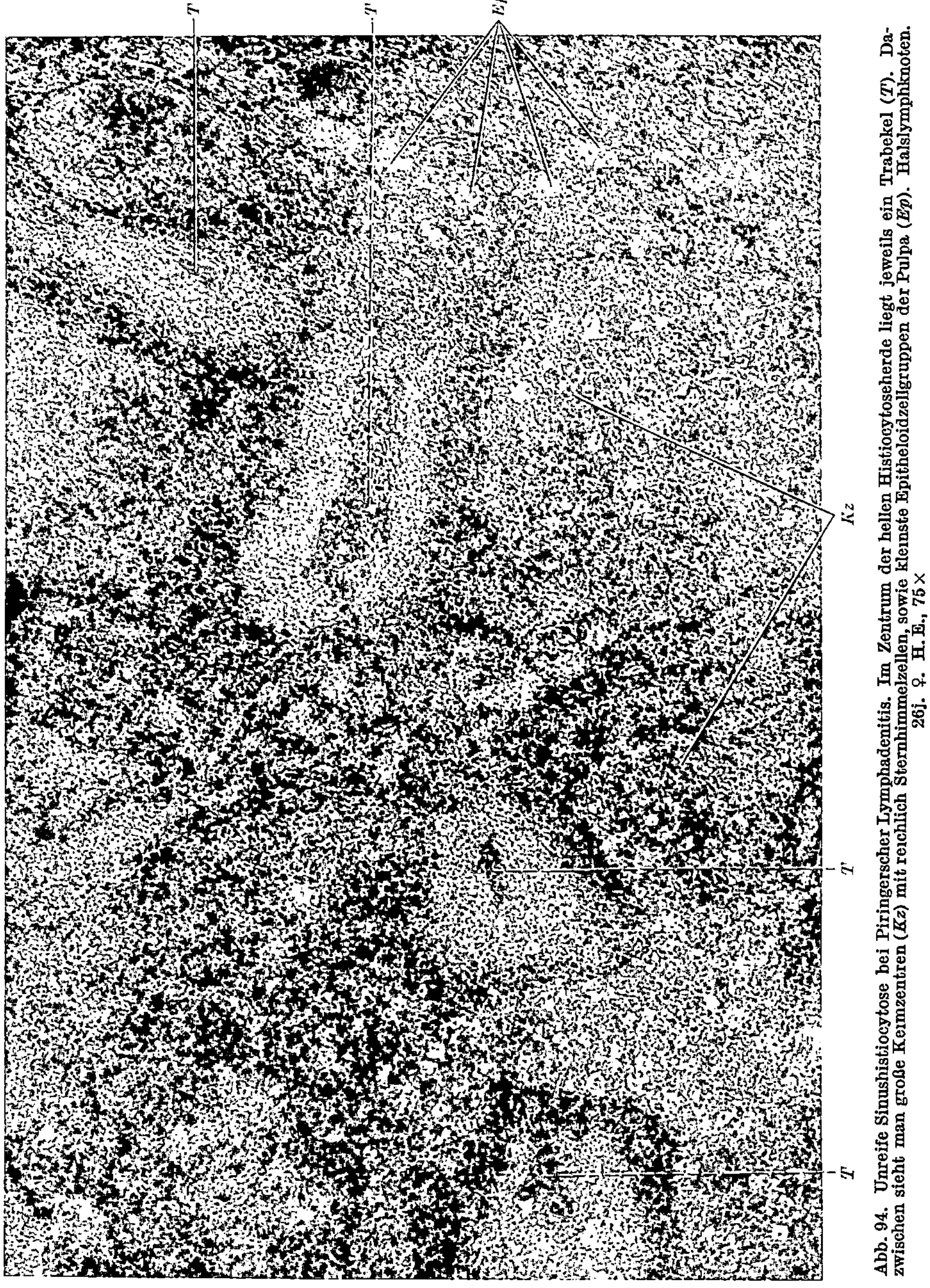

Abb. 94. Unreife Sinushistiocytose bei Piringerscher Lymphadenitis. Im Zentrum der hellen Histiocytoseherde liegt jeweils ein Trabekel (*T*). Dazwischen sieht man große Keimzentren (*Kz*) mit reichlich Sternhimmelzellen, sowie kleinste Epitheloidzellgruppen der Pulpa (*Ep*). Halslymphknoten. 26j. ♀. H.E., 75×

Nach den aufgeführten Daten besteht kein Zweifel darüber, daß Sinushistiocytose und Sinuskatarrh grundverschieden sind. Es ist weiterhin sehr

---

[1] LENNERT 1953.

wahrscheinlich, daß die proliferierten Zellen junge Histiocyten darstellen, weshalb wir die Bezeichnung unreife Sinushistiocytose anwenden.

Morphologie. Die unreife Sinushistiocytose ist bereits bei Übersichtsvergrößerung erkennbar und vom Sinuskatarrh unterscheidbar (s. Abb. 94).

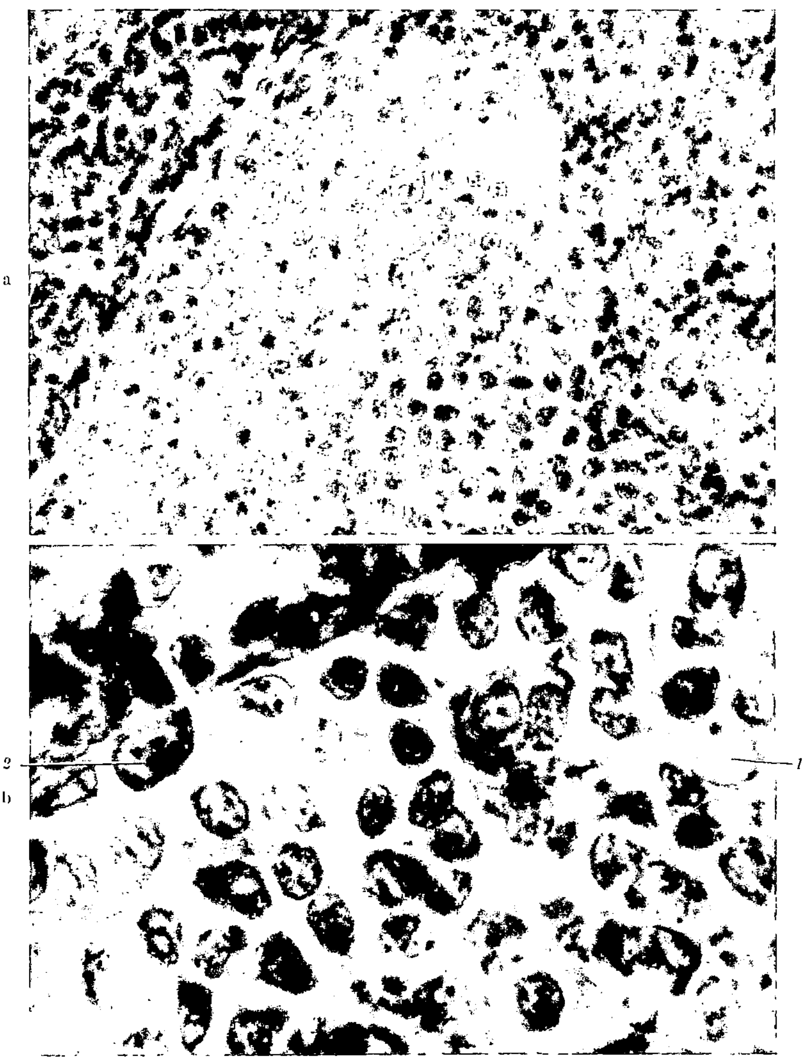

Abb. 95a u. b. Unreife Sinushistiocytose. a Sinus scharf begrenzt. Einige Mitosen. Etliche neutrophile Granulocyten. Nackenlymphknoten. 15j. ♂. H.E., 500×. b Unreife Sinushistiocyten: Relativ grobe Kernstruktur und dicke Kernmembran. *1* Große Retothelzelle (blaschenformiger heller Kern¹). *2* Basophile Stammzelle (Plasmoblast ?). Paramamillarer Lymphknoten. 32j. ♀. Giemsa, 1250×

Die Histiocytenproliferation erfolgt stets ausgesprochen *herdförmig*; sie breitet sich nicht — wie meist der Sinuskatarrh — allmählich vom Mark auf die Rinde aus. Die Marksinus sind nicht befallen; statt dessen finden wir vor allem in den *Randsinus* sowie in den *großen peritrabekulären Intermediärsinus* umschriebene, selten weit ausgebreitete Histiocytenansammlungen. Mit dem Befall der Randsinus ist vielfach eine entzündliche Kapselinfiltration verknüpft. Hier und auch in den tieferen Lymphknotenabschnitten ist die Grenze zwischen der Sinushistiocytose und dem umgebenden Gewebe (Pulpa, Kapsel) etwas unscharf im Gegensatz zum Sinuskatarrh, bei dem meist scharfe Grenzen bestehen.

Cytologisch ist zu den oben aufgeführten Kennzeichen der Sinushistiocyten nur wenig hinzuzufügen: Die Histiocyten sind verschieden groß, aber im allgemeinen kleiner als die Retothelien. Sie zeigen gelegentlich Mitosen. Bisweilen kommen aber derartig vielgestaltige Kernbilder vor, daß man an karyonomische Vorgänge denken muß. Zwischen den Histiocyten liegen immer einige neutrophile Granulocyten, einzelne typische Retothelien und oft auch einzelne große basophile Zellen (Plasmoblasten ?, basophile Stammzellen ?). Die neutrophilen Granulocyten gehen z. T. zugrunde und werden von den großen Retothelien phagocytiert.

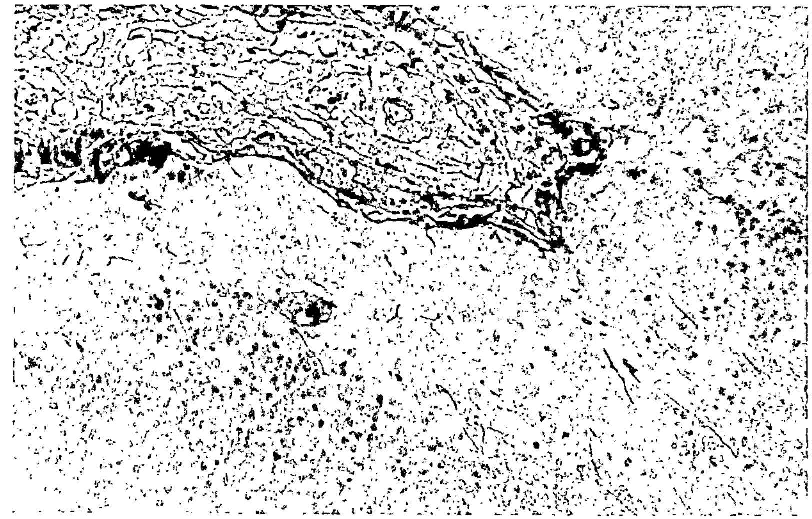

Abb. 96. Unreife Sinushistiocytose im Faserpraparat. Oben Trabekel. Sinus äußerst faserarm.
Halslymphknoten. 26j. ♀. Bielschowsky, 250 ×

Im Gegensatz zum Sinuskatarrh werden bei der unreifen Sinushistiocytose keine Gitterfasern gebildet. Die Histiocytoseherde sind somit faserarm bis faserfrei und heben sich dadurch gut von den übrigen Sinus und der Pulpa ab.

Ein innerer Zusammenhang zwischen Sinuskatarrh und unreifer Sinushistiocytose besteht nicht. Zwar können auch bei den retothelialen Sinusreaktionen Histiocyten in kleiner Zahl beigemengt sein, doch stellt die als unreife Sinushistiocytose bezeichnete Veränderung ein scharf umrissenes morphologisches Substrat dar, das keine Übergänge zum Sinuskatarrh zeigt.

Bei dem Versuch, die unreife Sinushistiocytose im Tupfpräparat (s. Abb. 10) zu finden, stießen wir gelegentlich auf Gruppen von jungen Histiocyten, die besonders am Rand der Präparate lagen. Hierbei fiel uns auf, daß das hellgraublaue Plasma der Zellen zum Teil sehr schmal war und oft ganz fehlte. In den Kernen war meist ein mittelgroßer heller Nucleolus zu sehen.

Vorkommen. Die unreife Sinushistiocytose ist eines der wichtigsten Kriterien der Piringerschen Lymphadenitis. Da das hierbei auftretende Entzündungsbild Ausdruck eines M. Pfeiffer und vor allem einer Toxoplasmose sein kann, ist die Sinushistiocytose für beide Erkrankungen gleichermaßen kennzeichnend. Aber auch beim M. Pfeiffer ohne die übrigen Zeichen der Piringerschen Lymphadenitis kommt die Histiocytose häufig vor. Weiterhin sahen wir Histiocytosen starken

Grades — allerdings untermischt mit *sehr reichlich* neutrophilen Granulocyten —
bei eitrigen Lymphadenitiden. Geringere Sinushistiocytosen kommen auch bei
Masshoffscher mesenterialer Lymphadenitis und Katzenkratzkrankheit vor.
Endlich konnten wir ganz vereinzelt Sinushistiocytosen bei Lymphogranulomatose beobachten, allerdings waren hierbei gleichzeitig stets sichere Lympho-
granulomatosezeichen (Sternbergsche Riesenzellen usw.) nachweisbar.

Deutung. Die unreife Sinushistiocytose entsteht mit großer Wahrscheinlichkeit lymphogen und wird wohl nur durch lebende Krankheitskeime (Viren,
Toxoplasmen, banale Eitererreger usw.) hervorgerufen. Die zunächst fermentarmen
unreifen Histiocyten wandeln sich wahrscheinlich — wenigstens z. T. — in
fermentreiche Zellen um und übernehmen dann ähnliche Funktionen wie die
Sinusretothelien. Ein anderer Teil kann wohl auch vor einer Differenzierung
in die Lymphe und damit ins Blut ausgeschwemmt werden.

8. Mastzellen-Hyperplasie (Mastocytose)

Bezeichnung. Die Vermehrung der *Gewebs*mastzellen nennen wir Mastzellen-
Hyperplasie oder — trotz der berechtigten Bedenken von GRUBER[1] — Mastocytose. Strenggenommen müßten wir von „Histio"-Mastocytose sprechen, um
den Unterschied gegenüber der Infiltration mit Blutmastzellen („Hämo"-Masto-
cytose) auszudrücken. Da diese Blutmastzellenvermehrung selten und mit den
üblichen Methoden nicht faßbar ist, verzichten wir auf eine differenzierte Benennung.

Morphologie. Die Mastocytose betrifft entweder die Pulpa oder die Sinus,
seltener beide Lokalisationen. In der Pulpa zeigen die Mastzellen oft vielgestaltige Formen mit langen Fortsätzen, in den Sinus dagegen sind sie in der
Regel abgerundet. Bei stärksten Mastocytosen kann auch die Adventitia
der Follikellarterien und anderer Blutgefäße eine Mastzellneubildung aufweisen.
Manchmal färben sich die Mastzellgranula von Pulpa und Sinus unterschiedlich;
dies ist wohl durch den jeweiligen Reifegrad der Zellgranulation bedingt.

Mit der Mastzellvermehrung ist oft ein chronischer Sinuskatarrh verknüpft.
Eine stärkere Stammzellhyperplasie besteht niemals, dagegen können diffuse und
follikuläre lymphatische Hyperplasien sowie ausgeprägte Plasmocytosen gleichzeitig vorhanden sein. Auch eine Infiltration mit eosinophilen Granulocyten ist
häufig nachzuweisen.

Vorkommen. Unter den einzelnen Regionen zeigen die *axillären* Lymphknoten
am häufigsten Mastocytosen, z. T. erheblichen Grades. Diese Mastzellvermehrung
der axillären Lymphknoten hängt wohl mit den besonderen Aufgaben dieser
Region zusammen, wobei die Ursachen in erster Linie in der Mamma zu suchen
sind. Es folgen an Häufigkeit in weitem Abstand die Leistenlymphknoten.
Endlich kommt gelegentlich an allen möglichen Stellen eine Mastocytose zur
Beobachtung, wenn eine entsprechende lokale oder allgemeine Ursache besteht.

Eigene quantitative Untersuchungen über die Mastzellenzahl[2] wurden oben
bereits erwähnt. Danach haben wir den weitaus höchsten Grad von Mastocytose
bei einer *parasitären Erkrankung* mit stärkster Gewebseosinophilie, nämlich bei
Lymphknoten-Filariose, gefunden (s. Abb. 99). Es folgen die lipomelanotische
Reticulocytose und die sog. unspezifische Lymphadenitis. Über die Ursachen dieser
heterogenen Gruppe können wir folgende Angaben machen: Am häufigsten fanden
wir *Carcinome* im Quellgebiet, wobei die Lymphknoten gleichzeitig meist metasta-
senfrei waren. Es wurde aber auch beobachtet, daß in den erweiterten Sinus dichte
Mastzellenansammlungen unmittelbar neben Tumorzellnestern zu liegen kamen.

---

[1] 1954.   [2] LENNERT u. ILLERT 1959.

Zusammen mit den Mastzellen sahen wir oft eosinophile Infiltrate, die FROMME[1] bereits beschrieb. Auch die carcinombedingte Mastocytose an sich ist schon lange bekannt[2]. In Spätphasen der Krebs-Metastasierung soll die Zahl der Mastzellen abnehmen[3].

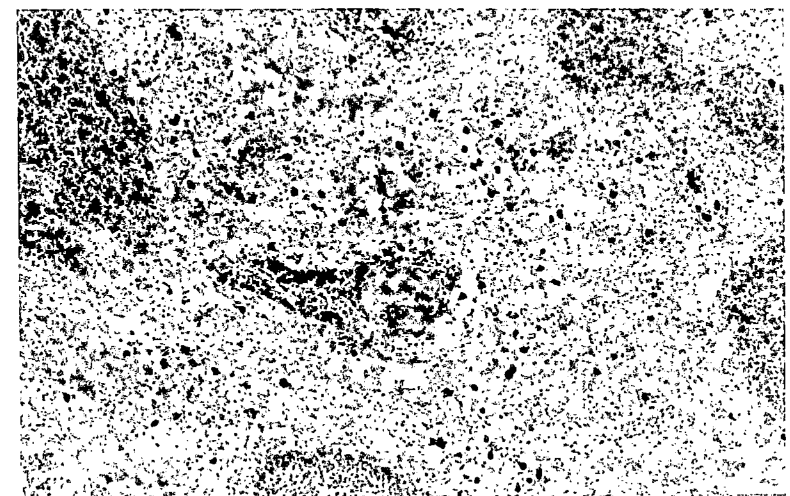

Abb. 97. Sinus-Mastocytose. Mastzellen abgerundet. Axillarlymphknoten. 40j. ♀. Giemsa, 125×

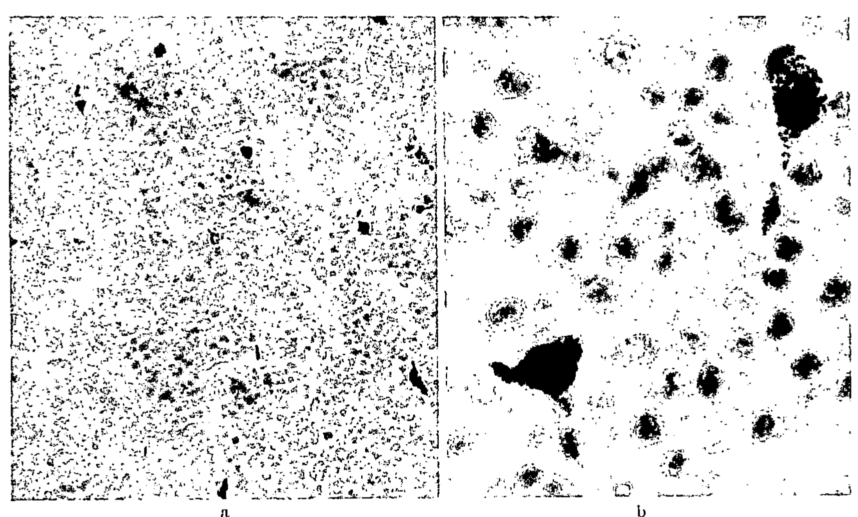

Abb. 98a u. b. a Geringe Pulpa-Mastocytose bei mehrmonatigem fieberhaftem Prozeß ungeklarter Ätiologie. Axillarlymphknoten. 54j. ♂. Giemsa, 250×. b Bei stärkerer Vergroßerung sieht man deformierte Zell-Leiber mit langen Plasmafortsatzen. 1250×

Höhergradige Mastocytosen fanden wir weiterhin bei *chronisch entzündlichen Prozessen*, z. B. bei Sepsis und primär-chronischer Polyarthritis. Außerdem war in 2 Fällen eine Gynäkomastie und einmal eine chronische Mastitis der tributären Brustdrüse festgestellt worden. In einem Fall bestand eine Hyperthyreose mit starkem Juckreiz und ein weiterer Fall wurde klinisch als neurovegetative Dystonie

---

[1] 1907.   [2] FROMME 1907, WEILL 1919, BRACK 1925, JANES u. McDONALD 1948.
[3] LAPIS 1957.

bezeichnet. CAZAL[1] beschreibt eine Mastocytose bei allgemeiner Amyloidose (Paramyloidose)[2] und bei Stillscher Krankheit, BRAUNSTEINER[3] erwähnt eine Mastocytose bei Elephantiasis des zugehörigen Gebietes. Endlich soll bei Urticaria pigmentosa — ebenso wie in der Haut — auch in den Lymphknoten

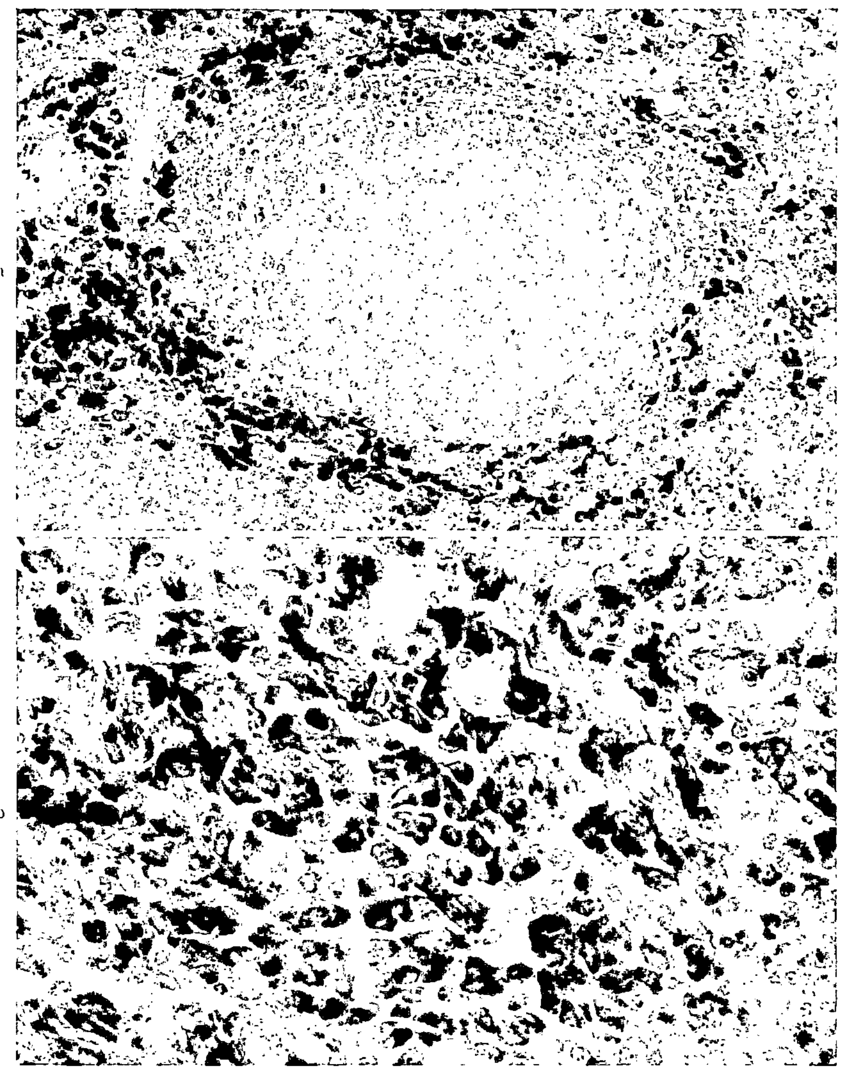

Abb. 99 a u. b. Starkste Pulpa-Mastocytose bei Lymphknoten-Filariose. a In der Mitte Sekundarfollikel. Umgebende Pulpa mit hochgradiger Mastocytose. b Pulpa bei starkerer Vergroßerung. Axillarlymphknoten. 26j. ♂. Giemsa. a 250×, b 500 ×

eine stärkere Mastzellenvermehrung vorkommen[4]. Die hierzu gezählten Fälle der Literatur dürften aber z. T. sicher als (maligne) Mastzellen-Retikulosen aufzufassen sein. Dies trifft z. B. für die Beobachtung von BERTELOTTI[5], vielleicht auch für die Fälle von BALBI[6] zu.

---

[1] 1955a.   [2] Siehe auch VON SCHONBERG 1948.   [3] 1959.
[4] ALLEN 1954, DEWAR u. MILNE 1955.   [5] 1943.   [6] 1949.

Deutung. Die Mastocytose bei parasitären Erkrankungen dürfte mit dem Histamingehalt der Mastzellen zusammenhängen. Dagegen ist die Mastzellvermehrung bei Carcinomen des Quellgebietes umstritten. FROMME[1] und andere Autoren glauben an eine Paralysierung toxischer Tumorsubstanzen. ASBOE-HANSEN[2] stellte die modernen Theorien zusammen. Danach wird den sauren Mucopolysacchariden der Mastzellen die entscheidende Bedeutung beigemessen: Sie könnten als Hyaluronidase-Inhibitoren der Ausbreitung des Tumors entgegenwirken; auch könnte u. U. Heparin das Tumorwachstum an sich hemmen[3]. Bemerkenswert ist, daß bei Teerpinselung die Mastzellenzahl vor dem Auftreten von Hautcarcinomen stark zunimmt und bei tumorresistenten Stämmen besonders hoch ist[4].

Im Rahmen der „unspezifischen Lymphadenitis" tritt eine Mastocytose nur bei *chronischer* Lymphknotenreizung auf. Bei akuter Lymphadenitis geben die Mastzellen ihre Granula ab und gehen wohl auch zugrunde[5]; auch bei subakuten Entzündungen ist die Mastzellenzahl stets noch gering, wie unsere Zählungen ergaben[6].

9. Reticulumzell-Hyperplasie (Reticulo*cy*tose)

Bezeichnung. Eine reaktive Vermehrung von Reticulumzellen im lymphatischen Parenchym nennen wir Reticulo*cy*tose, nicht Retikulose, um jedes Mißverständnis auszuschalten. Wir[7] prägten diesen Begriff in Analogie zu der Bezeichnung Leuko*cy*tose, die entgegen der malignen Neoplasie der „weißen" Blutzellen, der Leukose, ebenfalls reaktiver Natur ist. Den Begriff „Retikulose" reservieren wir mit FRESEN[8] für die „blastomatösen Retikulosen" im Sinne von ROULET[9], also für die malignen Neubildungen der Reticulumzellen und ihrer Funktionsformen (Plasmazellen, Mastzellen).

Morphologie. Die Reticulumzellhyperplasie kann sich diffus oder herdförmig in der Pulpa entwickeln. In beiden Fällen sind mittlere und große Reticulumzellen mit breitem, hellem Plasma proliferiert. Bei der *diffusen* Reticulocytose wird die Pulpa locker oder dicht von den Reticulumzellen durchsetzt. Gleichzeitig sind oft die Lymphocyten oder die Stammzellen vermehrt. Auch kommen nicht selten Plasmocytosen des Markbereiches vor.

Die *herdförmige* Reticulocytose betrifft vorwiegend die Rindenknoten („Tertiärfollikel"), deren Randbezirke die stärksten Reticulumzellproliferationen aufweisen (Abb. 100). Außerdem kann aber auch in der äußeren Rinde, vorzugsweise unter den Randsinus, eine fleckförmige Reticulocytose entstehen. Diese bildet oft nur kleine Herde, die nicht selten im Inneren einige Granulocyten und Kerntrümmer enthalten; manchmal erstreckt sie sich auch über größere Flächen. Oft sind mit der herdförmigen Reticulocytose noch weitere Zeichen chronischer Lymphknotenreizung — wie lymphatische Hyperplasie, Plasmocytose, Sinuskatarrh, Mastocytose — verbunden. Gelegentlich kommen auch einige Stammzellen zwischen den Reticulumzellen vor.

Der Fasergehalt ist bei beiden Reticulumzellhyperplasien oft — entgegen allen Erwartungen — relativ niedrig. Nur gelegentlich werden größere Mengen von Gitterfasern neu gebildet.

Vorkommen. Diffuse Reticulocytosen geringen Grades gehören mit zu dem Bild der Stammzellen- und diffusen lymphatischen Hyperplasie, stärkere diffuse

---

[1] 1907.   [2] 1954, Lit.   [3] Siehe auch KEIL 1954, Lit.
[4] CRAMER u. SIMPSON 1944, ASBOE-HANSEN 1954, Lit., ASBOE-HANSEN u. ZACHARIAE 1955, RILEY 1958.
[5] SMITH u. WOOD 1949a.   [6] LENNERT u. ILLERT 1959.
[7] LENNERT u. ELSCHNER 1954.   [8] 1954.   [9] 1954a.

Reticulocytosen sahen wir mehrfach bei septischen Allgemeininfektionen (s. Abb. 100). Herdförmige Reticulocytosen werden am häufigsten in peripheren Lymphknoten gefunden und erreichen die höchsten Grade bei entzündlichen Hauterkrankungen (s. unter „Lipomelanotische Reticulocytose"). Aber auch Hautjucken (bzw. starkes Kratzen!) ohne Dermatitis genügt schon als Proliferationsreiz. Weiterhin kommen bei chronischen Entzündungen und Tumoren des tributären Bereiches solche Reticulocytosen vor.

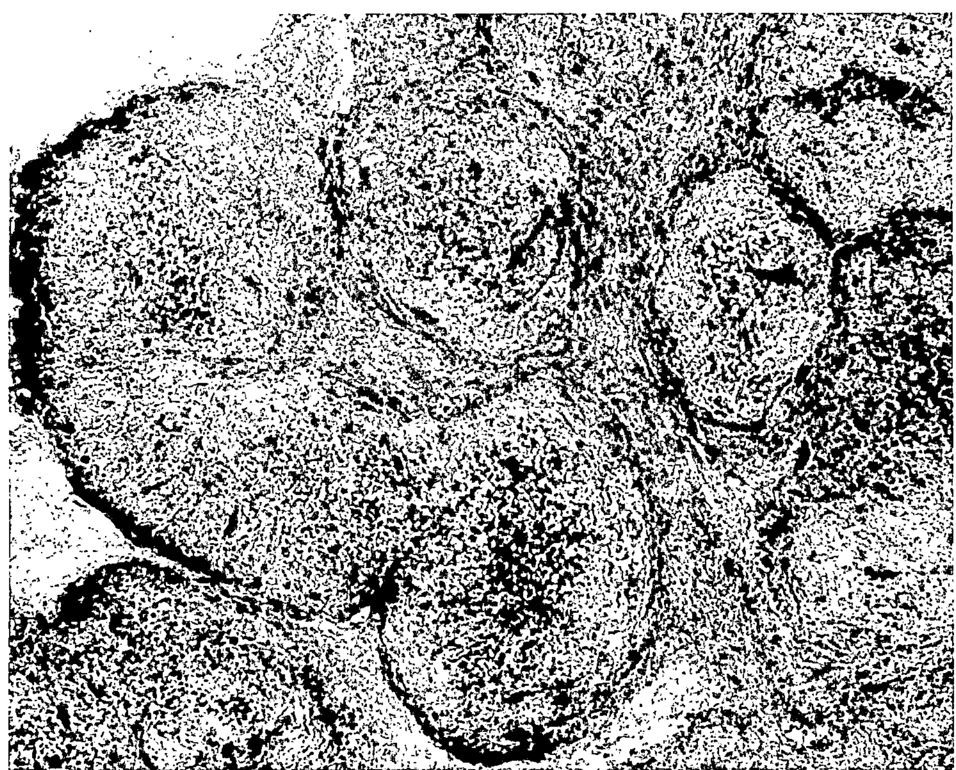

Abb. 100. Starke Reticulocytose der „Tertiärknötchen" bei Sepsis. Leistenlymphknoten. 19j. ♀. Giemsa, 50 ×

Deutung. Die Reticulumzellen erhalten häufiger auf dem Lymphweg als auf dem Blutweg hochmolekulare Substanzen, die sie nach Phagocytose abbauen oder speichern. Die Reticulumzellen bei Stammzellen- und lymphatischer Hyperplasie erfüllen wohl z. T. regeneratorische Aufgaben.

Wenn eine stärkere Reticulocytose bei Lymphadenitiden auftritt, handelt es sich meist um ein *chronisch* entzündliches Geschehen.

10. Epitheloidzellige Reaktion[1]

Das Vorkommen von Epitheloidzellen ist keineswegs auf die sog. spezifischen Infektionen beschränkt, sondern erstreckt sich auch auf „unspezifische" Reizzustände, insbesondere solche mit Reticulocytosen.

Morphologie. Wir unterscheiden histologisch 3 Typen von Epitheloidzellreaktionen: a) Die *diffuse Epitheloidzellreaktion:* Die Epitheloidzellen liegen

---

[1] Lennert 1957 c, 1959.

unauffällig in der Pulpa zwischen gleichzeitig vermehrten Reticulumzellen, aus denen sie sich entwickeln. Sie sind nach ihrem breiten und kräftig oxyphil gefärbten Plasma und ihrem bläschenförmigen Kern meist von den Reticulumzellen abzugrenzen. Diese besitzen dagegen ein helleres, nur schwach rötlich tingiertes Plasma und polymorphere Kerne. Prototyp: Lipomelanotische Reticulocytose.

b) Die *kleinherdige (gruppenförmige) Epitheloidzellreaktion:* Man sieht kleine Gruppen von oxyphilen breitleibigen Epitheloidzellen in der Pulpa und manchmal auch in den Sekundärknötchen oder in der Kapsel. Diese Epitheloidzellherde sind ausgesprochen locker gebaut und unscharf begrenzt, auch fehlen immer Zeichen von Verkäsung. Man könnte von einem „Sarcoid en miniature" sprechen.

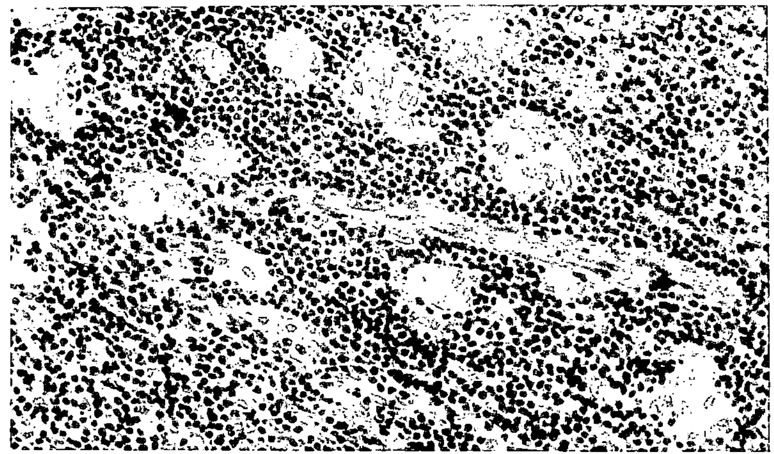

Abb. 101.   Kleinherdige Epitheloidzell-Proliferation bei Lymphogranulomatose. Halslymphknoten.   62j. ♂.
Van Gieson, 250 ×

Manchmal besteht gleichzeitig eine geringe Reticulumzellvermehrung, doch ist diese nie so stark wie bei der diffusen Epitheloidzellreaktion. Prototyp: Piringersche Lymphadenitis.

c) Die *großherdige (granulomatöse) Epitheloidzellreaktion:* Hierbei kommt es zur Entwicklung typischer Tuberkel, die größer und kompakter als die Epitheloidzellgruppen der kleinherdigen Reaktion sind. Auch zeigen sie eine schärfere Begrenzung und bisweilen kleine Nekrose- bzw. Verkäsungsbezirke (s. unter Tuberkulose). Die großherdige Epitheloidzellreaktion geht aus der kleinherdigen hervor. Prototyp: M. Besnier-Boeck-Schaumann (Sarkoidose).

Grundsätzlich können bei allen 3 Formen der Epitheloidzellreaktionen Langhanssche Riesenzellen vorkommen; dies ist bei der diffusen Epitheloidzellreaktion ausgesprochen selten, bei der kleinherdigen Reaktion etwas häufiger und bei der großherdigen Reaktion am häufigsten.

Vorkommen. Die *diffuse* Epitheloidzellreaktion fällt mehr dem Ausstrichcytologen als dem Betrachter des Schnittes auf. Und doch kann man bei entsprechender Aufmerksamkeit auch histologisch häufig einzelne Epitheloidzellen finden, vor allem bei follikulärer lymphatischer Hyperplasie und bei lipomelanotischer Reticulocytose. Eine diagnostische Bedeutung kommt ihnen hierbei jedoch nicht zu. Über die Epitheloidzellen der Gallenwegslymphknoten s. S. 155 u. 313ff.

Dagegen steht die *kleinherdige* Epitheloidzellreaktion, vor allem seit den Mitteilungen von LETTERER[1] und PIRINGER-KUCHINKA[2], im Brennpunkt des diagnostischen Interesses.

---

[1] 1951.   [2] 1953.

Sie wird am häufigsten bei der *Piringerschen Lymphadenitis* beobachtet, die Ausdruck einer Toxoplasmose (meist) oder eines Pfeifferschen Drüsenfiebers (selten) und vielleicht noch weiterer Infektionen ist. Gleichzeitig bestehen eine unreife Sinushistiocytose, eine follikuläre lymphatische Hyperplasie und meist auch eine Kapselinfiltration. Follikuläre lymphatische Hyperplasien mit Epitheloidzell-

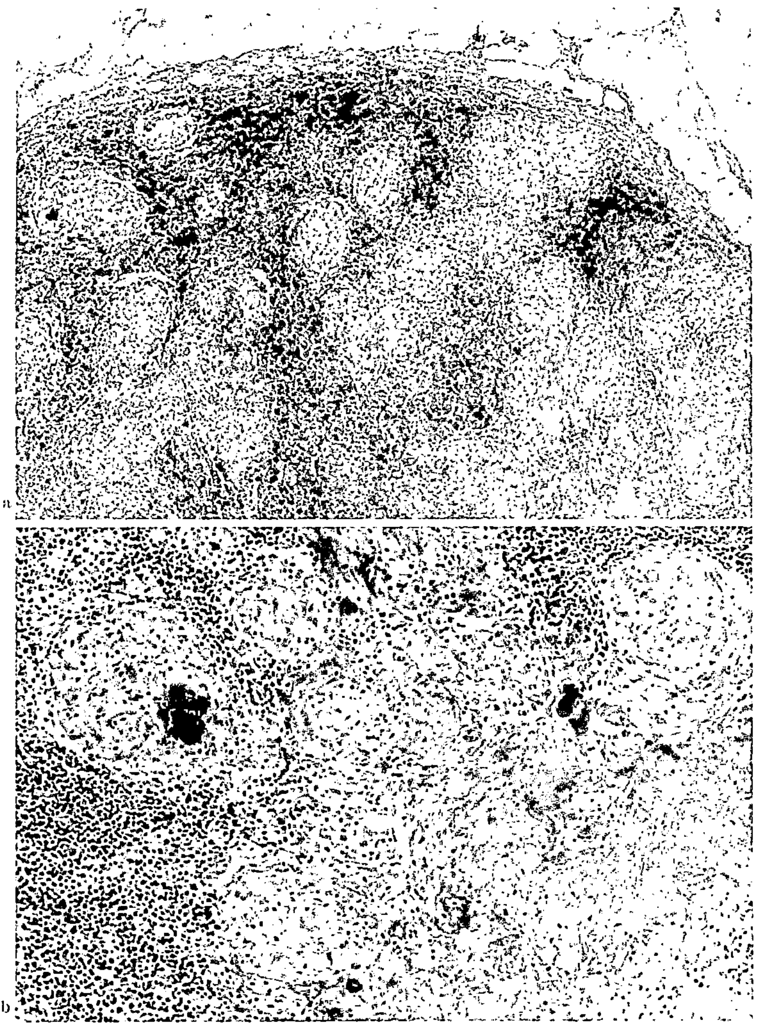

Abb. 102a u.b. Großherdige Epitheloidzell-Reaktion bei Carcinom ("sarcoid-like lesion"). Regionärer Lymphknoten bei Adenocarcinom des Coecums. 62j. ♀. H.E. a 50×, b 125×

reaktion, jedoch ohne unreife Sinushistiocytose, sind oft rudimentäre Formen von Piringerscher Lymphadenitis, doch sollte zur sicheren Diagnose nicht auf den Nachweis einer unreifen Sinushistiocytose verzichtet werden.

Ähnlich wie die Piringersche Lymphadenitis zeigen auch die Lymphknoten des Melkersson-Rosenthal-Syndroms Epitheloidzellgruppen in den Keimzentren. Außerdem besteht eine follikuläre lymphatische Hyperplasie, eine unreife Sinushistiocytose und Kapselinfiltration. Es kommen jedoch auch größere Epitheloidzellgranulome mit Vernarbungstendenz vor.

Weiterhin wird die kleinherdige Epitheloidzellreaktion als Frühveränderung der Sarkoidose und der epitheloidzelligen Tuberkulose beobachtet, allerdings fehlt hierbei in der Regel eine follikuläre lymphatische Hyperplasie und stets die unreife Sinushistiocytose.

Auch die sarkoidähnlichen Veränderungen bei Carcinomen beginnen in Form kleiner Epitheloidzellgruppen. Wir sahen 2mal diese Epitheloidzellreaktion in regionären Lymphknoten von Magencarcinomen; das übrige Lymphknotenparenchym erschien hierbei unbeteiligt.

Sodann ist die kleinherdige Epitheloidzellreaktion bei zahlreichen weiteren „*spezifischen Lymphadenitiden*" möglich; ich erinnere nur an die reticulocytäre abscedierende Lymphadenitis, an die Lues I und II[1] sowie die Lymphadenitis bei Typhus und Leishmaniosen. Doch kommen bei der reticulocytären abscedierenden Lymphadenitis auch größere Epitheloidzellherde vor.

Ganz besonders wichtig ist die Kenntnis der kleinherdigen Epitheloidzellreaktion bei *Lymphogranulomatose*, wobei bisweilen eine gewisse Ähnlichkeit mit der Piringerschen Lymphadenitis und einem frühen M. Besnier-Boeck-Schaumann besteht. Man muß in solchen Fällen gewissenhaft nach Sternbergschen Riesenzellen und Hodgkin-Zellen suchen. Eine kleine Zahl von Eosinophilen bedeutet diagnostisch nichts. Zur Unterscheidung von der Piringerschen Lymphadenitis hat sich die Sinushistiocytose als weitgehend verläßliches, wenn auch nicht absolut beweisendes Kriterium bewährt[2].

Endlich kann wahrscheinlich auch eine maligne Retikulose in Form einer kleinherdigen Epitheloidzellproliferation beginnen[3]. Die Lymphknotenstruktur ist dabei aber erheblich alteriert, auch findet man meist zahlreiche Mitosen.

Die *großherdige Epitheloidzellreaktion* ist eine der wichtigsten Ausdrucksformen der sog. spezifischen Entzündung. Es sei hier nur die Tuberkulose, Brucellose, Berylliose, Lues III und Lepra genannt. Doch kommt die großherdige Epitheloidzellreaktion auch im Abflußgebiet von *Carcinomen* vor (s. S. 308ff.). Das hierbei beobachtete histologische Bild ist nach unseren bisherigen Erfahrungen meist nicht von einem M. Besnier-Boeck-Schaumann oder einer epitheloidzelligen Tuberkulose zu unterscheiden. Auch bei Hepatitis soll nach REFVEM[4] eine sarkoidartige Lymphknotenreaktion auftreten können. Über die großherdige Epitheloidzellproliferation bei Lupus erythematodes s. S. 377.

Deutung. Die Epitheloidzellen entstehen wohl durch Resorption hochmolekularer Substanzen, unter denen Lipoide[4] und Polysaccharide die Hauptrolle spielen dürften. Antikörper werden von den Epitheloidzellen wahrscheinlich nicht gebildet.

Zur Epitheloidzellentstehung sind mehrere Tage erforderlich (s. unter Tuberkulose), daher findet man Epitheloidzellen niemals bei akuten Lymphadenitiden, sondern vorwiegend bei chronischen Reizzuständen.

11. Perilymphadenitis

Begriff. Unter Perilymphadenitis versteht man entzündliche Vorgänge an der Lymphknotenkapsel, die im allgemeinen von dem Lymphknoten (besonders von den Randsinus aus!), gelegentlich auch von der Lymphknotenumgebung aus auf die Kapsel übergreifen. In beiden Fällen findet man meist in der Lymphknotenumgebung entsprechende Entzündungszeichen.

Morphologie. Die Kapsel zeigt je nach dem Stadium der Entzündung ein verschiedenartiges Bild: In der akuten und subakuten Phase findet sich eine ödematöse Auflockerung und eine starke metachromatische Färbbarkeit der Fasern (bei Giemsa-Färbung). Die Kapsel-Metachromasie kann aber über längere

---

[1] MICHELSON 1929, 1932.   [2] LENNERT 1959.   [3] ROULET 1954b.   [4] REFVEM 1954, Lit.

Zeit bestehenbleiben. Schon früh infiltrieren Entzündungszellen (besonders
neutrophile und eosinophile Leukocyten) die Kapsel, in späteren Stadien kommen

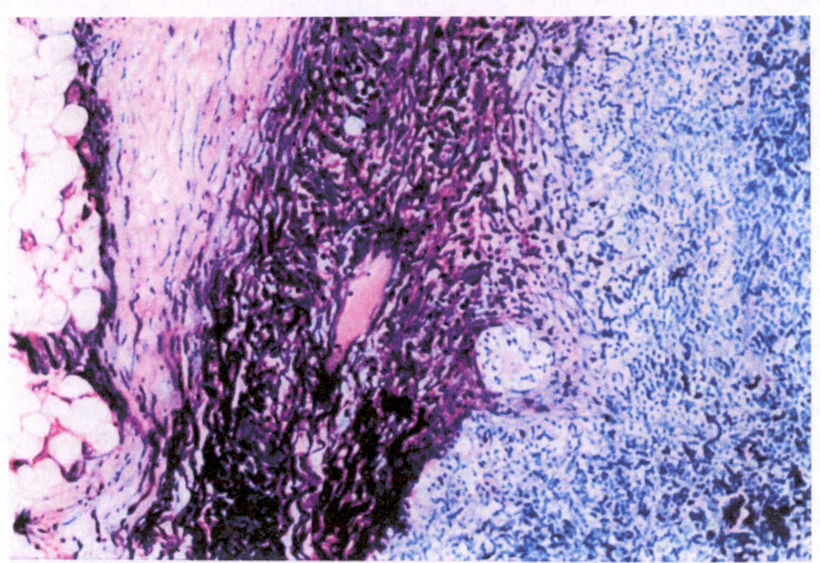

Abb. 103. Starke Metachromasie der Kapsel bei Masshoffscher mesenterialer Lymphadenitis. 7j. ♂. Giemsa, 125 ×

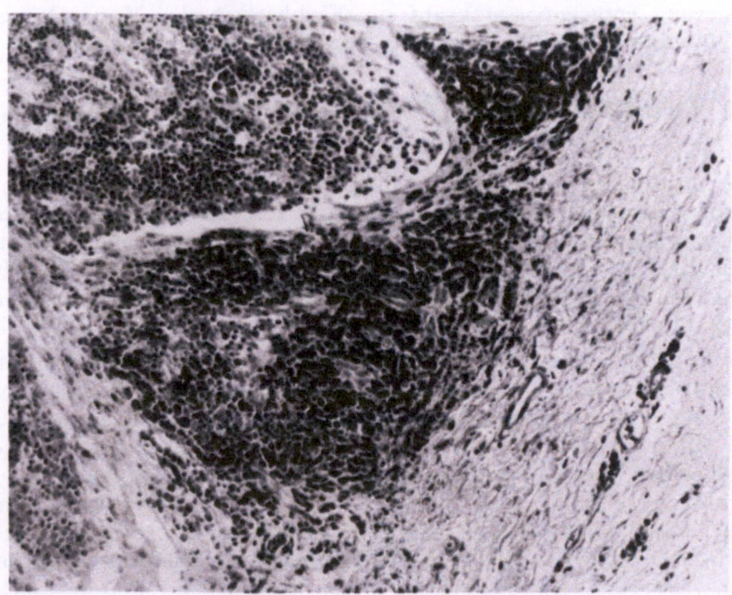

Abb. 104. Chronische Perilymphadenitis. Starke Plasmocytose, besonders an den Winkeln, von denen die Trabekel
in die Tiefe strahlen. Kapsel im übrigen stark fibros verdickt. Leistenlymphknoten. Azur-Eosin, etwa 125 ×

vorwiegend Plasmazellen, Histiocyten, Lymphocyten und Eosinophile vor.
Gelegentlich liegen die Entzündungszellen der Kapsel innen oder außen an.
  Wenn die Entzündung auf das umgebende Bindegewebe übergreift, findet man
hier die gleichen Veränderungen wie in der Kapsel, nämlich Ödem, metachroma-

tische Färbbarkeit und Zellinfiltrate. Das Vorkommen von Lymphocyten in der Lymphknotenumgebung braucht nicht zu bedeuten, daß die Kapsel „durchbrochen" ist und folglich ein Verdacht auf Lymphadenose bestehe[1]. Nicht ganz selten findet man in den Blut- und Lymphgefäßen der Nachbarschaft entzündliche Veränderungen, die u. U. diagnostisch bedeutungsvoll sind, z. B. bei Lues I, bei reticulocytärer abscedierender Lymphadenitis und Panarteriitis. Die Entzündung der Kapsel greift weiterhin oft auf die bindegewebigen Teile des Lymphknoteninneren, nämlich die Trabekel, über. Diese sind dann durch Ödem und Zellinfiltrate verbreitert, später kollagenfaserig verdickt, manchmal auch lymphoplasmacellulär infiltriert.

Vorkommen. Unter unseren „unspezifischen" Lymphadenitiden mit Kapselreaktion überwiegen die Halslymphknoten bei weitem, es folgen diejenigen der Leistenregion. Bei diesen kommt jedoch eine gewisse Kapselverdickung so häufig vor, daß man sie beinahe als physiologisch ansehen darf. Eine starke fibröse Kapselverdickung ist immer verdächtig auf Lymphogranulomatose, die man daher sorgfältig ausschließen muß.

Deutung. Bei Vorliegen einer floriden Kapselveränderung darf man auf eine echte Lymphknotenentzündung schließen. Die metachromatische Färbbarkeit tritt in der Kapsel immer bei reger Neubildung von kollagenen Bindegewebsfasern auf, wie dies auch an anderen Orten, z. B. im Granulationsgewebe[2], gefunden wird. Sie zeigt nach WASSERMANN[3] niedrig polymerisierte saure Mucopolysaccharide an. Diese begünstigen die Permeabilität und Wasserbindungsfähigkeit des Gewebes[3]. SCHMIDT-MATTHIESEN[4] dagegen kommt nach seinen Experimenten mit stufenweise abgebauten Mucopolysacchariden zu der Ansicht, daß die Depolymerisierung entgegengesetzt auf die Färbbarkeit der Mucopolysaccharide wirke: Metachromasie, Hale- und PAS-Reaktion nähmen an Intensität ab.

Zusammenfassende Betrachtung über den Ablauf der „unspezifischen" Lymphadenitis

Wenn wir die Tierversuche und unsere klinisch-histologischen Erhebungen als Grundlage nehmen, können wir über den zeitlichen Ablauf der „unspezifischen" Lymphadenitis etwa die Aussagen machen, die in Tabelle 12 schematisch dargestellt sind. Die gerade vorliegende Entzündungsphase läßt sich selten aus einem einzelnen histologischen Symptom, sondern meist nur aus der Zusammenschau aller Einzelerscheinungen erschließen.

Die *akute* Entzündung ist am besten negativ zu charakterisieren: Es fehlen große floride Sekundärknötchen, unreife Sinushistiocytosen, Mastocytosen und Epitheloidzellreaktionen. Dagegen besteht oft eine Stammzellenhyperplasie und wohl auch diffuse lymphatische Hyperplasie. Beide sind meist mit einer geringen Reticulocytose und einer Vermehrung von Plasmazellvorstufen im lymphatischen Parenchym vergesellschaftet. Die Kapsel zeigt — wenn befallen — ein Ödem und/oder Granulocyteninfiltrate. Ein geringer Sinuskatarrh mit Leukocytose kann nachweisbar sein, dagegen sind die Mastzellen der Sinus stark reduziert oder fehlen ganz. Hyperämie, Blutungen und Exsudation sind weitere Zeichen des akuten Geschehens, oft aber nicht deutlich ausgeprägt.

Die *subakute* Entzündung unterscheidet sich von der akuten Lymphadenitis vor allem durch die meist vorhandenen, großen und floriden Sekundärknötchen, die etliche Mitosen und Kerntrümmer aufweisen. Die Stammzellenhyperplasie

---

[1] MURRAY u. BRODERS 1943.   [2] SYLVÉN 1941, 1945.   [3] WASSERMANN 1956.
[4] 1957, Lit.

Tabelle 12. *Die Einzelerscheinungen der „unspezifischen Lymphadenitis" im zeitlichen Ablauf der Entzündung*

Einzelerscheinungen der unspezifischen Lymphadenitis	akut	subakut	chronisch
Hyperämie, Blutungen, Exsudation . .	(+) bis +	Ø	Ø
Neutrophile Leukocytose	(+) bis ++	Ø bis +	Ø bis +
Stammzellen-Hyperplasie	oft +	oft (+)	Ø
Reizzellen-Hyperplasie	Ø	(+) ?	±
Diffuse lymphatische Hyperplasie . . .	oft +	±	geleg. +
Follikulare lymphatische Hyperplasie .	Ø	meist ++	meist (+) bis ++
Plasmazell-Hyperplasie			
unreif	+	±	±
reif	Ø	(+)	+ bis +++
Sinuskatarrh	meist (+)	oft +	oft + (faserreich)
Unreife Sinus-Histiocytose	Ø	geleg. +	geleg. +
Mastzell-Hyperplasie	Ø (vermind.!)	Ø bis (+)	(+) bis ++
Reticulocytose	oft (+)	oft (+)	oft (+) bis ++
Epitheloidzell-Reaktion (diffus und			
kleinherdig)	Ø	geleg. (+)	geleg. +
Perilymphadenitis			
Ödem	±	±	Ø
Metachromasie	±	±	±
Fibrose	Ø	Ø	oft + bis +++
Infiltration mit Neutrophilen	±	±	Ø
Infiltration mit Lymphocyten und			
Plasmazellen	Ø	±	oft + bis ++

Zeichenerklärung: Ø nicht vorhanden, ± zum Teil vorhanden, (+) gering ausgepragt, + maßig stark ausgeprägt, ++ stark ausgepragt.

nimmt ab, die diffuse lymphatische Hyperplasie kann noch bestehen, tritt aber bald — entsprechend der starken Lymphocytenausschwemmung (?) — zurück. Jetzt kommt es manchmal zur Entwicklung von Epitheloidzellen und unreifen Sinushistiocytosen, sowie meist zu stärkerer Bildung von reifen Plasmazellen. Die Kapsel zeigt manchmal eine verstärkte Metachromasie und/oder lymphoplasma-celluläre Infiltrate.

Die *chronische* Lymphadenitis ist durch eine weitere Abnahme der Stammzellen gekennzeichnet. Sekundärknötchen sind meist vorhanden, von verschiedener Größe und verschiedener Aktivität; nicht selten kommen „ausgebrannte", d. h. germinoblastenarme, große Sekundärknötchen vor. Die kleinen Lymphocyten der Pulpa sind bisweilen vermehrt. Es besteht oft eine starke Plasmocytose, wobei die reifen Formen meist überwiegen. Auch die Reticulumzellproliferation ist in manchen Fällen stärker. In den Sinus sieht man gelegentlich einen chronischen Katarrh, seltener eine unreife Histiocytose. Je länger die Lymphknotenreizung anhält, um so mehr nimmt die Plasmocytose zu und die follikuläre Hyperplasie sowie die Vermehrung der Sinus-Retothelien ab[1]. Kapsel und Trabekel können erheblich verdickt sein und sind dann oft metachromatisch färbbar. Auch lymphoplasmacelluläre Kapselinfiltrate kommen vor. Zu den besprochenen cellulären Reaktionen tritt manchmal noch eine stärkere Vermehrung der Gitterfasern, evtl. mit Kollagenisierung.

Von dem eben gezeigten Bild der akuten, subakuten und chronischen Lymphadenitis gibt es zahlreiche Variationsmöglichkeiten. Wir müssen in einem gegebenen Fall alle Einzelsymptome registrieren und zueinander in Beziehung setzen; so läßt sich in einem Teil der Fälle die gerade ablaufende Entzündungsphase ungefähr bestimmen.

[1] MOORE, SORENSON u. SCHOENBERG 1959.

Anhang: Die Lymphadenitis ohne erkennbare Spezifität und die reaktive Hyperplasie im Ausstrich[1]

Für die Ausstrichuntersuchung gelten in erhöhtem Maße die einschränkenden Bemerkungen zum Begriff der Spezifität, wie sie bereits auf S. 158 gemacht wurden; denn im Ausstrich bleiben die topographischen Zusammenhänge innerhalb des Lymphknotens verborgen und damit entfällt eines der wichtigsten Kriterien zur Abgrenzung „spezifischer" Lymphadenitiden. Bei der Beurteilung von Ausstrichen muß vor allem der Untersucher von Punktaten bezüglich der Diagnose „Lymphadenitis ohne erkennbare Spezifität" auch deshalb größte Zurückhaltung üben, weil für ihn immer die Möglichkeit offen bleibt, daß er die wesentliche Veränderung, z. B. einen Lymphogranulomherd, eine Carcinommetastase oder einen Tuberkel mit der Punktionsnadel nicht getroffen hat. Die Begleitreaktion des lymphatischen Restgewebes verleitet dann leicht zur Fehldiagnose „unspezifische Lymphadenitis".

Tabelle 13. *Beispiele von Lymphadenitiden ohne erkennbare Spezifität im Adenogramm*
(Angaben in $^0/_{00}$)

	Fall									
	1	2	3	4	5	6	7	8	9	10
Lymphocyten										
jung	606	736	442	722	415	594	751	559	575	286
alt	360	232	517	181	548	323	206	370	349	625
Basophile Stammzellen	—	—	—	—	—	—	2	1	—	1
Germinoblasten										
groß	—	—	—	—	—	2	—	—	—	2
mittel	—	—	3	—	—	11	—	—	—	5
klein	—	—	—	—	—	24	—	—	—	—
Plasmoblasten	—	—	—	—	1	—	5	—	—	9
Proplasmazellen	—	—	2	1	—	—	6	—	1	6
Plasmazellen	1	1	—	4	—	2	6	—	6	6
Reticulare Reizzellen										
groß	1	—	4	13	2	9	1	1	7	9
mittel	5	9	8	42	9	14	8	20	14	10
klein	—	1	—	2	6	3	2	4	—	15
Reticulumzellen, mittel und groß	7	7	6	8	7	10	5	22	38	6
Histiocyten (+ Monocyten)	—	—	—	6	2	2	3	7	1	7
Kerntrümmerphagen	—	—	—	—	—	—	—	—	—	—
Epitheloidzellen	—	—	—	7	—	—	—	—	4	7
Gewebsmastzellen	2	3	2	4	—	—	—	5	1	—
Blutmastzellen	—	6	—	—	—	—	—	—	—	—
Eosinophile	—	2	4	2	—	—	3	3	1	1
Neutrophile	18	1	12	8	9	6	2	13	3	4
Myelocyten?	—	2	—	—	1	—	—	1	—	1

In Tabelle 13 werden 10 Fälle von histologisch gesicherter „unspezifischer" Lymphadenitis aufgeführt, die jeweils 1 Einzelerscheinung der Lymphadenitis deutlich zeigen:

Fall 1: Neutrophile Leukocytose (gering)
Fall 2: Basophile Leukocytose
Fall 3: Eosinophile Leukocytose (gering)
Fall 4: Reizzellen-Hyperplasie (und Epitheloidzellreaktion)
Fall 5: Diffuse lymphatische Hyperplasie
Fall 6: Follikuläre lymphatische Hyperplasie
Fall 7: Plasmazell-Hyperplasie
Fall 8: Mastzell-Hyperplasie
Fall 9: Reticulocytose
Fall 10: Epitheloidzellreaktion (und Plasmocytose)

---

[1] BETKE 1952a, BEGEMANN 1953, HEILMEYER u. BEGEMANN 1955, LUCAS 1955.

Die einzelnen histologischen Teilerscheinungen der Lymphadenitis stellen sich im Ausstrich wie folgt dar.

*Zu 1**. Hyperämie und Blutungen sind im Ausstrich nicht zu unterscheiden. In beiden Fällen ist das Tupfpräparat erythrocytenreich. Auch eine Exsudation läßt sich im Ausstrichpräparat nicht genügend sicher erkennen.

Zu 2. Die Infiltration mit Granulocyten ist im Ausstrich besser zu erfassen als im Schnitt. Vor allem gilt dies für die Blutmastzellen. Aber auch kleine Mengen von neutrophilen Granulocyten sowie Myelocyten sind im Ausstrich leichter zu finden als in dem dichten Zellgewirr des Schnittes. Durch stärkere Blutbeimengungen können allerdings zu hohe Werte vorgetäuscht werden. Dies ist durch Berücksichtigung der mitvorhandenen Erythrocytenmenge aber ausschließbar.

Zu 3 und 4. Die Hyperplasie der Stammzellen und Reizzellen ist im Ausstrich gut zu erkennen, sie machen beide ein relativ buntes Zellbild.

Zu 5. Die diffuse lymphatische Hyperplasie ist im Ausstrich bei starkem Überwiegen kleiner und großer Lymphocyten höchstens zu ahnen, aber niemals mit einiger Wahrscheinlichkeit zu diagnostizieren.

Die follikuläre lymphatische Hyperplasie kann im Tupfpräparat erkannt werden, wenn sie einigermaßen ausgeprägt ist. Wir finden dann Gruppen von Germinoblasten, evtl. mit Kerntrümmerphagen untermischt. Die Germinoblasten sind für die Existenz von Sekundärknötchen beweisend, sie können bei Auswertung von „nur" 1000 Zellen aber der Zählung entgehen. Die Kerntrümmerphagen sind für die Sekundärknötchen nicht spezifisch, kommen aber seltener vor, wenn Sekundärknötchen fehlen.

BEGEMANN[1] hat sich eingehend mit der lymphatischen Hyperplasie im Ausstrich beschäftigt und dabei auf das Vorkommen großer basophiler Formen (unsere Stammzellen) besonders hingewiesen. Wenn diese Zellen in sehr großer Zahl vorkommen, spricht BEGEMANN von einer „hyperergischen Hyperplasie", sonst von einer „einfachen Hyperplasie". Neben den basophilen Stammzellen, die bis über 50% ausmachen sollen, wurden vermehrt Kerntrummerphagen, haufig auch vermehrt Eosinophile sowie Blut- und Gewebsmastzellen gefunden. Auch die Plasmazellwerte waren gering erhoht.

Zu 6. Die Plasmocytose des Schnittes ist auch im Ausstrich festzustellen, vor allem gelingt es leicht, die Plasmazellvorstufen an ihrem stark basophilen Plasma von den basophilen Stammzellen abzugrenzen, was im Schnitt bei formolfixierten Präparaten nicht immer möglich ist.

Zu 7. Die Sinusreaktionen können wir im Ausstrich nicht diagnostizieren, da wir die Zellen der Sinus — im Gegensatz zu MORALES PLEGUEZUELO[2] — bislang nicht von den übrigen reticulo-histiocytären Zellen des Lymphknotens unterscheiden können.

Zu 8. Die Vermehrung der Gewebsmastzellen ist im Ausstrich so gut wie im Schnitt zu erkennen.

Zu 9. Die Reticulocytose tritt auch im Ausstrich in Erscheinung, doch fehlt die histotopographische Zuordnungsmöglichkeit.

Zu 10. Die Epitheloidzellreaktion ist im Ausstrich cytologisch gut zu erfassen, doch ist auch hier der Mangel zu beklagen, daß die gewebliche Struktur verborgen bleibt. Wohl ist bei der kleinherdigen Epitheloidzellreaktion die Lagerung in kleinen Gruppen bisweilen zu erkennen und bei der großherdigen Form gelegentlich auch der Nachweis größerer Epitheloidzellgruppen möglich, die diagnostische Interpretation der vieldeutigen Epitheloidzellreaktion bleibt aber der Histologie vorbehalten.

Zu 11. Die Perilymphadenitis ist im Ausstrich nicht erkennbar.

---

* Die Numerierung bezieht sich auf die einzelnen Teilerscheinungen der unspezifischen Lymphadenitis, wie sie in den vorangegangenen Kapiteln aufgefuhrt wurden.
[1] 1953.　[2] 1958.

Tabelle 14. *Die Erkennbarkeit der einzelnen histologischen Teilerscheinungen der Lymphadenitis im Ausstrich*

Histologische Einzelerscheinungen	Erkennbarkeit im Ausstrich			Nicht erkennbar
	besser	ebensogut	schlechter	
Hyperämie, Blutungen			+	
Granulocyten-Infiltration				
neutrophile	+			
eosinophile		+		
basophile	+			
myelocytäre.	+			
Stammzellen-Hyperplasie		+		
Reizzellen-Hyperplasie		+		
Diffuse lymphatische Hyperplasie . .			+	
Folliküläre lymphatische Hyperplasie.			+	
Plasmazellen-Hyperplasie.	z. T. +	z. T. +	z. T. +	
Sinus-Reaktionen				+
Mastzellen-Hyperplasie		+		
Reticulocytose.			+	
Epitheloidzell-Reaktionen			+	
Perilymphadenitis				+

In Tabelle 14 sind die einzelnen Entzündungszeichen nach ihrer Diagnostizierbarkeit in Schnitt und Ausstrich noch einmal zusammengestellt. Danach gibt es einige Lymphknotenreaktionen, die im Ausstrich überhaupt nicht als solche erkannt werden, und solche, die im Ausstrich nicht so gut definiert werden können wie im Schnitt. Gegenüber diesen Nachteilen der Ausstrichuntersuchung sind ihre diagnostischen Vorteile gering, und es gibt keine Teilerscheinung der Lymphadenitis, die nur aus dem Ausstrich, dagegen nicht aus dem Schnittpräparat abzulesen wäre. Somit kann die Ausstrichuntersuchung *nur* als — zweifellos fruchtbare — Ergänzung der histologischen Beurteilung angesehen werden; sie sollte aber nicht der histologischen Unterbauung entraten!

Fünfter Teil

Die einzelnen Formen der Lymphadenitis

Man kann die Lymphadenitiden nach verschiedenen Gesichtspunkten ordnen: nach zusammengehörigen Erregerarten, nach gemeinsamen histologischen Grundzügen oder nach klinischen Erscheinungen (z. B. Blutbildveränderungen). Man mag auch die einzelnen Lymphknotenregionen nach den jeweils ortstypischen Lymphadenitiden besprechen. Jede derartige Auswahl hat ihre Schwächen. Wir haben in den folgenden Kapiteln keines dieser Prinzipien konsequent durchgeführt, sondern haben uns von praktisch-diagnostischen Gesichtspunkten leiten lassen. So fassen wir einige Entzündungsformen nach gewissen histologischen Kennzeichen zusammen. Bei anderen Lymphadenitiden waren Blutbildveränderungen, Lokalisation der betroffenen Lymphknoten oder Erregerart bestimmend für die gemeinsame Besprechung in einem Kapitel. Immer war der Gedanke an den diagnostisch tätigen Pathologen, der sich bei einem schwierigen Fall rasch orientieren will, Richtschnur für unsere Darstellung.

Banale eitrige Lymphadenitis[1]

Synonyma: Lymphadenitis purulenta, suppurativa, apostematosa
Banale Lymphadenitis

Unter eitriger Lymphadenitis verstehen wir eine Entzündung mit herdförmiger Ansammlung von Granulocyten. Wenn diese Granulocyten zu einer Gewebseinschmelzung führen, sprechen wir von eitrig-abscedierender Lymphadenitis. Abscedierende und nicht-abscedierende Lymphadenitiden werden durch Eitererreger, vor allem Staphylokokken und Streptokokken, auch Colibakterien, Pneumokokken und Anaerobier hervorgerufen. Manchmal kommen verschiedene Keime nebeneinander vor. Die Erreger sind im Giemsa-Schnitt und im Ausstrich manchmal nachweisbar.

Vorkommen. Eitrige Lymphadenitiden entstehen immer metastatisch nach eitrigen Infektionen des Quellgebietes. Als solche kommen vor allem in Frage: Hauteiterungen (Panaritien, Furunkel, infizierte Wunden, Infektionen bei Obduktionen u. dgl.), Balanitis, Ulcus molle (s. S. 416), Anginen (auch die Plaut-Vincentsche), wahrscheinlich auch Rachendiphtherie. Betroffen sind häufig Kinder, speziell Kleinkinder.

Lokalisation. In erster Linie sind die peripheren Lymphknoten, am häufigsten die der Leiste und des Halses, befallen.

Nach neueren klinischen Berichten[2] sind die *iliacalen* Lymphknoten nicht selten Sitz einer eitrigen Lymphadenitis. Es kommt hierbei zu einem recht charakteristischen Krankheitsbild (Schmerzen im Hüftbereich, Beugekontraktur des Oberschenkels, Fieber usw.), das zu Verwechslung mit Appendicitis, Coxitis u. dgl. Anlaß gibt. Erkrankt sind vorwiegend Kinder. Ausgangspunkt ist meist eine Hautinfektion im Quellgebiet, die aber bereits abgeheilt sein kann. Die Leistenlymphknoten sind oft nur gering vergrößert. Histologische Unter-

---

[1] Ausführliche Darstellung bei STERNBERG 1926, CHEVALLIER u. BERNARD 1932, ROTTER u. BUNGELER 1955.

[2] KERPEL-FRONIUS u. KOCSIS 1947, PASSARGE 1947, 1948, BROCK 1948.

suchungen liegen m. W. nicht vor. Dieses Krankheitsbild wird als eigene Krankheitseinheit, nämlich als „*iliacale Lymphadenitis des Kindesalters*", besonders herausgestellt.

Makroskopie. Auf dem Schnitt sieht man kleine gelbliche Stippchen bis zu großen Einschmelzungen mit blutig-eitrigem Inhalt. In der Regel ist die Kapsel

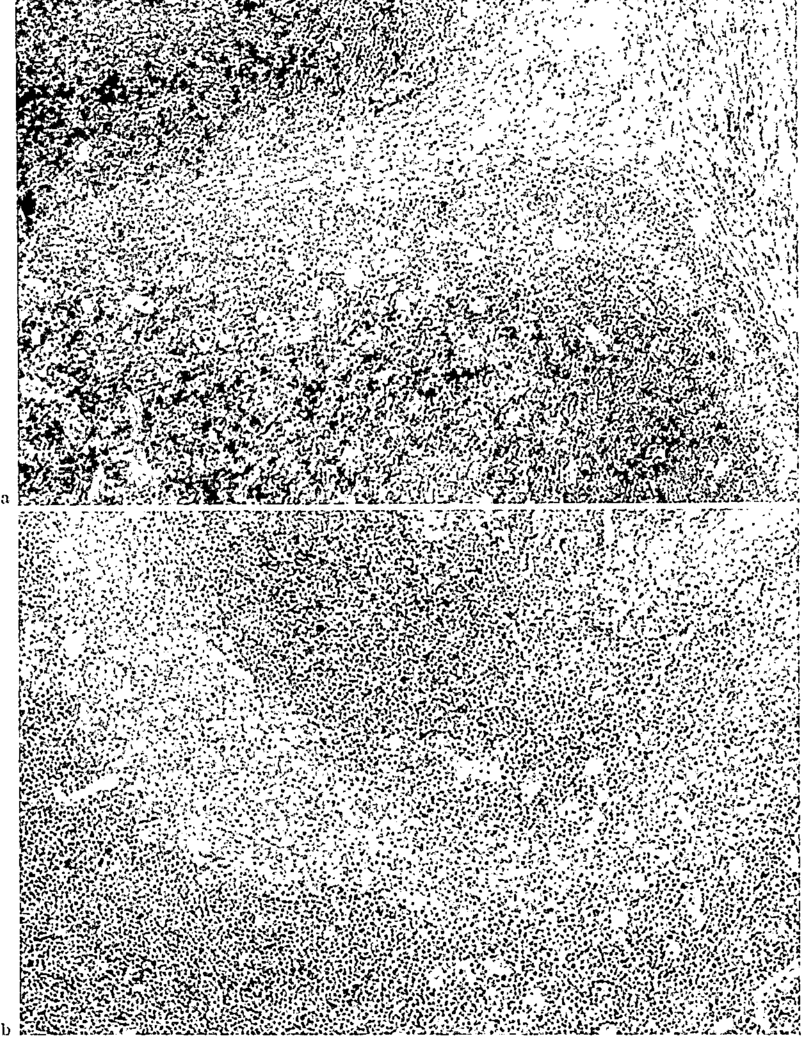

Abb. 105a u. b. Nicht-abscedierende eitrige Lymphadenitis. Starke Granulocyteninfiltration von Randsinus (a) und Intermediarsinus (b). Lockere entzundliche Zellinfiltration der Kapsel uber dem granulocytenreichen Randsinus (a). Leisten-Lymphknoten bei Panaritium am Fuß. 24jahriger ♂. Hamatoxylin-Eosin. 125 ×

stark infiltriert, was makroskopisch an einer erheblichen Kapselverdickung zu erkennen ist. Es kann aber auch zu einer Einschmelzung von Kapsel und Umgebung kommen, wodurch u. U. eine Sequestration des Lymphknotens entsteht. Die Entzündung breitet sich manchmal nach Art einer Phlegmone in der weiteren Nachbarschaft aus oder perforiert durch die Haut nach außen. Wenn dies nicht erfolgt, soll der Eiter allmählich eindicken und eventuell sogar verkalken[1]. Andernfalls entstehen hyalin-fibröse Narben.

---

[1] KAUFMANN 1928.

Histologie. 1. Die *eitrige nicht-abscedierende Lymphadenitis* ist durch eine starke Granulocyteninfiltration einiger größer Sinus gekennzeichnet. Befallen sind vorwiegend die Rand- und Intermediärsinus. Oft greift die Entzündung vom Randsinus auf die Kapsel über. Neben den Granulocyten sind meist zahlreiche unreife

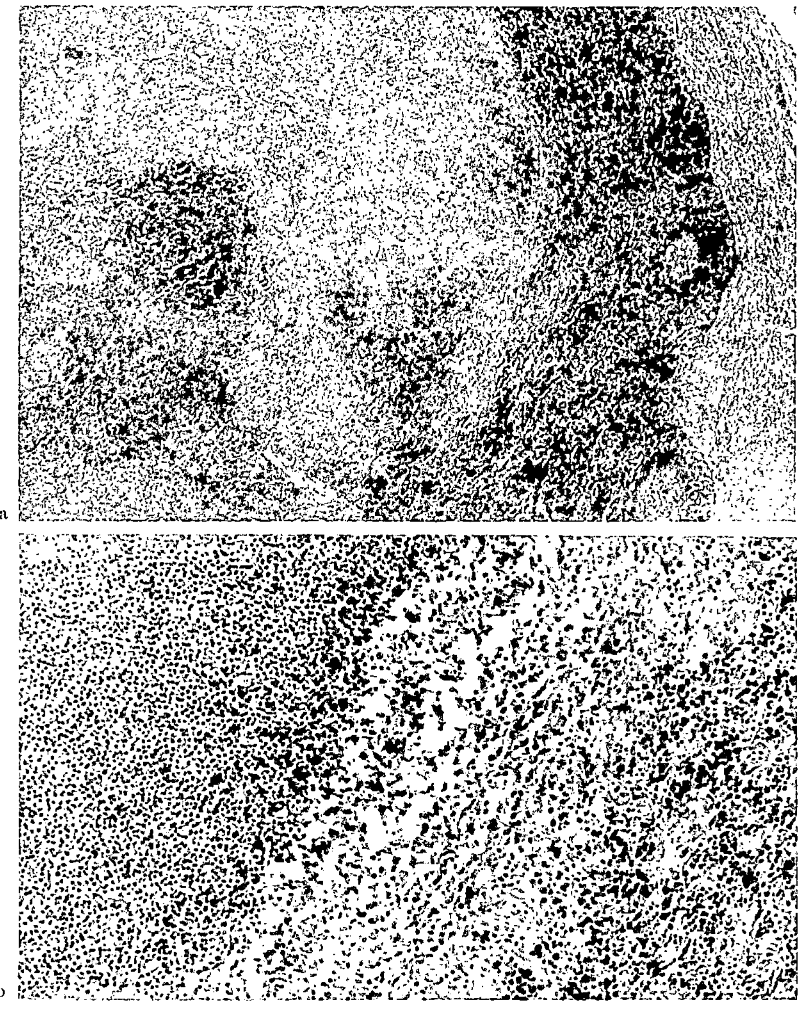

Abb. 106a u. b. Abscedierende eitrige Lymphadenitis. Großer zentraler Absceß. a Das lymphatische Gewebe (rechts im Bild) sitzt dem Absceß kappenartig auf. Leisten-Lymphknoten bei Gesäßfurunkel vor 8 Tagen. 1jähriges ♀. Hamatoxylin-Eosin. 30 ×. b Rand des zentralen Abscesses mit reichlich Reticulumzellen. In der weiteren Umgebung viele Plasmazellen. Leisten-Lymphknoten bei Scrotalfurunkel vor 8 Tagen. 33jähriger ♂. Hamatoxylin-Eosin. 125 ×

Histiocyten zu erkennen. Die Granulocyten herrschen aber — im Gegensatz zur unreifen Sinushistiocytose (s. S. 183) — stark vor. Auch reicht die Histiocyten-proliferation oft weit in die umliegende Pulpa hinein, was bei der unreifen Sinushistiocytose nicht beobachtet wird. Zwischen den Leukocyten und Histiocyten sieht man oft noch einige große Makrophagen sowie etliche untergehende Leukocyten und vielfach auch zahlreiche Erythrocyten. An Stellen stärkster Sinusinfiltration kann es schließlich zu eitriger Einschmelzung und damit zum Übergang in die 2. Form der eitrigen Lymphadenitis kommen.

In dem Lymphknotenparenchym sieht man eine Hyperämie und oft auch Erythrocyten-Diapedese, so daß die Pulpa von reichlich roten Blutkörperchen durchsetzt ist. In der Pulpa des Markbereiches sind mäßig reichlich bis sehr reichlich Plasmazellen nachweisbar. Die Rindenpulpa enthält gelegentlich gering vermehrt Reticulumzellen. Einmal sahen wir auch kleine Epitheloidzellherde. Die Sekundärknötchen waren bei unseren akuten Lymphadenitiden klein und wenig aktiv, bei chronischer Entzündung jedoch stark vergrößert.

Die Lymphknotenkapsel ist meist stärker entzündlich infiltriert, anfangs mit Granulocyten, später mit Lymphocyten und Plasmazellen. Oft sind ihre Fasern

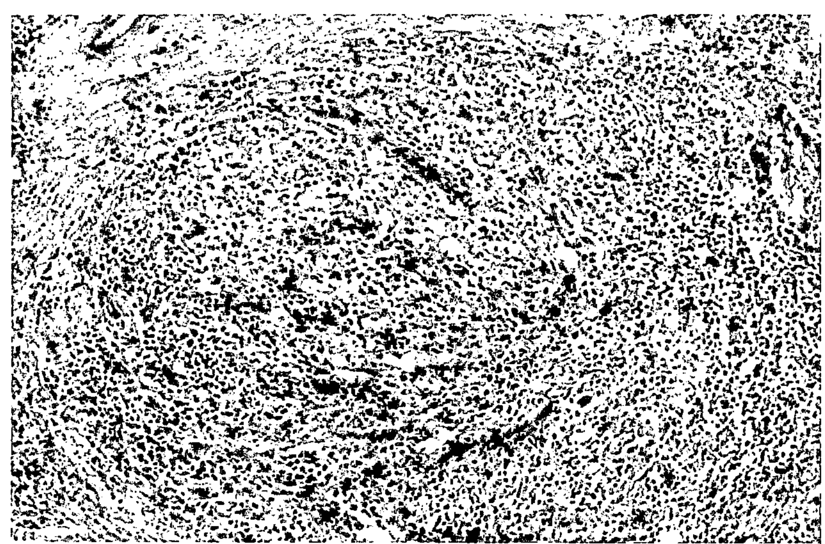

Abb. 107. Ältere abscedierende eitrige Lymphadenitis. Ein kleiner Absceß ist durch capillarreiches Granulationsgewebe ersetzt. Axillar-Lymphknoten rechts bei Zustand nach perforierter Appendicitis vor wenigen Wochen. 16jähriger ♂. Hamatoxylin-Eosin. 125 ×

durch Ödem auseinandergedrängt und/oder metachromatisch färbbar. Wenn die eitrige Lymphadenitis länger bestehen bleibt, folgt eine hochgradige fibröse Kapselverdickung, wobei die Fasern zunächst noch eine starke Metachromasie zeigen. So ist die *chronische* eitrige Lymphknotenentzündung vor allem an der (chronischen) *Perilymphadenitis* erkennbar.

2. Bei der *eitrigen abscedierenden Lymphadenitis* sind die Sinus eng oder zeigen eine geringe Makrophagenmobilisation. Anstelle einer starken Sinusleukocytose (1. Form) erkennt man mehrere Abscesse oder einen großen konfluierten Absceß im Zentrum des Lymphknotens, während das lymphatische Gewebe mit seinen kleinen oder großen Sekundärknötchen kappenartig dem Absceß bzw. Absceßkonglomerat aufsitzt. Um die Einschmelzungsherde herum entwickelt sich rasch ein capillarreiches Granulationsgewebe. Durch diesen Saum wird eine gewisse Ähnlichkeit mit der reticulocytären abscedierenden Lymphadenitis erzeugt. Es besteht jedoch nicht der breite kleinzellige, reticulohistiocytäre Zellwall wie bei dieser Lymphadenitisform. Im Granulationsgewebe und seiner Umgebung sieht man sehr reichlich Plasmazellen und -vorstufen. In 2 unserer Fälle bestanden herdförmige Infiltrate mit eosinophilen Leukocyten. Die Kapsel zeigt die gleichen Veränderungen wie bei der ersten Form. Sie kann außer Entzündungszellen auch neugebildete Capillaren enthalten. Nicht selten

bahnt sich die eitrige Entzündung einen Weg durch die Kapsel, perforiert sie und führt zu einer Einschmelzung der Lymphknotenumgebung.

Bei längerem Bestehen der eitrig-abscedierenden Lymphadenitis werden die Einschmelzungsbezirke durch ein capillarreiches Granulationsgewebe ersetzt. Dieses enthält oft reichlich Schaumzellen und manchmal auch Fremdkörper-riesenzellen (s. Abb. 108).

Ausstrich. Untersuchungen an Lymphknotenausstrichen wurden besonders durch FLEISCHHACKER u. LACHNIT[1], STRUNGE[2] sowie ANDRÉ u.DREYFUS[3] angestellt. Kennzeichnend ist eine starke Vermehrung von Granulocyten und Makrophagen, die beide mannigfache Untergangsbilder zeigen. Die Makrophagen enthalten häufig Vacuolen und Zelltrümmer. FLEISCHHACKER u. LACHNIT beschreiben

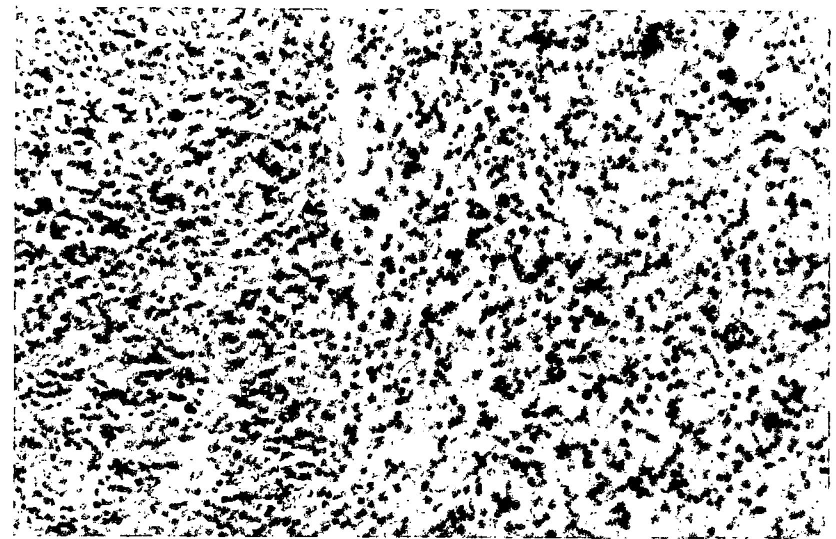

Abb. 108. Gleiches Präparat wie Abb. 107. Scharf begrenzter Schaumzellenherd (rechts im Bild) mit einzelner Fremdkörperriesenzelle (oben rechts). 250×

die Makrophagen als Plattenepithel-ähnliche, bis 50 μ große, polygonale Zellen mit zartbasophilem, weitem Plasma und relativ *kleinem*, meist stark gefärbtem Kern und halten sie für ein wichtiges Unterscheidungsmerkmal gegenüber erweichten tuberkulösen Lymphadenitiden. Daneben kommen manchmal vermehrt Histiocyten ohne bereits erkennbare makrophagische Tätigkeit vor. Ein eigener Fall von eitriger abscedierender Lymphadenitis zeigte folgendes Adenogramm (Angaben in ⁰/₀₀):

Junge Lymphocyten	618	Histiocyten	77
Alte Lymphocyten	234	Reticulumzellen	12
Plasmoblasten	1	Kerntrümmerphagen	4
Plasmazellen	1	Eosinophile	1
Retic. Reizzellen, groß	3	Blutmastzellen	1
Retic. Reizzellen, mittel	16	Neutrophile	32
Retic. Reizzellen, klein	—		

Nach dieser Zellzählung sind die große Menge von Histiocyten, der Reichtum an kerntrümmerhaltigen Makrophagen und die Vermehrung der neutrophilen

---

[1] 1939.　　[2] 1944.　　[3] 1955.

Granulocyten bemerkenswert. Germinoblasten fehlten völlig, auch die Reizzellen waren nicht stärker vermehrt.

Diagnose und Differentialdiagnose. Die eitrige nicht-abscedierende Lymphadenitis ist durch ihre Sinusleukocytose und -histiocytose unverkennbar.

Die eitrige abscedierende Lymphadenitis gilt es gegen die reticulocytäre abscedierende Lymphadenitis abzugrenzen. Zur Unterscheidung dienen folgende Kriterien:

1. Die eitrige abscedierende Lymphadenitis zeigt meist große solitäre Abscesse mit Zerstörung weiter Lymphknotenabschnitte, bei der reticulocytären abscedierenden Lymphadenitis sind die Abscesse in der Regel kleiner und nicht selten multipel.

2. Die Abscesse der eitrigen Lymphadenitis werden von einem unspezifischen Granulationsgewebe umgeben, die reticulocytäre abscedierende Lymphadenitis zeigt eine zunächst relativ kleinzellige, reticulohistiocytäre Begrenzung.

3. Bei der reticulocytären abscedierenden Lymphadenitis kommen außer den Abscessen oft auch nicht-eingeschmolzene oder nur gering eingeschmolzene Herde von kleinen reticulohistiocytären Zellen vor.

4. Die reticulocytäre abscedierende Lymphadenitis zeigt meist eine bunte, Stammzell- und Plasmazell-reiche Pulpahyperplasie, die eitrige Lymphadenitis im allgemeinen nicht.

5. Bei der eitrigen Lymphadenitis kann man oft die Erreger im Ausstrich oder Schnitt nachweisen, bei der reticulocytären abscedierenden Lymphadenitis dagegen gelingt dies — abgesehen von Tularämie und Pilzinfektionen — nicht.

Die reticulocytäre abscedierende Lymphadenitis

Der Begriff „abscedierende reticulocytäre Lymphadenitis"[1] wurde von MASSHOFF[2] für ein recht charakteristisches Entzündungsbild geprägt, das er in mesenterialen Lymphknoten beobachtete und das KNAPP[3] zusammen mit MASSHOFF als Pseudotuberkulose identifizieren konnte.

Wir möchten den Begriff weiter fassen und ihn auf alle Lymphadenitiden anwenden, die mit der Masshoffschen mesenterialen Lymphadenitis histologisch übereinstimmen, aber z. T. durch andere Keime hervorgerufen werden. Als Erreger kommen sicher 2, vielleicht sogar 3 Gruppen in Betracht: Pasteurellen, Viren der sog. Miyagawanellagruppe und womöglich auch Pilze. Unter den Pasteurellosen spielt bei uns die Infektion mit Pasteurella pseudotuberculosis die Hauptrolle, die Tularämie kommt heute in Deutschland nur noch selten vor. Zur 2. Gruppe ist das Lymphogranuloma inguinale und wahrscheinlich auch die Katzenkratzkrankheit zu zählen, deren Erreger nahe miteinander verwandt sein sollen und von MOLLARET[4] zusammen mit den Viren der Psittakose (Ornithose), Katzenpneumonie u. a. als Miyagawellen bezeichnet werden. Die Möglichkeit, daß Pilze gleichartige histologische Veränderungen machen können, hat HÖRSTEBROCK[5] betont.

GALL[6] schlägt vor, das übereinstimmende histologische Substrat von Tularämie, Katzenkratzkrankheit und Lymphogranuloma inguinale unter dem indifferenten Begriff „suppurating granuloma" zusammenzufassen. Die weitere Scheidung der einzelnen Krankheitsbilder solle durch die klinische Symptomatologie, die Serologie und durch Hautteste erfolgen.

---

[1] Wir stellen das Adjectivum „reticulocytär" vor „abscedierend", weil die Proliferation der Reticulumzellen der Abscedierung zeitlich vorausgeht.

[2] 1953, MASSHOFF u. DÖLLE 1953.   [3] 1954, 1955, 1958, 1959, KNAPP u. MASSHOFF 1954.

[4] 1952.   [5] 1954.   [6] GALL u. RAPPAPORT 1958.

Die allen gemeinsamen *morphologischen Grundzüge* der 5 bisher bekannten Formen von reticulocytärer abscedierender Lymphadenitis sind die folgenden:

Erstens treten — zunächst ausgesprochen kleinzellige — Reticulumzellherde auf, deren Zelltypus ganz demjenigen der Typhusknötchen entspricht und somit als „undifferenzierte Reticulumzelle" („unreifer Histiocyt") aufzufassen ist. Die Reticulumzellherde werden sekundär von Leukocyten infiltriert und schließlich im Zentrum eingeschmolzen. So entsteht das histologische Leitsymptom der Erkrankung, der reticulocytär begrenzte Absceß. Anfangs sind die Abscesse reich an Kerntrümmern. Bei genügend langer Dauer der Entzündung sieht man eine völlige Lyse der Kerne, wodurch ein relativ homogenes Bild erzeugt wird, das tuberkulösem Käse entfernt ähnlich sehen kann. Eine echte Verkäsung wird aber stets vermißt. Der Reticulumzellsaum wandelt sich bald in Epitheloidzellen um. Diese können sogar palisadenförmig angeordnet sein. Auch kommen gelegentlich kleine Epitheloidzellknötchen ohne zentrale Nekrose vor, die vielfach von Tuberkeln nicht zu unterscheiden sind. Langhanssche Riesenzellen sind vereinzelt nachweisbar.

Zweitens zeigt das lymphatische Gewebe zu Beginn neben einer Capillarerweiterung und Blutungen eine starke Neubildung vorwiegend basophiler Zellformen: Plasmazellen und ihre Vorstufen, basophile Stammzellen und reticuläre Reizzellen rufen zusammen mit etlichen Reticulumzellen ein buntes Bild in der Pulpa hervor. Hyperaktive Keimzentren mit phagocytierten Kerntrümmern zeigen die Gewebsantwort der Follikel an. Hinzu kommt noch eine geringe Infiltration der Pulpa mit neutro- und oft auch eosinophilen Leukocyten. In den späteren Stadien beschränkt sich die Reaktion des lymphatischen Restgewebes hauptsächlich auf die Bildung von Plasmazellen.

Das dritte wichtige Charakteristikum ist die meist erhebliche entzündliche Infiltration der Kapsel und der Umgebung. Sie kann spezifisches und unspezifisches Gepräge haben, d. h. wir finden reticulumzellig begrenzte Nekrosen oder Infiltrate von Lymphocyten, Plasmazellen, eosinophilen und neutrophilen Leukocyten.

Viertens findet man häufig Gefäßveränderungen wie Wandverquellung von Arteriolen, Endophlebitis oder Endarteriitis. Sie spielen sich meist in der Lymphknotenumgebung ab.

Diese Kennzeichen gestatten meist, die ätiologisch indifferente Diagnose „reticulocytäre abscedierende Lymphadenitis" zu stellen.

Die einzelnen Formen der reticulocytären abscedierenden Lymphadenitis

1. Lymphadenitis pseudotuberculosa

Synonyma: Abscedierende reticulocytäre Lymphadenitis Masshoff
                   Rodentiose

Die Infektion mit Pasteurella pseudotuberculosis (früher „Bact. pseudotuberculosis rodentium") kann beim Menschen in 2 oder 3 Formen auftreten: Als schwere Septicämie, als mesenteriale Lymphadenitis und vielleicht auch als subakute oder chronische Enteritis.

Die *pseudotuberkulose Septicämie* führt meist nach 10—20 Tagen unter zunehmenden Intoxikationserscheinungen, Ikterus und Koma zum Tode[1]. Pathologisch-anatomisch stehen

---

[1] Ausführliche Literaturzusammenstellung siehe bei Knapp u. Masshoff 1954, Knapp 1959.

tumorartige, absceß- oder käseähnliche Herde in Leber und Milz im Vordergrund. Die Mesenteriallymphknoten waren in den bisher publizierten Fällen nur 2mal befallen. Bemerkenswert ist das wiederholt beschriebene Zusammentreffen mit einer Pigmentcirrhose der Leber[1].

Die *pseudotuberkulose mesenteriale Lymphadenitis*[2] verlauft unter dem Bild einer Appendicitis, dem eine Entzündung der Mesenteriallymphknoten mit und ohne sichtbare Beteiligung der ileocócalen Darmabschnitte zugrunde liegt. Betroffen sind ausschließlich Kinder, Jugendliche und junge Erwachsene. Der Verlauf ist stets gutartig.

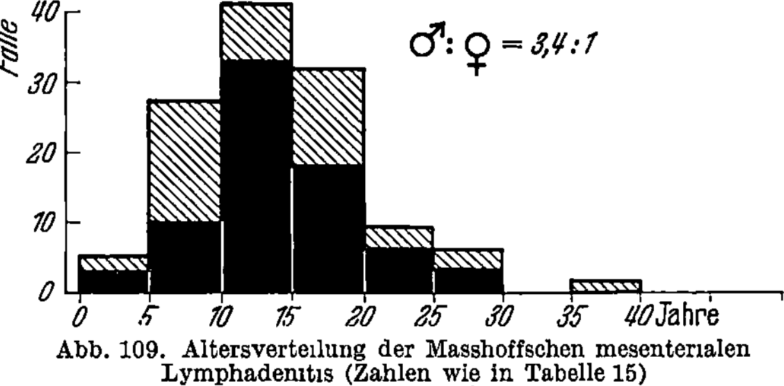

Abb. 109. Altersverteilung der Masshoffschen mesenterialen Lymphadenitis (Zahlen wie in Tabelle 15)

Die *subakute oder chronische Enteritis* soll nach KUHLMANN und HERRMANN[3] bei Erwachsenen auftreten und klinisch mehr oder weniger ausgeprägte Darmsymptome hervorrufen. Sie laßt im Blut Pasteurella-Agglutinine bis zu einem Titer von 1:80 nachweisen. Diese erhohten Titer sind ebenso wie die klinischen Erscheinungen durch antibiotische Behandlung rasch zum Verschwinden zu bringen. Pathologisch-anatomische Untersuchungen uber diese noch nicht ganz sichere Form der Pseudotuberkulose liegen nicht vor.

Vorkommen und Epidemiologie. Die bisher veröffentlichten Fälle von Masshoffscher Lymphadenitis sind zusammen mit 58 eigenen Beobachtungen in Abb. 109 zusammengefaßt und in Tabelle 15 getrennt aufgeführt. Danach kommt die Erkrankung am häufigsten zwischen dem 5. und 20. Lebensjahr vor. Der jüngste Patient war 1½, der älteste 39 Jahre alt. Das *männliche* Geschlecht ist etwa 3—4mal häufiger befallen als das weibliche.

Die Masshoffsche Lymphadenitis tritt im Winter offenbar am häufigsten auf[4]. In dem eigenen Untersuchungsgut lag der Gipfel zwischen Dezember und Februar (Abb. 110), d. h. 53% aller Patienten erkrankten in diesen 3 Monaten. Auch KNAPP[5] fand eine Häufung in den Monaten November bis Februar, während HAENSELT[6] ein Maximum im Frühjahr verzeichnete.

Tabelle 15. *Alter und Geschlecht bei Masshoffscher mesenterialer Lymphadenitis nach 86 Fällen der Literatur und 58 eigenen Beobachtungen*

Alter Geschlecht	Samtliche Falle			Davon serologisch und/oder bakteriologisch gesichert
	Literaturfälle	eigene Falle	Gesamtzahl	
0—4	2	3	5	3
5—9	8	19	27	10
10—14	25	16	41	33
15—19	18	14	32	18
20—24	6	3	9	6
25—29	4	2	6	3
30—34	—	—	—	—
35—39	1	—	1	—
über 40	—	—	—	—
♂ ♀	65⎫ 21⎭86	46⎫ 12⎭58	111⎫ 33⎭144	57⎫ 14⎭71
♂ : ♀ ~			3,4:1	4,1:1

Die Infektion erfolgt mit großer Wahrscheinlichkeit peroral. Als Infektionsquellen wurden vermutet, aber in keinem Fall bewiesen: Infiziertes Fleisch, Trinkwasser, Milch[7] oder andere Nahrungsmittel sowie kranke Haustiere, insbesondere Katzen.

---

[1] SCHMORL 1920, UMLAUFT 1931, BOHNET 1934, HASSIG, KARRER u. PUSTERLA 1949.
[2] ALBRECHT 1910, BEDNÁŘ 1952, PRÉCHAUD 1952, MASSHOFF 1953, MASSHOFF u. DOLLE 1953, B. BECKER 1954, GIRARD 1954, HORSTEBROCK 1954, KNAPP 1954, 1955, 1958, 1959, Lit., KNAPP u. MASSHOFF 1954, SCHOEN 1954, GRABER u. KNAPP 1955, ROULET 1956, HAENSELT 1957, HECKER 1957, KONIG u. MAURATH 1957, LENNERT 1957a, GATI 1958, SANDER 1958, VORTEL, JINDRÁK u. VÝMOLA 1958, J. SCHMIDT 1959.   [3] 1955.
[4] B. BECKER 1957, VORTEL, JINDRÁK u. VÝMOLA 1958, KNAPP 1959.   [5] 1959.   [6] 1957.
[7] GRABER u. KNAPP 1955, KNAPP 1959.

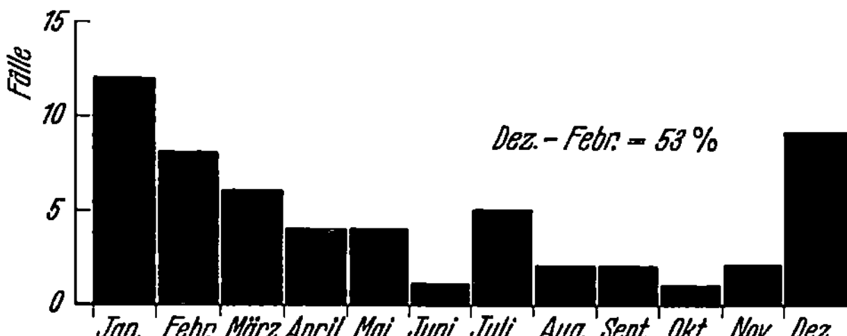

Abb. 110. Die Verteilung unserer Falle von Masshoffscher mesenterialer Lymphadenitis auf die einzelnen Monate des Jahres

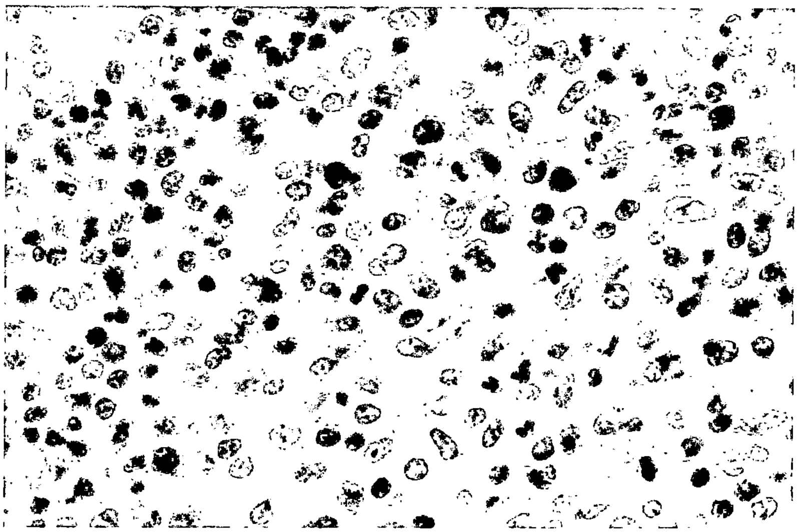

Abb. 111a u. b. Kleinzelliger Reticulumzellherd ahnlich einem Typhusknotchen bei Pseudotuberkulose. Mesenterial-Lymphknoten. 10jahriges ♀. Hamatoxylin-Eosin. a 250×, b 625×

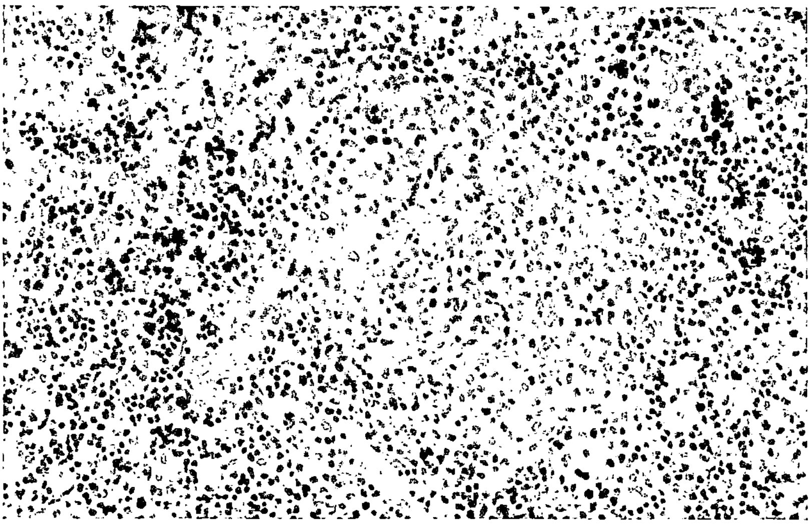

Handbuch der pathologischen Anatomie. I/3 A   14

Lokalisation. Ausschließlich mesenterial, speziell ileocöcal.

Makroskopie. Die Lymphknoten können bis walnußgroß werden und zeigen eine weiche Konsistenz. Die oft verdickte und fleckige Kapsel umschließt lymphatisches Gewebe, das einzelne oder auch multiple gelbliche bis grauweiße Herde von Stecknadelkopf- bis Erbsgröße enthält. Diese liegen vorwiegend peripher und nehmen nur einen Teil des Lymphknotengewebes ein. Eine Verkäsung ganzer Lymphknoten analog der Tuberkulose findet sich niemals. Gelegentlich bleiben die Abscesse dem unbewaffneten Auge verborgen, was vor allem für kleine, nur gering veränderte Lymphknoten zutrifft.

Histologie. Der eingehenden Erstbeschreibung durch MASSHOFF[1] ist eine Reihe von weiteren Berichten gefolgt, die die Masshoffschen Beobachtungen bestätigten

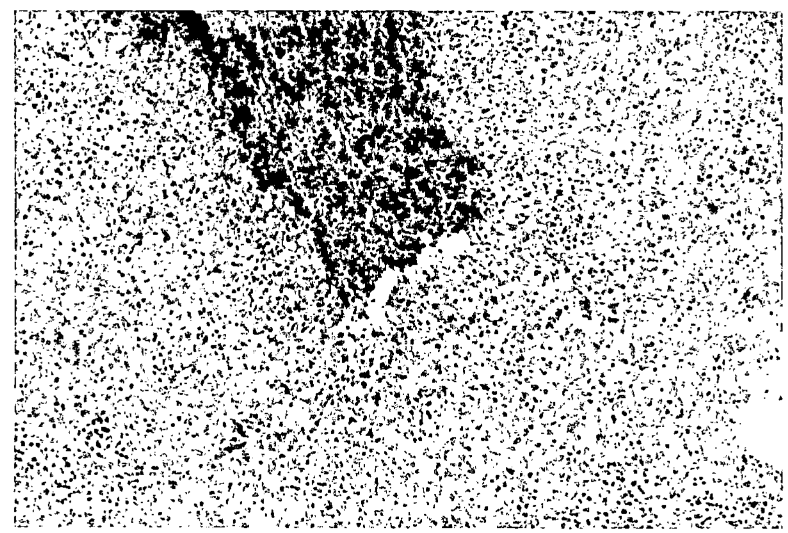

Abb. 112. Lymphadenitis pseudotuberculosa. Abscedierter Reticulumzellherd mit schaumigen Strukturen an der inneren Begrenzung der Reticulumzellen. Mesenterial-Lymphknoten. 8jähriges ♀. Hämatoxylin-Eosin. 125 ×

und erweiterten[2]. Die Mitteilungen der Literatur und 63 eigene Fälle dienen als Grundlage für die folgende Darstellung.

Hauptkennzeichen der pseudotuberkulösen Lymphadenitis sind die *Reticulumzellherde*, die *in 3 Entwicklungsstadien* vorkommen[3]:

Das 1. Stadium stellt eine zunächst kleine, durch Konfluenz oder Wachstum größer werdende Ansammlung von Reticulumzellen dar, die von einem Typhusknötchen nicht zu unterscheiden ist. Sie besteht aus kleinen bis mittelgroßen Reticulumzellen und enthält im Inneren oft einzelne Leukocyten und Kerntrümmer.

Das 2. Stadium ist durch eine zunehmende zentrale Infiltration der Reticulumzellherde mit Leukocyten gekennzeichnet, deren Emigration aus den weiten Capillaren der Lymphknotenpulpa bisweilen zu verfolgen ist. Eine Einschmelzung oder Nekrose der Reticulumzellen besteht noch nicht.

---

[1] 1953, MASSHOFF u. DÖLLE 1953.

[2] HORSTEBROCK 1954, GRABER u. KNAPP 1955, ROULET 1956, HAENSELT 1957, LENNERT 1957a, VORTEL, JINDRÁK u. VÝMOLA 1958.

[3] Siehe auch HAENSELT 1957. Über die Morphologie im Tierexperiment siehe ALBRECHT 1910, FLAMM u. KOVAC 1958.

Erst im 3. Stadium erfolgt die zentrale Einschmelzung der Reticulumzellherde, wodurch verschieden große Abscesse entstehen, die von einem mehr oder weniger breiten Reticulumzellwall umgeben sind. Das abscedierte Zentrum dieser Herde enthält neben zerfallenen und erhaltenen Leukocyten auch Makrophagen, die sich aus den inneren Reticulumzellagen mobilisiert haben, und Kerntrümmer.

Damit schließen wir uns der morphogenetischen Deutung von MASSHOFF an und schreiben den Reticulumzellwucherungen den Primat in dem histologischen

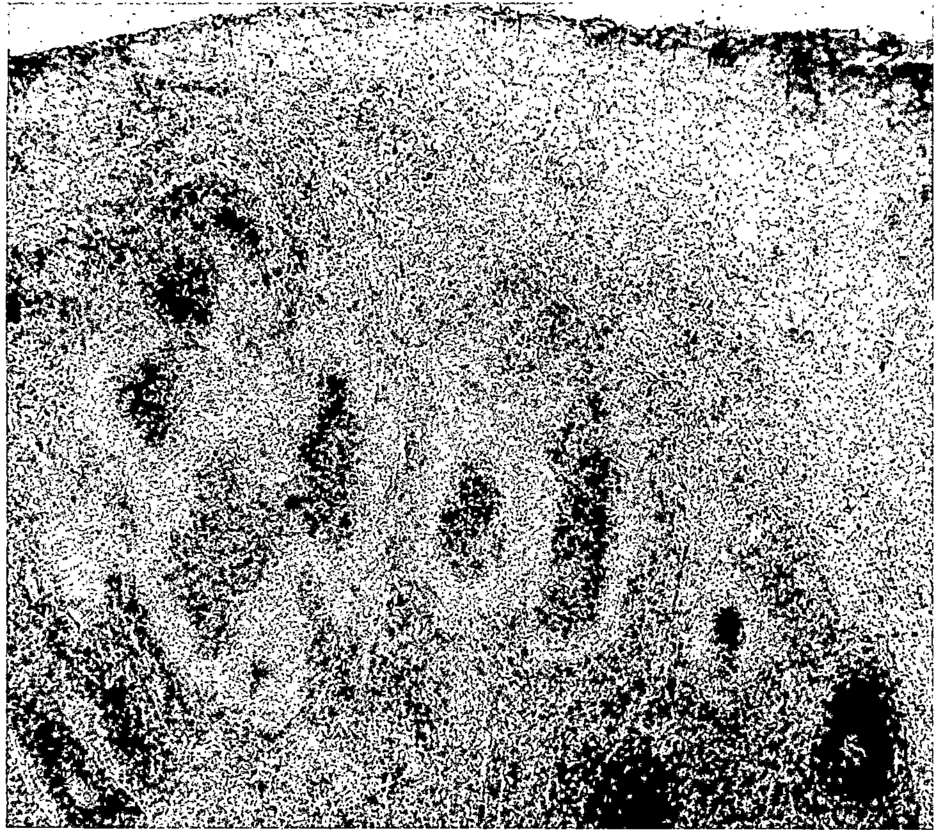

Abb. 113. Lymphadenitis pseudotuberculosa. Mehrere reticulocytar begrenzte Abscesse in der äußeren Rinden-pulpa mit starker entzundlicher Kapselreaktion. Aus VORTEL, JINDRÁK u. VÝMOLA (1958). Hamatoxylin-Eosin.
27 ×

Ablauf zu. Gleichzeitig muß mit MASSHOFF betont werden, daß ohne vorherige leukocytäre Infiltration niemals Nekrosen der Reticulumzellen auftreten. Auch entsteht niemals der Eindruck einer tuberkulösen Verkäsung. Wenn überhaupt eine Nekrose der Reticulumzellen erfolgt, so ist immer nur der zentrale Reticulum-zellsaum, der den Einschmelzungsbezirk umschließt, betroffen.

Oft kommen sämtliche Entwicklungsstadien der Reticulumzellherde neben-einander vor. Manchmal überwiegen aber auch die Abscesse, die dann recht groß werden können, aber nie den ganzen Lymphknoten umfassen; oder aber es liegen nur Reticulumzellherde ohne jegliche Einschmelzungstendenz vor. Vermutlich handelt es sich hierbei um Spielarten, die durch Virulenz oder Zahl der Erreger bzw. durch die Abwehrlage des Organismus bestimmt sind. Die stark absce-dierende Form dürfte stürmischer verlaufen als die (seltene) nicht abscedierende.

14*

Die Reticulumzellherde besitzen noch einige Eigentümlichkeiten, die diagnostisch bedacht sein wollen: Der Sitz, vor allem der großen abscedierten Herde, ist fast stets das äußerste Rindenparenchym, wodurch es zu einer starken Mitreaktion der benachbarten Kapsel kommt (Abb. 113, 114). Große Abscesse sind meist von einer Reihe kleinerer, nicht eingeschmolzener Reticulumzellansammlungen umgeben. In der reticulocytären Begrenzung der Abscesse oder auch in dem zentralen Einschmelzungsbezirk findet man nicht selten erhaltene, prall mit Erythrocyten gefüllte Capillaren. Auch ist in dem Reticulumzellwall oft ein dichtes Fibrinnetz nachweisbar. Dies verläuft parallel zur äußeren und inneren Reticulumzellbegrenzung als relativ scharf abgesetzter Saum und markiert gleichsam eine

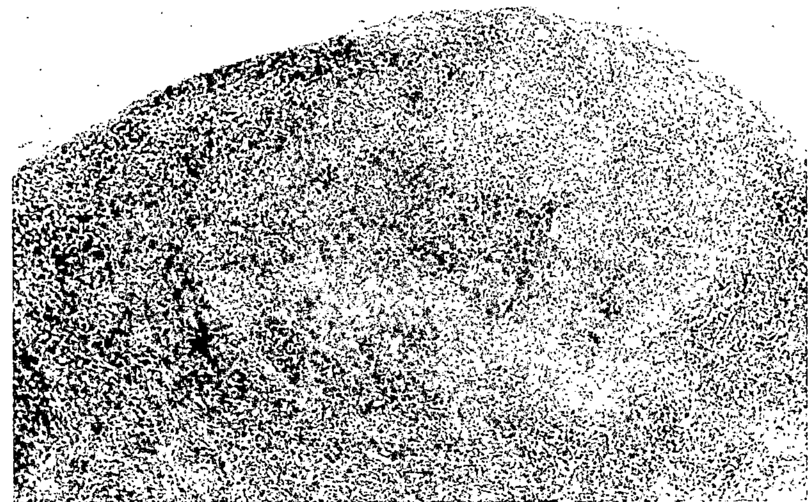

Abb. 114. Lymphadenitis pseudotuberculosa. Subkapsulare konfluierte Reticulumzellknotchen mit entzündlicher Kapselbeteiligung. Mesenterial-Lymphknoten. 10jähriges ♀. Giemsa. 50×

intermediäre Zone des Reticulumzellwalles. Die zentralen Einschmelzungsbezirke zeigen vereinzelt auch die schaumigen Strukturen an der Grenze zu den Reticulumzellen, wie sie RANDERATH[1] bei der Tularämie beschrieben hat. Die kleinen Reticulumzellherde wandeln sich zuweilen in Epitheloidzellknötchen um, die von echten Tuberkeln nicht zu unterscheiden sind. Hier und auch in den größeren abscedierten Reticulumzellherden, in denen ebenfalls manchmal Epitheloidzellen entstehen, können einzelne Langhanssche Riesenzellen vorkommen.

Die Versilberung nach WEIL-DAVENPORT läßt in der Absceßrandzone — wenigstens zunächst — nur wenige metallophile große Reticulumzellen nachweisen, während die Mehrzahl der kleinen und mittelgroßen Reticulumzellen metallophob und somit als undifferenzierte Reticulumzellen („unreife Histiocyten") anzusprechen sind.

Ein bakterioskopischer Erregernachweis ist uns im Schnitt ebensowenig wie früheren Untersuchern gelungen.

Das übrige *lymphatische Gewebe* ist reich an Mitosen und zeigt eine lockere Vermehrung von Reticulumzellen, sowie meist eine starke Neubildung von Plasmazellen. Zu Anfang stehen Reticulumzellen und Plasmoblasten bzw. basophile Stammzellen im Vordergrund. Nach einigen Tagen nehmen die reiferen Plasmazellen überhand und gruppieren sich vorwiegend am Rand der Reticulumzellherde. Gelegentlich sieht man auch pyknotische Plasmazellen in der Pulpa. Desgleichen sind hier neutro- und eosinophile Leukocyten in kleiner bis mäßiger

---

[1] 1944.

Zahl eingestreut. Die Gewebsmastzellen sind vermindert oder fehlen ganz. Fast stets liegen Erythrocyten zwischen den Zellen des lymphatischen Parenchyms, gelegentlich auch in den Abscessen und in weiten Sinus.

Vielfach besteht eine starke *diffuse lymphatische Hyperplasie* mit hochgradiger Ausschwemmung von Lymphocyten und basophilen „Reizzellen"

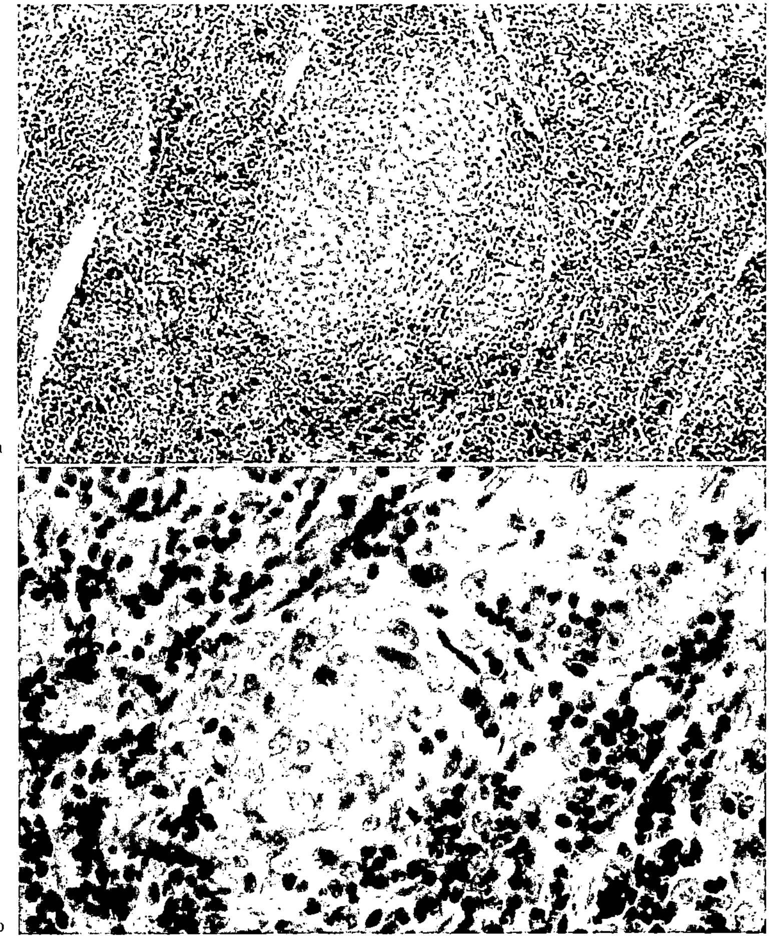

Abb. 115a u. b. Lymphadenitis pseudotuberculosa. Kleine Epitheloidzellgranulome, bei a mit kleinen Langhansschen Riesenzellen. Mesenterial-Lymphknoten. 8jähriges ♀. Hamatoxylin-Eosin. a 125×, b 500×

(Plasmazellen und Vorstufen?) verschiedener Größe. Diese lymphatische Hyperplasie findet man in den nicht abscedierten Teilen des gleichen Lymphknotens oder auch in benachbarten Lymphknoten. Keimzentren sind wohl meist nachweisbar, aber im allgemeinen klein und inaktiv. Sie enthalten niemals Abscesse oder Reticulumzellherde, jedoch gelegentlich Kerntrümmer, wenn sie in der Nähe von Abscessen liegen. Ein Sinuskatarrh nennenswerter Ausprägung besteht nicht, dagegen sahen wir manchmal eine deutliche unreife Sinushistiocytose.

MASSHOFF[1] beschreibt erhebliche Schädigungen von Endothel und Grundhäutchen der Capillaren sowie Verquellungen und Wandnekrosen der präcapillären

---

[1] 1953, MASSHOFF u. DÖLLE 1953.

Gefäße in der Pulpa. Die großen Blutgefäße des Lymphknotens zeigen eine ödematöse Auflockerung ihrer Adventitia mit verstärkter Metachromasie und lokkeren entzündlichen Infiltraten (Abb. 116). Das gleiche Bild bieten *Kapsel und*

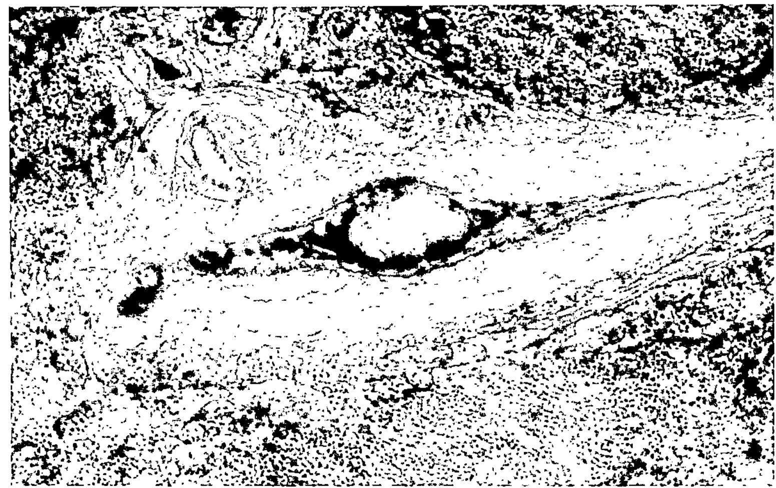

Abb. 116. Lymphadenitis pseudotuberculosa. Starkes perivasculares Ödem. Mesenterial-Lymphknoten. 14jähriger ♂. Bielschowsky-Gomori. 125 ×

Lymphknotenumgebung: Auch sie sind erheblich *ödematös und metachromatisch färbbar* (Abb. 103); sie werden auch von neutro- und eosinophilen Leukocyten, Lymphocyten, Plasmazellen, sowie großen basophilen Bindegewebszellen locker

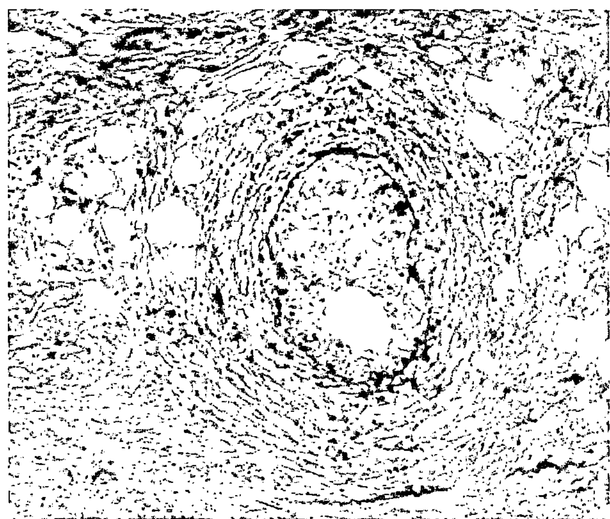

Abb. 117. Lymphadenitis pseudotuberculosa. Lymphknotenumgebung mit Endophlebitis. Mesenterial-Lymphknoten. 25jähriger ♂. Ladewig. 125 ×

durchsetzt. Ihre Fasern sind von Exsudat auseinandergedrängt und degenerieren vielfach fibrinoid. Früh setzt eine rege Capillarneubildung besonders an den Stellen ein, wo ein Absceß die Kapsel erreicht (Abb. 113, 114). Endlich findet man häufig ausgedehnte Blutungen in dem umgebenden Bindegewebe. Die *Gefäße* der Lymphknotennachbarschaft, vor allem die kleinen Venen, sind gelegentlich in den entzündlichen Prozeß miteinbezogen. Dabei kommt es zu granulomatösen Wucherungen der Intima und schließlichem Gefäßverschluß (Abb. 117) oder zu perivasculären Granulomen, jeweils u. U. mit Langhansschen Riesenzellen.

Ausstrich. Befunde an Lymphknotenausstrichen liegen bisher nicht vor. Wir konnten in 3 bakteriologisch-serologisch gesicherten Fällen Abklatschpräparate von den exstirpierten Lymphknoten anfertigen und fanden ein sehr buntes

Tabelle 16. *Zwei Adenogramme bei Lymphadenitis pseudotuberculosa* (MASSHOFF). Angaben in °/₀₀

Laufende Nr.	1	2	3
Lymphocyten	820	700	920
Basophile Stammzellen	7	4	—
Germinoblasten	—	—	—
Plasmoblasten	3	8	1
Proplasmazellen	4	14	2
Plasmazellen	12	15	6
Retic. Reizzellen			
groß	6	6	11
mittel	41	54	24
klein	28	18	—
Reticulumzellen (mittel und groß)	20	19	13
Histiocyten	23	72	5
Kerntrümmerphagen	—	—	—
Epitheloidzellen	3	3	3
Gewebsmastzellen	1	1	1
Blutmastzellen	—	—	1
Eosinophile	—	—	—
Neutrophile	32	86	13

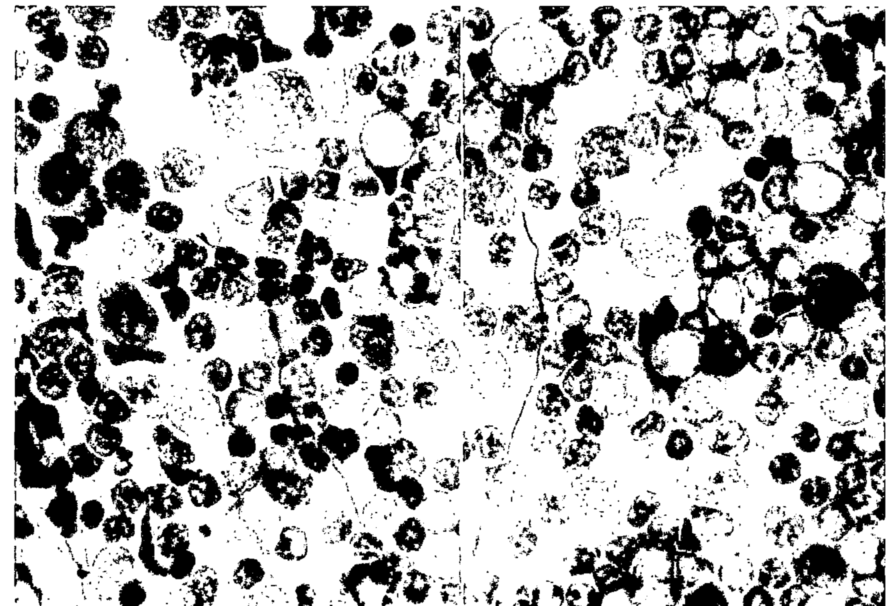

Abb. 118. Lymphadenitis pseudotuberculosa. Tupfpräparat. Buntes Bild: Reticulumzellen, reticulare Reizzellen, Histiocyten, basophile Stammzellen, Plasmazellvorstufen, neutrophile Granulocyten und Lymphocyten. Mesenterial-Lymphknoten. 15jähriger ♂. Pappenheim. 625×

Bild (s. Abb. 118 und Tabelle 16): Vermehrt sind die basophilen Stammzellen, *Plasmazellen und -vorstufen*, kleinen und mittleren reticulären Reizzellen, *Histiocyten*, Reticulumzellen und *neutrophilen Granulocyten*. Der Prozentsatz der Lymphocyten tritt dadurch zurück. Germinoblasten fehlten in den 3 Fällen.

Sichere Erreger konnten wir in den Tupfpräparaten nicht nachweisen, obwohl einmal aus dem gleichen Lymphknoten Keime gezüchtet wurden[1]. Doch fanden wir einmal im Plasma von großen Reticulumzellen rotviolette „Granula", die mehr als doppelt so groß wie die Granula der Neutrophilen waren. Sie zeigten teils rundliche, teils plumpovale bis längliche Gestalt. In den plumpovalen Formen war die Mitte bisweilen aufgehellt, so daß der Eindruck einer angedeuteten Polfärbung entstand. Ob es sich bei den Plasmaeinschlüssen um Pasteurellen handelt, wissen wir nicht, es scheint uns jedoch möglich.

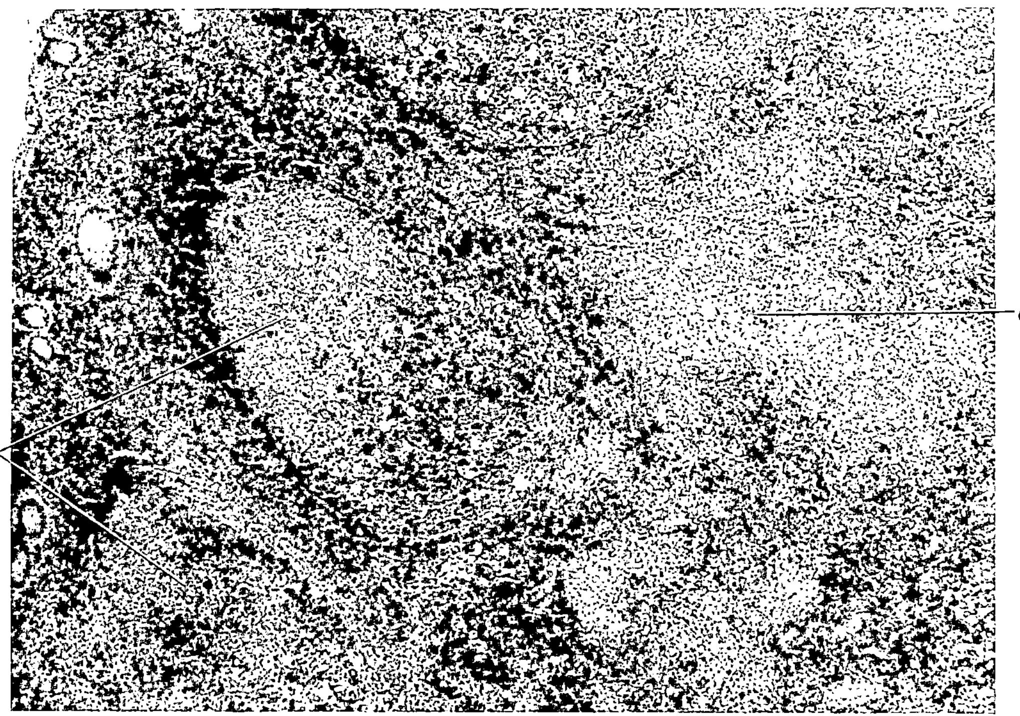

Abb. 119. Pseudotuberkulose der Appendix. Bei *a* Abscesse in Keimzentren. Bei *b* Reticulumzellgruppen im übrigen lymphatischen Gewebe. 12jähriger ♂. Hämatoxylin-Eosin. 75 ×

Die zugehörigen Darmveränderungen. Während die Appendix bei der Operation meist nicht wesentlich verändert erscheint, fällt bisweilen eine starke Schwellung des unteren Ileums auf, die wiederholt — u. a. in 3 selbstbeobachteten Fällen[2] — zur Ileocöcalresektion wegen Sarkomverdachts führte.

Die *Appendix* zeigt nur in einem Teil der Fälle histologische Veränderungen. Deren Häufigkeit schwankt bei den einzelnen Untersuchern und hängt sicherlich auch davon ab, ob die Appendix in Stufenschnitten aufgearbeitet wurde, oder ob man sich auf einige orientierende Schnitte beschränkte. „Spezifische" Veränderungen der Appendix wurden in 2 von 18[3], 5 von 12[4] und 3 von 7[5] Wurmfortsätzen gefunden. RINIKER[6] untersuchte 5 Appendices in Querschnitten von

---

[1] Ich danke Herrn Prof. Dr. BRANDIS, ehemals Hygiene-Institut Frankfurt a. M., sehr für diese Untersuchung und alle bakteriologisch-serologische Unterstützung bei der Bearbeitung unserer Fälle.

[2] Den einen dieser Fälle verdanke ich der Freundlichkeit von Herrn Prof. Dr. BAHRMANN, Berlin.

[3] MASSHOFF 1953.   [4] VORTEL, JINDRÁK u. VÝMOLA 1958.   [5] Eigene Fälle.   [6] 1957.

1 mm Abstand und fand 2mal Schleimhautpolster von 2—3 mm Ausdehnung. Auch GRABER[1] fand gleichartige Veränderungen in der Appendix, während HAENSELT[2] nur uncharakteristische Entzündungszeichen nachweisen konnte.

Histologisch kommen in der Schleimhaut der Appendix die gleichen Reticulumzell-Knötchen mit und ohne Einschmelzung vor wie in den Lymphknoten. Sie können unmittelbar an das Epithel grenzen und ulcerieren, sie liegen aber oft auch tiefer. In dem einen unserer Fälle war keine Einschmelzung, wohl aber eine epitheloidzellige Knötchenbildung mit einzelnen Langhansschen Riesenzellen zu sehen, die vorwiegend in der Umgebung der Keimzentren lag. In dem 2. Fall

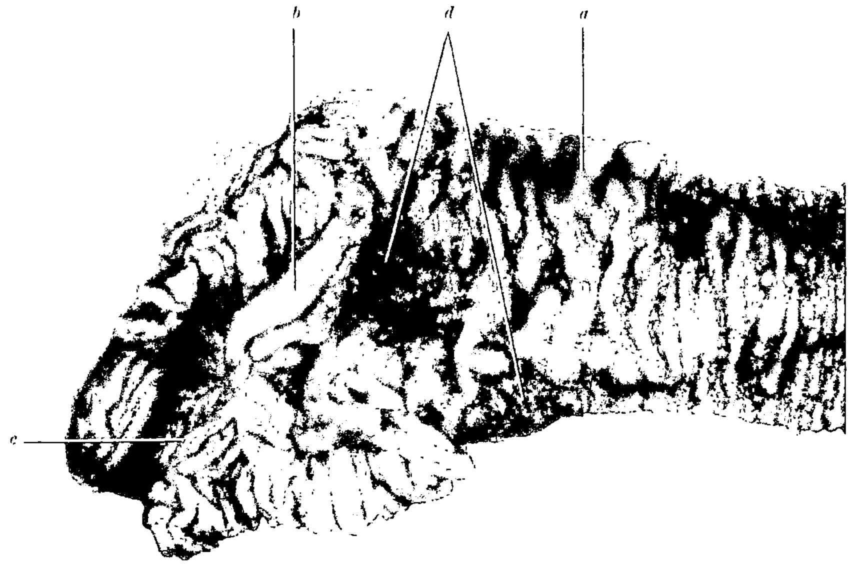

Abb. 120. Ileococalpraparat von Pseudotuberkulose. *a* Starke odematose Schwellung mit Verbreiterung der Schleimhautfalten des unteren Ileums. *b* Ödematös verbreiterte Bauhinsche Klappe. *c* Makroskopisch unverandertes Colon. *d* Nekrosen im unteren Ileum. 15jahriges ♀

sahen wir mehrere leukocytenreiche Reticulumzellherde, u. a. innerhalb florider Keimzentren (Abb. 119), ein Befund, der im Lymphknoten bislang niemals erhoben wurde. Der 3. Fall zeigte in Stufenschnitten nur einen kleinen subserösen Reticulumzellherd mit einzelnen eosinophilen Granulocyten.

Die Veränderungen des *Ileocöcalbereiches*[3] betreffen makroskopisch vorwiegend das unterste Ileum, machen in der Regel an der Bauhinschen Klappe scharf halt und sind hier am stärksten ausgeprägt. Sie führen zu einer ödematösen Schwellung der Darmwand einschließlich der Schleimhaut, wodurch deren Falten erheblich verbreitert werden. Die Peyerschen Haufen sind stark vergrößert und z. T. von schwärzlichem Schorf bedeckt oder auch in tiefgreifende Geschwüre umgewandelt. Die Solitärfollikel des Coecums erscheinen makroskopisch im allgemeinen nicht verändert, doch fand ALBRECHT[4] auch hier eine Vergrößerung und Vereiterung der lymphatischen Einlagerungen.

Histologisch bestätigt sich im Ileum das Ödem sämtlicher Wandschichten, vor allem aber der Mucosa und Submucosa. Die Peyerschen Haufen enthalten große Keimzentren und stark erweiterte Capillaren. Über dem lymphatischen

<hr>

[1] 1955. [2] 1957.
[3] ALBRECHT 1910, MASSHOFF 1953, HORSTEBROCK 1954, GRABER 1955. [4] 1910.

Gewebe sieht man vielfach ausgedehnte Blutungen und Nekrosen des überziehenden Epithels. Außerdem kommen Schleimhautdefekte vor, die von einem
reticulocytären „spezifischen" Granulationsgewebe begrenzt und von einem leuko-
cytenreichen Exsudat bedeckt sind. Dieses breitet sich oft pilzförmig über die
Schleimhaut aus, während das Geschwür sektorförmig in die Tiefe reicht. In den
tieferen Schichten der Mucosa und Submucosa werden vielfach reticulocytär
begrenzte Abscesse von gleicher Morphologie wie in den Lymphknoten gefunden.
Außerdem sind lockere Infiltrate von Lymphocyten, Eosinophilen und Plasmazellen nachweisbar. Die Lymphgefäße der Darmwand werden manchmal von

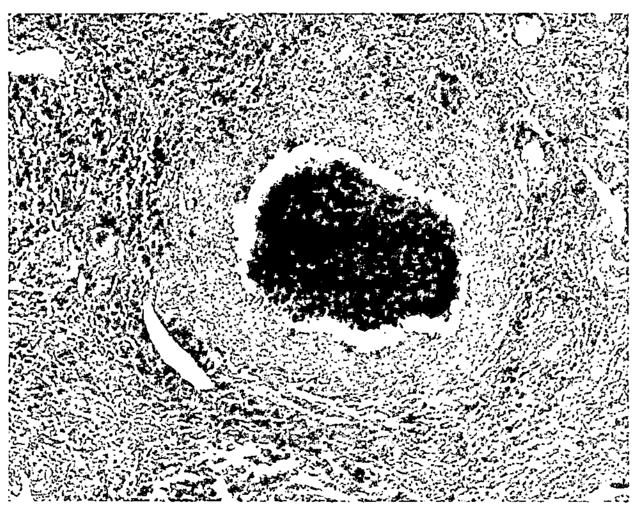

Abb. 121. Reticulocytär begrenzter Absceß in der Submucosa des Ileums bei bakteriologisch gesicherter
Pseudotuberkulose. Im Reticulumzellwall eine Langhanssche Riesenzelle. Gleicher Fall wie Abb. 120.
Hämatoxylin-Eosin. 50×

einem Granulationsgewebe ausgefüllt, das aus Reticulumzellen, Epitheloidzellen
und einzelnen Langhansschen Riesenzellen besteht[1]. Es handelt sich somit um
eine spezifische Lymphangitis, welche die Brücke zu den Lymphknotenveränderungen zu bilden scheint.

Das Coecum zeigt meist nur geringfügige Veränderungen. Bei einem eigenen
Fall sahen wir im Randgebiet der Solitärfollikel kleine Granulome, die aus
Reticulumzellen und Epitheloidzellen bestanden. ALBRECHT[2] beschreibt an
gleicher Stelle kleine Abscesse.

Wenn man Darm- und Lymphknotenveränderungen zueinander in Beziehung
setzt, muß man wohl GRABER[3] Recht geben und die Darmveränderung als Primärinfekt ansehen, der sich über die Lymphangitis mit der Lymphadenitis zum
Primärkomplex verbindet. Dagegen hat die ursprüngliche Annahme von MASS-
HOFF[4], daß eine gleichzeitige Infektion des lymphatischen Gewebes von Darm
und Lymphknoten erfolge, durch die inzwischen entdeckte spezifische Lymphangitis an Wahrscheinlichkeit verloren. Gleichwohl mag für das Entstehen der
Schleimhautnekrosen durchaus der von MASSHOFF angeführte Mechanismus
gelten, den LETTERER[5] für die Bacillenruhr erarbeitete.

Diagnose. Die Diagnose der pseudotuberkulösen Lymphadenitis stützt sich
auf den klinischen Befund, den Operationsbefund, das histologische Bild und

---

[1] GRABER 1955, eigener Fall.   [2] 1910.   [3] 1955.
[4] 1953, MASSHOFF u. DÖLLE 1953.   [5] 1944, 1949.

den serologischen, eventuell auch bakteriologischen Nachweis der Pasteurellen-infektion.

Der klinische Befund[1] ergibt eine völlige Identität mit den Symptomen der akuten, subakuten oder rezidivierten chronischen Appendicitis. Vielleicht ist die Blutsenkungsgeschwindigkeit bei Pseudotuberkulose höher als bei der üblichen Wurmfortsatzentzündung[2].

Bei der Operation fällt manchmal eine starke Schwellung des unteren Ileums auf, während die Appendix nicht oder nur gering verändert erscheint. Die ileo-cöcalen Lymphknoten sind gewöhnlich stark vergrößert und bisweilen mit dem

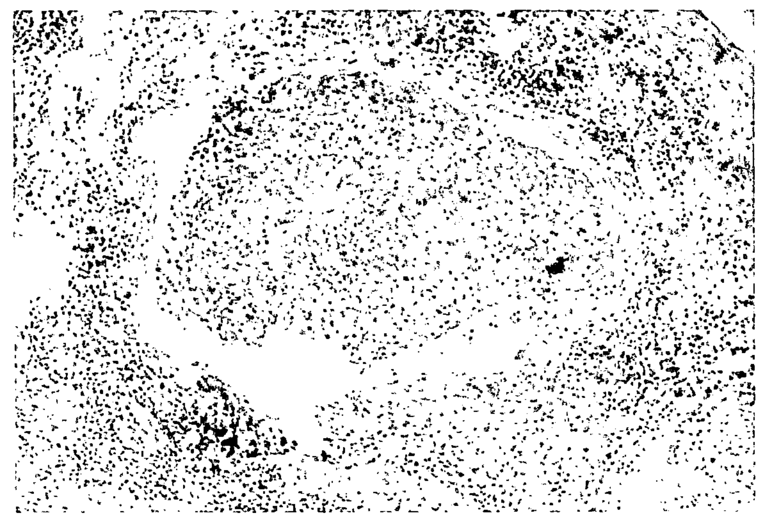

Abb. 122. Lymphangitis pseudotuberculosa in einem größeren Lymphgefäß des Ileums. Lymphocyten, Epitheloidzellen und eine Langhanssche Riesenzelle. Gleicher Fall wie Abb 120. Hamatoxylin-Eosin. 125×

Darm zu einem großen Paket verbacken. Im Entzündungsbereich sieht man oft entzündliches Exsudat und Fibrinbelag.

Die histologische Untersuchung stützt sich vor allem auf den Befund der reticulocytär begrenzten Abscesse, die kapselnahe liegen und zu einer starken Perilymphadenitis führen. Das starke Ödem der Kapsel, Trabekel und perivasculären Räume ist ein wichtiger Hinweis auf eine bestehende Pseudotuberkulose und gestattet, — bei mesenterialen Lymphknoten — bereits einen gewissen Verdacht auf Masshoffsche Lymphadenitis zu äußern.

Der bakteriologische Nachweis der Erreger im Blut oder Lymphknoten wurde von KNAPP u. a. Autoren[3] wiederholt geführt. Er ist nur möglich, wenn der Operateur die Krankheit kennt und Lymphknoten unfixiert auch an den Bakteriologen sendet oder Blut in der akuten Phase der bakteriologischen Untersuchung zugänglich macht. Praktisch wichtiger ist die Widalsche Agglutinationsreaktion im Serum auf Pasteurella pseudotuberculosis. Diese ergibt in der akuten Krankheitsphase Titer von 1:80 bis 1:10260[4]. Meist richten sich die Agglutinine gegen Pasteurella pseudotuberculosis Typ I, während die Typen II—V nur sehr selten vorkommen[5]. Die Reaktion wird innerhalb von 1—3 Monaten wieder negativ,

---

[1] KREKEL 1956, KÓNIG u. MAURATH 1957, SANDER 1958, KNAPP 1959.

[2] KREKEL 1956.

[3] ALBRECHT 1910 (FLAMM u. KOVAC halten den Erreger allerdings fur eine Pasteurella multiseptica!), PIÉCHAUD 1952, GRABER u. KNAPP 1955, BRANDIS 1956 (eigener Fall), FLAMM u. KOVAC 1958, KNAPP 1959, Lit.   [4] KNAPP 1959 und früher.   [5] KNAPP 1959.

sofern keine Komplikation auftritt. Bisweilen sind in den ersten Krankheitstagen oder auch im ganzen Krankheitsablauf keine Agglutinine nachweisbar, selbst wenn Pasteurellen aus dem Lymphknoten gezüchtet werden können[1,2]. KNAPP[1] hat dafür mehrere Gründe angegeben. Wir möchten noch die Möglichkeit zur Diskussion stellen, daß in solchen Fällen auch eine Infektion mit anderen Erregern, vielleicht auch mit dem Virus der Katzenkratzkrankheit[3], vorliegt.

Auch die Komplementbindungsreaktion wurde ausgeführt[4,5]. Sie war aber in einem Teil der Fälle mit eindeutiger Agglutinationsreaktion negativ[4]. KNAPP[1] zieht daher die Widal-Reaktion vor. VORTEL u. Mitarb.[5] wenden dagegen die Komplementbindungsreaktion an, weil sich nach ihrer Erfahrung die Agglutinine gegen Pasteurella pseudotuberculosis auch gegen Pasteurella multocida — wenn auch in geringerem Grade — richten.

Prognose. Die appendicitische Form der Pseudotuberkulose zeigt einen ausgesprochen gutartigen Verlauf. Die Erkrankung heilt mit und ohne Therapie in der Regel bald aus. Von unseren Kranken genasen alle mit Ausnahme von einer Patientin, die aus anderen Gründen verstarb. HECKER[6] sah einmal den Tod durch paralytischen Ileus.

Neuerdings berichtete KONRATH[7] über 3 Todesfälle von Pseudotuberkulose bei Kindern, von denen 2 mit appendicitischen Beschwerden und eines mit uncharakteristischen Symptomen erkrankt waren. Pathologisch-anatomisch bestand eine starke Vergrößerung der ileocoecalen Lymphknoten, einmal mit Coecumödem. Histologisch war in den Lymphknoten nur eine follikuläre lymphatische Hyperplasie, dagegen nicht das Bild der reticulocytären abscedierenden Lymphadenitis festzustellen. KONRATH[7] stellt diese Fälle als „septicämische Verlaufsform" der generalisierten granulomatösen und der gutartigen ileocoecalen Pseudotuberkulose an die Seite.

2. Lymphadenitis bei Tularämie (Lymphadenitis tularaemica)

Die Tularämie ist im letzten Krieg stark gehäuft bei den deutschen Truppen im Osten Europas aufgetreten und wurde dabei eingehend pathologisch-anatomisch, epidemiologisch und klinisch studiert[8]. Seitdem ist wiederholt über Einzelbeobachtungen und kleine Epidemien, u. a. aus dem Raum Berlin[9], aus Mainfranken[10] und Schleswig-Holstein[11], berichtet worden. SCHMIDT[12] gibt eine geschichtliche Darstellung über die Epidemiologie der Tularämie in Europa.

Die Tularämie wird von Pasteurella tularensis, einem gramnegativen Stäbchen, hervorgerufen, das so klein ist, daß es u. U. Berkefeldfilter passieren kann. Sie stellt eine weit verbreitete Zoonose der Nagetiere (wilde Kaninchen, Hasen, Ratten, Feldmäuse, Hamster u. a.) dar und kommt auch bei Katzen, Hunden, Schweinen, Igeln und Füchsen sowie Wildgeflügel, ausnahmsweise auch bei Schafen, Rindern und Pferden vor. Die Infektion des Menschen erfolgt durch Berührung mit infizierten Tieren (Abziehen von Hasenfellen und dergleichen), wobei eine Hautverletzung nicht unbedingt nachweisbar sein muß.

Eine Einteilung der verschiedenen tularämischen Erscheinungsformen wurde in Anlehnung an LAUCHE von RANDERATH[13] gegeben. Ausführliche Literaturzusammenstellungen stammen von FRANCIS[14], CHEVALLIER u. BERNARD[15], LILLIE[16], SCHULTEN[17] und TRAUTMANN[18]. Dort sind auch die epidemiologischen, bakteriologisch-serologischen und klinischen Daten aufgeführt.

---

[1] KNAPP 1959.   [2] KÖNIG u. MAURATH 1957.
[3] USTERI, WEGMANN u. HEDINGER 1952.   [4] KNAPP u. STEUER 1956.
[5] VORTEL, JINDRÁK u. VÝMOLA 1958.   [6] 1957.   [7] 1960.
[8] LAUCHE 1942, RANDERATH 1943, 1944, NORDMANN u. DOERR 1945, SCHULTEN 1945.
[9] TRAUTMANN u. SCHNEEMANN 1949.
[10] SCHUERMANN u. HÜTTNER 1950, SCHUERMANN u. REICH 1950.
[11] KNOTHE, ZIMMERMANN u. HAVEMEISTER 1959.
[12] 1951.   [13] 1943.   [14] 1929.   [15] 1932.   [16] 1937.   [17] 1952.   [18] 1955.

Vorkommen. Eine ausgesprochene Alters- oder Geschlechtsdisposition besteht nicht. Da die Tularämie in unseren Breiten vorwiegend auf beruflichen Umgang mit infizierten Tierorganen, besonders von *Feldhasen*, zurückzuführen ist, kann die Angabe von Beruf und Vorgeschichte bereits diagnostische Anhaltspunkte liefern. Nach TRAUTMANN[1] sind vor allem folgende Berufe gefährdet: Land- und Forstleute, Küchenpersonal, Marktfrauen, Fleisch- und Wildhändler, Abdecker und Angestellte von Fleischverwertungs- und Zuckerrübenbetrieben, Pelzverarbeiter, gelegentlich auch Angler oder sonstige an Gewässern tätige Personen, sowie Laboratoriumspersonal.

Klinik. Die Inkubationszeit beträgt im Mittel 3—4 Tage, sie kann aber auf 24 Std verkürzt sein oder bis 10 Tage lang dauern. Die Erkrankung beginnt plötzlich mit Fieber, Kopfschmerzen und Störung des Allgemeinbefindens. Nach 24—36 Std ist eine ausgeprägte Lymphknotenschwellung festzustellen. Sie fühlt sich oft heiß an und zeigt meist eine Rötung der überziehenden Haut. Diese schmilzt etwa in der Hälfte der Fälle ein. Je nach der Lokalisation der tularämischen Veränderungen unterscheidet man cutano-glanduläre, oral-glanduläre, okulo-glanduläre, thorakale und abdominale Formen.

Lokalisation. Entsprechend der Eintrittspforte des Erregers kommen praktisch alle Lymphknotenregionen in Frage, am häufigsten jedoch sind die *cubitalen* und/oder *axillären* Lymphknoten einer Seite befallen, da die Infektion meist über die Hände erfolgt. Bei der oral-glandulären[2] und okulo-glandulären Form nehmen die Halslymphknoten an dem Entzündungsgeschehen teil. Gelegentlich kommt es zu einer Generalisation mit weitverbreiteter Lymphknotenvergrößerung[3]. Über Sektionsbefunde bei generalisierter Tularämie siehe bei STARCK[4].

Makroskopie. Die meist stark vergrößerten Lymphknoten sind weich, hyperämisch, mit der Umgebung verbacken und zeigen auf dem Schnitt gelbliche, scharf begrenzte Herde mit speckigem bis schmierigeitrigem, auch gummiartigem Aussehen[5]. Nicht selten perforieren die eingeschmolzenen Lymphknoten und bilden Hautgeschwüre.

Histologie[6]. In der Darstellung von RANDERATH[7], die auch die früheren Erfahrungen mitberücksichtigt[8], ist die Histologie der tularämischen Lymphadenitis klar umrissen. Neuere Untersuchungen von REICH[9] ergaben im wesentlichen eine Bestätigung der dort niedergelegten morphologischen Kennzeichen.

Bei schwacher Vergrößerung sehen wir kleine und größere helle Herde, z. T. mit zentraler Einschmelzung, über den Lymphknoten verstreut. Die Sinus treten nicht hervor. In der Lymphknotenkapsel und Umgebung findet man eine entzündliche Zellinfiltration, die auch die Venen und Arterien miteinschließt.

Bei stärkerer Vergrößerung erweisen sich die hellen Herde als Granulome typischer Epitheloidzellen. Diese umschließen vielfach palisadenartig ein nekrotisches Zentrum. Das Vorkommen von Langhansschen Riesenzellen vervollständigt den tuberkuloiden Eindruck, der aber durch die Art der zentralen Nekrosenzone wieder in Frage gestellt wird. Das Innere der Herde besteht nämlich nicht aus einer homogenen käseartigen Masse, sondern enthält meist reichlich Kerntrümmer und untergehende Zellen, unter denen sich etliche oxydasepositive Leukocyten, sowie Histiocyten und vielfach Erythrocyten befinden. Manchmal gleichen die Zentren auch einem zellarmen und weitgehend homogenen Exsudat,

---

[1] 1955.　　[2] Zum Beispiel MEYER 1953.　　[3] SCHULTEN 1952.　　[4] 1952/53, Lit.
[5] NORDMANN u. DOERR 1945.
[6] FRANCIS u. CALLENDER 1927, HELLWIG 1930, REIMANN u. ROSE 1931, CHEVALLIER u. BERNARD 1932, CHIARI 1937, LILLIE 1937, KOBERLE 1938, RANDERATH 1944, NORDMANN u. DOERR 1945, BOBROWA 1949, REICH 1950, STARCK 1952/53, MEYER 1953, ROULET 1956.
[7] 1944.　　[8] FRANCIS 1929, CHIARI 1937 u. a. Autoren.　　[9] 1950.

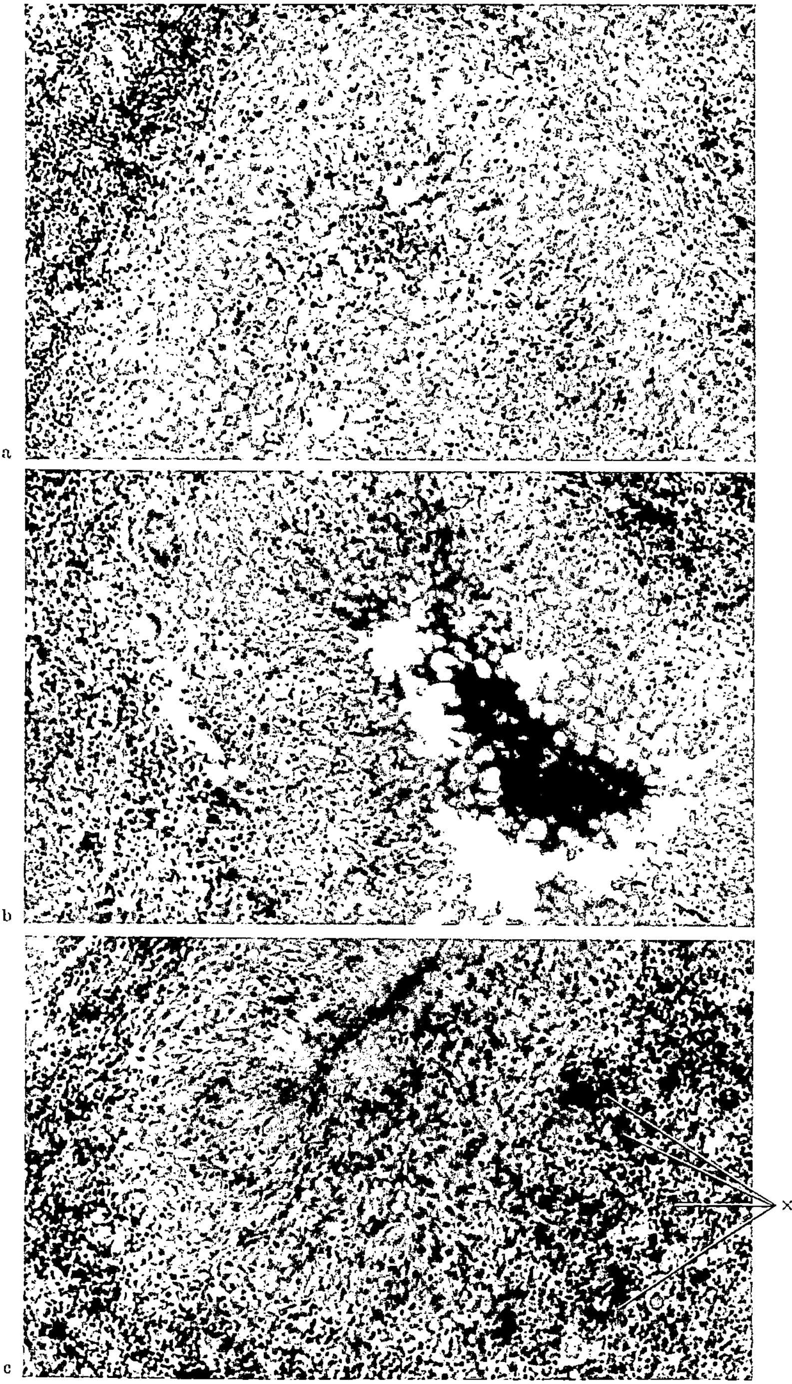

Abb. 123a—c. Tularämie. Verschiedene Phasen der Abscedierung. a Unvollständige zentrale Einschmelzung mit reichlich Granulocyten und Kerntrümmern. Breiter Wall von Reticulumzellen und Epitheloidzellen. b Vollkommene zentrale Einschmelzung. Zwischen dieser und dem reticulum-epitheloidzelligen Wall eine wabige Zone. Links oben 2 Langhanssche Riesenzellen. c Schmale zentrale Nekrosezone um einen feinen Spalt (ausgelaufene und kollabierte Abszeßhohle?). Bei × erweiterte Capillaren. Junger Mann. Präparat von Prof. Dr. LAUCHE. Hämatoxylin-Eosin. 125 ×

das durch einen hellen Hof (auf Grund stärkerer Schrumpfung!) gegen den Epitheloidzellsaum abgesetzt ist. Gelegentlich sind innerhalb der Nekrosen noch prall gefüllte Capillaren erkennbar. HELLWIG[1] erwähnt das Vorkommen von Fett und Fibrin in den Zentren der Epitheloidzellherde.

Der Epitheloidzellmantel weicht insofern von dem gewohnten tuberkulösen Bild ab, als er meist in gleichmäßiger Breite — girlandenförmig — um die Nekrosezone angeordnet ist, so daß die innere und äußere Epitheloidzellgrenze annähernd parallel verlaufen. Auch wird der Epitheloidzellwall allmählich von einem unspezifischen Granulationsgewebe, das von dem Lymphknotenrestgewebe aus vordringt, durchwachsen und schließlich ersetzt.

Kleine Reticulumzellen, wie man sie meist bei der Pseudotuberkulose und Katzenkratzkrankheit findet, werden bei der Tularämie offenbar vermißt.

Während die großen Epitheloidzellherde meist zentral nekrotisch sind, enthalten die kleineren Granulome oft nur einige Kerntrümmer und Leukocyten im Inneren. Eine Entwicklung von Epitheloidzellen in Keimzentren wurde in eigenen Präparaten nicht beobachtet, wird aber von RANDERATH[2] angegeben. Auch in der Nachbarschaft des Lymphknotens kommen tularämische Granulome vor[3].

Neben den eben genannten spezifischen Veränderungen sieht man in Lymphknotenrestgewebe und -nachbarschaft auch unspezifische Reaktionen, die der Lymphknotentuberkulose im allgemeinen fremd sind: Das Lymphknotenparenchym ist sehr reich an Erythrocyten und zeigt erweiterte Capillaren. Cytologisch fallen vor allem etliche Plasmazellen mit Vorstufen und mehrkernigen Formen sowie neutro- und eosinophile Leukocyten auf. Die Kapsel zeigt eine starke Verbreiterung, Auflockerung und Infiltration mit Lymphocyten, Granulocyten und Plasmazellen. Auch sieht man hier und in der Lymphknotenumgebung eine rege Capillarneubildung. Die starke entzündliche Infiltration der Lymphknotennachbarschaft stand in dem Fall von KÖBERLE[4] im Vordergrund und wird differentialdiagnostisch besonders von RANDERATH[2] sowie NORDMANN u. DOERR[5] herausgestellt. In dem umgebenden Binde- und Fettgewebe wurden weiterhin ausgeprägte entzündliche Gefäßveränderungen beschrieben (obliterierende Phlebitis und Arteriitis, Intimagranulome in Venen und Arterien, dichte perivasculäre Infiltrate), die bei Lymphknotentuberkulose fehlen[6].

Die Silberimprägnation läßt in frischen Herden jegliche Fasern vermissen, in älteren Herden werden von den Bindegewebszellen reichlich kollagene Fasern gebildet.

Primärinfekt. Über die gleichsinnigen Veränderungen in der *Haut*, die zusammen mit der Lymphadenitis den sog. Primärkomplex der Tularämie bilden, s. bei SCHUERMANN u. REICH[7], dort auch weitere Literatur.

Ausstrich. Lymphknotenausstriche bei Tularämie wurden von TRAUTMANN[8] sowie von ANDRÉ u. DREYFUS[9] untersucht. Nach TRAUTMANN[10] sei das reichliche Vorkommen von Zelltrümmern und von Granulocyten mit eigenartig tropfig veränderten Kernen charakteristisch für Tularämie. ANDRÉ u. DREYFUS[9] konnten jeweils nur Eiter aspirieren, vermuten aber, daß die Cytologie bei Tularämie weitgehend derjenigen der Katzenpasteurellosen entspricht, wenn eine Einschmelzung noch nicht stattgefunden hat.

In einem selbstbeobachteten Fall fiel im Punktat die Unterscheidung gegenüber Tuberkulose sehr schwer. Es fanden sich einzelne Gruppen von großen

---

[1] 1930.   [2] 1944.   [3] CHIARI 1937.   [4] 1938.   [5] 1945.
[6] FRANCIS u. CALLENDER 1927, CHIARI 1937, RANDERATH 1944.   [7] 1950.
[8] TRAUTMANN u. SCHNEEMANN 1949, TRAUTMANN 1955.   [9] 1955.   [10] 1955.

Epitheloidzellen und eine Ansammlung von Kerntrümmern in ihrer Umgebung
(Abb. 125a). Im übrigen bestand der Ausstrich vorwiegend aus kleinen und großen
Lymphocyten und enthielt noch etliche Histiocyten. Auch einige Germinoblasten
zusammen mit Kerntrümmerphagen wurden gefunden (Abb. 125b). Eine einiger-

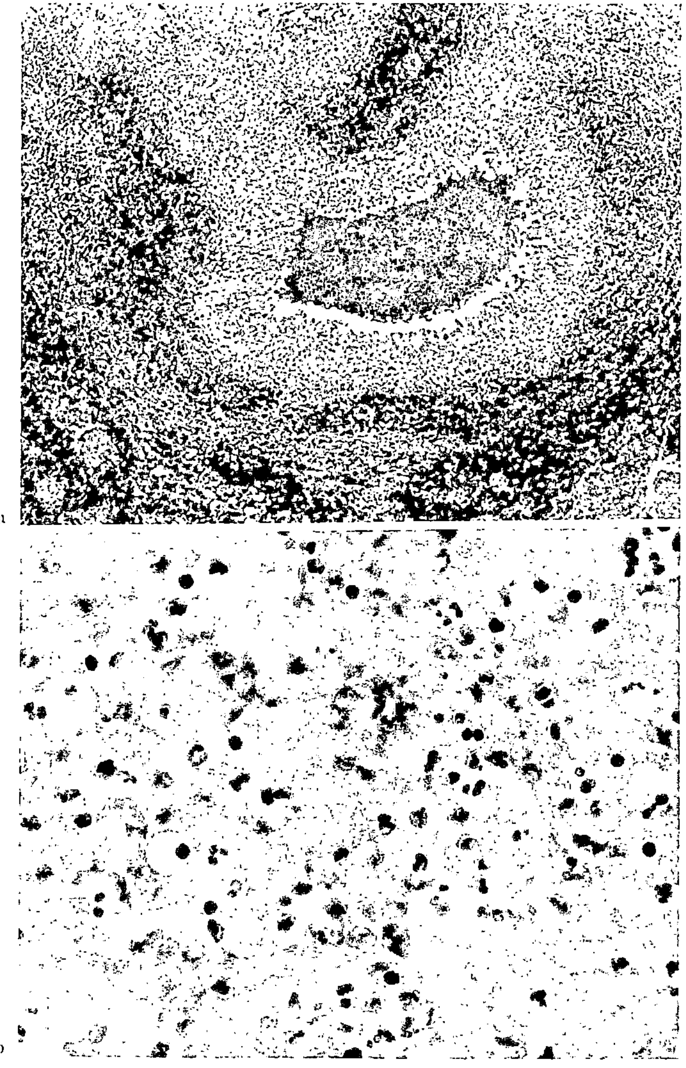

Abb. 124a u. b. Tularämie. a Absceß mit breitem Reticulumzellwall. Exsudat von dem Zellwall retrahiert.
b Exsudat bei stärkerer Vergrößerung. Gleiches Präparat wie Abb. 123. Hämatoxylin-Eosin. a 50×, b 500×

maßen sichere Diagnose, insbesondere der Ausschluß einer Tuberkulose, schien
nach diesem Befund allzu gewagt, wenn auch die relativ große Zahl von Kerntrümmern unsere Überlegungen in die Richtung einer Pasteurelleninfektion lenken
konnte.

Diagnose. Die Diagnose stützt sich zuerst auf die Kenntnis der Vorgeschichte
einschließlich der beruflichen Tätigkeit. Das histologische Bild der reticulocytären
abscedierenden Lymphadenitis stellt weiter die richtige Diagnose zur Diskussion.

Im übrigen gestatten nur bakteriologisch-serologische Untersuchungen eine eindeutige Verifizierung der Erkrankung als Pasteurellose: Mit den Präparaten „Tularämin" oder „Tularin" (*Bayer*), die aus abgetöteten Erregern bestehen, ist ein positiver Intracutantest bereits vom 5. Krankheitstage an zu erzielen[1]. Von der

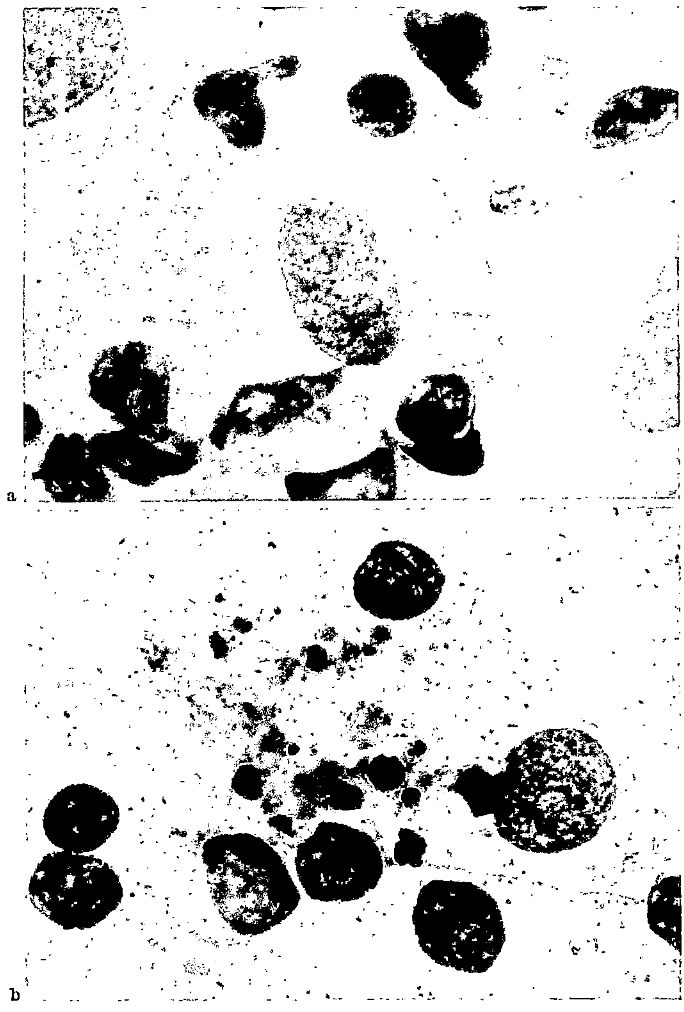

Abb. 125a u. b. Tularämie im Lymphknoten-Ausstrich. a Große Reticulumzelle (Epitheloidzelle?) und mehrere pyknotische Kerne. b Zahlreiche Kerntrümmer (aus dem Absceßinneren?). Präparat von Doz. Dr. WITTEKIND. Pappenheim. 1250×

2. Krankheitswoche ab lassen sich im Blut Agglutinine und komplementbindende Antikörper nachweisen, die ihr Maximum in der 4.—6. Woche erreichen.

Prognose. Die Erkrankung ist in der Regel gutartig. CHEVALLIER u. BERNARD[2] beobachteten 679 Kranke mit Tularämie, von denen 24 starben. Bei den heutigen therapeutischen Möglichkeiten mit Antibiotica dürfte die Prognose noch besser sein.

---

[1] Siehe auch BAER u. YANOWITZ 1950.
[2] 1932.

3. Lymphogranuloma inguinale *

Synonyma: Vierte Geschlechtskrankheit
Klimatischer Bubo
Nicolas-Favresche Erkrankung
Poradenitis inguinalis
Lymphomatosis inguinalis suppurativa subacuta
Lymphopathia venerea
Lymphogranuloma venereum

Neben der häufigeren Katzenkratzkrankheit spielt das Lymphogranuloma inguinale in Deutschland eine sehr geringe Rolle. Es kommt in den letzten Jahren nur noch sporadisch, fast ausschließlich in Berlin, vor. Sein Erreger, ein Virus, wurde 1935 von MIYAGAWA u. Mitarb.[1] entdeckt.

Vorkommen. In den Statistiken überwiegt das männliche Geschlecht verschieden stark (2,7 bis 7:1 und mehr). Der Altersgipfel liegt im 3. Lebensjahrzehnt wie bei der luischen Infektion. Während die Männer in der Allgemeinhäufigkeit des Lymphogranuloma inguinale erheblich vorherrschen, neigen die Frauen mehr zu Spätveränderungen[2].

Klinik. Der Primäraffekt geht der Lymphknotenschwellung um einige Tage bis wenige Wochen voraus und wird oft übersehen, da er nur kurze Zeit besteht, kaum schmerzt und keine wesentlichen Allgemeinerscheinungen hervorruft. Die Lymphknotenvergrößerung erfolgt 10—40 Tage nach der Infektion und führt zu großen knolligen, mit der Haut verbackenen Paketen. Oft perforieren die vereiterten Lymphknoten nach außen oder auch ins Rectum, wodurch Haut- oder Rectumfisteln entstehen. In den Spätstadien kommt es zu ausgedehnten Vernarbungen, die je nach Lokalisation verschiedene Folgen nach sich ziehen. Bei perianalem Sitz entstehen Strikturen des Rectums, bei Befall der inguinalen Lymphknoten wurden hochgradige Lymphstauungen der unteren Extremitäten, u. U. mit Ausgang in Elephantiasis, beobachtet.

Lokalisation. Die Entzündung spielt sich fast ausschließlich im inguinalen-iliacalen Bereich ab. Welche Lymphknotengruppe im Einzelfall betroffen ist, hängt vom Ort der Infektion und vom Geschlecht des Kranken ab: Die Lymphe des männlichen Genitale fließt stets in die Leistenlymphknoten ab, die Lymphe der Vagina aber gelangt in die perianalen und tiefen Beckenlymphknoten. Nur Clitoris, Urethra und Ventralseite der Vulva werden bei der Frau von den Leistenlymphknoten drainiert. Daraus folgt, daß beim Mann stets, bei der Frau nur selten die inguinalen Lymphknoten befallen sind, und daß die tiefen Becken- und perianalen Lymphknoten beim weiblichen Geschlecht in der Hauptsache erkranken[3]. Ausnahmsweise wurde bei Chirurgen nach Verletzungen auch eine axilläre Lymphadenitis beschrieben[4]. Über eine isolierte cervicale Lymphadenitis bei einem 6jährigen Knaben berichten ROTH u. SCHULICK[5].

Unter 8 sezierten Spätfällen von Lymphogranuloma inguinale hat JØRGENSEN[6] 3mal noch charakteristische Lymphknotenveränderungen gefunden. Diese sollen nicht nur im Inguinal-Iliacal-Bereich, sondern auch in der retroperitonealen, mesenterialen und mediastinalen Region bestanden haben.

Makroskopie. Die stark vergrößerten Lymphknoten, die miteinander verbacken sind, oft aufbrechen und Fisteln bilden, erscheinen auf dem Schnitt gerötet und von zahlreichen, stecknadelspitz- bis erbsgroßen Abscessen durchsetzt. Eine vollkommene Verkäsung wie bei Tuberkulose wird niemals beobachtet, dagegen kommt es gelegentlich zu ausgedehnter Einschmelzung.

---

* Cave: Verwechslung mit Granuloma inguinale!
[1] MIYAGAWA, MITAMURA, YAOI, ISHII u. OKANISHI 1935.   [2] SCHMIDT 1939.
[3] SMITH u. CUSTER 1950.   [4] Unter anderem bei HELLERSTRÖM 1929.   [5] 1951.   [6] 1959.

Histologie[1]. Das histologische Bild wurde neuerdings von Smith u. Custer anhand von 531 Fällen zusammenfassend dargestellt[2]. Sie betonen — wie zahlreiche Voruntersucher — die große Ähnlichkeit mit den Veränderungen der Tularämie. Wir können uns daher auf einige Besonderheiten beschränken.

Als kennzeichnend gelten die *stern-* oder *Y-förmigen Abscesse* und die *Plasmazellenvermehrung* des Restparenchyms. Die Plasmazellen können außerordentlich zahlreich sein[3], sind manchmal aber doch nur mäßig vermehrt. Die Abscesse werden von einem breiten Saum von palisadenförmig angeordneten Epitheloidzellen begrenzt. Der Gehalt an Kerntrümmern nimmt in den Abscessen allmählich ab, so daß relativ homogene nekrotische Herde entstehen, die von Hellerström[4] und von Favre[5] als lymphogranulomatöse Gummata bezeichnet werden. Bei Betrachtung mit dem Phasenkontrastmikroskop konnte Jørgensen[6] zeigen, daß die „Gummata" aus nekrotischen mononucleären „Schattenzellen" (wohl Reticulumzellen) bestehen. Solche Gumma-artigen Nekrosen sind noch nach jahrzehntelangem Verlauf nachweisbar, während reticulocytär begrenzte Abscesse in Spätfällen nicht mehr vorkommen[6].

Die Abscesse liegen — sofern sie nicht perforieren — meist in den Lymphknotenzentren und lösen dann nicht die starke Kapselbeteiligung aus, wie man sie etwa bei der Pseudotuberkulose oder der Katzenkratzkrankheit findet.

Die entzündliche Reaktion der Lymphknotenumgebung führt schließlich zu einer ausgedehnten Vernarbung. Dadurch werden die Lymphgefäße eingeengt, und es entsteht eine Stauung in dem abhängigen Gebiet.

Zur Lymphknotencytologie führen Smith u. Custer[7] aus, daß die Neutrophilen nur in den ersten Wochen, die Epitheloidzellen einige Monate lang und die Plasmazellen von Anfang bis zum Ende der floriden Entzündung nachweisbar sind. Hoeppli[8] bildet Riesenzellen ab, die er dem Sternberg-Typus zuordnet, die aber den oben abgebildeten Riesenzellen bei Typhus und Tularämie entsprechen (Abb. 63). Sie sind als Riesenzellen der reticulären Reizzellen und der Plasmazellen samt Vorstufen aufzufassen. Weiterhin erwähnt Hoeppli[8] das Vorkommen von Eosinophilen in etwa 50% der Fälle.

Smith u. Custer[9] stellen neben das klassische Lymphogranuloma inguinale noch eine nicht vereiterte Form, die selten vorkomme und Anlaß zu Verwechslung mit dem M. Hodgkin gebe. Hierbei sei die Lymphknotenstruktur zerstört durch umschriebene Granulome, die aus Reticulumzellen, Plasmazellen, Lymphocyten, Granulocyten und kleinen Riesenzellen bestünden. Die Riesenzellen unterschieden sich nach Smith u. Custer[2] deutlich von dem Sternbergschen Typus; sie stellten in der Regel mehrkernige Plasmazellen dar.

Die Erreger des Lymphogranuloma inguinale konnten von Smith und Custer[2] auch bei Anwendung der Giemsa-Färbung im Lymphknotenschnitt niemals nachgewiesen werden, wahrend Favre[9] sie als kleine „Granulokorpuskeln" („Miyagawa-bodies") mit Hilfe der Silberimprägnation darstellen konnte[10]. Sie sollen vor allem in Reticulumzellen frischer Abscesse reichlich vorkommen.

Außerdem hat Favre[9] ebenso wie andere Autoren 1—5 μ große rundliche Körper („Gamna-Favre-bodies") in den Reticulumzellen gefunden, die durch die Silberimpragnation eben-

---

[1] Durand, Nicolas u. Favre 1913, Hellerström 1929, Lit., Hoeppli 1930, Chevallier u. Bernard 1932, Kornblith 1936, Ceelen 1937, d'Aunoy u. v. Ham 1939, Lit., Bettinger 1939, Schmidt 1939, Wohlwill 1943, Ash 1947, Sheldon u. Heyman 1947, Favre 1949 (gute Abbildungen!), Smith u. Custer 1950, Lit., Marshall 1956, Roulet 1956, Maissjuk 1958, Jørgensen 1959.

[2] Smith u. Custer 1950.　　[3] Auch Ceelen 1937.　　[4] 1929.　　[5] 1949.

[6] Jørgensen 1959.　　[7] 1950, auch Sheldon u. Heyman 1947.　　[8] 1930.

[9] 1949, Lit., s. auch Levaditi 1941, Lit., Jørgensen 1959.

[10] Gute Abbildungen bei Favre 1949.

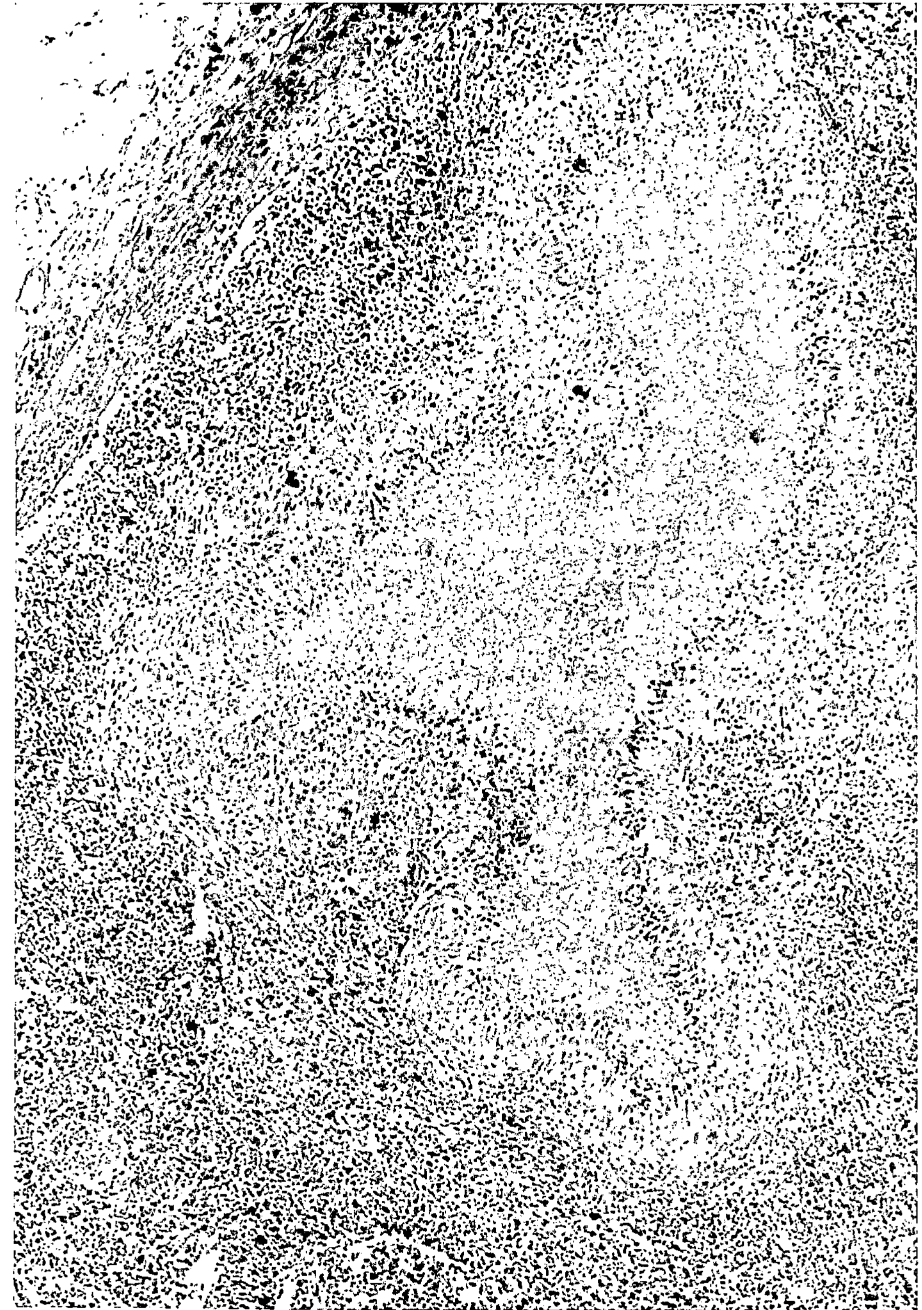

Abb. 126. Lymphogranuloma inguinale. Y-formiger Absceß. Girlandenartige Begrenzung mit Palisadenstellung der Epitheloidzellen. Praparat Prof. Dr. Schumacher. Giemsa. 100×

falls zu erfassen sind. Nach Favre könnte es sich vielleicht um dichte Virus-Ansammlungen handeln, dagegen seien sie nicht als Kerntrümmer anzusehen, da sich Kerntrümmer nicht versilbern ließen. Demgegenüber tritt Marshall[1] dafür ein, daß sie doch Kerntrümmer darstellten, weil sie Feulgen-positiv seien.

[1] 1956, auch Sheldon u. Heyman 1947.

Primärinfekt. Die Histologie des Primärinfektes und der extraglandulären Spätveränderungen (Fisteln, Strikturen usw.) siehe bei KORNBLITH[1] sowie SMITH u. CUSTER[2]. Dort findet sich auch eine Darstellung der — histologisch unspezifischen — Hautreaktion nach Injektion des Frei-Antigens.

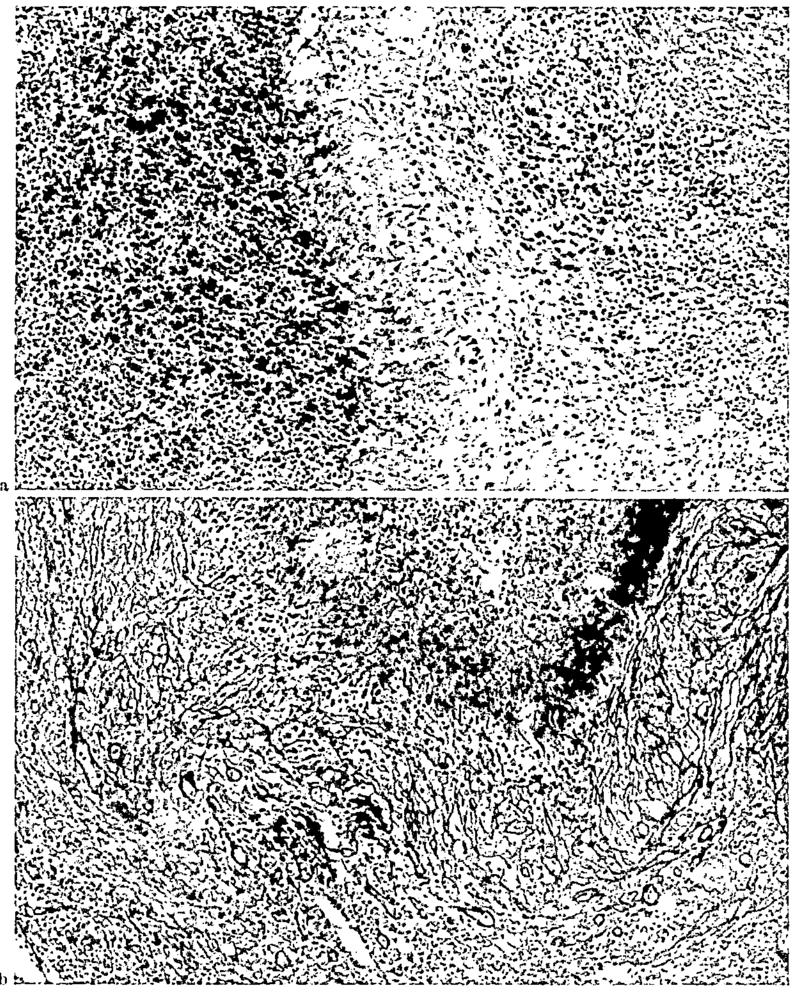

Abb. 127a u. b. Lymphogranuloma inguinale. Grenzzone eines frischeren granulocytenreichen Abscesses bei Giemsa (a) und Bielschowsky-Gomori (b). Gleiches Praparat wie Abb. 126. 125 ×

Ausstrich. Im Lymphknotenpunktat sieht man nach ANDRÉ u. DREYFUS[3] zu Beginn der Erkrankung eine lymphatische und reticulo-histiocytäre Hyperplasie mit reichlich Mitosen. In frühen Stadien soll man außerdem gelegentlich die Erreger des Lymphogranuloma inguinale, die sog. Granulokorpuskeln von MIYAGAWA u. Mitarb.[4], finden. Sie sind etwa so groß wie die Azurgranula der Lymphocyten und liegen teils intra-, teils extracellulär. Bei Giemsa-Färbung stellen sie sich rot-violett bis blau-violett dar (gute Abbildung siehe bei NAUCK

---

[1] 1936.   [2] 1950.
[3] 1955, s. auch MIYAGAWA, MITAMURA, YAOI, ISHII u. OKANISHI 1935.
[4] MIYAGAWA, MITAMURA, YAOI, ISHII u. OKANISHI 1935.

u. Malamos[1]). Von Herzberg u. Koblmüller[2] wird die Färbung mit Viktoria-blau-Lösung empfohlen.

In späteren Stadien findet man Leukocyten, untergehende Zellen und Makrophagen mit Kerntrümmern, bis schließlich das Punktat im wesentlichen aus eitriger zellarmer Flüssigkeit besteht. Der aspirierte Eiter bleibt bei den üblichen bakteriologischen Untersuchungsmethoden steril.

Diagnose. Die Diagnose ist histologisch mit der nötigen Sicherheit nicht zu stellen, man kann nur einen gewissen Verdacht äußern. Dagegen gestatten der Freische Intracutantest und die Komplementbindungsreaktion eine Spezifizierung der Entzündung[3].

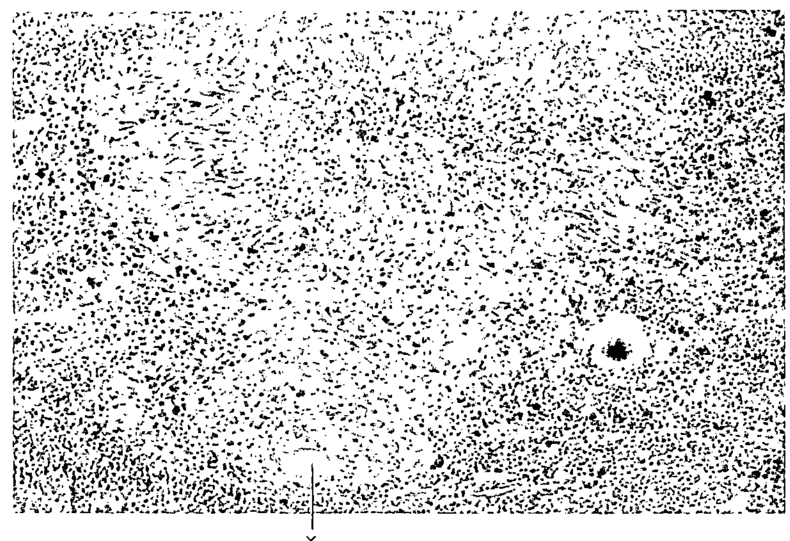

Abb. 128. Lymphogranuloma inguinale. Kleine Einschmelzung mit machtigem epitheloidzelligem Mantel. Darın mehrere Langhanssche Rıesenzellen, bei × mıt verflussigter Zentrosphare. Gleiches Praparat wie Abb. 126. Gıemsa. 125×

Der Frei-Test wird mit Antigen aus infizierten Tierorganen ausgeführt, das bei den Behring-Werken zu beziehen, nach den genauen Angaben von Hellerström[4] aus Eiter auch selbst herzustellen ist. Auch eine Vaccine von infizierten Hühnerembryonen kann verwendet werden. Man spritzt davon 0,1 cm³ streng intracutan. Innerhalb von 48 Std tritt eine ½ bis 2 cm große Rötung mit hellem Hof auf. Diese bleibt einige Tage bestehen, kann auch nekrotisch werden oder ein zentrales Bläschen enthalten. Die Reaktion ist bereits 1—2 Wochen nach erfolgter Infektion positiv und bleibt häufig über Jahrzehnte auslösbar. Deshalb muß bei positivem Ausfall immer erst eine früher durchgemachte Infektion ausgeschlossen werden. Ausnahmsweise kann die Hautrötung vorübergehend unterbleiben, z. B. bei gleichzeitiger florider Lues, vielleicht auch bei Mischinfektion.

Der Frei-Test kann auch bei anderen Erkrankungen, z. B. bei Induratio penis plastica oder Dupuytrenscher Fingerkontraktur positiv sein, doch ist die Reaktion schwächer ausgeprägt[5]. Auch bei Psittakose findet man positive Ergebnisse[5]. Dies verwundert bei der Antigengemeinschaft der Viren von Psittakose und Lymphogranuloma inguinale nicht.

---

[1] 1937.   [2] 1937.

[3] Einzelheiten s. bei Kolle-Hetsch-Schlossberger 1952. Siehe auch Baer u. Yanowitz 1950.   [4] 1929.   [5] Korting u. Gottron 1953, Lit.

HUNZIKER[1] hat bei 50 unausgewählten Gesunden und Kranken 4mal eine positive Reaktion erhalten, ohne daß der geringste Anhalt für eine vorausgegangene venerische Infektion bestand. Die Zahl solcher falsch-positiver Reaktionen ist bei Verwendung menschlichen Antigens niedriger als bei Injektion von Antigen aus Mäusegehirnen[2].

Mit der Komplementbindungsreaktion auf Miyagawanellen, die man auch zum Nachweis der Katzenkratzkrankheit verwendet, erzielt man Titer von 1:6 bis 1:480.

4. Katzenkratzkrankheit[3]

Synonyma: Maladie des griffes de chat[4] = Katzen*krallen*krankheit
Cat scratch fever, cat scratch disease = Katzen*kratz*krankheit
Lymphoréticulose benigne d'inoculation[5]
Benigne Viruslymphadenitis[6]
Viruskratzlymphadenitis[7]
Regional non-bacterial lymphadenitis[8]
Felinose[9]
Morbus Petzetakis[10]
weitere Synonyma bei GSELL u. GSELL-BUSSE[11]

Geschichte und Begriff. Nach DANIELS u. McMURRAY[12] hat FOSHAY im Jahre 1932 eine Gruppe von Patienten beobachtet, bei denen irrtümlich eine Tularämie diagnostiziert wurde, deren Erkrankung aber durch das Kratzen von Katzen hervorgerufen worden war. DEBRÉ beobachtete bereits 2 Jahre vorher einen ähnlichen Fall[4]. Im Jahre 1935 beschrieb PETZETAKIS[13] in Griechenland ein Krankheitsbild mit gleichartigen Symptomen und konnte aus den Lymphknoten ein Virus gewinnen, das auf verschiedene Tierarten zu übertragen war[14]. Demgegenüber gelang MOLLARET u. Mitarb.[15] nur die Überimpfung auf Affen, weshalb MOLLARET bezweifelt, daß die Fälle von PETZETAKIS zur Katzenkratzkrankheit gehören. FLOROS[10] dagegen tritt mit Nachdruck für die Identität der Katzenkratzkrankheit und der von PETZETAKIS beschriebenen lymphotropen Infektion ein. Im Jahre 1945 gewannen HANGER und ROSE — wie früher schon PETZETAKIS — Antigen aus vereiterten regionalen Lymphknoten und injizierten es intracutan bei Patienten von HANGER und FOSHAY[15]. Sie erzeugten damit eine tuberkulinartige Hautreaktion. Zwei Jahre später konnte DEBRÉ mit dem Antigen von FOSHAY ebenfalls positive Hautreaktionen bei seinen Kranken auslösen, berichtete aber erst im Jahre 1950 über seine Ergebnisse. DEBRÉ prägte dabei den Begriff „Katzen*krallen*krankheit". Im gleichen Jahr und später erfolgten zahlreiche Mitteilungen von MOLLARET u. Mitarb.[16], die vor allem die Ätiologie der Erkrankung zum Inhalt hatten. Sie fanden eine Beziehung der Katzenkratzkrankheit

---

[1] 1958.   [2] BAER u. YANOWITZ 1950.
[3] MOLLARET 1952, DANIELS u. McMURRAY 1952, 1954, DEBRÉ u. JOB 1954, KALTER, PRIER u. PRIOR 1955, GSELL u. GSELL-BUSSE 1957, Lit.
[4] DEBRÉ, LAMY, JAMMET, COSTIL u. MOZZICONA 1950.
[5] MOLLARET, REILLY, BASTIN u. TOURNIER 1950, 1951.
[6] WEGMANN, USTERI u. HEDINGER 1951.
[7] GSELL, FORSTER u. KLAUS 1951, BETKE 1952b, RANDERATH 1955 u. a. Autoren.
[8] Amerikanisches Standard-Nomenklatur-Kommittee, REID 1956.
[9] GRÄFF 1954.   [10] FLOROS 1952.   [11] 1957.
[12] DANIELS u. McMURRAY 1952, 1954.
[13] Literaturübersicht bei FLOROS 1952.
[14] PETZETAKIS 1936, 1937.
[15] Nach Angaben von DANIELS u. McMURRAY 1952, 1954.
[16] MOLLARET, REILLY, BASTIN u. TOURNIER 1951, MOLLARET 1952.

zur Psittakose-Gruppe und konnten wahrscheinlich machen, daß der Erreger ein Virus der Miyagawanellagruppe darstellt, zu der neben dem Lymphogranuloma inguinale u. a. noch die Psittakose, das Trachom, die Reitersche Krankheit und eine bestimmte atypische Pneumonie zählen. Sie bezeichnen die Erkrankung als „gutartige Impf-Reticulose". Im angloamerikanischen Schrifttum ·wurde sie „cat scratch fever" ∼ Katzen*kratz*krankheit genannt. Diese Bezeichnung erfuhr die weiteste Verbreitung[1].

Wir selbst sprechen am liebsten von Katzenkratzkrankheit, wird doch mit dieser Bezeichnung die weitaus häufigste Entstehung der Erkrankung treffend charakterisiert. Durch die Benennung „Viruskratzlymphadenitis"[2] oder „benigne Viruslymphadenitis"[3] verhindert man wohl das Mißverständnis, daß die Lymphadenitis allein durch das Kratzen der Katzen entstünde. Andererseits läßt man aber damit keinen Zweifel daran, daß die Erkrankung durch ein Virus hervorgerufen wird. Dies ist aber noch nicht sicher bewiesen. Die Bezeichnung von MOLLARET erscheint uns zu umständlich und dürfte trotz des Zusatzes „benigne" die allgemeine Verwirrung über den Reticulosebegriff nur noch vertiefen.

Epidemiologie. Der Erreger wird fast ausschließlich durch *Katzen*[4] übertragen, und zwar meist *durch die Krallen* der Tiere, gelegentlich auch durch Biß. Manchmal hat ein Katzenkontakt wohl bestanden, wird eine Hautläsion aber ausdrücklich verneint. MOLLARET nimmt an, daß das weitverbreitete Virus beim Beutefang von Vögeln und Nagern auf die Krallen und eventuell Zähne gelangt und von hier aus auf den Menschen übertragen wird. Dies kann nicht für alle Fälle zutreffen; denn in einer unserer Beobachtungen wurde die Krankheit durch ganz junge Katzen, die allein mit Milch ernährt worden waren, ausgelöst. Die Katzen übertragen das Virus meist, ohne selbst krank zu sein; doch ist mehrfach — auch bei eigenen Beobachtungen — eine vorhergehende oder gleichzeitige Erkrankung der Katzen festgestellt worden[5].

Als weitere Infektionsmöglichkeiten sind u. a. bekannt:
Verletzungen durch Pflanzendorne und Holzsplitter,
Schnitt- und Rißwunden beim Schlachten von Schweinen und Rindern,
Kratzwunden von Kaninchen,
Insektenstiche.

Auch in einer eigenen Beobachtung war die Infektion der durch Hauttest gesicherten Erkrankung durch Insektenstich erfolgt, ein Katzenkontakt hatte nicht bestanden.

Neben der üblichen Infektion von der Haut aus kommt auch eine Ansteckung auf dem Schleimhautwege (Conjunctiva, Mundschleimhaut, vielleicht auch Darmschleimhaut und Genitale) in Frage, worauf USTERI u. Mitarb.[6] zuerst hinwiesen.

Die Inkubationszeit für die Hautentzündung beträgt 3 Tage bis wenige Wochen, die Lymphknotenschwellung folgt im Abstand einiger Tage. Im Durchschnitt tritt die Lymphadenitis etwa 3 Wochen nach der Inoculation des Virus auf[7]. Als maximale Inkubationszeiten sind 2—3 Monate genannt worden[8].

---

[1] In Deutschland zuerst von FOLBERTH 1952 angewandt.
[2] GSELL, FORSTER u. KLAUS 1951, BETKE 1952b, RANDERATH 1955.
[3] WEGMANN, USTERI u. HEDINGER 1951 usw.
[4] DANIELS u. McMURRAY 1952, 1954, KALTER, PRIER u. PRIOR 1955, GSELL u. GSELL.-BUSSE 1957.
[5] USTERI, WEGMANN u. HEDINGER 1952, NORDMANN 1955, ZWISSLER 1956.
[6] USTERI, WEGMANN u. HEDINGER 1952.   [7] DEBRÉ u. JOB 1954.
[8] KALTER, PRIER u. PRIOR 1955.

Klinik. Das klinische Bild der typischen Katzenkratzkrankheit wurde von GSELL u. GSELL-BUSSE[1] zuletzt zusammenfassend dargestellt. Der untersuchende Arzt findet

1. die Schwellung einiger Lymphknoten, die in der Regel nur 1—2 Regionen betrifft und wenig schmerzhaft ist. In etwa $^1/_3$ bis $^1/_4$ der Fälle schmelzen die Lymphknoten ein und brechen zur Haut durch, wobei steriler Eiter (selten Mischinfektion!) entleert wird.

2. In dem zugehörigen Hautgebiet sieht man oft noch den Primärinfekt[2]: ein kleines Granulom, das vereitert, aber auch schon weitgehend verschorft sein kann. Nicht selten ist der Primärinfekt aber bereits abgeheilt. In Ausnahmefällen steht die Hautveränderung im Vordergrund gegenüber den nur gering vergrößerten Lymphknoten[3].

3. Man findet keine oder nur geringe Allgemeinsymptome. Die Temperatur ist meist leicht und vorübergehend erhöht, desgleichen die Blutsenkungsgeschwindigkeit. Gelegentlich kommen plötzlich aufschießende Exantheme von scharlach- oder rötelartigem Aussehen vor. Vereinzelt wurde — in Analogie zum Lymphogranuloma inguinale — ein Erythema nodosum beobachtet.

4. Im Blutbild ist das Vorkommen von monocytoiden Zellen — wie beim M. Pfeiffer — beschrieben worden[4]. In einem eigenen Fall bestand eine Monocytose von 11%. Bei starker eitriger Einschmelzung kommt es zu Granulocytenvermehrung mit Linksverschiebung.

Neben diese typische Katzenkratzkrankheit haben USTERI, WEGMANN u. HEDINGER[3] eine Reihe von atypischen Krankheitsbildern gestellt, die durch den Intracutantest entdeckt wurden. Im wesentlichen handelt es sich um eine okuloglanduläre, eine anginöse, mesenteriale und pseudovenerische Form, die alle auf dem Schleimhautwege akquiriert werden. Es kommt hierbei zu einer Ersterkrankung der Bindehaut, Tonsillen, des unteren Ileums (?) und der Genitalschleimhaut (?), auf die jeweils die Entzündung der regionären Lymphknoten folgt. Auch eine meningoencephale Manifestation der Katzenkratzkrankheit wurde beschrieben[3, 2]; sie heilt im allgemeinen ohne Folgen aus.

Obwohl kein Grund besteht, das tatsächliche Vorkommen solcher atypischer Verlaufsformen zu bezweifeln, so dürfen die positive Intracutanreaktion und das histologische Bild allein noch nicht als Beweis für die Spezifität der Entzündung gelten; denn es ist im Einzelfall erst auszuschließen, ob die positive Hautreaktion nicht auf eine früher durchgemachte Infektion zurückzuführen ist und das histologische Bild also vielleicht einer anderen Form der reticulocytären abscedierenden Lymphadenitis zugeordnet werden muß. Dies gilt vor allem für die mitgeteilte mesenteriale Manifestation der Katzenkratzkrankheit, die nach dem klinischen Bild und Operationsbericht so sehr an eine Pseudotuberkulose erinnert, daß man nur nach Ausschluß dieser Erkrankung durch bakteriologisch-serologische Untersuchung eine Katzenkratzkrankheit annehmen sollte.

Vorkommen. Die Katzenkratzkrankheit kommt in allen Lebensaltern vor, ist aber im *Kindesalter* am häufigsten. Über ein Drittel der Kranken von DANIELS u. McMURRAY[2] war weniger als 10 Jahre alt, ein weiteres Drittel fiel auf die Spanne zwischen 10.—30. Lebensjahr, der Rest verteilte sich auf das 31. bis 70. Lebensjahr. Nach GSELL u. GSELL-BUSSE[4] war der jüngste beobachtete Patient 10 Monate, der älteste 70 Jahre alt. Bei den Erwachsenen scheint das *weibliche Geschlecht* — wegen seiner verbreiteten Vorliebe für Katzen — häufiger

[1] 1957, s. noch HÖRING u. ZWISSLER 1954.　　[2] DANIELS u. McMURRAY 1954.
[3] USTERI, WEGMANN u. HEDINGER 1952.　　[4] GSELL u. GSELL-BUSSE 1957.

als das männliche befallen zu sein. Gelegentlich wurden Familienepidemien beobachtet. Dabei erkrankten die betroffenen Familienmitglieder oft gleichzeitig an einem Tag.

Die Katzenkratzkrankheit trat in den Jahren 1953—1955 ausgesprochen gehäuft auf und kommt heute nur noch selten vor. Dieser Rückgang der Infektionswelle wurde von verschiedenen Seiten beobachtet und geht auch aus unserem Untersuchungsgut hervor (s. Abb. 129).

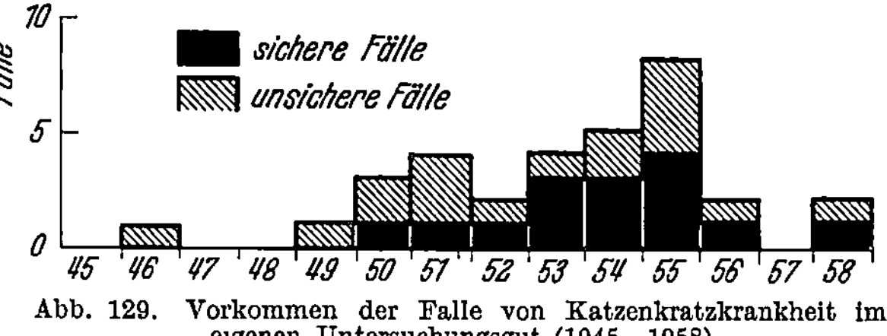

Abb. 129. Vorkommen der Fälle von Katzenkratzkrankheit im eigenen Untersuchungsgut (1945—1958)

Die Erkrankung scheint in den Herbst- und Wintermonaten gehäuft vorzukommen (s. Abb. 130). Peter[1] berichtet über ein Maximum in den Monaten November-Februar.

Lokalisation. Die Häufigkeit der erkrankten Lymphknotenregionen entspricht der Lokalisation der Kratzgelegenheiten. Die *axillären* Lymphknoten machen in den verschiedenen Statistiken 46—75%, die Lymphknoten des Halses und Kopfes 20—29% und die der Leisten 15—20% aus. Ob mesenteriale Lymphknoten befallen sein können, möchten wir noch offenlassen. Gelegentlich findet man die Lymphknotenschwellung an einem Ort, wo man keine Lymphknoten vermutet, z. B. am Unterrand der Mm. sternocleidomastoideus, trapezius oder pectoralis.

Die Lymphknotenentzündung ist in der Regel auf das Abflußgebiet der Inoculationsstelle beschränkt. Hier erkranken — meist einseitig — in der Regel mehrere Lymphknoten, oft in mehreren aufeinanderfolgenden „Stockwerken“, z. B. cubital-axillär, eventuell noch supraclaviculär. Meist ist die 2. Station stärker geschwollen als die erste. Die vereinzelten Fälle von generalisierter Lymphadenitis[2] sind wahrscheinlich durch mehrfache Inoculation des Virus bedingt.

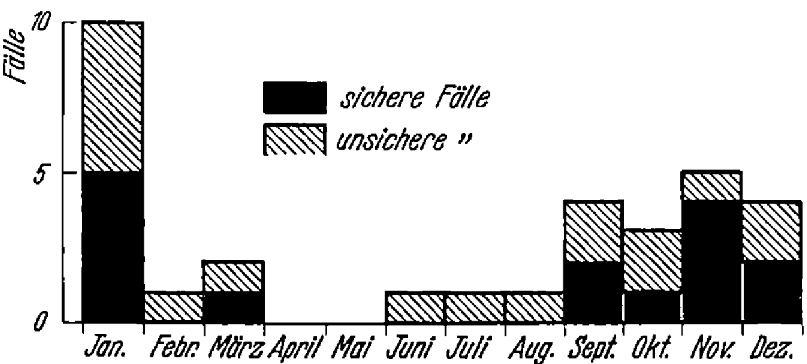

Abb. 130. Vorkommen unserer Fälle von Katzenkratzkrankheit im Jahreslauf (32 Fälle)

Makroskopie. Die Lymphknoten sind kirsch- bis kleinapfelgroß, maximal wurde ein Durchmesser von 15 cm gemessen[3]. Die Konsistenz ist etwas weicher als üblich. Auf der feuchten, graurötlichen Schnittfläche sieht man graue bis gelbliche Herde von unregelmäßiger Größe und Gestalt. Sie liegen großenteils im äußeren Rindenbereich und sind manchmal eingeschmolzen.

Histologie. Die erste histologische Beschreibung verdanken wir Mollaret u. Mitarb.[4]. Seitdem sind zahlreiche weitere Untersuchungen angestellt worden[5], deren Ergebnisse im großen und ganzen mit unseren Beobachtungen an 17 sicheren und 18 fraglichen Fällen übereinstimmen.

---

[1] 1955.   [2] Zum Beispiel Kalter, Prier u. Prior 1955.
[3] Kalter, Prier u. Prior 1955.   [4] Mollaret, Reilly, Bastin u. Tournier 1950.
[5] Greer u. Keefer 1951, Lange 1951, Usteri u. Hedinger 1951, Epstein 1952, Fox 1952, Hedinger 1952a, b, Scotti 1953, Winship 1953. Debré u. Job 1954, Randerath 1954, 1955, Guttmann 1955, Kalter, Prier u. Prior 1955, Nordmann 1955, Marshall 1956, Reid 1956, Roulet 1956 u. a.

Zu Beginn der Erkrankung entwickeln sich in der äußersten Rindenschicht, wahrscheinlich z. T. innerhalb der Randsinus, Granulome von kleinen und mittelgroßen Reticulumzellen, die bald zentral nekrotisch werden. Sie machen an der Kapsel oft nicht halt und greifen auf die Nachbarschaft über. Sie sind von äußerst variabler Form und Größe und zeigen manchmal ausgesprochen girlandenförmige Strukturen. Bisweilen bilden die subcapsulären nekrotisierten Granulome breite Bänder, die das Lymphknoteninnere auf weite Strecken umsäumen.

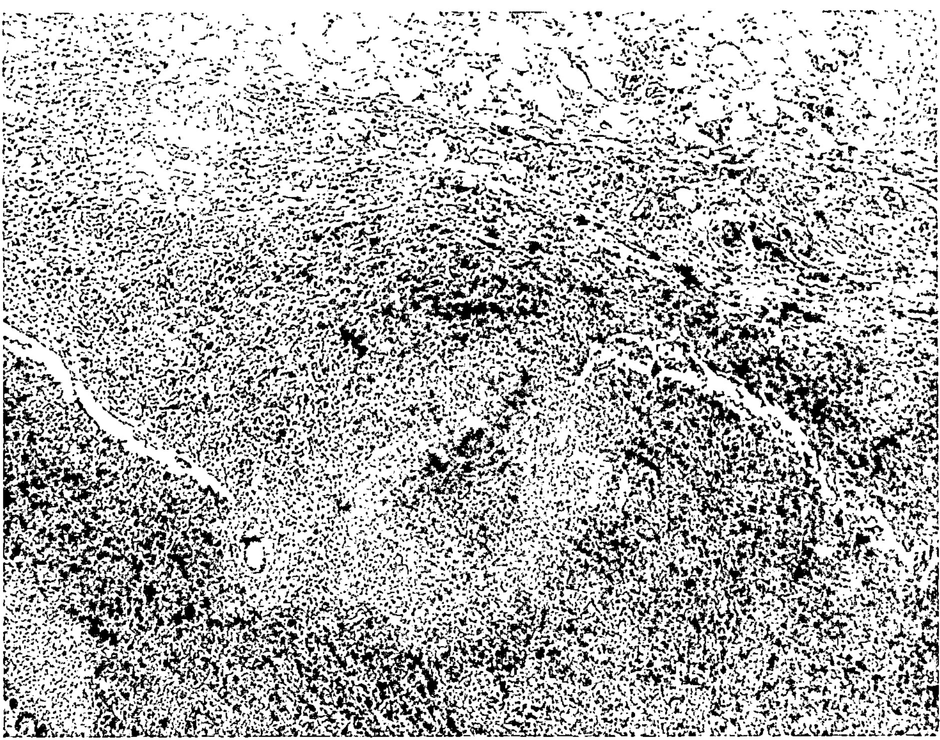

Abb. 131. Katzenkratzkrankheit. Reticulocytär begrenzter Absceß mit Langhansscher Riesenzelle im Bereich des Randsinus und der angrenzenden Pulpa und Kapsel. Spalt des Sinus hier unterbrochen. Starke Perilymphadenitis. Leisten-Lymphknoten. 23jährige ♀. Hamatoxylin-Eosin. 75×

Ausnahmsweise soll nach HEDINGER[1] eine völlige Nekrose des befallenen Lymphknotens vorkommen. Meist gesellen sich zu den randnahen Reticulumzellherden noch gleichartige Granulome in den tieferen Rindenschichten, gelegentlich auch im Mark.

Die Reticulumzellen der Herde wandeln sich z. T. in Epitheloidzellen um, z. T. lösen sie sich ab, um als Makrophagen in dem zentralen Nekrosefeld zugrunde zu gehen.

Die Nekrosen entsprechen ganz den schon besprochenen der Pseudotuberkulose und Tularämie: Anfangs sind sie reich an Leukocyten und Kerntrümmern, später machen sie einer kerntrümmerarmen acidophilen Masse Platz. Sie waren aber in den eigenen Präparaten nie so homogen wie tuberkulöser Käse oder die sog. Gummata des Lymphogranuloma inguinale. Dagegen beschrieben KALTER u. Mitarb.[2] als häufigste Lymphknotenveränderung der Katzenkratzkrankheit einen „akut verkäsenden Typ". Dieser gleicht nach Abbildung und Beschreibung der

---

[1] 1952b. [2] KALTER, PRIER u. PRIOR 1955.

Verfasser völlig dem Bild unserer als „Mischform" bezeichneten tuberkulösen Lymphadenitis. Er besteht somit aus mehreren verschieden großen „Käseherden", die von einem epitheloidzelligen Granulationsgewebe mit Langhansschen

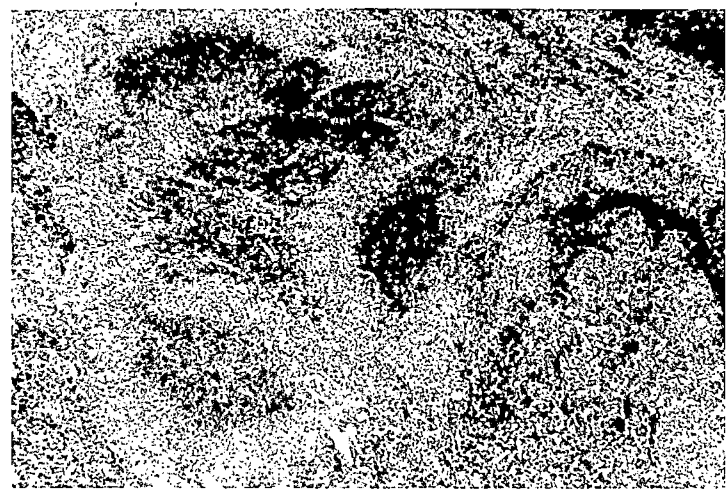

Abb. 132. Katzenkratzkrankheit. Mehrere reticulocytär begrenzte Abscesse in der Rinde. Starke Perilymphadenitis. Großes florides Keimzentrum rechts unten. Axillarer Lymphknoten. 17jähriger ♂. Hämatoxylin-Eosin. 50 ×

Riesenzellen umgeben werden. Die Verkäsungsbezirke könnten konfluieren und über die Kapsel hinausgreifen. Eine histologische Unterscheidung von einer Tuberkulose sei nicht möglich, die Natur der Erkrankung sei nur durch den Intra-

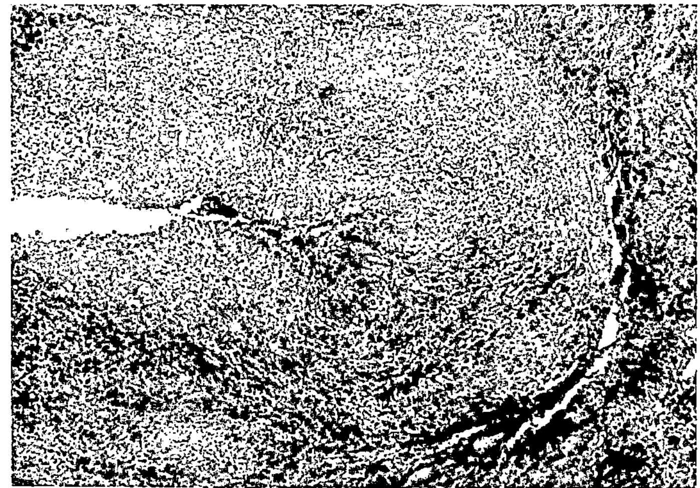

Abb. 133. Katzenkratzkrankheit. Entleerter Absceß nach Perforation. Leisten-Lymphknoten. 24jährige ♀. Hämatoxylin-Eosin. 50 ×

cutantest zu ermitteln (siehe aber die Bemerkungen über die Grenzen der Verwertbarkeit des Intracutantestes S. 244).

Eine völlige Homogenisierung der Absceßzentren wird auch von Guttmann[1] beschrieben. Sie soll etwa 30—35 Tage nach Erkrankungsbeginn erfolgen.

---

[1] 1955.

Schaumige Strukturen an der Innenzone des Epitheloidzellwalles werden in Parallele zur Tularämie gelegentlich beobachtet. Wenn es zu einer Perforation

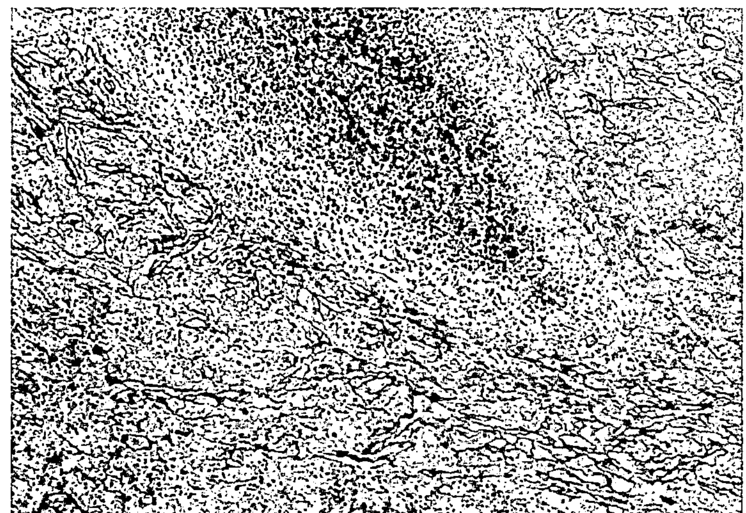

Abb. 134. Katzenkratzkrankheit. Nicht ganz frischer reticulocytar begrenzter Absceß. Im Inneren zerfallende Granulocyten. Um den Reticulumzellsaum ein faserreiches unspezifisches Granulationsgewebe. Supraclavicularer Lymphknoten. 47jahriger ♂. Bielschowsky-Gomori. 125×

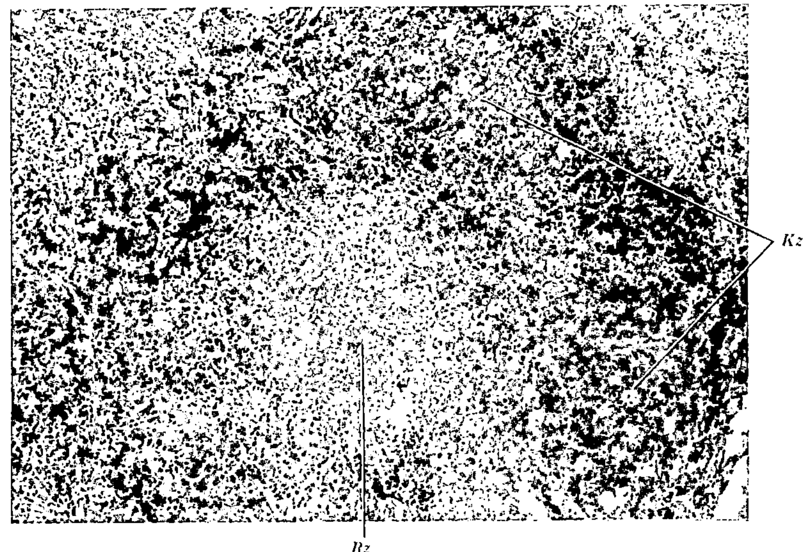

Abb. 135. Katzenkratzkrankheit. Reticulumzellherd (Rz) im Bereich eines Keimzentrums. Im Keimzentrum (Kz) reichlich Sternhimmelzellen. In der umgebenden Pulpa Vermehrung der großen Reticulumzellen. Axillarer Lymphknoten. 26jahrige ♀. Azur-Eosin. 125×

des Lymphknotens nach außen kommt, findet man kollabierte Abscesse, die durch Fistelgänge mit der Hautoberfläche verbunden sind (Abb. 133).

Während die frischen Reticulumzellherde fast faserfrei sind, entwickelt sich bald an ihrem Rand ein faser- und capillarreiches Granulationsgewebe, das den Reticulumzell- bzw. Epitheloidzellwall allmählich ersetzt (Abb. 134).

Das Lymphknotenrestgewebe ist durch eine hochgradige follikuläre lymphatische Hyperplasie ausgezeichnet: Die Keimzentren sind stark vergrößert und auch vermehrt, oft noch „nackt". Ihre Reticulumzellen enthalten vielfach Kerntrümmer. Zahlreiche Mitosen und das unreife Zellbild der Keimzentren weisen auf ihre außerordentliche Aktivität hin. Oft liegen die Reticulumzellherde und Keimzentren so dicht beieinander, daß es so aussieht, als habe die Entzündung in einem Keimzentrum begonnen (Abb. 135).

Hinzu kommt eine außerordentlich starke Entwicklung von basophilen Stammzellen, gelegentlich mit Riesenkernen, in der Rindenpulpa. Sie ist mit einer Vermehrung von Reticulumzellen, Lymphoblasten und „Reizzellen" verbunden. Stets sind die Plasmazellen und ihre Vorstufen beträchtlich vermehrt,

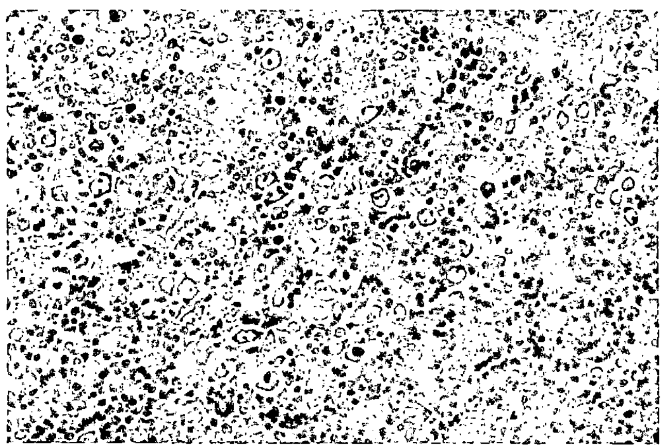

Abb. 136. Katzenkratzkrankheit. Starke Vermehrung der basophilen Stammzellen in der Pulpa. Supraclavicularer Lymphknoten. 47jahriger ♂. Giemsa. 250 ×

und zwar mehr im Mark als in der Rinde. Endlich sind von Anfang an oft einige eosinophile, bald auch neutrophile Granulocyten eingestreut.

Weiterhin sieht man in dem lymphatischen Restgewebe einzeln liegende Epitheloidzellen oder kleine und größere Epitheloidzellherde ohne Verkäsung. Hier und in den eingeschmolzenen Granulomen kommen gelegentlich Langhanssche Riesenzellen vor. KALTER u. Mitarb.[1] grenzen von ihrer akut verkäsenden und der akut nekrotisierenden Form, die allein unserer Beschreibung der reticulocytären abscedierenden Lymphadenitis entspricht, noch eine dritte sarkoid-ähnliche Variante ab. Diese soll aus Epitheloidzellherden verschiedener Größe mit Neigung zur Konfluenz bestehen. Daneben sei oft eine starke follikuläre lymphatische Hyperplasie feststellbar.

Die Sinus treten nicht wesentlich hervor. Gelegentlich zeigen sie eine starke unreife Histiocytose wie bei der Piringerschen Lymphadenitis, die zur Entwicklung der „spezifischen" Granulome führen kann.

Die Lymphknotenkapsel und -nachbarschaft sind anfangs ödematös und meist von unspezifischen Infiltraten durchsetzt. Die Kapsel zeigt außerdem oft eine verstärkte Metachromasie; selten ist sie völlig nekrotisch.

Die Gefäße der Umgebung wurden von HEDINGER[2] besonders studiert. Während die Arterien außer einer ödematösen Aufquellung keine nennenswerten Veränderungen zeigen, findet man in kleinen Venen oft eine hochgradige Endophlebitis mit starker Einengung des Lumens. Außerdem bestehen anfangs oft

<hr>

[1] KALTER, PRIER u. PRIOR 1955.   [2] 1952b.

ein Ödem der Venenwand mit lympho-plasmocytärer Infiltration und — vor allem in den späteren Stadien — dichte perivenöse Infiltrate.

Die Wände der afferenten Lymphgefäße sind ödematös verquollen und von Lymphocyten, Plasmazellen und Neutrophilen infiltriert. In den efferenten Lymphgefäßen entwickeln sich tuberkuloide Granulome, die sich aus Epitheloidzellen und Langhansschen Riesenzellen aufbauen. Sie führen zu einer völligen

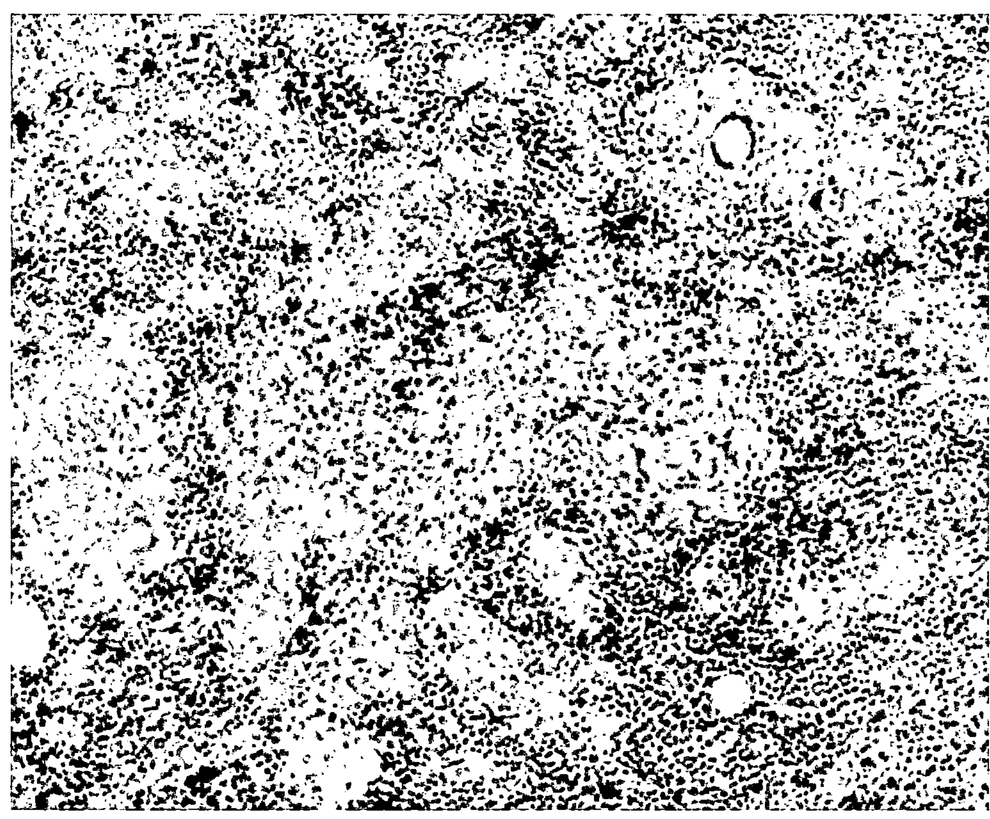

Abb. 137. Katzenkratzkrankheit. Epitheloidzellgruppen mit Langhansschen Riesenzellen. Im übrigen Lymphknoten etliche reticulocytär begrenzte Abscesse. Axillarer Lymphknoten. 17jähriger ♂. Hämatoxylin-Eosin. 200 ×

Destruierung der Wand und zu einer Obliteration der Gefäßlichtung, so daß die Lymphgefäße schließlich kaum noch identifiziert werden können.

MOLLARET u. Mitarb.[1] beschreiben in den Lymphknotenschnitten „Granulokorpuskeln", die sich mit der Giemsa-Färbung violett darstellten. Sie sollen kleiner sein als die Granula der Mastzellen und vor allem in den Reticulumzellen der Nekroserandzonen vorkommen. Außerdem erwähnen die Verfasser größere oxyphile kugelige Einschlüsse im Kern oder Plasma der Reticulumzellen. Diese seien bei der Mannschen Färbung gut zu erkennen.

Die Granulokorpuskeln von MOLLARET u. Mitarb. konnten von zahlreichen Nachuntersuchern nicht gefunden werden[2]. Auch uns gelang ihr Nachweis im Schnitt bislang nicht. WINSHIP[3] sah purpurrote kleinste Granula nicht nur bei

---

[1] MOLLARET, REILLY, BASTIN u. TOURNIER 1951, MOLLARET 1952.
[2] DANIELS u. McMURRAY 1952, 1954, HEDINGER 1952b, DEBRÉ u. JOB 1954.   [3] 1953.

Katzenkratzkrankheit, sondern auch bei eitriger Lymphadenitis, Tuberkulose, Tularämie, Lymphogranuloma inguinale und Sporotrichose und spricht daher diesem Befund jegliche diagnostische Bedeutung ab.

Primärinfekt. Über die Histologie des Primärinfektes in der Haut siehe bei HEDINGER[1]. Das feingewebliche Bild der Intracutanreaktion wurde von RANDERATH[2] eingehend beschrieben.

Ausstrich[3]. Am eindrucksvollsten ist bei erster Betrachtung die Vermehrung der verschiedenen basophilen Zellen des Lymphknotens: Der große Gehalt an basophilen Stammzellen und großen Reizzellen fällt schon bei schwacher Vergrößerung ins Auge. Beide Zellarten erreichen gelegentlich außergewöhnliche Größe

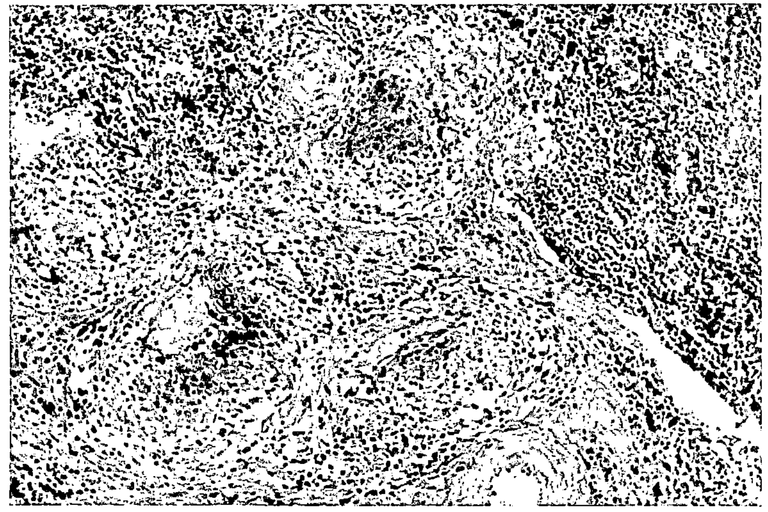

Abb. 138. Katzenkratzkrankheit. Efferente Lymphgefäße (Venen?) mit starker granulomatoser Entzundung in der Adventitia bzw. Umgebung. Prap. Prof. Dr. HEDINGER. Hamatoxylin-Eosin. 125×

und werden dann Hodgkin- oder Tumorzellen-ähnlich; doch sind die Nucleolen meist nicht so groß wie in ausgeprägten Hodgkin-Zellen, auch werden die Mitosen als typisch reticulär (spitzwinklig angeordnete, schlanke Chromosomen) bezeichnet[4]. Weiterhin sieht man meist reichlich Keimzentrumszellen, was bei der Auszählung nicht immer in Erscheinung tritt. Endlich sind auch die Plasmazellen und -vorstufen mehr oder weniger stark vermehrt.

Unter den basophilen Zellen finden sich etliche Formen, die nicht sicher einer der bekannten Zellspecies zugeordnet werden können. Sie sind mittelgroß bis groß, enthalten auffallend umfangreiche, basophile Nucleolen und sind wohl als atypische Plasmazellvorstufen aufzufassen (Abb. 139b).

Hinzu kommt eine stets beträchtliche Vermehrung der mittleren reticulären Reizzellen. Die Zahl der Reticulumzellen ist in der Regel nur gering erhöht. Epitheloidzellen werden im Adenogramm nicht immer erfaßt, obwohl sie meist vorhanden sind. Auf das Vorkommen von Kerntrümmerphagen hat BETKE[5] hingewiesen. Er spricht wegen der Vielfalt der ausgestrichenen Zellen von einem „großen bunten Lymphogramm".

---

[1] 1952a, auch MOLLARET, REILLY, BASTIN u. TOURNIER 1951, HEDINGER, USTERI, WEGMANN u. WORTMANN 1952, SCHUERMANN u. REICH 1952, WINSHIP 1953, GUTTMANN 1955, NORDMANN 1955. [2] 1955.
[3] BETKE 1952b, ANDRÉ u. DREYFUS 1955, GUTTMANN 1955, MEYER u. MOESCHLIN 1958.
[4] MEYER u. MOESCHLIN 1958. [5] 1952.

BETKE[1] fand ebenso wie früher schon MOLLARET u. Mitarb.[2] in Reticulumzellen kleinste, etwa $^1/_4\,\mu$ große rotviolette Granula, die sich bei Viktoriablau-Färbung zumeist nicht darstellen.

GUTTMANN[3] hat sich im Ausstrich eingehend mit dem Nachweis von Elementarkörperchen beschäftigt. Er beobachtete in Reticulumzellen bei Giemsa-Färbung 3—5 μ große rundliche oder halbmondförmige Gebilde, weiterhin kleine

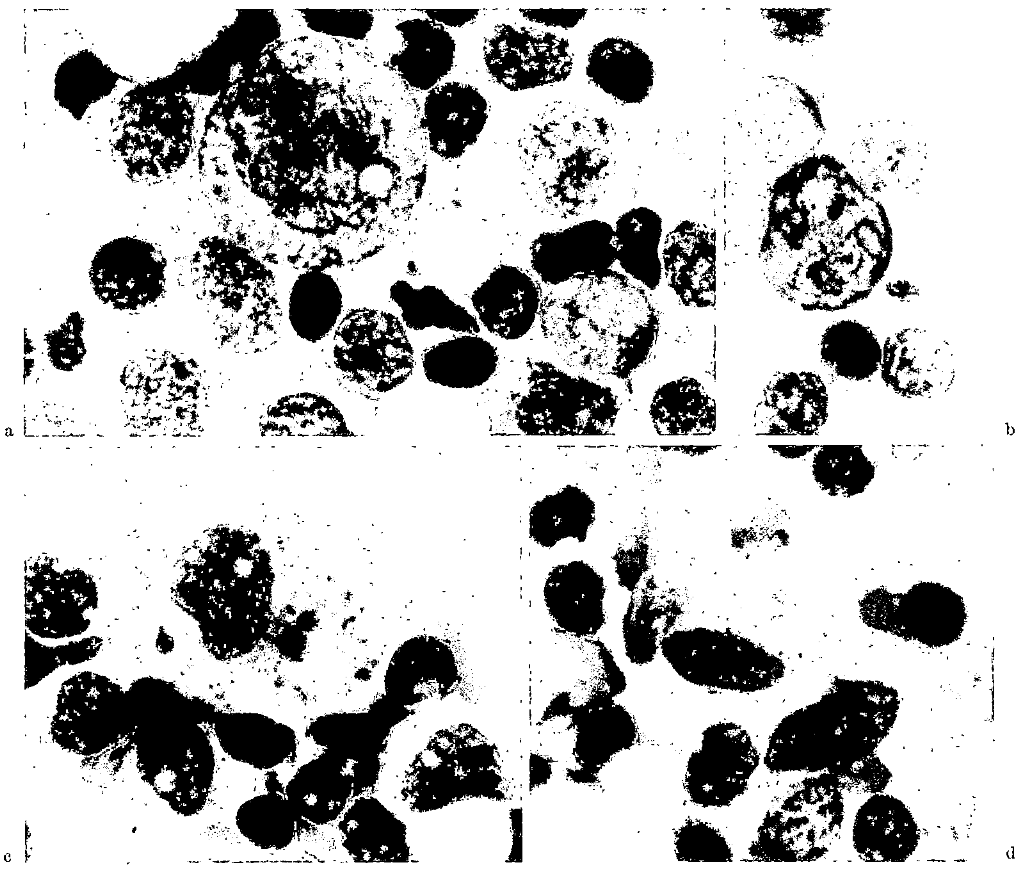

Abb. 139a—d. Katzenkratzkrankheit im Tupfpraparat. a Buntes Bild· große basophile Stammzelle, Reticulumzellen, reticulare Reizzellen, Plasmazelle, Lymphocyten. b Atypische große basophile Zelle mit riesenhaften Nucleolen (Plasmoblast?). c Kerntrummerphag mit kleinen rotvioletten Granula im Plasma. d Langliche Reticulumzelle mit zahlreichen feinen rotvioletten Granula im Plasma. Pappenheim. 1250×

rundliche 0,2—0,3 μ messende Partikel und schließlich feine Granula, die kleiner als Bakterien waren und sich ebenso wie die größeren Partikel blau darstellten. Auch mit der Macchiavello- und Mann-Färbung konnte er einen Teil dieser „Einschlüsse" nachweisen. Die Feulgen-Reaktion war negativ. GUTTMANN stellt zwar gewisse Ähnlichkeiten mit den Einschlüssen bei Psittakose und Lymphogranuloma inguinale fest, läßt es aber vorerst noch offen, ob es sich um Viren handelt, solange das Virus noch nicht isoliert und in Gewebekulturen nachgewiesen ist.

In den eigenen Präparaten haben wir nicht selten feinste und etwas gröbere rotviolette Granula gefunden. Diese lagen z. T. in Reticulumzellen und anderen

---

[1] 1952 b.   [2] MOLLARET, REILLY, BASTIN u. TOURNIER 1951.   [3] 1955.

Zellformen, z. T. aber auch frei im Abstrichsaft. Sie gleichen einerseits völlig den Azurgranula, die man gelegentlich in Reticulumzellen und Histiocyten findet.

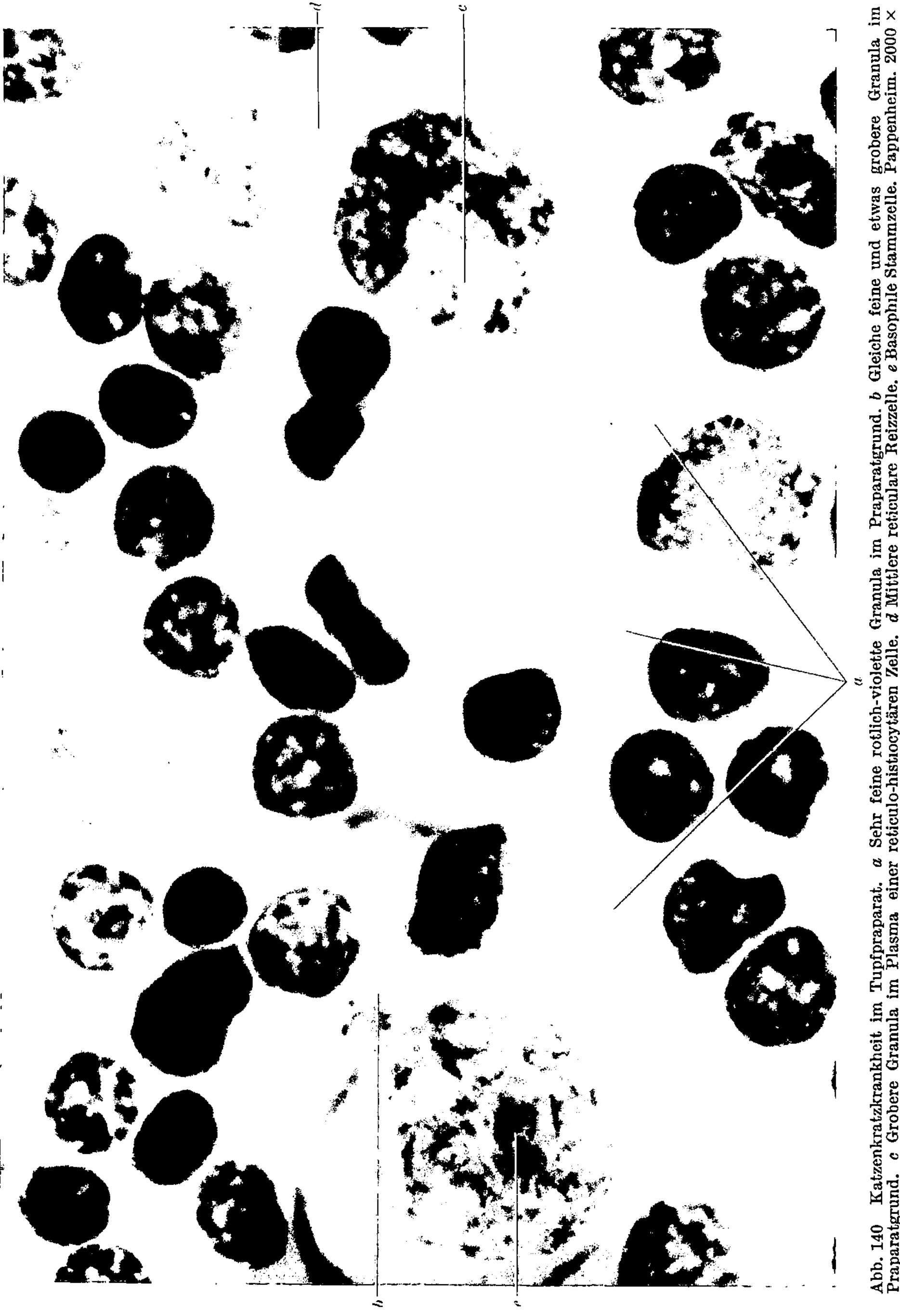

Abb. 140 Katzenkratzkrankheit im Tupfpräparat. *a* Sehr feine rötlich-violette Granula im Präparatgrund. *b* Gleiche feine und etwas gröbere Granula im Präparatgrund. *c* Gröbere Granula im Plasma einer reticulo-histiocytären Zelle. *d* Mittlere reticulare Reizzelle. *e* Basophile Stammzelle. Pappenheim. 2000 ×

Andererseits sahen wir auch rotviolette Granula, die uns bisher noch nicht begegnet sind. Abb. 140 zeigt solche verschieden dicken, kräftig rotvioletten

Tabelle 17. *Vier Adenogramme von Katzenkratzkrankheit*
Angaben in $^0/_{00}$

Laufende Nr.	1	2	3	4
Lymphocyten				
jung	628	749	640	726
alt	282	152	241	196
Basophile Stammzellen	3	4	4	10
Germinoblasten				
groß	—	2	1	1
mittel	—	10	—	2
klein	—	12	—	3
Plasmoblasten	12	2	—	—
Proplasmazellen	2	1	2	—
Plasmazellen	11	2	10	1
Retic. Reizzellen				
groß	12	8	26	9
mittel	33	34	60	25
klein	5	4	3	2
Reticulumzellen (mittel und groß)	6	14	12	7
Histiocyten	—	2	—	—
Kerntrummerphagen	—	—	—	—
Epitheloidzellen	—	1	—	10
Gewebsmastzellen	—	—	—	—
Blutmastzellen	—	—	—	—
Eosinophile	—	3	—	1
Neutrophile	6	—	1	7

Granula in einer monocytoiden Zelle. Die frei zwischen den Zellen liegenden feinsten Granula stimmen in Größe und Färbbarkeit weitgehend mit dem Virus des Lymphogranuloma inguinale überein. Sie sind teils schwach, teils kräftig rotviolett gefärbt. Ob die beiden letztgenannten intra- und extracellulären Granulationen auch nur mit einiger Wahrscheinlichkeit als Viren der Katzenkratzkrankheit aufzufassen sind, möchten wir offen lassen. Hier müssen weitere Untersuchungen einsetzen.

Diagnose. Das histologische Bild der Katzenkratzkrankheit ist zwar nicht spezifisch, es läßt sich aber zusammen mit klinischen Daten (Katzenkontakt, Kratzspuren, geringe Allgemeinsymptome) bereits eine Wahrscheinlichkeitsdiagnose stellen. Zur Klärung der Spezifität sind bakteriologisch-serologische Methoden unerläßlich. Als solche stehen die Intracutanreaktion und die Komplementbindungsreaktion zur Verfügung.

Die *Intracutanreaktion* wird nach DEBRÉ und MOLLARET analog dem Frei-Test beim Lymphogranuloma inguinale durchgeführt, d. h. wir spritzen Lymphknoteneiter, also das Antigen, streng intracutan, worauf innerhalb von 48—72 Std eine dunkelrote Papel, oft mit zentralem Bläschen, entsteht. Nicht selten erfolgt auch eine Herdreaktion am Primärinfekt oder am erkrankten Lymphknoten.

Die Herstellung des spezifischen Antigens setzt voraus, daß man Lymphknoteneiter unfixiert zur Verfügung hat. Käufliches Antigen gibt es bislang nicht[1]. Man erhitzt den gewonnenen Eiter zweimal 1—2 Std im Abstand von 1—2 Tagen auf 60°, führt eine Hitzesterilisierung nach TYNDALL durch, verdünnt, titriert und prüft auf Sterilität. Von der Antigenlösung wird dann $^1/_{10}$ cm^3 injiziert. Das Antigen ist etwa $^1/_2$—1 Jahr haltbar.

Die Reaktion ist spezifisch[2]. Sie läßt mittlerweile sogar 2 Typen von Katzenkratzkrankheit unterscheiden. Eine Kreuzreaktion mit dem Lymphogranuloma

---

[1] Herr Prof. MOLLARET war so freundlich, uns wiederholt größere Mengen von Antigen zur Verfügung zu stellen, wofür wir auch an dieser Stelle vielmals danken.

[2] KALTER, PRIER u. PRIOR 1955, GSELL u. GSELL-BUSSE 1957, HUNZIKER 1958.

inguinale kommt nicht vor. Auch ist die Freische Reaktion stets negativ. Ein besonderer Vorteil der Intracutanreaktion besteht darin, daß sie schon wenige Tage nach der Erkrankung positiv wird. Dagegen ist die Erfahrungstatsache, daß die Reaktion noch jahrzehntelang nach erfolgter Infektion auslösbar ist, eher als Nachteil anzusehen; denn man muß bei positivem Ausfall auch an die Möglichkeit einer früher durchgemachten Infektion denken. Die Stärke der Reaktion schwankt je nach dem benutzten Antigen und auch unter den einzelnen Kranken beträchtlich[1]. Eine negative Reaktion schließt eine Katzenkratzkrankheit nicht sicher aus[2].

BETKE[3] führt jeweils 2 Hautteste durch, und zwar mit einwandfreiem „Katzenkratzantigen" und dem Lymphknoteneiter des Kranken selbst: Durch eine positive Reaktion beider Teste wird erwiesen, daß die gerade bestehende Lymphadenitis als floride Katzenkratzkrankheit aufzufassen ist. Eine negative Reaktion mit dem Patienteneiter bedeute, daß früher eine Katzenkratzkrankheit durchgemacht wurde, die jetzige Infektion aber durch einen anderen Erreger hervorgerufen ist.

Gegenüber dem Hauttest ist die *Komplementbindungsreaktion*[4] als Gruppenreaktion auf alle Miyagawellosen (bes. Psittakose) in der Lage, einen gewissen Hinweis auf das Vorliegen einer Katzenkratzkrankheit zu geben. Differentialdiagnostisch kommt allerdings praktisch nur das Lymphogranuloma inguinale in Betracht, das aber durch den Frei-Test leicht auszuschließen ist. Die Komplementbindungsreaktion ergibt oft relativ spät (etwa nach 6 Wochen) eine Erhöhung des Titers auf 1:10 bis 1:320; sie ist nicht selten negativ, vor allem wenn der Lymphknoten frühzeitig entfernt worden war oder keine wesentliche Einschmelzung bestanden hatte. Da der Titer nach Überstehen der Infektion bald absinkt, erfassen wir länger zurückliegende Infekte nicht. Bei älteren Patienten kann die Komplementbindungsreaktion mit Lygranum CF positiv sein, auch ohne daß eine Katzenkratzkrankheit vorliegt oder früher vorgelegen haben muß. GSELL u. GSELL-BUSSE[2] halten die Komplementbindungsreaktion nur für verwertbar, wenn sie Titerschwankungen im Krankheitsablauf zeigt, und wenn gleichzeitig histologisch eine reticulocytäre abscedierende Lymphadenitis nachgewiesen ist.

Die Seroreaktionen auf Pseudotuberkulose[5], Tularämie[6] und andere Infektionen[2] sind bei Katzenkratzkrankheit negativ.

Prognose. Die Katzenkratzkrankheit heilt ohne Therapie in durchschnittlich 3—6 Wochen ab. Durch Terramycin oder Aureomycin kann man diese Zeit abkürzen. Etwa aufgetretene Fisteln schließen sich mit und ohne Therapie bald. Chronischer Verlauf wurde vereinzelt beschrieben. So beobachtete ZWISSLER[7] die Krankheitsdauer von 16 Monaten. Auch DANIELS u. MCMURRAY[1] erwähnen bis über 2jährige Verläufe. Die beiden in der Literatur mitgeteilten Todesfälle, u. a. der von GRÄFF[8], sind als Katzenkratzkrankheit nicht eindeutig bewiesen.

Anhang: **Lymphadenitis durch Pasteurella multocida (Katzenpasteurellose)**

Im Jahre 1952 teilten ANDRÉ u. DREYFUS eine Beobachtung mit, die bei gleicher Gelegenheit durch einen völlig entsprechenden Fall von WEILL ergänzt wurde: Ein 18jähriges Mädchen erkrankte an einer Schwellung der rechtsseitigen sub-

---

[1] DANIELS u. MCMURRAY 1954.   [2] GSELL u. GSELL-BUSSE 1957.   [3] 1955.
[4] MOLLARET 1952, DANIELS u. MCMURRAY 1954, KALTER, PRIER u. PRIOR 1955, GSELL u. GSELL-BUSSE 1957.
[5] ZWISSLER 1956, RUTISHAUSER 1957, eigene Fälle.
[6] ZWISSLER 1956, GSELL u. GSELL-BUSSE 1957.
[7] 1956.   [8] 1954.

mentalen Lymphknoten, die innerhalb eines Monats bis zu Nußgröße anwuchsen. Im abhängigen Halsgebiet fand sich ein kleines Geschwür, das durch rötliche Streifen mit dem Lymphknoten verbunden war. Anamnestisch konnte in Erfahrung gebracht werden, daß die Patientin 2 Wochen vor dem Auftreten der Hautläsion an gleicher Stelle von einer Katze gekratzt worden war, worauf ein kleines entzündliches Knötchen entstand, das bald ulcerierte. Die Lymphknotenschwellung war etwa 3 Wochen nach dem Auftreten der Hautentzündung erfolgt. Fieber war nicht aufgefallen, auch bildeten sich die Lymphknoten allmählich spontan wieder zurück.

Die weitere Aufklärung der Vorgeschichte ergab, daß das Tier der Patientin während einer kleinen Katzenepidemie kurze Zeit später einging. REILLY konnte dann im Kehlkopfeiter Pasteurella multocida nachweisen. Ein hiervon gewonnenes Pasteurellenfiltrat erzeugte nach intracutaner Injektion bei der Patientin schon 2 Std später eine 10 cm große Hautrötung, die mit der Schwellung eines zugehörigen Lymphknotens und leichtem Fieber verknüpft war. Dagegen waren Antigeninjektionen von der (virusbedingten) Katzenkratzkrankheit, von Lymphogranuloma inguinale, Tuberkulose und Lues negativ.

In dem Fall von WEILL war ebenfalls ein 18jähriges Mädchen betroffen, das auch an einer ziemlich starken Schwellung der submentalen Lymphknoten litt. Eine gleichzeitig bestehende Narbe an der Wange konnte anamnestisch nicht weiter geklärt werden. Die Intracutanreaktion auf Pasteurella multocida war positiv. Die Schwellung bildete sich unter Induration der Lymphknoten zurück.

Nach diesen und anderen Beobachtungen ist es sicher, daß es bei Kontakt mit Katzen nicht nur zur virusbedingten Katzenkratzkrankheit, sondern auch zu einer Lymphknoteninfektion mit Pasteurella multocida (Pasteurella septica) kommen kann. Diese entsteht aber weniger durch Kratzen von Katzen als durch Katzen*bisse*. Auch durch Bisse von Hunden, Kaninchen und anderen Tieren wird der Erreger inoculiert, da Pasteurella multocida bei vielen Säugetieren in der Mundhöhle gefunden wird, ohne daß die Keimträger selbst erkranken.

Infektionen mit Pasteurella multocida rufen eine starke lokale Entzündung hervor[1]. Diese neigt zur Einschmelzung größerer Gewebsbezirke, manchmal mit Zerstörung von Sehnen und Sehnenscheiden, oft mit Übergreifen auf die benachbarten Knochen. Nur relativ selten erkranken die regionären Lymphknoten mit, eine Septicämie tritt nur vereinzelt auf.

Histologie und Ausstrich. Histologische Untersuchungen der erkrankten Lymphknoten sind uns nicht bekannt geworden. Wahrscheinlich besteht eine follikuläre lymphatische Hyperplasie, soweit man aus den Punktatuntersuchungen von ANDRÉ u. DREYFUS[2] schließen kann. Nach den beiden französischen Autoren sieht man ziemlich reichlich „Hämocytoblasten" und zahlreiche Kerntrümmerphagen, einige neutrophile Granulocyten sowie junge und alte Lymphocyten in regelrechtem Verhältnis. Nach ANDRÉ u. DREYFUS besteht eine Ähnlichkeit mit dem Zellbild der primären Lues.

Diagnose. Die Diagnose stützt sich auf folgende Tatsachen[3]:

1. Die Lymphknoten schmelzen nicht ein.

2. Manchmal besteht zusammen mit der Erkrankung der axillären oder epitrochleären Lymphknoten eine Arthritis des Handgelenkes oder der Ellenbeuge.

3. An der Haut sieht man meist eine Kratz- oder Biß-Stelle, die schon vernarbt sein kann.

4. Die intracutane Injektion mit 0,1 cm³ eines Bouillonfiltrates von Pasteurella multocida ruft eine lokale, fokale (Lymphknoten!) und allgemeine (Fieber!)

---

[1] Zur Klinik s. WEBER 1941, ERICSON u. JUHLIN 1959. Zur Bakteriologie s. EMSON 1957.
[2] 1952.   [3] ANDRÉ u. DREYFUS 1952, ERICSON u. JUHLIN 1959.

Reaktion hervor, die bereits nach wenigen Stunden einsetzt, aber nicht länger als 48 Std dauert[1]. Die Reaktion ist bereits 8—10 Tage nach der Infektion auslösbar und bleibt über Jahre reproduzierbar.

5. Der Nachweis komplementbindender Antikörper ist schwierig und gelingt erst 2—3 Wochen nach erfolgter Infektion.

6. Im Blut sind etwa 2 Wochen nach der Infektion Agglutinine zu finden, die Reaktion klingt aber — ebenso wie die Komplementbindungsreaktion — bald ab[2].

5. Pilzinfektionen

Kurz nach der Beschreibung der reticulocytären abscedierenden Lymphadenitis durch MASSHOFF[3] berichtete HÖRSTEBROCK[4] über gleichartige Veränderungen, die allerdings außer mesenterialen Lymphknoten auch solche anderer Regionen und selbst andere Organe betrafen. In 5 von 14 Lymphknoten mit diesem histologischen Bild konnten mykologisch Pilze nachgewiesen werden, und zwar 3mal Blastomyceten, 1mal Oidium albicans und 1mal Mucor. Bei mehr als 50% der Fälle war der Erkrankung eine penicillinbehandelte eitrige Entzündung vorausgegangen.

Eine entsprechende Beobachtung teilte HOEPPLI bereits 1930 mit: In einem Halslymphknoten spielte sich eine Pilzinfektion ab, die histologisch von einem Lymphogranuloma inguinale nicht zu unterscheiden war.

Es bleibt abzuklären, wie häufig reticulocytäre abscedierende Lymphadenitiden durch Pilze hervorgerufen werden, und ob sich die Beziehung zu vorausgegangenen Penicillin-Applikationen bestätigen läßt.

Differentialdiagnose der reticulocytären abscedierenden Lymphadenitis

Die einzelnen Formen der reticulocytären abscedierenden Lymphadenitis müssen untereinander, aber auch gegenüber anderen Lymphknotenaffektionen abgegrenzt werden.

Die *Differentialdiagnose der einzelnen Formen von reticulocytärer abscedierender Lymphadenitis* ist in Tabelle 18 dargestellt. Der Histologie und Cytologie kommt nur eine ganz bescheidene Bedeutung zu. Die feingeweblichen Differenzen der einzelnen Krankheitsbilder sind offenbar im wesentlichen eine Funktion der Zeit: Die Pseudotuberkulose macht frühzeitig alarmierende Beschwerden und wird daher bald operiert und damit der histologischen Untersuchung zugänglich. Dementsprechend finden wir hierbei die frischesten Veränderungen, nämlich Herde von kleinen Reticulumzellen ohne oder mit beginnender Einschmelzung, ein starkes Ödem der Kapsel und Umgebung, dagegen meist noch keine stärkere Keimzentrenhyperplasie. Bei der Katzenkratzkrankheit dagegen verstreichen meist einige Wochen, bis es zur Probeexcision kommt, so daß hierbei die Entwicklung mächtiger Keimzentren möglich wird. Bei Tularämie und Lymphogranuloma inguinale erfolgt oft die Probeexcision zu einem noch späteren Zeitpunkt. Wir finden daher häufiger alte Nekrosen mit nur wenigen Kerntrümmern und — wegen der nicht seltenen Perforation der Abscesse — ausgelaufene, kollabierte Eiterhöhlen, eventuell mit Fistelgängen zur Hautoberfläche.

Alle diese histologischen Unterscheidungsmerkmale sind nur ganz schwache Stützen für eine ätiologisch gerichtete Diagnose, da sie nicht erregerspezifisch sind, sondern hauptsächlich von dem zufälligen Zeitpunkt der Untersuchung abhängen.

Wie aus der Tabelle 18 weiter hervorgeht, gestattet auch die Berücksichtigung des Lebensalters nur sehr beschränkte Aussagen; denn fast allen Formen eignet

---

[1] REILLY u. TOURNIER 1949.   [2] Siehe bei ERICSON u. JUHLIN 1959.
[3] 1953.   [4] 1954, später noch GALL 1957, W. ST. C. SYMMERS 1958b.

Tabelle 18. *Differentialdiagnose der reticulocytaren abscedierenden Lymphadenitiden*

	Alter	Vorgeschichte	Lokalisation	Hauttest	Serologische Untersuchungen	Histologie
1. Pseudo-tuber-kulose	2.—39. Lebens-jahr	wie Appen-dicitis	*mesen-terial,* spez. ileococal	∅	Widal-Reak-tion auf Past. pseudotbc. (KNAPP)	Frische Verände-rungen. Reti-culumzellherde. Ödem von Kap-sel und Umge-bung.
2. Tularamie	alle	beruflicher Umgang mit Wild usw.	cubital-*axillär* usw.	„Tula-rin"	Aggl.- und Komple-ment-bindungs-reaktion	Ältere Abscesse mit Abnahme der Kerntrüm-mer. Eventuell Fisteln.
3. Lympho-granuloma inguinale	vorwie-gend 20. bis 30. Lebens-jahr	venerische Infektion	*inguinal,* iliacal	Frei-Test	Komple-ment-bindungs-reaktion auf Miyaga-wanellen (~ Psitta-kose)	Wie Tularamie. Sternformige Abscesse. Starke Plasmo-cytose. Granulo-korpuskeln ?
4. Katzen-kratz-krankheit	Kinder, auch Erwach-sene (♀)	Katzenkrat-zer, selten kleine Ver-letzungen usw.	*axillär,* cervical, inguinal usw.	Test nach FOSHAY-DEBRÉ	Komple-ment-bindungs-reaktion auf Miyaga-wanellen (~ Psitta-kose)	Frische Abscesse. Große Keim-zentren.
5. Pilzinfek-tionen	—	Penicillin-behand. Eiterungen?	verschie-dene	z. T. mög-lich ?	—	Pilznachweis.

eine Bevorzugung des Kindes- bzw. frühen Erwachsenenalters. Dagegen kann die Kenntnis der Vorgeschichte *manchmal* bereits gewisse Hinweise geben. Auch die Lokalisation des erkrankten Lymphknotens leitet bisweilen auf die richtige Spur: Die Pseudotuberkulose wurde bislang nur im mesenterialen ileocöcalen Bereich gefunden, das Lymphogranuloma inguinale kommt fast nur in den inguinal-iliacalen Lymphknoten vor. Bei Tularämie und Katzenkratzkrankheit sind am häufigsten die axillären Lymphknoten befallen.

Die einzige Möglichkeit der spezifizierten Diagnose bietet die bakteriologisch-serologische Untersuchung, die wir in jedem Falle veranlassen sollten: Für fast alle reticulocytären abscedierenden Lymphadenitiden kann man Intracutanteste mit dem jeweils spezifischen Antigen durchführen. Da aber alle diese Hautteste noch nach Jahrzehnten positive Reaktionen ergeben, muß eine frühere Infektion tunlichst ausgeschlossen werden. Dazu kann die Untersuchung der Antikörper im Blut mit Komplementbindungs- oder Agglutinationsreaktionen herangezogen werden. Vor allem ist ein Anstieg und anschließender Abfall der Titerkurven als wichtiger Hinweis auf die gerade ablaufende Infektion zu werten. Die allein be-weisende Methode ist die Darstellung des Erregers selbst, die allerdings nur bei einem Teil der Erkrankungen routinemäßig möglich ist.

Die Differentialdiagnose der reticulocytären abscedierenden Lymphadenitis gegenüber *anderen Lymphknotenerkrankungen* hat sich in unseren Breiten vor-wiegend mit der Tuberkulose, speziell der mischinfizierten und der nach BCG-Impfung auftretenden, zu beschäftigen. Der Unterschied zwischen reticulocytärer

Tabelle 19. *Differentialdiagnose zwischen reticulocytärer abscedierender Lymphadenitis und Tuberkulose*
(In Anlehnung an RANDERATH 1944)

	Reticulocytare abscedierende Lymphadenitis	Tuberkulose
Kleinzellige Reticulum-zellherde	*anfangs* $++$	$\emptyset$
Epitheloidzellsaum der Abscesse	oft palisadenförmig oft girlandenformig, gleichmäßig breit eventuell mit prall gefüllten Capillaren *totale* Umwandlung in Granulations-gewebe $\rightarrow$ *Vernarbung*	dto. uncharakteristisch $\emptyset$ bindegewebige Abkap-selung der Nekrose $\rightarrow$ *Verkalkung*
Nekrosezone	*inhomogen* anfangs reichlich Leukocyten und Kern-trümmer, später eventuell relativ homo-gen öfter Erythrocyten $+$ oft wabige Randzone fast nur in Einzelherden Tuberkelbakterien $\emptyset$	*homogen* (Ausn.: Mischinfek-tion) $\emptyset$ meist $\emptyset$ oft subtotale Verkäsung oft $+$
Übriges Lymphknoten-gewebe	starke Hyperämie oft Blutungen oft Leukocyten $+$ *Plasmazellen und Vorstufen* $+$ bis $+++$	$\emptyset$ $\emptyset$ $\emptyset$ (selten Ausnahmen) $(+)$
Lymphknotenkapsel	Anfangs *starke Metachromasie* und Ödem *Zellinfiltration* $++$	$\emptyset$ $\emptyset$ bis $(+)$
Lymphknoten-umgebung	oft spezifische Granulome meist unspezifische Infiltrate *Endophlebitis* und Endarteriitis manch-mal $+$	selten z.T. $+$ $\emptyset$

abscedierender Lymphadenitis und käsiger *Lymphknotentuberkulose* wurde an dem Modell der Tularämie von RANDERATH[1] erarbeitet und ist in Tabelle 19 dargestellt; er gilt auch weitgehend für die übrigen Formen der reticulocytären abscedierenden Lymphadenitis. Trotz all der gegebenen Kriterien bleibt doch noch ein Rest von Fällen, die nicht sicher von der Tuberkulose abzugrenzen sind. Wir haben solche vorwiegend im Mesenterialbereich gesehen, wo wir gelegentlich Tuberkulose und Pseudotuberkulose nicht sicher unterscheiden konnten. Ähnliche Schwierigkeiten treten — wenn man KALTER u. Mitarb.[2] folgen darf — auch bei der Katzenkratzkrankheit auf. Deshalb bleibt die rein histologische Untersuchung der reticulocytären abscedierenden Lymphadenitiden Stückwerk, solange nicht mit bakteriologisch-serologischen Methoden der Erreger nachgewiesen oder wahrscheinlich gemacht wird. Allenfalls können Vorgeschichte und klinisches Bild noch die differentialdiagnostischen Möglichkeiten einengen. Bei der Tuberkulose entstehen die Lymphknotenschwellungen im allgemeinen langsam und führen oft zu langwierigen Fisteln, bei der reticulocytären abscedierenden Lymphadenitis dagegen entsteht und verschwindet die Lymphknotenvergrößerung rascher.

Wichtig ist weiterhin die Unterscheidung der reticulocytären abscedierenden Lymphadenitis von der *banalen eitrigen Lymphadenitis* einschließlich der Lymphadenitis bei Ulcus molle. Auch sie gelingt zuverlässig nur durch die bakteriologische Ermittlung des Erregers. Über histologische Kriterien der Abgrenzung beider Lymphadenitiden wurde oben berichtet (s. S. 206).

---

[1] 1944.   [2] KALTER, PRIER u. PRIOR 1955.

Die pseudotuberkulöse Lymphadenitis ist zu Beginn gelegentlich mit *Salmonella-Infektionen* zu verwechseln; denn man findet in beiden Fällen kleinzellige Reticulumzellherde („Typhusknötchen"). Diese schmelzen aber bei den Salmonella-Lymphadenitiden nicht ein, sondern werden nur mäßig leukocytär infiltriert. Auch ist hierbei in der Regel ein starker Sinuskatarrh mit Hämophagie abgelöster Retothelien zu finden. Gleichwohl sollte man die serologische Untersuchung in keinem Fall von mesenterialer reticulocytärer abscedierender Lymphadenitis unterlassen; sie erbrachte in 2 eigenen, histologisch auf Pseudotuberkulose verdächtigen Lymphadenitiden den Überraschungsbefund einer Salmonellen-Infektion. GRABER[1] hat über einen ähnlichen, als Paratyphus identifizierten Fall berichtet.

Die Differentialdiagnose gegenüber der *Lues* I ist in der Regel leicht möglich, es sei denn, es liegt eine Mischinfektion — etwa mit dem Virus des Lymphogranuloma inguinale — vor. Die Abgrenzung der Lues III gelingt im allgemeinen bereits durch die Größe der syphilitischen Gummata.

Über die Unterscheidung gegenüber *Brucellose* siehe S. 297.

Vereinzelt soll das Lymphogranuloma inguinale Bilder wie die *Lymphogranulomatose* machen[2]; wir konnten jedoch keinen einzigen Fall von reticulocytärer abscedierender Lymphadenitis beobachten, der nicht eindeutig von einer Lymphogranulomatose zu unterscheiden war. Die bei reticulocytärer abscedierender Lymphadenitis auftretenden Riesenzellen sind im allgemeinen als mehrkernige Plasmazellen oder Plasmazellvorstufen aufzufassen; sie lassen sich daher durch ihre starke Basophilie leicht von Sternbergschen Riesenzellen abgrenzen.

Die tuberkulösen und tuberkuloiden Lymphadenitiden

Lymphknotentuberkulose[3]

Die Lymphknotentuberkulose entsteht lymphogen als Teil eines Primärkomplexes oder als Absiedlung einer sekundären Organtuberkulose. Auch hämatogene Infektionen von Lymphknoten und Lymphknotengruppen kommen vor. Hierbei ist der Lymphknoten selbst als Sitz einer Organtuberkulose aufzufassen. Bei lympho- und hämatogener Infektion sind zumeist nur eine oder zwei Lymphknotenregionen befallen. Wir fassen diese *lokalisierten* Lymphknotentuberkulosen in einem 1. Abschnitt zusammen. In einem 2. Abschnitt führen wir die Lymphknotenbeteiligung bei den verschiedenen *Generalisationsformen* der Tuberkulose auf. Hierzu zählen wir die Miliartuberkulose, die Sepsis tuberculosa gravissima und die generalisierte käsige Lymphknotentuberkulose.

1. Die lokalisierte Lymphknotentuberkulose

Die folgenden Ausführungen sind aus dem Blickwinkel der bioptischen Lymphknotendiagnostik geschrieben. Sie betreffen somit vorwiegend die peripheren Lymphknoten, in geringerem Maße auch die mesenterialen Lymphknoten. Dagegen ist die häufigste Lokalisation der Lymphknotentuberkulose, der Lungenhilus, nicht berücksichtigt.

Vorkommen[4]. Die Lymphknotentuberkulose stellt in unseren Breiten eine der häufigsten Lymphknotenerkrankungen dar, die der Pathologe zur Begut-

---

[1] 1956. [2] SMITH u. CUSTER 1950.

[3] TENDELOO 1923, WURM 1943, KALKOFF 1949, O. KOCH 1952, BEITZKE 1953a, ZETTERGREN 1954, BRUGGER 1956.

[4] Die statistischen Daten über unsere Tuberkulosefälle wurden großenteils der Dissertation von KÖHLER (1955) entnommen.

achtung erhält. Sie wurde in unserem Institut von 1933—1952, also in einem
Zeitraum von 20 Jahren, 1120mal diagnostiziert; das waren pro Jahr 0,47 bis
2,02% aller Einsendungen.

In den letzten *Kriegs- und Nachkriegsjahren* verzeichneten wir eine deutliche
Zunahme der Lymphknotentuberkulose. Abb. 141 gibt in Prozenten aller Ein-

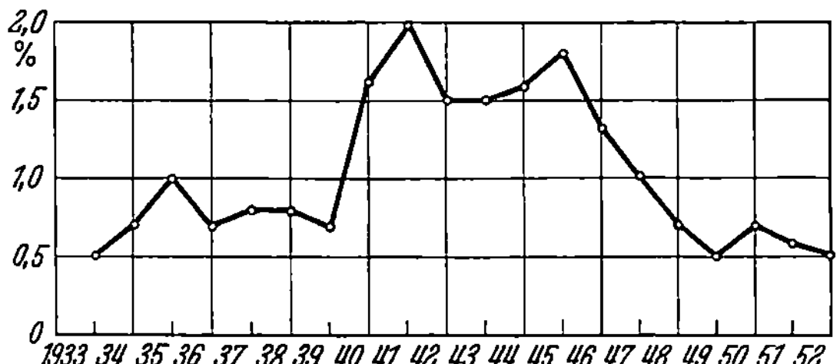

Abb. 141. Vorkommen der Lymphknotentuberkulose im eigenen Untersuchungsgut von 1933—1952

sendungen die Zahl der Lymphknotentuberkulosen im Eingangsgut des Frankfurter Pathologischen Institutes an. Diese Häufung entspricht der allgemeinen
Erfahrung, daß in Notzeiten nicht nur die allgemeine Tuberkulosehäufigkeit
und -letalität zunimmt, sondern auch die der Lymphknotentuberkulose im
besonderen[1].

Wenn man Häufung und Abnahme in Kriegs- und Nachkriegszeiten auf die
histologischen Untergruppen der Lymphknotentuberkulose bezieht, findet man

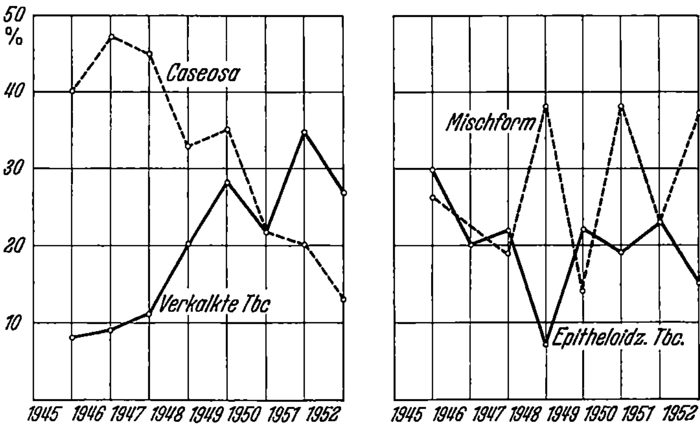

Abb. 142. Vorkommen der einzelnen Tuberkuloseformen im eigenen Untersuchungsgut in den Nachkriegsjahren
1945—1952

in unserem Untersuchungsgut eine bestimmende Rolle der käsigen Tuberkulose
(Abb. 142): Sie ist in den Jahren 1940—1947 erheblich vermehrt, in geordneten
Friedenszeiten macht sie nur einen bescheidenen Prozentsatz der Lymphknotentuberkulose aus. Demgegenüber zeigen die epitheloidzellige und gemischte Form
kein gesetzmäßiges Verhalten. Die verkalkte Lymphknotentuberkulose stieg in
den Jahren 1948—1952 an, was durch die große Zahl käsiger Lymphknotentuberkulosen in der vorausgegangenen Zeit und die größere Einsendefreudigkeit bedingt sein mag. In Abweichung von den eigenen Erhebungen fand KALBFLEISCH[2]
eine Zunahme der gemischten Tuberkulose in den Nachkriegsjahren, und W.

---

[1] SEIFERT 1937, FISCHER 1947, ZÖBISCH 1948, 1949, KALKOFF 1949, GIESE 1950 u. a.
[2] 1948.

Fischer[1] berichtete über eine Vermehrung der epitheloidzelligen Form im gleichen Zeitraum.

Häufigkeit im Jahreslauf. Bei 998 Fällen der Jahre 1933—1952 ließ sich ein *Gipfel im Mai* nachweisen, während im Herbst und Winter nur relativ selten

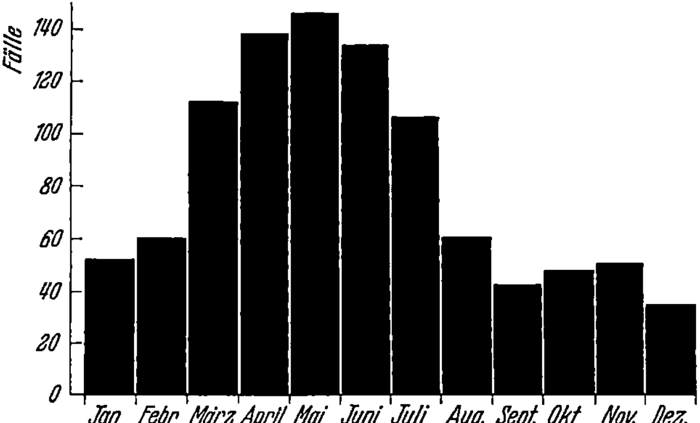

Abb. 143. Vorkommen der Lymphknotentuberkulose im Jahreslauf nach 998 eigenen Fällen

Lymphknotentuberkulosen diagnostiziert wurden (Abb. 143). Auch Seifert[2] berichtet über ein Häufigkeitsmaximum in den Monaten April bis Mai. Unsere Abbildung stimmt außerdem etwa mit den Erfahrungen von Kalbfleisch[3] und Zöbisch[4] überein, die beide eine Sommerhäufung der Lymphknotentuberkulose beschreiben.

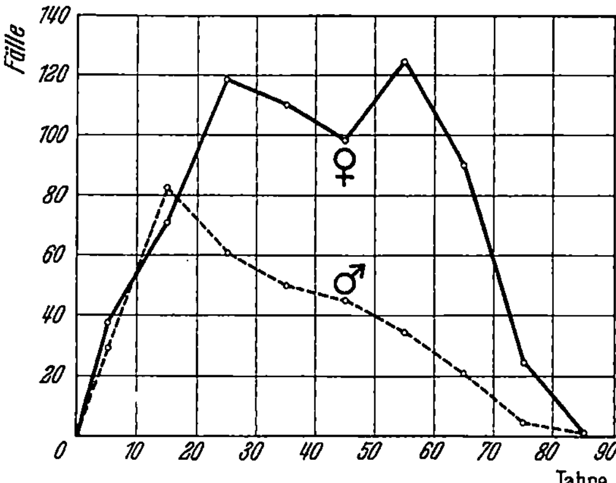

Abb. 144. Altersverteilung von 998 selbst untersuchten Lymphknotentuberkulosen aus den Jahren 1933—1952

Alters- und Geschlechtsverteilung. Die *Alters*verteilung[5] unseres Einsendungsgutes der Jahre 1933—1952 ist in Abb. 144 dargestellt. Danach scheint der Gipfel beim männlichen Geschlecht zwischen dem 10. und 20. Lebensjahr zu liegen. Das weibliche Geschlecht zeigte 2 Gipfel, den ersten zwischen dem 20. und 30. Lebensjahr und den zweiten Gipfel zwischen dem 50. und 60. Lebensjahr. Eine weitere Zerlegung der beiden Kurven in die Zeitabschnitte „vor dem Krieg", „im Krieg" und „nach dem Krieg" (Abb. 145a und b) zeigt, daß der 2. Gipfel der Frau in Friedenszeiten nicht vorzukommen scheint, daß er aber in starker Ausprägung während des Krieges, weniger deutlich in der Nachkriegszeit

---

[1] 1947.   [2] 1937.   [3] 1948.   [4] 1948, 1949.   [5] Siehe auch Seifert 1937.

beobachtet werden konnte. Auch beim Mann war während des Krieges ein
kleiner Gipfel im höheren Lebensalter zu verzeichnen. Diese Erhebungen entsprechen der mehrfach mitgeteilten Erfahrung[1], daß in Notzeiten Alterstuber-
kulosen der Lymphknoten, speziell bei der Frau, gehäuft auftreten.

Man findet die *Alterstuberkulose* der Lymphknoten häufiger am Lungenhilus[2] als in den
peripheren Lymphknoten. Sie kann sich von dort aus ascendierend bis zu den supraclaviculären Lymphknoten und descendierend bis zu den portalen Lymphknoten ausbreiten[3]. Die
epitheloidzellige (granulierende) Form der Tuberkulose ist hierbei besonders häufig[4]; doch
kommen auch käsige Lymphadenitiden vor, die mehr zur hämatogenen Metastasierung

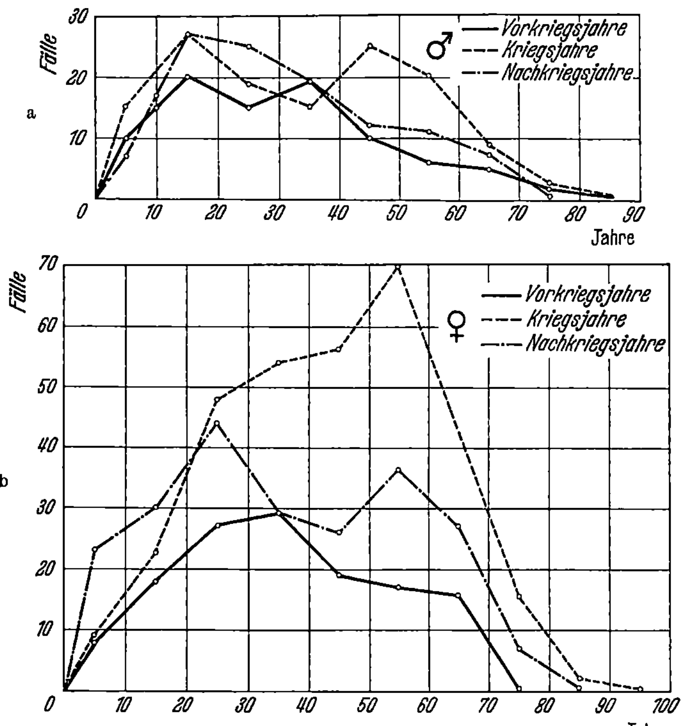

Abb. 145a u. b. Weitere Aufschlüsselung der Zahlen von Abb. 144 in die Zeit vor dem Krieg (1933—1939), die
Zeit des letzten Weltkrieges (1939—1945) und die Nachkriegsjahre 1945—1952. Beachte den hohen Gipfel des
weiblichen Geschlechts im 6. Jahrzehnt während des Krieges!

neigen als die granulierende Form[5]. ANDERS[6] fand bei 35% aller Leichen über dem 45. Lebensjahr solche frischen Lymphknotentuberkulosen, SCHÜRMANN[7] nur bei 8,6%. ANDERS deutet
sie wohl mit Recht als „lymphoglanduläre endogene Reinfektion bzw. Exacerbation" (GHON):
Sie gehen im fortgeschrittenen Lebensalter von den Lymphknoten des Primärkomplexes aus,
da jetzt im Lymphknoten die Gewebsimmunität bei einem bestimmten Prozentsatz der
Bevölkerung zu erlöschen scheint.

Die derzeit zu erwartende Altersverteilung in Deutschland ist aus Abb. 146
zu entnehmen. Sie stützt sich auf die Angaben des Tuberkulosejahrbuches
1953/54 und faßt die gesicherten Neuerkrankungen von Niedersachsen, Bremen
und Nordrhein-Westfalen zusammen. Danach kommt die Lymphknotentuberkulose bei beiden Geschlechtern *am häufigsten im 2. Lebensjahrzehnt* vor, um dann

---

[1] HEBOLD 1949, BURKHARDT 1951, BRÜGGER 1956.
[2] ANDERS 1928, HEBOLD 1949, BURKHARDT 1951.
[3] ANDERS 1928, auch SCHINZ, BAENSCH, FRIEDL u. UEHLINGER 1952.
[4] HEBOLD 1949, BURKHARDT 1951.   [5] WURM 1943.   [6] 1928.   [7] 1928/29.

gleichmäßig abzunehmen. Die Alterstuberkulose der Frau ist also in Friedenszeiten seltener als in Kriegs- und Notzeiten.

Die *Geschlechts*verteilung der Lymphknotentuberkulose zeigt ein deutliches Überwiegen des weiblichen Geschlechts. In 983 eigenen Fällen waren 68,2% der Kranken weiblichen Geschlechts, das entspricht einem Verhältnis ♂ : ♀ ~ 1:2. Dieses Überwiegen der Frau gilt zwar für alle Zeiten[1], ist aber im Krieg etwas ausgeprägter als im Frieden. So belief sich nach dem Tuberkulosejahrbuch die Zahl der Neuerkrankungen an Lymphknotentuberkulose (Niedersachsen, Bremen, Nordrhein-Westfalen, Hamburg, Hessen, Westberlin) auf 880 beim Manne und 1333 bei der Frau. Der Bestand an aktiver Lymphknotentuberkulose umfaßte am

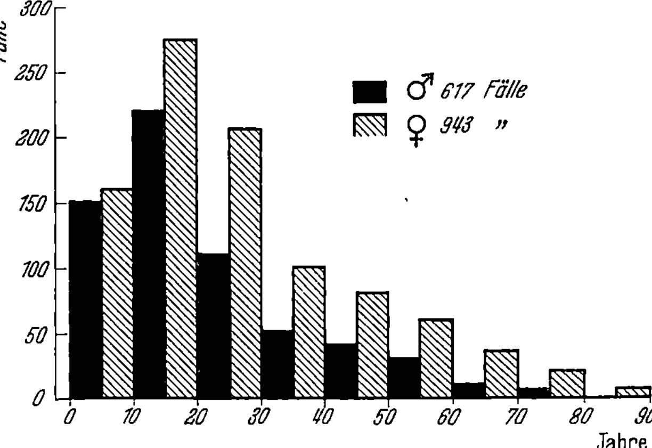

Abb. 146. Derzeitige Altersverteilung der Lymphknotentuberkulose in Deutschland. Nach Angaben des Tuberkulosejahrbuches 1953/54. Gesicherte Neuerkrankungen in Niedersachsen, Bremen und Nordrhein-Westfalen

31. 12. 53 in den gleichen Ländern zuzüglich Bayern und Schleswig-Holstein beim männlichen Geschlecht 5177, beim weiblichen Geschlecht 7420 Kranke. Das Verhältnis ♂ : ♀ beträgt also in Friedenszeiten etwa 1:1,5.

Auch die absolute Häufigkeit der Lymphknotentuberkulose ist beim weiblichen Geschlecht größer; sie machte nach den Zahlenangaben des Tuberkulosejahrbuches 1953/54 bei den Neuerkrankungen 0,91/10000 gegen 0,71/10000 beim männlichen Geschlecht aus. Der Bestand an floriden Lymphknotentuberkulosen war 3,41/10000 gegen 2,69/10000 beim Mann.

Lokalisation. 998 Fälle von Lymphknotentuberkulose aus unserem Einsendungsgut ergaben die aus Tabelle 20 ersichtliche Verteilung. Daß die dort angegebenen Zahlen über die reale Häufigkeit in dem Befall der einzelnen Lymphknotenregionen nichts aussagen, versteht sich von selbst.

Nach Tabelle 20 stammten etwa 74% aller exstirpierten Lymphknoten aus der Halsregion, etwa 13,4% aus

Tabelle 20. *Lokalisation von 998 Lymphknotentuberkulosen des eigenen bioptischen Untersuchungsgutes. Vorwiegend Caseosa- und Mischform*

Lokalisation	Falle	%
cervical	741	74,2
davon submandibular und		
parotideal	94	
supraclaviculär	39	
nuchal	5	
axillar	134	13,5
davon thorakal	19	
mesenterial	78	7,8
inguinal	35	3,5
sonstige	10	1,0
Gesamtzahl der Lymphknoten	998	

der Axilla, nur 7,8% aus dem Mesenterium und 3,5% aus der Leiste. Diese Zahlen stimmen weitgehend mit den Erfahrungen von Most[2], Kalbfleisch[3] und Giese[4] überein. Zeller[5] fand unter 2000 peripheren Lymphknotentuberkulosen die Häufigkeitsverteilung von Tabelle 21. In seinem Untersuchungsgut zeigten etwa 92% der Fälle eine alleinige Erkrankung der cervicalen Lymphknoten, in

---

[1] Fukuoka 1936, Fischer 1947, Kalbfleisch 1948, R. W. Muller 1949, Trautmann u. Trautmann 1953, Bohning 1956. [2] 1917. [3] 1948. [4] 1950. [5] 1959.

weiteren 5% war die cervicale Lymphknotenschwellung mit einer Tuberkulose anderer Regionen, vor allem der axillären Lymphknoten, gepaart. Die axillären Lymphknoten waren nur in etwa 2% der Fälle die einzige Lokalisation der Lymphknotentuberkulose, in weiteren 5% fand ZELLER[1] eine Beteiligung anderer Lymphknotengruppen.

Tabelle 21. *Lokalisationshäufigkeit der peripheren Lymphknotentuberkulose nach* ZELLER (1959) *auf Grund von 2000 klinisch beobachteten Fällen*

Lokalisation	Gesamt %	Davon beiderseits %
cervical.	91,95	12,3
axillär	1,95	0,2
inguinal	0,6	0,15
cervical + axillär	5,25	3,25
cervical + inguinal	0,1	0,1
axillär + inguinal	0,05	0,05
cubital + axillar.	0,05	0,05
cervical + axillär + inguinal .	0,05	0,05

Eine Beziehung zwischen dem Geschlecht und der Lokalisation der befallenen Lymphknoten bestand in unserem Untersuchungsgut nicht, dagegen war für das Kindes- und Jugendalter eine Bevorzugung der mesenterialen Lymphknoten, für das Erwachsenenalter ein starkes Überwiegen der cervicalen Lymphknoten festzustellen.

Da die Angaben über die Lokalisation der uns übersandten Lymphknoten nicht immer genau spezifiziert sind, müssen unsere Daten über die tatsächliche Erkrankungshäufigkeit der *einzelnen cervicalen* Lymphknotengruppen unzulänglich bleiben. Wir können aber auf die ergiebige statistische Übersicht von ZELLER[1] verweisen, in der eine topographische Analyse von 1839 cervicalen Lymphknotentuberkulosen durch den Kliniker erfolgt ist. Danach ist die häufigste Lokalisation die *Submandibular-Region*, speziell der *Kieferwinkel*. Es folgt die Lymphknotenkette, die *entlang und vor dem M. sternocleidomastoideus* verläuft. Die supraclaviculären Lymphknoten sind nur in etwa 5% allein und in weiteren 11% gemeinsam mit anderen Lymphknoten des Halsbereiches erkrankt. Im einzelnen haben wir aus den Daten von ZELLER[1] die Zahlen der Tabelle 22 errechnet.

Tabelle 22. *Die Erkrankungshäufigkeit der verschiedenen cervicalen Lymphknotengruppen nach* ZELLER (1959) *auf Grund von 1839 klinisch ausgewerteten Lymphknotentuberkulosen*

Lokalisation	%	
nur occipital	0,6	
retroauriculär	0,05	
präauriculär.	0,9	
submental	0,5	
submandibulär und Kieferwinkel	59,4	
davon Kieferwinkel einseitig		50,5
Kieferwinkel beidseitig		3,6
infraauricular	0,5	
tiefe laterale Halslymphknoten	4,7	
supraclaviculär	5,5	
mehrere cervicale Gruppen . .	27,6	
darunter supraclaviculäre Lymphknoten		11,3

Die Entstehungsweise der Lymphknotentuberkulose in den einzelnen Regionen. Die Halslymphknoten[2] werden *bei Kindern vorwiegend lymphogen, bei Erwachsenen lympho- und hämatogen* infiziert[3]. Die hämatogene Streuung erfolgt in der Regel von der Lunge bzw. den Hiluslymphknoten aus. Primär lymphogene Erkrankungen kommen besonders bei jugendlichen Erwachsenen nicht selten vor[4]. Daneben gibt es bei älteren Menschen durch erneute lymphogene Bakterienzufuhr Reinfektionen, die — nach völliger Abheilung der Erstinfektion — als sog. Zweitkomplex in Erscheinung treten können. Auch

---

_[1] 1959.

[1] 1959.

[2] SCHÜRMANN u. KLEINSCHMIDT 1935, FUKUOKA 1936, KALKOFF 1949, R. W. MÜLLER 1949, BRÜGGER 1951 a, b, 1956, GÖRGENYI-GÖTTCHE 1951, HASCHE-KLÜNDER 1953, TRAUTMANN u. TRAUTMANN 1953, BAUM u. GRASSER 1956, Lit., UEHLINGER 1956.

[3] GIESE 1950, BRÜGGER 1951 a, b, 1956, TRAUTMANN u. TRAUTMANN 1953.

[4] R. W. MÜLLER 1949.

Superinfektionen sollen in Notzeiten lymphogen zu einer Erkrankung der Hals-lymphknoten führen[1]. Weiterhin kommen bei schlechter Abwehrlage lymphogene Tuberkulosen der Halslymphknoten vor, wenn das Einzugsgebiet (Mundhöhle, Kehlkopf) durch hämatogene oder intracanaliculäre Streuung infiziert ist[2]. Endlich beobachtet man in Notzeiten oder bei Resistenzschwächung Exacerbationen von alten Tuberkulosen der Halslymphknoten.

Die *primär lymphogene* Tuberkulose der Halslymphknoten wird fast ausschließlich durch bovine Tuberkelbakterien hervorgerufen[3]; denn in Regionen mit tuberkulosefreiem Rinderbestand sollen keine (primären) Halslymphknoten-tuberkulosen vorkommen[4]. Ganz vorwiegend sind die Lymphknoten des *Kiefer-winkels* (Lnn. cervicales profundi craniales oder Lnn. jugulares craniales, vor dem M. sternocleidomastoideus!) betroffen, deren Einzugsgebiet vor allem die Mund- und Rachenschleimhaut einschließlich der Tonsillen ist. Ein Primärherd wird klinisch meist nicht gefunden[5]. Histologisch kann man in den Rachen- und/oder Gaumentonsillen gelegentlich Epitheloidzelltuberkel mit geringer Verkäsungs-neigung nachweisen. Ob diese wirklich als Orte der tuberkulösen Erstinfektion und nicht etwa als hämatogene Metastasen, die sich gleichzeitig in Lymphknoten und Tonsillen absiedelten, aufzufassen sind, läßt sich noch nicht endgültig ent-scheiden. Allein beim Lübecker Säuglingsunglück gelang es SCHÜRMANN[6], Pri-märherde in Rachen- und Gaumentonsillen mit Sicherheit als solche zu identi-fizieren.

PENTTI[7] untersuchte bei 30 Erwachsenen mit Halslymphknotentuberkulose auch die Tonsillen histologisch und fand hier nur 1mal tuberkulöse Veranderungen. Er sieht darin eine Bestatigung fur die verbreitete Annahme, daß die Halslymphknoten bei Erwachsenen im allgemeinen hamatogen infiziert werden.

Die Infektion breitet sich vom Kieferwinkel meist nach abwärts zum Venen-winkel, seltener auch nach der Seite zu den lateralen Nackenlymphknoten aus[8]. Nicht selten sind die Lymphknoten beider Halsseiten befallen. Bei FUKUOKAs[9] 3449 Fällen waren 54,7%, bei ZELLERs[10] 1839 Fällen dagegen nur 15,7% beider-seitige Erkrankungen festgestellt worden. Die Neigung zu Rezidiven ist, besonders bei Erwachsenen, beträchtlich[11].

Gegenüber der Erkrankung der Kieferwinkellymphknoten spielt die lympho-gene Tuberkulose der übrigen Lymphknoten des Hals-Kopfbereiches eine relativ geringe Rolle, doch kann man aus dem Befall dieser Lymphknoten zumeist auf den Sitz einer auch klinisch faßbaren, tuberkulösen Primärläsion schließen. Die submentalen und submandibulären Lymphknoten waren in dem Untersuchungs-gut von BRÜGGER[8] in $5^1/_2$% aller Fälle von Lymphknotentuberkulose erkrankt und ließen meist an Zähnen bzw. Zahnfleisch spezifische Primärveränderungen erkennen[12]. Auch die übrige Mundschleimhaut kommt als Ort der Erstmani-festation in Frage[4]. Die Lymphknoten der Ohrgegend (präauriculäre, auriculäre bzw. parotideale und retroauriculäre Lymphknoten) erkranken zumeist im An-schluß an eine tuberkulöse Otitis media[13], auch bei Infektionen des Nasenrachen-raumes einschließlich der Rachentonsille[4]. Für die präauriculären Lymphknoten ist noch an die seltene primäre Tuberkulose der Conjunctiva[14] oder der Tränen-drüse[15] zu denken. Vereinzelt sind auch Primärinfekte der zugehörigen Kopf- bzw. Gesichtshaut beschrieben[16]. Die retropharyngealen Lymphknoten spielen für die

[1] KALBFLEISCH 1948.   [2] KALKOFF 1949, R. W. MÜLLER 1949, BRUGGER 1956.
[3] Unter anderen WISSLER 1952.   [4] BEITZKE 1953a.   [5] AROLD 1951a.
[6] SCHÜRMANN u. KLEINSCHMIDT 1935.   [7] 1949.   [8] BRÜGGER 1956.   [9] 1936.
[10] 1959.   [11] R. W. MÜLLER 1949.   [12] Ähnlich WISSLER 1952, KRANZ 1953.
[13] SCHURMANN u. KLEINSCHMIDT 1935, AROLD 1951b, GORGÉNYI-GOTTCHE 1951.
[14] STOCK 1951, MILLER u. CASHMAN 1958.   [15] MILLER u. CASHMAN 1958.
[16] Zum Beispiel von WISSLER 1952, MILLER u. CASHMAN 1958.

bioptische Untersuchung keine Rolle, sie erkranken nach Schürmann[1] stets bei tiefgreifenden Epipharynxtuberkulosen oder auch bei Mittelohrtuberkulosen.

Die *sekundär hämatogene* Tuberkulose der Halslymphknoten wird von Brüg-ger[2] in 4 Typen eingeteilt:

I. Ausgebreitete Tuberkulose zahlreicher oder aller Halslymphknoten bei Jugendlichen, eventuell mit Übergreifen auf die Achselhöhlen. Ohne Chemotherapie schlechte Prognose.

II. Etwas weniger ausgebreitete Halslymphknotentuberkulose bei Erwachsenen. Bessere Prognose.

III. Gering ausgebreitete Tuberkulose der Kieferwinkellymphknoten (Ort der primär-lymphogenen Tuberkulose!). Vorwiegend Jugendliche.

IV. Tuberkulose der oberflächlichen Halslymphknoten (hinter dem M. sternocleidomastoideus!). Meist beidseitig. Ganz akutes Auftreten und rasche Einschmelzung. Nur Kinder.

R. W. Muller[3] gibt für die primare und die metastatische Halslymphknotentuberkulose des Erwachsenen folgende klinische Unterscheidungsmerkmale an: Die primäre, lymphogene Tuberkulose läßt keine floriden spezifischen Lungenherde finden, befällt fast ausschließlich die Kieferwinkellymphknoten, entsteht mäßig schnell (1—2 Wochen) und heilt relativ langsam. Die sekundär metastatische Tuberkulose entsteht vorwiegend hamatogen von der erkrankten Lunge aus, betrifft alle möglichen Lokalisationen des Halsbereiches und entsteht und heilt häufig rascher.

Zu den Lymphknoten des Halsbereiches zählen noch die **supraclaviculären Lymphknoten**, und unter diesen ist besonders die innerste Gruppe, die als *Venenwinkel- oder Scalenuslymphknoten* bezeichnet werden, von großer Bedeutung für die Tuberkulose. Die Sonderstellung der Venenwinkellymphknoten erkannten zuerst Beitzke[4], Most[5], Ghon, Kudlich u. Schmiedl[6] sowie Anders[7]. Neuerdings hat Daniels[8] die diagnostische Schlüsselstellung dieser Lymphknotenregion hervorgehoben. Es ist jedoch noch nicht sicher, ob man die Venenwinkel- und Scalenuslymphknoten wirklich identifizieren darf.

Die supraclaviculären Lymphknoten werden *meist lymphogen von benachbarten Lymphknotenketten* aus infiziert. Hierfür kommt ein descendierender und ein ascendierender Weg in Frage, d. h. einerseits bilden die supraclaviculären Lymphknoten die letzte Station bei Erkrankung der (meist tiefen) *Halslymphknoten*, andererseits werden die Venenwinkellymphknoten bei Tuberkulosen des *Brustraumes* über die Hilus- und paratrachealen Lymphknoten retrograd befallen. Auch Tuberkulosen des übrigen Organismus können gelegentlich lymphogen in die Venenwinkellymphknoten absiedeln.

Ghon, Kudlich u. Schmiedl[6] fanden bei 100 Fällen von tuberkulöser Infektion (vorwiegend Lungentuberkulosen) 88mal die Venenwinkellymphknoten betroffen. Von Schürmann[9] wird berichtet, daß bei primärer Lungentuberkulose 75,6% der Sektionsfälle spezifische Veränderungen der Venenwinkellymphknoten — meist isolierte Tuberkel — zeigten.

Daneben spielt die primär lymphogene Tuberkulose, bei der die supraclaviculären Lymphknoten als Teil eines Primärkomplexes und als erste Lymphknotenstation erkranken, eine ganz geringe Rolle[10]. Aus diesem Grunde ist bei tuberkulöser Lymphadenitis des supraclaviculären Bereiches stets nach der Erstmanifestation der Tuberkulose zu fahnden, insbesondere sind die Lungen und der Lungenhilus genau zu untersuchen[11]. Die direkte Lymphverbindung der supraclaviculären Lymphknoten zur Pleurakuppe über etwa bestehende Pleuraverwachsungen spielt praktisch nur eine geringe Rolle.

---

[1] Schürmann u. Kleinschmidt 1935.   [2] 1956.   [3] 1949.   [4] 1906.
[5] 1917.   [6] 1926.   [7] 1928.   [8] 1949.   [9] 1928/29.
[10] Hasche-Klunder 1956, Miller u. Cashman 1958 u. a. Autoren.
[11] Trautmann u. Trautmann 1953.

Ein Übergreifen der Halslymphknotentuberkulose über die supraclaviculären Lymphknoten hinaus auf intrathorakale Gruppen kommt ebensowenig vor wie eine Aszension der Infektion aus dem Brustraum in den cervicalen Bereich jenseits der supraclaviculären Lymphknoten[1]. So bilden die supraclaviculären Lymphknoten für das auf- und absteigende Weiterkriechen der Tuberkulose eine nicht überschrittene Endstation. MÜLLER[2] hat daher die supraclaviculären Lymphknoten als „Wasserscheide" zwischen der Lymphe des Hals- und Brustbereiches bezeichnet. Ausnahmen von dieser Regel sind bei Spät-Erstinfektionen von Erwachsenen in Notzeiten, bei Säuglings- und Negertuberkulosen beobachtet worden[3].

Eine *hämatogene* Infektion der supraclaviculären Lymphknoten soll nicht ganz selten vorkommen. Dieser Entstehungsweg ist vor allem dann zu diskutieren, wenn die supraclaviculären Lymphknoten beiderseits erkranken, oder wenn noch andere hämatogene Metastasen vorliegen[3].

Nahe Beziehungen zu den Lymphknoten des Halses haben auch die **axillären Lymphknoten.** Sie erkranken fast ausschließlich lymphogen. Nur selten besteht ein Primärinfekt im regionären Gebiet. Dieser kommt vor allem bei beruflichen Verletzungen der Hand (Metzger, Melker, Chirurgen, Pathologen), auch bei Kindern[4] vor. Die weitaus häufigere Entstehungsweise ist die retrograde Verschleppung *von (primär erkrankten) Halslymphknoten aus*[5], wobei auch die supraclaviculären Lymphknoten stets erheblich betroffen sind. FUKUOKA[6] fand in 5,5% seiner Halslymphknotentuberkulosen eine Beteiligung der Axilla.

Auch von Organtuberkulosen können Tuberkelbakterien auf dem Lymphwege in die Axillen gelangen. Hierfür kommt vor allem die tuberkulöse Infektion aus der *Lunge* in Frage, die über Pleuraverwachsungen die Brustwand und somit das Einzugsgebiet der Achsellymphknoten erreicht[7]. Dabei werden die intercostalen Lymphknoten häufig mitinfiziert[8]. Auch bei Tuberkulosen der Gelenke und Knochen der oberen Extremität sowie der Rippen und schließlich noch bei Mammatuberkulose erfolgt gelegentlich eine Infektion der Achsellymphknoten[9]. Die *cubitalen* (epitrochleären) Lymphknoten erkranken nur höchst selten, und zwar bei tuberkulöser Entzündung des zugehörigen Hautabschnittes[10].

Die **inguinalen Lymphknoten**[11] werden ebenfalls nur selten hämatogen (meist von der Lunge aus)[12], sondern ganz vorwiegend lymphogen befallen. Dabei spielen Primärinfektionen des Einzugsgebietes (untere Extremitäten, äußeres Genitale, einzelne Lymphgefäße aus Uterus- und Tubenansatz, Anal- und Gesäßgegend, Bauchwand und untere Rückenhaut) nur eine geringe Rolle. Als solche sind vor allem die Beschneidungstuberkulose und die Hautinfektion der Füße bei Bauern mit verseuchten Kuhställen[13] zu nennen. Häufiger ist die lymphogene Metastasierung von *Knochen- und Gelenktuberkulosen aus*[14]. SEDDON[15] fand bei 18 Fällen von Kniegelenkstuberkulose 13mal spezifische Lymphadenitiden der Leistenlymphknoten. Über die Absiedlung von Mastdarmtuberkulosen siehe bei KRAUSS u. LEUBE[16]. Ist eine Tuberkulose im Quellgebiet nicht zu finden, so liegt oft eine *Peritonitis tuberculosa* zugrunde[17]. Die *poplitealen* Lymphknoten erkranken praktisch nur bei Primärinfektionen des zugehörigen Hautbezirkes.

---

[1] BEITZKE 1906, MOST 1917, R. W. MÜLLER 1949, WISSLER 1952, TRAUTMANN u. TRAUTMANN 1953, BRUGGER 1956.   [2] 1949.   [3] HASCHE-KLUNDER 1956.
[4] MILLER u. CASHMAN 1958.   [5] MOST 1917, SCHÜRMANN u. KLEINSCHMIDT 1935.
[6] 1936.   [7] MOST 1917, TORZECKI 1955.   [8] MISAWA 1951.   [9] MOST 1917.
[10] MOST 1917, CARTER u. SMITH 1935.
[11] Siehe CHEVALLIER u. BERNARD 1932, MILLER u. CASHMAN 1958.
[12] TORZECKI 1955, BRUGGER 1956.   [13] GOTTRON 1951.
[14] SEDDON 1939, MAY u. MAY 1951.   [15] 1939.
[16] 1951.   [17] MATHIAS 1921, SCHÜRMANN u. KLEINSCHMIDT 1935.

Für die bioptische Untersuchung spielen die zentralen Lymphknoten gegenüber den peripheren keine große Rolle. Am ehesten kommt noch den Lymphknoten des Bauchraumes Bedeutung zu.

Unter den befallenen **abdominalen Lymphknoten** machen die *mesenterialen* den größten Prozentsatz aus. Sie erkranken zumeist lymphogen im Rahmen eines *enteralen Primärinfektes*. Die Infektion breitet sich dann manchmal auf die paraortalen Lymphknoten aus[1]. Selten gelangen mesenteriale Lymphknoten, die durch Darmtuberkulosen von Phthisikern infiziert sind, zur bioptischen Untersuchung. Bei starker Ausprägung der mesenterialen Lymphadenitis und bei gleichzeitiger Lymphstauung mit Resorptionsstörung spricht man von „Tabes mesaraica". Die ileocöcalen Lymphknoten sind oft besonders stark befallen. Im Gegensatz zu den dünndarmregionären Lymphknoten zeigen die des Dickdarmes (mesocolische Lymphknoten) niemals stärkere Verkäsungen, imponieren also histologisch mehr als postprimäre Tuberkulosen[1].

Außerhalb des enteralen Primärkomplexes kann es auch im Rahmen der „protrahierten progressiven Durchseuchung" zu einem Befall der mesenterialen Lymphknoten kommen, meist unter dem Bild der sog. Kartoffeldrüsen[2].

Die *paragastrischen Lymphknoten* sind bei dem — seltenen — primären Befall der Magenschleimhaut beteiligt[1]. Die Infektion kann sich nach oben zu den kardialen und hinteren unteren mediastinalen Lymphknoten sowie nach unten zu den pankreatico-lienalen/duodenalen, zu den oberen paraortalen und den portalen Lymphknoten ausbreiten. Auch primäre Oesophagustuberkulosen ergreifen bisweilen diese Lymphknotengruppen mit. Endlich führt nach BEITZKE[3], ANDERS[4] u. a. Autoren ein Lymphstrom vom Lungenhilus über die unteren mediastinalen zu den *paraortalen* Lymphknoten in der Nähe der A. coeliaca sowie weiter über die kleine Magenkurvatur zum *oberen* Rand des *Pankreaskopfes*. Dieser Weg wird bei weiter Ausbreitung tuberkulöser Erstinfektionen (progressive Durchseuchung) und bei endogener lymphoglandulärer Reinfektion beschritten, wobei nicht selten die *portalen* Lymphknoten mit einbezogen werden[5]. So findet die lymphogene Ausbreitung vom Lungenhilus aus bei descendierender Richtung in den portalen Lymphknoten, bei ascendierender Richtung in den supraclaviculären Lymphknoten einen gewissen Abschluß.

Makroskopie. Das makroskopische Bild der Lymphknotentuberkulose ist je nach der vorliegenden Form (käsig, epitheloidzellig, gemischt) sehr variabel. Einzelheiten siehe bei SCHÜPPEL[6] und STERNBERG[7].

Die käsige Lymphknotentuberkulose kann man oft schon mit bloßem Auge fast sicher diagnostizieren: Der ganze Lymphknoten oder weite Teile davon sind in eine trockene, weiche, gelbliche Masse umgewandelt. Man hat solche verkästen Lymphknoten dann, wenn sie stark vergrößert waren, als Kartoffeldrüsen bezeichnet. Die Kapsel von miteinander verbackenen Lymphknoten bleibt im allgemeinen gut zwischen den Käsemassen abgrenzbar. Nicht selten gelangen Lymphknoten zur Untersuchung, deren verflüssigter käsiger Inhalt ausgelaufen ist. Nur die käsige Form der Tuberkulose führt später zur Verkalkung. Dabei entsteht aus den Käsemassen zunächst eine trockene, bröckelige Masse („Verkreidung"), und diese wird schließlich steinhart („Versteinerung").

Auch die epitheloidzellige (granulierende) Form zeigt ein charakteristisches makroskopisches Bild. Man sieht in typischen Fällen kleinste transparente *Knötchen* auf der *hellgraubraunen*[8] Schnittfläche. Fertigt man ein Abklatschpräparat an, so fällt die Trockenheit der Schnittfläche auf, und man erhält einen

---

[1] SCHURMANN u. KLEINSCHMIDT 1935.   [2] O. KOCH 1952.   [3] 1925.   [4] 1928.
[5] ANDERS 1928, REMMELE u. LENNERT 1957 Lit.   [6] 1871.   [7] 1926.
[8] SCHÜPPEL 1871, FISCHER 1947.

zellarmen Abstrich. Mit zunehmender Dauer der Erkrankung wird der Lymphknoten ausgesprochen derb.

Die Mischform ist makroskopisch oft nicht zu erkennen. Die kleinen Verkäsungsherde lassen sich weder von lymphogranulomatösen oder Tumornekrosen noch von frischen Abscessen genügend sicher unterscheiden.

Über makroskopisch sichtbare Komplikationen der käsigen Lymphknotentuberkulose (Senkungsabscesse, Bronchialeinbrüche[1] u. dgl.) siehe bei ROTTER u. BÜNGELER[2] sowie BRÜGGER[3].

Histologie[4]. Bevor wir die einzelnen histologischen Typen der Lymphknotentuberkulose besprechen, müssen wir uns Klarheit verschaffen über ihre Frühveränderungen. Unsere Kenntnisse darüber sind aber noch unvollkommen und widersprechend. Dies rührt daher, daß ganz frische tuberkulöse Veränderungen beim Menschen nur vereinzelt beschrieben sind[5] und sich daher unser Wissen fast ausschließlich auf Tierversuche stützt.

Trotz aller Zurückhaltung, die wir dem *Tierexperiment*[6] entgegenbringen müssen, sind folgende Tatsachen einigermaßen gesichert:

1. Die exsudative Erstreaktion (HUEBSCHMANN) ist nur bei Gaben großer Mengen Tuberkelbakterien ausgeprägt, sie fehlt bei Verabreichung kleiner Erregerdosen[7]. Aus diesem Grunde fanden JOEST u. EMSHOFF[8] weder Leukocytenvermehrung noch Fibrin. Auch NAGAI[9] berichtet nur über eine geringe Leukocyteninfiltration und Fibrinausschwitzung der Sinus in den ersten Stunden nach Primärinfektion, während im Bereich der Pulpa, wo nach einigen Tagen die Tuberkel entstehen, nur verschwindend wenige Leukocyten nachweisbar sind. Bei Reinfektion ist die leukocytare Erstreaktion starker[10]. Elektronenmikroskopisch konnte von SEIFERT und GUSEK[11] gezeigt werden, daß die Tuberkelbakterien in der ersten Entzündungsphase von neutrophilen Granulocyten und anschließend auch von Histiocyten phagocytiert werden.

2. Die Epitheloidzellen entstehen im allgemeinen nach 3—12 Tagen. Der Zeitpunkt der Epitheloidzellbildung hängt zumindest von 4 Faktoren ab:

a) Von dem Erregertyp: JOEST u. EMSHOFF[8] fanden bei Meerschweinchenversuchen eine zeitliche Differenz je nach der Injektion von bovinen und humanen Tuberkelbakterien.

b) Von der Virulenz der Erreger: HUBACHER[12] beobachtete bei Injektion boviner Tuberkelbakterien von abgeschwachter Virulenz erheblich längere Entwicklungszeiten der Epitheloidzellen als andere Untersucher mit virulenten Erregern.

c) Von der Art der Bakterienzufuhr: NAGAI[9] sah die Tuberkel nach subcutaner Injektion früher auftreten als nach intravenoser. Allerdings begründet er diese zeitliche Differenz nicht mit dem Infektionsweg an sich, sondern mit der Erregermenge: Bei intravenöser Injektion wird ein erheblicher Teil der Tuberkelbakterien in der Lunge abgefangen, bei subcutaner Injektion gelangen sämtliche Keime unmittelbar in den Lymphknoten.

d) Von dem Immunitatszustand des Versuchstieres: Tuberkulinpositive Versuchstiere bringen die Epitheloidzellen rascher hervor als tuberkulinnegative[13].

3. Ort der ersten Epitheloidzellentwicklung ist stets die lymphatische Pulpa, und zwar bei lymphogener Infektion die sinusnahe Rindenpulpa, bei hamatogener Infektion die Umgebung der Keimzentren und der Gefäße[9].

4. Eine Verkasung erfolgt bei Gabe kleiner Bakterienmengen jeweils sekundar im Inneren der neugebildeten Epitheloidzellherde. Der Verkäsung geht eine Ansammlung von Kerntrümmern[9, 14] voraus, die NAGAI[9] von Granulocyten ableitet.

Über die unspezifischen Begleitreaktionen des lymphatischen Gewebes (Plasmocytose, Reticulocytose, follikulare lymphatische Hyperplasie) siehe bei MISKOVITS u. Mitarb.[15].

---

[1] SCHWARTZ 1950, UEHLINGER 1953b, BEITZKE 1954, STRUKOW u. SOLOWJOWA 1958.

[2] 1955.   [3] 1956.

[4] Zusammenfassende Darstellungen über die tuberkulöse Entzündung siehe bei HUEBSCHMANN 1928, 1939, 1956, PAGEL u. HENKE 1930, WURM 1943, LETTERER 1951 u. ROULET 1956. Ausführliche Darstellungen der tuberkulosen Lymphadenitis siehe bei RANKE 1916, HUEBSCHMANN 1928, SCHURMANN 1928/29, 1930, 1935, WURM 1943, O. KOCH 1952, ZETTERGREN 1954.

[5] GHON u. ROMAN 1913, GHON u. POTOTSCHNIG 1919b, PAGEL u. HENKE 1930.

[6] v. BAUMGARTEN 1885, 1895, 1902, JOEST u. EMSHOFF 1912, KAGEYAMA 1925, SABIN u. DOAN 1927, HUBACHER 1949, NAGAI 1956, KOKKONEN u. HEIKKILA 1959.

[7] KAGEYAMA 1925, ROULET 1956.   [8] 1912.   [9] NAGAI 1956.   [10] NAGAI 1959.

[11] 1960.   [12] 1949.   [13] NAGAI 1956, ROULET 1956.   [14] JOEST u. EMSHOFF 1912.

[15] MISKOVITS, RÉNYI u. FORGÁCS 1955.

17*

Unspezifische Frühveränderungen. An unspezifischen Frühveränderungen[1] der Lymphknotentuberkulose kommen nach Untersuchungen tierischer und menschlicher Lymphknoten die folgenden in Frage:

1. eine exsudative Reaktion,
2. eine lymphatische Hyperplasie,
3. eine Reticulocytose.

Die *exsudative Frühreaktion* wird besonders von HUEBSCHMANN[2] betont. Sie gehe der Verkäsung und der Epitheloidzellbildung voraus und bestehe in einer Hyperämie, Abscheidung von fibrinhaltigem Exsudat und leukocytärer Infiltration. Auch SCHLEUSING[3] vermutet solche Initialreaktionen auf Grund seiner Faserstudien; nach seiner Ansicht ist die starke Lymphknotenvergrößerung des käsigen Primärkomplexes vor allem Folge einer starken ödematösen Aufquellung des lymphatischen Gewebes. Für die Diagnostik ist dieses exsudative Frühstadium der Lymphknotentuberkulose ohne Bedeutung. Es wurde bisher beim Menschen nur aus späteren Phasen erschlossen und im Lymphknoten niemals im Augenblick der akuten Entzündung beobachtet.

Die *lymphatische* („lymphoide") *Hyperplasie* wurde vor allem von BARTEL[4], aber auch von BEITZKE[5] als Vorstadium der Lymphknotentuberkulose beschrieben. Nach Fütterung von Tuberkelbakterien fand BARTEL[4] in den Mesenteriallymphknoten des Kaninchens nur eine lymphatische Hyperplasie, dagegen keine Epitheloidzelltuberkel; wurden solche Lymphknoten auf Meerschweinchen verimpft, so ließen sich virulente Tuberkelbakterien nachweisen. Ebenso konnten BARTEL[4] und BEITZKE[5] bei Kindern, die bei der Sektion keinerlei manifeste tuberkulöse Veränderungen aufwiesen, durch den Meerschweinchenversuch zeigen, daß die mesenterialen und andere Lymphknoten Tuberkelbakterien enthielten. Histologisch bestand in den betreffenden Lymphknoten keine spezifische Entzündung, sondern lediglich eine lymphatische Hyperplasie. Diese Befunde und ihre Interpretation werden von HENKE[6] sowie JOEST u. EMSHOFF[7] heftig betritten. Auch heute noch fehlen statistisch einwandfreie Untersuchungen, welche die Annahme einer lymphatischen Hyperplasie als Vorstadium der Lymphknotentuberkulose rechtfertigen. Sicher kann man aus dem Nachweis von Tuberkelbakterien in hyperplastischen kindlichen Lymphknoten nicht schließen, daß die lymphatische Hyperplasie Initialstadium der Tuberkulose ist; denn beim Kind sind die mesenterialen Lymphknoten im allgemeinen hyperplastisch. Außerdem müssen ja bei Genuß verseuchter Milch die Tuberkelbakterien in die darmregionären Lymphknoten gelangen. Daß sie hier eine Entzündung mit spezifischem tuberkulösem Granulationsgewebe hervorrufen, ist sicher nicht die Regel. Trotzdem erscheint es nötig, die lange zurückliegende Diskussion über die lymphatische Hyperplasie aufzugreifen und die alten Untersuchungen nachzuprüfen. Dazu fordern auch die neuen Befunde von KRAMER[8] auf. KRAMER konnte bei einem großen Prozentsatz von Kindern, die unter einem Appendicitisartigen Bild erkrankt waren, bakteriologisch Tuberkelbakterien in den mesenterialen Lymphknoten nachweisen; histologisch bestand bei 73% der Fälle keinerlei Epitheloidzellreaktion, sondern nur eine lymphatische Hyperplasie und/oder ein Sinuskatarrh.

Da die Epitheloidzellen — wenigstens zum größten Teil — aus Reticulumzellen hervorgehen, ist es nicht verwunderlich, daß als Initialstadium eine *Reticulocytose* zu finden ist. Bei der Häufigkeit der Reticulocytosen im Gefolge der

---

[1] Über „paraspezifische" Veränderungen bei Phlyctaena siehe MATKÓ 1955.
[2] 1928, 1956.   [3] 1928/29.   [4] 1904, 1913.   [5] 1906 1912, 1925.   [6] 1909.
[7] 1912.   [8] 1950, 1951.

verschiedensten Ursachen wird man der Reticulumzellvermehrung ebensowenig diagnostische Bedeutung zuerkennen wie der exsudativen Frühreaktion.

In einem Fall sahen wir neben frischen Verkäsungsbezirken mit schwach ausgeprägtem Epitheloidzellwall mehrere Reticulumzellherde, die vorwiegend aus kleinen Reticulumzellformen bestanden und daneben etliche Kerntrümmer und Leukocyten enthielten (s. Abb. 147).

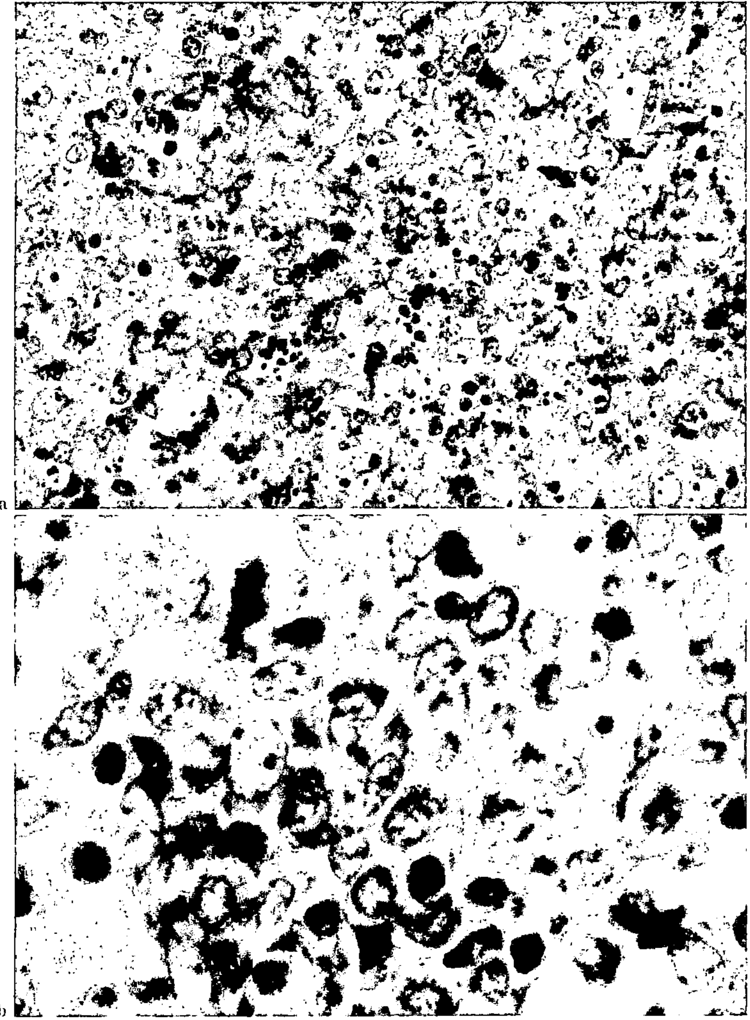

Abb. 147a u. b. Frische, bakteriologisch gesicherte Lymphknotentuberkulose. Aus einem relativ kleinzelligen Reticulumzellherd mit reichlich Kerntrümmern. Keine Epitheloidzellen an dieser Stelle. Axillärer Lymphknoten. 47jähriger ♂. Ziehl-Neelsen. a 500×, b 1250×

Die Infektion dieser Lymphknoten lag genau 4 Wochen zurück: Ein Metzger hatte sich beim Schlachten von Rindern an der Hand verletzt und war 2 Tage später mit einer Lymphknotenschwellung der Axilla und Fieber erkrankt.

Spezifische Veränderungen. Wie stellen sich aber die vollentwickelten spezifischen Veränderungen der Lymphknotentuberkulose dar? Zwei Haupteigenschaften sind der tuberkulösen Entzündung im Lymphknoten wie in anderen Organen eigentümlich:

Die Epitheloidzellbildung, die zu der Entwicklung kompakter Epitheloidzellknötchen, sog. Tuberkel, führt, und

die Verkäsung, die auf verschiedene Weise und zu verschiedenen Zeitpunkten erfolgt.

Entwicklung und Bau des Tuberkels. Die Tuberkel entstehen aus zunächst kleinen Epitheloidzellgruppen, und zwar in der Regel *in der Pulpa*; eine primäre Bildung in den Sinus[1] tritt — wenn überhaupt — sicherlich sehr selten auf. Die Form der Tuberkel ist kugelig. Bei Konfluenz mehrerer Tuberkel entstehen rosettenartige, zylindrische und andere Strukturen (Abb. 159).

Bezeichnung	Oxy-philie	Unsp. Esterase	Saure Phosph. ase	Alkal. Phosph.ase	Metallo-philie
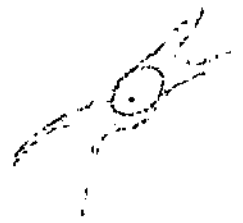 Reticulumzelle	(+)	+	(+)	∅	+
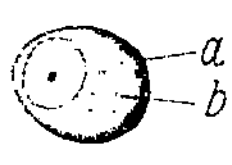 Saftige Epitheloidzelle	+ + basoph. Randsaum	+ +	+	∅	+
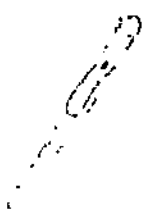 Dürre Epitheloidzelle	(+)	+	(+)	∅	+
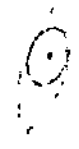 Fibrocyt (Fibroblast)	∅	z.T.(+)	∅	+	∅

a　basophiler Randsaum
b　Golgiapparat („Zentralapparat")

Abb. 148. Färberische und cytochemische Eigenschaften der Epitheloidzellen, Reticulumzellen und Fibrocyten

Die frischen Tuberkel setzen sich aus saftigen Epitheloidzellen mit großen ovalen Kernen und abgerundetem breitem Plasma zusammen. Diese Zellen bilden keine Fasern, enthalten aber große Mengen an unspezifischer Esterase und saurer Phosphatase[2]. Auch imprägnieren sie sich bei der Versilberung nach WEIL-DAVENPORT und manchmal auch nach BIELSCHOWSKY-GOMORI; sie sind also metallophil und z. T. auch argentophil (Abb. 157a). Bald treten auch dürre Epitheloidzellen hinzu. Ihr Plasmaleib ist im Hämatoxylin-Eosin- und Giemsa-Präparat kaum zu sehen, läßt sich aber bei Versilberung nach WEIL-DAVENPORT und im Esterasepräparat gut darstellen. Weiterhin treten — vorwiegend in der Tuberkelaußenzone — Zellen mit länglichen Kernen und geschwänztem Plasma hinzu, die sich im Hämatoxylin-Eosin-Präparat nur schwer oder nicht von den dürren Epitheloidzellen unterscheiden lassen, jedoch ein anderes Fermentmuster aufweisen. Es handelt sich um Fibroblasten. Sie enthalten keine nachweisbaren Mengen von unspezifischer Esterase oder saurer Phosphatase und sind metallophob, dagegen zeigen sie eine erhebliche Aktivität an alkalischer Phosphatase[3] (s. Abb. 148). Ob diese Fibroblasten aus den dürren Epitheloid-

---

[1] LUMB 1954.
[2] GROGG u. PEARSE 1952, GÖSSNER 1956, 1958, LENNERT, LÖFFLER u. GRABNER in Vorbereitung.
[3] LENNERT u. LÖFFLER 1959.

zellen[1] oder aus „undifferenzierten" Reticulumzellen der Umgebung[2] hervorgehen, sei dahingestellt.

An der gleichen Stelle, wo wir alkalische Phosphatase nachweisen können, nämlich in der Peripherie der Tuberkel, entstehen auch die ersten Fasern. Sie

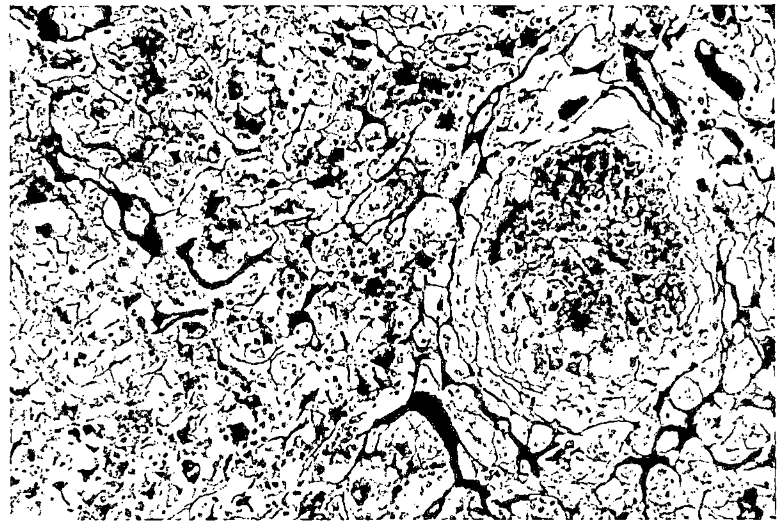

Abb. 149. Faserarmer Epitheloidzelltuberkel. In der Umgebung (Pulpa) verdickte hyalinisierte Fasern und kleine Epitheloidzellgruppen. Epitheloidzellige Tuberkulose. Supraclavicularer Lymphknoten. 66jahrige ♀. Bielschowsky-Gomori. 250 ×

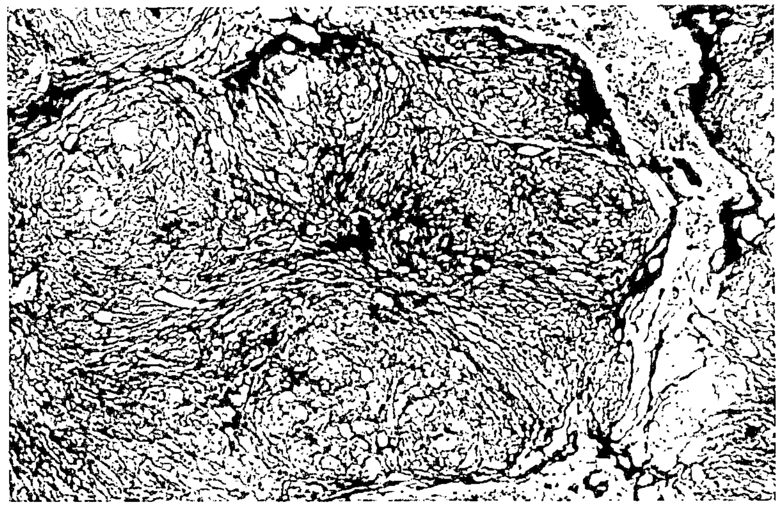

Abb. 150. Alter Konglomerattuberkel mit starker Faservermehrung, vor allem im Zentrum und am Rand. Epitheloidzellige Tuberkulose. Hals-Lymphknoten. 60jahrige ♀. Bielschowsky-Gomori. 125 ×

sind anfangs fein und liegen als zartes Geflecht zwischen den Epitheloidzellen. Schon bald werden aber in der Außenzone und besonders in der unmittelbaren Umgebung der Tuberkel dicke, vielfach hyalinisierte kollagene Bindegewebsfasern gefunden. Das Innere der Tuberkel ist zunächst faserfrei (s. Abb. 149).

---

[1] MARSHALL 1956.   [2] MASSHOFF 1959 u. a.

Nur das Zentrum von konfluierten Tuberkeln enthält schon frühzeitig größere Mengen von argyrophilen und kollagenen Fasern. Dies ist verständlich; denn der Innenraum konfluierter Tuberkel stellt nichts anderes dar als die aneinandergrenzenden Außenzonen der einzelnen Tuberkel.

Die Bildung argyrophiler und vor allem kollagener Fasern nimmt mehr und mehr zu. Gleichzeitig werden die kollagenen Fasern mit Hyalin beladen, während die Epitheloidzellen allmählich durch Fibroblasten ersetzt werden. Es entsteht eine *hyaline Narbe*. Der Tuberkel kann aber noch auf eine zweite Weise abheilen, worauf neuerdings wieder MASSHOFF[1] das Augenmerk lenkte, nämlich in Form einer „*einfache Hyalinisierung*" (s. Abb. 151). Hierbei wird zwischen den verdämmernden und schrumpfenden Epitheloidzellen ein grobes knorriges Netz von

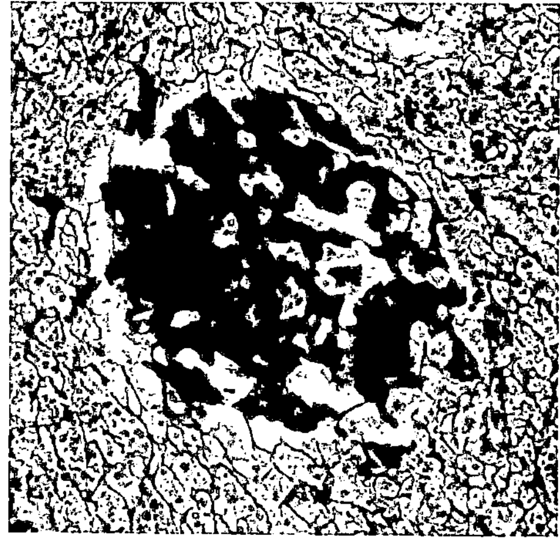

hyaliner Substanz abgelagert, während eine Fibroblastenbildung ausbleibt. Diese einfache Hyalinisierung ist nach MASSHOFF[2] als labile Erscheinung, die hyaline Vernarbung dagegen als stabiles Abheilungsphänomen zu betrachten.

Als Abkömmlinge der Epitheloidzellen kommen in den Tuberkeln oft auch Langhanssche Riesenzellen vor. Sie zeigen das gleiche Fermentmuster wie die Epitheloidzellen und sind metallophil. Der an anderen Orten charakteristische Lymphocytenwall der Tuberkel kann im Lymphknoten nicht im einzelnen abgegrenzt werden.

Abb. 151. „Einfache Hyalinisierung" eines Tuberkels. Epitheloidzellige Tuberkulose. Hals-Lymphknoten. 24jähriger ♂. Bielschowsky-Gomori. 250×

Eine Gefäßneubildung erfolgt in den Tuberkeln nicht, insofern erscheinen die Granulome meist gefäßfrei. Dies läßt sich eindrucksvoll zeigen, wenn man die Azofarbstoffmethode zum Nachweis der alkalischen Phosphatase anwendet. Liegen im Zentrum von Epitheloidzelltuberkeln dennoch phosphatasepositive Gefäße, so kann man daraus nur auf eine perivasculäre Entstehung der Epitheloidzellgranulome schließen, die nach ZETTERGREN[3] häufig vorkommt.

Entstehung und Morphologie der tuberkulösen Nekrose (Verkäsung). RANKE[4] hat sich kritisch mit der tuberkulösen Verkäsung im Lymphknoten auseinandergesetzt. Er zieht dabei die folgenden Schlüsse (wörtlich): „Es gibt 2 Arten der Verkäsung: 1. die primäre — oder *direkte* — totale Verkäsung und 2. die sekundäre — oder *indirekte* — Verkäsung *nach vorheriger epitheloider Umformung* des befallenen Gewebes" (von RANKE selbst gesperrt!). Die erste Verkäsungsform setzt also keine Epitheloidzellbildung, die zweite Form dagegen eine Epitheloidzellproliferation voraus. Dagegen betont WURM[5], daß die primäre oder direkte Verkäsung auch nach Entwicklung von Epitheloidzellgranulomen auftreten könne. Sie sei durch das Tempo der Verkäsung von dem zweiten Nekrosetyp unterschieden: Bei der direkten Verkäsung erfolge der Gewebsuntergang nicht langsam über das Zwischenstadium einer fettigen Degeneration der Epitheloidzellen, sondern es verfielen schlagartig große Herde präexistenten oder neugebildeten (epitheloidzelligen) Gewebes der Koagulationsnekrose.

---

[1] 1959, frühere Untersuchungen siehe z.B. GHON, KUDLICH u. SCHMIEDL 1926, HUEBSCHMANN 1928.   [2] 1959.   [3] 1954.   [4] 1916.   [5] 1943.

RICKER u. CLARK[1] grenzen nach ihren Sarkoidosestudien von der tuberkulösen Verkäsung einen besonderen Nekrosetyp ab: die „fibrinoide" oder — nach ZETTERGREN[2] — „fibrilläre" Nekrose. Sie zeige eine starke Eosinophilie, färbe sich bei van Gieson gelb und betreffe nicht Zellen, sondern ausschließlich Bindegewebsfasern.

Die einzelnen Formen der tuberkulösen Nekrose sind am besten bei Silberimprägnation der Schnitte zu studieren[3]. Zur Identifizierung der fibrinoiden Nekrose sind die Färbemethoden für kollagene Fasern (van Gieson, Mallory, besonders in der Modifikation nach LADEWIG) sehr gut geeignet. Es gelingt danach, im Lymphknoten 4 Typen von tuberkulöser Nekrose (Verkäsung) zu unterscheiden:

1. Primäre direkte Nekrose (Verkäsung),
2. Sekundäre direkte Nekrose (Verkäsung),
3. Indirekte Nekrose (Verkäsung),
4. Fibrinoide („fibrilläre") Nekrose.

Diese 4 Nekroseformen lassen sich färberisch weiter auf zwei Grundtypen einengen: die direkte und die fibrinoide Nekrose. Die *direkte* kann am präexistenten Lymphknotengewebe (primär, 1) oder am epitheloidzelligen Granulationsgewebe (sekundär, 2) auftreten. Sie entspricht vollkommen den beiden Verkäsungstypen, die RANDERATH[4] bei der Knochentuberkulose abgegrenzt und als primäre (1) und sekundäre (2) Verkäsung bezeichnet hat. Die *fibrinoide* Nekrose kommt nur nach Bildung von Epitheloidzellgranulomen vor, ist also immer sekundär. Sie betrifft vorwiegend die faserreichen Strukturen der Tuberkelaußenzonen und -umgebung (fibrillär, 4), ist aber wahrscheinlich wesensgleich oder zumindest wesensverwandt mit der indirekten Verkäsung (3) der Literatur, die dann — im Gegensatz zur „fibrillären" Nekrose — als „afibrilläre" oder „celluläre", fibrinoide Nekrose zu bezeichnen wäre.

Zu 1. Primäre direkte Nekrose (Verkäsung). Die direkte Nekrose führt zu einem raschen Untergang des präexistenten Gewebes. Es scheint sich — wie auch bei der sekundären direkten Nekrose — um eine hyperergische Reaktion zu handeln[5].

Die primäre Form der direkten Nekrose läßt im Faserpräparat die ehemalige Lymphknotenstruktur zunächst relativ gut erkennen. Das Gewebe ist bei Silberimprägnation lediglich etwas weniger durchsichtig und weniger distinkt dargestellt; es zeigt eine gleichmäßig graue Tönung. Ein Epitheloidzellwall bildet sich am Rande erst allmählich aus. Dichte Fasergeflechte fehlen in der Nekrose ebenso wie in ihrer Umgebung. Dagegen findet man in der Nekrose nicht selten noch Schatten von erweiterten kleinen Blutgefäßen und Kerntrümmer (z. T. von Granulocyten?). Auch läßt sich mit der Goldnerschen und anderen Bindegewebsfärbungen oft ein feines unregelmäßiges Netz von Fibringerinnseln in der gesamten Nekrosezone nachweisen. Für diesen Verkäsungstyp besteht die Ansicht von HUEBSCHMANN[6], SCHLEUSING[7] u. a. Autoren sicherlich zu Recht, daß der Nekrose jeweils eine stürmische Exsudation (mit erheblicher Lymphknotenschwellung) vorausgeht.

Bei längerem Bestehen schwindet die Imprägnierbarkeit der Fasern im Nekrosebereich, und das nekrotische Gewebe stellt sich im ganzen dunkler dar. Gleichzeitig wird der Epitheloidzellwall breiter und von Gitterfasern in steigender Menge durchsetzt. Die Fasern sind anfangs fein und ungeordnet, werden aber allmählich gröber, „kollagenisiert" und mit Hyalin beladen; auch orientieren sie sich in den späteren Phasen konzentrisch um den Verkäsungsbezirk. Die dicken Fasern nehmen im Laufe der Zeit immer mehr zu und die Epitheloidzellen

---

[1] 1949.   [2] 1954.   [3] SCHLEUSING 1928/29, FRESEN 1950a, b.   [4] 1932.
[5] FASSBENDER 1958.   [6] 1928.   [7] 1928/29.

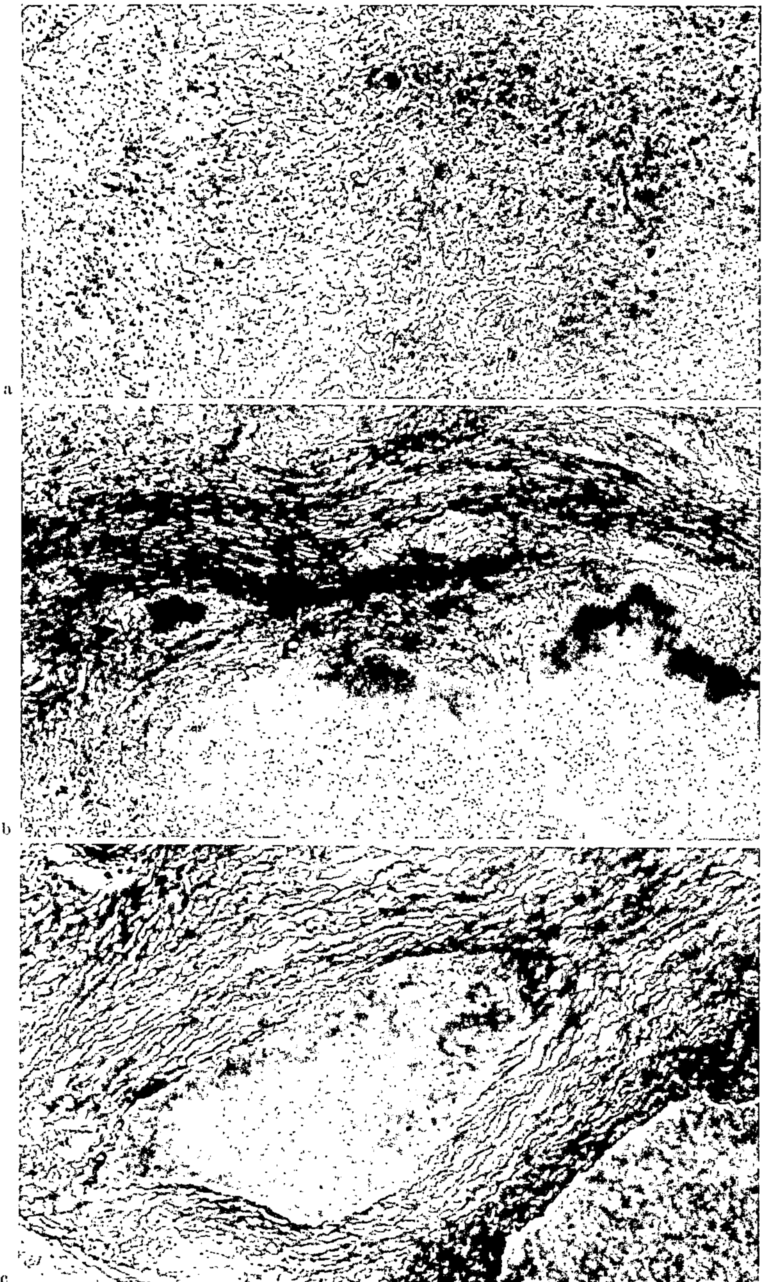

Abb. 152a—c. Verschiedene Stadien der primären direkten Nekrose (Verkasung). a Ganz frischer Käseherd. Praexistente Fasern in dem grau erscheinenden Käseherd (rechts) erhalten. Keine wesentliche Faserneubildung in der Umgebung. b Älterer Käseherd mit Einschmelzung (keine Fasern in der Käsezone nachweisbar!). Am Rand sproßt unspezifisches Granulationsgewebe in das verkaste Gewebe ein (wirres Fasergeflecht an der Grenze zur Verkasung). Die außerhalb davon gelegenen regelmäßigen parallelen Fasergeflechte stammen von dem spezifischen Granulationsgewebe. c Alter Käseherd, der in einer gleichsam ausgestanzten Lücke des dichten Faserfilzes (aus spezifischem Granulationsgewebe!) liegt. Bielschowsky-Gomori. 125 ×

entsprechend ab, so daß schließlich der Käseherd von einem breiten, fast zell-freien hyalinen Faserring umsäumt wird.

Außer diesen hyalinisierten Bindegewebsfasern im Epitheloidzellwall ist an der Innenzone des Granulationsgewebes oft eine Anlagerung von zellfreien hyalinen Massen zu erkennen. Die Bildung dieser hyalinen Innenschicht läßt sich bisweilen gut verfolgen, und zwar am besten bei Mallory- (Ladewig-) oder Fibrin-Färbung: Die Verkäsungszone wird vielfach von einem feinen bis grobknorrigen

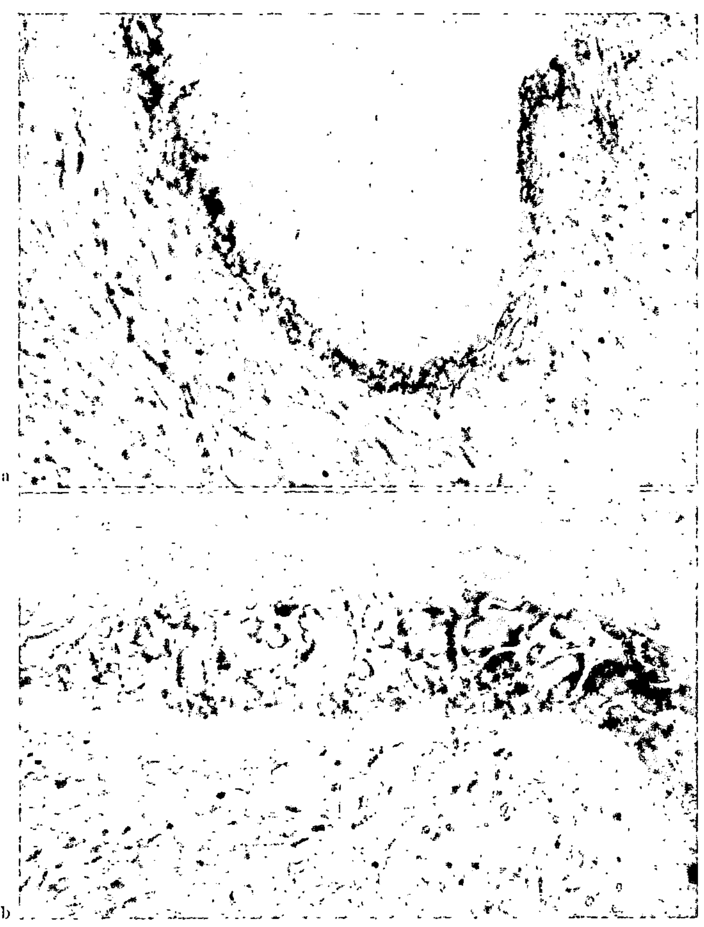

Abb. 153a u. b. Kaserandzone mit fein- bis grobbalkigem Fibrin an der Grenze zum Epitheloidzellsaum. a Frisches feinbalkiges bis fadiges Fibrin zwischen Verkasung und Epitheloidzellen. b Älteres dickbalkiges Fibrin, nur noch an den Randern der Balken blau gefarbt. Zwischen Fibrin und Epitheloidzellen bereits ein homogenei (van Gieson-roter) Saum. Kasige Lymphknotentuberkulose. Hals-Lymphknoten. 32jahrige ♀. Weigertsche Fibrinfarbung. 250 ×

Fibrinfilz geringer bis mäßiger Breite begrenzt. Dieser Fibrinfilz ist zunächst bei Ladewig-Färbung ziegelrot, bei Weigertscher Fibrinfärbung blau. Mit zunehmender Vergröberung der Fibrinfasern ändert sich auch ihre Färbbarkeit. Sie erscheinen nun bei Ladewig-Färbung blauviolett bis blau, bei Weigertscher Fibrinfärbung rötlich. Wir zweifeln nach diesen Beobachtungen nicht daran, daß zumindest ein Teil, nämlich der innerste Teil des Hyalins des Epitheloidzellwalles, aus dem Fibrinnetz der Käserandzone entsteht. Eine solche fibrinogene Hyalinisierung wurde früher schon von ORTH[1], NAGEOTTE[2] und anderen Autoren angenommen, von den meisten Untersuchern, z. B. PUHL[3], aber

---

[1] 1902.   [2] Zitiert nach PAGEL u. HENKE 1930.   [3] 1922.

bestritten. Nach MASSHOFF[1] entstehen die (faserfreien) Ablagerungen von Hyalin bei der regressiven Umwandlung der Epitheloidzellen. Auch GIESE[2] hält die Existenz von Epitheloidzellen für eine notwendige Voraussetzung zur Bildung der hyalinen Kapsel. Im übrigen ist es noch ungeklärt, welche Zellen die hyalinisierten Fasern des epitheloidzelligen Granulationsgewebes erzeugen. Sind es mitvorhandene Reticulumzellen oder fibroblastisch umgewandelte Epitheloidzellen? Auf keinen Fall scheinen die esterasepositiven und metallophilen Epitheloidzellen zur Faserbildung befähigt zu sein[3].

Der zunehmend hyalinisierte Epitheloidzellwall der Verkäsung wird seit ASCHOFF[4] und PUHL[5] als *spezifische Kapsel* bezeichnet und der unspezifischen

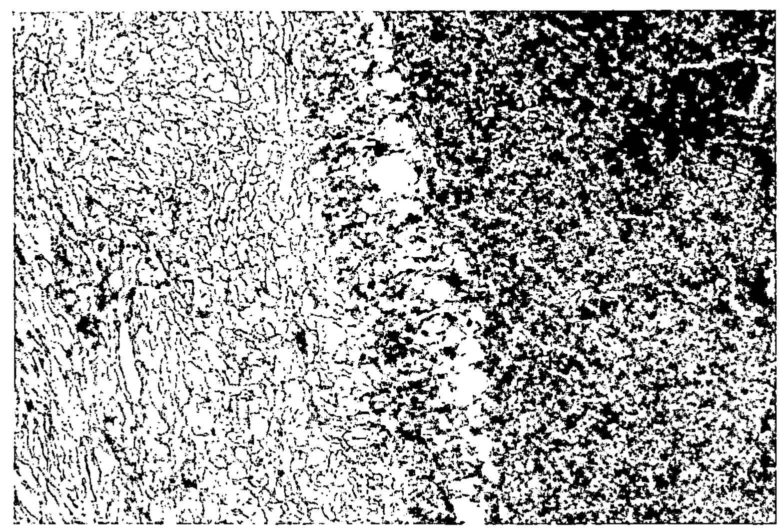

Abb. 154. Schaumige Käserandzone. Kasige Lymphknotentuberkulose. Hals-Lymphknoten. 20jahrige ♀
Bielschowsky-Gomori. 125 ×

Kapsel an die Seite gestellt[6]. HUEBSCHMANN[7] dagegen betont, daß eine 2. Kapsel meist nicht nachweisbar sei. Die *unspezifische Kapsel* ist im Lymphknoten weniger ausgeprägt und weniger gut abgrenzbar als in der Lunge. Sie wird von Reticulumzellen bzw. Fibroblasten des unmittelbar benachbarten Gewebes gebildet und setzt sich vorwiegend aus dicken, kollagenen Bindegewebsfasern zusammen. Sie kann auch eine bandförmige Hyalinisierung aufweisen, unterscheidet sich aber im van Gieson-Präparat durch ihre leuchtend rote Farbe von der mehr orangeroten spezifischen Kapsel[8].

Über die Bedeutung der spezifischen und unspezifischen Kapsel haben sich u. a. GIESE[2] und MASSHOFF[1] geäußert. GIESE hält die hyalinisierte spezifische Kapsel für einen Schwebezustand zwischen Verkäsung und Fibrosierung der Epitheloidzellzone und deutet die Hyalinisierung als Phase der Unentschiedenheit in der Auseinandersetzung zwischen Bakterien und Organismus. Das Fehlen einer hyalinen Kapsel sei das Zeichen für eine erfolgreiche Chemotherapie. MASSHOFF[1] sieht die hyaline Kapsel — im Gegensatz zu der unspezifischen Kapsel — als den biologisch schwachen Punkt der Käsebegrenzung an. Ihr Zustand und Verhalten sei für die Stabilisierung der Käseherde verantwortlich.

---

[1] 1959.   [2] 1956.   [3] Siehe bereits die alten Untersuchungen von PUHL 1922.
[4] 1921a.   [5] 1922.
[6] PAGEL u. HENKE 1930, WURM 1943, SCHINZ, BAENSCH, FRIEDL u. UEHLINGER 1952, GIESE 1956, MASSHOFF 1959 u. a.
[7] 1928.   [8] ASCHOFF 1921a, PUHL 1922.

Dixon[1] hat an 1 autoptisch und 2 bioptisch beobachteten Fällen von Lymph-knotentuberkulose histochemische Untersuchungen an den Verkäsungsbezirken angestellt, allerdings ohne Berücksichtigung des Nekrosetyps. Er fand in der käsigen Nekrose eine Abnahme der Desoxyribosenucleinsäuren und der Ribose-nucleinsäuren innerhalb der Epitheloidzellen und eine Zunahme der Proteine, wodurch die Oxyphilie hervorgerufen würde.

Die Käsemassen werden im Laufe der Entwicklung entweder verflüssigt oder mit Kalksalzen imprägniert (s. S. 275). Manchmal ist die Randzone älterer Käse-herde durch einen vacuoligen Spalt von dem Epitheloidzellsaum getrennt (siehe Abb. 154), ähnlich wie gelegentlich bei Tularämie und anderen reticulocytären abscedierenden Lymphadenitiden. Dieser Spalt ist wohl auf eine Resorption verflüssigter Käsemassen zurückzuführen. Eine solche Aufsaugung von verkästem Gewebe erfolgt nach Leonhardt[2] durch ein *unspezifisches Granulationsgewebe,* das bei ruhenden käsigen Lymphknotentuberkulosen nicht selten vorkommt[2]. Das unspezifische Granulationsgewebe vermag nur kleine Bezirke der Verkäsung zu organisieren, niemals wird der ganze Käseherd oder auch nur ein wesentlicher Teil desselben abgebaut[1]. Die Gründe hierfür wurden von Leonhardt[2] dar-gelegt. Das Granulationsgewebe entwickelt sich an der Innenseite des fibrösen Epitheloidzellsaumes und sproßt von hier aus in die äußeren Zonen der Verkäsung ein. Es besteht aus Reticulumzellen, Lymphocyten und Fibroblasten und enthält etliche Blutgefäße. Oft kommen auch Schaumzellen in dem Granulationsgewebe vor, und zwar besonders dann, wenn gleichzeitig in den Käsemassen spießförmige Lücken (Cholesterinkristalle) nachzuweisen sind. In dem unspezifischen Granu-lationsgewebe entsteht ein Fasergeflecht, das sich von der präexistenten Faser-struktur und dem Faserfilz des epitheloidzelligen Gewebes abgrenzen läßt. Bei abermaligem Fortschreiten der Verkäsung gelangen die Fasergeflechte zusammen mit dem Faserwall des epitheloidzelligen Granulationsgewebes in das Innere des Käseherdes.

Zu 2. Sekundäre direkte Nekrose (Verkäsung). Die sekundäre Form der direk-ten Nekrose ist im Lymphknoten nur unter Berücksichtigung des Faserpräparates richtig zu deuten. Hierbei gehen — oft dicht zusammenliegende — Epitheloid-zellgranulome samt dem erhaltenen Zwischengewebe schlagartig zugrunde. Im Hämatoxylin-Eosinpräparat erscheint die Nekrose als mehr oder weniger homogene Verkäsung. Dagegen wird bei Silberimprägnation und van Gieson-Färbung deut-lich, daß die Verkäsungszone keineswegs homogen ist, sondern zahlreiche, van Gieson-rote[3] Fasergeflechte enthält, die z. T. leicht als fibröse Tuberkel identi-fiziert werden können. Auch läßt das Bielschowsky-Präparat oft in den tuber-kelartigen Strukturen noch kleine alte Nekrosen erkennen. Diese sind dunkler und dichter als die frische Verkäsung und entsprechen wohl alten fibrinoiden Nekrosen.

Die sekundäre direkte Nekrose unterscheidet sich somit eindeutig von der primären durch die vorherige Anwesenheit von Epitheloidzellgranulomen und neu-gebildeten Fasern. Die weitere Entwicklung der sekundären direkten Nekrose dürfte weitgehend mit der primären Form übereinstimmen, doch erscheinen uns weitere Untersuchungen über diese Frage erforderlich.

Zu 3. Die indirekte Nekrose (Verkäsung). Im Gegensatz zu Huebschmann[4] vertreten fast alle Kenner der Tuberkulose-Histologie die Ansicht, daß es eine indirekte Nekrose des epitheloidzelligen Granulationsgewebes gibt. Diese verlaufe langsam und folge auf eine fettige Degeneration der Epitheloidzellen. Da ein Untergang von Epitheloidzellen und nicht von präexistentem Lymphknoten-gewebe gemeint ist, kann man diese Nekroseform auch als „sekundär" bezeichnen.

---

[1] 1958.   [2] Leonhardt 1956.   [3] Wurm 1943.   [4] 1956 und früher.

Nach allgemeiner Ansicht tritt diese Art der Nekrose in den Zentren von Epitheloidzelltuberkeln und in dem Epitheloidzellwall von Käseherden — auch hier in der innersten Zone! — auf. Allergische Vorgänge sollen hierbei keine

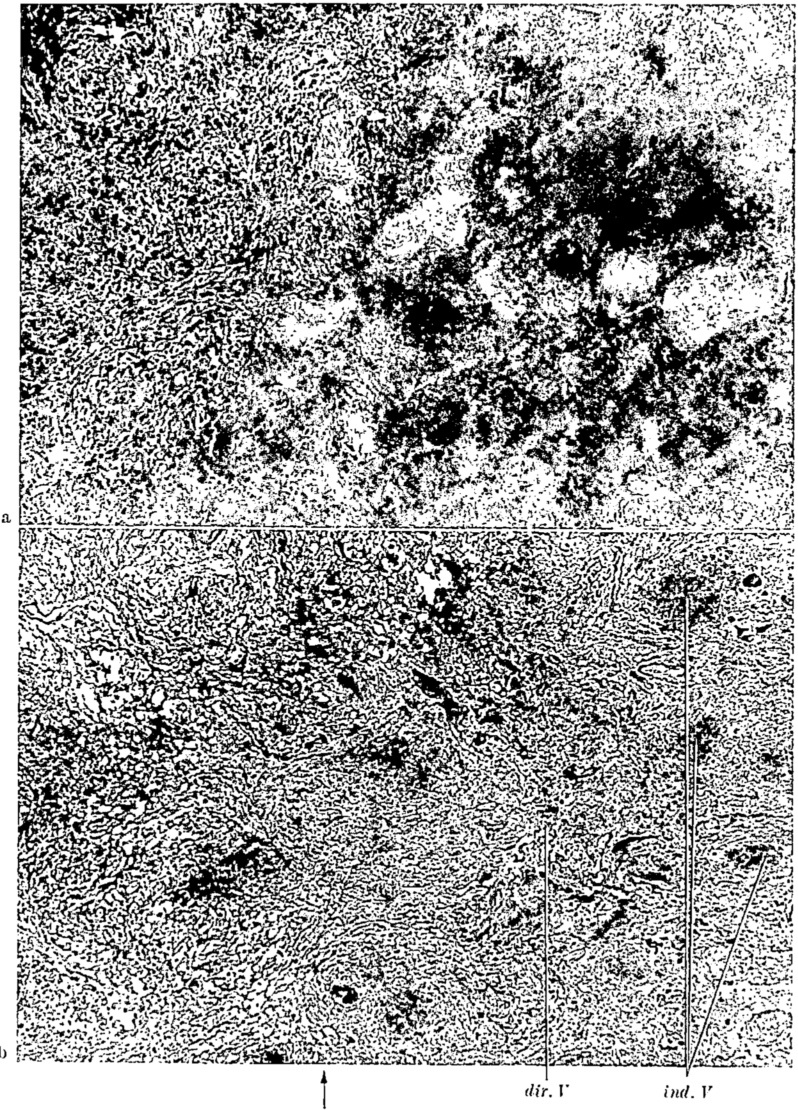

Abb. 155a u. b. Sekundäre direkte Verkasung im Hämatoxylin-Eosinschnitt (a) und Bielschowsky-Gomori-Präparat (b). Etwa gleiche Stelle. Die direkte Verkäsung (*dir. V.*) ist im Faserpräparat nur undeutlich zu erkennen (gleichmäßige Grautönung!). Dagegen sieht man hier ein stark entwickeltes Fasergeflecht, das von einem epitheloidzelligen Granulationsgewebe stammt. In diesem sind noch zahlreiche kleine indirekte ältere Verkasungsbezirke (dunkel!) abzugrenzen (*ind V.*). Bei ↑ etwa Grenze der direkten Verkasungszone. Axillärer Lymphknoten. 18jähriges ♀. 50 ×

Rolle spielen; statt dessen soll die unmittelbare Giftwirkung der Tuberkelbakterien und/oder die ungenügende Sauerstoffversorgung in den zentralen Abschnitten des (gefäßlosen!) epitheloidzelligen Granulationsgewebes die Nekroseentstehung auslösen oder begünstigen.

Demgegenüber hält HUEBSCHMANN[1] an seiner wiederholt vertretenen Ansicht fest, daß es eine sekundäre indirekte Verkäsung von Epitheloidzelltuberkeln nicht gebe, daß vielmehr diese Nekrosen als 2. Schub einer direkten Verkäsung aufzufassen seien. Wir können uns der Auffassung, wonach nur *ein* Verkäsungstyp der Tuberkulose, nämlich der direkte, vorkommen soll, nicht anschließen. Zumindest darf man die färberisch leicht abgrenzbare, fibrinoide Nekrose nicht mit der direkten Nekrose gleichsetzen.

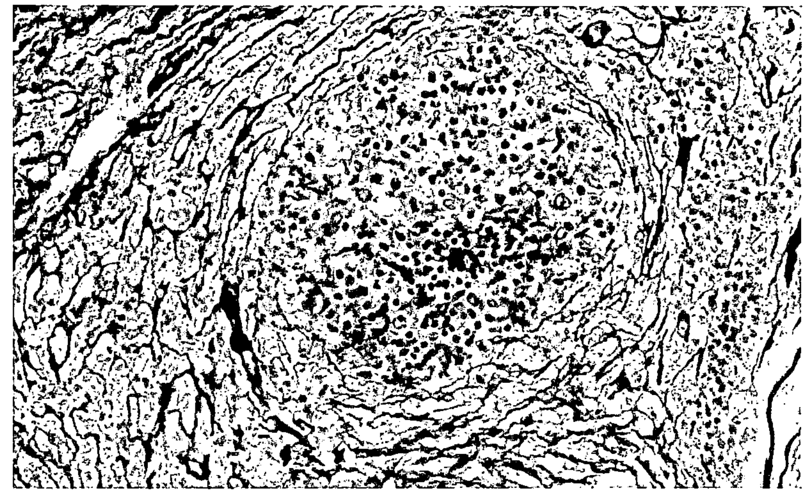

Abb. 156. Indirekte („afibrillare") Nekrose im faserfreien Zentrum eines Epitheloidzelltuberkels. Hier Ansammlung von kleinen chromatinreichen Rundkernen (Lymphocyten?). Epitheloidzellige Tuberkulose. Hals-Lymphknoten. 24jährige ♀. Bielschowsky-Gomori. 250 ×

Aus unseren Lymphknotenstudien läßt sich bis jetzt noch nicht ableiten, wie groß die Bedeutung der „degenerativen" indirekten Verkäsung in tuberkulösem Granulationsgewebe tatsächlich ist. Vor allem die zentralen Nekrosen der Tuberkel sind in ihrem Wesen noch nicht genügend geklärt: Sie zeigen das gleiche färberische Verhalten wie die fibrinoide Nekrose von RICKER u. CLARK[2]. Es erscheint daher die Frage berechtigt, ob es sich bei der indirekten Verkäsung nicht grundsätzlich um eine fibrinoide Nekrose handelt, die in rein epitheloidzelligem, faserarmem bis faserfreiem Gewebe ebenso vorkommt wie in den faserreichen Bezirken der Tuberkelaußenzone und -umgebung. Man könnte danach eine afibrilläre celluläre und eine fibrilläre acelluläre Form der fibrinoiden Nekrose unterscheiden.

Zu 4. Die fibrinoide (fibrilläre) Nekrose. Die fibrinoide Nekrose erfolgt in den faserreichen Bezirken der Tuberkel (Außenzone!) bzw. ihrer Umgebung. Häufig befindet sie sich zwischen 2 Tuberkeln oder in den faserreichen Binnenräumen von konfluierten Tuberkeln (s. Abb. 157a, 159). Nekrobiotische Zellen oder Zelltrümmer sollen nach RICKER u. CLARK[2] in den Nekrosen nicht vorkommen. Sicher sieht man aber oft kleine chromatinreiche Rundzellen in der Nekroserandzone, die von RICKER u. CLARK als Lymphocyten angesehen werden.

Färberisch hebt sich die fibrinoide Nekrose deutlich von der direkten Verkäsung ab. Die Nekrose ist im Hämatoxylin-Eosin-Präparat intensiver rot gefärbt. Bei Ladewig-Färbung stellt sie sich ziegelrot wie Fibrin dar, dementsprechend erzielt man auch mit Azanfärbung oder der Originalmethode von MALLORY eine rote Tingierung der Nekrose. Im van Gieson-Präparat erscheinen

---

[1] 1956 u. fruher.   [2] 1949.

die fibrinoiden Nekrosen deutlich gelb bis orange, während die direkten Nekrosen in blaßgraugelblichem Ton gefärbt sind. Die Weigertsche Fibrinfärbung ist im allgemeinen negativ oder allenfalls gelegentlich schwach positiv. Bei der Versilberung nach GOMORI erscheinen die fibrinoiden Nekrosen dunkelgrau bis schwarz,

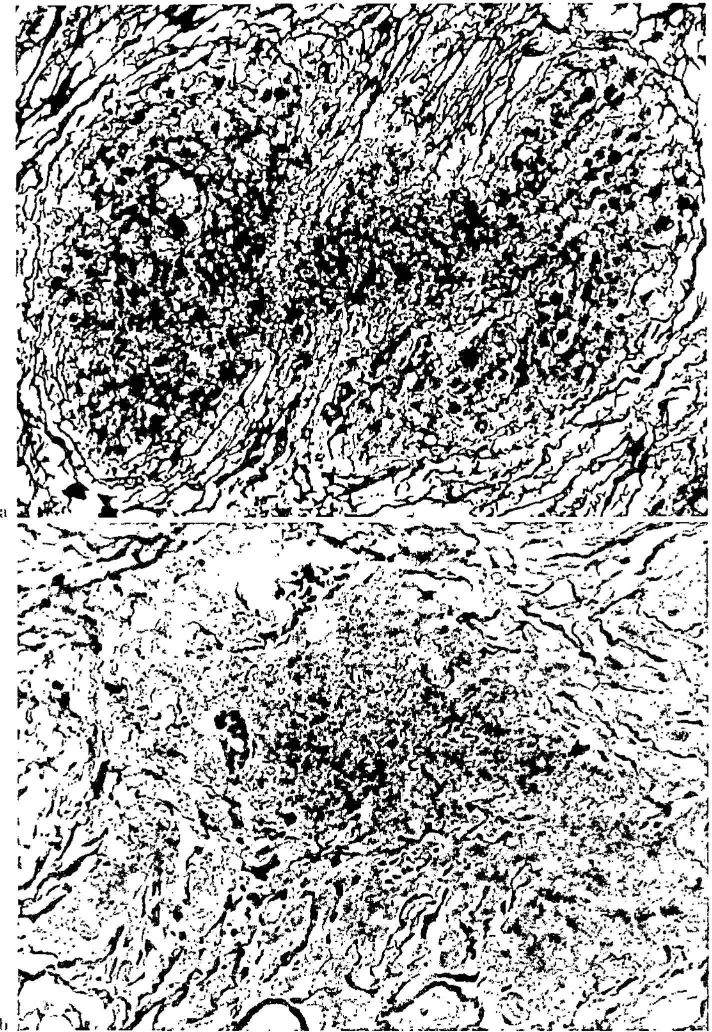

Abb. 157a u. b. Fibrinoide („fibrillare") Nekrosen im Faserpraparat. a Die Nekrose liegt zwischen 2 Tuberkeln. Auch die Epitheloidzellen der Tuberkel sind teilweise argyrophil. Epitheloidzellige Tuberkulose. Kieferwinkel-Lymphknoten. 53jahrige ♀. Bielschowsky-Gomori. 250×. b Nekrose in dichtem Fasergeflecht (zellfrei?). Gleiches Praparat. 500×

während die direkten Nekrosen zunächst und über längere Zeit hellgrau getönt sind. Nach dem färberischen Verhalten sind also die Kriterien der „fibrinoiden Nekrose", wie sie sich bei Rheumatismus und anderen Erkrankungen ergeben, weitgehend erfüllt[1]. Es liegt daher nahe, einen ähnlichen Entstehungsmechanismus, nämlich einen hyperergischen, für die fibrinoide Nekrose der Tuberkulose wie für die des Rheumatismus anzunehmen.

---

[1] v. ALBERTINI 1943, BUSANNY-CASPARI 1957.

In Abb. 159 sind noch einmal die verschiedenen Möglichkeiten der indirekten bzw. fibrinoiden Nekrose am Tuberkel und Konglomerattuberkel dargestellt. Die „celluläre fibrinoide" Nekrose liegt im faserfreien Zentrum eines Tuberkels (a). Die „fibrilläre" fibrinoide Nekrose findet sich am faserreichen Rand von

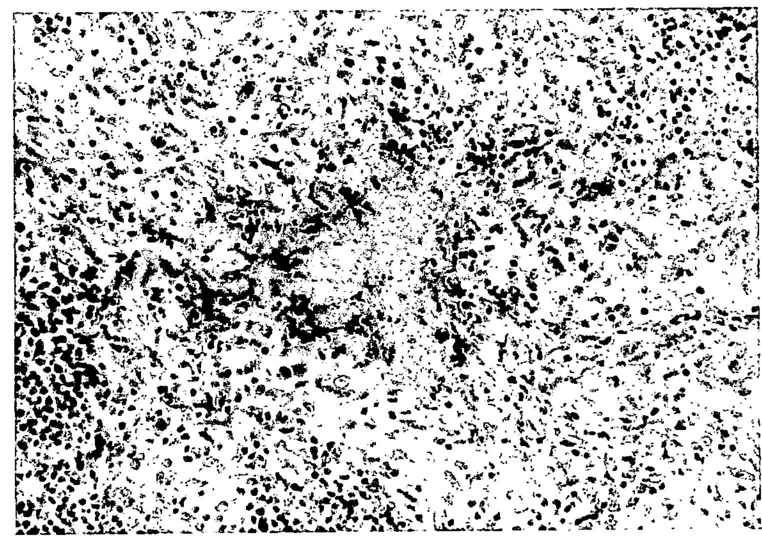

Abb. 158. Fibrinoide, wohl „fibrilläre" Nekrose an der Beruhrungsfläche von mehreren Tuberkeln. Um die Nekrose einige kleine runde dunkle Kerne (Lymphocyten?). Epitheloidzellige Tuberkulose. Kieferwinkel-Lymphknoten. 60jährige ♀. Hämatoxylin-Eosin. 250 ×

Tuberkeln, meist zwischen 2 benachbarten Tuberkeln (b) oder im faserreichen Inneren von Konglomerattuberkeln (c).

Die histologischen Formen der Lymphknotentuberkulose. Wir unterscheiden 3 histologische Grundtypen, die durch fließende Übergänge miteinander verknüpft sind:

1. Die käsige Lymphknotentuberkulose.

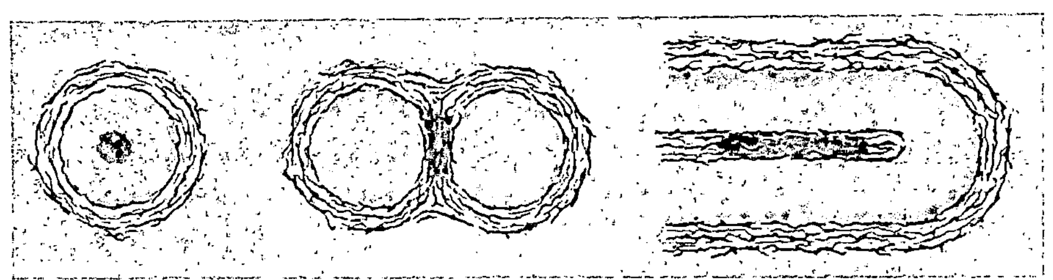

Abb. 159. Typisches Vorkommen der indirekten Nekrose. Links Im Zentrum eines solitaren Tuberkels („afibrillar"). Mitte Zwischen 2 benachbarten Tuberkeln („fibrinoid", „fibrillar"). Rechts Im Zentrum eines Konglomerattuberkels = Peripherie der einzelnen Tuberkel („fibrinoid", „fibrillar")

Hierbei zeigt der Lymphknoten eine ausgedehnte oder fast völlige Verkäsung vom primären oder sekundären, direkten Typ.

2. Die epitheloidzellige Lymphknotentuberkulose.

Ihr Kennzeichen ist die fast ausschließliche Entwicklung von Tuberkeln, wogegen eine Verkäsung — in der Regel vom indirekten bzw. fibrinoiden Typ — völlig zurücktritt. Die Sarkoidose ist mit dieser Tuberkuloseform weitgehend isomorph.

3. Die Mischform.

Sie stellt das Zwischenglied zwischen den beiden Extremtypen, der verkäsenden und der epitheloidzelligen Tuberkulose, dar. Dementsprechend enthält sie sowohl Tuberkel als auch Käseherde in wechselnder Menge. Einmal überwiegt die Tuberkelbildung, ein anderes Mal die Verkäsung.

Zu 1. Die käsige Lymphknotentuberkulose. Hierbei ist der größte Teil des Lymphknotens in eine mehr oder weniger strukturlose homogene Masse, die wir Käse nennen, umgewandelt. Anfangs enthalten die Verkäsungsbezirke reichlich Kerntrümmer, später sind sie homogen oxyphil. Bald entwickelt sich ein mehrreihiger Epitheloidzellwall. Die Zellen der inneren Lage nehmen oft Palisadenstellung ein, d. h. sie stehen radiär zum Mittelpunkt des Käseherdes.

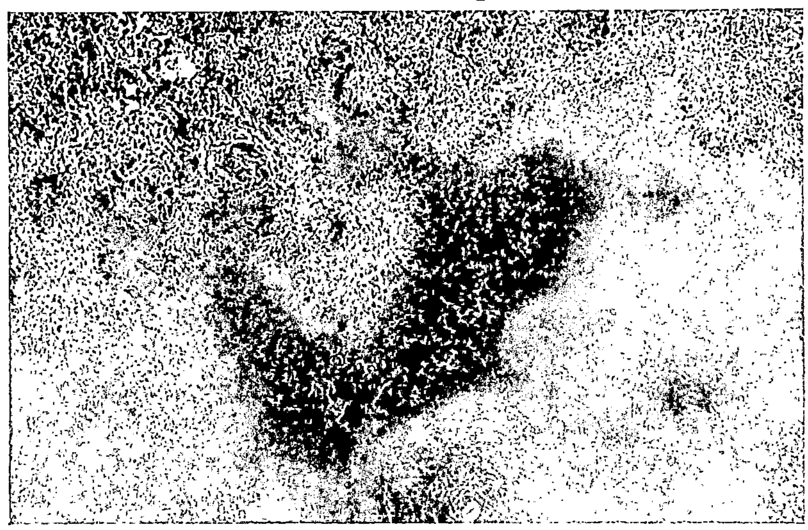

Abb. 160. Käsige Lymphknotentuberkulose. Typische Palisadenstellung der Epitheloidzellen. Hals-Lymphknoten. 59jähriger ♂. Hämatoxylin-Eosin. 50 ×

Kurze Zeit nach der Epitheloidzellbildung setzt auch die Entstehung von Langhansschen Riesenzellen ein, die sich aus Epitheloidzellen entwickeln. Sie können, meist erst in späten Stadien, zu riesenhaften vielkernigen Elementen anwachsen; man spricht dann — ohne stichhaltigen Grund — von Fremdkörperriesenzellen.

In den Außenzonen des Epitheloidzellwalles entsteht bald ein dichtes Fasernetz mit Neigung zur Hyalinisierung. Hinzu kommt eine kräftige Bildung hyaliner Fasern in der weiteren Umgebung des Käseherdes (sog. unspezifische Kapsel). Außerdem wird der Innenzone des Epitheloidzellsaumes oft eine mehr oder weniger breite, hyaline Schicht angelagert, die sich zumindest in einem Teil der Fälle aus dem manchmal nachweisbaren Fibrinfilz des Käserandbezirkes entwickelt. Diese hyaline Innenzone wird zusammen mit dem faserreichen Epitheloidzellwall als spezifische Kapsel bezeichnet. Sie läßt sich aber im Lymphknoten nur selten eindeutig von der sog. unspezifischen Kapsel trennen. Schließlich wird der Käse von einem dicken hyalinisierten Faserfilz, aus dem die Epitheloidzellen allmählich ganz verschwinden, umrahmt. Die Grenze zur Verkäsung ist jetzt im Faserpräparat scharf.

Nach dem Verhalten des Fasergerüstes zur Verkäsungsrandzone läßt sich — in unbehandelten Fällen — eine ungefähre Aussage über das Alter der Verkäsung machen: Je dichter und je schärfer abgegrenzt der Faserfilz ist, desto älter ist der Prozeß. Wenn man auf diese Weise das Alter verschiedener Käseherde in einem Lymphknoten zu bestimmen sucht, stellt man oft erhebliche Unterschiede fest. Auch beobachtet man gelegentlich Exacerbationen der alten Käseherde mit frischer Nekrotisierung der alten Kapsel. Hierbei sprießen in den Randgebieten der Kapsel vielfach Epitheloidzelltuberkel auf.

Die präexistenten Fasern des Verkäsungsbezirkes werden mehr oder weniger schnell aufgelöst. Es kommt zur *Erweichung*, der — namentlich in den Halslymphknoten — eine *Verflüssigung* der Käsemassen und eine Perforation des Lymphknotens folgen kann. Eine solche Verflüssigung findet nach WURM[1] niemals statt, wenn ein breiter Epitheloidzellwall vorhanden ist. Sie besteht in einer vermehrten Flüssigkeitsdurchtränkung des Käses. Dadurch erscheint die zuvor homogene Masse aufgelockert in kleine Schollen, die in einer schwach färbbaren Flüssigkeit schwimmen. Mit der Perforation nach außen ist die Möglichkeit einer Mischinfektion gegeben. Sie ruft meist eine erhebliche Granulocyteninfiltration der Käseherde hervor. Solche Ansammlungen von Granulocyten können wohl auch ohne Mischinfektion — vielleicht bei Exacerbation — auftreten[2].

In anderen Fällen kommt es zu einer *Verkalkung* der Käsemassen. Diese setzt frühestens nach 58 Tagen ein[3]. Kalk stellt sich im Hämatoxylin-Eosin-Präparat blau, bei Versilberung schwarz dar; er ist im Giemsa-Präparat nicht gefärbt, bei starkem Abblenden aber in Form gelblichweißer Kristalle zu erkennen. Oft sind die Kalksalze nach Art von Liesegangschen Ringen angeordnet. Bei Kindern zeigen die verkästen Lymphknoten eine stärkere Verkalkungstendenz als bei Erwachsenen[4]. Über die Histochemie der Verkalkung siehe HENRICHSEN[5]. Der Verkalkung folgt später die *Versteinerung*, frühestens nach 237 Tagen[3]. Am Ende bleibt oft nur noch der versteinerte Käseherd, der von der hyalinisierten verdickten Lymphknotenkapsel umgeben wird, während lymphatisches Gewebe und spezifisches Granulationsgewebe völlig fehlen. Manchmal werden die Kalkherde aber von Granulationsgewebe aufgesplittert und abgebaut[6]. Eine *Verknöcherung* der Kalkherde sieht man nur selten und in nur geringem Ausmaß[7]. Die Verknöcherung wird nach WURM[1] bestimmt durch das Verhältnis von Calciumphosphaten zu Calciumcarbonaten im verkalkten Käse. Wenn dieses Verhältnis der Zusammensetzung des Knochengewebes angenähert ist (etwa 7:1), erfolgt die knöcherne Metaplasie.

In der Umgebung von exacerbierter verkalkter Tuberkulose kommen in den Lymphknotensinus drusenartige Kalkausfällungen vor. Diese werden von Fremdkörperriesenzellen umgeben und sehen dann aus wie Schaumann-Körper[8].

Die Ziehl-Neelsen-Färbung läßt bei der käsigen Lymphknotentuberkulose in der Regel einige oder auch reichlich Tuberkelbakterien nachweisen.

Das *lymphatische Restgewebe* ist auf kleine Inseln reduziert. In diesen sieht man vielfach einzelne Tuberkel mit und ohne Verkäsung. Oft kommen auch einzelne floride Sekundärknötchen vor. Regelmäßig sind die Plasmazellen, oft auch deren Vorstufen, sowie die Reticulumzellen deutlich vermehrt. Die Plasmazellen liegen vielfach in der unmittelbaren Umgebung des Epitheloidzellwalles und heben sich hier scharf gegen die oxyphilen Epitheloidzellen ab. Die Mastzellen sind nur selten gering bis mäßig vermehrt. Die Fasern des Restgewebes nehmen an Menge und Dicke erheblich zu und ordnen sich konzentrisch um die Verkäsung an. Auch die Lymphknotenkapsel ist vielfach durch Einlagerung

---

[1] 1943.　　[2] Siehe auch MASSHOFF 1956.　　[3] SCHÜRMANN u. KLEINSCHMIDT 1935.
[4] R. W. MÜLLER 1949, F. u. M. TRAUTMANN 1953.　　[5] 1956.
[6] WURM 1926a, BEITZKE 1929.　　[7] BEITZKE 1929, PAGEL u. HENKE 1930.
[8] WURM 1943, 1955.

hyaliner dicker Lamellen verbreitert und von einigen unspezifischen Entzündungszellen infiltriert.

In der Lymphknoten*umgebung* sieht man bei käsiger Primärtuberkulose,
speziell bei rascher progressiver Durchseuchung, eine erhebliche „unspezifische"
Entzündung. Das Gewebe ist hyperämisch, ödematös und rundzellig infiltriert,
bisweilen auch von Blutungen durchsetzt[1].

In einem Fall beobachteten wir in kleinen Arterien der nächsten Umgebung
eine spezifische Entzündung: Die Media zeigte in ganzer Ausdehnung eine fibrinoide Nekrose. Das Lumen war durch eine starke Proliferation des Endothels
erheblich eingeengt. In der Adventitia waren z. T. typische Tuberkel entwickelt.
Es lag also eine tuberkulöse Panarteriitis vor (Abb. 161).

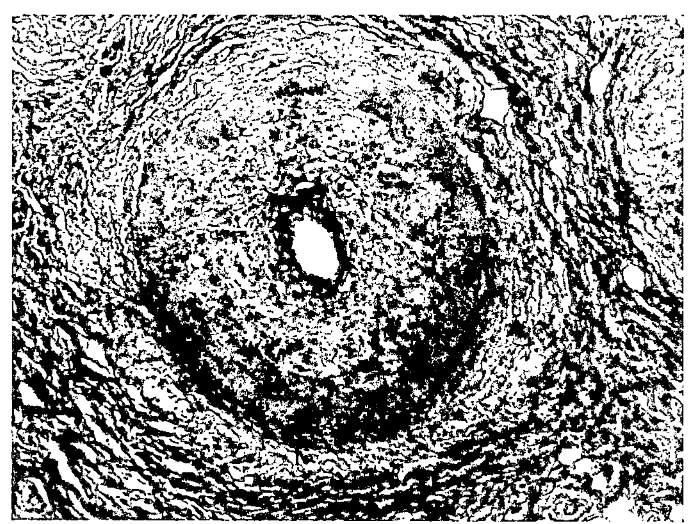

Abb. 161. Panarteriitis mit fibrinoider Nekrose in einer Arterie der unmittelbaren Nachbarschaft des
Lymphknotens. Rechts oben Teil eines Epitheloidzelltuberkels. Im Lymphknoten käsige Tuberkulose.
Hals-Lymphknoten. 32jährige ♀. Giemsa. 125 ×

Zu 2. Die epitheloidzellige Lymphknotentuberkulose.

Synonyma: Granulierende Lymphknotentuberkulose
großzellige Hyperplasie (ZIEGLER)
körniges Lymphom (SCHÜPPEL)
hyperplastische Lymphknotentuberkulose
chronische hyperplastische Lymphknotentuberkulose[2].

Die epitheloidzellige Lymphknotentuberkulose zeigt anfangs eine kleinherdige,
bald aber eine großherdige Epitheloidzellbildung in der Pulpa. Nach ZETTER-
GREN[2] entwickeln sich die Tuberkel vielfach perivasculär. Langhanssche Riesen-
zellen kommen teils reichlich, teils ausgesprochen spärlich vor. Diese können
vergrößerte Centrosphären, Asteroidbodies und Schaumann-Körper enthalten.
Erst allmählich entstehen in der Umgebung der Tuberkel und in ihrer Randzone
Gitterfasern[3]. Sie sind zuerst fein, werden aber bald „kollagenisiert" und mit
Hyalin beladen, so daß sie breit und plump erscheinen.

Die Tuberkel konfluieren vielfach rosettenartig und werden dann von einem
gemeinsamen Faserkranz eingehüllt. Im Inneren solcher Konglomerattuberkel

---

[1] RANKE 1916, HUEBSCHMANN 1928, WURM 1943.
[2] ZETTERGREN 1954.   [3] KRAUSPE 1922, SCHLEUSING 1928/29, FRESEN 1950a, b.

findet man oft fibrinoide Nekrosen, desgleichen im lymphatischen Restgewebe zwischen benachbarten Tuberkeln. Auch im Zentrum einzeln liegender Tuberkel kommen indirekte Verkäsungsherde vor.

Die Zahl und Größe der Tuberkel ist erheblichen Schwankungen unterworfen. Wenn nur wenige Tuberkel vorhanden sind, wird man besser von „einzelnen

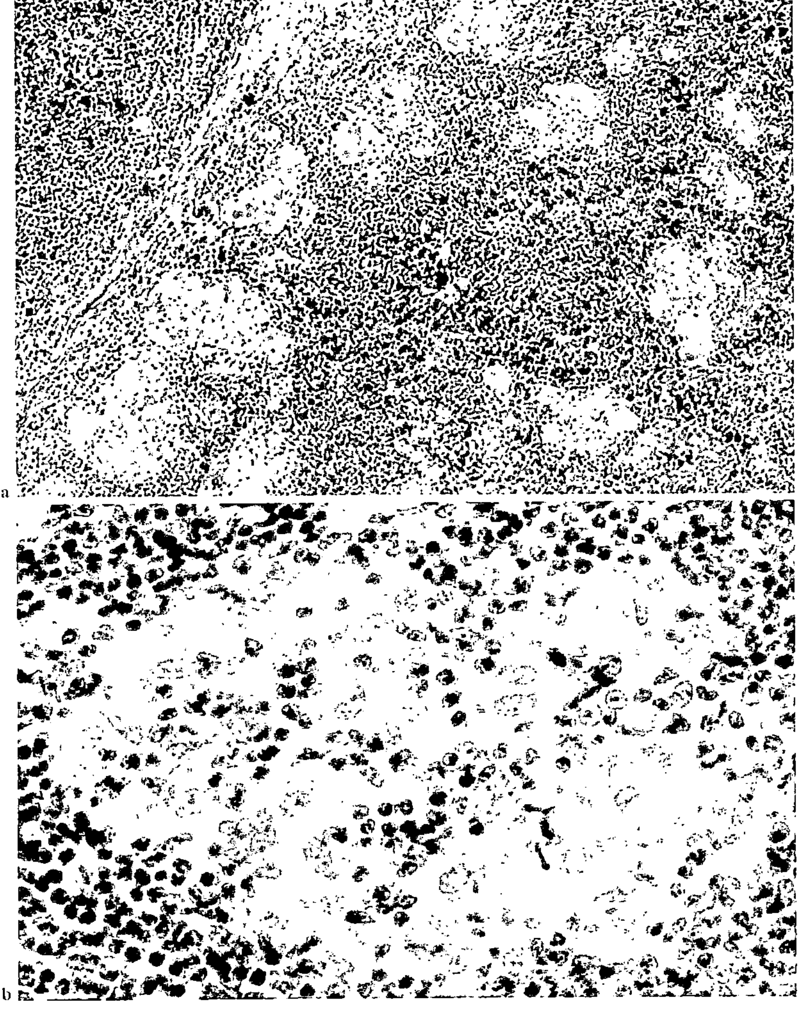

Abb. 162a u. b. Frische epitheloidzellige Tuberkulose in einem Choledochuslymphknoten. Tuberkelbakterien nachgewiesen. Kleine locker gebaute Epitheloidzellherde ohne Verkäsung! 70jährige ♀. Hämatoxylin-Eosin. a 125×, b 500×

Tuberkeln in einem Lymphknoten" als von „epitheloidzelliger Tuberkulose eines Lymphknotens" sprechen. Solche Einzeltuberkel liegen manchmal elektiv in den Follikeln, u. U. sogar in den Keimzentren, was wohl als Ausdruck hämatogener Infektion gelten darf (Abb. 167). Manchmal trifft man auch nur einzelne Langhanssche Riesenzellen unvermittelt im lymphatischen Parenchym an; sie kommen in dieser Form als letzte Ausläufer lymphogener Infektionen (progressive Durchseuchung), aber auch beim M. Besnier-Boeck-Schaumann vor.

Das lymphatische Restgewebe ist meist bis auf spärliche Teile durch die Epitheloidzellgranulome ersetzt. Es bleibt daher kaum Platz für die Entwicklung von Sekundärknötchen, die nur selten und dann in kleiner Zahl gefunden werden. Dagegen zeigen die Lymphknoten der weiteren Umgebung oft eine deutliche follikuläre lymphatische Hyperplasie. Ähnlich verhalten sich die Gewebsmastzellen. Sie sind im befallenen Lymphknoten selbst nur gering bis mäßig vermehrt, während in benachbarten Lymphknoten bisweilen eine starke Mastocytose — oft mit erheblichem Sinuskatarrh — besteht. Plasmazellen sind — ebenso wie bei der käsigen Tuberkulose — in der Regel in kleiner bis mäßiger Zahl nachweisbar. Oft finden sich einzelne eosinophile Leukocyten.

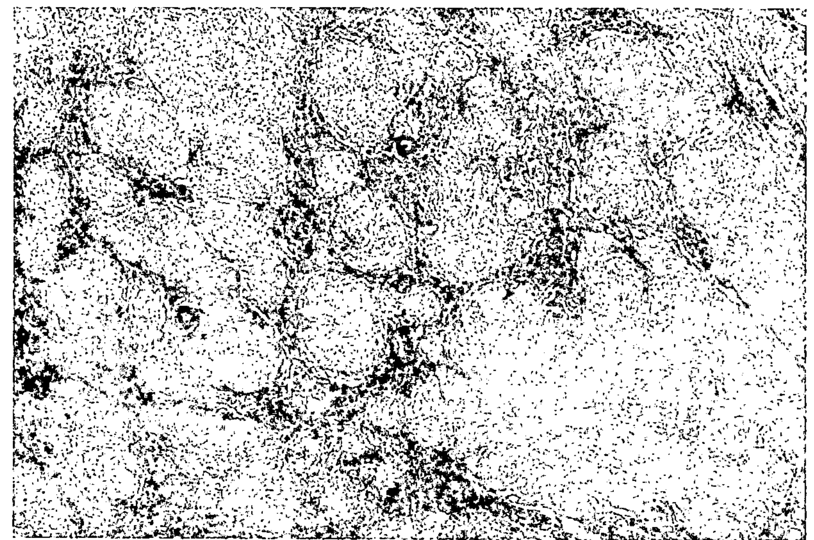

Abb. 163. Ausgepragte epitheloidzellige Tuberkulose in einem Kieferwinkellymphknoten. Kein Unterschied zur Sarkoidose! 60jahrige ♀. Hamatoxylin-Eosin. 50 ×

Der Fasergehalt von Tuberkeln und lymphatischem Restgewebe nimmt allmählich zu. Über die hyaline Vernarbung und die einfache Hyalinisierung der Tuberkel siehe S. 264. In der lymphatischen Pulpa und in den perivasculären Räumen erfolgt eine allmählich überhandnehmende bandförmige Hyalinisierung, so daß schließlich weite Flächen des Lymphknotens als hyaline eosinrote Massen erscheinen. Der Fasergehalt ist in den hyalinen Bezirken gering bis hochgradig vermehrt. Das Hyalin färbt sich manchmal mit Kongorot an und zeigt damit ein Verhalten, das E. MÜLLER[1] wiederholt im bindegewebigen Hyalin beobachtete.

Im Ziehl-Neelsen-Präparat lassen sich bei eingehendem Suchen oft einzelne säurefeste Stäbchen finden. Sie liegen zu etwa 50% in Langhansschen Riesenzellen[2], kommen aber nicht selten auch in kleinen Verkäsungsbezirken vor.

Gelegentlich erfolgt in alten epitheloidzelligen Tuberkulosen eine Exacerbation (durch Reinfektion, Superinfektion ?) mit ausgedehnter direkter Verkäsung. Diese erweist sich im Faserpräparat als sekundär: Die homogen eosinrote Masse läßt sich auflösen in zahlreiche Tuberkel, in denen noch kleine dunkle indirekte Verkäsungsbezirke und dichte Fasergeflechte erkennbar sind. Auch zeigt das Zwischengewebe hierbei häufig eine starke Fibrose und oft eine großflächige Hyalinisierung.

---

[1] 1936.   [2] ZETTERGREN 1954.

Zu 3. Die *Mischform* steht histologisch zwischen der käsigen und epitheloidzelligen Form. Man findet dementsprechend Epitheloidzelltuberkel und kleine
bis mittelgroße Käseherde mit epitheloidzelliger Begrenzung. Meist ist noch
relativ reichlich lymphatisches Parenchym erhalten, in dem sich stärkere „un-

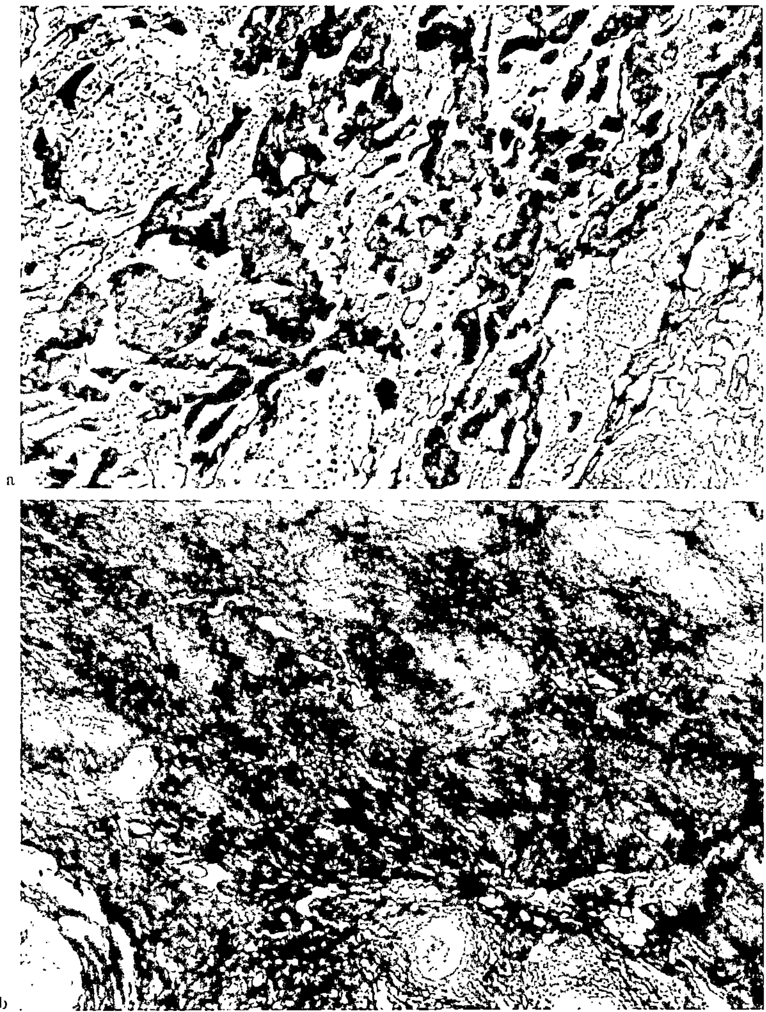

Abb. 164a u. b. Bandförmige (a) und diffuse (b) Hyalinisierung bei alter epitheloidzelliger Tuberkulose. Bei a ist
wohl nur die Restpulpa hyalinisiert, bei b handelt es sich um eine ausgedehnte Vernarbung mit starker Faservermehrung. Dazwischen liegen hier wohl Reste tuberkulösen Granulationsgewebes. a Axillar-Lymphknoten
61jähriger ♂. Bielschowsky-Gomori. 125×. b Seit 8 Jahren bestehende Tuberkulose eines Kieferwinkel-
Lymphknotens. 71jähriger ♂. Bielschowsky-Gomori. 50×

spezifische" Veränderungen entwickeln können (große Sekundärknötchen, reichlich Plasmazellen und -vorstufen, Reticulumzellen und dgl.).

Therapieeffekt. Die Wirkung der Tuberculostatica auf das Gewebsbild der
Tuberkulose wurde wiederholt studiert[1]. Nach übereinstimmenden Ergebnissen
wird eine Wandlung des Tuberkulosebildes, die über die spontanen oder mit anderer
Therapie erzielten Heilungsvorgänge hinausgeht, nicht erzeugt. Es erfolgt — wie

---

[1] Domagk 1950, Könn 1951, 1956, Berblinger 1952, Lüchtrath 1954, Leonhardt
1956, Roulet 1956, Uehlinger 1956.

immer bei der Tuberkuloseheilung — eine zunehmende Sklerosierung mit entsprechender Reduktion der Epitheloidzellen. Die Langhansschen Riesenzellen
bleiben am längsten erhalten und neigen zur Bildung vielkerniger Riesenformen

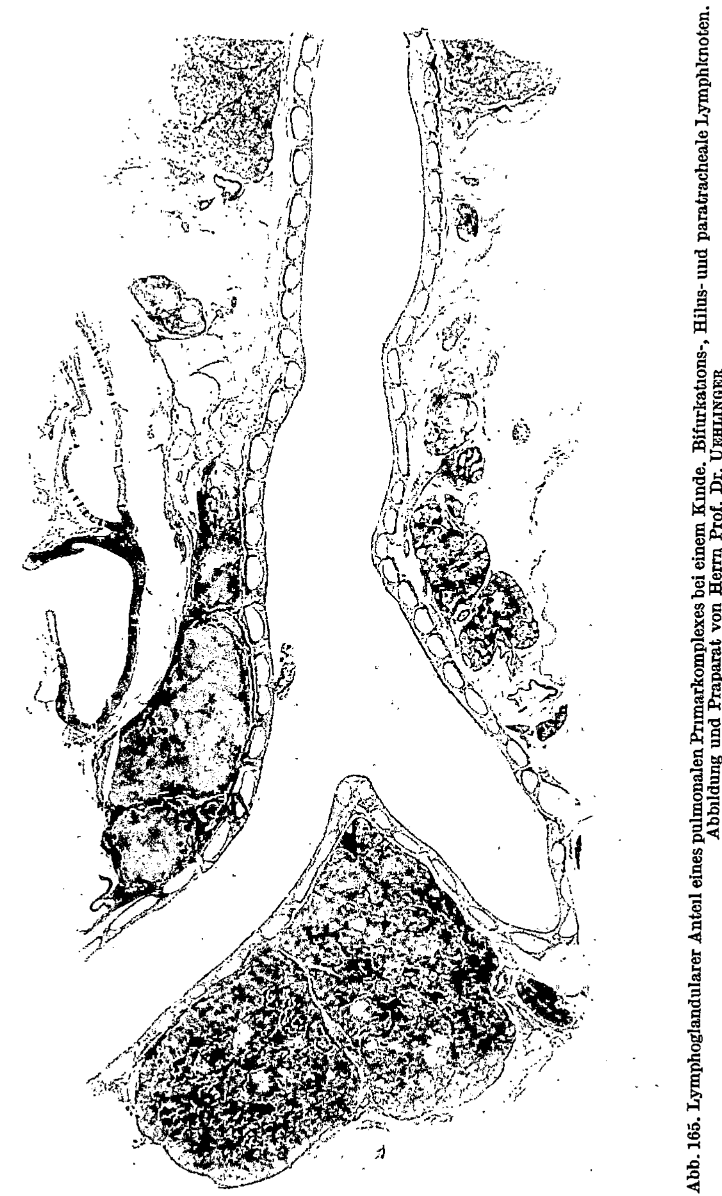

Abb. 165. Lymphoglandulärer Anteil eines pulmonalen Primärkomplexes bei einem Kinde. Bifurkations-, Hilus- und paratracheale Lymphknoten. Abbildung und Präparat von Herrn Prof. Dr. UEHLINGER.

(„Fremdkörperriesenzellen"). Bei gutem Therapieeffekt soll die hyaline „spezifische" Kapsel um die Käseherde fehlen oder nur gering entwickelt sein[1].

　　Das Lymphknotenbild in den einzelnen Stadien der Tuberkulose. Die Lymphknotentuberkulose zeigt in den verschiedenen Stadien und Erscheinungsformen

---

[1] GIESE 1956.

der Infektion ein verschiedenartiges Bild. H. Wurm[1] hat darüber ausführlich berichtet. Eine neuerliche umfassende Darstellung erübrigt sich daher, zumal sich bei den eigenen Untersuchungen keine abweichenden Gesichtspunkte ergaben. Auch würde eine eingehende Besprechung der Lymphknotenveränderungen eine weitgreifende Diskussion der übrigen Organmanifestationen im Tuberkuloseablauf erfordern; dazu ist aber hier nicht der Raum. Wir beschränken uns daher nur auf einige kurze Andeutungen.

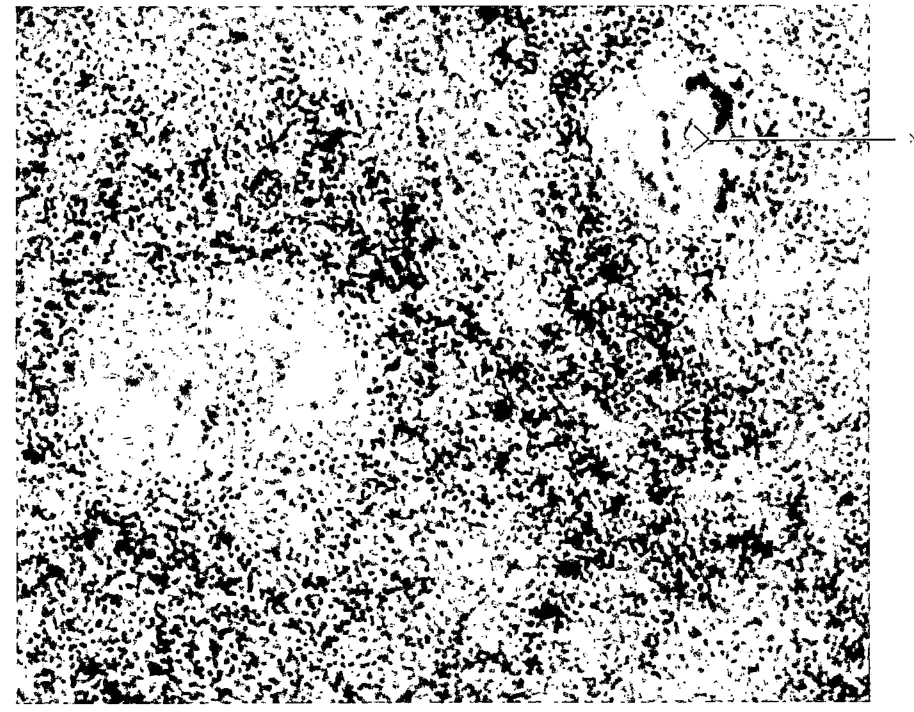

Abb. 166. Einzelne rudimentare Tuberkel, die im wesentlichen aus großen Langhansschen Riesenzellen bestehen. Bei x kleiner Schaumann-Korper. Letzter Auslaufer einer kasigen Tuberkulose von Mesenterial-Lymphknoten. 20jahriger ♂ Hamatoxylin-Eosin. 200×

Die Lymphknotenentzündung im Rahmen des *Primärkomplexes* besteht zunächst aus einzelnen Epitheloidzellgranulomen, die rasch zentral verkäsen sollen[1]. Meist kommt es bald zu größeren, wohl direkten Nekrosen der Granulome und des umgebenden Lymphknotengewebes, so daß schließlich das Bild der „Mischform" oder der „Caseosa" entsteht. Befallen sind im allgemeinen mehrere hintereinander geschaltete Lymphknoten einer Region (s. Abb. 165). Die Neigung der käsigen Primär-Tuberkulose zur Verkalkung ist groß, Verknöcherung tritt nur bei erstinfizierten Lymphknoten auf[2]. Die Lymphknotenveränderung beim echten Reinfektionskomplex soll der des Primärkomplexes entsprechen.

Nicht immer kommt es zum Stillstand der Erstinfektion. Bei ungenügender Abwehrleistung (in Notzeiten, im Säuglingsalter, bei tuberkulöser Spät-Erstinfektion[3], bei Negern) kann vom Primärkomplex aus eine weite *lymphogene* Ausbreitung der Lymphknotentuberkulose mit starker Verkäsungsneigung (direkte Verkäsung!) erfolgen („*progressive Durchseuchung*" von Schürmann[4]).

---

[1] H. Wurm 1943.   [2] Beitzke 1929, Pagel 1930.   [3] Uehlinger 1942.
[4] 1928/29, 1930.

Die verkästen Lymphknoten sind hierbei durch eine besonders starke perifokale Entzündung (Hyperämie, Ödem und Rundzellinfiltration in der Lymphknotenumgebung!)[1] und durch eine Neigung zur pyoiden Erweichung[2] gekennzeichnet. Oft sind gleichzeitig mehrere andere Organe spezifisch erkrankt; sie geben dann zu neuen schweren Lymphknotentuberkulosen in ihrem Abflußgebiet Anlaß.

Die lymphogene progressive Durchseuchung verläuft aber häufig gutartig. Dabei nimmt die Intensität der Entzündung in den einzelnen durchlaufenen Lymphknotenstationen ab: Der Primärkomplex allein ist stark verkäst, in den nächsten Lymphknoten liegt bereits eine Mischform vor, und die letzten Ausläufer der Infektion bilden einzelne nichtverkäste Tuberkel.

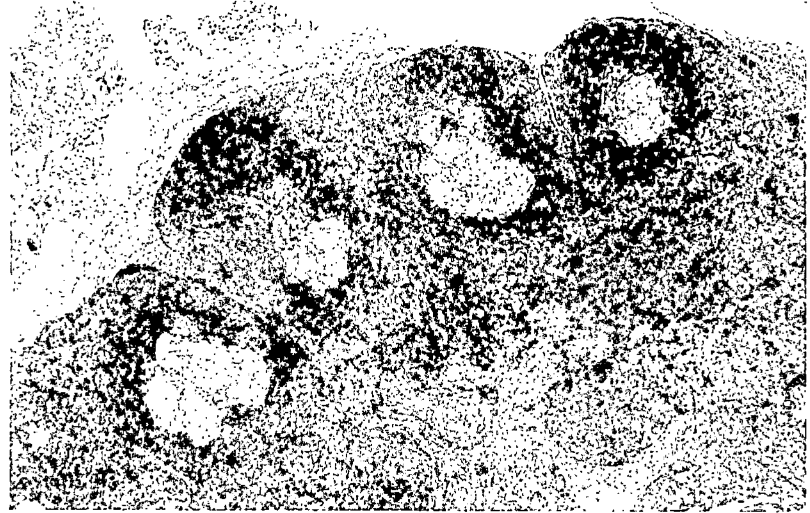

Abb. 167. Mehrere hämatogene Tuberkel im Bereich der Rindenfollikel. Mesenterial-Lymphknoten. 15jähriger ♂. Hämatoxylin-Eosin. 50×

Bei der *Miliartuberkulose* enthalten die Lymphknoten meist multiple kleine Tuberkel (s. S. 287).

Die *isolierte Organtuberkulose* führt zu einer nur geringen Miterkrankung der Lymphknoten[3]. Man sieht in den Lymphknoten zumeist nur einige Epitheloidzelltuberkel ohne wesentliche Verkäsungsneigung. Dies ist der Grund, weshalb Reinfektionstuberkulosen selten Miliartuberkulosen oder hämatogene Organmetastasen setzen[4]. Ausnahmsweise werden — vor allem in Notzeiten — auch käsige Lymphadenitiden bei isolierter Organtuberkulose beschrieben[5]. Auch fand WURM zusammen mit ARNOLD[2] im Abflußgebiet intracaniculär entstandener Schleimhauttuberkulosen vielfach käsige Lymphadenitiden, die in den lungenregionären Lymphknoten nicht aufgetreten waren. WURM[2] führt die Verkäsung darauf zurück, daß von den intracanikulären Metastasen unvermutet größere Bakterienmengen in die Lymphknoten gelangen, während die lungenregionären Lymphknoten gegen die Aggression der Bakterien durch eine starke Reticulumzellvermehrung gefeit seien.

Bei der „endogenen lymphoglandulären Reinfektion (GHON)" können viele Jahre nach Überstehen der Primärinfektion rein epitheloidzellige Tuberkulosen (ZIEGLERs großzellige Hyperplasie) entstehen[6]. Diese entwickeln sich oft lympho-

---

[1] RANKE 1916, WURM 1943.   [2] WURM 1943.
[3] RANKE 1916, WURM 1943, HUEBSCHMANN 1928 u. a.   [4] BÜCHNER 1959.
[5] HUEBSCHMANN 1928, O. KOCH 1952, GIESE 1953.   [6] SCHÜRMANN 1928/29.

gen vom Hilus aus[1], und zwar entweder aufsteigend bis zu den supraclaviculären Lymphknoten oder absteigend bis zu den parapankreatischen und portalen Lymphknoten[2]. Außerdem scheint auch eine hämatogene Verbreitung, insbesondere in die Halslymphknoten, vorzukommen. Demgegenüber vertritt HUEBSCHMANN[3] die Auffassung, daß die epitheloidzellige Tuberkulose (ZIEGLERs großzellige Hyperplasie) bei Primärinfektion mit sehr wenig virulenten oder auch fast avirulenten Tuberkelbakterien vom Typus bovinus auftrete.

Ein histologischer Unterschied zwischen lympho- oder hämatogen entstandener Lymphknotentuberkulose besteht im allgemeinen nicht; allein dann, wenn man verstreute Tuberkel im Bereich von Sekundärknötchen findet (Abb. 167), ist

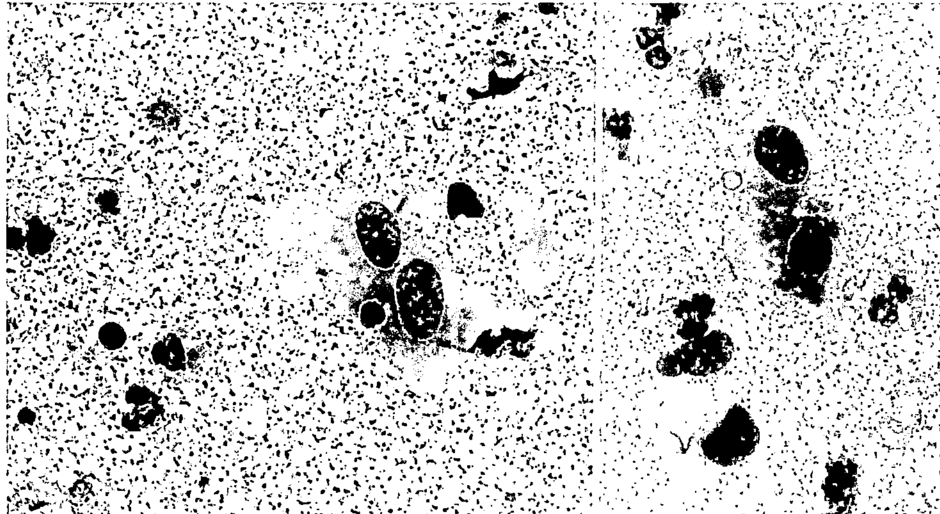

Abb. 168. Kasige Lymphknotentuberkulose im Ausstrich. Der Grund des Präparates ist mit violetten Klumpchen übersät. Einige große Epitheloidzellen und mehrere zerfallende Granulocyten sowie Kerntrummer. Beachte die typische Kernstruktur der (saftigen) Epitheloidzellen! Pappenheim. 625 ×

man zu der Aussage berechtigt, daß es sich um eine hämatogene Aussaat handelt. In allen übrigen Fällen läßt das histologische Bild keinen Rückschluß auf die Entstehungsweise zu. Dies ist um so bedauerlicher, als sich die Therapie nach der Ausbreitungsart der Tuberkulose richtet[4].

Die Lymphknotentuberkulose im Ausstrich. Von vielen Untersuchern des Lymphknotenpunktates[5] wird als Initialbild der Tuberkulose die lymphatische Hyperplasie angeführt. Diese ist aber weder diagnostisch verwertbar noch als Frühstadium der Tuberkulose erwiesen. Auch muß man im Punktat immer damit rechnen, daß man die Epitheloidzelltuberkel nicht getroffen und nur lymphatisches Restgewebe aspiriert hat. Dieses erscheint aber dann als „lymphatische Hyperplasie" und wird zu Unrecht als unspezifisches Vorstadium gedeutet.

Die Diagnose der *käsigen oder gemischten* Lymphknotentuberkulose stützt sich im Ausstrich auf folgende Kriterien:

1. Das Abklatschpräparat ist meist relativ *zellarm*; dementsprechend konnten wir von 14 Fällen nur 5 auszählen.

2. Die Zellarmut ist vorwiegend eine Folge der Zellzerstörung durch die tuberkulöse *Verkäsung*. Diese läßt sich im Ausstrich daran erkennen, daß der

---

[1] ZETTERGREN 1954.   [2] REMMELE u. LENNERT 1957.   [3] 1956.   [4] BRÜGGER 1956.
[5] Zum Beispiel STAHEL 1939, ANDRÉ u. DREYFUS 1955, HEILMEYER u. BEGEMANN 1955 u. a.

Grund des Präparates nicht ungefärbt oder homogen rötlich, sondern grau-rötlich-violett gesprenkelt ist. In dem Käse kann man noch Kernschatten (u. a. untergehende Lymphocyten und neutrophile Granulocyten) finden, und bei gründlichem Suchen lassen sich in der Regel auch Epitheloidzellen nachweisen. Dies ist aber bei ausgedehnter Verkäsung, vor allem im Punktat, nicht immer der Fall. Dann gilt es, andere nekrotisierende Prozesse, z. B. nekrotische Tumormetastasen, auszuschließen.

ANDRÉ u. DREYFUS[1] weisen darauf hin, daß im Lymphknotenausstrich oft schon vor Nachweis spezifischer Zellen Vorzeichen der Verkäsung zu finden seien und die Diagnose stellen ließen. Als solche führen sie an: Pyknose der Lymphocyten, reichliches Vorkommen von nacktkernigen Zellen und schmutziger Grund des Präparates.

Tabelle 23. *Neun Adenogramme von Lymphknotentuberkulose.* Angaben in $^0/_{00}$

Laufende Nr.	Caseosa und Mischform					Epitheloidzellige Tbc			
	1	2	3	4	5	6	7	8	9
Lymphocyten	940	918	970	931	912	752	908	903	847
Basophile Stammzellen	—	—	—	—	—	—	—	—	1
Germinoblasten	—	—	—	—	—	—	6	—	49
Plasmoblasten	—	1	—	—	4	—	1	3	1
Proplasmazellen	—	1	—	—	1	2	2	6	2
Plasmazellen	—	4	—	—	3	1	5	9	4
Retic. Reizzellen									
groß	6	10	—	—	4	—	3	1	1
mittel	12	13	2	6	21	7	24	18	38
klein	—	5	—	—	—	2	9	5	11
Reticulumzellen (mittel und groß)	18	6	14	4	21	6	7	6	17
Histiocyten	14	9	6	—	9	20	21	8	10
Epitheloidzellen	7	7	7	56	19	207	9	40	12
Kerntrümmerphagen	—	—	—	—	—	—	—	—	3
Gewebsmastzellen	—	—	1	—	—	—	1	—	—
Blutmastzellen	—	—	—	—	—	—	—	—	—
Eosinophile	—	—	—	—	1	2	—	—	—
Neutrophile	3	26	—	3	4	1	4	1	4
Myelocyten (?)	—	—	—	—	1	—	—	—	—

LOPES-CARDOZO[2] beschreibt in dem tuberkulösen Käse kleine transparente viereckige und polygonale Partikel von verschiedener Größe, die im allgemeinen etwa 2—3 μ messen. Auch wir konnten sie gelegentlich in Ausstrichen von käsigen Lymphadenitiden finden. Sie sind stark lichtbrechend, aber isotrop. Nach Vergleichsuntersuchungen mit Schnittpräparaten dürfte es sich um Kalksalze, wohl Calciumphosphate, handeln.

3. Das *Zellbild* der Lymphknotentuberkulose kommt besonders gut in den Fällen mit geringer oder nur mäßiger Verkäsung zum Ausdruck (s. Tabelle 23). Zunächst fällt eine beträchtliche Monotonie auf, die durch ein starkes Überwiegen der Lymphocyten entsteht[3]. Die diagnostisch wichtigste Zellart aber ist die Epitheloidzelle. Sie machte in unseren Ausstrichen 7—56$^0/_{00}$ aus. Man findet sie häufig in kleinen Herden oder auch am Rande von Verkäsungsbezirken. Langhanssche Riesenzellen werden nur selten beobachtet. Wir fanden in 14 Fällen nur 6 Langhanssche Riesenzellen. Ihre diagnostische Bedeutung ist daher gering.

Die Reticulumzellen sind z. T. erheblich vermehrt. Manchmal kommen aber auch etliche Histiocyten vor, die vielfach vacuolisiert sind und dann von degenerierenden Epitheloidzellen oft nicht unterschieden werden können. Germinoblasten fehlen in der Regel. Die reticulären Reizzellen sind im allgemeinen nicht stärker vermehrt, doch werden bisweilen auffallend reichlich große Reizzellen beobachtet[4]. Plasmazellen und -vorstufen treten manchmal deutlich hervor. Die Zahl der

---

[1] 1955.   [2] 1954.   [3] Auch LEITNER 1940a.
[4] HORSTER 1953, ANDRÉ u. DREYFUS 1955.

Blut- und Gewebsmastzellen sowie der Eosinophilen war in unseren Fällen niemals erhöht.

Das Fehlen von Granulocyten bei gleichzeitigem Nachweis von Nekrose ist nach STAHEL[1], TISCHENDORF[2] und anderen Autoren typisch für Tuberkulose. Manchmal konnten wir jedoch eine Leukocytenvermehrung beobachten[3]. Diese ist z. T. durch Mischinfektion bedingt. Man muß dann eine unspezifische, abscedierte Lymphadenitis sorgfältig ausschließen[4]. Bemerkenswert ist das gelegentliche Auftreten von myelocytenartigen Zellen in unseren Ausstrichen.

TISCHENDORF[2] erwähnt noch das Vorkommen von großen speichernden Zellen („endotheliale Zellen") mit meist pyknotischem Kern, in deren Plasma reichlich violettgefärbte (= Kalk ?) und schwarzbraune (= Kohle ?) Klümpchen liegen.

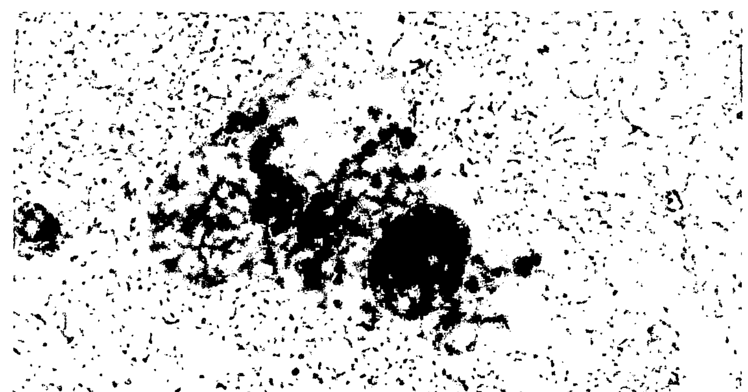

Abb. 169. Kasige Lymphknotentuberkulose im Ausstrich. In einer großen (saftigen) Epitheloidzelle zahlreiche violette Einschlusse verschiedener Große (Kalk ?). Pappenheim. 1250 ×

Ähnliche große „Endothelzellen" werden auch von HEILMEYER u. BEGEMANN[5] abgebildet. FLEISCHHACKER u. LACHNIT[4] und LEITNER[6] haben Kalk und Pigment nicht finden können. In unseren Präparaten war Kohlepigment niemals zu beobachten, dagegen sahen wir mehrfach violette Einschlüsse in Epitheloidzellen. Sie waren gleichmäßig gefärbt und erschienen etwa so groß wie Thrombocyten oder auch etwas größer (Abb. 169).

4. ANDRÉ u. DREYFUS[7] empfehlen nachdrücklich die Untersuchung des Ausstriches auf *Tuberkelbakterien* mit der Ziehl-Neelsen-Färbung: Bei käsiger Tuberkulose seien fast stets — wenn auch manchmal erst nach längerem Suchen — die Erreger zu finden. ANDRÉ, DREYFUS u. FRANÇOIS[8] fanden sie in 27 von 29 käsigen Tuberkulosen! Sie liegen z. T. in Epitheloidzellen. F. u. M. TRAUTMANN[9] konnten dagegen nur in wenigen Fällen von Dutzenden von Punktaten Tuberkelbakterien finden, weshalb man „mit dem direkten bakterioskopischen Nachweis nicht zu rechnen braucht". Ähnlich zurückhaltend äußern sich FLEISCHHACKER und LACHNIT[4] sowie LOPES-CARDOZO[10].

Die Ausstriche bei *epitheloidzelliger Tuberkulose* sind durch das Fehlen einer violetten Sprenkelung des Präparatgrundes ausgezeichnet. Die Epitheloidzellen der Tupfpräparate liegen vorwiegend in kleinen oder größeren Gruppen zusammen und ahmen oft die knötchenförmige Anordnung im Schnitt nach. Die Epitheloidzellhaufen sind dabei vielfach so dicht gelagert, daß sie schon bei schwacher Vergrößerung als kompakte dunkle „Tuberkel" hervortreten. Die Zahl der

[1] 1939.   [2] 1951.   [3] Auch LEITNER 1940a, ANDRÉ u. DREYFUS 1955, LUDIN 1955.
[4] FLEISCHHACKER u. LACHNIT 1939.   [5] 1955.   [6] 1940a.   [7] 1955.
[8] 1953.   [9] 1953.   [10] 1954.

Epitheloidzellen betrug in unseren Adenogrammen 9—207⁰/₀₀. Degenerative Veränderungen werden an den Epitheloidzellen nicht oder nur in geringem Grade beobachtet. Fast immer sind Plasmazellen und ihre Vorstufen in kleiner bis mäßiger Zahl nachweisbar. Zweimal beobachteten wir auch Germinoblasten. Die Menge der Reticulumzellen und Histiocyten kann erheblich vermehrt sein.

In späteren Stadien findet man nach TISCHENDORF[1] vielfach Fibroblasten mit länglich-ovalem Kern und weitem geschweiftem Plasma.

Diagnose. Die Diagnose der Lymphknotentuberkulose stützt sich im Schnitt und Ausstrich auf das epitheloidzellige Granulationsgewebe mit oder ohne Verkäsung und vor allem auf den positiven Bakterienbefund, ohne den die Diagnose nur Wahrscheinlichkeitscharakter hat. Die Tuberkulinreaktion ist nur im Kindesalter von einer gewissen Bedeutung[2].

Die Wichtigkeit einer bakteriologischen Untersuchung von excidierten Lymphknoten konnten McDONALD u. WEED[3] eindrucksvoll zeigen: In ihrem histologischen Beobachtungsgut fanden sich 3 Fälle — eine Lymphogranulomatose, eine Sarkoidose und eine eitrige abscedierte Lymphadenitis —, bei welchen bakteriologisch Kochsche Bacillen nachgewiesen wurden. In weiteren 4 Fällen war die histologische Diagnose Tuberkulose gestellt worden; es handelte sich aber um eine Brucellose, eine Pilzinfektion (Coccidioides immitis) und eine Berylliose, der 4. Fall blieb bakteriologisch ungeklart (Katzenkratzkrankheit?).

Der Tuberkelbakterientyp (humanus, bovinus, gallinaceus) hat auf das histologische Bild keinen wesentlichen Einfluß. Für die Infektion mit dem Typus gallinaceus sind uns eingehende Lymphknotenuntersuchungen allerdings nicht bekannt. Zur Identifizierung des Typus gallinaceus ist am besten der Tierversuch geeignet. Kaninchen und Hühner sind sehr empfänglich, Meerschweinchen nicht oder sehr gering[4].

Differentialdiagnose. Die *käsige Lymphknotentuberkulose* muß im wesentlichen von der gummösen *Lues III* unterschieden werden. Diese ist sehr viel seltener und führt nicht zur Verkalkung. Die differentialdiagnostischen Kriterien sind auf S. 414 kurz genannt. Das Faserpräparat soll für die histologische Trennung von käsiger Tuberkulose und gummöser Lues besonders nützlich sein[5]. Wir müssen aber die Ausführungen von CORONINI[5] dahingehend einschränken, daß nur die primäre direkte Verkäsung durch das Fehlen neugebildeter Fasern im Inneren der Nekrose von der gummösen Nekrose unterschieden werden kann. Bei der sekundären direkten Verkäsung ist wie bei der Lues ein vorher gebildetes Fasergeflecht in der Nekrose nachweisbar. Ohne Erregernachweis oder positive Serorektionen ist eine sichere Abgrenzung nicht möglich.

Wenn eine starke Granulocyteninfiltration, besonders bei Mischinfektion, besteht, muß man auch an eine *banale eitrige abscedierende Lymphadenitis* denken. Bei dieser „banalen" Lymphadenitis ist der Einschmelzungsbezirk stets von einem unspezifischen Granulationsgewebe, niemals von einem Epitheloidzellsaum begrenzt, allenfalls können in dem lymphatischen Restgewebe einzelne Epitheloidzellherde liegen.

Die *Mischform* ist vor allem gegenüber der *reticulocytären abscedierenden Lymphadenitis* abzugrenzen. Die Kriterien der Unterscheidung sind auf S. 246ff. abgehandelt. Es bleiben aber trotz sorgfältigster histologischer Untersuchung immer noch einige Fälle, die sich nur durch den Erregernachweis oder andere bakteriologisch-serologische Methoden identifizieren lassen. Bei Hamstern und anderen Nagetieren verläuft die Tuberkulose immer unter dem Bild der reticulocytären abscedierenden Lymphadenitis.

Weiterhin geben die *Brucellose* und verschiedene *Mykosen* zur Verwechslung mit der Tuberkulose Anlaß (Differentialdiagnose s. in den einzelnen Kapiteln).

---

[1] 1951.   [2] Literatur bei STICKL 1951, HAASE 1957.   [3] 1951.
[4] BEITZKE 1953c, Lit.   [5] CORONINI 1930.

Über die Differentialdiagnose der *epitheloidzelligen Form* siehe unter Sarkoidose (S. 306). Die Unterscheidung von vernarbten Tuberkeln und *Silikose*knötchen wurde von GIESE[1] eingehend diskutiert: Die silikotischen Knötchen neigen schon früh zu konzentrischer Schichtung, die Tuberkel dagegen zeigen eine mehr radiäre Anordnung von Zellen und hyalinen Bändern. Das Zentrum wird hierbei oft von Langhansschen Riesenzellen oder Kerntrümmern gebildet. Bei Verschmelzung mehrerer Silikosegranulome bleiben die Einzelknötchen abgrenzbar, verschmelzende Tuberkel gehen meist in eine diffuse Schwiele über. Endlich ist der Hyalinisierungstyp der Knötchen nahezu spezifisch für die Tuberkulose. Es sei noch ergänzt, daß in silikotischen Granulomen Staubpartikel vorkommen.

Prognose. Die Prognose der Tuberkulose peripherer Lymphknoten ist in der Regel ausgesprochen gut[2], nur ganz selten schließt sich eine Generalisation an. Dagegen wird die Neigung zu Rezidiven immer wieder hervorgehoben. Das gilt vor allem für die primäre Halslymphknotentuberkulose[3]. Bemerkenswert ist die Häufigkeit, mit der Lymphknotentuberkulosen zu einem Lupus vulgaris führen: Mindestens $^1/_3$ aller Lupusfälle entstehen auf dem Boden von Lymphknotentuberkulosen[4]. Nicht selten folgen auch Haut-Tuberkulide (Tuberculosis cutis indurativa Bazin, Tuberculosis cutis papulonecrotica) auf spezifische Lymphadenitiden[5].

2. Die Lymphknotenbeteiligung bei generalisierten Tuberkulosen[6]

Bei Generalisation der Tuberkulose sind immer auch die Lymphknoten befallen, wenn auch in verschiedener Stärke. Miliartuberkulose und Sepsis tuberculosa gravissima zeigen meist nur eine geringe bis mäßige Lymphknotenbeteiligung, das Krankheitsgeschehen der generalisierten käsigen Lymphknotentuberkulose dagegen wird ganz von den mächtig vergrößerten Lymphknoten bestimmt.

a) Lymphknoten bei Miliartuberkulose

Bei Miliartuberkulose findet man regelmäßig in den Lymphknoten wie in den übrigen Organen miliare bis übermiliare Knötchen. Diese entstehen bisweilen in den Follikeln. Bei der akuten Form sind die Tuberkel unscharf begrenzt, dicht gelagert und stark verkäst; bei der subakuten bis subchronischen Form findet man scharf begrenzte, locker liegende und nur z. T. verkäste Tuberkel[7].

b) Lymphknoten bei Sepsis tuberculosa gravissima[8]

Synonyma: Sepsis tuberculosa acutissima
          akute Tuberkelbacillensepsis
          Tuberkulosepsis
          areaktive generalisierte Tuberkulose

Bezeichnung. Die Sepsis tuberculosa gravissima wird weithin mit der Typhobacillose Landouzy identifiziert. Dies ist jedoch nicht statthaft; denn LANDOUZY[9] beschrieb in seiner bemerkenswerten Arbeit nicht die Tuberkulosepsis, sondern den klassischen hochfieberhaften hämatogenen Streuschub.

Pathogenese. Die Sepsis tuberculosa gravissima stellt nach UEHLINGER[10] das negative Gegenstück zum M. Besnier-Boeck-Schaumann dar. Die bei Tuberkulosepsis zu beobachtende negative Tuberkulinreaktion sei Ausdruck einer negativen Anergie, diejenige bei Sarkoidose dagegen Ausdruck einer positiven Anergie. BEITZKE[8] bezeichnet die Tuberkelbakteriensepsis als bösartige Variante der

---

[1] 1932/33.   [2] BRUGGER 1956.   [3] R. W. MÜLLER 1949.   [4] KALKOFF 1949.
[5] SIMON 1959.   [6] SCHMID 1951.   [7] ROTTER u. BÜNGELER 1955.
[8] Literatur bei BEITZKE 1953b.   [9] 1891.   [10] 1945.

Miliartuberkulose. Sie spiele sich in einem völlig wehrlosen Organismus ab. Die
Abwehrschwäche kann allgemeiner Natur sein (Strapazen, Alkoholismus, verschiedene Krankheiten), ist aber häufig auf eine Erkrankung der blutbildenden
Organe zurückzuführen. Als solche wurden genannt: Leukämische und aleukämi-
sche Myelose sowie Lymphadenose, Agranulocytose, Panmyelophthise und andere
Knochenmarksschädigungen. Angeblich sollen auch Perniciosa und Polycythämie
zur Sepsis tuberculosa gravissima führen. Die eigenen Sektionsfälle von Sepsis
tuberculosa gravissima betrafen 2 Kranke mit Osteomyelosklerose sowie je
einen Kranken mit Paramyeloblastenleukämie und chronischer myeloischer
Leukämie.

Welches das gemeinsame Prinzip der genannten Blutkrankheiten ist, und ob
es überhaupt ein solches gemeinsames Prinzip gibt, bleibt noch eine offene Frage.
MATTISEK[1] hält — wohl mit Recht — das *Fehlen oder die Minderwertigkeit der
Granulocyten* für das entscheidende Moment. WURM[2] sieht die Nekrosen als Ausdruck höchster Empfindlichkeit gegen das
Tuberkelbacterium an und vergleicht sie
mit dem Arthus-Phänomen. Vor allem
zweifelt WURM die Deutung an, daß die
Nekrosen Ausdruck reinster Bakteriengift-
wirkung seien, da er in einem Fall nur
spärliche, in einem anderen Fall erst nach
Antiforminanreicherung Erreger finden
konnte.

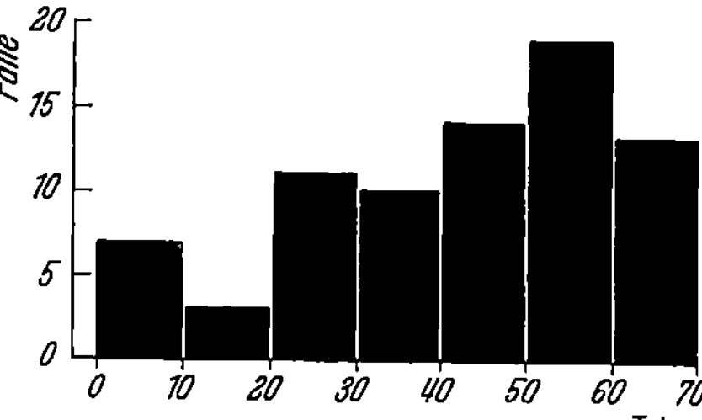

Abb. 170. Altersverteilung der Sepsis tuberculosa
gravissima nach den Zahlen von BEITZKE
(1953 b)

Vorkommen. Die Sepsis tuberculosa
gravissima wird meist erst bei der Sektion
erkannt. Nur in einem eigenen Fall war
schon zu Lebzeiten aus einem mesenterialen Lymphknoten die Krankheit
diagnostiziert worden. In den 4 eigenen Sektionsfällen waren vorwiegend
die lungenregionären und paratrachealen Lymphknoten betroffen.

Die höheren Lebensalter sind bevorzugt (s. Abb. 170). Geschlechtsverteilung
45:36 = ♂:♀[3].

Makroskopie. Makroskopisch sieht man in den oft stark vergrößerten Lymph-
knoten kleine und große Nekroseherde von gelblich-weißer bis grauweißer Farbe.
Die Lymphknoten erscheinen außerdem relativ feucht auf dem Schnitt. Die
Konsistenz ist weich.

Histologie. Histologisch finden sich große Nekrosen, die nach der oben gegebenen Definition als „primäre direkte" anzusprechen sind. Sie enthalten wie die
frischen Käseherde oft reichlich Kerntrümmer. Die Versilberung läßt innerhalb
der Nekrosen noch zahlreiche präexistente Fasern und Gefäße nachweisen. Oft
greifen die Nekrosen auch auf das benachbarte Binde- und Fettgewebe über.

Nach ROULET[4] soll der Nekrosemechanismus der Tuberkelbakteriensepsis
ein anderer sein als bei der gewöhnlichen Verkäsung. Man finde weniger Fibrin
und Fibrinoid. Nekrotisch seien nicht Epitheloidzellen, sondern monocytoide
Zellen.

In den Nekrosen sieht man in einem Teil der Fälle, oft ausgesprochen zentral,
dichte Rasen von Tuberkelbakterien, die manchmal schon bei Lupenvergrößerung
erkennbar sind. In einem anderen Teil der Fälle ist die Zahl der säurefesten Stäbchen mäßig bis gering; bisweilen macht der bakterioskopische Nachweis erhebliche Schwierigkeiten[2].

---

[1] 1942.   [2] WURM 1943.   [3] BEITZKE 1953 b.   [4] 1956.

Die Nekrose geht im allgemeinen unvermittelt in das angrenzende Lymphknotengewebe über, gelegentlich sieht man aber auch vereinzelte Epitheloidzellen am Rand. In einem unserer Fälle zeigte das Restgewebe eine starke Plasmocytose. Auch Eosinophile und Mastzellen waren in mäßiger Zahl eingestreut. Riesenzellen vom Sternberg-Typ, die von DIETRICH[1] und SIEGMUND[2] angeführt werden, kamen in den eigenen Präparaten niemals vor, gehören auch sicher nicht zum Bild der Tuberkelbakteriensepsis.

Prognose. Die Prognose der Sepsis tuberculosa gravissima ist stets infaust. Die Patienten gehen unter einem hochfieberhaften Krankheitsbild in einer Woche bis längstens 3 Monaten zugrunde.

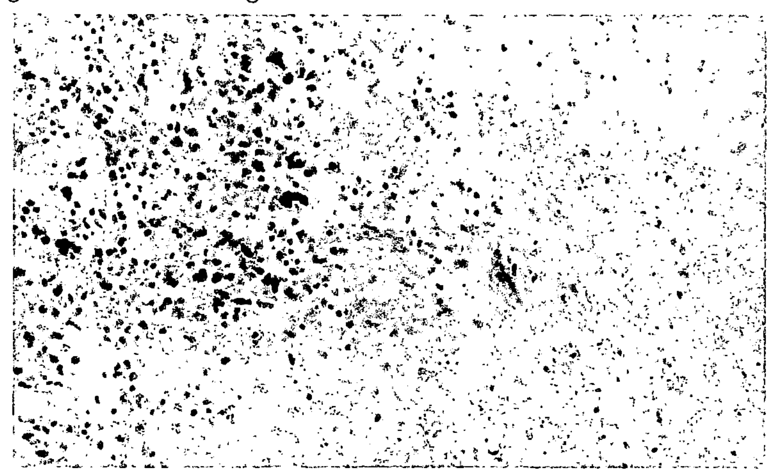

Abb. 171. Sepsis tuberculosa gravissima im Lymphknoten. Nekrose mit einigen Kerntrümmern. Keine epitheloidzellige Begrenzung. In der Umgebung reichlich Plasmazellen. Hilus-Lymphknoten eines Sektionsfalles von Osteomyelosklerose. 45jähriger ♂. Azur-Eosin. 250×

c) Die generalisierende käsige Lymphknotentuberkulose

Die generalisierende käsige Lymphknotentuberkulose ist schon lange bekannt und in den letzten Nachkriegsjahren wieder verstärkt in Erscheinung getreten[3]. Sie wurde u. a. bei Diabetikern beobachtet[4] und soll manchmal zu Knochenmarksschäden (Panmyelophthise) führen[5]. Man darf diese Tuberkuloseform wohl als Ausdruck herabgesetzter Widerstandskraft ansehen. Die Lokalisation der Tuberkulose in den Lymphknoten ist wohl Folge einer besonderen Organdisposition[6]. KOCH[7] reiht sie zwischen Primärkomplex und Generalisationsstadium ein und deutet sie mit WURM[8] als Zeichen einer protrahierten progressiven Durchseuchung[9]. Sie sei charakterisiert durch eine besondere immunbiologische Situation: Ein relativ hoher Durchseuchungswiderstand würde immer wieder kurzfristig durchbrochen, so daß schubweise eine weitere Ausbreitung erfolge. F. u. M. TRAUTMANN[6] lehnen dagegen eine postprimäre Entstehung für den größten Teil ihrer Fälle ab und glauben, daß die meisten Fälle lange nach der Primärinfektion hämatogen, vorwiegend von Lungenherden aus, entstünden. Bemerkenswert ist der Befund von R. LANDOLT[10], daß sich bei ihren 26 Sektionsfällen von generalisierter Lymphknotentuberkulose immer mindestens ein Organherd in einem der Lymphzuflußgebiete finden ließ.

---

[1] 1912.   [2] 1939.   [3] O. KOCH 1952, F. u. M. TRAUTMANN 1955.
[4] HORSTER u. WUNDER 1956, SACHSSE 1958.   [5] HORSTER u. WUNDER 1956.
[6] TRAUTMANN u. TRAUTMANN 1955, Lit.   [7] 1952.   [8] 1943.
[9] SCHURMANN 1928/29.   [10] 1955.

F. u. M. TRAUTMANN[1] haben in einer eingehenden Studie nach 19 eigenen Fällen und einer umfassenden Literaturübersicht das klinische Bild der generalisierenden käsigen Lymphknotentuberkulose dargestellt: Zuerst erkranken meist die cervicalen und submandibulären Lymphknoten. Es folgen in abnehmender Häufigkeit die thorakalen, axillären, abdominalen und inguinalen Lymphknoten. Die Ausbreitung erfolgt ausgesprochen schubweise. Die Blutsenkungsgeschwindigkeit ist meist hoch, die Tuberkulinreaktion stets mäßig bis stark positiv. LEITNER[2] dagegen fand eine negative oder schwach positive Tuberkulinreaktion. Die Alters- und Geschlechtsverteilung entspricht der üblichen Lymphknotentuberkulose (überwiegend Frauen!). Histologisch liegt stets eine stark verkäsende Lymphadenitis mit ausgesprochener Verkalkungstendenz zugrunde. Die Prognose muß als ernst angesehen werden: $^1/_4$ der Patienten von F. u. M. TRAUTMANN[1] starb, und nur die Hälfte wurde geheilt.

Lymphadenitis durch Mycobacterium balnei[3]

Es gibt säurefeste Stäbchen, die morphologisch vollkommen mit den Tuberkelbakterien übereinstimmen, die sich aber durch verschiedene bakteriologische Methoden von Tuberkelbakterien differenzieren lassen. Sie bilden in der Kultur einen gelblichen Farbstoff. Man hat sie daher als „gelbe Bacillen" bezeichnet. LINELL u. NORDÉN[4] schlagen auf Grund eingehender bakteriologischer, epidemiologischer und histologischer Studien vor, den Erreger Mycobacterium balnei (balneum = Bad) zu nennen, weil die Infektion bei 2 großen Epidemien[5] im Schwimmbad erfolgt war*. Es kam — vorwiegend bei Kindern und jungen Erwachsenen — zu entzündlichen Veränderungen an der Haut des Ellenbogens, gelegentlich auch der Knie. Oft war eine etwa 3 Wochen vorangegangene und wieder abgeheilte Abschürfung in dem erkrankten Hautgebiet erinnerlich. Zuerst fanden sich kleine, später bohnengroße Papeln, die nach einigen Wochen meist ulcerierten. Die regionären Lymphknoten waren nur ganz selten mitbetroffen. Histologisch zeigte die Haut tuberkelartige oder mehr diffuse Epitheloidzellansammlungen. Käsige Nekrosen oder Abscedierungen waren sehr selten, fibrilläre Nekrosen kamen in einem Drittel der Fälle vor. Die regionären Lymphknoten wurden von LINELL u. NORDÉN nicht untersucht.

HENSLER, FLANAGAN u. SPRAGUE[6] haben 559 Patienten, die in die Tuberkulosestation ihres Krankenhauses eingewiesen worden waren, auf das Vorkommen von Mycobacterium balnei untersucht. In 11 Fällen konnten sie chromogene, säurefeste Stäbchen finden. Sechsmal waren die Keime nur als Saprophyten oder als Ausdruck einer Mischinfektion aufzufassen. Fünfmal stellten sie sehr wahrscheinlich das ursächliche Agens dar. Unter diesen 5 Fällen wurde auch ein 5jähriger Junge aufgeführt, bei dem eine submandibuläre Lymphknotenschwellung mit dem histologischen Bild der käsigen Lymphknotentuberkulose bestand. Im Schnitt konnte man säurefeste Stäbchen nachweisen. Der Kranke wurde bald geheilt entlassen. Die übrigen 4 Fälle betrafen nur Lunge und Pleura.

Wahrscheinlich sind hier auch die Erkrankungsfälle von KEITH, WEED und NEEDHAM[7] einzureihen: Die Verff. berichten von 8 Kindern mit cervicalen Lymphadenitiden, die histologisch von käsigen Tuberkulosen nicht zu unterscheiden waren. Bakteriologisch ließen sich säurefeste „saprophytäre" Mycobakterien

---

* In diesem Zusammenhang ist die Tatsache bemerkenswert, daß von holländischen Forschern jüngst bei Fischen Mycobacterium balnei nachgewiesen wurde (mündl. Mitteilung Prof. GEURDEN 1961).

[1] 1955.   [2] 1944.

[3] NORDÉN u. LINELL 1951, ZETTERGREN 1952, BUHLER u. POLLACK 1953, LINELL u. NORDÉN 1954, Lit., HENSLER, FLANAGAN u. SPRAGUE 1959, Lit.

[4] 1954.   [5] ZETTERGREN 1952, LINELL u. NORDÉN 1954.   [6] 1959.   [7] 1957.

nachweisen. Durch Injektion der Erreger in Meerschweinchen konnte nicht regelmäßig eine Erkrankung der Tiere ausgelöst werden. Verff. lehnen es ab, die Bakterien auf Grund der Bildung von gelbem Farbstoff zu identifizieren, da qualitative und quantitative Unterschiede des Pigments bei den verschiedenen Stämmen bestünden. Außerdem sei die Pigmentbildung an sich eine instabile und variable Eigenschaft. Die zahlreichen beigegebenen histologischen Bilder zeigen eine vollkommene Übereinstimmung mit der Lymphknotentuberkulose: Es werden Käseherde mit palisadenförmig stehenden Epitheloidzellen sowie Langhansschen Riesenzellen und Epitheloidzelltuberkel abgebildet. Die bakteriologische Identifizierung des Erregers wird empfohlen, weil die Prognose wesentlich besser als bei der Tuberkulose sei.

Nach den noch bescheidenen Kenntnissen darf man wohl annehmen, daß die histologischen Veränderungen im Lymphknoten völlig mit der käsigen Form oder auch der Mischform der Lymphknotentuberkulose übereinstimmen. Da im Schnitt außerdem manchmal säurefeste Stäbchen aufzufinden sind, und da auch die Tuberkulin-Reaktion durch die Infektion positiv zu werden scheint[1], dürfte eine Unterscheidung von echter Tuberkulose für den Pathologen unmöglich sein und muß daher bakteriologischen Methoden (Kultur, Tierversuch) überlassen bleiben.

Lymphknoten bei Brucellosen[2]

Synonyma[3]: 1. Maltafieber:
Febris undulans melitensis Bruce
Brucellosis typo caprino s. ovino
2. Bangsche Krankheit:
Febris undulans abortus Bang
Brucellosis typo bovino
3. Schweinebrucellose:
Febris undulans suis Traum
Brucellosis typo porcino

Unter dem Begriff Brucellose faßt man heute das Maltafieber, die Bangsche Krankheit und die Schweinebrucellose zusammen. Das Maltafieber wird durch Brucella melitensis ausgelöst und vorwiegend durch Ziegen auf den Menschen übertragen. Den Erreger der Bangschen Krankheit bezeichnet man als Brucella abortus. Er kommt vor allem bei Rindern vor. Die Brucellose der Schweine wird durch Brucella suis hervorgerufen.

Die Brucellen stellen kurze kokkenartige Stäbchen dar, die sich mit Methylenblau leicht färben und gram-negativ sind. Alle 3 Keime können Erkrankungen des Menschen auslösen. Die Schwere der Krankheitsbilder und wohl auch die Pathogenität der Keime nehmen in der Richtung Maltafieber, Schweinebrucellose, Morbus Bang ab.

Vorkommen. Die Brucellose ist sicher häufiger, als sie erkannt wird. Dies gilt insbesondere für die Zahl der publizierten und diagnostizierten Lymphknotenbrucellosen. In unserem Untersuchungsgut kommt nicht ein einziger Fall von Brucellose vor.

Die klinischen Angaben über die Häufigkeit der Lymphknotenbeteiligung schwanken erheblich. Doch dürfte mindestens die Hälfte der Brucellosen mit einer Lymphknotenschwellung einhergehen. Nach JANBON und BERTRAND[4] betrifft

---

[1] ZETTERGREN 1952, LINELL u. NORDÉN 1954.

[2] Übersichten: SHARP 1934 (Pathologische Anatomie), Symposion über Brucellose („Brucellosis" 1950), KOLLE-HETSCH-SCHLOSSBERGER 1952, LOFFLER u. MORONI 1952, LOFFLER, MORONI u. FREI 1955, ROULET 1956 (Histologie), GRUMBACH u. KIKUTH 1958.

[3] Weitere Synonyma siehe bei LÖFFLER, MORONI u. FREI 1955.   [4] 1955a, b.

die akute Brucellose vor allem die Lymphknoten, während die chronische Brucellose vorwiegend die Eingeweide, das Zentralnervensystem einschließlich Meningen und Rückenmarkswurzeln und besonders das Knochenmark befalle.

Die *Alters*kurve zeigt beim Morbus Bang ein starkes Überwiegen der Jahrgänge zwischen dem 20. und 40. Lebensjahr (s. Abb. 172). Erkrankungen von Säuglingen sind sehr selten, obwohl diese die größte Milchmenge konsumieren. Das männliche *Geschlecht* erkrankt mindestens doppelt so häufig wie das weibliche. Die Patienten sind vielfach in der Land- und Milchwirtschaft tätig. Auch Metzger, Köche, Tierärzte und Hausfrauen infizieren sich nicht selten an den keimhaltigen tierischen Organen.

In den Sommermonaten ist eine ausgesprochene Häufung der Erkrankungen an Morbus Bang festzustellen. LÖFFLER, MORONI u. FREI[1] halten es für wahrscheinlich, daß die hohe Geburtenzahl der Haustiere in diesem Zeitraum dafür verantwortlich ist.

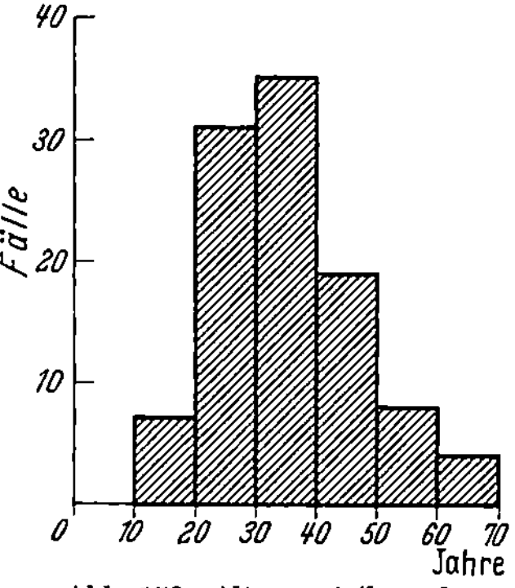

Abb. 172. Altersverteilung der Brucellose nach LOFFLER, MORONI u. FREI (1955)

Das Maltafieber kommt nur im Mittelmeerraum sowie in Nordamerika und Australien vor. Die Bangsche Krankheit wird in allen Erdteilen, auch in Deutschland, beobachtet. Die Schweinebrucellose ist weitgehend auf Nordamerika beschränkt, doch wurden auch Fälle in der Schweiz, in Dänemark und Frankreich beschrieben.

Epidemiologie. Die Brucellosen werden — von extrem seltenen Sonderfällen abgesehen — nicht von Mensch zu Mensch übertragen. Als Infektionsquelle dienen in der Regel die Haustiere Ziege, Rind oder Schwein (s. Abb. 173). Unter diesen sind die gesunden Bakterienträger von mindestens ebensogroßer Bedeutung für die Ausbreitung der Brucellosen wie die kranken Tiere. Seltener werden auch Pferde, Hunde, Katzen und sogar Kaltblüter angesteckt. Die Inkubationszeit beträgt für das Maltafieber 14 ± 6 Tage, für den Morbus Bang wohl Wochen bis Monate.

Brucella melitensis führt zu einer Erkrankung des Ziegeneuters und wird daher vorwiegend durch die Milch auf den Menschen übertragen. Gelegentlich kommt der Erreger des Maltafiebers auch bei Rindern und Schweinen vor. *Brucella abortus* siedelt sich ebenfalls im Euter, aber auch im schwangeren Uterus von Kühen an. Die Infektion des Menschen erfolgt daher einerseits durch den Genuß von Milch und gewissen Milchprodukten. Allerdings bedarf es zur oralen Infektion größter Mengen von Keimen, wie sie nur in ungekochter oder nichtpasteurisierter Milch stark verseuchter Kühe vorkommen. Andererseits werden die Brucellen durch Berührung mit Abortteilen, Placentargewebe und dgl. auf den Menschen übertragen. Auch Exkrete und Sekrete können erregerhaltig sein und eine Erkrankung des Menschen auslösen. Neuerdings verursachte die Frischzellentherapie mit bovinem Placentar- und Fetalgewebe Infektionen mit Brucella abortus[1]. *Brucella suis* kommt in den verschiedenen Geweben und Körperflüssigkeiten des Schweines vor und wird von hier aus unmittelbar auf Haut oder Schleimhaut des Menschen übertragen. Selten wurde Brucella suis auch beim Rind nachgewiesen.

Die Infektion mit Brucellen erfolgt also in erster Linie über den Verdauungstractus, speziell durch den Genuß von keimhaltiger Milch, und in zweiter Linie durch die Haut. Voraussetzung hierfür erscheint allerdings eine, wenn auch

---

[1] LÖFFLER, MORONI u. FREI 1955.

kleine Verletzung der Haut zu sein. Eine aerogene Verbreitung durch Tröpfcheninfektion kommt wahrscheinlich vor, wurde aber noch nicht bewiesen.

Lokalisation. Eingehende Untersuchungen über Häufigkeit und Lokalisation der Lymphknotenbrucellose verdanken wir JANBON u. BERTRAND[1]. Nach ihren Angaben findet man sehr selten eine umschriebene Schwellung der regionären Lymphknoten, die mit dem Primärinfekt den „Primärkomplex" bilden. Es handelt sich hierbei meist um Lymphadenitiden der Axilla nach Handverletzungen.

Im Rahmen der septicämischen Phase der Erkrankung fanden JANBON u. BERTRAND[1] 3 Ausbreitungstypen der Lymphknotenschwellung:

1. Eine isolierte, relativ hochgradige Lymphknotenvergrößerung, vorwiegend im Halsbereich (Teil eines Primärkomplexes im oberen Verdauungstractus?).

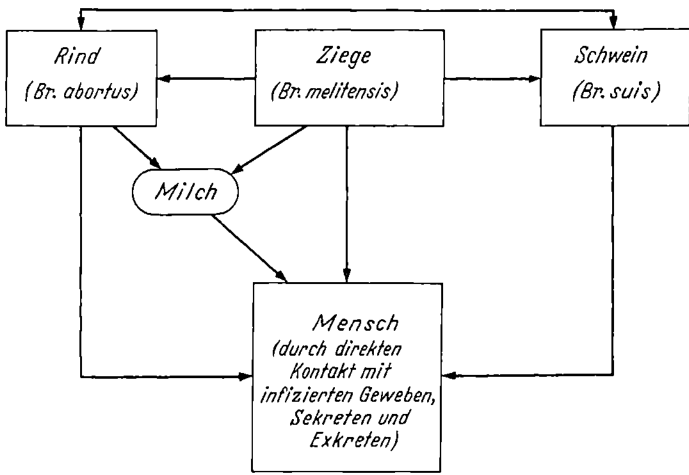

Abb. 173. Grundzüge der Epidemiologie der Brucellosen (nach SPINK 1948)

2. Eine generalisierte mäßige Vergrößerung der oberflächlichen Lymphknoten. Sie betrifft cervicale, supraclaviculäre, axilläre, inguinale und crurale Lymphknoten.

3. Eine Kombination des 1. und 2. Typus, d. h. eine generalisierte mäßige Vergrößerung der oberflächlichen Lymphknoten, von denen eine Gruppe deutlich voluminöser ist und sich dadurch von den übrigen Lymphknotenregionen abhebt.

Zusammen mit den oberflächlichen sind häufig auch die tiefen Lymphknoten, speziell die mediastinalen und mesenterialen, aber auch die portalen und paraortalen Lymphknoten befallen.

Makroskopie. Die Lymphknoten sind meist nur mäßig vergrößert (auf 1—2 cm) und überschreiten nur ausnahmsweise einen Durchmesser von 3 cm. Die Konsistenz ist mittelfest bis weich. Auf dem Schnitt erkennt man gelegentlich kleine gelblichgraue Herde, selten Eiterpunkte. Größere Einschmelzungsbezirke wurden nur vereinzelt beobachtet. Eine fast vollständige Verkäsung des Lymphknotens beschreiben CROW u. Mitarb.[2]. Im übrigen ist die Schnittfläche grau bis graurot und oft ausgesprochen saftreich.

Histologie. Die Lymphknotenveränderungen bei Brucellose sind in zahlreichen kasuistischen Veröffentlichungen[3], zuerst von WOHLWILL[4], RÖSSLE[5] sowie

---

[1] 1955a.   [2] CROW, TORMEY, REDNER u. SULLIVAN 1953.

[3] HASLHOFER 1933, MATZDORF 1933, WEGENER 1935, SPRUNT u. McBRYDE 1936, PARSONS u. POSTON 1939, FORBUS 1943, SPINK 1948, 1952, W. MULLER 1952, CROW, TORMEY, REDNER u. SULLIVAN 1953, LUMB 1954, REFVEM 1954, STEIGER 1955 u. a.   [4] 1932.   [5] 1933.

v. Albertini u. Lieberherr[1] eingehender beschrieben worden. Das größte Untersuchungsgut überblicken Janbon u. Bertrand[2]; sie berichten über die Lymphknotenhistologie anhand von 46 bakteriologisch gesicherten Brucella melitensis-Infektionen. Wir selbst konnten 2 Brucellose-Fälle von Herrn Prof. Uehlinger für die folgende Darstellung mitverwerten.

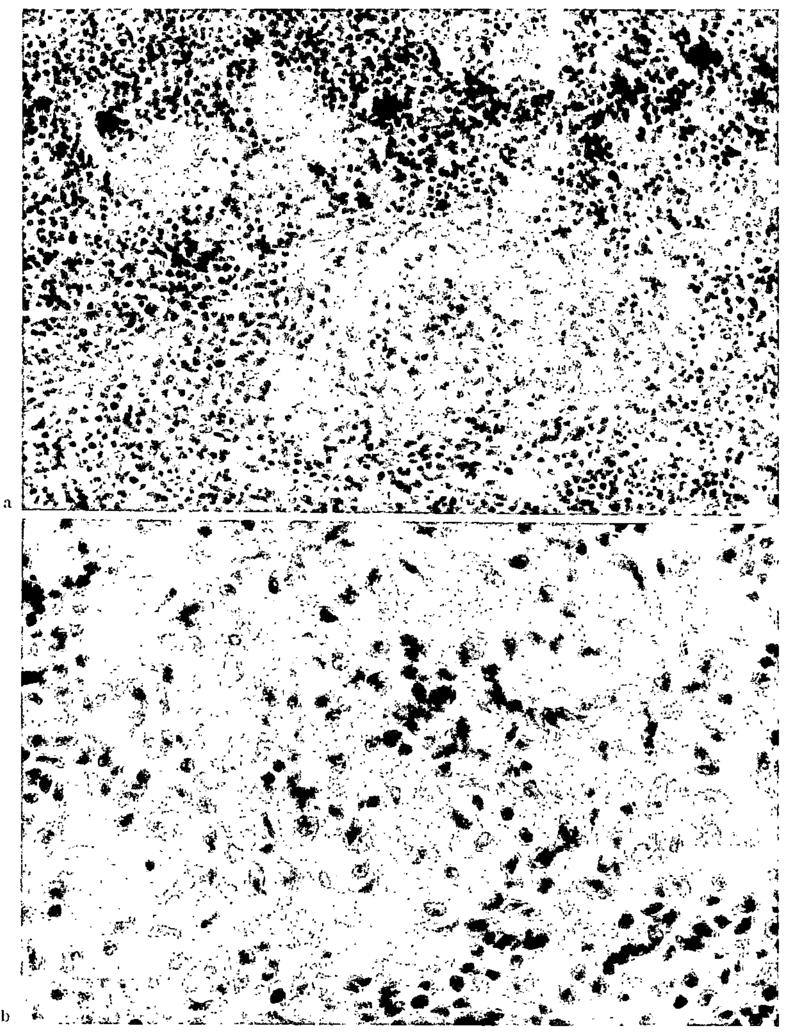

Abb. 174a u. b. Brucellose (Bangsche Krankheit). Epitheloidzellgranulome ohne Verkasung. Fall I von Prof. Dr. Uehlinger. Bioptisches Präparat. Hämatoxylin-Eosin. a 250×, b 500×

Wir unterscheiden 3 Arten der Lymphknotenveränderungen:

1. Verschiedene Formen der reaktiven Hyperplasie,
2. tuberkuloide Veränderungen,
3. kleine Nekrosen mit Granulocyteninfiltration.

Zu 1. Manchmal besteht nur eine follikuläre lymphatische Hyperplasie und vor allem ein ausgeprägter *Sinuskatarrh*. Auch die Reticulumzellen des Markes

[1] 1937. [2] 1949, 1955a.

sollen oft stark vermehrt sein[1]. Nur gelegentlich werden größere Mengen von Plasmazellen erwähnt.

Zu 2. Das häufigste histologische Substrat der Brucellose stellen *Epitheloidzellknötchen* (s. Abb. 174) dar, die z. T. etwas kleiner als Tuberkel sind, bisweilen auch konfluieren und dann größere lappig gebaute Herde bilden[2]. Manchmal zeigen die Epitheloidzellherde eine radiäre Anordnung ihrer Zellen[2]. Sie setzen sich vorwiegend aus saftigen Epitheloidzellen zusammen, aus denen sich gelegentlich Langhanssche Riesenzellen entwickeln. In diesen konnte ROULET[2] Schaumann-Körper nachweisen. Selten kommen fibrinoide Nekrosen in den größeren Epitheloidzellherden vor. Die lymphocytenreiche Umgebung enthält oft einige eosinophile Granulocyten, gelegentlich auch Plasmazellen. Eine stärkere Fibroseneigung der Epitheloidzellherde scheint nicht zu bestehen, meist sind in den Knötchen nur spärliche feine Fasern zu erkennen[2]. Auch dürfte es zu keiner wesentlichen Hyalinisierung der umgebenden Pulpa kommen.

Die Epitheloidzellknötchen finden sich im allgemeinen in der Pulpa. HASLHOFER[3] scheint sie auch in Keimzentren gesehen zu haben, und v. ALBERTINI u. LIEBERHERR[4] beschreiben sie innerhalb der Sinus. In einem Lymphknoten des 1. Falles von UEHLINGER lagen einzelne Epitheloidzellgruppen auch in der Lymphknotenkapsel.

Nach WOHLWILL[5] enthalten die Epitheloidzellen sudanpositive Tropfen Diese hält ROULET[2] differentialdiagnostisch für bedeutsam.

Das restliche lymphatische Gewebe besteht meist aus Lymphocyten, doch kommen auch stärkere Reticulocytosen vor. STEIGER[6] beschreibt in der Pulpa einzeln liegende Riesenzellen vom Langhans-Typ, die nicht selten Kalkschollen enthielten. Die Lymphfollikel sind meist frei von Keimzentren. Im Markbereich besteht oft ein starker Sinuskatarrh. v. ALBERTINI und LIEBERHERR[4] beobachteten einmal innerhalb der Sinus Herde, „in deren Bereich die Maschen mit fibrinoiden Massen durchsetzt" waren, und die mehr oder weniger knötchenförmig erschienen.

Gegenüber der epitheloidzelligen Lymphknotenreaktion wurde eine fast vollständige käsige Nekrose bei (Schweine-) Brucellose unseres Wissens nur einmal beschrieben[7]. Sie war von einer käsigen Lymphknotentuberkulose nicht zu unterscheiden und enthielt sogar kleine Verkalkungsherde. Die Käserandzone wurde von einem Epitheloidzellsaum mit Langhansschen Riesenzellen begrenzt. Eine Hyalinisierung oder Fibrose wurde nicht beobachtet.

In dem 2. von Herrn Prof. UEHLINGER überlassenen Fall sind im Lymphknoten kleinste Käseherde zu finden, die von einem breiten Epitheloidzellwall mit einzelnen Langhansschen Riesenzellen umgeben werden (s. Abb. 175). Die innerste Lage der Epitheloidzellen besitzt pyknotische Kerne. In dem übrigen lymphatischen Gewebe sind die Plasmazellen erheblich, die Plasmazellvorstufen gering vermehrt. Sekundärknötchen werden nicht gefunden. Auch besteht kein Sinuskatarrh. Das histologische Bild dieses Lymphknotens wäre etwa dem Mischtyp der Lymphknotentuberkulose an die Seite zu stellen.

Zu 3. Selten sieht man die relativ spezifischen, vorwiegend kleinen *Nekroseherde* mit geringen Mengen von zerfallenden Granulocyten. Ausnahmsweise kommen auch rundliche Mikroabscesse vor. Gleichzeitig sollen nach LUMB[8] und anderen Autoren[9] Riesenzellen auftreten, die den Sternbergschen Riesen-

---

[1] HASLHOFER 1933, RÖSSLE 1933, JANBON u. BERTRAND 1955a, STEIGER 1955 u. a.
[2] ROULET 1956.   [3] 1933.   [4] 1937.   [5] 1932.   [6] 1955.
[7] CROW, TORMEY, REDNER u. SULLIVAN 1953.   [8] 1954.
[9] PARSONS u. POSTON 1939, FORBUS 1943, AJELLO 1950, 1951.

zellen ähnlich seien. Es dürfte sich hierbei wohl um reaktive Riesenzellen von Plasmazellvorstufen, basophilen Stammzellen und/oder Reticulumzellen handeln.

Das histologische Bild der Brucellose scheint weitgehend unabhängig davon zu sein, ob eine Infektion mit Brucella melitensis, abortus oder suis vorliegt. Vielleicht ist die Nekroseneigung und die exsudative Komponente bei der Bangschen Krankheit im allgemeinen etwas geringer als bei den beiden anderen Brucellose-Formen.

Die Erreger konnten bis jetzt in den histologischen Schnitten niemals aufgefunden werden, auch nicht in den Nekrosen.

LUMB[1] unterscheidet 3 Erscheinungsformen der Brucellosen: 1. Septicamie (relativ akuter Verlauf), 2. fokale Erkrankung (akuter Verlauf), 3. chronische Brucellose (prolongierter Ver-

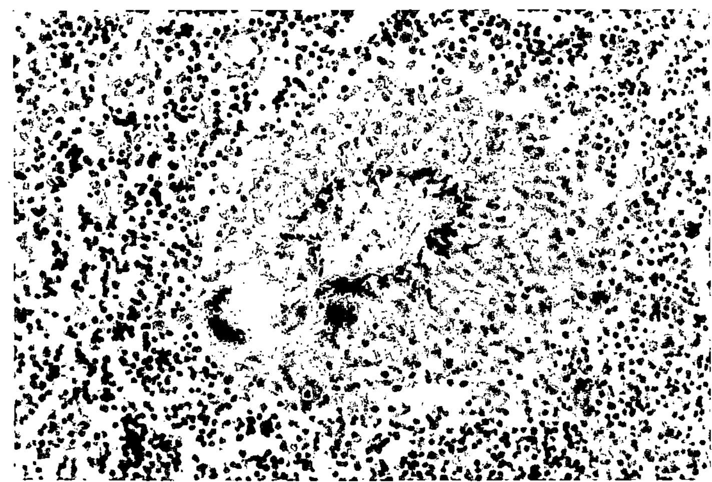

Abb. 175. Brucellose (Bangsche Krankheit). Größeres Epitheloidzellknotchen, das eine kleine Nekrose mit Kerntrummern aufweist. Langhanssche Riesenzelle am Rand. Fall II von Prof. Dr. UEHLINGER. Autoptisches Praparat. 27jahriger ♂. Hamatoxylin-Eosin. 250×

lauf). Bei der 1. und 2. Form tritt nach seiner Ansicht nur ein Sinuskatarrh auf, wahrend die 3. Form durch eine starke Proliferation der Sinusretothelien, das Vorkommen von Nekrosen und Riesenzellen ähnlich dem Sternberg-Typ gekennzeichnet sei.

Über die histologischen Veränderungen im Tierexperiment liegen zahlreiche Untersuchungen vor. Wir führen in der Fußnote nur einige neuere Arbeiten an[2].

Diagnose. Die Brucellose ist auf Grund der Lymphknotenhistologie allein nicht zu diagnostizieren, aber man muß bei allen tuberkuloiden Lymphadenitiden an die Möglichkeit einer Brucellose denken. Vor allem sollte man bei dem Vorliegen von leukocytenhaltigen Nekrosen stets bakteriologisch-serologische Methoden anwenden, um die Natur der Erkrankung zu erkennen.

Von den zahlreichen bakteriologisch-serologischen Methoden[3] berechtigt allein der Erregernachweis im Blut, in verschiedenen Körperflüssigkeiten (z. B. Duodenalsaft) oder Organpunktaten (z. B. im Sternalpunktat[4]), eine Brucellose sicher zu diagnostizieren. Dies gelingt oft im Blut, und zwar nicht nur bei akuten Infektionen, sondern auch bei chronischen Brucellosen[3]. Der bakteriologisch-kulturelle Nachweis gelang JANBON u. BERTRAND[5] auch in 71% ihrer excidierten Lymphknoten. Er erfordert aber eine gute Technik. Die einwandfreie Differenzierung der

---

[1] 1954.

[2] GODGLÜCK 1952, NUZZOLILLO 1954, ASANO, KATSUMATA u. TOFUKUJI 1955, VICTOR, MIKA u. GOODLOW 1955.

[3] Siehe LÖFFLER, MORONI u. FREI 1955.   [4] SPINK 1948.   [5] 1955a.

3 Brucella-Arten ist nur durch Züchtung der Keime möglich, während die serologischen Methoden hierfür nur mit Zurückhaltung heranzuziehen sind[1].

Unter den serologischen Verfahren kommt der Agglutination und Komplementbindungsreaktion sowie dem Nachweis blockierender Antikörper (Blokking-Test bzw. Brucella-Coombs-Test) die größte Bedeutung zu. Bei akuten und subakuten Brucellosen ist besonders die Agglutinationsreaktion zu empfehlen, die Höhe der erreichten Titer schwankt aber erheblich je nach der angewandten Technik. Es gibt akute und vor allem chronische Erkrankungen, die serologisch nicht erfaßt werden können. Dann sollte die Burnetsche Intracutanreaktion[2] angestellt werden. Sie ist jedoch mit dem Nachteil behaftet, daß sie Brucella-Infektion und -Immunität nicht unterscheiden läßt. Der Hauttest wird 48 Std nach Injektion einer *stark* verdünnten Antigenlösung positiv, bleibt aber gelegentlich — zusammen mit den serologischen Reaktionen — negativ.

Zahlreiche weitere Einzelheiten über die Technik und Verwertbarkeit bakteriologisch-serologischer Methoden siehe bei LÖFFLER, MORONI u. FREI[3]. Einschlägige praktische Hinweise enthält die Arbeit von WUNDT[4].

Neben diesen bakteriologisch-serologischen Verfahren kann die bioptisch-histologische Untersuchung von Organpunktaten oft schon einen Hinweis auf das Vorliegen einer Brucellose geben: In der Leber sind fast immer[5], im Sternalpunktat oft Epitheloidzellgranulome zu finden[6]. Auch das Blutbild kann zur Stützung der Diagnose herangezogen werden: Es zeigt meist eine relative und absolute Lymphocytose. Am Herzen findet sich häufig eine schwere Aortenendokarditis, die verkalkt und zur Stenose führt[7].

Differentialdiagnose. Die leukocytenhaltigen Nekrosen sind recht charakteristisch für Brucellose, aber sicherlich nicht spezifisch. So können z. B. Salmonellen-Infektionen ähnliche Bilder hervorrufen. Auch die *reticulocytäre abscedierende Lymphadenitis* kann in einzelnen granulocytenreichen Herden verwandte Züge aufweisen. Dies gilt insbesondere für Fälle, bei denen gleichzeitig noch Epitheloidzellgranulome entwickelt sind. Die starke Proliferation von kleinen Reticulumzellen in den granulocytenhaltigen Herden ist bei Brucellose m. W. zwar nicht beschrieben; trotzdem erscheint die bakteriologisch-serologische Sicherung unumgänglich notwendig.

Dies gilt in noch höherem Maße für die Unterscheidung von Brucellose und *Tuberkulose*. Allein das Auftreten von Granulocyten in Epitheloidzell-Granulomen scheint einigermaßen kennzeichnend für Brucellose, es kommt aber z. B. auch bei Lues III vor. ROULET[8] gibt uns folgende diagnostische Leitsätze für die histologische Abgrenzung der Brucellose von der Tuberkulose an die Hand:

„Die Granulomzellen (‚Epitheloidzellen‘) sind bei Brucellosen lockerer zusammengelagert, der syncytiale Aufbau ist leichter zu sehen; das Gitterfasergerüst erscheint weniger ausgeprägt und sehr dunnfaserig. Die Phagocytosetätigkeit der Epitheloidzellen ist bei Brucellosen in älteren Granulomen ausgesprochener als bei der Tuberkulose; im Cytoplasma dieser Zellen findet man bei Brucellosen häufiger feine Fetttropfen. Riesenzellen sind nicht so regelmäßig wie bei der Tuberkulose und liegen ofters auch außerhalb von Granulomen (vor allem in lymphatischen Organen). Plasmazellen sind viel reichlicher bei Brucellosen, desgleichen eosinophile Leukocyten. Das Auftreten von neutrophilen Leukocyten im Bereich der Epitheloidzellenzone und besonders im Zentrum der Knotchen spricht eindeutig für Brucellose. Die centronodulare Nekrose stellt keine Verkasung, sondern eine fibrinoide Nekrose aus exsudativem Vorstadium dar; sie neigt nicht zur Kalkablagerung. Ist sie größeren Umfangs, wird sie häufig durch Leukocyten sekundär ersetzt und zerfällt eitrig.‟

---

[1] Siehe LÖFFLER, MORONI u. FREI 1955.
[2] Siehe unter anderen BAER u. YANOWITZ 1950, HUNZIKER 1958.
[3] 1955.   [4] 1958.   [5] SPINK 1948.
[6] SUNDBERG u. SPINK 1947, STETTBACHER u. WEGMANN 1949, FISHER 1951.
[7] PEERY 1958.   [8] 1956.

Bei dem Vorkommen von Epitheloidzellansammlungen müssen außer der Tuberkulose alle Erkrankungen ausgeschlossen werden, bei denen eine klein- oder großherdige Epitheloidzellproliferation beobachtet wird (s. S. 191 ff.). Hier ist vor allem die *Sarkoidose* zu nennen, über deren Abgrenzung sich FREIMAN[1] geäußert hat. Bei der Sarkoidose treten keine solch hochgradigen Retothelproliferationen in Pulpa und Sinus und auch keine stärkeren Infiltrationen mit neutrophilen Granulocyten auf. Doch können die Lungen in ähnlicher Weise wie bei der Sarkoidose erkranken. Auch eine Iridocyclitis kommt bei der Brucellose vor. Eine sichere Unterscheidung von Sarkoidose und Brucellose gestatten nur bakteriologisch-serologische Methoden.

Ob tatsächlich die Abtrennung der Brucellose von der *Lymphogranulomatose* so schwierig sein kann, wie mehrfach in der Literatur behauptet wird[2], erscheint uns zweifelhaft. Jedenfalls dürfte die Identifizierung echter Sternbergscher Riesenzellen im Giemsa-Präparat meist so eindeutig möglich sein, daß eine Verwechslung mit anderen Riesenzelltypen (Riesenzellen der Plasmazellvorstufen, der basophilen Stammzellen und der Reticulumzellen) im allgemeinen nicht zu befürchten ist. Der Fall von RABSON[3] stellt nach den beigegebenen Abbildungen eine klassische Lymphogranulomatose dar; durch den Nachweis von Agglutininen gegen Brucella abortus allein ist eine Brucellose nicht zu diagnostizieren!

Prognose. Sichere Angaben über die Prognose sind heute nicht möglich, da durch die Heilerfolge mit den neuen Antibiotica die früheren Statistiken überholt sind. Die Zahl der Todesfälle betrug vor der antibiotischen Ära beim Maltafieber etwa 5—20%, während die Bangsche Krankheit in 2—5% der Fälle tödlich endete.

Lymphknoten bei Sarkoidose (Morbus Besnier-Boeck-Schaumann)[4]

Synonyma: M. Boeck
M. Hutchinson-Boeck
M. Schaumann
Boecksches Sarkoid
M. Mylius-Schürmann
Lymphogranulomatosis benigna
Granulomatosis benigna
benignes Miliarlupoid
epitheloidzellige Granulomatose
torpide sklerosierende Tuberkulose
universelle sklerosierende tuberkulöse großzellige Hyperplasie
nicht verkäsende Tuberkulose
atypische Tuberkulose
Stengel-Wolbachsche Sklerose

Nosologie und Definition. Die nosologische Stellung der Sarkoidose ist noch umstritten[5]. Insbesondere besteht noch keine Übereinstimmung bezüglich der tuberkulösen Ätiologie der Sarkoidose, obwohl KALKOFF[6] und zahlreiche weitere Sachkenner[7] viele Argumente zugunsten dieser Ätiologie angeführt haben. Wir

---

[1] 1948.   [2] Zum Beispiel LUMB 1954.   [3] 1939.

[4] KISSMEYER 1932, PAUTRIER 1940, LONGCOPE 1941, FREIMAN 1948, LEITNER 1949, KALKOFF 1950, 1955, VOGT 1950, SCHMID 1951, LONGCOPE u. FREIMAN 1952, ZETTERGREN 1954, HEILMEYER, WURM u. REINDELL 1955, UEHLINGER 1955, 1957/58, WEGNER u. WURM 1957.   [5] ROULET 1956.   [6] 1950, 1955.

[7] KYRLE 1910, GANS 1925, SCHAUMANN 1934, OPSAHL 1943, WURM 1943, GÜTHERT u. HÜBNER 1944, TEILUM 1948, LEITNER 1949, KALKOFF 1950, LINDIG 1951, SCHMID 1951, LÜCHTRATH 1953, 1954, REH 1954, ZETTERGREN 1954, ROTTER u. BÜNGELER 1955, HEILMEYER 1957, KONN 1957, K. WURM 1957 u. v. a.

halten es für *durchaus möglich*, daß die Sarkoidose — in unseren Breiten wenigstens — als relativ gutartige Generalisationsform der Tuberkulose aufzufassen ist, der endgültige Beweis für diese Annahme steht jedoch noch aus. Wir trennen daher bis zur eindeutigen Klärung der Ätiologie die Sarkoidose von den Generalisationsformen der Tuberkulose ab.

Das Krankheitsbild der Sarkoidose ist nicht allein histologisch zu definieren. Folgende 3 Kriterien sind zur Diagnose eines M. Besnier-Boeck-Schaumann unerläßlich:

1. Es besteht *histologisch* das *Bild der epitheloidzelligen Tuberkulose* mit nur ganz geringer Verkäsungstendenz.

2. Klinisch oder pathologisch-anatomisch sind *Zeichen von Generalisation* vorhanden: Vor allem müssen mehrere Lymphknotenregionen, zumindest beide Lungenhili, betroffen sein. Als weitere Einzelmanifestationen und Syndrome kommen noch die folgenden in Frage:

Uveoparotitis (Heerfordtsches Syndrom, zum Teil auch als Mikulicz-Syndrom benannt[1])

Iridocyclitis

Miliarlupoid

Lupus pernio

Sarkoid Darier-Roussy

Angio-Lupoid Brocq-Pautrier

Ostitis cystoides multiplex (JÜNGLING)

3. Eine *faßbare Ursache* für die „epitheloidzellige Granulomatose" ist *nicht aufzufinden*. So entfallen alle „sarkoidähnlichen Reaktionen" bei Carcinomen, bei Berylliose u. dgl. Weiterhin dürfen spezifische Infektionen, bei denen der Erreger nachweisbar oder serologisch zu erschließen ist, nicht als Sarkoidose bezeichnet werden. Ich nenne nur die Brucellose, Lepra und Lues.

Ja selbst der Fund von Tuberkelbakterien in den Schnitten macht die Diagnose M. Besnier-Boeck-Schaumann sehr fragwürdig[2], wie denn auch die Tuberkulinreaktion in den fortgeschrittenen Stadien negativ, allenfalls schwach positiv ist. Auf gleicher Linie liegen die Ergebnisse der Thoraxdurchleuchtung: Die Lungen zeigen in der Regel keine floriden tuberkulösen Veränderungen und oft auch keine Kalkherde oder andere Abheilungszeichen[2].

Nur wenn die genannten 3 Kriterien erfüllt sind, dürfen wir von Sarkoidose sprechen. Wir müssen aber den Blick freihalten für etwa notwendige Korrekturen in bezug auf die Entscheidung, welche Syndrome man zur Sarkoidose zählen darf und welche nicht. Dies gilt z. B. für das Löfgren-Syndrom (bilaterale Schwellung der Hiluslymphknoten mit gleichzeitig bestehenden allergisch-hyperergischen Symptomen, z. B. Erythema nodosum)[3]. Es wird von DÜNNER[4] und FALCK[5] im Gegensatz zu der vorherrschenden Ansicht von der Sarkoidose abgetrennt. Für das vieldiskutierte Melkersson-Rosenthal-Syndrom ist die Zugehörigkeit zur Sarkoidose m. E. abzulehnen (s. S. 318).

Vorkommen. Nach ZETTERGREN[2] ist die Erkrankung der peripheren Lymphknoten im Rahmen des M. Besnier-Boeck-Schaumann häufiger als alle anderen Manifestationen.

Der *Altersgipfel* liegt in den verschiedenen Untersuchungen *zwischen dem 15. und 35. Lebensjahr* (s. Abb. 176). ROBB-SMITH[6] nennt das 32. Lebensjahr, LÖFGREN u. LUNDBÄCK[7] geben das 25.—29. Lebensjahr, ZETTERGREN[2] etwa das

---

[1] FLEISCHER 1910, 1941, UNGER u. SCHMUTZLER 1957. [2] ZETTERGREN 1954.
[3] LÖFGREN u. LUNDBACK 1952a, b. [4] 1957. [5] 1958. [6] 1947. [7] 1952a.

30. Lebensjahr als Zeitpunkt der größten Häufung an. Bei unseren 30 Sarkoidosefällen lag der Gipfel zwischen dem 20. und 30. Lebensjahr (Abb. 180). Auch im höchsten Lebensalter wurden Sarkoidosefälle beobachtet. Erkrankungen im Kindesalter sind selten[1]. Die vereinzelt mitgeteilten Sarkoidosen des Säuglingsalters sind noch problematisch; sie stellen z. T. wohl Reticulosen vom Typ des M. Abt-Letterer-Siwe dar.

K. WURM[2] setzt die Altersverteilung der Sarkoidose zu den Mengenverschiebungen der Nebennierenrinde in Beziehung: Der Altersgipfel des M. Boeck geht mit dem Zeitraum der Fasciculata-Rückbildung[3] parallel.

Die *Geschlechts*verteilung läßt nach GRAVESENs Literaturzusammenstellung[4] ein leichtes Überwiegen des weiblichen Geschlechtes mit 292:387 =♂:♀ registrieren. Dagegen lehnen KISSMEYER[5], SCHMID[6] und LEITNER[7] eine Geschlechtsdisposition ab. Unsere Fälle zeigten ein Verhältnis ♂:♀∼3:2.

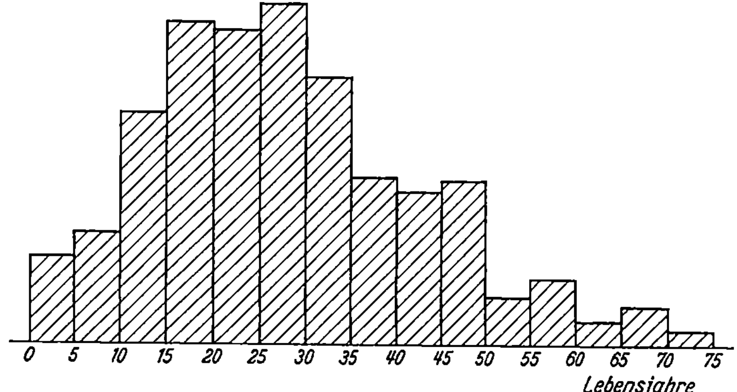

Abb. 176. Altersverteilung der Sarkoidose auf Grund von 506 Fallen (nach SCHMID 1951)

Diese etwas widersprüchlichen Ansichten sind durch die Untersuchungen von K. WURM[2] wohl erklärbar: WURM fand unter seinen 300 Kranken 68% Frauen und Mädchen. Bei weiterer Aufschlüsselung des Krankengutes ergaben sich beachtliche Differenzen der Geschlechtsverteilung entsprechend dem Stadium der Sarkoidose. WURM bezeichnete als Stadium I die bihiläre Adenopathie (Löfgren-Syndrom), als Stadium II die reticuläre, miliare, kleinfleckige und grobknotige Form der Lungensarkoidose und als Stadium III die Konglomeratform und Fibrose der Lungensarkoidose. Dabei war das Verhältnis ♂:♀ in Stadium I = 1:4,5, in Stadium II = 1:1,6 und in Stadium III = 9:1. Die Frühstadien der Sarkoidose zeigen also ein Überwiegen der Frau, die Spätstadien ein erhebliches Überwiegen des Mannes. Dies stimmt überein mit den Angaben von LÖFGREN u. LUNDBÄCK[8], wonach die bilaterale Hiluslymphknotenschwellung bei der Frau 3mal so oft vorkommt wie beim Mann.

Die Sarkoidose ist bei der schwarzen *Rasse* 17mal häufiger als bei der weißen[9], sie soll bei Negern in den USA auch in durchschnittlich früherem Lebensalter auftreten[10]. SCHMID[6] weist darauf hin, daß in Nordeuropa und Nordamerika wesentlich mehr Krankheitsfälle beschrieben werden als in Südeuropa und Südamerika.

Lokalisation. Der M. Besnier-Boeck-Schaumann scheint in der überwiegenden Mehrzahl der Fälle von einer Erkrankung der Lungen einschließlich der Hiluslymphknoten auszugehen. Die *Hiluslymphknoten* sind *beiderseitig* stark vergrö

---

[1] Roos 1938, SCHMID 1951.   [2] 1957.   [3] ROTTER 1949.   [4] 1942.   [5] 1932.
[6] 1951.   [7] 1949.   [8] 1952a.   [9] RICKER u. CLARK 1949.
[10] LONGCOPE u. FREIMAN 1952.

ßert und beziehen oft auch die paratrachealen Lymphknoten mit ein. Von hier aus dehnt sich die Entzündung sehr häufig auf die *supraclaviculären*, speziell die rechtsseitigen[1], aus.

Im übrigen können die Lymphknoten aller Regionen betroffen sein. GRAVESEN[2] spricht von einer Beteiligung der Halslymphknoten in 64%, von einer Generalisierung der Lymphknotenschwellung in 9% der Schrifttumsfälle. KISSMEYER[3] und PAUTRIER[4] betonen den auffallend häufigen Befall der *epitrochleären* Lymphknoten, auch seien mehrmals am Oberarm (Innenseite des M. biceps) spezifisch veränderte Lymphknoten beobachtet worden.

Die Zahlen unseres Untersuchungsgutes sind in Tabelle 24 den Fällen von epitheloidzelliger Tuberkulose gegenübergestellt: Wir sahen bei der Sarkoidose eine Häufung im supraclaviculären Bereich, bei der epitheloidzelligen Tuberkulose im übrigen Halsgebiet (Kieferwinkel!). Bei der epitheloidzelligen Tuberkulose ist noch das Auftreten im Bereich der Gallenwegs-Lymphknoten bemerkenswert[5]. Die übrigen Zahlen sind zu klein, um Schlüsse zuzulassen.

Makroskopie. Das makroskopische Bild entspricht der epitheloidzelligen Tuberkulose, doch fällt auf, daß die zur Untersuchung gelangenden peripheren Lymphknoten in der Regel nur gering bis mäßig vergrößert sind (1—2 cm im Durchmesser groß), während die zentralen Lymphknoten des Lungenhilus gelegentlich tumorartige Ausmaße erreichen (s. z. B. die Fälle von WALZ[6] und BERBLINGER[7]). Die Konsistenz ist bei den länger bestehenden Lymphadenitiden fest. Verwachsungen mit der Umgebung bestehen in der Regel nicht. Die Schnittfläche ist fast stets feinkörnig und zeigt eine graubräunliche bis braungelbliche Farbe. Gelegentlich ist der Farbton auch graugrünlich.

Tabelle 24. *Lymphknoten-Lokalisation bei 28 Sarkoidosen und 38 epitheloidzelligen Tuberkulosen des eigenen bioptischen Untersuchungsgutes.*

Lokalisation	Sarkoidose	Epitheloidzellige Tuberkulose
cervical (außer supraclavicular)	6	21
supraclaviculär	16	3
davon Prä-Scalenus-Lymphknoten	5	—
axillär	2	4
epitrochleär	1	—
portal	—	4
mesenterial	—	4
inguinal	3	2
Gesamtzahl der Lymphknoten	28	38

Histologie. Das histologische Bild[8] des M. Besnier-Boeck-Schaumann gleicht weitgehend der epitheloidzelligen Tuberkulose. Daher sei hier auf die Beschreibung dieser Tuberkuloseform verwiesen (S. 276). Viele Autoren haben es unternommen, Unterscheidungsmerkmale des M. Besnier-Boeck-Schaumann gegenüber der epitheloidzelligen Tuberkulose zu finden, z. B. NICKERSON[9], RICKER u. CLARK[10] und ENGLE[11]. Diese Merkmale haben sich aber nach der jüngsten differentialdiagnostischen Studie von ZETTERGREN[12] großenteils als fragwürdig erwiesen.

ZETTERGREN[12] ging aus von dem Tuberkelbakteriennachweis im histologischen Schnitt. Er suchte in Präparaten, welche das histologische Bild der epitheloidzelligen Tuberkulose boten, gewissenhaft nach Tuberkelbakterien und unterschied danach 2 Gruppen: Fälle mit positivem und negativem Bakterienbefund. Nach den Untersuchungen ZETTERGRENS[12] ist der Nachweis säurefester Stäbchen das

---

[1] RADENBACH 1957, K. WURM 1957.   [2] 1942.   [3] 1932.   [4] 1940.
[5] REMMELE u. LENNERT 1957.   [6] 1912.   [7] 1939.
[8] NICKERSON 1937, VAN RIJSSEL 1947, ROBB-SMITH 1947, RICKER u. CLARK 1949, VOGT 1950, ENGLE 1953, ZETTERGREN 1954, UEHLINGER 1955, ROULET 1956, KÓNN 1957.
[9] 1937.   [10] 1949.   [11] 1953.   [12] 1954.

sicherste, wenn auch nicht absolut beweisende Kriterium für die epitheloidzellige Tuberkulose. Wenn dagegen die Durchmusterung mehrerer Präparate keine Tuberkelbakterien zutage fördert, darf man mit größter Wahrscheinlichkeit eine Sarkoidose diagnostizieren.

Die übrigen von ZETTERGREN[1] erhobenen histologischen Kriterien haben nur einen gewissen Wahrscheinlichkeitswert: Bei der Sarkoidose sind die Epitheloid-

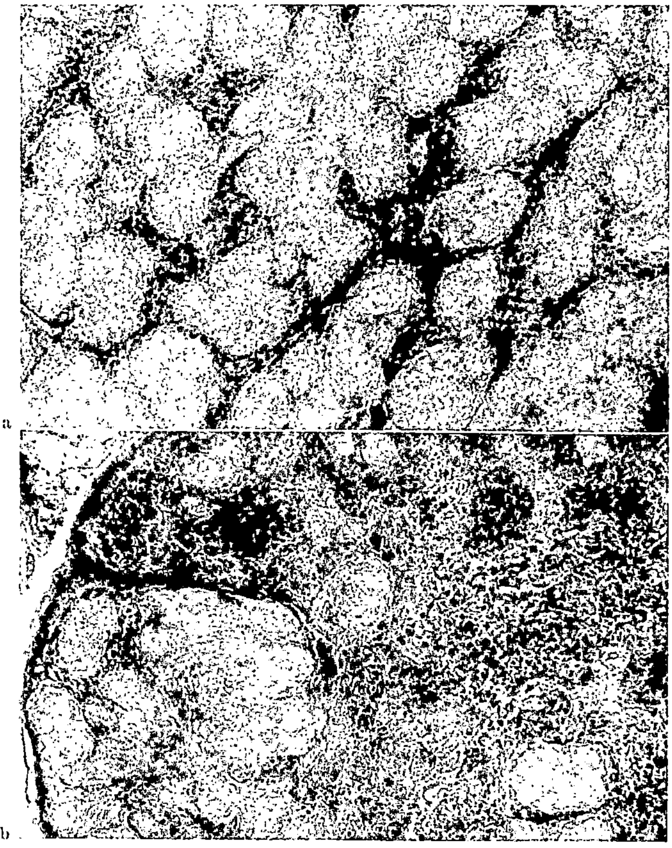

Abb. 177a u. b. Klinisch gesicherte Sarkoidose. a Relativ monotones Bild. Supraclaviculärer Lymphknoten. 28jähriger ♂. b Einzelne und konfluierte Tuberkel. Supraclaviculärer Lymphknoten. 17jähriger ♂. Hämatoxylin-Eosin. 50 ×

zellknötchen vorwiegend klein und konfluieren seltener, wodurch im allgemeinen ein monotoneres Bild entsteht. Die Asteroid-Körper kommen häufiger bei der Sarkoidose — auch ohne gleichzeitigen Nachweis von Schaumann-Körpern — vor, während die Schaumann-Körper ohne Asteroid-Körper bei den Epitheloid-zell-Tuberkulosen überwiegen. Die fibrilläre Nekrose hat sich als Kriterium der Sarkoidose nicht bestätigen lassen, sie kommt sogar seltener als bei der epitheloid-zelligen Tuberkulose vor. Eine primäre direkte (?) oder eine indirekte afibrilläre Verkäsung konnte nur in 7% der Zettergrenschen Sarkoidfälle gefunden werden. Die Fibrose der Tuberkel ist beim M. Besnier-Boeck-Schaumann im Durchschnitt etwas stärker als bei der epitheloidzelligen Tuberkulose.

In den zahlreichen Arbeiten, die vor der Zettergrenschen Monographie erschienen sind, wird immer wieder auf die Bedeutung der Schaumann-Körper und der

---

[1] 1954.

Asteroid-bodies eingegangen. Wir haben bereits bei der Besprechung der Langhansschen Riesenzellen darauf hingewiesen, daß diese „Einschlüsse" keineswegs
spezifisch für irgendeine Erkrankung sind. Das gleiche gilt für die kristallinen,
doppeltbrechenden Einschlüsse, die nach ENGLE[1] wegen ihrer positiven Lieber-

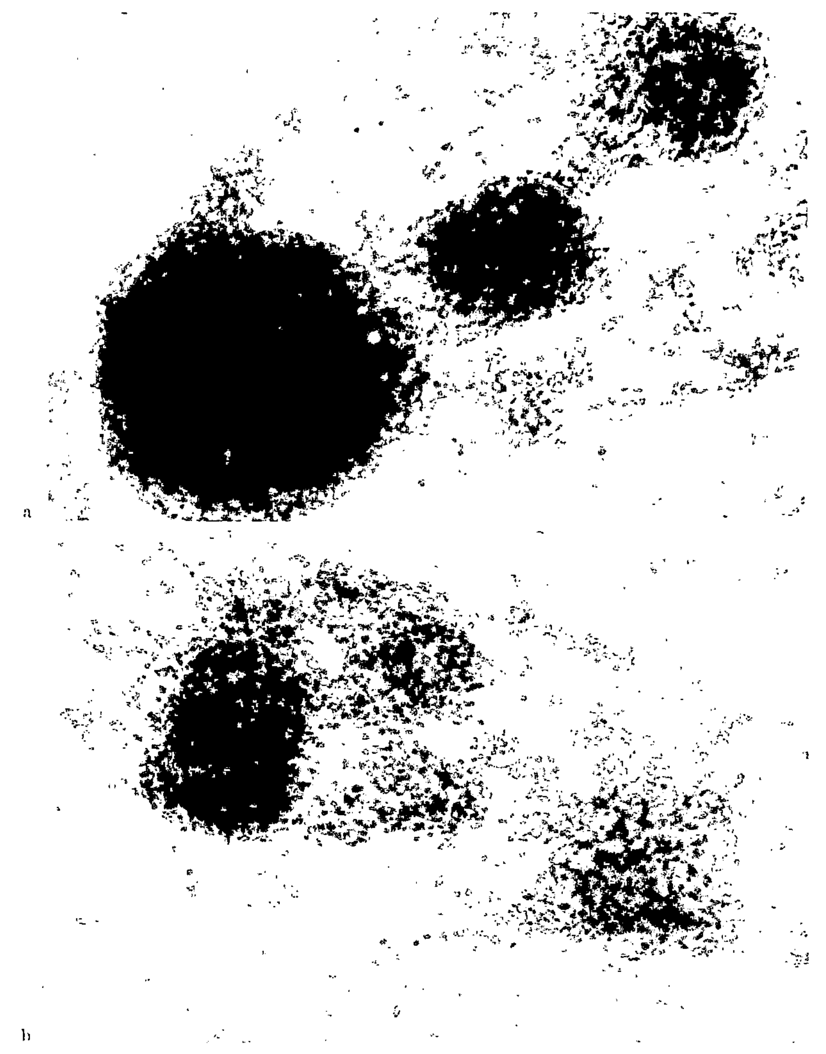

Abb. 178a u. b. Sarkoidose im Tupfpraparat. Beachte die knotchenformige Anordnung der Epitheloidzellen.
Epitrochlearer Lymphknoten. 29jahriger ♂. Pappenheim. 125 ×

mann-Burchardt-Reaktion als Steroide (nicht Cholesterin) gedeutet werden.
UEHLINGER[2] bringt die Entwicklung der Schaumann-Körper mit einer trans-
itorischen Hypercalcämie der Sarkoidosekranken in Zusammenhang, während
die Hyalinose des Restgewebes Ausdruck einer Hyperglobulinämie sei[3]. Die
Hyalinose des Restgewebes kann sehr hohe Grade wie bei der Epitheloidzelltuberkulose annehmen[4] und gibt gelegentlich eine positive Amyloidreaktion[5].

[1] 1953.   [2] 1955.   [3] TEILUM 1948.   [4] MYLIUS u. SCHÜRMANN 1930.
[5] TEILUM 1948, ROULET 1956, eigene Beobachtungen.

Ausstrich. Eine Unterscheidung des M. Besnier-Boeck-Schaumann von der epitheloidzelligen Tuberkulose ist cytologisch ebensowenig möglich wie histologisch. Die Adenogramme von 6 Sarkoidosefällen (s. Tabelle 25) ergaben das folgende Zellbild: Man sieht hier wie bei der käsigen Tuberkulose eine Epitheloidzellvermehrung bei starkem Vorherrschen der Lymphocyten. Auch sind oft Reticulumzellen, Plasmazellen und neutrophile Leukocyten in mäßiger Menge beigemischt. Die mittleren reticulären Reizzellen waren in 2 Fällen, die großen reticulären Reizzellen in einem unserer Fälle erheblich vermehrt. Tuberkelbakterien werden beim M. Besnier-Boeck-Schaumann nicht gefunden.

Tabelle 25. *6 Adenogramme von sicheren Sarkoidosen.* Angaben in $^0/_{00}$

Laufende Nr.	1	2	3	4	5	6
Lymphocyten	940	933	832	902	969	963
Basophile Stammzellen	—	—	—	—	—	—
Germinoblasten	—	2	—	5	—	—
Plasmoblasten	—	—	2	2	1	—
Proplasmazellen	—	—	2	2	2	1
Plasmazellen	2	—	3	5	6	1
Retic. Reizzellen						
groß	5	2	19	3	1	3
mittel	9	15	43	45	4	10
klein	—	—	4	1	—	—
Reticulumzellen (mittel und groß)	14	16	10	9	3	5
Histiocyten	7	9	11	1	—	—
Epitheloidzellen	4	13	68	14	13	16
Kerntrümmerphagen	—	—	—	—	—	—
Gewebsmastzellen	3	—	—	—	—	—
Blutmastzellen	—	—	—	—	—	—
Eosinophile	1	—	—	3	—	—
Neutrophile	14	10	6	8	1	1
Myelocyten (?)	1	—	—	—	—	—

Daß bei Sarkoidose keine Langhansschen Riesenzellen vorkommen sollen[1], ist durch Abb. 60 widerlegt. Auch Schaumann-Körper konnten wir in einem Falle beobachten. Sie lagen teils in Langhansschen Riesenzellen, teils frei zwischen den Zellen (s. Abb. 60).

Diagnose. Die Kriterien, die eine Sarkoidose diagnostizieren lassen, wurden einleitend bereits besprochen. Es wurde dort ausgeführt, daß die Diagnose einer Sarkoidose niemals nach histologischen Kriterien allein möglich ist, sondern daß neben dem feingeweblichen Bild der „epitheloidzelligen Tuberkulose" vor allem die Zeichen der Generalisation vorhanden sein müssen. Ein weiteres Generalisationszeichen sei hier angefügt: Es ist der Nachweis von Epitheloidzellgranulomen *in der quergestreiften Muskulatur*[2]. UEHLINGER[3] empfiehlt daher nachdrücklich die Muskelbiopsie im Gebiet der Brust- oder Wadenmuskulatur. Sie lasse in etwa 20—25% der Fälle — meist bei klinischer Symptomlosigkeit! — Granulome auffinden, wogegen die allgemein anerkannten Generalisationsformen der Tuberkulose die quergestreifte Muskulatur in der Regel verschonen. Der Granulomnachweis gelingt sicherlich bei Spätfällen häufiger als bei Frühfällen. Dies ist vielleicht der Grund dafür, daß AROLD[4] bei 40 Sarkoidosefällen niemals Epitheloidzellgranulome in dem excidierten M. gastrocnemius fand. Dagegen konnten AROLD[4] und andere Autoren[5] die Diagnose Sarkoidose häufig durch Bronchoskopie und *Bronchialschleimhautexcision* sichern: In der Bronchialschleim-

[1] ANDRÉ u. DREYFUS 1955.   [2] MAURICE 1955.   [3] 1955.   [4] 1957.
[5] z.B. LOFGREN u. LUNDBÄCK 1952b.

haut kommen die gleichen „Tuberkel" vor wie in Muskulatur oder Lymph-knoten.

Am häufigsten ist die Sarkoidose durch die „*Prä-Scalenus-Biopsie*" *nach* DANIELS zu verifizieren[1]. Dabei excidiert man im allgemeinen rechts. Nur wenn die linksseitigen intrathorakalen Lymphknoten weiter hinaufreichen als rechts, ist die linksseitige Excision angezeigt[2]. Die Untersuchung des Fettgewebes aus dem Prä-Scalenus-Gebiet läßt bisweilen auch dann die Diagnose stellen, wenn kein Lymphknoten getroffen ist (s. Abb. 179); denn auch das Fettgewebe und selbst die umgebende Muskulatur können epitheloidzellige Granulome enthalten. Es ist zwar möglich, aber doch sicher sehr selten, daß das tuberkuloide Granula-tionsgewebe in supraclaviculären Lymphknoten nicht als Ausdruck einer Sarkoi-

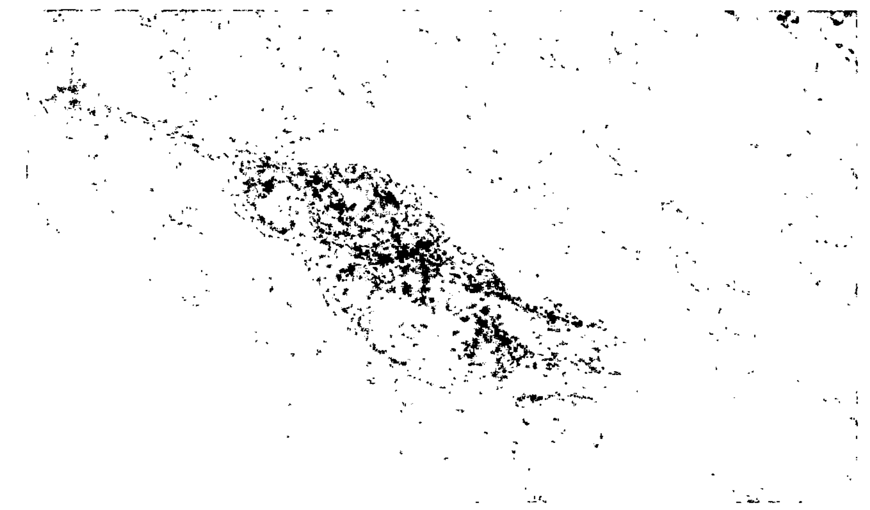

Abb. 179. Epitheloidzellgranulom mit Langhansschen Riesenzellen und Lymphocyten im Fettgewebe des Prascalenus-Bereiches. Excision en bloc nach DANIELS. Im Excisat kein Lymphknoten enthalten. Diagnose „Sarkoidose" nach einigen Granulomen im Fettgewebe unter Berucksichtigung des klinischen Bildes moglich. 23jahrige ♀. Hamatoxylin-Eosin. 125 ×

dose, sondern einer sarkoidartigen Reaktion bei bestehendem Bronchialcarcinom interpretiert werden muß[3]. Auch ist beim Vorliegen einzelner großer alter Epitheloidzelltuberkel Vorsicht am Platze: Sie stellen oft alte Streuherde von Organtuberkulosen dar (s. oben). Das gleichzeitige Vorkommen von kleinen Käse-herden mit hyalinisiertem Fasersaum schützt vor der Fehldiagnose Sarkoidose.

Eine weitere diagnostische Hilfe stellt der *Kveim-Test* oder *Nickerson-Kveim-Test*[4], eine Intracutanreaktion analog dem Frei-Test, dar.

Im Jahre 1941 wurde die Intracutanreaktion von KVEIM entwickelt. Als Antigen ver-wendete KVEIM zermahlenes und in Kochsalzlosung aufgeschwemmtes *Lymphknoten*gewebe von Sarkoidosekranken. Schon vorher hat NICKERSON[5] in USA *Haut* und *Milz*gewebe zur Herstellung eines Antigens fur einen solchen Hauttest verwendet und zur Diagnostizierung von Sarkoidosen benutzt. Die Technik der Herstellung des hochthermostabilen Lymph-knotenantigens wurde ausführlich von PUTKONEN[6] besprochen.

---

[1] DANIELS 1949, LOFGREN u. LUNDBACK 1952b, NORVIIT, CARSTENSEN, ODELBERG u. WAHLGREN 1952, TEN SELDAM 1956, AUERSBACH u. VILLNOW 1957, SCOTT 1957, JOSEPHS u. WOODS 1958, NORVIIT u. DI BIASI 1958, WILSON, LAFORET u. STRIEDER 1958, SINGER, HENSLER u. FLYNN 1959 u. a.

[2] K. WURM 1957, fruher schon LOFGREN u. LUNDBACK 1952b.

[3] TEN SELDAM 1956, GRESHAM u. ACKERLEY 1958.

[4] FREIMAN 1948, Lit., REFVEM 1954, Lit., K. WURM 1957.

[5] WILLIAMS u. NICKERSON 1935, NICKERSON zit. nach APPEL 1941.   [6] 1943.

Von der Lymphknotenaufschwemmung werden etwa 0,2 cm³ intracutan injiziert, worauf sich zunächst eine unspezifische Hautrötung entwickelt, die ganz oder teilweise zurückgeht. Im Laufe von 1—2 Wochen entsteht dann ein dunkelrotes Knötchen; dieses kann zentral erweichen und über viele Monate bestehenbleiben. Histologisch zeigt das Hautknötchen typisches epitheloidzelliges Granulationsgewebe wie im Lymphknoten. Die histologische Kontrolle der Hautreaktion ist nach SILTZBACH u. EHRLICH[1] unerläßlich.

Die Reaktion scheint weitgehend spezifisch für Sarkoidose zu sein[2], doch fällt sie nur in etwa 90% der Fälle positiv aus[3]. Einen negativen Hauttest ergeben vor allem inaktive, sehr langsam verlaufende und erfolgreich behandelte Fälle.

Der Einwand, daß auch mit anderen Antigenen, z. B. abgetöteten Tuberkelbakterien, BCG-Vaccine, Lymphknotenextrakt von lymphatischer Leukamie oder Milzextrakt der gleiche Effekt wie mit Kveim-Antigen zu erzielen sei, spricht nach JAMES u. THOMSON[4] nicht gegen die Spezifität des Kveim-Testes; denn die besagten Antigene vermögen — wenn überhaupt[5] — die positive Hautreaktion nur bei Sarkoidosekranken zu erzeugen. Dies zeigt lediglich die Bereitschaft des Organismus an, auf verschiedene Stimuli gleichartig, nämlich epitheloidzellig, zu antworten. Dagegen kann man aus diesen Befunden nicht schließen, daß ein positiver Kveim-Test nicht sarkoidspezifisch sei. Mit diesen scheinbar unspezifischen Hautreaktionen würde auch die Beobachtung übereinstimmen, daß sich in alten Hautnarben bei Sarkoidosekranken häufig epitheloidzelliges Granulationsgewebe entwickelt[6].

Der Anwendung des Kveim-Testes stehen gewisse Schwierigkeiten entgegen, die K. WURM[3] auf Grund reicher eigener Erfahrung wie folgt angibt: 1. Muß das injizierbare Antigen selbst hergestellt werden, käufliches Antigen gibt es bis heute nicht. 2. Eignet sich nicht jeder Lymphknoten zur Herstellung eines wirksamen Antigens. 3. Muß die markierte Impfstelle lange Zeit beobachtet und bei nur geringer Reaktion zur histologischen Untersuchung excidiert werden. 4. Kommt es bisweilen zu sehr starken Reaktionen, die schlecht heilende Geschwüre hervorrufen.

Differentialdiagnose. Nach den Angaben der Literatur ist die „genuine" Sarkoidose gegenüber einer Unzahl von „sarkoiden Reaktionen" abzugrenzen[7]. Diese kommen z. T. nur in der Haut oder in anderen Organen vor. Für den Lymphknoten läßt sich die Zahl der belebten und unbelebten Agentien, die zu sarkoidartigen Veränderungen führen, erheblich reduzieren:

Die *initiale* Sarkoidose, die das Bild der kleinherdigen Epitheloidzellproliferation zeigt, muß vor allem von der Piringerschen Lymphadenitis (Toxoplasmose), der Lymphogranulomatose sowie der Lues I und II unterschieden werden. Über die Differentialdiagnose der *kleinherdigen Epitheloidzellproliferation* wurde auf S. 192ff. berichtet. Hier sei auf 2 Gesichtspunkte verwiesen:

1. Initiale Sarkoidosen mit nur kleinherdiger Epitheloidzellreaktion kamen in unserem Untersuchungsgut nur *selten* (2mal) vor, die Piringersche Lymphadenitis wurde im gleichen Zeitraum etwa 50mal so oft beobachtet. Auch sind kleinherdige Epitheloidzellproliferationen bei Lymphogranulomatose, besonders beim sog. Paragranulom, wesentlich häufiger als bei Sarkoidose.

2. Die kleinherdige Epitheloidzellproliferation der Sarkoidose entwickelt sich in einem *monotonen* lymphocytenreichen Lymphknotenparenchym; Keimzentren fehlen meist, die unreife Sinushistiocytose kommt nicht vor.

Das *Vollbild* der Sarkoidose, das unserer *großherdigen Epitheloidzellproliferation* entspricht, muß vor allen anderen differentialdiagnostischen Erwägungen gegenüber der *epitheloidzelligen Tuberkulose* abgegrenzt werden. Diese kommt in unserem

---

[1] 1954.

[2] KVEIM 1941, APPEL 1941, DANBOLT 1943 u. weitere Arbeiten, PUTKONEN 1943, BAER u. YANOWITZ 1950, SILTZBACH u. EHRLICH 1954, JAMES u. THOMSON 1955, KALKOFF 1955, K. WURM 1957.

[3] K. WURM 1957.   [4] 1955, dort weitere Literatur.   [5] SILTZBACH u. EHRLICH 1954

[6] LOFGREN u. LUNDBACK 1952b, LÖFGREN, SNELLMANN u. NORDENSTAM 1955.

[7] FREIMAN 1948, REFVEM 1954, KALKOFF 1955 u. a.

Tabelle 26. *Differentialdiagnose von epitheloidzelliger Tuberkulose und Sarkoidose*
(Nach den Untersuchungen von ZETTERGREN 1954, ergänzt durch eigene Befunde)

	Epitheloidzellige Tuberkulose	Sarkoidose
Vorkommen:		
Altersgipfel	50.—60. Lebensjahr	20.—30. Lebensjahr
Geschlechtsverteilung . . .	♀ > ♂	♂ > ♀ (s. aber S. 300)
Lokalisation der Lymphknoten	besonders *Hals* (Kieferwinkel!) meist *eine* Region	besonders *supraclavicular* meist *mehrere Regionen*, auch generalisiert
Große der Lymphknoten . . .	großer	kleiner
Histologie:		
Übersichtsbild	meist etwas vielgestaltigere, oft konfluierte Tuberkel	meist monotoneres Bild, seltener konfluierte Tuberkel
Schaumann-Körper	etwas häufiger (22%)	seltener (10%)
Asteroid-bodies.	selten (5%)	häufiger (28%)
„echte" Verkasung	etwas häufiger (21%)	selten (7%)
fibrilläre Nekrose	häufig (69%)	seltener (28%)
Fibrose der Tuberkel . . .	etwas geringer	etwas stärker
Tuberkelbakterien im Schnitt	+, aber wenige	Ø
Klinik:		
Symptomatologie	meist *nur solitäre Lymphknotenschwellung, jahrelang bestehend*	bunter, evtl. Erythema nodosum
BSG	o. B.	meist erhöht
Beiderseit. Hilusschwellung	selten +	*meist +*
Kalkherde in Lunge u./oder Hilus	gelegentlich +	extrem selten
Banale Tuberkulose vorher	gelegentlich +	extrem selten
Banale Tuberkulose nachher	selten +	etwas häufiger +
Tuberkulin-Reaktion (1 mg)	*fast stets ++*	*meist Ø*

Untersuchungsgut etwas häufiger vor als die Sarkoidose. ZETTERGREN[1] hat sich ausführlich mit der Unterscheidung beider Lymphknotenaffektionen auseinandergesetzt. Wir haben in Tabelle 26 eine Reihe seiner Befunde zusammengestellt und durch eigene Erhebungen ergänzt.

Schon die Alterskurve (Abb. 180) der epitheloidzelligen Tuberkulose scheint von derjenigen der Sarkoidose abzuweichen: Das Maximum der Epitheloidzelltuberkulose liegt im 6. Jahrzehnt, das der Sarkoidose im 3. Jahrzehnt. Auch dürfte das weibliche Geschlecht bei der epitheloidzelligen Tuberkulose erheblich überwiegen. Die Lokalisation der exstirpierten Lymphknoten (s. Tabelle 24) zeigt bei der epitheloidzelligen Tuberkulose eine starke Häufung im Halsbereich, speziell im Kieferwinkel, bei der Sarkoidose herrscht die supraclaviculäre Region vor. Hierbei erfaßt man die letzten Ausläufer der bilateralen Hiluslymphknotenschwellung. Die epitheloidzellige Tuberkulose ist meist auf eine Lymphknotenregion beschränkt, die Sarkoidose betrifft in der Regel mehrere Regionen, bisweilen ist sie sogar

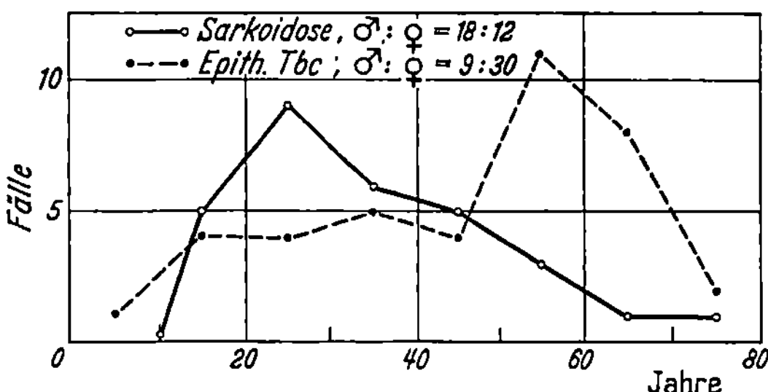

Abb. 180. Altersverteilung von Sarkoidose und epitheloidzelliger Tuberkulose im eigenen Untersuchungsgut

---

[1] 1954.

20*

generalisiert. Die Größe des Lymphknotens und die histologischen Veränderungen zeigen nach ZETTERGREN[1] zwar gewisse Charakteristika, doch können wir in praxi damit kaum etwas anfangen. Allein der Tuberkelbakteriennachweis im Schnitt läßt die epitheloidzellige Tuberkulose von der Sarkoidose mit Wahrscheinlichkeit unterscheiden. Dagegen bestimmt das klinische Bild unsere diagnostischen Erwägungen wesentlich mit: Die epitheloidzellige Tuberkulose besteht oft etliche Jahre ohne jegliche Allgemeinerscheinungen und Progredienz. Die Sarkoidose weist eine buntere Symptomatologie auf. Oft ist eine bilaterale Hiluslymphknotenschwellung mit oder ohne Erythema nodosum nachweisbar. Die Tuberkulinreaktion ist bei der epitheloidzelligen Tuberkulose stets stark positiv, bei der Sarkoidose meist negativ, manchmal auch schwach positiv. Während bei der epitheloidzelligen Tuberkulose nicht selten „banale" Tuberkulosen vorausgehen (Kalkherde in der Lunge!), ist dies bei der Sarkoidose nicht der Fall. Dagegen enden Sarkoidosen nicht ganz selten als „banale" Tuberkulosen, weitere Manifestationen der epitheloidzelligen Tuberkulose erfolgen jedoch im allgemeinen nicht.

Viel seltener als die epitheloidzellige Tuberkulose ist die *tuberkuloide Lymphknotenreaktion im Abflußgebiet maligner Tumoren*, doch kommt diese häufiger als die großherdige Epitheloidzellproliferation bei Brucellose, Lupus erythematodes[2], Lues III, tuberkuloider Lepra, Melkersson-Rosenthal-Syndrom, Berylliose und Pilzinfektionen vor (Differentialdiagnose s. bei den einzelnen Erkrankungen). Außer diesen im Lymphknoten sicher nachgewiesenen Epitheloidzellreaktionen sollen nach der Literatur[3] noch durch Viren, Protozoen und Fremdkörper sarkoidähnliche Bilder erzeugt werden. LEVY[4] fand 18 Jahre nach Thorotrastinjektion Epitheloidzellknötchen mit Thorotrastspeicherung in lienalen Lymphknoten.

Prognose[5]. Nach K. WURM[6] heilen 70% der Sarkoidosen vollkommen aus, bei 20—25% erfolgt eine Defektheilung ohne Einschränkung der Lebenserwartung. Etwa 5—10% der Kranken sterben nach meist jahrelangem chronischem Verlauf vorwiegend an den Folgen einer Lungenfibrose, gelegentlich auch an tuberkulöser Phthise[7]. Ganz vereinzelt wurde Ausgang in Sepsis tuberculosa gravissima beobachtet[8]. Im übrigen wird die Lebenserwartung entscheidend von dem Manifestationsort der Sarkoidose bestimmt. Befall des Zentralnervensystems, der Leber und Milz (splenopathische Markhemmung) zieht u. U. lebensbedrohliche Folgen nach sich. Die mittlere Krankheitsdauer dürfte einige Jahre betragen. Bei der Frau scheint die Prognose besser zu sein als beim Mann[6]. Auch das Lebensalter, in dem die Sarkoidose auftritt, bestimmt den Krankheitsablauf mit[6]. So sah K. WURM[6] niemals die schweren, oft tödlichen Spätstadien, wenn die Erkrankung bereits in jungen Jahren begonnen hatte.

Tuberkuloide (sarkoidartige) Reaktion bei Carcinomen

Epitheloidzellgranulome in Carcinomen und Carcinom-Metastasen sind seit langem bekannt. So zitiert HERXHEIMER im Jahre 1917 frühere Beobachtungen von KRÜCKMANN, LUBARSCH, PETERSEN und ZIELER und fügt fünf eigene Fälle hinzu. Bei einem dieser Fälle bestanden auch Epitheloidzellherde in carcinominfiltrierten Lymphknoten. Im Jahre 1937 ist durch NICKERSON die Diskussion über die epitheloidzellige Lymphknotenreaktion bei Carcinomen neu entfacht worden, wobei immer wieder auf die große Ähnlichkeit mit dem M. Besnier-

---

[1] 1954. [2] TEILUM 1945. [3] FREIMAN 1948, REFVEM 1954, ROULET 1956. [4] 1960.
[5] FREIMAN 1948, SCHONHOLZER 1957, K. WURM 1957. [6] K. WURM 1957.
[7] RICKER u. CLARK 1949. [8] UEHLINGER 1945.

Boeck-Schaumann hingewiesen wurde[1]. Man hat die Veränderung daher als "sarcoid-like lesion"[2], "sarcoid lesion"[3] oder als "sarcoid reaction"[4] von der echten Sarkoidose abgetrennt. Daß es sich hierbei nicht um Tuberkulosen oder Sarkoidosen handelt, wurde in mehreren Untersuchungsreihen sichergestellt. Die Lymphknotenveränderung war jeweils nur im Abflußgebiet des Carcinoms zu finden, weitere Manifestationen eines M. Boeck oder einer Tuberkulose waren nicht nachweisbar. Auch konnten in den Schnitten niemals säurefeste Stäbchen aufgefunden werden[4]. Es ist zwar nicht ausgeschlossen, daß in diesen Fällen auch einmal eine Tuberkulose oder eine Sarkoidose[5] neben einem Carcinom bestand, doch ist diese Kombination sicherlich sehr viel seltener als die tumorabhängige tuberkuloide Reaktion[6]. Die epitheloidzellige Gewebsantwort dürfte wohl durch anfallende Stoffwechsel- oder Abbauprodukte des Tumors hervorgerufen werden.

Vorkommen. Über die *Häufigkeit* der tuberkuloiden Lymphknotenreaktion bei malignen Tumoren können wir keine absoluten Angaben machen. W. FISCHER[7] fand unter 5472 Einsendungen neben 186 Lymphknotentuberkulosen 5 Fälle, die außer Carcinommetastasen auch eine „epitheloidzellige Tuberkulose" in den Lymphknoten nachweisen ließen. WUKETICH[8] untersuchte 500 Operationspräparate von malignen Tumoren, davon zeigten 29 eine epitheloidzellige Reaktion in den regionären Lymphknoten. In unserem Untersuchungsgut fanden sich zwischen 1945 und 1959 14 tuberkuloide Lymphknotenreaktionen bei malignen Geschwülsten. Im gleichen Zeitraum diagnostizierten wir 78mal eine epitheloidzellige Tuberkulose bzw. Sarkoidose.

Der *Primärsitz* der Geschwülste war am häufigsten in *Mamma* und *Magen*, es folgen Cervix uteri, Colon und Bronchien, doch kommen noch viele weitere Primärlokalisationen in Frage (s. Tabelle 27). Die epitheloidzellige Reaktion tritt vor allem dann auf, wenn der Primärtumor sehr ausgedehnt und nekrotisch zerfallen ist[9], oder wenn eine Röntgenbestrahlung vorausging[10].

GORTON u. LINELL[11] untersuchten systematisch die Beckenlymphknoten bei 305 Cervixcarcinomen, die einige Monate vorher röntgenbestrahlt waren, und fanden in 7,9% eine tuberkuloide Reaktion.

Der *histologische Typus des Primärtumors* scheint das Vorkommen von Epitheloidzellreaktionen nicht wesentlich zu beeinflussen. Es wurden Plattenepithelcarcinome, Adenocarcinome, maligne Melanome, Seminome, Reticulosarkome und andere Geschwülste mit tuberkuloiden Lymphknotenveränderungen beobachtet.

Lokalisation. Die tuberkuloide Reaktion ist nur in den tumorregionären Lymphknoten nachweisbar. Entsprechend der Häufigkeit der Primärtumoren sind daher besonders die Becken-, Achsel- und Bauchlymphknoten befallen.

---

[1] W. FISCHER 1947, GHERARDI 1950, NADEL u. ACKERMAN 1950, W. ST. C. SYMMERS 1951b, PRIOR 1952, BLACK, KERPE u. SPEER 1953, SIEGMUND 1953, GNIRS 1954, REFVEM 1954, ROTTER u. BUNGELER 1955, MARSHALL 1956, TEN SELDAM 1956, BANG 1957, GORTON u. LINELL 1957, Lit., LENNERT 1957c, 1959, GRESHAM u. ACKERLEY 1958, HEINZMANN 1958, WUKETICH 1958, 1959.

[2] NICKERSON 1937. [3] NADEL u. ACKERMAN 1950.

[4] W. ST. C. SYMMERS 1951b, GORTON u. LINELL 1957.

[5] Zum Beispiel in dem Fall 3 von PRIOR 1952 und wahrscheinlich in den Fällen von ANDERSON 1943, WEINTRAUB, ROSENBLATT u. BRANDMAN 1951 sowie GRESHAM u. ACKERLEY 1958.

[6] Über Kombination von Carcinom und Tuberkulose siehe METTERHAUSEN 1897, KRISCHE 1913, Lit., HERXHEIMER 1917, s. auch GNIRS 1954 (käsige Lymphknotentuberkulose und Mamma-Carcinom).

[7] 1947. [8] 1959. [9] HEINZMANN 1958.

[10] SIEGMUND 1953, GORTON u. LINELL 1957, eigene Fälle. [11] 1957.

Tabelle 27. *Übersicht der bisher publizierten und der 14 eigenen Fälle von tuberkuloider Lymphknotenreaktion bei malignen Tumoren*

Tumorlokalisation und -art	Herxheimer (1917)	Nickerson (1937)	W. Fischer (1947)[5]	Gherardi (1950)	Nadel u. Ackerman (1950)	Holman (1950)	W. St. C. Symmers (1951)	Prior (1952)	Gnirs (1954)[6]	Ten Seldam (1956)	Bang (1957)	Gorton u. Linell (1957)	Gresham u. Ackerley (1958)	Wuketich (1959)[5]	Eigene Fälle	Gesamtzahl der Fälle	Davon nicht-ausgewählte Fälle
Mammacarcinom	1	—	3	—	1	—	2	1	3[1]	4	1	7	—	8[2]	3	34	*30*
Magencarcinom	—	1	1	—	—	—	—	1	—	—	1	—	3	12[3]	3	22	*20*
Coloncarcinom	—	—	—	—	—	—	—	—	—	—	—	1	—	6	1	8	*8*
Cervixcarcinom	—	—	—	—	—	—	—	—	—	—	—	24[1]	1	4	1	30	*6*
Bronchialcarcinom	—	—	—	—	—	—	1	—	—	—	—	1	—	—	2	4	*4*
Parotiscarcinom	—	—	1	—	—	—	—	—	—	—	—	1	1	—	—	3	*3*
Hautcarcinom	—	—	—	—	—	—	—	—	—	—	—	1	—	1	1	3	*3*
Malignes Melanom der Haut	—	—	—	—	1[4]	—	—	—	—	—	—	1	1	—	—	3	*3*
Gallengangscarcinom	—	—	—	1	—	—	—	—	—	2	—	—	—	—	—	3	*3*
Zungencarcinom	—	—	—	—	—	1	—	—	—	—	—	—	1	—	—	2	*2*
Schilddrüsencarcinom	—	—	—	—	—	—	1	—	—	—	—	—	1	—	—	2	*2*
Seminom	—	—	—	—	—	—	—	—	—	—	—	—	—	1	1	2	*2*
Reticulosarkom	—	—	—	—	—	—	—	—	—	—	—	—	—	—	2[6]	2	*2*
Malignes Bronchial-Adenom	—	—	—	—	1	—	—	—	—	—	—	—	—	—	—	1	*1*
Mundhöhlencarcinom	—	—	—	—	1	—	—	—	—	—	—	—	—	—	—	1	*1*
Ohrmuschelcarcinom	—	—	—	—	—	—	—	—	—	—	—	—	1	—	—	1	*1*
Papillencarcinom	—	—	—	—	1	—	—	—	—	—	—	—	—	—	—	1	*1*
Uterussarkom	—	—	—	—	—	—	—	—	—	—	—	1	—	—	—	1	*1*
Carcinom des Corpus uteri	—	—	—	—	—	—	—	—	—	1	—	—	—	—	—	1	*1*
Vulvacarcinom	—	—	—	—	—	—	—	—	—	—	—	1	—	—	—	1	*1*
Prostatacarcinom	—	—	—	—	—	—	—	—	—	—	1	—	—	—	—	1	*1*
Hypernephrom	—	—	—	—	—	—	—	—	—	—	—	—	—	1[1]	—	1	—
Summe	1	1	5	1	5	1	4	2	3	7	3	38	9	33	14	127	*96*

[1] Ausgewählte Fälle.   [2] Davon 7 nichtausgewählte Fälle.
[3] Davon 10 nichtausgewählte Fälle.   [4] Histologische Tumordiagnose nicht ganz sicher.
[5] Fall von Heinzmann (1958) wohl hier enthalten.
[6] Es kann sich eventuell um echte Tuberkulose oder um Sarkoidose handeln.

Makroskopie. Die Lymphknoten zeigen nur eine geringe bis mäßige Vergrößerung. Ihre Schnittfläche ist meist gleichmäßig grau, gelegentlich graubräunlich. Manchmal kann bereits makroskopisch Carcinomverdacht geäußert werden.

Histologie. Es besteht seltener eine kleinherdige als eine großherdige Epitheloidzellreaktion. Die kleinen Epitheloidzell-Gruppen gleichen völlig der Epitheloidzellproliferation der Piringerschen Lymphadenitis, allerdings fehlen meist floride Keimzentren und stets die unreife Sinushistiocytose.

Die großherdige Epitheloidzell-Reaktion ist meist isomorph mit der epitheloidzelligen Tuberkulose und dem M. Boeck (s. Abb. 102). Man sieht dementsprechend verschieden große, eventuell auch konfluierte „Tuberkel". Nicht immer aber zeigen die Granulome die typische abgerundete Begrenzung der Tuberkel, diese ist vielmehr manchmal unregelmäßig eckig. Es kommen auch kleine fibrilläre Nekrosen und selten angeblich minimale Verkäsungen vor. Riesenzellen vom Langhans- und Fremdkörper-Typus sind in wechselnder Zahl eingestreut. Schaumann-Körper werden ziemlich häufig[1], Asteroid-bodies seltener gefunden[2].

[1] Gorton u. Linell 1957, eigene Fälle.
[2] W. St. C. Symmers 1951 b, Gorton u. Linell 1957, Gresham u. Ackerley 1958.

Die Zahl der Epitheloidzellherde ist sehr verschieden: Bisweilen sind nur
1—2 Epitheloidzellgruppen nachweisbar, meist aber ist der Lymphknotenschnitt
von zahlreichen Epitheloidzellgranulomen übersät, so daß man nur noch wenig
präexistentes lymphatisches Gewebe dazwischen erkennen kann.

Im übrigen zeigt der Lymphknoten oft einen deutlichen chronischen *Sinuskatarrh*, der von WUKETICH[1] als Histiocytose bezeichnet wird. Verschiedene
Autoren leiten die Epitheloidzellgranulome aus den hyperplastischen Sinusretothelien ab[2]. Auch wir hatten in einzelnen Fällen den Eindruck, daß sich
größere Epitheloidzellherde in den Sinus entwickelten. Die Follikel treten meist
nicht in Erscheinung, die Keimzentren fehlen daher in der Mehrzahl der Fälle.

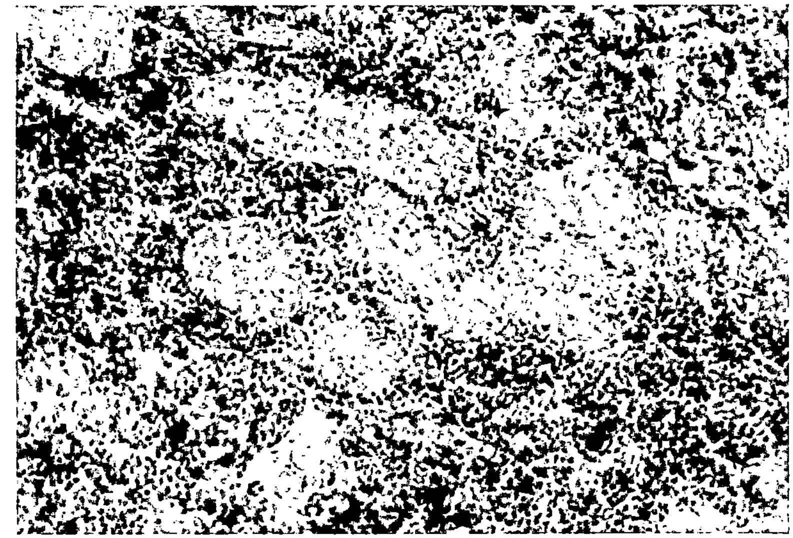

Abb. 181. Kleine Epitheloidzellgruppen und Sinuskatarrh (heller) in paragastrischem Lymphknoten bei
Magencarcinom. Keine Carcinom-Metastase im Lymphknoten. Keine unreife Sinushistiocytose. 66jähriger ♂.
Hämatoxylin-Eosin. 200 ×

Vereinzelt fanden wir aber eine follikuläre lymphatische Hyperplasie. In der
Pulpa sind gelegentlich eine fleckförmige Reticulocytose und geringe Plasmo-
cytose nachweisbar. Die Kapsel bleibt im allgemeinen frei von entzündlichen
Infiltraten.

Gelegentlich erfolgt in der Umgebung der Epitheloidzellgranulome, in der
Restpulpa und/oder in den perivasculären Räumen eine bandförmige *Hyalinisierung*[3]. Diese war in einem unserer Fälle so weit ausgebreitet, daß es zu einer
fast völligen hyalinen Verödung der Lymphknotenpulpa kam (s. Abb. 182a).
Zwischen den hyalinen Massen waren nur einzelne Epitheloidzellherde und Lymphfollikel mit Keimzentren nachweisbar (s. Abb. 182c). In einem der Keimzentren
fanden sich Tumorzellgruppen (s. Abb. 182b).

Nur bei einem Teil der Fälle besteht gleichzeitig eine *Tumorabsiedlung* in den
betreffenden Lymphknoten. 4 von unseren 14 Lymphknoten zeigten Epitheloidzellreaktionen und Tumorgewebe nebeneinander. Zweimal waren auch im Primärtumor Epitheloidzellgranulome nachweisbar[4].

---

[1] 1959.
[2] BLACK, KERPE u. SPEER 1953, GORTON u. LINELL 1957, GRESHAM u. ACKERLEY 1958.
[3] W. ST. C. SYMMERS 1951, GORTON u. LINELL 1957, eigene Fälle.
[4] Auch W. ST. C. SYMMERS 1951b.

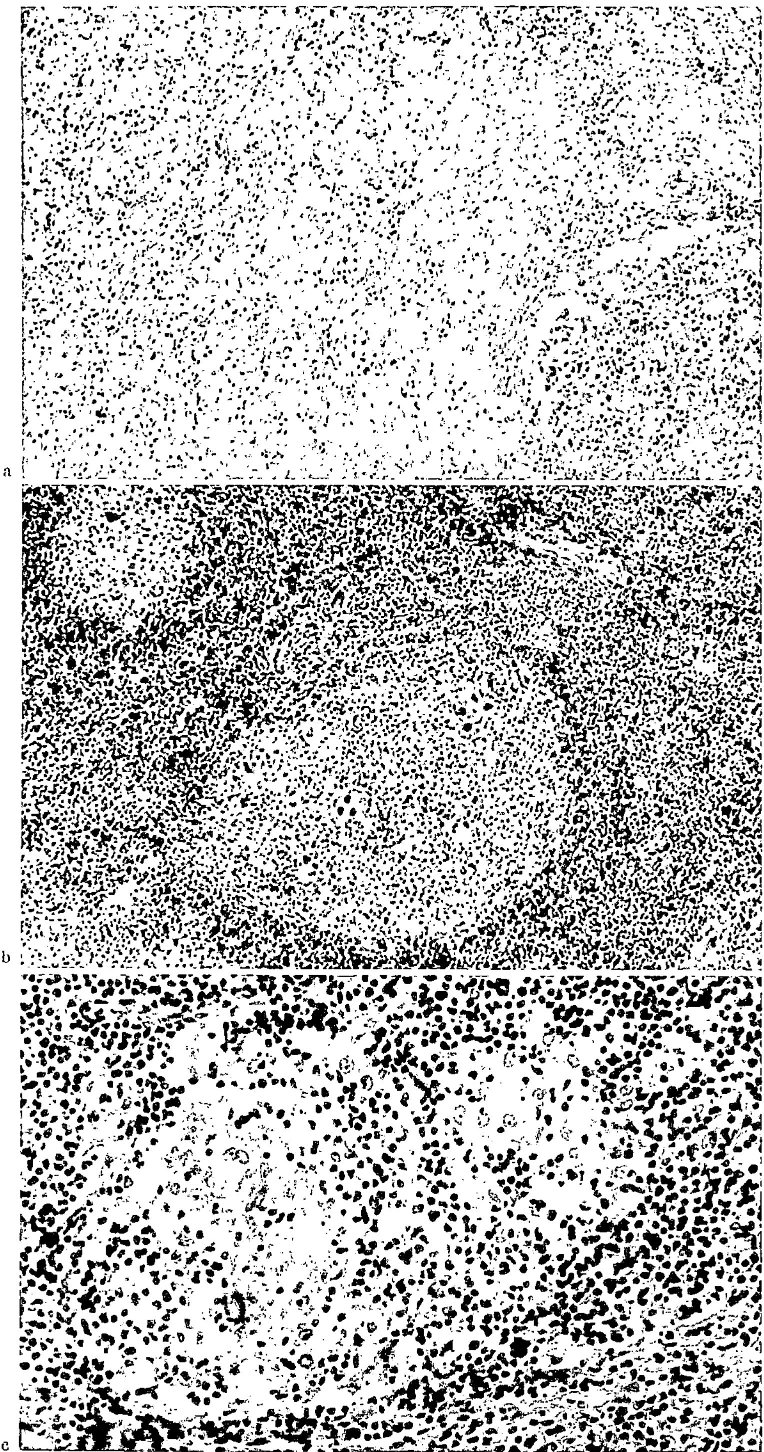

Abb. 182a—c. Starke Hyalinisierung und epitheloidzellige Reaktion in einem axillaren Lymphknoten bei Bronchialcarcinom. a Hyalinisierung der Pulpa. Rechts unten Teil eines Keimzentrums. b Keimzentrum mit 2 Tumorzellgruppen. c Epitheloidzellgruppen mit kleiner Langhansscher Riesenzelle in der nichthyalinisierten Pulpa. 53jährige ♀. Hämatoxylin-Eosin. a u. b 125×, c 250×

Diagnose und Differentialdiagnose. Die Epitheloidzellreaktion ist — im Gegen-satz zur Ansicht von NICKERSON[1] — keineswegs von Tuberkulose, M. Boeck und anderen Epitheloidzellproliferationen mit einiger Wahrscheinlichkeit zu unter-scheiden, wenn kein Tumorgewebe im Lymphknoten nachweisbar ist. Sie kann nur unter Berücksichtigung klinischer bzw. autoptischer Angaben einigermaßen sicher erschlossen werden: Allein wenn die Lymphknotenveränderung aus-schließlich im Abflußgebiet einer malignen Geschwulst besteht und sonst keine Zeichen von florider Tuberkulose oder M. Boeck nachweisbar sind, darf eine tumor-bedingte tuberkuloide Lymphknotenreaktion mit Wahrscheinlichkeit angenommen werden. Wir werden in dieser Annahme bestärkt, wenn wir erfahren, daß der Primärtumor stark zerfallen oder röntgenbestrahlt ist. Durch bakteriologische und bakterioskopische Untersuchungen kann man die Diagnose noch weiter sichern.

WUKETICH[2] beschreibt einige feine strukturelle Unterschiede der tumor-abhängigen großherdigen Epitheloidzellreaktion gegenüber der Tuberkulose bzw. Sarkoidose: Bei der Tumorreaktion seien die Epitheloidzellen manchmal mehr aufgelockert und scheinbar regellos, nicht radiar angeordnet. Auch fehle oft die scharfe Begrenzung der Epitheloidzellherde. In unseren Präparaten waren lediglich zwei Besonderheiten manchmal nachweisbar: eine intrasinuöse Ent-wicklung von Epitheloidzellherden und eine uncharakteristische, nicht dem typischen Tuberkelaufbau entsprechende Anordnung der Epitheloidzellen. Diese beiden Kriterien sind wohl gelegentlich zur Abgrenzung von anderen Epitheloidzell-Reaktionen heranzuziehen, sichere histologische Unterscheidungsmerkmale gibt es unseres Erachtens nicht.

Die carcinom-regionäre kleinherdige Epitheloidzellreaktion ist vor allem von der Piringerschen Lymphadenitis und der initialen Sarkoidose abzugrenzen. Gegenüber der Piringerschen Lymphadenitis fehlen stets die unreife Sinus-histiocytose und oft auch die follikuläre lymphatische Hyperplasie. Die Sarkoidose zeigt in der Regel keine Keimzentren, die bei der carcinombedingten Reaktion manchmal vorhanden sind.

Über die Abgrenzung der zahlreichen weiteren Epitheloidzellreaktionen s. S. 191 ff.

Prognose. Findet man bei ausgebreiteten Carcinomen eine Epitheloidzell-reaktion des zugehörigen Lymphknotens, so ist die Prognose eher besser, sicher nicht schlechter als bei Fällen ohne diese Lymphknotenveränderung[3]. HEINZ-MANN[4] berichtet über einen Kranken mit einem sehr ausgedehnten Magencarcinom und sehr ausgebreiteten Lymphknotenmetastasen im Abflußgebiet, bei dem 2 Jahre nach Totalexstirpation kein Rezidiv aufgetreten und keinerlei Krankheits-zeichen zu bemerken waren. HEINZMANN[4] deutet daher die tuberkuloide Reaktion als „Ausdruck einer vitalen mesenchymalen Abwehr".

Epitheloidzellige Reaktion der Gallenwegslymphknoten

Synonymum: Lipogranulomatöses Pseudosarcoid[5]

WARNER und FRIEDMAN[5] untersuchten 31 Lymphknoten des Choledochus-Cysticus-Winkels, die bei Cholecystektomie mit entfernt worden waren, und fanden 22mal „Lipogranulome". Diese Granulome zeigten 3 Stadien der Ent-wicklung: Zunächst sahen WARNER und FRIEDMAN nur Öltropfen verschiedener Größe in einzelnen Reticulumzellen. Durch Proliferation der Reticulumzellen entstanden kleine Herde von Oleo- bzw. Lipophagen und Riesenzellen. Die Fett-

---

[1] 1937.   [2] 1959.   [3] GORTON u. LINELL 1957, HEINZMANN 1958, WUKETICH 1958.
[4] 1958.   [5] WARNER u. FRIEDMAN 1956.

tropfen der Zellen waren verschieden groß und gut abgrenzbar. In dem 3. Stadium beschreiben die Verfasser außer lipidhaltigen Reticulumzellen und Riesenzellen (z. T. mit Asteroid-bodies!) auch Epitheloidzellen, die typische Tuberkel bildeten. Jetzt bestehe also ein sarkoidartiges Bild. Die Lipide könnten jetzt in den Tuberkeln ganz verschwunden, in benachbarten Granulomen aber noch vorhanden sein, woraus dann die Ätiologie der Veränderung abzuleiten sei.

WARNER und FRIEDMAN führen die Granulome auf die Resorption von Öl aus dem Dünndarm zurück. Sie fanden dieses „lipogranulomatöse Pseudosarcoid" nicht nur in Choledochuslymphknoten, sondern auch an zahlreichen anderen Lokalisationen bei Resorption von Lipiden der verschiedensten Herkunft. Es könne auch generalisiert bei allgemeinen Fettstoffwechselstörungen, z. B. bei Myxödem, Diabetes mellitus oder nephrotischem Syndrom, auftreten.

Wir haben oben bereits auf den Befund von Epitheloidzellgruppen in Choledochuslymphknoten hingewiesen (s. S. 155). Auch wir beobachteten zusammen mit den kleinen Epitheloidzellherden gelegentlich einige, offenbar lipidhaltige schaumige Reticulumzellen, selten auch mit großen Vakuolen, PAS-positiven Einschlüssen und Riesenzellbildung. Am Rand der Epitheloidzellgruppen war in der Regel eine lockere Infiltration mit Eosinophilen nachweisbar. Einmal waren die Epitheloidzellgruppen vorwiegend in den Sinus entwickelt. Der übrige Lymphknoten zeigte verschiedene uncharakteristische Veränderungen wie Sinuskatarrh mit oder ohne Granulocyteninfiltration, Reticulocytose oder geringe follikuläre lymphatische Hyperplasie. Diese kleinherdige Epitheloidzellreaktion der Choledochuslymphknoten ist von einer frischen epitheloidzelligen Tuberkulose nur durch den Tuberkelbakterien-Nachweis zu unterscheiden[1].

Lymphknoten bei Berylliose[2]

Das Leichtmetall Beryllium spielt heute in der Industrie eine große Rolle. daher besteht in den Beryllium verarbeitenden Ländern die Möglichkeit gewerblicher Schädigungen. Am wichtigsten sind die Lungenveränderungen, die nach Inhalation von Beryllium oder Berylliumsalzen (in Dampf- oder feinster Pulverform) auftreten. Durch Inoculation werden auch Berylliumgranulome in der Haut erzeugt[3]. Diese entwickeln sich manchmal erst nach Jahren.

Vorkommen. Beryllium wird zur Herstellung von besonders harten und korrosionsfesten Metall-Legierungen, vor allem beim Flugzeugmotorenbau, verwendet. Auch in Fluorescenzlampen ist Berylliumsilikat — zusammen mit Mangan und Zink — vorhanden. Die industrielle Verarbeitung von Beryllium breitet sich immer mehr aus. Einzelheiten sind aus den zahlreichen aktuellen Literaturübersichten zu entnehmen[2].

Männer im arbeitsfähigen Alter erkranken am häufigsten. Durch gezielte Schutzmaßnahmen ließ sich die Zahl der gewerblichen Berylliumschäden stark verringern[4].

Klinik. Massive Inhalation von Berylliumsalzen führt in wenigen Tagen bis Wochen zu einer akuten Intoxikation, die sich vor allem in einer granulocytenarmen Pneumonie äußert. Nach einmaliger oder wiederholter Einatmung kleinerer Mengen erfolgt — wahrscheinlich nur bei bestimmter Disposition — ein sarkoidartiges Lungenbild (eigentliche „Berylliose", Beryllium-Granulomatose). Dieses kann wie die Sarkoidose in eine zunehmende Lungenfibrose übergehen und zu einer schweren, manchmal tödlichen Insuffizienz der rechten Herzkammer führen.

[1] REMMELE und LENNERT 1957.
[2] Literaturubersichten über Berylliose: HARDY 1947, DUTRA 1948, WILSON 1948, ALBAHARY 1950, P. MÜLLER 1952, LACHNIT 1953, DE NARDI, VAN ORDSTRAND, CURTIS u. ZIELINSKI 1953, NIEMÖLLER 1953, VORWALD 1953.
[3] DUTRA 1949.   [4] DUTRA 1948.

Bei der akuten und chronischen Lungenerkrankung sind die Hiluslymphknoten befallen[1].

Lokalisation. Im allgemeinen sind nur die *lungenregionären* Lymphknoten betroffen. DOBSON u. Mitarb.[2] berichten auch von einem cervicalen Lymphknoten, der bei chronischer Lungenschädigung mit erkrankt war. Es ist möglich, daß bei der chronischen Lungen-Berylliose noch andere Lymphknotenregionen hämatogen ergriffen werden. So berichtet HARDY[3] über einen Befall der axillären, ab-

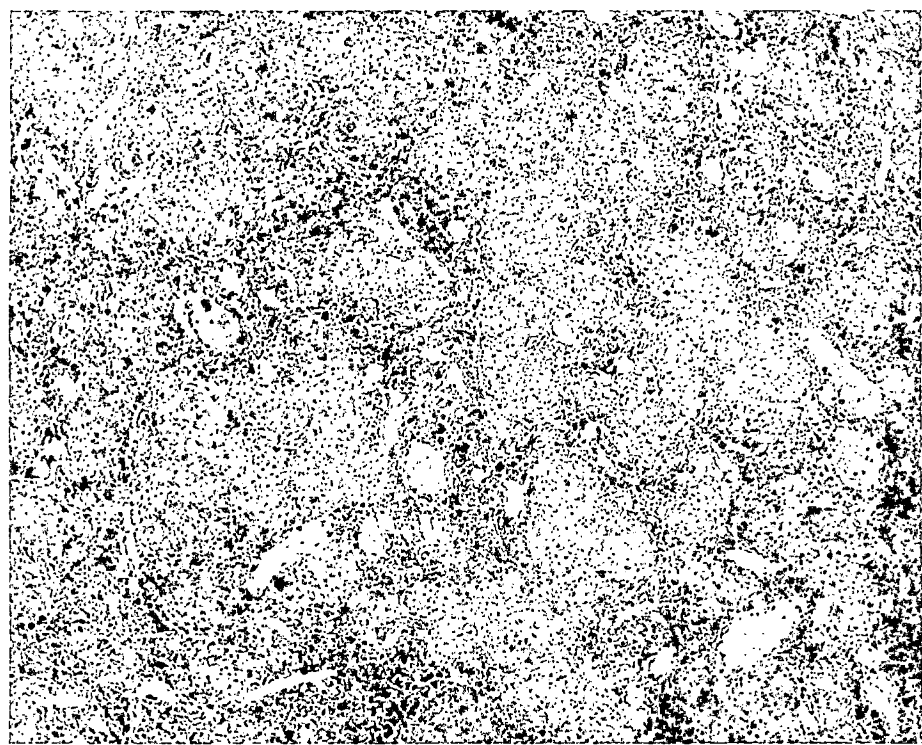

Abb. 183. Berylliose. Zahlreiche Epitheloidzellgranulome ohne jegliche Verkasungsneigung. Hilus-Lymphknoten. Praparat Prof. Dr. UEHLINGER. Hämatoxylin-Eosin. 75×

dominalen und Becken-Lymphknoten. Dies ist verständlich; denn auch in Leber, Milz und Knochenmark können hämatogen Berylliumgranulome entstehen.

Makroskopie. Die Lymphknoten sind oft nur gering bis mäßig vergrößert. UEHLINGER[4] beobachtete bei einer chronischen Berylliose kirsch- bis walnußgroße tracheobronchiale Lymphknoten. Die Bifurkationslymphknoten waren zu einem 7:3 cm messenden Konglomerat zusammengeschlossen. Auf dem Schnitt sind die Lymphknoten der akuten Form saftig, graurot; die Lymphknoten der chronischen Form sind fester und mehr grau. WILSON[5] sah bei der chronischen Form gelegentlich granuläre, grauweiße Nekrosen, die den ganzen Lymphknoten oder einen Teil davon einnahmen.

Histologie. Die ersten eingehenden Lymphknotenbeschreibungen stammen von DUTRA[6]. Die übrigen Mitteilungen über Lymphknotenbefunde[7] beschränken sich meist auf spärliche Angaben.

[1] DE NARDI, VAN ORDSTRAND, CURTIS u. ZIELINSKI 1953.
[2] DOBSON, WEAVER u. LEWIS 1953.   [3] 1956.   [4] 1959.   [5] 1948.   [6] 1948
[7] FREIMAN 1948, WILSON 1948, CHESNER 1950, McDONALD u. WEED 1951, DOBSON, WEAVER u. LEWIS 1953, WOOD, BALL u. TEARE 1958.

Dutra[1] schildert die Lymphknotenreaktion bei *akuter* Beryllium-Pneumonie folgendermaßen: Der Lymphknoten ist hyperämisch. Die Sinus werden ganz oder teilweise ausgefüllt mit großen Retothelien. Diese gleichen den Exsudatzellen der Lunge. Sie phagocytieren reichlich Zelltrümmer sowie ganze Lymphocyten und teilweise abgebaute Erythrocyten. Die Mehrzahl der Retothelien zeigt ein schaumiges Plasma. Die Follikel sind meist wenig verändert. Selten sieht man in ihnen stärkeren Zellzerfall.

Bei der *chronischen* Berylliumintoxikation entstehen im Lymphknoten die gleichen Epitheloidzellgranulome wie in der Lunge. Herr Prof. Uehlinger war so liebenswürdig, uns einen solchen Fall zur Auswertung zu überlassen. Danach

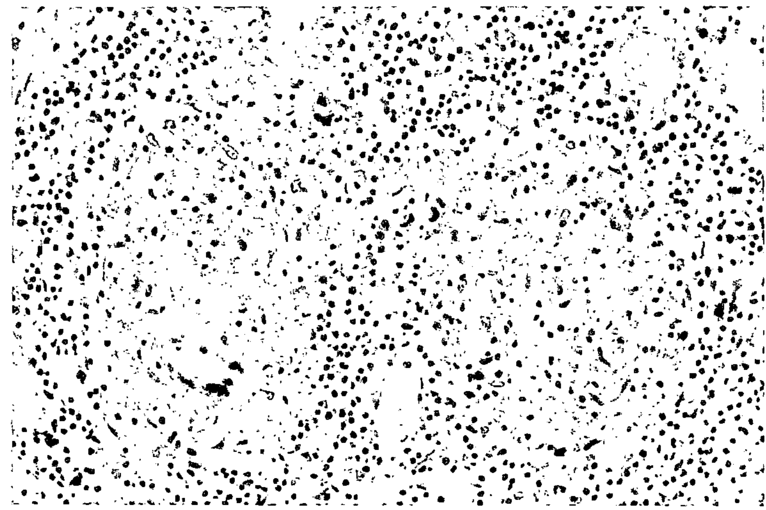

Abb. 184. Berylliose. Zwei Epitheloidzellgranulome mit Langhansscher Riesenzelle. Gleiches Präparat wie Abb. 183. 250 ×

können wir die Beobachtungen von Dutra[1] weitgehend bestätigen: Man sieht in der Pulpa zahlreiche Epitheloidzellgranulome mit einigen Langhansschen Riesenzellen. Die Epitheloidzellen scheinen etwas lockerer gefügt als bei Sarkoidose[2]. Verkäsungen und Nekrosen kamen in dem Uehlingerschen Fall nicht vor; dagegen beschreibt Dutra[1] fibrinoide Substanzen oder käsige eosinophile Nekrosen im Zentrum der Granulome. Auch Vorwald[2] erwähnt gelegentliche käseartige Nekrosen. Um die Epitheloidzellherde werden argyrophile und kollagene Fasern gebildet. Die Fibrose kann bei längerer Krankheitsdauer stark werden und mit Hyalinisierungsbezirken vermischt sein[3]. In der Restpulpa sind die Plasmazellen vermehrt. Die Follikel enthalten gelegentlich große Keimzentren. In den Sinus wird oft ein geringer Katarrh beobachtet.

Von besonderer Bedeutung sind eigenartige, konzentrisch geschichtete Gebilde von 20—100 μ Größe, die bei Hämatoxylin-Eosin-Färbung blau bis kräftig rot gefärbt sind (s. Abb. 185). Sie werden im angloamerikanischen Schrifttum als "*conchoidal bodies*", als muschelartige Körper, bezeichnet. Im Gegensatz zu den Schaumann-Körpern der Sarkoidose stellen sie sich bei Elastica-Färbung nicht dar[4], dagegen sind sie meist eisenhaltig[5] sowie calcium-

---

[1] 1948.   [2] Vorwald 1953.
[3] Chesner 1950, Wood, Ball und Teare 1958.
[4] Vorwald 1953, eigene Untersuchungen.
[5] Dutra 1948, Wood, Ball u. Teare 1958.

haltig[1] wie die Schaumann-Körper. Sie kommen teils in Langhansschen Riesenzellen vor (s. Abb. 185a), teils liegen sie frei im Gewebe (s. Abb. 185b). In manchen Fällen sind sie außerordentlich zahlreich. Außer den muschelartigen Gebilden kommen auch längliche, stark lichtbrechende Einschlüsse vor[1].

DENZ[2] hat eine Lackfärbung mit Naphthochromgrün B angegeben, die spezifisch für Berylliumverbindungen sein soll. Sie wurde von DENZ im Tierversuch bei experimenteller Berylliumvergiftung erprobt, dagegen nicht bei menschlicher Berylliose angewandt. Nach DENZ lassen sich mit dieser Reaktion nur lösliche oder im Gewebe allmählich löslich gemachte Berylliumverbindungen nachweisen. Wenn unlösliche Verbindungen, z. B. nach Einatmen von berylliumhaltigem

Abb. 185a u. b. Berylliose. Muschelartige Körper („conchoidal bodies"). a In Langhansscher Riesenzelle, b frei im Gewebe. Gleiches Präparat wie Abb. 183. 500×

Staub, weit in der Lunge verteilt sind, entziehen sie sich dem histochemischen Nachweis.

Diagnose. Die Diagnose stützt sich in erster Linie auf die Ermittlung der Berylliumexposition. Zu Lebzeiten des Patienten wird man im Urin Beryllium spektrographisch nachzuweisen versuchen[3]. Ein positiver Befund beweist eine Berylliumexposition, ein negativer Befund jedoch schließt sie nicht ohne weiteres aus[4]. Auch in den Organen kann man Beryllium erfassen: Die mit Abstand größten Mengen findet man in den lungenregionären Lymphknoten, es folgen die Lungen und schließlich Skelet, Leber, Milz und Nieren[4].

CURTIS[5] hat mit Hilfe des Läppchentestes an der Haut von Berylliose-Kranken Überempfindlichkeitsreaktionen gegen die verschiedensten Beryllium-Verbindungen auslösen können. Das Läppchen wird mit 1- oder 2%iger Lösung von Berylliumfluorid, Berylliumsulfat oder sonstigen Berylliumverbindungen getränkt und 48 Std auf der Haut belassen. Die Reaktion ist nach 48 und 72 Std abzulesen und bleibt mehr als 1 Woche positiv. Nach HARDY[6] gestattet eine positive Reaktion nur eine Verdachtsdiagnose; der Test sollte noch weiter erprobt und unterbaut werden.

---

[1] WOOD, BALL u. TEARE 1958. [2] 1949. [3] DUTRA, CHOLAK u. HUBBARD 1949.
[4] DUTRA, CHOLAK u. HUBBARD 1949, DE NARDI, VAN ORDSTRAND, CURTIS u. ZIELINSKI 1953, STOCKINGER, SPIEGEL, ROOT, HALL, STEADMAN, STROUD, SCOTT, SMITH u. GARDNER 1953.
[5] 1951. [6] 1956.

Histologisch ist die Lymphadenitis der akuten Lungenintoxikation in keiner Weise kennzeichnend. Bei der chronischen Form mag die lockere Anordnung der Epitheloidzellgranulome und vor allem der Nachweis der *elasticanegativen*, muschelartigen Körper diagnostische Hinweise geben.

Differentialdiagnose. Die Berylliose muß von allen großherdigen Epitheloidzellreaktionen abgegrenzt werden. Am wichtigsten ist die Unterscheidung von der *Sarkoidose*. DUTRA[1], FREIMAN[2], VORWALD[3] und HARDY[4] haben sich um diese Differentialdiagnose bemüht: Bei Berylliose gibt es keine Beteiligung der Augen (Iritis, Uveitis), der Tonsillen oder Parotis, sowie keine Ostitis cystoides multiplex Jüngling. Desgleichen kommt keine Schwellung der Hiluslymphknoten ohne gleichzeitige Lungenveränderungen vor. Auch ist die Schwellung der Hiluslymphknoten meist schwächer als bei Sarkoidose. Die cervicalen und axillären Lymphknoten sind bei Berylliose selten vergrößert. Der Nickerson-Kveim-Test soll nur eine unspezifische Fremdkörperreaktion auslösen[4].

Nach SCHEPERS[5] und NICKERSON[6] sind allein auf histologischer Basis Berylliose und Sarkoidose zu unterscheiden; CASTLEMAN u. Mitarb.[7], HAZARD[8] und HARDY[4] bestreiten dies. Unseres Erachtens sind die muschelartigen Körper Berylliosespezifisch und zur Abgrenzung gegen Sarkoidose geeignet.

Außer der Sarkoidose sind unter anderem noch die Coccidioidomykose und die Histoplasmose auszuschließen. Dies geschieht am besten mit Hilfe des Erregernachweises im Schnitt. Auch Hautteste können zur Erkennung der Pilzinfektionen herangezogen werden[4].

Prognose. Die chronische Lungen-Berylliose schreitet unaufhaltsam fort, eine wirksame Therapie gibt es bislang nicht. In diesem Punkt unterscheidet sie sich wesentlich von der oft heilbaren Sarkoidose[4].

Lymphadenitis des Melkersson-Rosenthal-Syndroms[9]

Im Jahre 1928 beschrieb MELKERSSON ein Syndrom, das durch rezidivierende Facialislähmungen und periodisch wiederkehrende Schwellungen der Lippen gekennzeichnet war. Drei Jahre später fügte ROSENTHAL die familiäre Lingua plicata als weitere Teilerscheinung hinzu. G. MIESCHER konnte dann 1945 histologisch eine besondere Entzündungsform der Lippen, die Cheilitis granulomatosa, abgrenzen, die bald als Ausdruck des gleichen Krankheitsgeschehens erkannt wurde[10].

Vorkommen. Das Melkersson-Rosenthal-Syndrom ist nicht selten. SCHUERMANN[11] konnte 40 Fälle beobachten. Eine Lymphknotenbeteiligung wurde nur selten erwähnt[12]. Frauen sind häufiger befallen als Männer[11]. Die Erkrankung tritt nach SCHUERMANN[11] vorwiegend im Jugendalter (Frauen) oder frühen Erwachsenenalter (Männer) auf.

Klinik. Bei etwa 80—90% der Kranken treten zuerst ganz plötzliche Gesichtsschwellungen auf, die oft die Oberlippe, sodann auch Unterlippe, Wangenschleimhaut, Zunge usw. betreffen[11]. Vielleicht kommen auch in Mamma und Perigenitalgegend, wahrscheinlich auch an Handrücken und Parotis gleiche Veränderungen vor[11]. In fast 50% der Schuermannschen Fälle waren neurologische

---

[1] 1948. [2] 1948. [3] 1953. [4] HARDY 1956. [5] 1956. [6] 1956. [7] 1956. [8] 1956.
[9] RICHTER u. JOHNE 1950, GAHLEN u. BRÜCKNER 1951, SCHUERMANN 1952, 1958a, Lit., HERING u. SCHEID 1954, HORNSTEIN 1955, Lit., 1959, SCHUPPENER 1956.
[10] RICHTER u. JOHNE 1950, GAHLEN u. BRÜCKNER 1951.
[11] SCHUERMANN 1958a.
[12] HERING u. SCHEID 1954 und früher, Lit., HORNSTEIN 1954, 1955, ROULET 1956 (Fall Hornstein).

Veränderungen nachweisbar. Die Facialisparese kann den übrigen Erscheinungen um einige Jahre oder Jahrzehnte vorausgehen[1]. Über weitere klinische Erscheinungen siehe SCHUPPENER[2], SCHUERMANN[1] und HORNSTEIN[3].

Lokalisation. Bisher wurden nur submandibuläre, speziell Kieferwinkel-Lymphknoten, als vergrößert beschrieben.

Makroskopie. Die Größenangaben schwanken erheblich (kleinerbs- bis walnußgroß). Die Schnittfläche wird als grau bis bräunlich angegeben.

Histologie. Die histologischen Lymphknoten-Veränderungen wurden unabhängig voneinander zuerst durch HERING und SCHEID[4] und dann durch HORNSTEIN[5] beschrieben. Durch die Freundlichkeit von Herrn Privatdozent

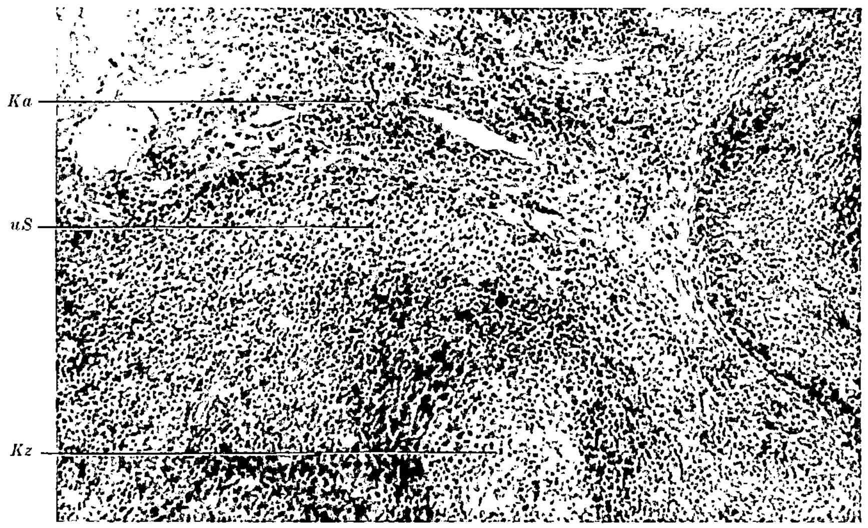

Abb. 186. Melkersson-Rosenthal-Syndrom. Unreife Sinushistiocytose (*uS*), lymphocytare Kapselinfiltration (*Ka*) und Rindenknotchen mit Keimzentrum (*Kz*). Submandibularer Lymphknoten. 33jahriger ♂. Praparat Doz. Dr. HORNSTEIN. Hamatoxylin-Eosin. 125 ×

Dr. HORNSTEIN waren wir in der Lage, uns nach seinen Präparaten ein eigenes Bild zu machen und daran die Literaturbefunde zu „eichen".

In den Anfangsstadien der Lymphknotenerkrankung sieht man mittelgroße bis große, floride *Keimzentren* mit einigen Sternhimmelzellen und schmalen Lymphocytensäumen. Die Pulpa zeigt eine „bunte Hyperplasie", wobei vor allem reichlich Reticulumzellen, aber auch einige basophile Stammzellen hervortreten. Mastzellen und Plasmazellen sind nicht vermehrt. Eosinophile kommen vereinzelt vor. Die Sinus zeigen keinen Katarrh, wohl aber bisweilen eine stärkere Vermehrung der Neutrophilen mit geschwollenen Retothelien dazwischen. In den Präparaten von HORNSTEIN konnten wir an mehreren typischen Stellen, nämlich in Rand- und peritrabeculären Sinus, eine deutliche *unreife Sinushistiocytose*.feststellen. Wahrscheinlich haben HERING und SCHEID[4] ähnliches gesehen. Die Kapsel ist erheblich infiltriert mit Lymphocyten und einigen Plasmazellen.

Die hervorstechendste Veränderung besteht in einer *Epitheloidzellentwicklung*, die zunächst in kleinsten Zellgruppen, später in ausgesprochenen Knötchen („Tuberkeln") erfolgt. Diese Epitheloidzellbildung scheint am stärksten *in den Keimzentren* ausgeprägt zu sein. Sie führt hier zu größeren kompakten Knctchen.

---

[1] SCHUERMANN 1958a.   [2] 1956.   [3] 1955, 1959.
[4] 1954 und früher.   [5] 1954.

Manchmal sieht man aber nur einzelne stark oxyphile Epitheloidzellen zwischen
den Germinoblasten und Reticulumzellen. Mehrfach kommen auch Epitheloidzellen in dem Lymphocytenwall der Keimzentren vor. Die Epitheloidzellbildung

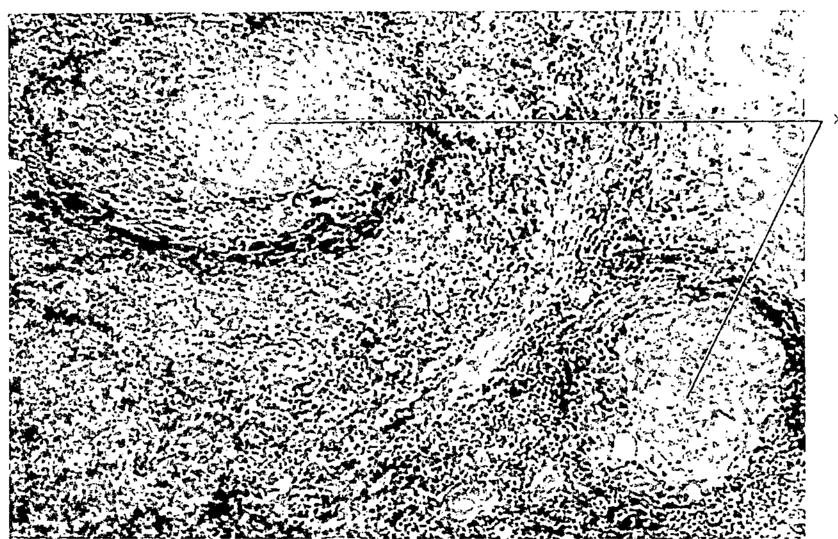

Abb. 187. Melkersson-Rosenthal-Syndrom. Epitheloidzellgranulome („Tuberkel") in 2 Keimzentren, davon ein
Granulom mit Langhansscher Riesenzelle. Gleiches Präparat wie Abb. 186. 125×

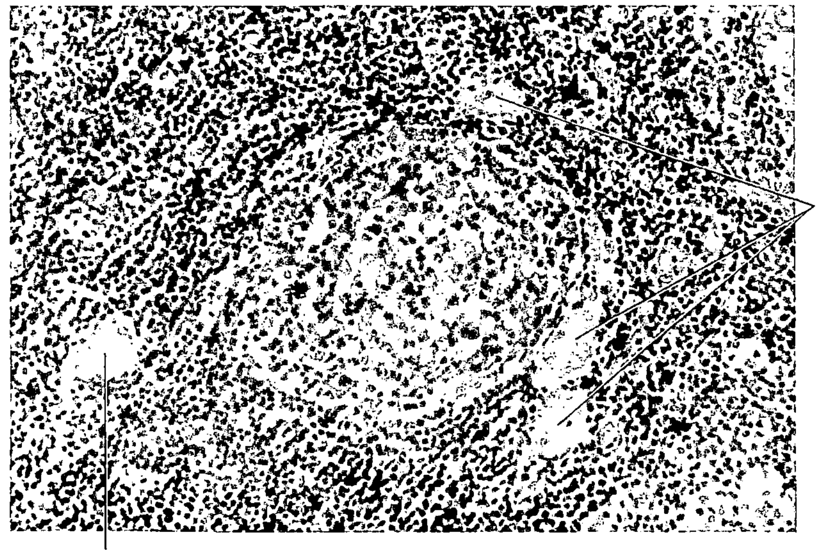

Abb. 188. Melkersson-Rosenthal-Syndrom. Epitheloidzellen in der näheren und weiteren Umgebung eines
Keimzentrums (×). Gleiches Präparat wie Abb. 186. 250×

in der Pulpa scheint dagegen nur gering zu sein. HORNSTEIN[1] weist mit Recht auf
die nicht seltene perivasculäre Entstehung von Epitheloidzellherden hin. Außer
Epitheloidzellen kommen gelegentlich auch einzelne Langhanssche Riesenzellen
in den Granulomen vor. Nekrosen (Verkäsungen) werden nicht beobachtet.
　　In späteren Stadien, wofür der Fall von HERING und SCHEID[2] als Modell
dienen kann, treten anscheinend die Keimzentren mehr zurück. Sie werden als

---

[1] 1954, 1955.　　[2] 1954.

klein beschrieben. Auch kommt es jetzt zu einer zunehmenden Fibrose der Epitheloidzellgranulome, so daß aus diesen schließlich kleine zellarme Schwielen hervorgehen. Endlich erwähnen HERING und SCHEID[1] noch das Vorkommen von Schaumann-Körpern in den Epitheloidzellgranulomen. Sie liegen z. T. in den Langhansschen Riesenzellen, z. T. außerhalb davon.

Diagnose. Die Diagnose stützt sich auf den Nachweis von Epitheloidzellen, die sich in kleinen Herden oder in Granulomen vorzugsweise innerhalb der Keimzentren und ihrer Umgebung entwickeln. Sie sind anfangs faserfrei, später vernarben sie. In der Pulpa besteht eine Reticulocytose, die Sinus zeigen eine unreife Histiocytose, die Kapsel enthält chronisch-entzündliche Infiltrate.

Differentialdiagnose. Die Lymphknotenveränderungen des Melkersson-Rosenthal-Syndroms sind gegenüber allen klein- und großherdigen Epitheloidzellreaktionen abzugrenzen (s. S. 191 ff.), wozu auch die klinischen Daten herangezogen werden müssen. Am wichtigsten ist die Unterscheidung von der Sarkoidose und der Piringerschen Lymphadenitis.

Die *Sarkoidose* ist in der Regel frei von Keimzentren, zeigt ein monotones lymphocytäres Zellbild in der Pulpa und läßt eine unreife Sinushistiocytose stets vermissen. Auch liegen die Epitheloidzellgranulome stets in der Pulpa und nicht in Sekundärknötchen. Ein cytologischer Unterschied der Epitheloidzellen beider Affektionen besteht nicht. Fibrilläre Nekrosen und kleine Verkäsungsbezirke kommen bei der Sarkoidose gelegentlich vor, wurden beim Melkersson-Rosenthal-Syndrom bisher aber nicht gesehen. Der Nachweis von Schaumann-Körpern hat differentialdiagnostisch keine Bedeutung.

Die *Piringersche Lymphadenitis* zeigt eine weitergehende Ähnlichkeit mit dem Melkersson-Rosenthal-Syndrom als die Sarkoidose. Sie ist gleichfalls durch floride Keimzentren, eine unreife Sinushistiocytose und eine entzündliche Kapselreaktion ausgezeichnet. Auch liegen die Epitheloidzellen vielfach ebenfalls in den Sekundärknötchen. Ebenso zeigt die Pulpa oft eine bunte Hyperplasie. Im Gegensatz zum Melkersson-Rosenthal-Syndrom sind jedoch die Epitheloidzellherde stets klein, sie bilden sich niemals in größere tuberkelartige Granulome um. Auch vernarben die Epitheloidzellgruppen nicht. Endlich zeigt die Epitheloidzellproliferation in den Sekundärknötchen gewisse Unterschiede: Bei der Piringerschen Lymphadenitis wird die Grenze des Keimzentrums gegenüber dem Lymphocytensaum durch die eingestreuten Epitheloidzellgruppen oft verwischt, das Gewebe erscheint stark aufgelockert; beim Melkersson-Rosenthal-Syndrom bleibt die Keimzentrumsgrenze scharf (vgl. Abb. 187 u. 188 gegenüber Abb. 207).

Ätiologie. Die Ursache des Melkersson-Rosenthal-Syndroms ist nicht bekannt. HERING und SCHEID[1] halten es für eine Teilerscheinung des M. Besnier-Boeck-Schaumann und stützen sich dabei vorwiegend auf den Lymphknotenbefund. Die Zuordnung zur Sarkoidose wird von anderer Seite jedoch bezweifelt[2] oder bestritten[3]. Auch nach unseren histologischen Untersuchungen ist ein Zusammenhang mit der Sarkoidose abzulehnen: Die Epitheloidzellgranulome der Sarkoidose kommen nicht in den Keimzentren, sondern in der Pulpa vor. Auch sieht man bei der Sarkoidose in der Regel keine Keimzentren. Vor allem aber spricht die unreife Sinushistiocytose entschieden gegen M. Besnier-Boeck-Schaumann.

Die Lymphadenitiden mit Blutbildveränderungen

In diesem Kapitel fassen wir alle diejenigen Lymphadenitiden zusammen, die Blutbildveränderungen nach Art eines Pfeifferschen Drüsenfiebers aufweisen *können*. Im Blut findet man hierbei eine Vermehrung von lymphoiden,

---

[1] 1954.   [2] ROULET 1956.
[3] SCHUPPENER 1956, SCHUERMANN 1958, HORNSTEIN 1959.

monocytoiden und plasmacellulären Elementen. Das Auftreten dieser Zellen wurde anfangs als spezifisch für den M. Pfeiffer angesehen, bald aber hat man die gleichen Zellen bei einer Reihe von weiteren Erkrankungen nachweisen können. SIEDE[1] und andere Autoren führen die Blutbildveränderungen vor allem auf Virusinfektionen zurück, weshalb man die lymphoiden und monocytoiden Zellen auch als Virocyten bezeichnet hat[2]. Nach SIEDE[1] kommt das gleiche Bild im Blutausstrich bei infektiöser Mononukleose, Rubeolae, Hepatitis epidemica, Herpes zoster, Masern, Mumps, Stomatitis ulcerosa, Viruspneumonie[3], Virusmeningitis und Grippe vor, allerdings mit gewissen qualitativen und quantitativen Unterschieden. Gleichartige Blutbildveränderungen wurden weiterhin bei Toxoplasmose[4], Listeriose[5], Papatacci- und Denguefieber[6], bei Rickettsiosen, „hämorrhagischem Fieber"[7] und bei allergischen Reaktionen, z.B. nach Mesantoin-Medikation, beschrieben[8].

Neuerdings konnten LEY und FITZGERALD[9] die charakteristischen Blutbildveränderungen des Pfeifferschen Drüsenfiebers bei zahlreichen Patienten mit spontanen und induzierten Überempfindlichkeitsreaktionen nachweisen. Ausgangspunkt ihrer Untersuchungen war ein Fall von akuter Serumkrankheit nach prophylaktischer Gabe von Tetanusserum. Hierbei bestand eine ausgebreitete Lymphknotenschwellung. Im Blut waren 12000 Leukocyten mit 30% reifen Plasmazellen und mit Vermehrung der atypischen „jungen Lymphocyten" gezählt worden. Ähnliche Blutbildveränderungen fanden die Verff. bei einer großen Zahl von Patienten, die nach Tetanusserum Überempfindlichkeitsreaktionen gezeigt hatten, und zwar zwischen dem 6. und 10. Tag nach der Injektion. Die Werte waren allerdings nicht so hoch wie in dem erstgenannten Fall. Bei spontaner Überempfindlichkeit mit floriden Symptomen (z.B. Asthma, Urticaria, Heuschnupfen) fanden sich nur atypische Lymphocyten, keine Plasmazellen. Durch Nebennierenrindenhormone ließen sich die Blutbildveranderungen nicht verhindern, wohl aber die sonstigen Krankheitszeichen.

Die im Blute kreisenden Zellen des M. Pfeiffer sind in zahlreichen Studien morphologisch[10] und mit Supravitalmethoden[11] untersucht worden. Neuerdings fanden BOND u. Mitarb.[12] im Blut von Mononukleose-Kranken erheblich vermehrt Zellen, die lebhaft DNS synthetisieren, also mitosebereit sind. Es ist hier nicht der Ort und auch schwer möglich, die vielfältigen Befunde der Literatur miteinander abzustimmen. Statt dessen möchten wir einen eigenen Versuch, die verschiedenartigen Zelltypen in ein reproduzierbares System zu bringen und mit den einzelnen Zellformen des Lymphknotens zu koordinieren, zur Diskussion stellen. Wir haben an etlichen Fällen von M. Pfeiffer[13] und von Piringerscher Lymphadenitis (Toxoplasmose)[14] die Blutbildveränderungen studiert, die beobachteten Zellen nach morphologischen Kriterien in bestimmte Gruppen zusammengefaßt und cytochemisch sowie funktionell untersucht.

Danach unterscheiden wir im Blutausstrich folgende Zelltypen (s. Abb. 189):

1. Kleine = alte Lymphocyten: Die Morphologie entspricht den kleinen Lymphocyten der obigen Beschreibung. Der Kern ist jedoch nicht selten vielgestaltig („monocytoid"), oft nierenförmig oder tief eingekerbt wie bei den größeren Formen.

---

[1] 1949, 1953.   [2] LITWINS u. LEIBOWITZ 1951, LEIBOWITZ 1953.   [3] MOESCHLIN 1943.
[4] WISING 1952, SIIM 1956a.   [5] NYFELDT 1929, 1932, auch GIRARD u. MURRAY 1951.
[6] GARDNER u. PAUL 1947.   [7] POWELL 1954.
[8] Literaturübersicht bei REMMELE 1958.   [9] 1957.
[10] DOWNEY u. McKINLAY 1923, GLANZMANN 1929, 1930, NYFELDT 1932, SCHEER 1932, E. SCHWARZ 1932, WAITZ 1939, LEITNER 1940b, GARDNER u. PAUL 1947, KLEMOLA 1947, GREIF u. WAGNER 1949, MOESCHLIN 1949, DIECK u. MAKELT 1952, SCHEFF u. SCHEFF 1952, BESSIS 1954, STURGIS 1955, KOSENOW 1956, u. v. a.
[11] BLOOM 1928a, NYFELDT 1932, SCHEFF u. SCHEFF 1952 u. a.
[12] BOND, FLIEDNER, CRONKITE, RUBINI, BRECHER u. SCHORK 1959.
[13] Zusammen mit POHL, unveröffentlicht.
[14] Zusammen mit LEDER, unveröffentlicht.

2. Große = junge Lymphocyten: Der Kern ist rundlich oder leicht eingedellt. Im schwach blau gefärbten Plasma sind oft Vacuolen und Azurgranula nachweisbar.

3. „Lymphoidzellen": Die Zellen gleichen weitgehend den großen Lymphocyten; doch ist der Kern vielgestaltig, oft bohnenförmig. Das Plasma ist im Durchschnitt etwas breiter.

4. „Lymphomonocyten": Diese Zellen sind etwas kleiner oder ebenso groß wie echte Monocyten, das Chromatin erscheint aber gröber, der Kern kann rund oder

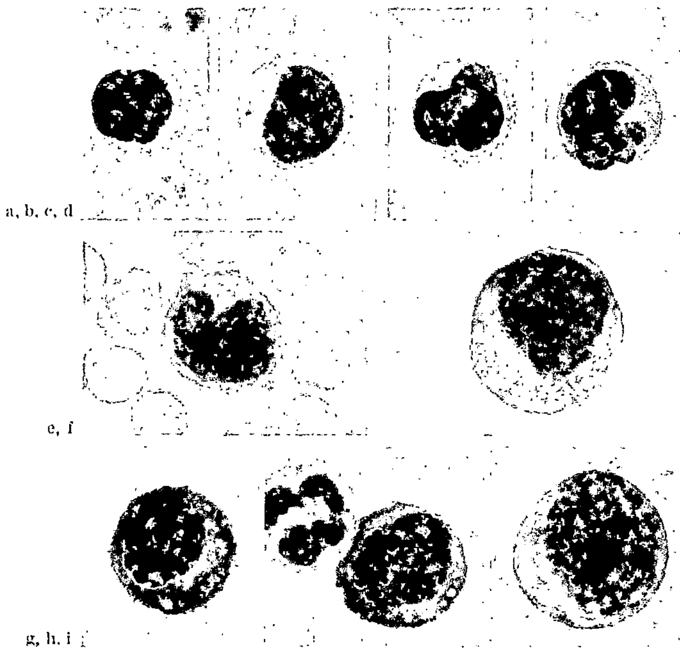

Abb. 189a—i. Die verschiedenen „Agranulocyten" im Blutausstrich bei Pfeifferschem Drusenfieber. a Alter Lymphocyt (unregelmaßige Kontur des Kernes). b Junger (großer) Lymphocyt. c „Lymphoidzelle" (vielgestaltiger Kern mit grobem Chromatin). d „Lymphomonocyt" (monocytoider gelappter Kern mit grobem Chromatin). e „Echter Monocyt" (typische Kernform, feines Chromatin). f Sog. Monoblast (deutliche helle Nucleolen, maßig basophiles vacuolisiertes Plasma). g Plasmazelle (grobscholliges Chromatin, perinucleare Aufhellung, tiefbasophiles Plasma mit kleinen Vacuolen). h Proplasmazelle (etwas großerer Kern und relativ schmaleres Plasma, kleine Vacuolen in dem tiefbasophilen Plasma). i Plasmoblast (exzentrischer großer ovaler Kern, tiefbasophiles geschummertes Plasma). Pappenheim. 1250 ×

eingebuchtet sein. Das Plasma ist nicht grau, sondern blau wie das der Lymphocyten.

5. „Echte" Monocyten: Die polymorphen Kerne mit *feinem Chromatin* werden von einem breiten, graublauen Plasma umgeben, das oft feinste Azurgranula enthält.

6. „Monoblasten": Das Plasma ist ebenfalls breit, aber basophiler als das der Monocyten. Der Kern ist rundlich, oval bis polyedrisch, dagegen nicht gebuchtet oder gelappt, seine Chromatinstruktur ist fein.

7.—9. Plasmazellen, Proplasmazellen und Plasmoblasten: Ihre Morphologie entspricht ganz der auf S. 91ff. gegebenen Beschreibung. Sie sind von allen übrigen Zellen durch ihre starke Basophilie deutlich zu unterscheiden.

Die Zahl der *Nucleolen* wurde in diesen Zellen mit Hilfe der Methode von STOCKINGER und KELLNER[1] bestimmt, und zwar wandten wir den von GRUNDMANN[2] empfohlenen Farbstoff Methylenblau-Chroma an[3]. Dabei ergaben sich

---

[1] 1952.   [2] 1960.   [3] Gemeinsam mit POHL, unveröffentlicht.

die Prozentwerte der Tabelle 28. Die kleinen und großen Lymphocyten enthielten zu 93% bzw. 83% nur einen Nucleolus, gehören also dem Follikeltyp an. Auch die „Lymphoidzellen" und „Lymphomonocyten" waren zum großen Teil mit einem Nucleolus versehen. In den „echten" Monocyten ließen sich keine Nucleolen abgrenzen. Monoblasten und Plasmazellvorstufen enthielten bis zu 5 Nucleolen. Die Zahl und Größe der Nucleolen scheint im Laufe der Plasmazellausreifung abzunehmen.

Cytochemisch zeigten die neun Zelltypen folgende Eigenschaften (s. Tabelle 29): Die Peroxydasereaktion und die Sudanschwarz-B-Färbung auf Lipide waren bei allen Zellformen negativ mit Ausnahme der „Lymphomonocyten" und der „echten" Monocyten. Die „echten" Monocyten zeigten etwas häufiger positive Reaktionen als die „Lymphomonocyten".

Polysaccharide können in allen Zellarten vorkommen, jedoch in verschiedener Menge und verschiedenem Prozentsatz. Die „echten" Monocyten sind stets von feinkörnigen PAS-

Tabelle 28. *Die Zahl der Nucleolen in 5000 „Agranulocyten" des Blutes bei Pfeifferschem Drüsenfieber und anderen Virusinfektionen* (Angaben in %)

Zelltyp	Zahl der Nucleolen					
	0	1	2	3	4	5
Alte Lymphocyten .	1,3	93,2	4,0	1,5	—	—
Junge Lymphocyten	8,6	83,2	6,6	1,2	0,4	—
„Lymphoidzellen" .	11,0	82,1	4,6	1,3	0,9	—
„Lymphomonocyten"	18,9	70,0	8,0	2,4	0,7	—
„Echte" Monocyten.	100,0	—	—	—	—	—
„Monoblasten". . .	—	12,2	18,9	39,7	26,7	2,5
Plasmocyten	16,2	45,3	34,5	4,0	—	—
Proplasmocyten . .	16,0	20,3	40,6	20,4	2,7	—
Plasmoblasten . . .	—	5,8	31,2	39,5	20,6	3,0

positiven Substanzen übersät. Auch in den meisten „Lymphomonocyten" und „Lymphoidzellen" sind — allerdings gröbere — Polysaccharidgranula (wie in den Lymphocyten!) nachweisbar. Unter den Lymphocyten- und Plasmazellformen sind bei PAS-Reaktion negative, gering und mäßig positive Zellen zu unterscheiden.

Außerdem bestimmten wir die Aktivität an unspezifischer Esterase mit der α-Naphthylacetat- und Naphthol-AS-Methode. Die Ergebnisse sind quantitativ nur schwer auszuwerten und daher nicht in Tabelle 29 aufgeführt. Die stärkste Reaktion scheinen die „echten" Monocyten zu zeigen. Lymphocyten, Lymphoidzellen, Lymphomonocyten und Monoblasten lassen z.T. kleinste bis kleine Esterasemengen nachweisen. Die Plasmazellformen sind stets vollkommen negativ.

Tabelle 29. *Einige histochemische Reaktionen und die Phagocytosefähigkeit von „Agranulocyten" bei Pfeifferschem Drüsenfieber* (Angaben in %)

	Peroxydase	Sudanschwarz B	PAS				Tuschespeicherung
			∅	+	++	+++	
Alte Lymphocyten .	—	—	24	58	15	2	—
Junge Lymphocyten	—	—	29	62	8	1	—
„Lymphoidzellen" .	—	—	10	59	20	10	
„Lymphomonocyten"	37	52	2	50	35	13	3
„Echte" Monocyten.	57	70	—	100	—	—	98
„Monoblasten". . .	—	—	—	28	72	—	—
Plasmocyten	—	—	10	61	29	—	—
Proplasmocyten . .	—	—	3	90	8	—	—
Plasmoblasten . . .	—	—	3	94	3	—	—

Inkubiert man frisches Blut mit Tuschelösung, so findet man nur in den „echten" Monocyten eine *Phagocytose* (Tabelle 29). Die von uns ausgezählten 2,7% Lymphomonocyten sind zu vernachlässigen, weil sich in den Tuschepräparaten Lymphomonocyten und „echte" Monocyten nicht immer eindeutig unterscheiden lassen.

Nach diesen Untersuchungen zeigen die Lymphomonocyten und die „echten" Monocyten weitgehende cytochemische Ähnlichkeit: Sie sind beide Peroxydase-, Sudanschwarz- und PAS-positiv, allerdings sind Prozentsatz und Reaktionsstärke bei den Lymphomonocyten geringer als bei den „echten" Monocyten. Es fehlt den Lymphomonocyten aber das entscheidende Kriterium der RHS-Zellen, nämlich die Phagocytosefähigkeit. Da die *Lymphomonocyten* morphologisch und cytochemisch fließend mit den sicher lymphatischen Formen unserer Gruppen 1—3 verbunden sind und da sie — wie die Lymphocyten und im Gegensatz zu den „echten" Monocyten — Nucleolen nachweisen lassen, halten wir sie für *spezielle Entwicklungsformen der Lymphopoese.* Zu dieser Ansicht kam früher auch CONWAY[1] auf Grund cytologischer Studien am Lymphknotenschnitt bei experimenteller Monocytogenes-Infektion. Der Nachweis von nur einem Nucleolus in den meisten Lymphocyten und Lymphoidzellen legt es nahe, den größten Teil als Elemente der Follikel-Lymphopoese anzusehen. Ob ein Teil der größeren monocytoiden Formen von unreifen Sinushistiocyten abzuleiten ist, sei dahingestellt. Wir stehen noch am Anfang unserer Koordinierungsversuche von Blutbildveränderungen und histologischem Bild im Ablauf der Infektion.

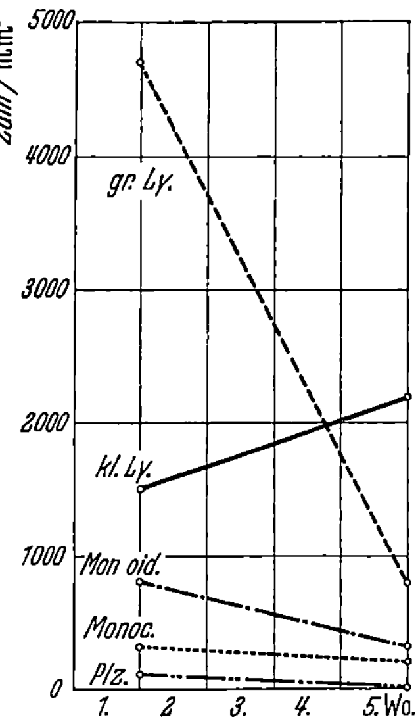

Abb. 190. Die einzelnen Zelltypen der „Agranulocyten" bei Pfeifferschem Drusenfieber im Krankheitsablauf. Durchschnittswerte von 4 Fällen zu Beginn und am Ende der Erkrankung. In der Gruppe der großen Lymphocyten sind auch die „Lymphoidzellen" enthalten. Die Gruppe der Plasmazellen enthält auch alle Plasmazellvorstufen

Alle genannten Zelltypen kommen beim *Pfeifferschen Drüsenfieber* vor, ihr Anteil an der Gesamtleukocytenzahl zeigt jedoch gewisse Schwankungen im Krankheitsablauf. Abb. 190 gibt die Durchschnittswerte der ersten und letzten Zählung von 4 Fällen wieder, die über etwa 4 Wochen in Behandlung standen. Danach ist die Menge der jungen Lymphocyten einschließlich Lymphoidzellen am stärksten erhöht, mit weitem Abstand folgen die Lymphomonocyten, Monocyten und Plasmazellen. Alle diese Zellen nehmen im Laufe der Behandlung ab, und zwar verschwinden . zuerst die Plasmazellen[2], wie aus einer Reihe von Zwischenzählungen hervorging. Auch die sog. Monoblasten fanden wir nur in den ersten Tagen der Erkrankung. Dem Abfall der pathologischen Zellen entspricht ein leichter Anstieg der kleinen Lymphocyten.

Diese Werte sind nicht als absolut gültig anzusehen; denn wir wissen aus der Literatur, wie stark die Blutbilder von Fall zu Fall differieren; aber sie dürften ausreichen, um die Grundzüge des Geschehens zu verdeutlichen.

Ganz ähnliche Blutbildveränderungen wie beim Pfeifferschen Drüsenfieber scheinen beim hyperergischen *Hydantoinschaden* vorzukommen[3]: Man findet auch hier eine Vermehrung von Monocytoiden und Plasmazellen.

Bei *Rubeolae* sind die Plasmazellen und -vorstufen im Blut wesentlich stärker vermehrt[4] wie übrigens auch bei der Hepatitis epidemica.

Bei 7 Fällen von *Piringerscher Lymphadenitis*, die fast alle als *Toxoplasmose* gesichert werden konnten, untersuchten wir je ein Blutbild und fanden nach Auszählung von je 500 Leukocyten die Werte der Tabelle 30. Danach sind die „Lymphomonocyten" und die „echten" Monocyten manchmal deutlich erhöht.

---

[1] 1938.

[2] Auch PETRIDES 1954, SIMROCK, HORNER, BORSCHE u. HAUSSMANN 1954 u. a.

[3] Auch FETTERMANN u. VICTOROFF 1948, KEIBL, NEUHOLD u. MAYR 1951, OLMER, PAILLAS, ROGER, MURATORE u. BADIER 1952, IPPEN 1959, Lit.

[4] SIEDE 1949, 1953, MOESCHLIN 1941 a, b, u. v. a.

Tabelle 30. *Blutausstriche bei Piringerscher Lymphadenitis*
Prozentwerte nach je 500 gezählten Leukocyten

	1	2	3	4	5	6	7	M	
Alte Lymphocyten . .	29,6	37,4	22,0	49,6	33,4	38,4	32,8	34,7	} 38,8
Junge Lymphocyten .	5,0	0,8	2,0	4,4	3,0	12,4	1,2	4,1	
Lymphoide und									
Lymphomonocyten .	0,4	*5,0*	6,6	4,0	0,2	3,4	5,6	3,5	} 8,1
Monocyten	*10,6*	2,4	1,8	1,2	*12,2*	4,4	—(?)	4,6	
Proplasmazellen . . .	—	—	—	0,2	—	—	0,2	0,05	} 0,15
Plasmazellen.	—	0,2	—	0,2	—	0,4	—	0.1	
Stabkernige	5,2	7,6	7,2	6,2	4,6	10,0	2,4	6,2	
Segmentkernige . . .	44,6	42,6	55,6	25,2	43,2	26.2	57,4	42,1	
Eosinophile	4,6	3,8	4,4	7,6	2,8	4,6	—	4,0	
Basophile	—	0,2	0,4	1,4	0,6	0,2	0,4	0,45	

Junge Lymphocyten kommen meist in mäßiger Zahl vor. Die Plasmazellen und ihre Vorstufen scheinen nur wenig an dem Geschehen teilzunehmen.

Wir besprechen im folgenden nur einige klinisch und histologisch bedeutsame Lymphadenitiden dieser Gruppe, nämlich die Lymphknotenveränderungen bei M. Pfeiffer (infektiöse Mononukleose), Rubeola, Listeriose, Hydantoinschaden und Toxoplasmose einschließlich Piringerscher Lymphadenitis. Die zahlreichen weiteren Infektionen und Reaktionen mit Pfeiffer-artigem Blutbild übergehen wir hier. Sie rufen ähnliche, wenn auch oft geringer ausgeprägte Lymphknotenveränderungen wie die infektiöse Mononukleose hervor. Anhangsweise berichten wir kurz über die sog. infektiöse Lymphocytose.

Morbus Pfeiffer (infektiöse Mononukleose)

Synonyma: Pfeiffersches Drüsenfieber
Lymphoidzellenangina
Monocytenangina
lymphoides Drüsenfieber
glandular fever
akute benigne Lymphoblastose
akute Lymphadenose

Die Blutbildveränderungen des M. Pfeiffer sind zwar charakteristisch, reichen jedoch zur Abgrenzung des Pfeifferschen Drüsenfiebers nicht aus. Allein durch den Nachweis des Erregers, eines „lymphotropen" Virus[1], ließe sich der M. Pfeiffer eindeutig definieren. Leider ist dieser Nachweis mit den üblichen virologischen Methoden heute noch nicht zu erbringen. Wir sind daher auf Indizienbeweise angewiesen, von denen der Paul-Bunnell-Test[2] die größte Bedeutung hat. Leider ist diese Reaktion nicht immer und oft auch nur wenige Tage positiv[3]. HOAGLAND u. HILL[4] schlagen vor, die Fälle mit positivem Paul-Bunnell-Test als infektiöse Mononukleose und die kindlichen Fälle mit negativer Reaktion und sonst gleichem Blutbild als M. Pfeiffer zu bezeichnen. Sie begründen diese Unterteilung damit, daß auch klinisch zwischen serologisch positiven und negativen Fällen Differenzen bestehen.

Wir folgen diesem Vorschlag insofern, als wir nur jene Fälle als infektiöse Mononukleose bezeichnen, die bei monocytoidem Blutbild eine positive Paul-Bunnell-Reaktion aufweisen. Alle übrigen Fälle mit dem klinischen und hämatologischen Bild der infektiösen Mononukleose, jedoch mit negativem Paul-Bunnell-

---

[1] WISING 1942, Lit., KOLLE-HETSCH-SCHLOSSBERGER 1952, Lit.
[2] PAUL u. BUNNELL 1932. Kurze Übersicht bei DELIKATOVÁ 1947.
[3] WILDHACK u. KLEINSCHMIDT 1955.   [4] 1955.

Test, fassen wir unter dem Begriff M. Pfeiffer zusammen. Es sei aber betont, daß in der 2. Gruppe sicher manche Fälle von echter virusbedingter infektiöser Mononukleose erfaßt sind, die zur Zeit der Untersuchung einen negativen Paul-Bunnell-Test zeigen. Außer diesen larvierten infektiösen Mononukleosen enthält die 2. Gruppe noch die ganze Reihe der Erkrankungen mit Pfeiffer-artigem Blutbild, die es klinisch und bakteriologisch-serologisch abzugrenzen gilt.

Vorkommen. Die infektiöse Mononukleose befällt vorwiegend Kinder und jugendliche Erwachsene bis zum 30. Lebensjahr. SIMROCK, HÖRNER, BORSCHE u. HAUSSMANN[1] fanden einen 1. Altersgipfel im 1. Lebensjahrfünft und einen 2. Gipfel im 4. Lebensjahrfünft (s. Abb. 191). Das männliche Geschlecht scheint zu überwiegen, bei SIMROCK u. Mitarb.[1] war das Verhältnis $\male : \female = 1{,}62 : 1$. Epidemisches Auftreten wurde wiederholt mitgeteilt, z. B. unter Studenten. Die Inkubationszeit beträgt 4 bis 10 Tage, selten bis 21 Tage. Eine sichere jahreszeitliche Häufung konnten SIMROCK u. Mitarb.[1] nicht feststellen, doch scheint die Erkrankungszahl in den Monaten April bis Juni etwas erhöht zu sein.

Klinik. Die infektiöse Mononukleose stellt eine meist fieberhafte Allgemeinerkrankung dar, die mit einer mehr oder weniger generalisierten Lymphknotenschwellung, geringer Milzvergrößerung und charakteristischen Blutbildveränderungen einhergeht. Oft beginnt sie mit einer Angina, gelegentlich auch mit Leibschmerzen nach der Art einer Appendicitis[2]. Über die Symptomatologie der infektiösen Mononukleose gibt es eine Reihe von ausgezeichneten Übersichten, auf die wir hier nur verweisen können[3]. Für den

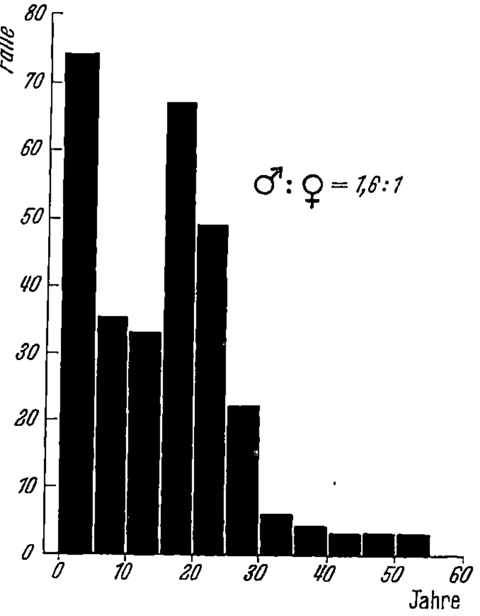

Abb. 191. Altersverteilung des Pfeifferschen Drüsenfiebers nach SIMROCK, HÖRNER, BORSCHE u. HAUSSMANN (1954)

Pathologen ist noch wichtig, daß nicht ganz selten „spontane" Milzrupturen auftreten, deren Natur durch den Nachweis von „Pfeiffer-Zellen" in Pulpa und Follikelaußenzonen der exstirpierten Milz leicht aufzuklären ist[4].

Lokalisation. Die Lymphknoten des Halses (Kieferwinkel!) und Nackens sind bevorzugt befallen, später können die Lymphknoten aller übrigen Regionen (Axilla, Leiste usw.), bisweilen sogar die pectoralen und abdominalen Lymphknoten, vergrößert sein.

Makroskopie. Die Lymphknoten sind meist gering bis mäßig geschwollen, maximal taubeneigroß. Ihre Schnittfläche ist homogen grau, die Konsistenz weich bis mittelfest.

Histologie. So wenig das Blutbild spezifisch für den M. Pfeiffer ist, so wenig gilt dies für die Bildungsstätten der Blutzellen, speziell für die Lymphknoten. Wir können also GALL u. STOUT[5] nicht beipflichten und das Lymphknoten-

---

[1] SIMROCK, HÖRNER, BORSCHE u. HAUSSMANN 1954.

[2] GLANZMANN 1929, LEHNDORF u. SCHWARZ 1932.

[3] E. SCHWARZ 1929, GLANZMANN 1930, LEHNDORF u. SCHWARZ 1932, READ u. HELWIG 1945, GARDNER u. PAUL 1947, HEILMEYER u. BEGEMANN 1951, LEIBOWITZ 1953, SIMROCK, HÖRNER, BORSCHE u. HAUSSMANN 1954, HOAGLAND u. HILL 1955, CLÉMENÇON u. KIEBSCH 1958, MASON u. ADAMS 1958.

[4] SMITH u. CUSTER 1946, STOBBE 1952, WERNER 1954, Lit., BESWICK 1955, WAGMAN 1957.

[5] 1940.

schnittbild des M. Pfeiffer als charakteristisch und nicht verwechselbar ansehen. Man kann allenfalls aus dem histologischen Schnitt einen gewissen Verdacht auf diese Erkrankung äußern.

Trotz zahlreicher, vorwiegend amerikanischer Untersuchungen über die Lymphknotenhistologie des M. Pfeiffer[1] sind wir noch weit davon entfernt, die Lymphknotenveränderungen in ihrem zeitlichen Ablauf verläßlich interpretieren zu können. Daran sind auch die Nomenklaturschwierigkeiten schuld, die einen Vergleich der einzelnen Arbeiten untereinander und einen Vergleich von Lymphknotenschnitt, Tupfpräparat und Blutausstrich oft fast unmöglich machen.

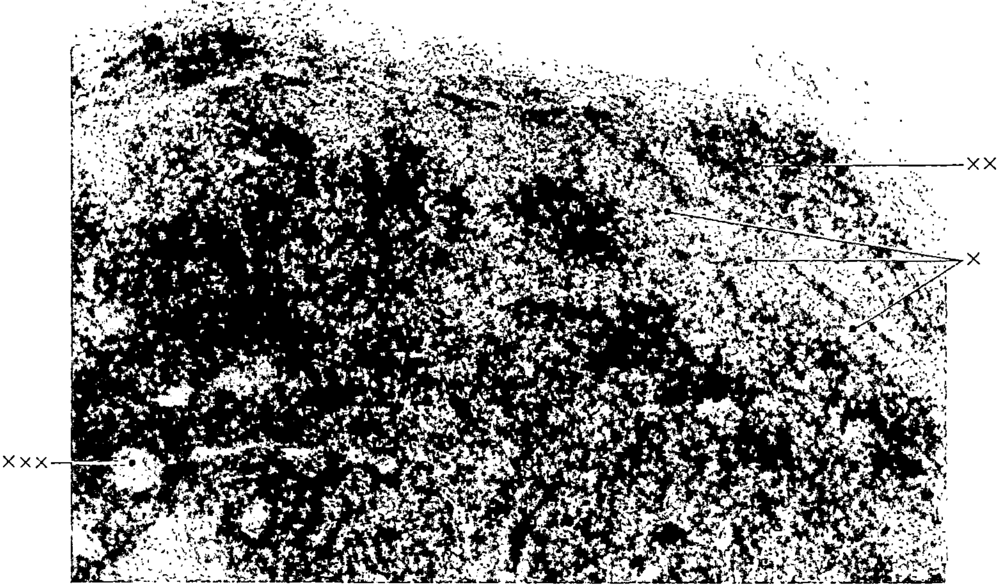

Abb. 192. Pfeiffersches Drüsenfieber. Struktur etwas verwischt. Unreife Histiocytose des Randsinus (×), Perilymphadenitis (× ×), kleines Keimzentrum (× × ×). Pulpa stark hyperplastisch. Nacken-Lymphknoten. 26jähriger ♂. Hämatoxylin-Eosin. 50 ×

Wir verzichten daher bewußt auf eine Diskussion der zahlreichen einschlägigen Arbeiten und stützen uns auf 11 eigene, klinisch und serologisch gesicherte Fälle von infektiöser Mononukleose. Wir glauben uns dazu um so eher berechtigt, als REINAUER[2] jüngst eine gute Literaturübersicht gegeben hat. Aus dieser Literaturzusammenstellung ergibt sich ebenso wie aus eigenen Beobachtungen die dringende Notwendigkeit, in vergleichenden Untersuchungen von Lymphknoten-Histologie und -Cytologie, von Blutbildveränderungen und serologischen Befunden den zeitlichen Ablauf der Infektion erneut und auf breiter Basis zu studieren.

Soweit wir sehen, kommt die Lymphknotenvergrößerung beim M. Pfeiffer im wesentlichen durch eine hochgradige *Pulpahyperplasie* zustande. Diese steht vor allem in den ersten Tagen der Infektion so sehr im Vordergrund, daß Follikel mit Keimzentren völlig fehlen können. Das Zellbild der Pulpa ist sehr bunt. Man sieht in fallweise wechselnder Häufigkeit Reticulumzellen, basophile Stammzellen, Plasmazellen und -vorstufen sowie reticuläre Reizzellen und lymphoide Formen mehr oder weniger dicht beisammenliegen. Die Lymphknotenstruktur *scheint*

---

[1] DOWNEY u. STASNEY 1935, CONWAY 1938, GALL u. STOUT 1940, Lit., SUNDBERG 1947, Lit., CUSTER u. SMITH 1948, Lit., FREISE 1951, MARSHALL u. MILLINGEN 1952, LUMB 1954, WERNER 1954, REINAUER 1959, Lit.

[2] 1959.

durch die starke Zellproliferation zerstört. Mitosen kommen reichlich vor. Unter den basophilen Stammzellen werden bisweilen zwei- und mehrkernige Formen beobachtet. Diese dürfen nicht mit Sternbergschen Riesenzellen verwechselt werden: Ihr Plasma ist basophiler, und ihre Nucleolen sind kleiner und basophiler als in Sternbergschen Riesenzellen.

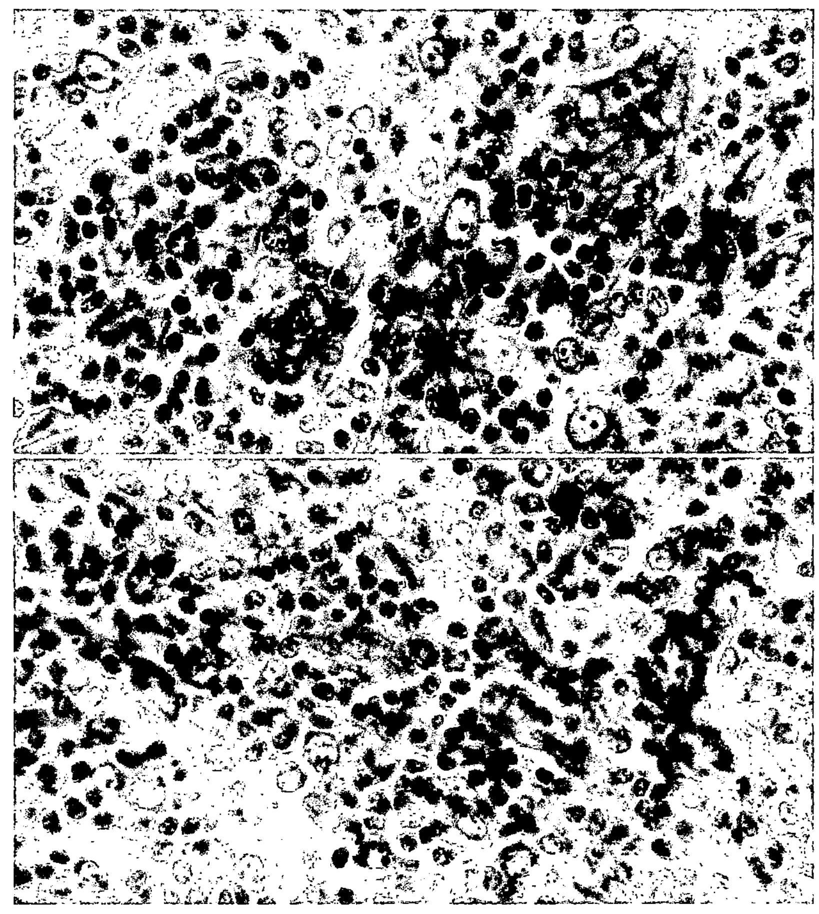

Abb. 193. Pfeiffersches Drusenfieber Pulpahyperplasie mit zahlreichen basophilen Stammzellen, „reticulären Reizzellen" (wohl z.T. Lymphoblasten), lymphoiden Formen und Lymphocyten. Leisten-Lymphknoten. 53jährige ♀. Azur-Eosin. 625 ×

Die Sinus der Rinde sind komprimiert, die Marksinus zeigen oft einen Katarrh. Vielfach sieht man in Randsinus oder peritrabeculären Rindensinus eine *unreife Histiocytose* mit geringer Granulocytenbeimengung.

Die Follikel scheinen erst bei längerem Bestehen der Infektion mitzureagieren: Sie entwickeln floride Keimzentren, deren Größe gegenüber dem Grad der Pulpahyperplasie aber in allen unseren Fällen wesentlich zurücktrat.

Die Kapsel ist oft gering bis mäßig stark rundzellig infiltriert. Auch die Trabekel zeigen bisweilen stärkere Rundzellinfiltrate, die man auch in der Lymphknotenumgebung und im Hilusbereich erkennen kann. Unter den Infiltratzellen sind im Bindegewebe oft zahlreiche Plasmazellen zu erkennen.

Bei einem Fall von chronischer infektiöser Mononukleose entwickelten sich in der Pulpa kleine Epitheloidzellherde. Gleichzeitig bestand eine starke follikuläre

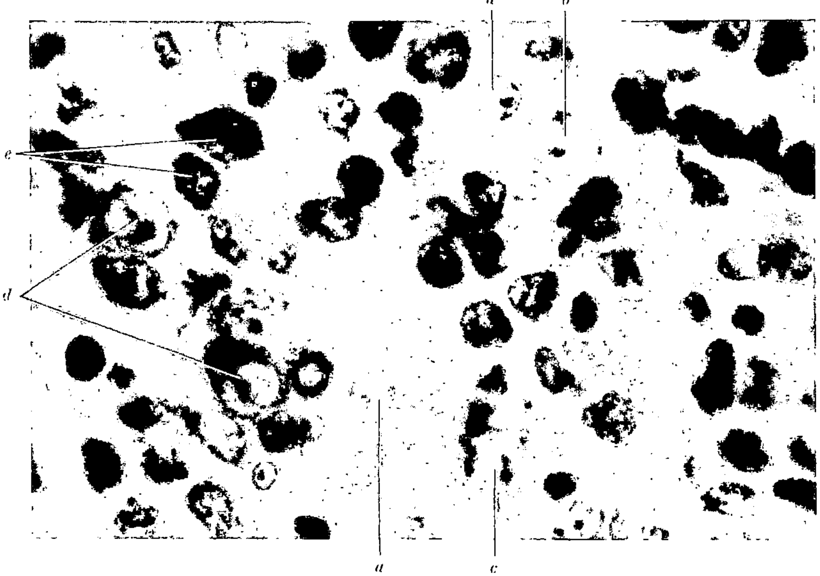

Abb. 194. Pfeiffersches Drüsenfieber. Pulpa. Alle Übergangsformen von Reticulumzellen zu basophilen Stammzellen: *a* kleine bis mittelgroße Reticulumzellen mit schwach farbbarem Plasma. *b* große Reticulumzelle mit „saftigem" Kern, großen Nucleolen und gering basophilem Plasma. *c* Übergangsform zur basophilen Stammzelle („große reticulare Reizzelle" „Hämohistioblast") mit mäßig basophilem vacuolisiertem Plasma und noch größeren Nucleolen. *d* Basophile Stammzellen mit Riesennucleolen und kräftig basophilem Plasma (als Plasmazellvorstufen dienend). Außerdem verschiedene Plasmazellen und Proplasmazellen (*e*). Gleiches Präparat wie Abb. 193. 1250 ×

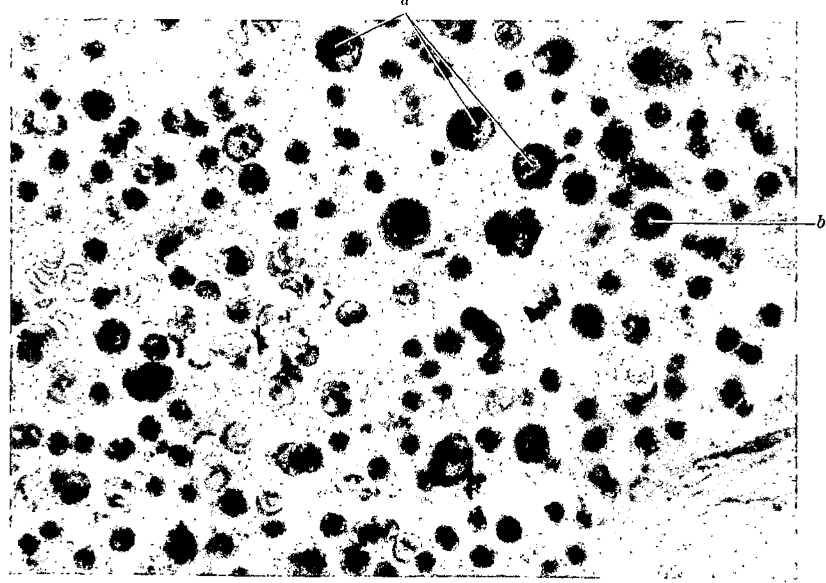

Abb. 195. Pfeiffersches Drüsenfieber. Efferentes Lymphgefäß. Buntes Zellbild. *a* „Monoblasten", *b* „Lymphomonocyt"(?). Gleiches Präparat wie Abb. 193. 625 ×

Hyperplasie und eine unreife Sinushistiocytose. Es war also eine Piringersche Lymphadenitis zu diagnostizieren[1]. Wichtig erscheint uns in diesem Fall das Verhalten der Paul-Bunnell-Reaktion: Sie war 2 Monate vor Exstirpation des Lymphknotens eindeutig positiv, zur Zeit der histologischen Untersuchung

---

[1] Lennert 1959.

aber negativ. Auch MARSHALL[1] berichtet über 3 Fälle von Pfeifferschem Drüsenfieber, deren histologisches Bild jenem der Piringerschen Lymphadenitis entsprach. Desgleichen haben GALL u. STOUT[2] schon fruher über eine herdförmige Wucherung epitheloider „Klasmatocyten" bei M. Pfeiffer berichtet.

Die Identifizierung der im Lymphknoten- und Blutausstrich beschriebenen Zelltypen ist in dem dichten Zellgedränge der Pulpa schwierig, sie gelingt aber relativ leicht in den efferenten Lymphgefäßen. Hier sind meist reticuläre Reizzellen aller Größen, oft auch Plasmazellformen und polymorphe Lymphocyten zu sehen (s. Abb. 195). Die Reizzellen zeigen verschiedene Größe und ein graublaues, meist kräftig gefärbtes Plasma, wogegen die Plasmazellformen durch ihr tiefbasophiles Plasma gut erkennbar sind.

Über die Ableitung der reticulären Reizzellen können wir noch keine zuverlässige Aussage machen. Sicherlich kommen die basophilen Stammzellen als jüngste Vorstufen der kleinen und mittelgroßen Formen in Betracht. Die großen Reizzellen sind wohl als unmittelbare Abkömmlinge des Reticulums anzusehen. Mittlere Reizzellen stellen wohl z. T. auch abgelöste Sinushistiocyten dar.

Tabelle 31. *Drei Adenogramme von Pfeifferschem Drüsenfieber.* Angaben in $^0/_{00}$

	Laufende Nr.		
	1	2	3
Lymphocyten	896	874	740
Basophile Stammzellen	1	—	7
Germinoblasten			
groß	—	3	—
mittel	—	—	—
klein	—	2	—
Plasmoblasten	7	1	10
Proplasmazellen	4	3	28
Plasmazellen	1	2	36
Reticuläre Reizzellen			
groß	13	14	5
mittel	36	62	67
klein	7	6	44
Reticulumzellen			
(groß und mittel)	23	13	15
Histiocyten (+ Monocyten)	8	16	40
Kerntrümmerphagen	—	—	—
Epitheloidzellen	1	—	1
Gewebsmastzellen	—	1	1
Blutmastzellen	—	—	—
Eosinophile	1	—	—
Neutrophile	2	3	6

Elektronenmikroskopische Untersuchungen an 3 Mononukleose-Lymphknoten hat REINAUER[3] angestellt. Er fand unter anderem bis zu 176 mμ große virusartige Partikel, die er als Elementarkörper ansieht.

Ausstrich. Der Lymphknotenausstrich[4] ist so wenig spezifisch wie der Schnitt, doch läßt sich aus dem bunten Zellbild ein maligner Prozeß meist ausschließen. Die Nomenklatur der Ausstrichuntersucher ist noch verwirrender als die der Histologen. Es gelingt daher auch hierbei nicht, die zahlreichen, z. T. ausgezeichneten Beschreibungen des Zellbildes[4] und die subtilen Vergleichsuntersuchungen von Schnitt und Ausstrich[5] zu einem einheitlichen Bild zusammenzufügen. Wir sind somit zunächst wiederum auf eigene Beobachtungen angewiesen.

Nach den Adenogrammen der Tabelle 31 sieht man im Ausstrich zwei zahlenmäßig deutlich hervortretende Hauptveränderungen:

1. eine Vermehrung der Plasmazellen und ihrer Vorstufen, auf die besonders LÜDIN[6] hingewiesen hat,

2. eine erhebliche Hyperplasie der reticulären Reizzellen.

Die reticulären Reizzellen zeigen sehr verschiedene Größe. Zunächst beobachtet man große Elemente, die MOESCHLIN[7] als Monoblasten bezeichnet und von

---

[1] 1956.   [2] 1940.   [3] 1959.

[4] NYFELDT 1932, PAVLOWSKY 1934, DOWNEY u. STASNEY 1935, FLEISCHHACKER u. KLIMA 1937, LEITNER 1940b, MOESCHLIN 1941a, b, STRUNGE 1944, SUNDBERG 1947, LÜDIN 1948, 1955, TRAUTMANN u. KANTHER 1948, TISCHENDORF 1951, HORSTER 1952b, STEINMANN 1953, ANDRÉ u. DREYFUS 1955, HEILMEYER u. BEGEMANN 1955, STURGIS 1955 u. a.

[5] DOWNEY u. STASNEY 1935, GALL u. STOUT 1940, SUNDBERG 1947.   [6] 1955.   [7] 1941a, b.

den lymphoiden Reticulumzellen abgeleitet hat. Sie kommen nach MOESCHLIN[1]
in „normalen" Lymphknoten nur selten vor. LÜDIN[2] hält sie für eine besondere
Zellrasse, die für M. Pfeiffer und Röteln sehr charakteristisch sei. Die Kerne sind

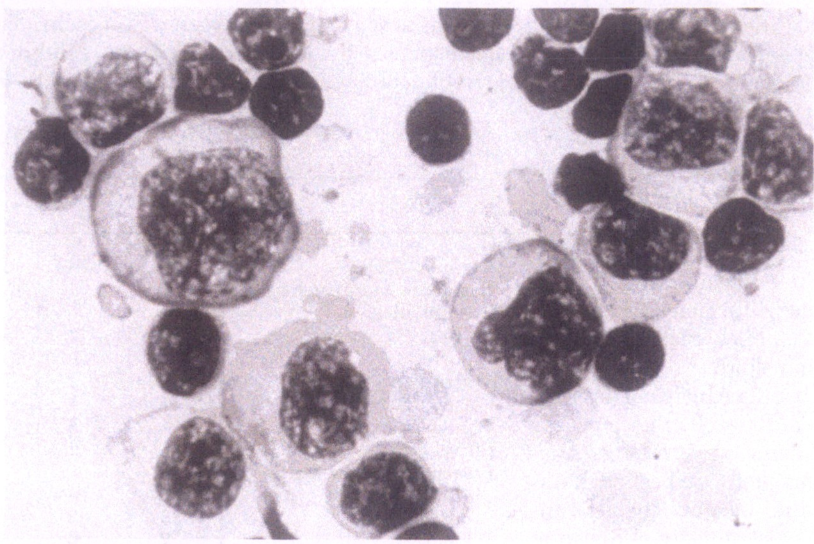

Abb. 196. Pfeiffersches Drüsenfieber im Lymphknotenausstrich. Buntes Zellbild. Links basophile Stammzelle.
Mehrere polymorphe „mittlere reticulare Reizzellen", junge und alte Lymphocyten. Nacken-Lymphknoten.
17jähriges ♀. Paul-Bunnell-Test positiv. Pappenheim. 1250×

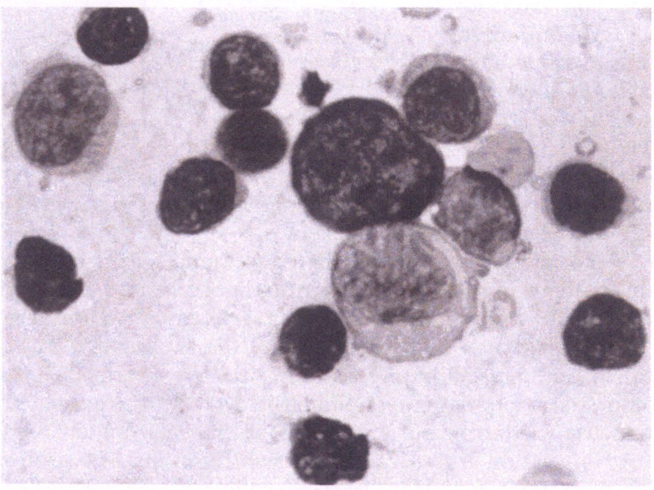

Abb. 197. Pfeiffersches Drüsenfieber im Lymphknotenausstrich. In der Mitte ein Plasmoblast mit sehr großen
Nucleolen und eine „mittlere reticulare Reizzelle". Gleiches Präparat wie Abb. 193. Pappenheim. 1250×

aufgelockert und besitzen ein grobmaschiges Chromatingerüst mit hellen Zwischen-
räumen. Von einer Spezifität der Moeschlinschen Monoblasten kann keine Rede
sein, wenn sie auch beim M. Pfeiffer in größerer Zahl auftreten als bei vielen
anderen Lymphknotenreaktionen.

Außer den großen reticulären Reizzellen kommen immer auch reichlich mittlere und kleine Formen vor. Die kleinen Formen besitzen einen Kern, der nur
wenig größer als der von Lymphocyten ist, und ein weites helles Plasma. Es han-

---

[1] 1941a, b.   [2] 1948.

delt sich hierbei wohl um die Zellen, die in der Literatur vielfach als Lymphomonocyten bezeichnet wurden. Auch wir haben bei unseren Blutausstrich-
untersuchungen diese Zellen gefunden und als Lymphomonocyten benannt (s. oben).

Die Reticulumzellen sind gering vermehrt. Sie enthalten bisweilen 2 Kerne
und gelegentlich rotviolette, grobe Granula (s. Abb. 198). Epitheloidzellen wurden
in unseren Tupfpräparaten nur ganz vereinzelt gefunden.

Wenn man die Lymphocyten in junge und alte Formen unterteilt, findet man
ein starkes Überwiegen der jungen Zellen. Die basophilen Stammzellen können
deutlich vermehrt sein, Germinoblasten kamen in unseren Adenogrammen nur
einmal vor.

HORSTER[1] beschreibt im Lymphknotenpunktat einige weitere Besonderheiten
des M. Pfeiffer: In den ersten 3—4 Tagen treten monocytoide Zellen auf, deren

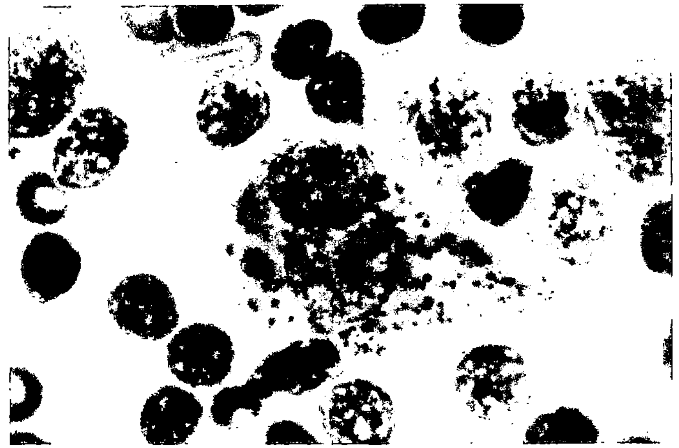

Abb. 198. Pfeiffersches Drüsenfieber im Lymphknotenausstrich. Zweikernige Reticulumzelle mit violetten
Einschlüssen. Gleiches Präparat wie Abb. 193. Pappenheim. 1250×

Plasma zahlreiche Vacuolen und bisweilen auch noch 6 μ große, meist homogene
graublaue bis rotviolette Einschlüsse[2] enthält. Diese liegen in Kernnähe und
können den Kernrand etwas eindrücken. Sie kommen auch in den monocytoiden
Zellen ohne Vacuolisierung vor. Wir beobachteten solche Einschlüsse auch in
monocytoiden Zellen des Blutes von Kranken mit M. Pfeiffer.

Endlich findet man vereinzelt mehrkernige Riesenzellen[3], die ein grobes,
plasmazellenartiges Chromatingerüst besitzen und basophil sind. Sie wurden
auch in den eigenen Präparaten vereinzelt beobachtet. Wir möchten sie für polyploide Plasmazellen ohne spezifische Bedeutung halten.

Diagnose. Die Diagnose eines virusbedingten Pfeifferschen Drüsenfiebers, das
wir infektiöse Mononukleose nennen, ist weder aus dem klinischen noch aus dem
histologisch-cytologischen Bild möglich. Allein der *Paul-Bunnell-Test* gestattet
eine Abgrenzung der infektiösen Mononukleose von anderen Erkrankungen mit
Pfeiffer-artigem Blutbild. Aber auch diese Reaktion kann noch nicht voll
befriedigen; denn ihre Spezifität ist — selbst nach Absorption von Meerschweinchenniere oder Rindererythrocyten — nicht ganz eindeutig. Das wundert uns
nicht, wenn wir bedenken, daß als Antigen nicht das Virus der infektiösen Mononukleose, sondern Hammelblutkörperchen verwendet werden. Ein zweiter Mangel

---

[1] 1952b.

[2] Wir beobachteten bei einem Fall von plasmacellulärer Säuglingspneumonie sehr reichlich derartige Einschlüsse in Makrophagen der Lunge (s. auch HORSTERS Befunde an Lungen-
tupfpräparaten von Mäusepneumonien!).

[3] MOESCHLIN 1941a, b, HORSTER 1952b.

des Paul-Bunnell-Testes ist das Vorkommen epidemiologisch gesicherter Fälle, die bei wiederholter serologischer Untersuchung negativ bleiben[1]. Schließlich wird der Wert des Paul-Bunnell-Testes noch dadurch beeinträchtigt, daß er gelegentlich nur wenige Tage lang positiv ist[2].

Der Paul-Bunnell-Test sollte heute in seiner ursprünglichen Methodik, die noch der Hanganutziu-Deicherschen Reaktion[3] entsprach, nicht mehr angewandt werden. Vielmehr ist das Verfahren durch Absorptionsversuche mit Meerschweinchenniere und Rindererythrocyten[4] oder mit papainisierten Hammelerythrocyten[5] zu ergänzen. Wie hoch der Titer sein muß, um von einem positiven Ergebnis sprechen zu dürfen, hängt von der jeweils angewandten Methodik ab. Im allgemeinen reicht eine Titerhöhe von 1:64, die nach Absorption mit Meerschweinchenniere nicht wesentlich abfällt, zur Sicherung der Diagnose aus.

Der Paul-Bunnell-Test kann bereits 4 Tage nach Krankheitsbeginn positiv werden, im allgemeinen dauert es 6—8 Tage, bisweilen 2—3 Wochen und länger. Ein Titeranstieg während der Erkrankung ist diagnostisch besonders bedeutungsvoll[6]. Die positive Reaktion bleibt meist einige Wochen, gelegentlich auch mehrere Monate bestehen.

In der 2. Woche oder später werden bisweilen auch die Wassermannsche Reaktion sowie die Meinickesche Trübungsreaktion positiv.

Differentialdiagnose. Die histologische Untersuchung dient weniger zur Diagnose des M. Pfeiffer als zur Abgrenzung gegen maligne Lymphknotenerkrankungen. Hierbei sprechen für M. Pfeiffer die noch einigermaßen erhaltene Struktur mit oder ohne floride Keimzentren, die unreife Sinushistiocytose und das buntere Zellbild. Die gelegentlich riesenhaften oder mehrkernigen basophilen Stammzellen dürfen nicht zur Fehldiagnose *Lymphogranulomatose* verleiten. Gegen Lymphogranulomatose sprechen weiter folgende Kriterien: Beim M. Pfeiffer sieht man keine Fibrosierung; Eosinophile sind — wenn überhaupt vorhanden — nur in kleiner Zahl eingestreut; die efferenten Lymphgefäße enthalten oft zahlreiche reticuläre Reizzellen; Sternbergsche Riesenzellen kommen nicht vor.

Bei der malignen *Retikulose* ist die Struktur völlig verwischt. Sekundärknötchen fehlen ebenso wie eine unreife Sinushistiocytose. Auch ist das Zellbild oft monotoner.

Das histologische Bild der infektiösen Mononukleose stimmt überein mit den Lymphknotenhyperplasien der verschiedensten Erkrankungen. Differentialdiagnostisch müssen wir vor allem an Röteln, Hepatitis epidemica, Listeriose, Toxoplasmose und allergische Reaktionen denken. Bei Röteln und Hepatitis soll die Zahl der Plasmazellen und ihrer Vorstufen größer sein, bei Toxoplasmose findet man im allgemeinen eine kleinherdige Epitheloidzellproliferation.

Prognose[7]. Die Prognose ist in der Regel gut, wenn sich auch die Heilung oft lange hinzieht. Todesfälle sind vereinzelt beschrieben. Nach der tabellarischen Zusammenstellung von WERNER[8] erfolgte der Tod in 10 Fällen an „spontaner" Milzruptur, in 4 Fällen an Guillain-Barré-Syndrom, in 3 Fällen an Sepsis durch Pneumokokken bzw. bei Peritonsillarabsceß und in 2 Fällen an Glottisödem. Wir sezierten 3 Fälle von M. Pfeiffer; davon waren 2 Kranke an Überempfindlichkeitsreaktionen gegen Antibiotica bzw. Irgapyrin und 1 Patient an aufsteigender Lähmung zugrunde gegangen.

---

[1] PETRIDES 1954, SIMROCK, HÖRNER, BORSCHE u. HAUSSMANN 1954 u. a.
[2] PETRIDES 1954, WILDHACK u. KLEINSCHMIDT 1955 u. a.
[3] HANGANUTZIU 1924, DEICHER 1926.   [4] NOGALSKI u. LIPPELT 1953.
[5] WÖLLNER 1955, Lit.   [6] HEILMEYER u. BEGEMANN 1955.
[7] ISAACS 1948, ULBRICHT 1955 u. a.
[8] 1954, s. auch CUSTER u. SMITH 1948, STOBBE 1952.

Anhang: **Die „diffuse infektiöse Virus-Retikulitis"**

Im Jahre 1953 haben CHAPTAL u. Mitarb.[1] über eine Allgemeininfektion von Kindern berichtet, die durch verschiedene Viren, unter anderem das Virus der infektiösen Mononukleose, der infektiösen Lymphocytose, der Grippe und der Katzenkratzkrankheit, ausgelöst werden könne. Sie gehe meist mit einer Hepato-splenoadenomegalie einher und gleiche darin weitgehend der Kala-Azar. In Leber, Milz und Lymphknoten beschreiben die Verfasser eine Vermehrung reticulärer Elemente, im Blutbild wurden 14—38% Monocyten sowie 50—90% Lymphocyten (mit Lymphocytenvorstufen) gezählt. Die Gesamtleukocytenzahl war häufiger erniedrigt als (mäßig) erhöht. Weiterhin bestand stets eine fort-schreitende Anämie und gelegentlich auch eine Thrombopenie. Der Verlauf war meist chronisch; mit Ausnahme eines Falles trat stets Spontanheilung ein.

Verfasser schlagen an Stelle des vorbelasteten Begriffes „Retikulose" die Benennung „Réticulite" vor und sprechen von einer „réticulite diffuse infectieuse d'origine virale".

Es besteht meist eine generalisierte, geringe bis mäßig starke *Lymphknoten-schwellung*, oft mit gewissen Größendifferenzen der einzelnen Lymphknoten-gruppen. In der Leiste waren die größten Lymphknoten gefunden worden. Histologisch wurden 7 Lymphknoten untersucht. Einer der Lymphknoten zeigte das Bild der Katzenkratzkrankheit, in den übrigen Lymphknoten fand man eine „diffuse lymphoreticuläre Hyperplasie". Wenn diese stark ausgeprägt war, boten besonders die Sinus eine starke Reticulumzellwucherung und Überfüllung mit reticulohistiocytären Zellen. Bei einem Fall wurden zahlreiche „Lympho-blasten" erwähnt. Die Follikel waren meist (altersentsprechend) groß und ent-hielten floride Keimzentren. Das histologische Bild entspricht nach Ansicht der französischen Autoren also einer subakuten Lymphadenitis vom Typ des M. Pfeiffer.

Lymphknoten bei Röteln (Rubeolae)[2]

Synonyma: German measles
Rosolio
Rubella

Röteln werden von GLANZMANN[2] mit dem Pfeifferschen Drüsenfieber unter dem Begriff „benigne infektiöse Lymphoblastose" zusammengefaßt, weil beide Erkrankungen einander sehr ähnlich seien. Dies gilt vor allem für das Blutbild. Hier sind bei Röteln allerdings im allgemeinen mehr Plasmazellen und -vorstufen als Monocytoide zu finden, beim M. Pfeiffer ist es umgekehrt. Klinisch stehen im Vordergrund das charakteristische Rötelnexanthem, das oft vorhandene geringe bis mäßige Fieber und die mehr oder weniger verbreitete Lymphknoten-schwellung, die im Halsbereich (Nacken!) am stärksten ausgeprägt ist[3]. Diese Lymphknotenschwellung ist das erste und letzte Symptom der Rubeolen, sie tritt 2—4 Tage vor dem Exanthem auf und kann 6 Wochen nach Abklingen des Exanthems noch bestehen.

Histologie. Histologische Untersuchungen sind nur ganz vereinzelt mitgeteilt worden. v. ALBERTINI[4] erwähnt und bildet einen Lymphknoten von Rubeolae ab. Dieser zeigt ein histologisches Bild, das wir als Stammzellenhyperplasie bezeichnen.

---

[1] CHAPTAL, CAZAL, JEAN, CAMPO, LOUBATIÈRE, BONNET, BARJON u. RIBSTEIN 1953a, b.
[2] GLANZMANN 1952, Lit.
[3] Eingehende klinische Untersuchungen über die Lokalisation der Lymphknotenver-größerungen s. KALMANSOHN 1952.
[4] 1936.

Wir selbst hatten nur Gelegenheit, einen Sektionsfall zu untersuchen. Es handelte sich um einen 5jährigen Jungen, der 2 Tage nach Ausbruch des Exanthems an einer Encephalitis gestorben war. Die Lymphknoten zahlreicher Regionen waren erheblich vergrößert (bis zu kirschgroß) und zeigten eine markige

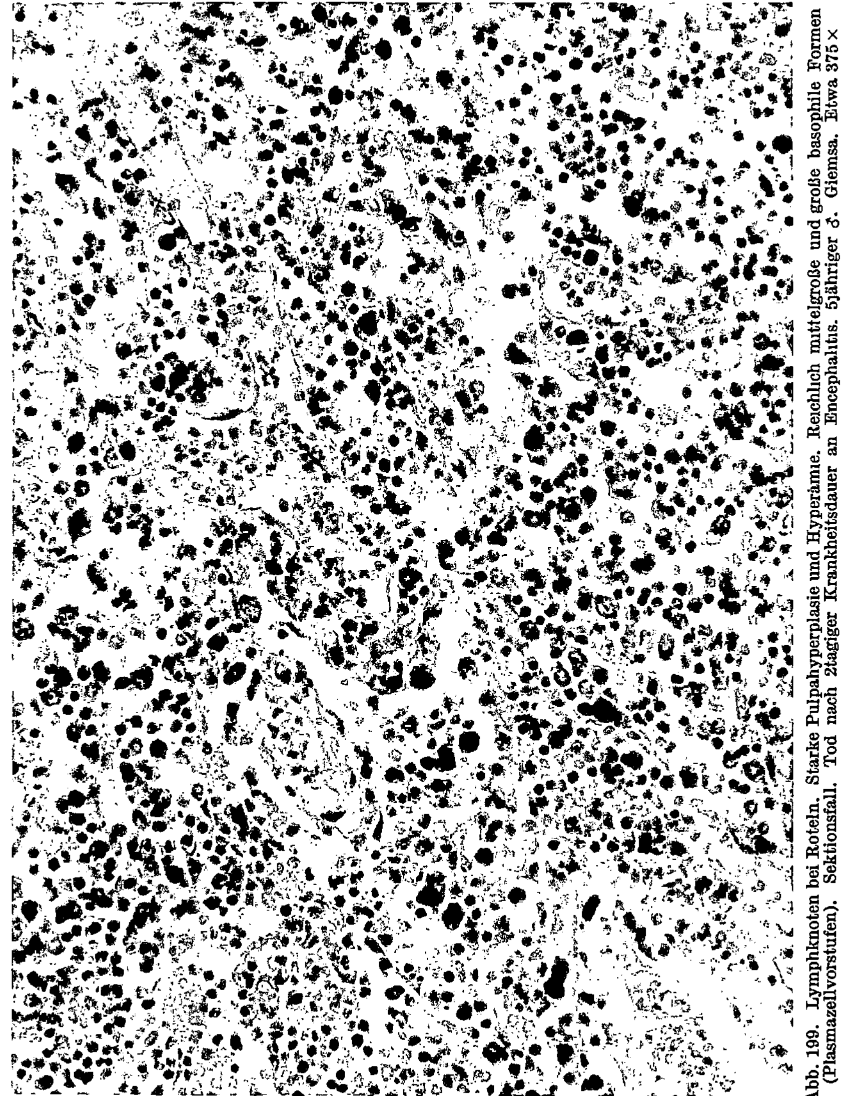

Abb. 199. Lymphknoten bei Roteln. Starke Pulpahyperplasie und Hyperämie. Reichlich mittelgroße und große basophile Formen (Plasmazellvorstufen). Sektionsfall. Tod nach 2tägiger Krankheitsdauer an Encephalitis. 5jähriger ♂. Giemsa. Etwa 375×

Konsistenz. Auf dem Schnitt erschienen sie graurot. Histologisch fanden wir eine einigermaßen erhaltene Struktur. Die Blutgefäße waren erheblich erweitert. Die Sinus traten zum Teil deutlich hervor und zeigten einen Katarrh, stellenweise vielleicht auch eine unreife Histiocytose. Dies ließ sich wegen der autolytischen Veränderungen nicht mehr sicher entscheiden. In einigen Sinus bestand eine stärkere Hämophagie; die breitleibigen abgerundeten Sinusretothelien enthielten vor allem Lymphocyten. Im lymphatischen Parenchym sahen wir einzelne kleine „Keimzentren", die nur aus Reticulumzellen mit feinen Kerntrümmern bestanden.

Die Pulpa war stark hyperplastisch. Sie zeigte eine erhebliche Vermehrung von mittelgroßen bis großen basophilen Zellen mit vacuolisiertem Plasma und ovalem Kern (s. Abb. 199). Diese Zellen waren stellenweise in größeren Rasen proliferiert. Sie sind zum Teil sicher als Plasmoblasten aufzufassen, vielleicht stellen sie auch teilweise große reticuläre Reizzellen („Monoblasten" im Sinne von MOESCHLIN[1]) dar. Reife Plasmazellen waren nicht vermehrt. Dagegen fanden wir etliche Gewebsmastzellen.

Ausstrich. Untersuchungen im Lymphknotenausstrich wurden zuerst von MOESCHLIN[1] durchgeführt. Er konnte dabei die „lymphatischen Plasmazellen" als eigene Zellrasse identifizieren. Diese sind samt ihren Vorstufen erheblich vermehrt. Nach LÜDIN[2] sind Plasmoblasten und Proplasmazellen bereits dann in beträchtlicher Zahl nachweisbar, wenn das Blutbild noch keine Plasmocytose zeigt. Die große Menge von lymphatischen Plasmazellen-Vorstufen gestattet also, im Lymphknotenpunktat frühzeitig vermutungsweise die Diagnose Röteln zu stellen. Sicherlich kommen auch große und mittlere reticuläre Reizzellen unserer Definition in größerer Zahl vor.

Diagnose. Da ein umfassendes Bild von den histologischen Veränderungen bei Rubeolen noch nicht zu entwerfen ist, kann die Diagnose der Röteln einstweilen nur nach dem klinischen Bild gestellt werden. Immerhin scheint die Pulpahyperplasie mit starker Vermehrung von Plasmazellen bzw. Plasmazellvorstufen und basophilen Stammzellen für diese Infektion charakteristisch.

Differentialdiagnose. Ob und wie eine Unterscheidung vom Pfeifferschen Drüsenfieber möglich ist, vermögen wir nach den spärlichen vorliegenden Befunden nicht zu entscheiden. Desgleichen dürfte eine Reihe weiterer „unspezifischer" Lymphadenitiden histologisch gleich oder ähnlich aussehen.

Listeriose der Lymphknoten[3]

Die klinische und pathologisch-anatomische Bedeutung der Listeriose beginnt sich erst abzuzeichnen. Nach wenigen und umstrittenen Einzelbeobachtungen wurde in Deutschland durch die Veröffentlichungen von REISS, POTEL und KREBS[4] eine lebhafte Diskussion entfacht, an der POTEL und SEELIGER von bakteriologischer Seite sowie HAGEMANN und REISS von pathologisch-anatomischer Seite entscheidenden Anteil haben. REISS u. Mitarb.[4] beschrieben die Neugeborenen-Listeriose zunächst als „Granulomatosis infantiseptica". Inzwischen kann man klinisch und anatomisch mehrere Erscheinungsbilder der Listeriose abgrenzen, unter denen in dem gegebenen Rahmen nur die anginösseptische Form mit Blutmononukleose, die cervico-glanduläre Form und die Neugeborenen-Listeriose von Bedeutung sind. Die übrigen Manifestationsarten scheinen die Lymphknoten nicht in Mitleidenschaft zu ziehen, soweit man dies nach den spärlichen pathologisch-anatomischen Untersuchungen heute schon beurteilen kann.

1. Die anginös-septische Form mit Blutmononukleose[5]

NYFELDT[6] hat bereits vor 30 Jahren entdeckt, daß die Listeriose unter einem Krankheitsbild auftreten kann, das von dem M. Pfeiffer klinisch auf keine Weise zu unterscheiden ist; d. h. es kommen Angina, Schwellung der cervicalen Lymphknoten und Blutmononukleose vor. Doch sind alle diese Symptome

---

[1] 1941a, b.   [2] 1955.
[3] Ausführliche Literatur bei HOLLE 1956, KREPLER u. FLAMM 1956, REISS 1956, POTEL 1957, SEELIGER 1958a. Siehe außerdem das Symposion uber Listeriose („Listeriosen" 1958).
[4] 1951.   [5] SEELIGER 1958a, Lit.   [6] 1929, 1932.

inkonstant. Die Blutmononukleose ist u. U. gering. Gelegentlich entsteht im weiteren Verlauf eine Listeria-Meningitis.

Vorkommen. Wahrscheinlich kommt diese Listerien-Infektion viel seltener vor als die virusbedingte Mononukleose; doch fehlen hier noch systematische Untersuchungen an einem großen Krankengut von M. Pfeiffer. Erste teilweise widersprechende Mitteilungen stammen unter anderem von NYFELDT[1], WISING[2], STANLEY[3] sowie URBACH und SCHABINSKI[4].

Die anginös-septische Listeriose wurde vorwiegend bei Erwachsenen, seltener auch bei Kindern beobachtet. Geschlechtsdifferenzen sind nicht bekannt.

Lokalisation. Zu Beginn sind vor allem die Hals- und Nackenlymphknoten betroffen, später greift die Infektion oft auf andere Regionen, unter anderem die Leiste, über.

Makroskopie. Wie M. Pfeiffer.

Histologie. Die histologischen Veränderungen dürften weitgehend dem Bild des M. Pfeiffer entsprechen. Vielleicht kommen auch Lymphadenitiden mit kleinherdiger epitheloidzelliger Reaktion und unreifer Sinushistiocytose (Piringersche Lymphadenitis) vor. CONWAY[5] hat den Infektionsablauf im Tierexperiment studiert und dabei keinen Befund erhoben, der über die oben dargestellten Veränderungen der „unspezifischen Lymphadenitis" hinausging (S. 157ff.).

Diagnose. Da das histologische Lymphknotenbild wahrscheinlich ebenso vieldeutig ist wie die Blutmononukleose, müssen wir bakteriologisch-serologische Unterscheidungsmerkmale heranziehen. Der Paul-Bunnell-Test ist wohl in der Regel negativ. Die von STANLEY[3] mitgeteilten Fälle mit positivem Paul-Bunnell-Test und gleichzeitiger Listeria-Agglutination sind womöglich als Doppelinfektionen aufzufassen[6]. Die Widal-Reaktion auf Listerien ist immer positiv; doch können höhere Titer auch ohne floride Infektion bei Kontrollpersonen beobachtet werden. Eine negative Widal-Reaktion hat also größere Beweiskraft als der positive Ausfall des Agglutinin-Testes. Auch eine Komplementbindungsreaktion ist für die Listeriose entwickelt worden. Doch erfordert die Auswertung dieser Reaktion ebenso wie die der Widalschen Reaktion ein hohes Maß an serologischer Technik und Kritik. Einigermaßen zuverlässig sind nur Titeranstiege während der Erkrankung[6]. Am wichtigsten ist der Nachweis der Listerien selbst aus dem Blut oder Lymphknotenpunktat; er gelingt am besten zu Beginn der Erkrankung.

Prognose. Die Prognose scheint fast immer gut zu sein. Nur einmal wurde ein tödlicher Ausgang durch Listeria-Pneumonie beschrieben.

2. Die cervico-glanduläre Form

In jüngster Zeit wurde eine Manifestation der Listeriose abgegrenzt, die anscheinend nur die Halslymphknoten betrifft und hier zu eitriger Einschmelzung mit Perforation führt[7]. Aus dem Eiter läßt sich der Erreger in Reinkultur züchten. Einmal lag sicher[8], einmal nur wahrscheinlich[9] eine Kombination mit Lymphknotentuberkulose vor. Im Blut sind hohe Listeria-Antikörper-Titer mit der Widal- und der Komplementbindungsreaktion nachzuweisen. Sie fallen nach erfolgreicher Behandlung (am besten mit Tetracyclinen) wieder ab. Offenbar kommen im Blutbild ähnlich wie bei der anginös-septischen Form auch vermehrt Monocyten vor[8]. Histologisch scheint eine gewisse Ähnlichkeit mit der reticulocytären abscedierenden Lymphadenitis (und der Tuberkulose?) zu bestehen, genaue Befunde liegen aber noch nicht vor.

---

[1] 1929, 1932.　　[2] 1942.　　[3] 1949.　　[4] 1955.　　[5] 1937, 1938, 1939.
[6] SEELIGER 1958a, Lit.
[7] MARŠALEK 1956, KRÖGER u. RAHMEL 1957, VOGELS u. SEELIGER 1957, Lit., SEELIGER 1958, Lit.
[8] VOGELS u. SEELIGER 1957.　　[9] KRÖGER u. RAHMEL 1957.

Da die Listerien nur gering pathogen sind, kommt es nur bei geschwächter Infektabwehr, z. B. im Greisenalter oder bei schweren Allgemeinerkrankungen (Leukämie, Lymphogranulomatose, Tumor, Tuberkulose, Lues, Diabetes und dergleichen) zu solchen eitrigen Lymphadenitiden und anderen Manifestationen der Listeriose[1]. Auch wenn hierbei die Listeriose nur als Zweitkrankheit gilt, kann sie doch — etwa über eine Infektion des Zentralnervensystems — das Leben der Kranken bedrohen.

3. Die Neugeborenen-Listeriose

Synonyma: Granulomatosis infanti-septica
Argyrophilen-Sepsis

Vorkommen. Bei Feten, Frühgeburten und Neugeborenen wurden konnatale Listeriosen beobachtet. Eine Geschlechtsbevorzugung bestand nicht. REISS[2] bemerkte eine auffallende Häufung in den Sommermonaten, HAGEMANN[3] einen Gipfel in den Monaten April bis Juni.

Die Mütter zeigen fast immer fieberhafte Infekte und Pyelitis etwa 3 Wochen vor der Entbindung[2]. Das Fruchtwasser ist oft infiziert und schmutzig verfärbt. Als Infektionsquelle der Mutter darf meist rohe Milch gelten.

Die Lymphknoteninfektion erfolgt hämatogen im Rahmen der bestehenden Septicämie. Eine Lymphknotenbeteiligung wurde von REISS in 46 unter 63 Fällen beobachtet, und zwar waren die verschiedensten Regionen betroffen.

Makroskopie. Die Lymphknotenschwellung ist z.T. beträchtlich[4]. Auf dem Schnitt lassen sich meist kleine graugelbliche Knötchen erkennen.

Histologie[5]. Der Ablauf der Listeriose-Infektion ist für den Lymphknoten im einzelnen nicht beschrieben, dürfte aber nach den Befunden an Leber und anderen Organen etwa wie folgt anzunehmen sein: Als Initialstadium gilt eine Nekrose mit Lysis der Gitterfasern, auf die eine reticulohistiocytäre Reaktion folgt. Es entstehen teils Granulome nach Art von Typhusknötchen (kleine uniforme Zellen!), teils solche von tuberkuloidem Charakter; hierbei sind die Zellkerne häufig atypisch geformt. HAGEMANN, SIMON und BIENENGRÄBER[6] beschreiben stark elongierte Kerne von stab-, bügel-, hantel-, haken- und keulenartiger oder bizarrer Gestalt. Riesenzellen kommen vor, aber keine vom Langhans-Typ[7]. Leukocyten sind immer nur sehr spärlich vorhanden.

Die entstandenen Granulome können im Zentrum wieder nekrotisch werden, wobei reichlich Kerntrümmer auftreten und damit eine Einschmelzung vorgetäuscht wird.

In den Nekrosen und ihrer Umgebung sieht man häufig reichlich *Listerien* („Listeria monocytogenes"), plumpe, etwa 0,5—3 μ lange Stäbchen, die sich bei der Silberimprägnation nach LEVADITI stark schwärzen (daher die alte Bezeichnung „Argyrophilen-Sepsis"). Die Gramfärbung ist ebenfalls positiv, doch berichtet REISS[2] von einem gramlabilen Verhalten im Schnitt. Die Erreger liegen oft U-, V- oder X-förmig zusammen. Sie befinden sich häufiger intra- als extracellulär.

Das histologische Bild der Listeriose wechselt je nach Alter (Reife) der Frucht sowie Zeitpunkt und Schwere der Infektion. Je früher die Infektion erfolgt, desto mehr steht die Nekrose im Vordergrund. Später überwiegen die zelligen Reaktionen.

Diagnose. Die Diagnose ist relativ sicher aus dem Erregernachweis zu stellen. Im übrigen hält REISS[2] auch das histologische Substrat für so charakteristisch,

---

[1] VOGELS u. SEELIGER 1957.   [2] REISS 1956, Lit.   [3] 1956.   [4] v. GAVALLÉR 1956.
[5] HAGEMANN, SIMON u. BIENENGRABER 1953, REISS 1956, ROULET 1956.
[6] 1953.   [7] VACEK u. BENDA 1954.

daß eine Verwechslung nicht möglich sei. Der Befall der Leber und Nebenniere hilft die Diagnose weiter sichern[1].

Differentialdiagnose. Differentialdiagnostisch muß in erster Linie an eine Lues connata, sodann auch an eine Tuberkulose, Brucellose und Pseudotuberkulose gedacht werden.

Lymphknotenveränderungen nach Hydantoin- (Mesantoin-) Medikation

Nach Anwendung verschiedener Hydantoin-Präparate (z. B. „Mesantoin" = 3-Methyl-5,5-phenyl-aethyl-hydantoin oder „Hydantal" = Mesantoin + Luminal

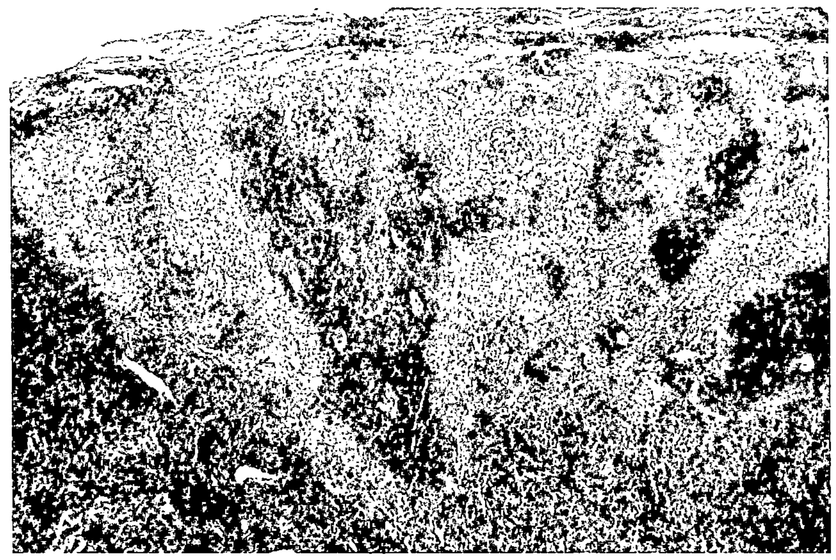

Abb. 200. Mesantoinschaden. Große landkartenartige Nekrosen in der Rinde mit erweiterten Gefäßen. Präparat Prof. Dr. CHIARI. Hamatoxylin-Eosin. 32×

oder „Peganone" = 3-Äthyl-5-phenyl-hydantoin[2]) als Anti-Epileptica treten gelegentlich Überempfindlichkeitsreaktionen auf. Als solche sind unter anderem scarlatiniforme Exantheme, hohes Fieber, hämorrhagische Diathese, Nekrosen der Mundschleimhaut wie bei Agranulocytose sowie meningitische Reizerscheinungen beschrieben. Diesen Veränderungen geht oft eine Eosinophilie des Blutes, eventuell mit Vermehrung von Monocytoiden[3] und auch Plasmazellen[4], parallel oder voraus[5]. Der Blutbildveränderung entspricht eine Eosinophilie des Knochenmarkes und eine ausgedehnte Lymphknotenschwellung (Bildung der Monocytoiden und Plasmazellen!). Nicht selten nimmt die hyperergische Reaktion so schwere Formen an, daß Aplasien des Markes[6] und Nekrosen in den Lymphknoten auftreten. Die morphologische Ähnlichkeit mit den schweren hyperergischen Irgapyrinschäden wird dabei offenkundig. Selten kommt es auch zu megaloblastischen Anämien, die auf Vitamin B_{12} meist nicht ansprechen, mit Folsäure aber rasch zum Verschwinden gebracht werden[7].

---

[1] HAGEMANN 1956.   [2] SALTZSTEIN, JAUDON, LUSE u. ACKERMAN 1958.
[3] FETTERMANN u. VICTOROFF 1948, KEIBL, NEUHOLD u. MAYR 1951, IPPEN 1959, Lit.
[4] OLMER, PAILLAS, ROGER, MURATORE u. BADIER 1952.
[5] KEIBL, MAYR u. NEUHOLD 1950.   [6] Lit. bei BUTZENGEIGER 1953.
[7] BADENOCH 1954, LINKE u. HERBERG 1959, Lit.

Vorkommen. Nur ein kleiner Teil der Hydantoin-behandelten Patienten zeigt stärkere Überempfindlichkeitsreaktionen, weshalb das Mittel auch weiterhin sehr empfohlen wird[1]. Nur bei etwa 3% der Fälle tritt die Lymphknotenschwellung auf[2].

Lokalisation. Die Lymphknotenvergrößerung ist weit verbreitet, beginnt aber oft im Halsbereich (submandibulär!)[3]. Meist sind axilläre und Leistenlymphknoten geschwollen. BODART[4] nennt auch nuchale Lymphknoten. In dem Sektionsfall von NEUHOLD u. Mitarb.[5] und bei OLMER u. Mitarb.[3] sind vergrößerte innere Lymphknoten erwähnt.

Makroskopie. Die Lymphknoten sind im allgemeinen 1—2 cm im Durchmesser groß, weich bis mittelfest und graurot auf dem Schnitt. Nach OLMER u. Mitarb.[3] können sie sehr groß werden und als Tumoren imponieren.

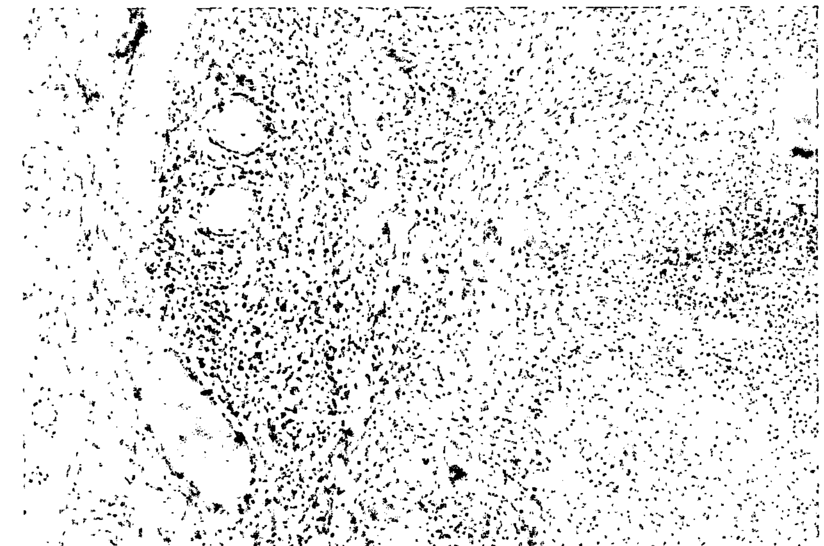

Abb. 201. Mesantoinschaden. Stase in Blut- und Lymphgefäßen der Umgebung einer Nekrose. Gleiches Präparat wie Abb. 200. 125 ×

Histologie. Über histologische Veränderungen bei Hydantoinschäden liegen schon einige ausführliche Mitteilungen vor[6]. Herr Prof. Dr. CHIARI war so freundlich, uns die Präparate seines 1. Falles zur Betrachtung und zur photographischen Wiedergabe zur Verfügung zu stellen. Außerdem konnten wir noch in einem weiteren Fall das histologische Substrat des Mesantoinschadens studieren. Wir stützen uns auf die hierbei gemachten Beobachtungen und die Literaturberichte und können danach das folgende Bild entwerfen:

Es kommen 2 Schweregrade der Lymphknotenveränderungen vor: Bei leichteren Fällen sieht man nur eine *bunte Pulpahyperplasie*, bei schweren Fällen treten *Nekrosen* verschiedener Größe auf.

Die *Pulpahyperplasie* kann so stark sein, daß auf weite Strecken die Lymphknotenstruktur verwischt ist. Sie beginnt offensichtlich im Markbereich und

---

[1] KEIBL, MAYR u. NEUHOLD 1950.   [2] CHIARI 1951.

[3] OLMER, PAILLAS, ROGER, MURATORE u. BADIER 1952.   [4] 1953.

[5] NEUHOLD, KEIBL u. MAYR 1951.

[6] CHIARI 1951, NEUHOLD, KEIBL u. MAYR 1951, OLMER, PAILLAS, ROGER, MURATORE u. BADIER 1952, SALTZSTEIN, JAUDON, LUSE u. ACKERMAN 1958, auch KRASSEL u. a. in der Diskussion zu KEIBL, MAYR u. NEUHOLD 1950.

dehnt sich u. U. bis an die Kapsel aus. Die Zellzusammensetzung ist sehr vielgestaltig: Man findet reichlich monocytoide Zellen (Pfeiffer-Zellen) und „Reizzellen" aller 3 Größen, einige basophile Stammzellen, z. T. reichlich eosinophile
Leukocyten, deutlich vermehrt große Reticulumzellen und etliche Plasmazellen
samt Vorstufen. Die Plasmocytose ist im Mark entwickelt und war in dem zweiten
selbstbeobachteten Fall ausgesprochen stark. Auch sahen wir hierbei eine beträchtliche Ausschwemmung von monocytoiden Zellformen. Ganz vereinzelt
kommen riesenkernige Reticulumzellen, gelegentlich auch 2kernige Reticulumzellen vor. Mitosen sind nicht selten nachweisbar.

Die *Nekrosen* finden sich in der Pulpa und zeigen verschiedene Größe. Sie
können $^3/_4$ des Durchmessers eines Lymphknotens ausmachen, liegen manchmal

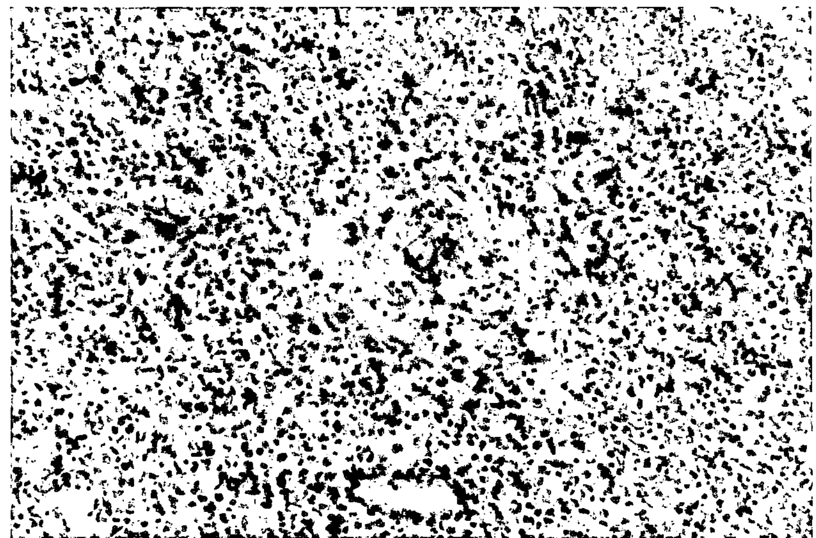

Abb. 202. Mesantoinschaden. Kleinste pericapilläre Nekrose. Bunte Pulpahyperplasie. Gleiches Präparat wie
Abb. 200. 250×

aber auch nur in den äußersten Rindenzonen. In den Nekrosen sieht man prall
mit Blut gefüllte Capillaren und meist massenhaft Kerntrümmer, die zum kleinen
Teil von umgebenden Reticulumzellen phagocytiert werden. Bei sehr großen
Nekrosen zeigen die zuführenden Lymphgefäße und Sinus eine erhebliche Lymphstauung. Kleinste Nekrosen kommen in der Umgebung von Capillaren der
hyperplastischen Pulpa vor (Abb. 202).

Im übrigen Lymphknoten fällt bei der nekrotisierten Form neben einer
starken Hyperämie eine völlige Inaktivität des follikulären lymphatischen Gewebes auf. Sekundärknötchen fehlen dementsprechend. Bei der leichteren, nicht-
nekrotisierenden Lymphknotenreaktion findet man kleine bis mittelgroße Keimzentren; sie treten gegenüber der hyperplastischen Pulpa jedoch deutlich zurück.
Vereinzelt sahen wir hierbei auch eine geringe unreife Sinushistiocytose. Ein
Sinuskatarrh besteht nicht. Die Kapsel zeigt an manchen Stellen, besonders in
der Nachbarschaft von Nekrosen, geringe entzündliche Infiltrate. Im Bereich
der Pulpahyperplasie sind zarte Gitterfasern vorhanden, das präexistente Fasernetz ist auseinandergedrängt[1]. CHIARI[1] beschreibt noch ein feines Fibrinnetz in
den hyperplastischen Bezirken sowie kleinste hyaline Gefäßthromben.

---

[1] CHIARI 1951.

Ausstrich. BODART[1] hat in einem Fall ein Lymphknotenpunktat angefertigt und fand neben Lymphocyten reichlich große, mehr oder weniger basophile Zellen, die z. T. unseren großen reticulären Reizzellen und basophilen Stammzellen, z. T. den Plasmazellvorstufen zuzuordnen sein dürften. Außerdem waren die Eosinophilen deutlich vermehrt. Endlich erwähnt BODART noch Riesenkernzellen und mehrkernige Reticulumzellen. OLMER u. Mitarb.[2] berichten über Adenogramme von 2 Fällen: Diese zeigten 6 bzw. 15% Plasmazellen und -vorstufen, in einem Fall wurden auch etwa 40% „typische" Reticulumzellen gezählt.

Diagnose. Die Diagnose stützt sich auf die Reizzellenhyperplasie und Eosinophilie der Pulpa und auf die oft vorhandenen Nekrosen. Eine Spezifität dürfte diesen Veränderungen aber nicht zukommen, weshalb man ohne klinische Angaben über die Ätiologie nichts aussagen kann.

Differentialdiagnose. Die differentialdiagnostisch wichtigste Erkrankung[3] ist der *M. Pfeiffer:* Die Pulpahyperplasie ist hierbei cytologisch identisch. Floride Sekundärknötchen und Sinushistiocytose kommen bei M. Pfeiffer und Hydantoinlymphknoten vor. Die Infiltration mit Eosinophilen ist bei den Hydantoinlymphknoten im allgemeinen stärker als bei den meisten Fällen von M. Pfeiffer. Nekrosen sind beim M. Pfeiffer nicht zu finden. Die Hyperämie ist beim M. Pfeiffer nicht so stark wie beim Hydantoinschaden. Beim Vorliegen von Nekrosen muß auch die *Piringersche Lymphadenitis* bzw. *Toxoplasmose* ausgeschlossen werden.

Auch gegenüber der *Lymphogranulomatose* soll die Unterscheidung gelegentlich Schwierigkeiten machen: Die verwischte Struktur mit Nekrosen und Reticulumzellvermehrung samt Eosinophilie kann eine gewisse Ähnlichkeit erzeugen. Wenn dazu noch Riesenkernzellen und mehrkernige Riesenzellen kommen, ist zumindest im Ausstrich die Diagnose sehr problematisch. Gegen die Verwechslung mit Lymphogranulomatose schützt neben der Vorgeschichte vor allem das Fehlen von *typischen* Hodgkinzellen und Sternbergschen Riesenzellen (*große* Nucleolen, basophiles Plasma!).

Auch die *Retikulose* wird differentialdiagnostisch von CHIARI[4] erwähnt. Sie ist monomorpher, in der Regel arm an Eosinophilen, zeigt eine totale Verwischung der Lymphknotenstruktur und meist keine Nekrosen.

Epitheloidzellige Lymphadenitis mit unreifer Sinushistiocytose (Piringersche Lymphadenitis)[5]

Synonyma: Lympho-histiocytic medullary reticulosis (ROBB-SMITH[6], MARSHALL[7])

Subakute Lymphadenitis nuchalis et cervicalis Piringer-Kuchinka (BAMLER u. v. SCHULTHESS[8])

Teil der „sarcoid-like lesions"

Zum großen Teil = Toxoplasmose

Geschichte und Begriff. Die epitheloidzellige Lymphadenitis mit unreifer Sinushistiocytose wurde innerhalb weniger Jahre von verschiedenen Autoren 3mal beschrieben, zuerst von ROBB-SMITH[6] mit der Bezeichnung „lympho-histiocytic medullary reticulosis", sodann von LETTERER[9], endlich von A. PIRINGER-KUCHINKA[10]. Alle 3 Forscher stimmen darin überein, daß eine kleinherdige

---

[1] 1953.   [2] OLMER, PAILLAS, ROGER, MURATORE u. BADIER 1952.
[3] Ausführliche differentialdiagnostische Erwägungen bei CHIARI 1951.   [4] 1951.
[5] ROBB-SMITH 1947, LETTERER 1953, PIRINGER-KUCHINKA 1953, ROULET 1954b, SIEGMUND 1954, BAMLER u. v. SCHULTHESS 1955, MARSHALL 1956, BANG 1957, LENNERT 1957c, 1959, Lit., MARTIN 1957/58, WUKETICH 1958, PIRINGER-KUCHINKA, MARTIN u. THALHAMMER 1958.
[6] 1947.   [7] 1956.   [8] 1955.   [9] 1953.   [10] 1953.

Epitheloidzellproliferation ohne jegliche Verkäsungstendenz die kennzeichnende Veränderung darstellt. Während ROBB-SMITH und PIRINGER-KUCHINKA die Affektion für eine eigene Krankheitseinheit mit guter Prognose halten, fand LETTERER bei weiterer klinischer Verfolgung der Patienten neben spontaner Abheilung voll entwickelte Tuberkulosen und Lymphogranulomatosen. LETTERER nimmt daher an, daß die kleinherdige Epitheloidzellproliferation das uncharakteristische Anfangsstadium verschiedener Erkrankungen sein könne.

In der Diskussion zu dem Vortrag von A. PIRINGER-KUCHINKA wurde von KRAUSPE und SIEGMUND die Möglichkeit der Weiterentwicklung in Tuberkulose und Lymphogranulomatose betont; RANDERATH sah einen M. Besnier-Boeck-Schaumann aus der kleinherdigen Epitheloidzellproliferation entstehen. BETKE und später auch ROULET[1] wiesen auf ähnliche Bilder bei der Katzenkratzkrankheit hin. Dagegen setzten sich FEYRTER, PIRINGER-KUCHINKA und später auch BAMLER u. v. SCHULTHESS[2] dafür ein, daß die epitheloidzellige Lymphadenitis ein selbständiges Krankheitsbild verkörpere. PIRINGER-KUCHINKA sah bei bis zu 8jähriger Beobachtungszeit ihrer Patienten niemals eine Lymphogranulomatose oder eine Tuberkulose entstehen[3].

Außer den zahlreichen Diskussionsbemerkungen zum Vortrag von A. PIRINGER-KUCHINKA[4] sind inzwischen noch einige Arbeiten erschienen, die sich mit der Abgrenzung der epitheloidzelligen Lymphadenitis befassen[5]. Auch wir haben uns bemüht[6], die Piringersche Lymphadenitis histologisch näher zu präzisieren und in ihrer Ätiologie und Weiterentwicklung abzuklären. Wir kamen dabei zu dem Ergebnis, daß es neben der heterogenen kleinherdigen Epitheloidzellreaktion bei Lymphogranulomatose, M. Besnier-Boeck-Schaumann und anderen Erkrankungen auch eine Sonderform der Lymphadenitis gibt, die in der Regel histologisch eindeutig abgetrennt werden kann, und zwar auf Grund der von uns sogenannten unreifen Sinushistiocytose. Danach schlagen wir für die von A. PIRINGER-KUCHINKA herausgestellte Lymphknotenaffektion den Begriff „epitheloidzellige Lymphadenitis mit unreifer Sinushistiocytose" vor oder sprechen einfach von „Piringerscher Lymphadenitis". Den Begriff „lymphohistiocytic medullary reticulosis" vermeiden wir, da wir nur maligne Neoplasien der Reticulumzellen als Retikulose benennen. Der Begriff „subakute Lymphadenitis nuchalis et cervicalis[2]" wird deshalb nicht angewandt, weil wir die gleichen Veränderungen auch an anderen Lokalisationen beobachteten.

Ätiologie. Wenn wir mit PIRINGER-KUCHINKA die epitheloidzellige Lymphadenitis mit unreifer Sinushistiocytose als eigenständiges histologisches Substrat von der heterogenen kleinherdigen Epitheloidzellproliferation abgrenzen, so soll damit nicht gesagt sein, daß die epitheloidzellige Lymphadenitis eine einheitliche Ätiologie hat. Vielmehr ergaben unsere Untersuchungen[6], daß zumindest 2 Erkrankungen, die *Toxoplasmose* und das *Pfeiffersche Drüsenfieber*, mit dem histologischen Substrat der epitheloidzelligen Lymphadenitis einhergehen können. Auch KRAUSPE[7] bezeichnet die Veränderungen der Piringerschen Lymphadenitis und des Pfeifferschen Drüsenfiebers als sehr ähnlich. Vielleicht rufen noch weitere Infektionskrankheiten mit „Pfeiffer"-Zellen im Blut, z. B. Listeriosen, die histologischen Veränderungen der Piringerschen Lymphadenitis hervor. MARSHALL[8] konnte unter 15 Fällen nicht nur 3mal ein Pfeiffersches Drüsenfieber,

---

[1] 1954b.   [2] BAMLER u. v. SCHULTHESS 1955.
[3] PIRINGER-KUCHINKA, MARTIN u. THALHAMMER 1958.
[4] E. MÜLLER, MENNE, MASSHOFF, ORSÓS, SCHAETZ, SCHEID, SCHALLOCK.
[5] ROULET 1954b, BAMLER u. v. SCHULTHESS 1955, PIRINGER-KUCHINKA, MARTIN u. THALHAMMER 1958, WUKETICH 1958, KRAUSPE 1960.
[6] LENNERT 1957c, 1959.   [7] 1960.   [8] 1956.

sondern unter anderem je eine Erkrankung an Kala-Azar und Lues III nachweisen. Ob hier wirkliche Isomorphie mit der Piringerschen Lymphadenitis unserer Definition bestanden hat, muß offenbleiben.

Demgegenüber fand sich unter unseren Fällen von epitheloidzelliger Lymphadenitis mit unreifer Sinushistiocytose kein einziger Fall, der im Rahmen einer Tuberkulose, eines M. Besnier-Boeck-Schaumann, einer Lymphogranulomatose oder einer malignen Retikulose[1] aufgetreten war. Desgleichen waren kleinherdige Epitheloidzellreaktionen im Abflußgebiet von malignen Tumoren[2] nie mit einer unreifen Sinushistiocytose gekoppelt. Die weiteren in der Literatur behaupteten Ursachen der Piringerschen Lymphadenitis — Typhus-[1] und BCG-Schutzimpfung, Bestrahlung im Quellgebiet[3], Brucellose[1], Katzenkratzkrankheit[4], tertiäre Lues[2], Kala-Azar[2] — konnten in unseren Fällen nicht nachgewiesen werden. Doch ist es nötig, noch weitere Erfahrungen zu sammeln, bis man endgültige Aussagen über etwaige weitere Ursachen der Piringerschen Lymphadenitis machen kann. Vor allem sollten alle einschlägigen Fälle serologisch und bakteriologisch genau untersucht werden.

In letzter Zeit berichteten PIRINGER-KUCHINKA, MARTIN u. THALHAMMER[5] von der serologischen Überprüfung der von A. PIRINGER-KUCHINKA diagnostizierten Fälle und kamen zu dem Ergebnis, daß die Sabin-Feldman- und/oder die Komplement-Bindungsreaktion auf Toxoplasmose in 46 von 49 Fällen positiv war. Das entspräche einem Prozentsatz von 94% positiven Reaktionen, wogegen die allgemeine Durchseuchung der Bevölkerung mit 57,1% anzugeben sei. Sie schließen daraus, daß „es sich bei der bisher ätiologisch völlig unklaren Lymphknotenaffektion um eine Lymphknotentoxoplasmose handelt, wie sie von SIM beschrieben und tierexperimentell nachgewiesen wurde". Ähnlich äußern sich ROTH und PIEKARSKI[6].

Auch nach unseren neuerdings angestellten serologischen Untersuchungen[7] bei über 100 histologisch diagnostizierten Piringerschen Lymphadenitiden scheint die *Toxoplasmose weitaus am häufigsten Ursache* der Lymphknotenveränderung zu sein. Doch fanden wir — ebenso wie A. PIRINGER-KUCHINKA[5] und KRAUSPE[8] — einige Fälle, die selbst im frischen Krankheitsstadium und bei wiederholter Überprüfung serologisch negativ waren. Bei einem unserer Fälle lag eine infektiöse Mononukleose vor, wie der Paul-Bunnell-Test (1:256 nach Absorption mit Meerschweinchenniere) eindeutig ergab[9]. Es handelte sich hierbei um ein auch klinisch gesichertes Pfeiffersches Drüsenfieber, allerdings von chronischem Verlauf. Die Probeexcision eines Lymphknotens wurde erst 8 Wochen nach dem Paul-Bunnell-Test durchgeführt, um einen malignen Prozeß auszuschließen. Sie ergab eine Piringersche Lymphadenitis. Der jetzt angestellte Paul-Bunnell-Test war negativ(!), desgleichen blieben der Sabin-Feldmansche Farbtest und die Komplementbindungsreaktion auf Toxoplasmose negativ. Die Angabe, daß A. PIRINGER-KUCHINKA bei ihren Fällen stets einen negativen Paul-Bunnell-Test fand, bedeutet also nicht ohne weiteres, daß in keinem der Fälle eine infektiöse Mononukleose vorlag. Abgesehen von der ohnehin unsicheren Verwertbarkeit der Paul-Bunnell-Reaktion erscheint es durchaus denkbar, daß die epitheloidzellige Lymphadenitis beim Pfeifferschen Drüsenfieber erst in späteren Krankheitsphasen — zusammen mit einer negativen Paul-Bunnell-Reaktion — auftritt.

---

[1] ROULET 1954b.   [2] MARSHALL 1956.   [3] SIEGMUND 1954.
[4] BETKE 1953, ROULET 1954b.   [5] PIRINGER-KUCHINKA, MARTIN u. THALHAMMER 1958.
[6] 1959.   [7] Gemeinsam mit REUSS u. DIMAS, in Vorbereitung.   [8] 1960.
[9] LENNERT 1957c, 1959. Über einen ähnlichen Fall berichtet WUKETICH 1958, s. auch MARSHALL 1956.

Wir halten also daran fest und stimmen darin mit der nachdrücklich vertretenen Auffassung von KRAUSPE[1] überein, daß die *Piringersche Lymphadenitis kein erregerspezifisches Substrat* darstellt: Sie kommt mit Abstand am häufigsten bei Toxoplasmose, sicher gelegentlich auch bei infektiöser Mononukleose vor. Ob weitere Infektionen zu dem gleichen histologischen Bild führen können, bleibt abzuwarten.

Vorkommen. Die absolute Häufigkeit der „lympho-histiocytic medullary reticulosis" gibt ROBB-SMITH[2] mit 0,6/Mill. an.

Die *Alters*verteilung[3] geht aus Abb. 203 hervor. Die Erkrankung kommt am häufigsten im 3. Lebensjahrzehnt vor[4], nach dem 40. Lebensjahr ist sie selten. Unser jüngster Patient war 8 Jahre, der älteste 70 Jahre alt.

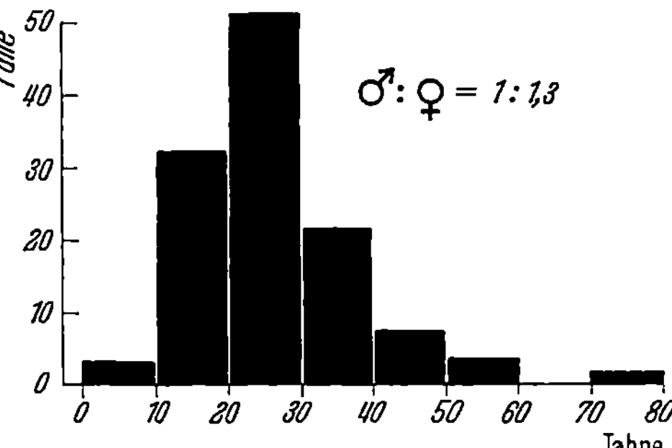

Abb. 203. Altersverteilung der Piringerschen Lymphadenitis nach 118 eigenen Fällen

Das weibliche *Geschlecht*[5] erkrankt etwas häufiger als das männliche, was schon PIRINGER-KUCHINKA feststellte, von BAMLER u. v. SCHULTHESS[6] an 16 Fällen nicht bestätigt werden konnte. Das Geschlechtsverhältnis beträgt in unseren Fällen 1:1,3 = ♂ : ♀, bei PIRINGER-KUCHINKA 1:3 = ♂ : ♀.

Eine signifikante jahreszeitliche Häufung konnte von uns nicht gefunden werden, vielleicht kommt die Erkrankung in den Wintermonaten etwas häufiger vor (Abb. 204).

Die Erkrankung scheint vor dem Jahre 1950 nur außerordentlich selten aufgetreten zu sein, während ihre Häufigkeit jetzt offenbar allmählich zunimmt. In unserem Untersuchungsgut wurden die ersten Fälle im Jahre 1950 festgestellt. Bis zum Jahre 1958 konnten wir an unserem laufenden Untersuchungsgut die Diagnose 96mal stellen (s. Abb. 205).

Klinik. A. PIRINGER-KUCHINKA teilte bereits mit, daß meist keine oder nur eine minimale Störung des Allgemeinbefindens besteht. Zahlreiche Patienten zeigten eine ausgesprochen allergische Reaktionslage und neigten zu Anginen, weshalb ein Teil der Kranken einige Zeit vorher tonsillektomiert worden war. Auch Kombination mit Migräne und gehäufte Zahngranulome wurden bemerkt. Wiederholt bestanden vegetativ-dystonische Beschwerden.

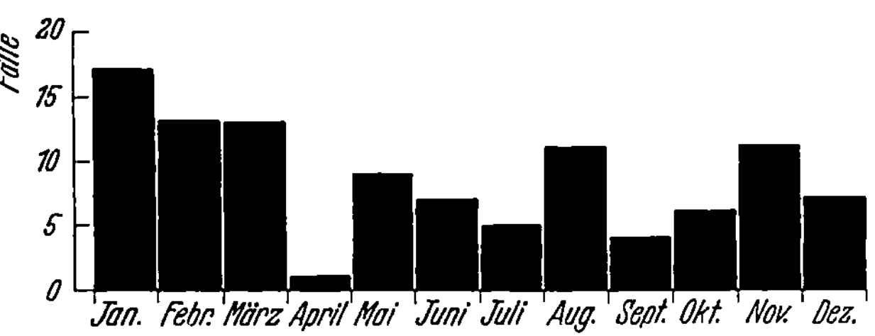

Abb. 204. Vorkommen der Piringerschen Lymphadenitis im Jahreslauf. Nach 104 eigenen Fällen

Beschwerden. ROULET[7] berichtet über einige Fälle, die eine chronische Entzündung der Kieferhöhlen zeigten. BAMLER u. v. SCHULTHESS[6, 8] fanden fast durchweg deutliche entzündliche Veränderungen im Nasen-Rachenraum. Auch

---

[1] 1960. [2] 1947.

[3] ROBB-SMITH 1947, PIRINGER-KUCHINKA 1953, ROULET 1954b, BAMLER u. v. SCHULTHESS 1955, MARSHALL 1956.

[4] ROULET 1954b, BAMLER u. v. SCHULTHESS 1955, MARSHALL 1956.

[5] PIRINGER-KUCHINKA 1953, ROULET 1954b, BAMLER u. v. SCHULTHESS 1955.

[6] 1955. [7] 1954b. [8] v. SCHULTHESS u. BAMLER 1955.

war bei ihren Kranken eine geringe Vermehrung der β- und γ-Globuline im Blut nachweisbar.

Auch bei unseren Fällen wurden die Lymphknoten meist zufällig, z. B. beim Waschen, entdeckt. Sie waren meist nur in einer Region, z. B. in der Halsgegend, und nur unilateral vergrößert, doch beschränkte sich die Lymphknotenschwellung selten auf einen Lymphknoten, manchmal fanden sich perlschnurartig angeordnete kleine Knoten entlang des M. sternocleidomastoideus. In mehreren Fällen war die Lymphknotenvergrößerung weiter verbreitet (z. B. cervical-axillär), selten erhielten wir den Bescheid über eine generalisierte Lymphknotenschwellung.

Die Blutsenkungsgeschwindigkeit war nicht oder nur gering erhöht, das Blutbild meist normal. Manchmal zeigte das Blutbild Veränderungen, die an Pfeiffersches Drüsenfieber denken ließen, d. h., es kamen vermehrt große Lymphocyten und lymphoide Formen, Monocyten oder Monocytoide sowie Plasmazellen vor. Die Gesamtleukocytenzahl war im allgemeinen aber nicht erhöht. In 3 Fällen traten die Lymphknoten nach Halsschmerzen zugleich mit leichtem Fieber auf. In diesen Fällen war die Lymphknotenschwellung weit verbreitet, und es bestand z. T. auch eine deutliche Milzvergrößerung. Hierbei lag vielleicht ein Pfeiffersches Drüsenfieber vor, zumal gerade bei diesen Fällen die Blutbildveränderungen besonders hervortraten.

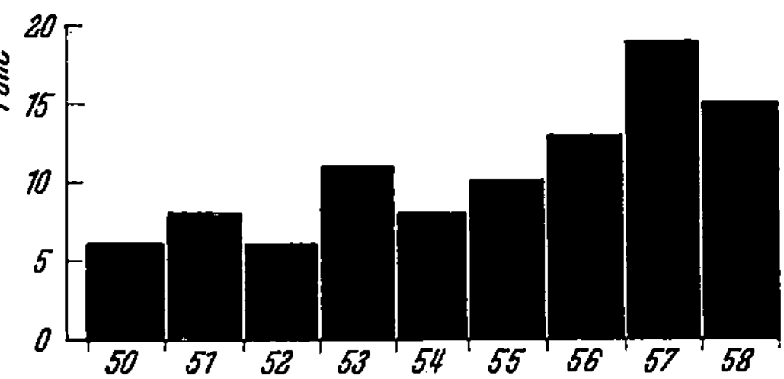

Abb. 205. Vorkommen der Piringerschen Lymphadenitis im Einsendungsgut des Frankfurter Pathologischen Institutes von 1950—1958. 96 Fälle

Lokalisation[1]. Die von uns untersuchten Lymphknoten stammten zu 74% aus dem *Hals-Nackenbereich* (s. Tabelle 32). Auffallend ist weiterhin die relativ häufige Beteiligung der pectoralen Lymphknoten. Leistenlymphknoten waren nur 4mal, abdominale Lymphknoten niemals befallen.

Makroskopie. Die Lymphknoten sind meist nur gering bis mäßig vergrößert. Maximal messen sie 2—3 cm auf dem Durchmesser. Oft sind sie aber — vor allem im Nackenbereich — nur kirschkern- bis haselnußgroß und ziemlich derb. Die größeren Lymphknoten zeigen mittelfeste Konsistenz. Die Schnittfläche ist gleichmäßig grauweiß.

Tabelle 32. *Lokalisation bei 125 eigenen Fällen von Piringerscher Lymphadenitis*

Lokalisation	Zahl
cervical	93
davon submandibulär (Kieferwinkel) . .	4
occipital	21
retroauriculär (Mastoid).	9
supraclaviculär	2
axillär	24
davon pectoral („thorakal", „mammär")	8
inguinal	4
abdominal	0
unbekannt	4
insgesamt	125 Lkn.

Histologie[2]. Die 1. obligate Veränderung der Piringerschen Lymphadenitis ist die kleinherdige *Epitheloidzellproliferation*. Diese erfolgt oft nur in der Pulpa, manchmal auch in den Keimzentren und gelegentlich auch in der rundzellig infiltrierten Kapsel. Meist liegen nur 2—6 Zellen (im etwa $4\,\mu$ dicken Schnitt!) zusammen, niemals kommt es zur Entwicklung größerer kompakter „Tuberkel".

---

[1] Piringer-Kuchinka 1953, Roulet 1954 b, Bamler u. v. Schulthess 1955.

[2] Robb-Smith 1947, Piringer-Kuchinka 1953, Roulet 1954b, Bamler u. v. Schulthess 1955, Marshall 1956, Lennert 1957c, 1959, W. St. C. Symmers 1958a, Krauspe 1960.

Auch zeigen die Epitheloidzellen keine Verkäsungs- oder Nekroseneigung. Vereinzelt werden mehrkernige Epitheloidzellen und Langhanssche Riesenzellen gefunden. Schaumann-Körper und Asteroid-bodies fehlen. Die Epitheloidzellen liegen unscharf begrenzt zusammen und sind so gut wie faserfrei; jedenfalls werden die fibrösen Mäntel der „Tuberkel" und die Hyalinisierung der Umgebung wie beim M. Besnier-Boeck-Schaumann stets vermißt.

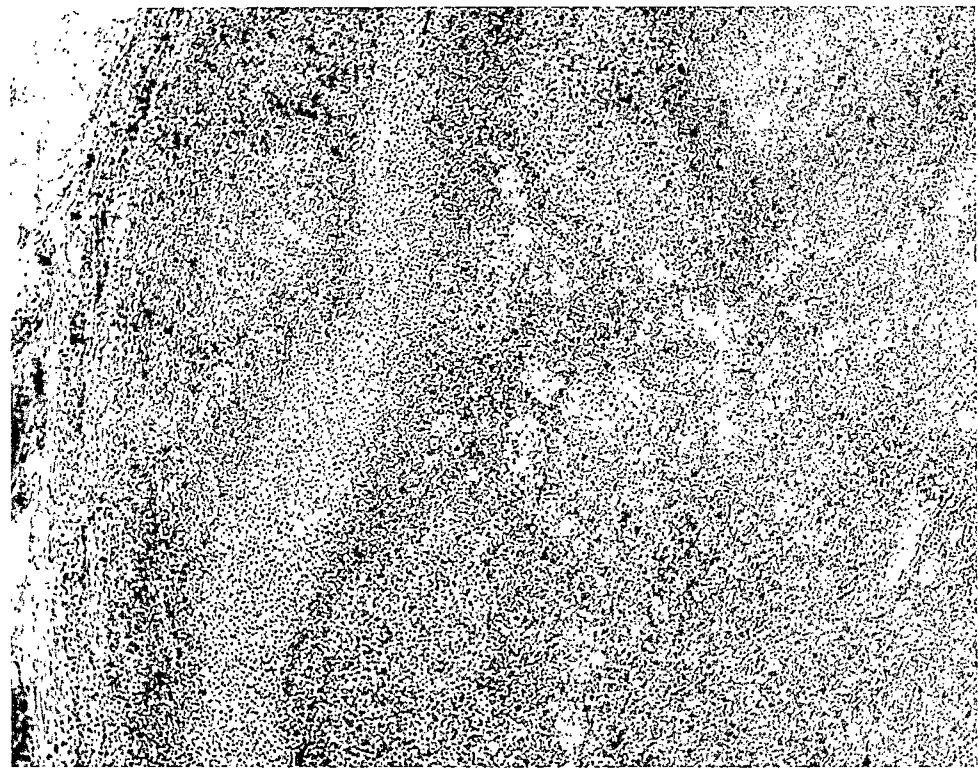

Abb. 206. Piringersche Lymphadenitis. Von links nach rechts: Perilymphadenitis, unreife Sinushistiocytose, Pulpahyperplasie mit zahlreichen kleinsten Epitheloidzellgruppen. Nacken-Lymphknoten. 23jähriger ♂. Hämatoxylin-Eosin. Etwa 75 ×

Nach ROULET[1] sollen die Epitheloidzellen der Piringerschen Lymphadenitis von den tuberkulösen Epitheloidzellen deutlich unterschieden sein. Ihr Plasma sei mehr wabig-vacuolär, die Kerne seien selten so lang und so ausgesprochen schuhsohlenartig wie bei der Tuberkulose. In unseren Schnitt- und Ausstrichpräparaten gelang uns eine Differenzierung der Zellen nicht, weshalb wir nicht glauben, daß zwei verschiedene Zellformen vorliegen. Allenfalls mögen die großen ovalkernigen „saftigen" Epitheloidzellen bei der Piringerschen Lymphadenitis häufiger sein als die schlankeren „dürren" Formen. Dies ist aber diagnostisch u. E. nicht zu verwerten.

PIRINGER-KUCHINKA bemerkte in den Epitheloidzellen bei Versilberung zahlreiche braune bis schwarze Plasmagranula, ein Befund, der gelegentlich auch bei epitheloidzelliger Tuberkulose zu erheben ist (s. Abb. 157 a). Nach MARSHALL[2] sind die Epitheloidzellen wie die zahlreichen Reticulumzellen der Pulpa metallophil.

----

[1] 1954 b.   [2] 1956.

Die 2. obligate Veränderung stellt die *unreife Sinushistiocytose* dar. Sie zeigt die oben ausführlich beschriebenen Charakteristika: Die relativ kleinen,

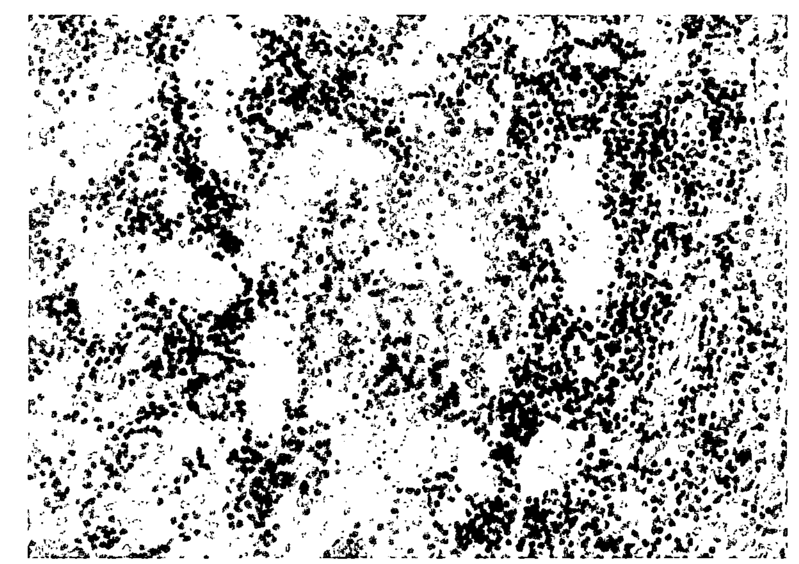

Abb. 207. Piringersche Lymphadenitis. Bakteriologisch-serologisch gesicherte Toxoplasmose. Zahlreiche Epitheloidzellherde in Keimzentrum und seiner Umgebung. Keimzentrumsgrenze dadurch verwischt. Massenhaft Kerntrummer. Nacken-Lymphknoten. 16jähriger ♂. Hamatoxylin-Eosin. 250 ×

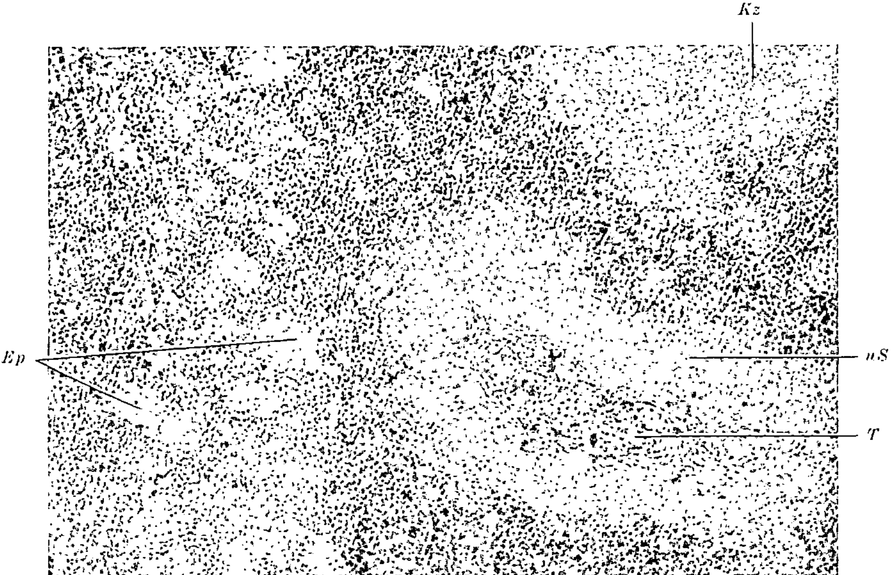

Abb. 208. Piringersche Lymphadenitis. Unreife Histiocytose eines Intermediärsinus (*uS*), der einen entzundlich verbreiterten Trabekel umgibt (*T*). In der Pulpa einige kleine Epitheloidzellgruppen (*Ep*). Oben florides Keimzentrum (*Kz*). Nacken-Lymphknoten. 31jährige ♀. Hamatoxylin-Eosin. 125 ×

jungen Histiocyten liegen dicht gepackt in Rand- und Intermediärsinus und haben eine meist nachweisbare topographische Beziehung zu Kapsel oder Trabekeln. Sie zeigen oft sehr polymorphe Kerne, die an karyonomische Vorgänge denken lassen; doch kommen nicht selten Mitosen vor. Beigemischt sind meist einige Neutrophile und einige große, vereinzelt mehrkernige Reticulumzellen mit breitem Plasma, das manchmal Vacuolen oder Kerntrümmer enthält, bisweilen aber deutlich basophil und relativ schmal ist. Durch die Histiocytenproliferation werden die präexistenten Fasern auseinandergedrängt, eine Faserneubildung erfolgt nicht. Bisweilen kann man die Ablösung von Histiocyten und ihre Ausschwemmung durch die Lymphe beobachten. Manchmal ist die Histiocytose nur in dem Randsinus einer Seite unter der stark infiltrierten Kapsel zu erkennen (Einstromseite ? !).

Eine 3. Veränderung kommt in 97% unserer Fälle vor: Die *follikuläre lymphatische Hyperplasie*. Diese führt oft zu sehr großen Keimzentren, manch-

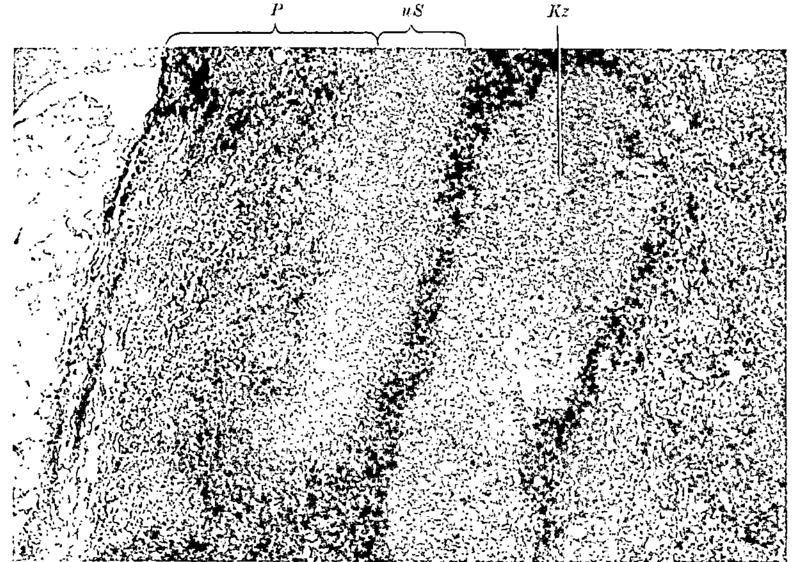

Abb. 209. Piringersche Lymphadenitis. Erhebliche Perilymphadenitis (*P*), starke unreife Histiocytose des Randsinu (*uS*) und sehr großes Keimzentrum (*Kz*). Kleinste Epitheloidzellgruppen (hell) in der Pulpa. Pectoraler Lymphknoten. 20jähriger ♂. Hämatoxylin-Eosin. 50 ×

mal bleibt die Germinoblastenproliferation aber nur in bescheidenen Grenzen. Nicht selten enthalten die Sekundärknötchen Kerntrümmerphagen. In einzelnen Fällen ist die Epitheloidzell-Proliferation in den Keimzentren so stark, daß die Grenze zur lymphocytenreichen Umgebung unscharf erscheint.

Das 4., aber inkonstante und graduell sehr wechselnde Symptom ist die *Stammzell- und Plasmazellhyperplasie* der Pulpa. Sie ruft manchmal ein recht buntes Bild hervor, das oft durch eine Vermehrung verstreut liegender Reticulumzellen verstärkt wird. Nicht selten findet man Mitosen, und zwar in Stammzellen und Reticulumzellen gleichermaßen. Häufig sind einige Eosinophile vorhanden.

Fast immer ist die *Kapsel* gering lympho-plasmacellulär infiltriert, manchmal zeigt sie aber sehr starke entzündliche Veränderungen, z. B. eine Infiltration mit Epitheloidzellen, oder eine ausgeprägte Metachromasie. In chronischen Fällen kann sie schließlich in ein breites zellarmes Schwielengewebe umgewandelt werden. Auch die Trabekel sind manchmal verdickt und lympho-plasmacellulär infiltriert.

In 8 von 125 Fällen fanden wir *Nekrosen*. Diese sind meist klein und häufiger nur in der Einzahl vorhanden. Sie kommen vorwiegend in der äußeren Rindenpulpa und in Randsinus-Histiocytosen vor. Im 1. Falle liegen sie unvermittelt in der Pulpa oder werden von großen Reticulumzellen eingesäumt. Im 2. Falle grenzen sie unmittelbar an Histiocytosebezirke, in denen stellenweise auch große Reticulumzellen proliferieren. Nicht selten sieht man weite erythrocytengefüllte

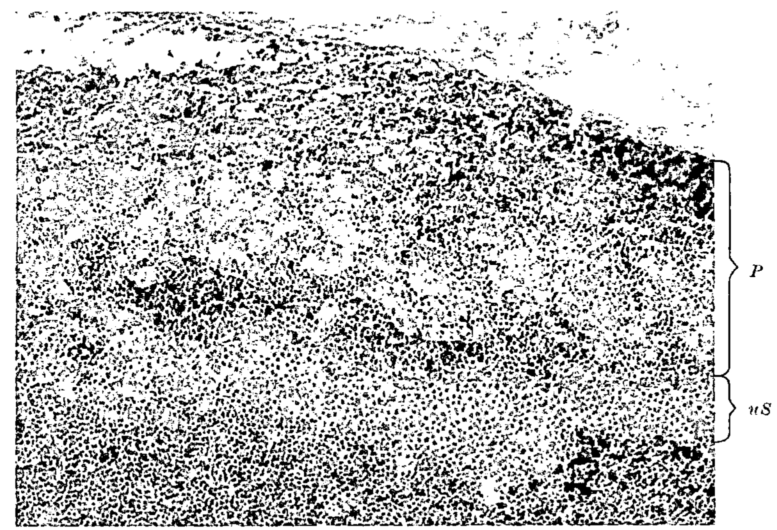

Abb. 210. Piringersche Lymphadenitis. Starke epitheloidzellige Perilymphadenitis (*P*). Darunter unreife Sinushistiocytose (*uS*). Gleicher Fall wie Abb. 208. Giemsa. 125×

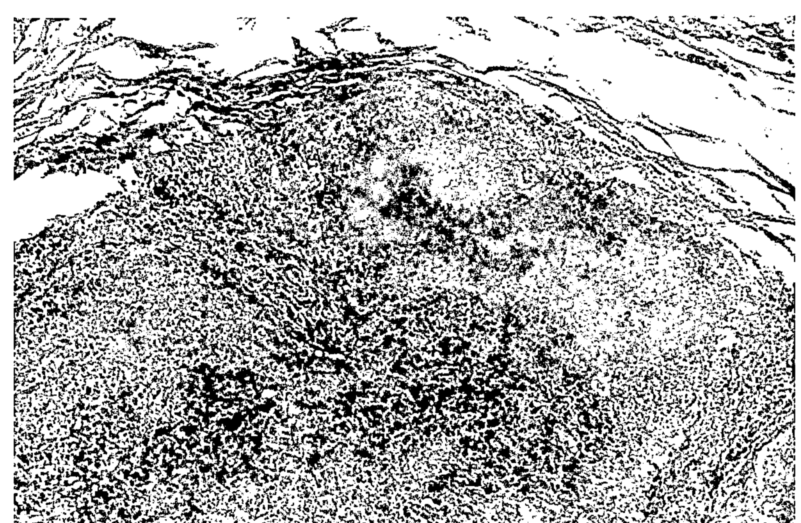

Abb. 211. Piringersche Lymphadenitis. Große Nekrose in der Rindenpulpa. Nacken-Lymphknoten. 56jährige ♀. Giemsa. 50×

Capillaren innerhalb der Nekrosen. Die anfallenden Kerntrümmer werden z. T. von Makrophagen der Nekroserandzone aufgenommen.

Unsere Lymphknoten mit Nekrosen stammten von folgenden Regionen: 2mal occipital, 2mal retroauriculär, 1mal axillär, 1mal thorakal, 1mal inguinal, 1mal unbekannt. In einem Fall ging der occipitalen Lymphknotenschwellung ein Insektenstich voraus, in einem 2. Fall bestanden subfebrile Temperaturen; beidemal war das Blutbild verdächtig auf Pfeiffersches Drüsenfieber.

In einem Fall sahen wir einzelne Herde von großen weitplasmatischen Reticulumzellen, die wir als Ausheilungsstadien von Nekrosen deuten.

Rudimentäre Formen von Piringerscher Lymphadenitis. Wir haben festgestellt, daß für die Diagnose einer Piringerschen Lymphadenitis der Nachweis von klein-

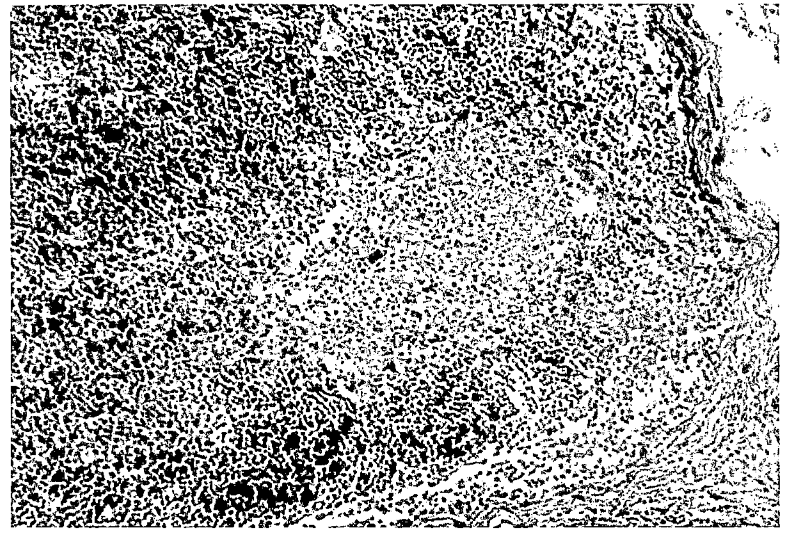

Abb. 212. Piringersche Lymphadenitis. Kleine Pulpanekrose. Gleicher Fall wie Abb. 211. Hamatoxylin-Eosin
125 ×

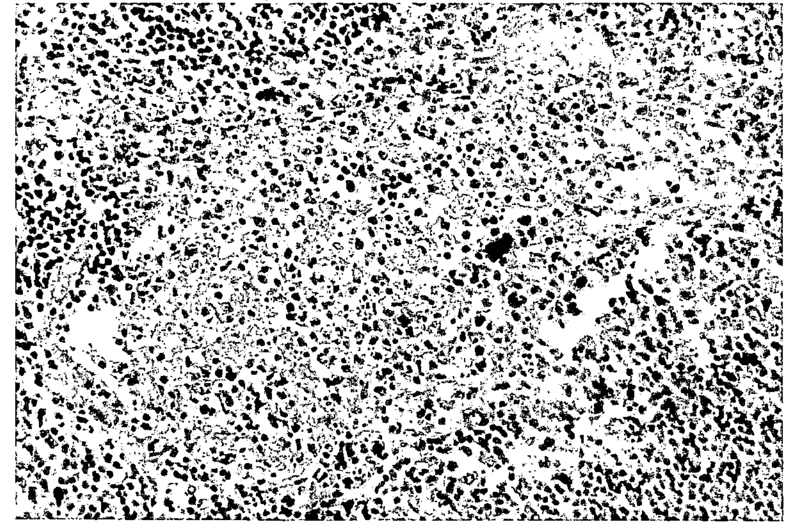

Abb. 213. Piringersche Lymphadenitis. Gleiche Stelle wie Abb. 212. 250 ×

herdiger Epitheloidzellproliferation und unreifer Sinushistiocytose obligat ist. Wie sind aber Fälle zu werten, bei denen nur eine kleinherdige Epitheloidzellreaktion oder nur eine unreife Sinushistiocytose vorliegt? Hier bestehen gewisse Unterschiede in der Wertigkeit. Während die kleinherdige Epitheloidzellproliferation ohne Sinushistiocytose vieldeutig ist, darf man die unreife Sinushistiocytose ohne Epitheloidzellproliferation in einem Teil der Fälle der Piringerschen Lymphadenitis zuordnen und als rudimentäre Erscheinungsform auffassen[1].

Die kleinherdige Epitheloidzellreaktion ohne unreife Sinushistiocytose kann Ausdruck der Resorption lipoider (und anderer hochmolekularer ?) Substanzen (in Gallenwegslymphknoten, bei Carcinomen im Zuflußgebiet) sein und zu Beginn von Sarkoidosen, Lymphogranulomatosen und malignen Retikulosen sowie bei weiteren Affektionen auftreten. Es kommen aber auch Fälle von Epitheloid-zellreaktion ohne unreife Sinushistiocytose vor, die als rudimentäre Piringersche Lymphadenitiden gelten können. Dies läßt sich nur mit Hilfe von klinischen An-

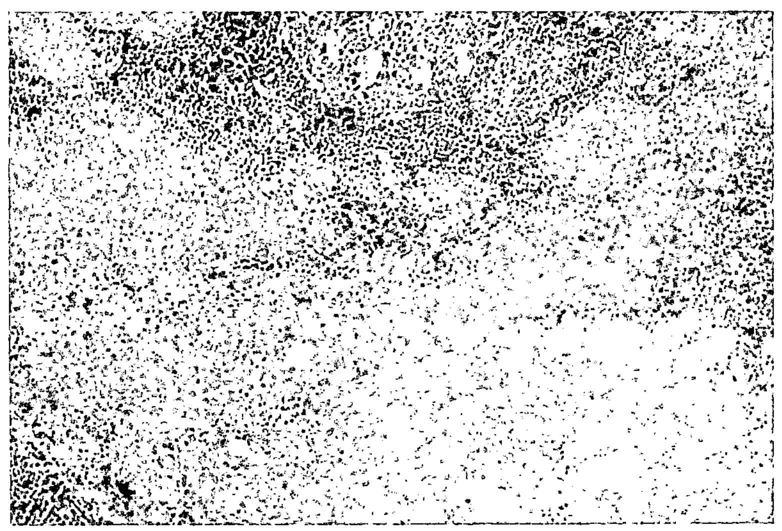

Abb. 214. Piringersche Lymphadenitis. Nekrose in unreifer Sinushistiocytose. Kerne noch schattenhaft erkennbar. Hals-Lymphknoten. 21jähriger ♂. Van Gieson. 125 ×

gaben und serologischen Untersuchungen entscheiden, und dies auch nur mit einiger Wahrscheinlichkeit. Wir beurteilen daher eine kleinherdige Epitheloidzellprolifera-tion ohne Sinushistiocytose sehr vorsichtig und legen uns in unseren Diagnosen nicht fest.

Anders bei der unreifen Sinushistiocytose ohne Epitheloidzellreaktion: Sie ist oft als „forme fruste" der Piringerschen Lymphadenitis aufzufassen und in einem Teil der Fälle wohl als Ausdruck eines Pfeifferschen Drüsenfiebers zu deuten. Dies ging aus den Katamnesen von 25 einschlägigen Fällen hervor[1]. Das übrige Lymphknotenbild stimmt völlig mit der Piringerschen Lymphadenitis überein. Es kommen vor allem reichlich Stammzellen und Plasmazellen vor. Auch ist die follikuläre lymphatische Hyperplasie eine fast konstante Erscheinung. Nekrosen wurden 2mal beobachtet.

Ausstrich. Wir konnten in 13 Fällen Lymphknotentupfpräparate untersuchen, von 9 dieser Fälle fertigten wir Adenogramme an (s. Tabelle 33). Meist ist die Diagnose verdachtsweise zu stellen, und zwar an den *gruppenförmig zusammen-liegenden saftigen Epitheloidzellen* und dem *bunten* übrigen *Zellbild*. Die Epitheloid-zellproliferation ist auch zahlenmäßig meist zu erfassen. Daneben besteht in der Regel eine stärkere Vermehrung der großen Reticulumzellen und nicht selten auch der Histiocyten. Die mittleren und auch die großen Reizzellen können stark proliferiert sein. Unter den mittleren Reizzellen finden sich auch die undiffe-

---

[1] Lennert 1959.

Tabelle 33. *Neun Adenogramme von Piringerscher Lymphadenitis.* Angaben in $^0/_{00}$

Laufende Nr.	1	2	3	4	5	6	7	8	9	M_0
Lymphocyten	903	902	941	884	958	860	777	841	678	860
Basophile Stammzellen	—	—	—	—	—	1	4	2	11	2,0
Germinoblasten	—	16	3	3	—	8	46	7	17	11,1
Plasmoblasten	4	—	—	—	—	4	—	1	2	1,2
Proplasmazellen	1	1	1	—	—	—	2	1	7	1,5
Plasmazellen	4	3	6	2	—	6	4	2	20	5,2
Reticuläre Reizzellen										
groß	4	5	5	8	1	26	7	16	54	14,0
mittel	13	19	11	26	7	70	46	48	131	41,2
klein	2	—	1	1	—	9	1	3	5	2,5
Reticulumzellen										
(groß und mittel)	36	38	20	48	28	4	25	20	14	25,9
Histiocyten (+ Monocyten)	14	9	3	6	1	4	52	31	34	17,1
Kerntrummerphagen	—	—	2	—	—	1	4	1	4	1,3
Epitheloidzellen	8	6	—	18	1	1	25	17	20	12,9
Gewebsmastzellen	1	—	1	1	—	1	2	3	—	1,0
Blutmastzellen	—	—	—	—	—	—	—	—	—	—
Eosinophile	2	—	—	—	—	2	—	1	—	0,6
Neutrophile	8	1	6	3	4	3	5	6	3	4,3

renzierten Elemente, die wir als das Ausstrichäquivalent der unreifen Sinushistiocytose ansehen (s. Abb. 10). Germinoblasten und Plasmazellen sind gering
bis stark vermehrt.

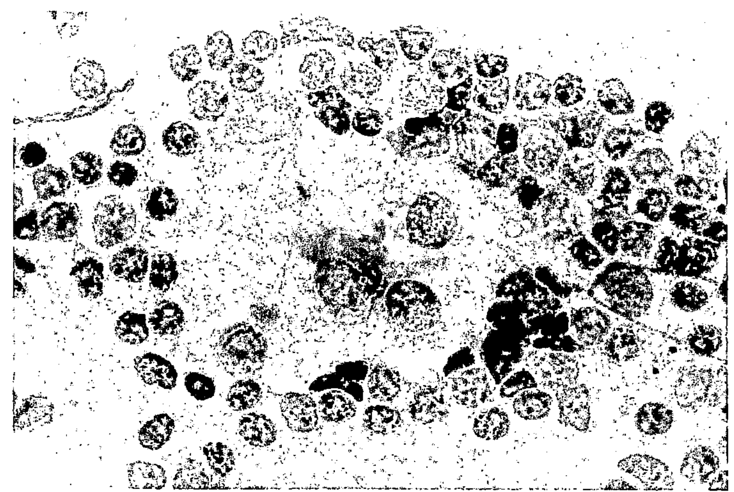

Abb. 215. Piringersche Lymphadenitis im Tupfpraparat. Im Zentrum eine Gruppe saftiger Epitheloidzellen. Hals-Lymphknoten. 26jähriger ♂. Pappenheim. 625×

Die Reticulumzellen bilden gelegentlich Riesenformen aus. Einerseits sieht
man 1—2-kernige Zellen mit deutlich vergrößertem Kern und weitem graublauem
Plasma. In den Kernen dieser Zellen finden sich mittelgroße basophile Nucleolen.
Das Plasma enthält vielfach Vacuolen und Kerntrümmer und zeigt eine starke
Esteraseaktivität (Abb. 216). Wir glauben, daß es sich hierbei um stark vergrößerte Sinusretothelien handelt. Andererseits sieht man vielkernige Riesenzellen mit deutlich basophilem, geschummertem Plasma und kleineren Kernen
von gleichmäßiger Größe (Abb. 217). Phagocytose-Erscheinungen konnten wir in

diesen Zellen nicht beobachten. Wir halten es für möglich, daß sie den Keimzentren entstammen, da wir gleichartige Riesenzellen bei starker follikulärer lymphatischer Hyperplasie gelegentlich nachweisen konnten.

Diagnose. Die Diagnose ,,Piringersche Lymphadenitis'' ist nur zulässig, wenn kleinherdige Epitheloidzellproliferation und unreife Sinushistiocytose gepaart sind. In der Regel besteht gleichzeitig eine lymphatische Hyperplasie und Perilymphadenitis, oft auch eine Stammzell- und Plasmazellvermehrung. Gelegentlich kommen Nekrosen, niemals aber Verkäsungen vor. Die Erkrankung befällt vorwiegend junge Menschen und wird meist im Halsbereich (occipital!) gefunden. Die klinischen Allgemeinerscheinungen sind meist gering.

Ob die Piringersche Lymphadenitis Ausdruck einer *infektiösen Mononukleose oder* einer *Toxoplasmose* ist, läßt sich histologisch noch nicht sicher entscheiden. Es besteht aber die Möglichkeit, daß der Grad der Epitheloidzellproliferation einen gewissen Hinweis gestattet: Bei unserer serologisch gesicherten infektiösen Mononukleose und bei 2 der 3 Fälle von PIRINGER-KUCHINKA[1], die einen negativen Sabin-Feldman-Test zeigten, war die Epitheloidzellreaktion relativ schwach entwickelt. Es könnte also eine geringe Epitheloidzell-Proliferation für infektiöse Mononukleose, eine starke Epitheloidzellbildung für Toxoplasmose sprechen.

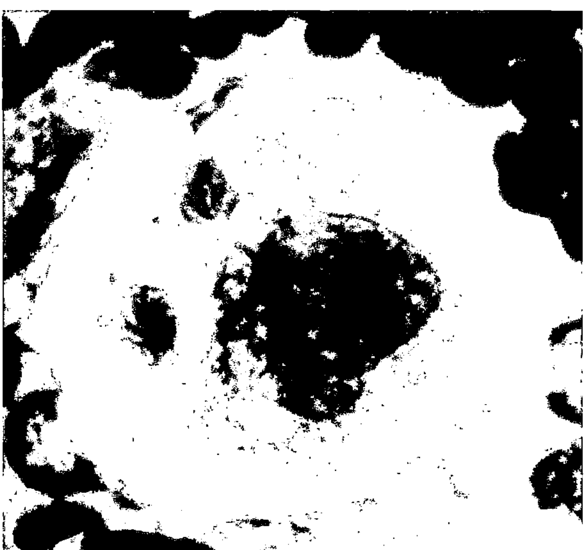

Abb. 216. Piringersche Lymphadenitis im Tupfpraparat. Reticuläre Riesenzelle mit schaumigem Plasma sowie phagocytierten Kernen und Kerntrummern, wohl aus Sinus stammend. Axillarer Lymphknoten. 23jahrige ♀. Pappenheim 1250 ×

Die serologischen Reaktionen auf infektiöse Mononukleose und Toxoplasmose dürfen nur mit gewisser Reserve ausgewertet werden (s. bei M. Pfeiffer und Toxoplasmose). Ein negativer Paul-Bunell-Test spricht nicht gegen infektiöse Mononukleose, er kann bereits abgeklungen sein, wie der oben zitierte Fall beweist. Der Sabin-Feldman-Test und die Komplement-Bindungsreaktion auf Toxoplasmose gestatten nur bei hohen Titern die Annahme einer floriden Toxoplasmose, beweisend ist ausschließlich der Fund des Erregers selbst.

Differentialdiagnose. Die Unterscheidung muß gegenüber allen kleinherdigen Epitheloidzellproliferationen mit bekannter Ätiologie getroffen werden (s. S. 192 ff.). Besonders wichtig ist die Abgrenzung gegenüber der *Lymphogranulomatose.* Sie gelingt am besten durch Berücksichtigung der unreifen Sinushistiocytose. Wir haben bisher nur in 2 Fällen von Lymphogranulomatose eine geringe unreife Sinushistiocytose beobachtet, in beiden Fällen waren aber eindeutige Zeichen der Lymphogranulomatose (Sternbergsche Riesenzellen usw.) vorhanden. Dagegen entstand aus 89 Fällen von Piringerscher Lymphadenitis niemals eine Lympho-

---

[1] PIRINGER-KUCHINKA, MARTIN u. THALHAMMER 1958.

granulomatose. Die Gefahr, bei Berücksichtigung der gegebenen Kriterien eine initiale Lymphogranulomatose zu übersehen, ist also praktisch sehr gering.

Bei frühen *Tuberkulosen* sind Epitheloidzellherde im allgemeinen bereits größer und neigen zu Verkäsung und peripherer Fibrose; unreife Sinushistiocytosen fehlen stets. Auch *Sarkoidosen* sind danach meist zu unterscheiden; doch sahen wir 2mal ausgesprochen kleinherdige Epitheloidzellproliferationen, 1mal mit Sekundärknötchen, 1mal mit diffuser lymphatischer Hyperplasie. Eine unreife Sinushistiocytose wurde ebenfalls vermißt. Die einzige epitheloidzellige Lymphadenitis, bei der wir gleichzeitig eine unreife Sinushistiocytose feststellen konnten, kommt beim Melkersson-Rosenthal-Syndrom vor. Über die Differentialdiagnose siehe dort.

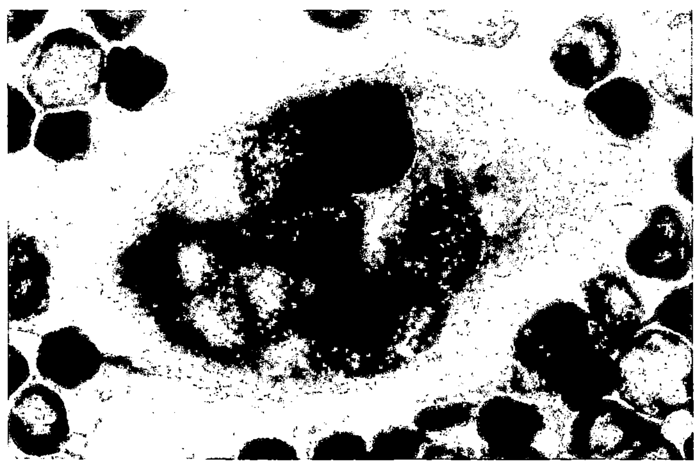

Abb. 217. Piringersche Lymphadenitis im Tupfpraparat. Vielkernige reticulare Riesenzelle mit basophilem Plasma (aus Keimzentrum?). Axillarer Lymphknoten. 38jahriger ♂. Pappenheim. 1250×

Prognose. Die Prognose ist immer gut[1]. Die leichten, vor allem die monosymptomatischen Fälle heilen spontan ab. Dies wird durch roborierende Maßnahmen gefördert. Bei Verdacht auf Toxoplasmose wird man evtl. „spezifisch" behandeln.

Lymphknoten-Toxoplasmose[2]

Die Infektion mit „Toxoplasma gondii" erfolgt intra- oder extrauterin. Im ersten Falle (konnatale Toxoplasmose) entstehen mannigfache Organveränderungen, speziell Gehirnschäden, während eine Lymphknotenbeteiligung unseres Wissens nicht beschrieben wurde. Bei der postnatalen Infektion unterscheidet man nach den hervorstechendsten Krankheitszeichen verschiedene klinische Syndrome: Siim[3] grenzt exanthematische, cerebrospinale, ophthalmische und lymphonodöse Formen gegeneinander ab, Essbach[4] spricht von cerebralem, cerebrovisceralem und Drüsentyp und führt noch latente Krankheitsfälle als 4. Typ an. Während bei der cerebrospinalen und ophthalmischen Form Lymphknotenschwellungen

---

[1] Piringer-Kuchinka 1953, Marshall 1956, siehe aber Robb-Smith 1947.

[2] Literaturübersichten über die Toxoplasmose im allgemeinen: Hellbrügge 1949, Frenkel u. Friedlander 1951, Mohr 1952, Essbach 1956, Frenkel 1956, Jacobs 1956, Thalhammer 1957, Wright 1957, Piekarski 1958, Feldman 1959. Siehe auch die Monographien über Toxoplasmose 1953, 1954. Übersicht über die Lymphknotentoxoplasmose: Siim 1956a.

[3] 1956a.   [4] 1956.

nur vereinzelt vorkommen[1], beherrschen sie beim lymphonodösen Typ das Bild. Diese Form wird bei Erwachsenen am häufigsten diagnostiziert.

Nach FRENKEL[2] muß man grundsätzlich 2 Verlaufsformen der Toxoplasmose unterscheiden: die akute und die chronische Infektion. Die *akute Toxoplasmose* entsteht durch die „proliferierenden" Toxoplasmen, welche sich im Gewebe (vorwiegend intracellular!) vermehren und hier entzündliche Reaktionen auslösen. Diese freien Toxoplasmen sind chemotherapeutisch und antibiotisch angreifbar. Durch Parasitämie werden zahlreiche Organe befallen und erfolgt auch u. U. bei Schwangeren eine diaplacentare Infektion. Die *chronische Toxoplasmose* ist häufiger und verlauft in der Regel symptomlos. Die Erreger liegen im wesentlichen in ihrer „Cystenform" vor, wahrend „proliferierende" Toxoplasmen nur in kleiner Zahl vorhanden sind oder ganz fehlen. Die encystierten Toxoplasmen sind therapeutisch nicht anzugehen. Die Cysten rupturieren gelegentlich und rufen dann in dem partiell immunen und oft überempfindlichen Wirt entzündliche Veränderungen hervor. Parasitämie und diaplacentare Infektion sollen nicht entstehen.

Die Lymphknotentoxoplasmose gehort wohl überwiegend dem 2. Typ FRENKELs an: Sie verläuft meist ausgesprochen symptomarm und läßt histologisch im wesentlichen die Cystenform der Toxoplasmen nachweisen.

Vorkommen. Da die Piringersche Lymphadenitis meist als Toxoplasmose aufzufassen ist, verweisen wir bezüglich des Vorkommens in den verschiedenen Lebensaltern und bei beiden Geschlechtern auf die früher gemachten Angaben (S. 346). Nach SAXÉN u. Mitarb.[3] kommt die Lymphknotentoxoplasmose in den Wintermonaten häufiger vor als in der übrigen Jahreszeit.

Epidemiologie[4]. Sichere Angaben über den Infektionsweg beim Menschen sind noch nicht möglich. Die Mehrzahl der Lymphknotentoxoplasmosen erfolgt wohl über den Nasen-Rachenraum, am ehesten durch infizierte oder verunreinigte Speisen. Damit würde übereinstimmen, daß Toxoplasmen in feuchtem Milieu bei 0—25° 17 Tage lang infektionsfähig bleiben, während sie in trockener Umgebung rasch zugrunde gehen. In mehreren unserer Fälle begann die Erkrankung mit einer Tonsillenvergrößerung, einmal konnten die Epitheloidzellherde in der Tonsille bereits vor dem Auftreten von Lymphknotenschwellungen nachgewiesen werden. Gelegentlich erfolgt die Infektion wohl auch über die Haut. Hierbei spielen möglicherweise Insektenstiche eine wichtige Rolle. Dies war in einer eigenen Beobachtung der Fall: Der Patient, ein Medizinstudent, hatte in der Occipitalregion einen Insektenstich mit anschließender Hautinfiltration bemerkt. Einige Wochen später trat eine Schwellung der regionären Lymphknoten auf. Auch für weitere eigene Fälle ist die Infektion über die Haut wahrscheinlich. Dies liegt z. B. für die Erkrankung der thorakalen (mammären) Lymphknoten nahe. Eine Infektion von Mensch zu Mensch scheint nicht zu erfolgen. Laborinfektionen sind nicht ganz selten[5].

Welche Tiere kommen als Erreger-Reservoir in Frage ? In erster Linie sind wohl Haustiere als Infektionsquelle in Betracht zu ziehen. So wurden z. B. im Urin von Hunden und Kaninchen häufig Toxoplasmen gefunden. Auch Milch und quergestreifte Muskulatur infizierter Tiere enthalten Toxoplasmen, so daß die Übertragung durch ungekochte Milch oder rohes bzw. nicht gargekochtes Fleisch möglich ist. Weiterhin konnten BIERING u. SØRENSEN[6] in Ovarien von Hühnern sog. Pseudocysten nachweisen; eine Infektion über den Genuß von (rohen ?) Eiern erscheint demnach auch möglich. Unter den Insekten spielen vor allem die blutsaugenden Arthropoden[7] eine Rolle.

Klinik. SIIM[8] unterscheidet eine fieberhafte, afebrile und subklinische Form der Toxoplasmose. Bei der fieberhaften Form beginnt die Erkrankung akut oder

---

[1] WRIGHT 1957, Lit.   [2] 1956.   [3] SAXÉN, SAXÉN u. GRÓNROOS 1958.
[4] Literatur bei MOHR 1952, THALHAMMER 1957, WRIGHT 1957.
[5] Zum Beispiel BENGTSSON 1950, STROM 1951, ROTH u. PIEKARSKI 1959.
[6] Zit. bei SIIM 1956a.   [7] JACOBS 1956.
[8] 1951, 1956a.

allmählich mit Temperaturen bis zu 40° C. Das Fieber bleibt 2—4 Wochen oder länger bestehen und fällt dann lytisch ab. Die fieberfreie und subklinische Form entsprechen weitgehend dem klinischen Bild der Piringerschen Lymphadenitis (s. oben). Außer Lymphknotenschwellungen kann man meist keine klinischen Befunde erheben. Nur im Blutbild besteht häufig eine Veränderung, die einer infektiösen Mononukleose weitgehend gleicht (s. S. 325f.). Die Leukocytenzahl ist dabei leicht erhöht. Die Blutsenkungsgeschwindigkeit bleibt in der Regel normal. Der Paul-Bunnell-Test ist stets negativ, desgleichen die Wassermannsche Reaktion. Die Milz wird nur selten gering vergrößert gefunden. Eine cerebrale Beteiligung oder eine Chorioretinitis[1] kommen nur äußerst selten vor. Gelegentlich folgt auf die Lymphadenitis eine Myokarditis[2]. Über abdominelle Symptome bei Lymphknotentoxoplasmose siehe KABELITZ[3].

Lokalisation. Die cervicalen und speziell die nuchalen Lymphknoten sind besonders häufig befallen. Doch kommen alle Lymphknotenregionen als Sitz der Toxoplasmose in Frage. Die Schwellung kann auf einen einzelnen Lymphknoten beschränkt sein (z. B. nuchal!), betrifft aber meist eine ganze Gruppe. Nicht selten sind mehrere benachbarte Gruppen erkrankt. Am Hals ist die Lymphknotenvergrößerung meist einseitig, gelegentlich auch doppelseitig. Bisweilen wird auch eine generalisierte Lymphknotenschwellung beobachtet. So zeigte ein Kranker unseres Untersuchungsgutes eine Schwellung sämtlicher äußerer Lymphknoten, auch der cubitalen. SIIM[4] berichtet ferner über vergrößerte Hiluslymphknoten. Endlich sollen auch mesenteriale Lymphknoten vereinzelt befallen sein, speziell bei Generalisation der Erkrankung[5].

Makroskopie. Die Lymphknoten sind bis etwa kirschgroß. Die Schnittfläche ist gleichmäßig hellgrau, im übrigen gleicht das makroskopische Aussehen ganz dem der Piringerschen Lymphadenitis.

Histologie[6]. Die große Mehrzahl der Lymphknotentoxoplasmosen zeigt das histologische Bild der Piringerschen Lymphadenitis (S. 347ff.): Es besteht eine kleinherdige Epitheloidzellproliferation in Pulpa und Sekundärknötchen, gelegentlich auch in der Kapsel. Die Follikel enthalten große Keimzentren mit meist reichlich Kerntrümmerphagen. In den Sinus, vor allem in den Randsinus und peritrabeculären Intermediärsinus sieht man eine unreife Histiocytose. Die Kapsel ist meist chronisch entzündlich infiltriert, besonders in der Nähe von Histiocytosen der Randsinus. Gelegentlich kommen Nekrosen in der Pulpa vor.

Außer diesem typischen Bild der Lymphknotentoxoplasmose, wie es von SIIM und vielen anderen Autoren[6] beschrieben wurde, gibt es noch Fälle, die davon erheblich abweichen; ja, es scheint möglich, daß wir heute noch nicht alle histologischen Erscheinungsformen der Lymphknotentoxoplasmose kennen. So haben wir zwei verschiedene histologische Veränderungen beobachtet, die sicher bzw. wahrscheinlich Ausdruck einer Lymphknotentoxoplasmose sind.

1. Bei einer 49jährigen Frau bestand zunächst eine einseitige Tonsillenvergrößerung. Nach Exstirpation der Gaumenmandel vergrößerte sich die Tonsille der anderen Seite. Nach abermaliger Excision dieser Tonsille erfolgte eine Schwellung von Halslymphknoten. In wiederholten histologischen Untersuchungen wurde andernorts in Tonsillen und Lymphknoten ein Lymphosarkom diagno-

---

[1] WISING 1952, SIIM 1956a.   [2] BENGTSSON 1950.   [3] 1959a, b.   [4] 1956a.
[5] THALHAMER 1957, Lit.
[6] GARD u. MAGNUSSON 1951, LANDAU 1951, SIIM 1952, 1953, BANG 1953, 1957, STANTON u. PINKERTON 1953, LELONG, DESMONTS, LE TAN VINH, NÉZELOF, SATGÉ u. COUVREUR 1954, ALEXANDER u. CALLISTER 1955, ESSBACH 1956, BEVERLEY, CALEY u. WARRACK 1958, PIRINGER-KUCHINKA, MARTIN u. THALHAMER 1958, ROTH 1959, ROTH u. PIEKARSKI 1959, JECKELN 1960.

stiziert und daher eine cytostatische Behandlung eingeleitet. Auch erfolgte eine massive Röntgenbestrahlung. In der Folgezeit allmähliche Verschlechterung des Krankheitsbildes. Nach 3¹/₂jähriger Dauer generalisierte Lymphknotenschwellung. Die erneute Probeexcision in unserem Institut ergab die histologische Diagnose „kleinherdige Epitheloidzellreaktion (initiale Lymphogranulomatose? Sarkoidose?)". Jetzt bestand ein Milztumor (3 Querfinger unter dem Rippenbogen), und es traten cerebrale Symptome auf. Nach insgesamt 4jähriger Krankheitsdauer erfolgte der Tod unter den Zeichen der allgemeinen Kachexie und des Kreislaufversagens. Bei der Sektion fanden sich eine Toxoplasmose des Gehirns mit „Pseudocysten" sowie Epitheloidzellgranulome in Lymphknoten, Milzfollikeln und Knochenmark.

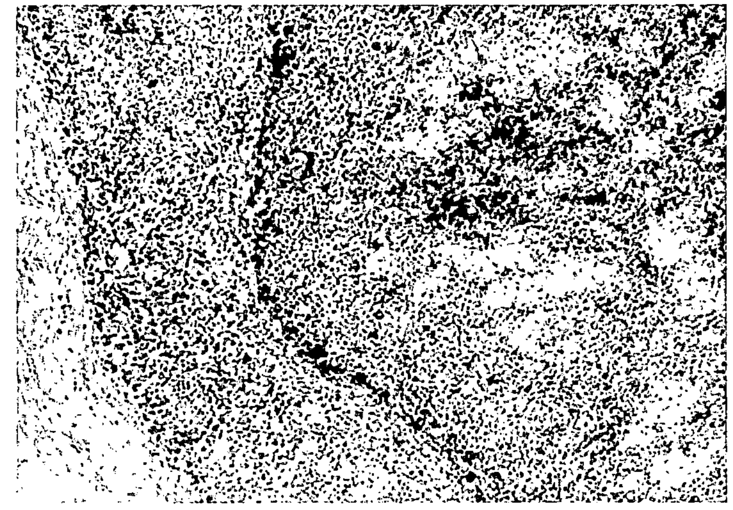

Abb. 218. Kleinherdige Epitheloidzellreaktion in der Pulpa und starke Perilymphadenitis. Keine Sinushistiocytose. Keine Keimzentren. Hochstwahrscheinlich Toxoplasmose. Fall 1 des Textes. Submandibularer Lymphknoten. 49jährige ♀. Van Gieson. 125×

Die bioptisch und autoptisch untersuchten Lymphknoten zeigten folgende Veränderungen: In der Pulpa und der stark verbreiterten Kapsel sieht man etliche kleine Epitheloidzellherde. Die Follikel enthalten keine Keimzentren, statt dessen ist eine erhebliche diffuse lymphatische Hyperplasie festzustellen. Eine unreife Sinushistiocytose ist nirgendwo zu finden. Desgleichen besteht keine Kerntrümmerphagocytose. Auch Toxoplasmosen oder „Pseudocysten" sind nicht nachweisbar.

Bei dieser *chronischen* Toxoplasmose waren somit in den Lymphknoten *lediglich eine kleinherdige Epitheloidzellproliferation* und eine *diffuse lymphatische Hyperplasie* festzustellen, also nicht das Vollbild der Piringerschen Lymphadenitis, sondern eine Veränderung, die unter anderem bei Sarkoidose, sarkoiden Reaktionen auf Carcinome und anderen Erkrankungen vorkommt[1].

2. Eine 31jährige Frau bemerkte 14 Tage vor der Lymphknotenexcision die Schwellung eines pectoralen Lymphknotens links, mehrerer linksseitiger axillärer Lymphknoten und rechtsseitiger Nackenlymphknoten. Keine Allgemeinerscheinungen. BSG 30/55. Die Probeexcision eines axillären Lymphknotens ergab eine nekrotisierende Lymphadenitis (Toxoplasmose?). Sabin-Feldman-Test 1:1024 positiv. Komplementbindungsreaktion schwach positiv. Im Blutbild

---

[1] LENNERT 1959.

Vermehrung von „großen Lymphocyten" und „Monocyten". [Nach 1jähriger Beobachtungsdauer ist die Patientin gesund und arbeitsfähig, es bestehen lediglich noch gewisse Herzbeschwerden.

Die histologische Hauptveränderung dieses Falles besteht in einer ausgedehnten Nekrose des Lymphknotenparenchyms, ähnlich wie sie beim Mesantoinschaden beobachtet wird. Ein großer Teil des Lymphknotens zeigt keine Kernfärbbarkeit mehr. Dazwischen liegen noch Rasen von pyknotischen Lymphocyten, die von geschwollenen Retothelien der Umgebung phagocytiert werden. Die Blutgefäße sind stark erweitert und strotzend mit Erythrocyten gefüllt. Die kapselnahen Abschnitte des Lymphknotens sind erhalten und ödematös. Sie zeigen

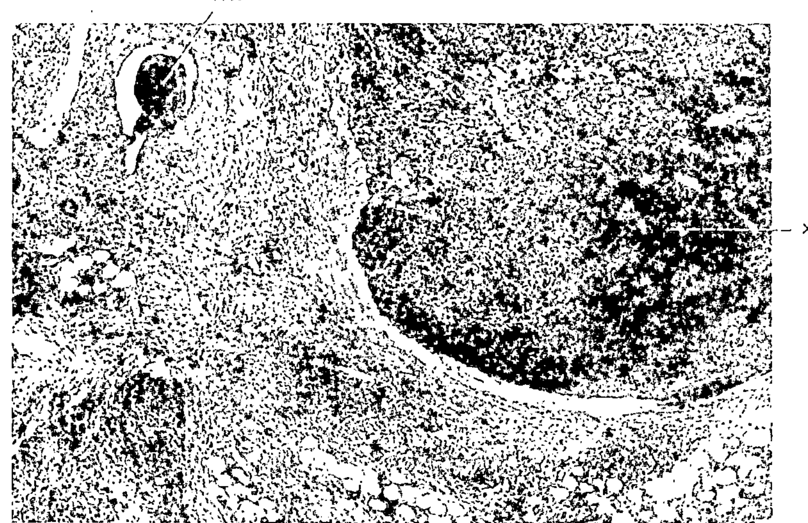

Abb. 219. Lymphknotentoxoplasmose (Fall 2 des Textes). Ausgedehnte Nekrose der Rindenpulpa (×). Starke Perilymphadenitis mit fibrinhaltigem Endothelknotchen in einer Vene (× ×). Axillarer Lymphknoten. 31jahrige ♀. Hamatoxylin-Eosin. 125 ×

eine starke Vermehrung und Abrundung der Retothelien sowie eine mäßige Plasmocytose. Die Lymphknotenkapsel selbst ist verdickt und metachromatisch färbbar. Sie enthält ebenso wie die Lymphknotenumgebung ausgebreitete Infiltrate mit Lymphocyten und Histiocyten. Auch sind hier die Fibroblasten vermehrt und geschwollen. Weiterhin sieht man in der Kapsel noch ein größeres histiocytäres Granulom mit einzelnen kleinen Fremdkörperriesenzellen. Einige dünnwandige Blutgefäße der Lymphknotennachbarschaft, wohl Venen, zeigen fibrinpositive Endothelknötchen, wie sie SIEGMUND[1] bei der Sepsis beschrieben hat.

Wir halten es für wahrscheinlich, daß auch in diesem Falle eine Toxoplasmose vorlag. Das histologische Bild hat allerdings mit der Piringerschen Lymphadenitis nur eine Veränderung gemeinsam: Die *Nekroseneigung*. Und auch diese ist *ungewöhnlich stark ausgeprägt*. Die Wahrscheinlichkeitsdiagnose Toxoplasmose wird gestützt durch die serologischen Reaktionen, die Blutbildveränderungen, den ausgesprochen gutartigen Verlauf und die Lokalisation der Lymphknotenschwellung.

Außer diesen epitheloidzelligen und nekrotisierenden Lymphadenitiden, die wir sicher oder wahrscheinlich als Ausdruck einer Toxoplasmose ansehen dürfen, gibt es noch Fälle, die höchste serologische Titer aufweisen und gleichzeitig eine

---

[1] 1925.

stärkste kleinherdige Epitheloidzellproliferation zeigen. Diese Epitheloidzellproliferation führt zu einer Zerstörung der Lymphknotenstruktur und ist mit der Entwicklung einzelner Riesenzellen vom Sternberg-Typus verknüpft. Wir haben einige Fälle dieser Art beobachtet und sind noch im unklaren, ob es sich um Lymphogranulomatosen mit anamnestischer serologischer Reaktion, um Lymphogranulomatosen mit gleichzeitiger florider Toxoplasmose oder um besondere Erscheinungsformen der Toxoplasmose handelt.

Da es noch kein spezifisches Substrat der Lymphknotentoxoplasmose gibt, kommt dem histologischen *Nachweis des Erregers* besondere Bedeutung zu. Dies gelingt jedoch nur selten, am ehesten nach der Cystenform der Toxoplasmen, da diese morphologisch recht gut charakterisiert ist. Dagegen kann man die proliferierende Form der Toxoplasmen heute im Schnitt nur sehr schwer und keineswegs sicher identifizieren. Dies gilt vor allem für die Abgrenzung gegen Kerntrümmer, worauf WERTHEMANN[1] und HAMPERL[2] besonders hingewiesen haben. Nach ROTH u. PIEKARSKI[3] sollen extracelluläre kleine, rundliche bis ovale Partikel proliferierende Toxoplasmen darstellen, doch läßt sich dies bisher nicht beweisen, da es weder spezifische morphologische, färberische noch histochemische Eigenschaften der Toxoplasmen gibt[4].

Abb. 220. Proliferierende Toxoplasmen im Gehirnschnitt. Rechts: Möglicherweise intracellular gelegene Gruppe von Toxoplasmen („Pseudocyste" im Sinne von LAINSON). Praparat Prof. Dr. KRÜCKE. Kresylviolett. 1250 ×

Um die *Morphologie*[5] der *proliferierenden Toxoplasmen* kennenzulernen und mit den Einschlüssen der Makrophagen zu vergleichen, haben wir im Gehirn eines gesicherten Sektionsfalles * die Erreger aufgesucht und geben davon einige Abbildungen. Danach ist die Form der proliferierenden Toxoplasmen im Schnitt meist lanzettförmig bis ovalär, auch halbmondförmig. Der Kern liegt zentral oder exzentrisch an dem einen Pol. Der Erreger färbt sich mit basischen Farbstoffen wie Hämatoxylin, Kresylviolett, Azur, Methylenblau (Giemsa) etwas schwächer an als umliegende Kerne. Die Feulgenreaktion ist positiv, die Gramfärbung negativ. Bei PAS-Reaktion stellen sich wenige kleine, kaum sichtbare Granula in den Toxoplasmen dar[6]. Die Größe der Toxoplasmen schwankt im Schnitt etwa zwischen 1—3 μ.

Die *cystische Form* der Toxoplasmen („Pseudocyste") stellt ein 30—50—100 μ großes rundliches Gebilde dar, das reaktionslos im Gewebe liegt. Es enthält eine große Zahl von feulgenpositiven „Kernen", die wesentlich kleiner (bis staubförmig!) sind als in der proliferierenden Form. Sie werden auch als „Tomonten" bezeichnet. Durch Platzen der Cysten gelangen sie in das Gewebe und wachsen hier zu den größeren „proliferierenden Toxoplasmen" heran. Auch zahlreiche,

---

* Wir danken Herrn Prof. Dr. KRÜCKE, Direktor des Neuropathologischen Institutes Frankfurt a. M., für die freundliche Überlassung dieses Falles.

[1] 1953.   [2] 1953.   [3] 1959.
[4] JECKELN 1960.   [5] Einzelheiten s. bei MOHR 1952, JACOBS 1956.
[6] FRENKEL u. FRIEDLANDER 1951.

stark gefärbte PAS-positive Granula kommen in den Cysten vor; sie stellen wohl Glykogen dar[1]. Die Cystenwand ist ebenfalls, allerdings schwächer *PAS-positiv* und außerdem *argyrophil*[2]. Sie mißt weniger als $1\,\mu$ und läßt sich an einzelnen Stellen deutlich als cysteneigene Struktur abgrenzen. Die Cysten sind von Kerntrümmerphagen leicht zu unterscheiden[3], und zwar auf Grund von zwei Kriterien: 1. Die „Kerne" des Cysteninhaltes färben sich mit basischen Farbstoffen wesentlich schwächer an als Kerntrümmer. 2. Die „Kerne" der Cyste sind von gleicher Form (meist rundlich!), Größe und Lagerung sowie wesentlich kleiner als der Durchschnitt der Kerntrümmer.

Abb. 221a u. b. Terminalkolonien von Toxoplasmen („Cysten" im Sinne von LAINSON) in der Pulpa des Lymphknotens. In der linken Cyste ist oben die scharf konturierte Membran erkennbar. Präparat Prof. Dr. JECKELN. Hamatoxylin-Eosin. 1250 ×

Es herrscht zwar noch keine Einigkeit darüber, ob die Cystenwand parasitärer Natur ist (= echte Cyste) oder ob sie als umgewandelter Plasmarest einer infizierten Zelle (= Pseudocyste) aufzufassen ist, doch haben die Untersuchungen von FRENKEL und anderen Autoren[4] es sehr wahrscheinlich gemacht, daß es sich um echte Cysten handelt. Auch wir konnten in den Präparaten von JECKELN* wiederholt eine Cystenmembran identifizieren. Diese war durch ihre schwache Färbbarkeit und gering vermehrte Lichtbrechung (s. Abb. 221 a) von dem manchmal vorhandenen kräftig oxyphilen Plasmasaum, der von phagocytierenden Reticulumzellen um die Cyste gelegt worden war, gut unterscheidbar. LAINSON[5] kam in eingehenden tierexperimentellen Studien zu dem Schluß, daß es echte Cysten und Pseudocysten gibt. Die echten Cysten besäßen eine stark elastische Membran, die von den Toxoplasmen selbst gebildet würde. Sie kämen nur bei chronischer symptomenarmer Infektion vor und könnten mindestens 5 Jahre lang im Wirtsorganismus — unter anderem in Alveolen und Bronchiolen der Lunge! — erhalten bleiben. Pseudocysten träten nur bei akuten Infektionen auf: Es handle sich um Zellen, die eine große Zahl von „proliferierenden" Toxoplasmen phagocytiert

---

* Herrn Prof. Dr. JECKELN, Lübeck, sei für die freundliche Überlassung seiner sehr instruktiven Schnitte vielmals gedankt.

[1] JACOBS 1956. Fruhere cytochemische Untersuchungen s. LILLIE 1947.
[2] FRENKEL 1956.   [3] JECKELN 1960.   [4] LAINSON 1958, FELDMAN 1959, Lit.
[5] 1958.

hätten. Dabei werde die Cytoplasmamembran stark verdünnt, die stärker licht-brechende Cystenmembran trete nicht in Erscheinung. Obwohl viel für diese Inter-pretation spricht, kann man den Streit um die Begriffe „Cyste" und „Pseudocyste" umgehen und mit Cross[1] die „echten Cysten" als „Terminalkolonien" bezeichnen.

Die cystische Form der Toxoplasmen wurde im Lymphknotenschnitt wieder-holt beobachtet und durch Abbildungen belegt[2]. Allerdings sind meist nur ganz wenige Exemplare aufzufinden, auch wenn man den Lymphknoten in Serien-schnitten aufarbeitet. Aus diesem Grunde werden bei der Routineuntersuchung die Toxoplasmen in der Regel nicht entdeckt. In den Präparaten von Jeckeln fanden sich mehrere Cysten, und zwar sämtlich in Nähe des Randsinus (in der benachbarten Pulpa oder auch in Keimzentren) oder im Randsinus selbst (zwischen den unreifen Sinus-histiocyten). Sie lagen zum Teil an-scheinend frei im Gewebe, zum Teil waren sie auch von Reticulum-zellen phagocytiert. Dabei wurde der Reticulumzellkern abgeplattet und an den äußersten Rand gedrückt. Niemals fanden wir Terminalkolo-nien in Epitheloidzellen.

Über die histologische Unter-scheidung der Toxoplasmen von an-deren Erregern siehe bei Frenkel[3], dort auch gute Abbildungen.

Ausstrich. Im Lymphknoten-tupfpräparat sind die gleichen Zell-verschiebungen zu beobachten, wie sie oben bei der Piringerschen Lymphadenitis beschrieben wurden: Kennzeichnend sind Gruppen von saftigen Epitheloidzellen und ein buntes Zellbild. Meist sieht man etliche Kerntrümmerphagen. Zwei Adeno-gramme von Lymphknotentoxoplasmose, die durch Erregernachweis gesichert sind, fügen wir bei (s. Tabelle 34).

Tabelle 34. *Zwei Adenogramme von bakterio-logisch-serologisch gesicherter Toxoplasmose* Angaben in ⁰/₀₀

Laufende Nr.	1	2
Lymphocyten.	827	865
Basophile Stammzellen .	—	—
Germinoblasten	—	6
Plasmoblasten	2	—
Proplasmazellen.	3	1
Plasmazellen	7	4
Reticuläre Reizzellen		
groß	1	1
mittel	24	12
klein	4	2
Reticulumzellen		
(groß und mittel) . . .	16	8
Histiocyten (+ Monocyten)	34	53
Kerntrümmerphagen . .	—	2
Epitheloidzellen.	23	35
Gewebsmastzellen	—	2
Blutmastzellen	—	1
Eosinophile.	5	5
Neutrophile	54	3

In einem unserer Tupfpräparate fanden wir eine Toxoplasma-Cyste (Abb. 222). Diese ist rundlich und mißt $40:48\,\mu$ im Durchmesser. Sie ist angefüllt mit massenhaft „Granula" von 1—$2\,\mu$ Größe und blauvioletter Farbe. Nur stellenweise ist eine helle dünne Membran des cystischen Gebildes zu erkennen. In dem gleichen Präparat konnten wir auch Gebilde beobachten, die als freie Toxoplasmen gelten dürfen; sie waren zwar im allgemeinen von Kerntrümmern nicht oder nur unsicher zu unterscheiden, doch zeigten einige die stark gefärbten semmelartigen Teilungsformen, wie sie Mohr[4] nach einer Photographie von Westphal wieder-gibt. Durch die negative Gramfärbung und die Feulgenreaktion sind die prolife-rierenden Toxoplasmen von Pilzen angeblich abgrenzbar[5]. Gute Abbildungen von proliferierenden Toxoplasmen im Ausstrich s. bei Mohr[4] und bei Kabelitz[6].

Diagnose. Beim histologischen Nachweis einer kleinherdigen Epitheloidzell-proliferation — meist unter dem Bild einer Piringerschen Lymphadenitis — und

---

[1] 1947.

[2] Stanton u. Pinkerton 1953, Alexander u. Callister 1955, Roth u. Piekarski 1959, Jeckeln 1960.

[3] 1956.   [4] 1952.   [5] Franke 1953, Lit.   [6] 1952.

beim Vorkommen von größeren Nekrosen muß man an eine Lymphknotentoxoplasmose denken. Histologisch beweisend ist allein der Erregerfund („Pseudocysten"). Um die Toxoplasmen im Schnitt nachzuweisen, kann man sich der
PAS-Reaktion oder der Versilberung nach GOMORI bedienen, da die „Pseudocysten" PAS-positiv und argyrophil sind. Da Toxoplasmen im allgemeinen erst
nach zeitraubendem Suchen gefunden werden, empfiehlt es sich, weitere bakteriologisch-serologische Methoden durchzuführen.

CARVER u. GOLDMAN[1] treten dafür ein, die Toxoplasmen im Schnitt mit der Coonsschen
Technik nachzuweisen. Man fixiert dabei in einem Gemisch von absolutem Alkohol und
Eisessig (19:1) 1—7 Tage lang und kann bei entsprechendem histologi-schem Verdacht die Erreger mit Hilfe fluorescierender Antikorper darstellen. Dabei erfaßt man die proliferierenden und die cystischen Formen samt ihrer Cystenwand.

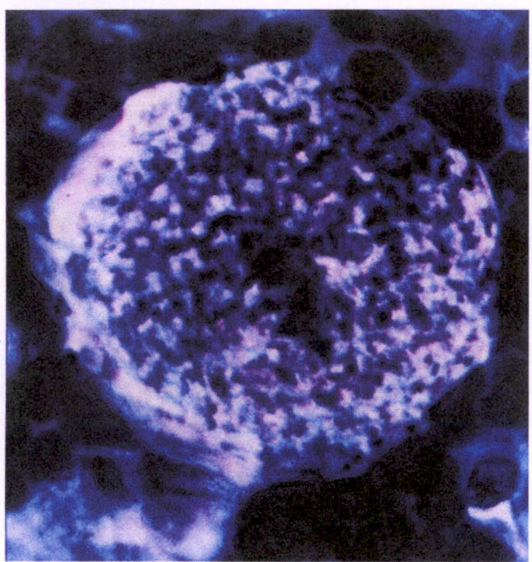

Abb. 222. Terminalkolonie von Toxoplasmen („Cyste" im
Sinne von LAINSON) im Lymphknotentupfpräparat. Histologisch
„Piringersche Lymphadenitis". Leisten-Lymphknoten.
19jähriger ♂. Pappenheim. 1250 ×

Die größte Bedeutung kommt dem *Erregernachweis* in Körper-flüssigkeiten oder Organen zu[2], der aber oft nicht gelingt. Man überimpft Blut oder Liquor, Lymphknoten[3] oder andere Ge-websproben (z. B. quergestreifte Muskulatur[3]) auf Mäuse, Hühner-embryonen oder Gewebekulturen. Am zuverlässigsten sind die Toxo-plasmen in den ersten 14 Tagen der Erkrankung aufzufinden, doch konnte sie SIIM[4] bis 5$\frac{1}{2}$ Monate nach den ersten Symptomen iso-lieren.

Der *Sabin-Feldman-Farbtest* und die *Komplementbindungsreak-tion* zeigen innerhalb eines Monats positive Reaktionen[5]. Der Farb-test wird frühestens am 13. Tag nach Infektion positiv und erreicht dabei Werte
von 1:1000 und mehr. Die Komplementbindungsreaktion zeigt erst später,
frühestens am 30. Tag, positive Ergebnisse und wird früher wieder negativ als
der Farbtest. Sie steigt auf Titer von 1:50 bis 1:100 an. Über die Spezifität des
Sabin-Feldman-Farbtestes wurde viel diskutiert[6]. Nach allem Für und Wider
scheint ein hoher Titer mit Wahrscheinlichkeit auf Toxoplasmose schließen zu
lassen, zumal wenn der Titer während der Erkrankung ansteigt und nach Heilung
wieder abfällt. Doch können wir die Rolle anamnestischer Reaktionen noch nicht
übersehen. Vielleicht kommen auch falsche positive Reaktionen bei Infektionen
mit Sarkosporidien vor. Eine Kreuzreaktion mit Listerien kommt nicht vor[7].
Doch sind Doppelinfektionen mit Toxoplasmen und Listerien auf Grund serologischer Befunde angenommen worden[7].

---

[1] 1959.   [2] FRANKE 1953, SIIM 1955, EICHENWALD 1956 u. a.
[3] ARMSTRONG u. MACMURRAY 1953, SIIM 1956b, SIIM u. NISSEN 1958.   [4] 1956a.
[5] v. ZEIPEL u. LINDER 1951, FRANKE 1953, SIIM 1956a, SAXÉN, SAXÉN u. GRONROOS
1958, s. auch KUDICKE u. PÖHLIG 1954, MOHR 1954, PIEKARSKI 1954a, EICHENWALD 1956.
[6] THALHAMMER 1957, Lit., ROTH u. PIEKARSKI 1959, Lit.
[7] PIEKARSKI, SEELIGER u. SAATHOFF 1957.

Über den *Hämagglutinationstest* von JACOBS und LUNDE[1] fehlen noch genügende Erfahrungen, er scheint aber brauchbar für die serologische Erkennung der Toxoplasmose zu sein[2].

Der *Hauttest* von FRENKEL[3] hat für die Diagnostik im Einzelfall nur eine geringe Bedeutung; denn er sagt nichts über die Aktivität der Erkrankung zur Zeit der Untersuchung aus. Es dauert nach FELDMAN[2] auch etwa 1 Jahr, bis die Hautreaktion positiv wird. Außerdem konnte FELDMAN[2] positive Hautteste bei fehlenden Serumantikörpern und negative Hautteste bei vorhandenen Serumantikörpern feststellen.

Auch das *klinische Bild*[4] kann die Diagnose einer Toxoplasmose stützen. Meist besteht kein oder nur geringes Fieber. Außer der vorwiegend cervicalen Lymphknotenschwellung sind oft keine klinischen Befunde zu erheben.

Differentialdiagnose. Die Differentialdiagnose entspricht derjenigen der Piringerschen Lymphadenitis, soweit eine kleinherdige Epitheloidzellreaktion besteht. Wenn ausgedehnte Nekrosen vorliegen, muß man auch an einen Mesantoinschaden denken. Dieser ist leicht durch Ermittlung der Vorgeschichte auszuschließen.

Prognose. Die Prognose ist in der Regel gut, wenn auch die Lymphknotenschwellung $^1/_2$—1 Jahr oder länger bestehenbleiben kann. Nicht selten klagen die Patienten noch einige Zeit über allgemeine Müdigkeit, die nach SIIM[5] vielleicht durch einen Befall der quergestreiften Muskulatur bedingt ist. Der oben angeführte tödliche Fall unseres Untersuchungsgutes geht vielleicht zu Lasten der wiederholten histologischen Fehldiagnosen und der daraufhin eingeleiteten massiven Chemotherapie.

Wenn während der Schwangerschaft eine Lymphknotentoxoplasmose auftritt, ist das Kind gefährdet. FARQUHAR u. TURNER[6], ALEXANDER u. CALLISTER[7] sowie SIIM[5] beobachteten Fälle von konnataler kindlicher Toxoplasmose bei spezifischer Lymphknotenerkrankung der Mutter. Der Sabin-Feldman-Farbtest kann jedoch auch bei dem Kind positiv sein, ohne daß klinisch Zeichen von Toxoplasmose bestehen[8].

Anhang: **Lymphknotenveränderungen bei akuter infektiöser Lymphocytose (SMITH)**

In den Jahren 1941 und 1944 hat C. H. SMITH erstmals von einem Krankheitsbild berichtet, das durch eine hohe Blutlymphocytose, fieberhafte Allgemeinerscheinungen und einen akuten Verlauf gekennzeichnet ist. SMITH spricht daher von einer „akuten infektiösen Lymphocytose". SMITH und zahlreiche Nachuntersucher[9] halten die Erkrankung für eine bis dahin unbekannte Infektionskrankheit. Sie tritt vor allem bei Kindern, manchmal familiär oder endemisch, auf. Die Inkubationszeit beträgt 12—21 Tage. In den ersten Krankheitstagen besteht manchmal Fieber, zugleich mit einer Entzündung der oberen Luftwege oder auch mit Leibschmerzen, selten mit neurologischen Erscheinungen. Gleichzeitig sind die Blutlymphocyten stärkstens vermehrt (bis 150000 pro cm^3!). Die Krankheitssymptome schwinden in wenigen Tagen, die Lymphocytenwerte sinken erst in 2—7 Wochen. Im Blut findet man die typischen kleinen Lymphocyten, nicht das bunte Bild des Pfeifferschen Drüsenfiebers. Nur gelegentlich sind auch einzelne „Pfeiffer-Zellen" beschrieben worden[10]. Für die Diagnose ist nach SMITH[11] wichtig, daß die Lymphknoten und Milz trotz stärkster Lymphocytose nicht vergrößert sind. Nur STEIGMANN[12] berichtet über geringe Lymphknotenschwellungen.

---

[1] 1957.　　[2] FELDMAN 1959.　　[3] 1948.　　[4] SIIM 1951, 1956a.　　[5] 1956a.
[6] 1949 (Fall 2!).　　[7] 1955.　　[8] STANTON u. PINKERTON 1953.
[9] z.B. SCHULTEN 1949, 1955.　　[10] Literatur bei BURGSTEDT 1955.
[11] 1944.　　[12] 1946.

Die histologischen Veränderungen der Lymphknoten bei akuter infektiöser Lymphocytose sind nur in wenigen Fällen ermittelt worden[1]. Die danach mitgeteilten Befunde bedürfen noch weiterer Unterbauung.

Smith[2] hat 2 Lymphknoten in der akuten Krankheitsphase exstirpiert und beschreibt in den Sinus eine auffallende Proliferation der Retothelien, wodurch die Sinus oft vollkommen blockiert wurden. In den Keimzentren der Lymphfollikel sei eine „hyaline Degeneration" verschiedenen Grades zu sehen. Eine große Zahl der Follikel sei bemerkenswert klein, in manchen Schnitten konnte Smith keine Follikel abgrenzen. Nach den beigegebenen Abbildungen erscheinen die Lymphknotenveranderungen von Fall zu Fall verschiedenartig. Die wiedergegebenen „hyalin degenerierten Keimzentren" stellen zellarme („ausgebrannte") Keimzentren dar. Eine Hyalinisierung läßt sich darin nicht erkennen. Ob der von Smith abgebildete Sinuskatarrh fur die infektiöse Lymphocytose charakteristisch ist, erscheint zweifelhaft.

Barner u. Mitarb.[3] untersuchten inguinale Lymphknoten bei 2 Fällen von infektioser Lymphocytose am Hohepunkt der Erkrankung und berichten über den folgenden ubereinstimmenden histologischen Befund: Kapsel und Trabekel seien dunn, nur gelegentlich finde man Lymphocyten in Kapsel und Umgebung. Die Sinus der Rinde seien unauffallig, die des Markes zeigten eine Vermehrung der Retothelien mit einigen Lymphocyten und Erythrocyten. In der Rinde finde man große Follikel, die mit den breiten Markstrangen in Verbindung stunden. Die Lymphocyten seien typisch, eine Vermehrung von Lymphocytenvorstufen werde nicht beobachtet. Die Reticulumzellen der Pulpa seien nicht vermehrt. In den Follikeln finde man teils große, teils kleine Keimzentren ohne Nekrosen oder Hyalinisierung. Barner u. Mitarb[4]. fassen ihre Befunde unter der Diagnose „Maßige Hyperplasie und Proliferation von Reticulumzellen der Marksinus" zusammen.

Beiglböck u. Mitarb.[4] fanden in einem cervicalen Lymphknoten eine Vermehrung der Reticulumzellen, dagegen keine Lymphocytenproliferationen. Im Tupfpräparat beschreiben sie eine stellenweise Ansammlung von Reticulumzellen, die in festem Verband zusammenzuhängen schienen. Lymphocyten und Lymphoblasten seien „zusammengedrängt, geradezu verdrängt". Zwischen den Reticulumzellen waren einige neutrophile und eosinophile Granulocyten sowie sehr reichlich Gewebsmastzellen (wie auch in dem Sternalpunktat) eingestreut. Endlich fanden die Verff. in einigen Reticulumzellen kleine körnige Niederschläge, die stellenweise an Einschlußkörperchen erinnerten. Unter den Blutlymphocyten konnten Beiglböck u. Mitarb.[4] Mitosen nachweisen.

Versucht man, sich nach diesen spärlichen Angaben ein Bild von dem Krankheitsgeschehen im Lymphknoten zu machen, so muß man sich fragen, ob die beschriebenen Veränderungen überhaupt — ganz oder teilweise — als pathologisch anzusehen sind. Drei Richtsätze für die histologische Diagnostik mögen einstweilen gelten:

1. Das lymphatische Gewebe in Follikeln und Pulpa ist nicht hyperplastisch; dennoch kommen (zellarme ?) Keimzentren in verschiedener Zahl und Größe vor (entsprechend dem Lebensalter! ?).

2. Die Sinus des Markbereiches zeigen einen ausgeprägten Katarrh (wirklich pathologisch ?).

3. Die Gewebsmastzellen sind vermehrt.

Durch diese Kriterien ist eine lymphatische Leukämie und eine Allgemeinerkrankung vom Typ des Pfeifferschen Drüsenfiebers leicht auszuschließen. Über die klinische Differentialdiagnose gegenüber diesen Erkrankungen s. Smith[2] und Schulten[5].

Die Lymphknoten bei den sog. Kollagenkrankheiten

Bei den Kollagenkrankheiten können die Lymphknoten mehr oder weniger stark beteiligt sein. Besonders wichtig sind die Lymphknotenveränderungen bei primär chronischer Polyarthritis und Lupus erythematodes. Aber auch die

---

[1] Smith 1944, Barner, Yannet u. Liebermann 1949, Beiglböck, Clotten und Hoff 1952.
[2] 1944.   [3] Barner, Yannet und Liebermann 1949.
[4] Beiglböck, Clotten und Hoff 1952.   [5] 1949.

Panarteriitis nodosa und ihre Spezialform, die allergische Granulomatose, lassen gelegentlich die Diagnose aus dem exstirpierten Lymphknoten stellen. Unsere Kenntnisse über die Lymphknotenbeteiligung bei Dermatomyositis sind noch gering. Die Sklerodermie scheint im Lymphknoten ein kennzeichnendes Bild nicht hervorzurufen; wir lassen die Sklerodermie daher in der folgenden Darstellung außer Acht.

Wir besprechen die Lymphknotenveränderungen der sog. Kollagenkrankheiten in dieser Reihenfolge: Primär chronische Polyarthritis, Lupus erythematodes, Dermatomyositis, Panarteriitis nodosa und allergische Granulomatose. Wir fügen dann noch zwei histologische Reaktionen mit starker Gewebseosinophilie an, die große Ähnlichkeit mit dem histologischen Bild der allergischen Granulomatose zeigen, deren nosologische Einordnung aber noch unmöglich ist: die „nekrotisierende eosinophile Granulomatose" (BRAUNSTEIN und GALL) und die von uns beobachtete „eosinophile abscedierende Lymphadenitis".

Lymphknoten bei primär chronischer Polyarthritis

Vorkommen. Die primär chronische Polyarthritis[1] geht in etwa 50—75% der Fälle mit einer generalisierten Lymphknotenschwellung einher[2]. Besonders ausgeprägt ist die Lymphknotenvergrößerung bei dem Felty-Syndrom und auch beim Still-Syndrom, dem Felty-Äquivalent des Kindesalters. Die Größe der Lymphknoten kann bei allen klinischen Erscheinungsformen der chronischen Polyarthritis ganz erheblich sein, so daß bisweilen in Leisten und Axillen tumorartige Pakete in Erscheinung treten. Daher wird an den Pathologen nicht selten die Frage gerichtet, ob nicht eine Neoplasie des lymphatischen Systems mit sekundären rheumatoiden Symptomen vorliege.

In unserem Untersuchungsgut befinden sich 9 Lymphknoten von Patienten mit chronischer Polyarthritis (Tabelle 35), davon 3 mit dem klinischen Bild

Tabelle 35. *Lymphknoten bei chronischer Polyarthritis (9 Fälle)*

E. Nr.	Alter, Geschlecht	Lokalisation	Große	Follikulare lymphatische Hyperplasie	Diffuse lymphatische Hyperplasie	Sinuskatarrh	Sinusleukocytose	Mastocytose*	Plasmocytose	Klinische Besonderheiten
8687/52	61 ♀	Axilla	zwetschengroß	+ + + +	Ø	Ø	Ø	(+) 1455	Ø	general. Lkn.-Schwellung
6084/54	69 ♀	Axilla	kirschgroß	+ + + + + Plasmazellen!	Ø	+	+ + +	(+) 1259	+	tumorartige Lkn.-Pakete axill. u. ingu.
553/56	56 ♀	Axilla	kirschkerngroß	+	+·	(+)	Ø	+ 5128	(+)	
554/56	48 ♀	Axilla	kirschgroß	+ +	+	+	(+)	(+) 2319	+	
6071/56	49 ♂	Axilla	kirschgroß	+ + + +	Ø	(+)	+	ver. 100	Ø	
13070/56	61 ♀	Leiste	kirschkerngroß	+ +	Ø	(+)	+	(+) 1120	(+)	
7682/53	39 ♂	Axilla	kirschgroß	+ +	Ø	+	Ø	+ + 13604	+ +	Felty-Syndrom
4247/54	36 ♂	Axilla	kirschgroß	+	Ø	+ + Ery!	+ +	(+) 2278	+ +	Felty-Syndrom
10972/53	33 ♀	Milzhilus	haselnußgroß	+ + + +	Ø+	Ø	Ø	ver.	Ø	Felty-Syndrom

* Die angegebenen Zahlen bedeuten Mastzellenmenge/cm^2.

[1] Allgemeine Literatur bei SCHOEN u. TISCHENDORF 1954.
[2] MOTULSKY, WEINBERG, SAPHIR u. ROSENBERG 1952.

des Felty-Syndroms. Es fällt auf, daß die unkomplizierte Polyarthritis fast nur Frauen im Alter zwischen 48 und 69 Jahren betraf, und daß das Felty-Syndrom bei 2 Männern und 1 Frau im Alter von 33—39 Jahren auftrat. SCHOEN u. TISCHENDORF[1] geben eine Geschlechtsverteilung der primär chronischen Polyarthritis von $1:3 = \male : \female$ an. Der Beginn liege meist zwischen dem 20. und 40. Lebensjahr.

Lokalisation. Befallen sind vor allem die Lymphknoten von Axilla und Leiste, daneben auch die cervicalen und epitrochleären Lymphknoten. Über die inneren Regionen fehlen noch systematische Untersuchungen. Einer von unseren Lymphknoten wurde bei einer Milzexstirpation aus der lienalen Region entfernt.

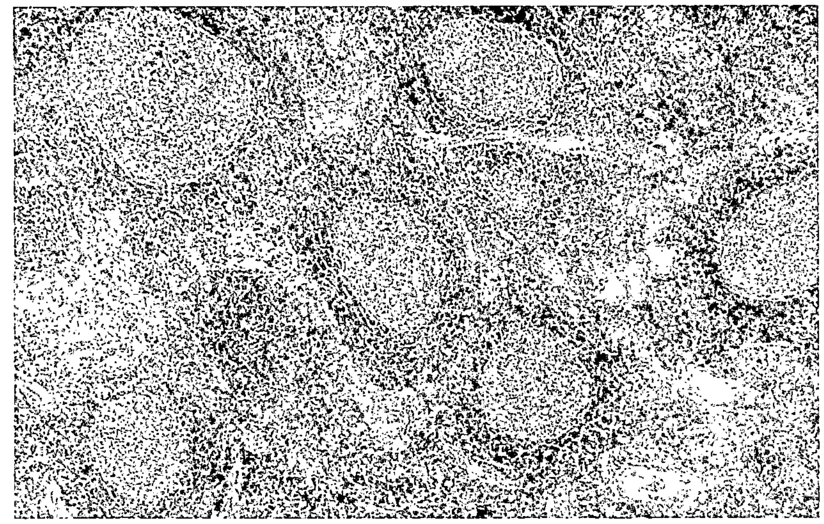

Abb. 223. Lymphknoten bei chronischer Polyarthritis. Starke follikuläre lymphatische Hyperplasie. Sinuskatarrh. Axillärer Lymphknoten. 69jahrige ♀. Hamatoxylin-Eosin. 50×

KLINGE[2] erwähnt eine regelmäßige Beteiligung der mediastinalen und paraortalen Lymphknoten beim Rheumatismus.

Makroskopie. Die Lymphknoten messen bis etwa 5 cm im Durchmesser. In unseren Fällen waren sie kirschkern- bis zwetschengroß. Die Konsistenz ist mittelfest bis markig. Die Schnittfläche erscheint meist hellgrau, gelegentlich fleckförmig gerötet.

Histologie. Die histologischen Veränderungen bei der chronischen Polyarthritis wurden von MOTULSKY u. Mitarb.[3] zusammengestellt, eine kurze Literaturübersicht über die Lymphknotenhistologie beim Felty-Syndrom gab PLIESS[4]. Unter Berücksichtigung von Literatur und eigenen Fällen (Tabelle 35) läßt sich das folgende Bild entwerfen.

Bei der primär chronischen Polyarthritis sind immer Sekundärknötchen zu finden. Diese sind bisweilen so stark vergrößert und vermehrt, daß der Eindruck eines M. Brill-Symmers erweckt wird. In der Tat wurde diese Fehldiagnose auch wiederholt gestellt und sogar publiziert. In den Sekundärknötchen findet man bisweilen Plasmazellen, im übrigen bestehen sie vorwiegend aus kleinen

---

[1] 1954.   [2] 1933.

[3] MOTULSKY, WEINBERG, SAPHIR u. ROSENBERG 1952. Weitere Literatur: CHEVALLIER u. BERNARD 1932, PARKES WEBER 1946, MARSHALL 1956.

[4] 1951. Siehe noch CREMER 1941.

Zellformen und enthalten mäßig reichlich Germinoblasten. Das erste wichtige histologische Symptom ist also eine mehr oder weniger starke *follikuläre lymphatische Hyperplasie*.

Sodann findet man in der Regel einen geringen bis mäßigen *Sinuskatarrh* mit starker Schwellung der Sinusretothelien. Gelegentlich kommen auch mehrkernige reticuläre Riesenzellformen vor, die jedoch mit Sternbergschen Riesenzellen nicht zu verwechseln sind[1]; denn sie besitzen nur kleine bis mittelgroße Nucleolen und enthalten vielfach phagocytierte Zellen oder Substanzen (Abb. 224b u. c). In den Sinus befinden sich zumeist kleine bis große Mengen

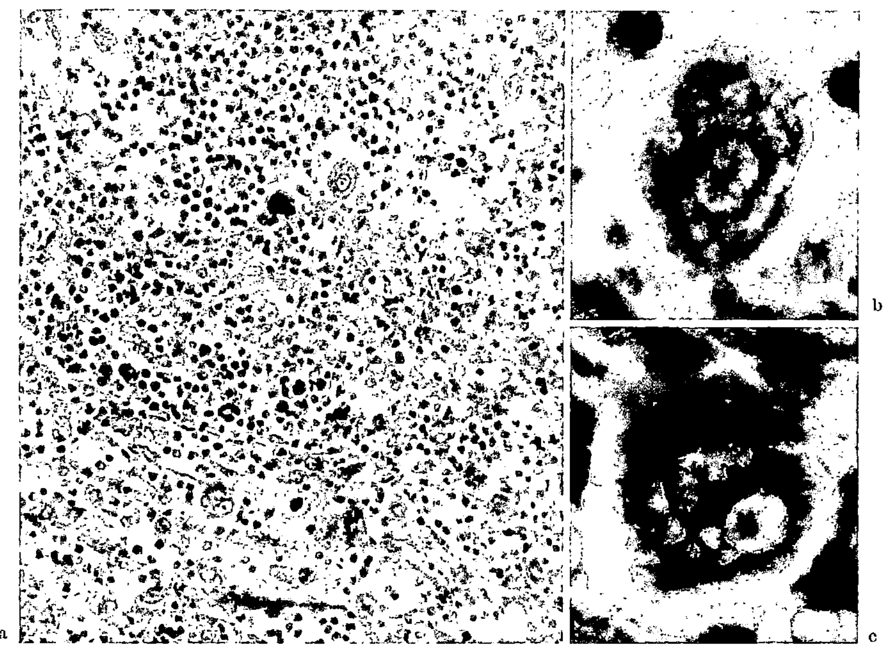

Abb. 224a—c. Reticuläre Riesenzellen in Sinus bei chronischer Polyarthritis. Beim Spielen mit der Mikrometerschraube phagocytierte Plasmaeinschlüsse nachweisbar. Große Nucleolen. Axillärer Lymphknoten. 36jährige ♀. PAS. a 250 ×; b u. c 1250 ×

von neutrophilen Granulocyten und etliche Gewebsmastzellen. Die *Granulocytenvermehrung* ist recht charakteristisch.

In der Pulpa sind bisweilen die Lymphocyten deutlich vermehrt (diffuse lymphatische Hyperplasie), häufiger zeigen die Plasmazellen vor allem des Markes eine geringe bis mäßige Hyperplasie. Gelegentlich sind auch die Reticulumzellen und Stammzellen der Pulpa hyperplastisch.

Zwei unserer Fälle von *Felty-Syndrom* unterscheiden sich von dem eben skizzierten Bild durch eine *erhebliche Plasmocytose*, auf die auch SELBERG[2] und R. MÜLLER[3] hinweisen. Dagegen war in unseren Fällen die follikuläre lymphatische Hyperplasie deutlich geringer ausgeprägt als im Durchschnitt bei der unkomplizierten chronischen Polyarthritis. Im 3. Fall von Felty-Syndrom war keine wesentliche Plasmocytose festzustellen, sondern bestand eine starke follikuläre lymphatische Hyperplasie.

---

[1] Entgegen POURSINES u. ROCHU 1946.   [2] 1956.   [3] 1957.

Der 1. Fall von Felty-Syndrom zeigte eine erhebliche Mastocytose der Sinus. Im 2. Fall fanden sich in den Sinus neben massenhaft Granulocyten auch reichlich Erythrocyten mit Erythrophagie. Endlich zeigten die beiden ersten Fälle eine geringe Hämosiderose von Sinus und Pulpa.

Nach R. MULLER[1] soll sich das Felty-Syndrom von der unkomplizierten, primär chronischen Polyarthritis durch seinen hohen Plasmazellgehalt und das vermehrte Auftreten von hyalinen Tropfen und Russellschen Korperchen unterscheiden. Dies gilt wohl fur die Mehrzahl der Falle, ist aber sicher nicht die Regel.

JUSTIN-BESANÇON u. Mitarb.[2] berichten über Ablagerungen von „depolymerisierten sauren Mukopolysacchariden" in den Lymphknoten bei chronischer Polyarthritis. Diese Ablagerungen seien PAS-positiv und färbten sich mit saurer Toluidinblaulösung bei p_H 3

Abb. 225. PAS-positive Tropfen und Schollen in geschwollenen Retothelien der Sinus. Chronische Polyarthritis. Axillarer Lymphknoten. 61jahrige ♀. PAS. 1250 ×

oder p_H 2 orthochromatisch blau an. Man finde sie als kleine Tropfen in den Sinusretothelien, als große Tropfen in der Pulpa und als größere Ansammlungen in den Reticulummaschen der Sekundärknötchen. Auch seien die Sinus häufig durch coagulierte PAS-positive Lymphe verlegt, was als echte lymphatische Thrombose gedeutet wird. Die genannten Befunde seien zwar nicht spezifisch, aber doch charakteristisch für Lymphknoten bei chronischer Polyarthritis.

Wir haben in unseren Präparaten nach den *PAS-positiven Substanzen* gesucht und konnten sie als kugelige Gebilde verschiedener Größe und Dichte *in den Sinusretothelien* nachweisen (Abb. 225). Auch in Pulpa und Sekundärknötchen sahen wir PAS-positive Substanzen, die sich aber zumeist als Eiweißpräcipitate und Russellsche Körperchen erwiesen. Diese Eiweißablagerungen sind so häufig, daß sie diagnostisch keine Bedeutung haben dürften. Dagegen sind die PAS-positiven kugeligen Einschlüsse der Sinusretothelien vielleicht als Hinweis auf eine chronische Polyarthritis zu werten.

BAGGENSTOSS und ROSENBERG[3] untersuchten 17 Sektionsfälle von chronischer Polyarthritis und fanden 7mal einen Sinuskatarrh, 2mal eine eitrige Lymphadenitis, 2mal eine Degeneration der Sekundärknötchen, 2mal Amyloidablagerungen und 1mal reticuloendotheliale Proliferationen in den Follikeln.

---

[1] 1957.

[2] JUSTIN-BESANÇON, RUBENS-DUVAL, VILLIAUMEY u. CAROIT 1955.   [3] 1943.

Nach CHEVALLIER und BERNARD[1] kommt es zu einer Fibrose des Hilus, der Kapsel und der Trabekel. MOTULSKY u. Mitarb.[2] sahen oft geringe Lymphocyteninfiltrate in der verdickten Lymphknotenkapsel und in der Lymphknotenumgebung.

KLINGE[3] beschreibt bei akuten Fallen von Rheumatismus die Ablagerung von Fibrin bzw. Hyalin sowie reichlicher Kerntrummer in den Follikelzentren. Selten beobachtete er rheumatische Granulome mit Riesenzellen in Kapsel und Trabekeln.

Ausstrich. Die Adenogramme von drei unkomplizierten Polyarthritiden sind in Tabelle 36 aufgeführt. Danach sind die gleichen Befunde zu erheben wie im Schnitt; vor allem ist auf die stets vorhandene *Germinoblastenvermehrung* (bis 48°/₀₀) und *Plasmocytose* (bis 10°/₀₀) hinzuweisen. Im übrigen finden sich keine stärkeren Abweichungen von der „Norm"; lediglich die Reizzellen- und Histiocytenvermehrung im 3. Fall sei noch angeführt.

LUCAS[4] bildet einen Lymphknotenausstrich bei rheumatischer Polyarthritis ab, in dem reichlich Germinoblasten zu erkennen sind. Freilich bezeichnet der Autor die Zellen nicht als Elemente des Keimzentrums.

Diagnose und Differentialdiagnose. Die Lymphknotenveränderungen bei der chronischen Polyarthritis sind keineswegs spezifisch. Man muß sie aber kennen, um eine Verwechslung mit einem M. Brill-Symmers zu vermeiden. Ein *großfollikuläres Lymphoblastom* ist aber meist leicht auszuschließen:

1. Die Sekundärknötchen sind bei der Polyarthritis vielfach größer und vor allem bunter. Sie enthalten gelegentlich Plasmazellen.

Tabelle 36. *Drei Adenogramme von Lymphknoten bei primär chronischer Polyarthritis*
Angaben in °/₀₀

Laufende Nr.	1	2	3
Lymphocyten	936	939	870
Basophile Stammzellen	—	1	—
Germinoblasten			
groß	4	4	17
mittel	—	7	19
klein	—	2	12
Plasmoblasten	—	—	1
Proplasmazellen . . .	1	—	1
Plasmazellen	9	4	4
Retic. Reizzellen			
groß	6	5	15
mittel	22	12	27
klein	—	3	5
Reticulumzellen			
(groß und mittel) . .	7	4	4
Histiocyten (+ Monoc.)	2	5	15
Kerntrummerphagen .	—	—	—
Epitheloidzellen . . .	1	1	2
Gewebsmastzellen . .	1	1	—
Blutmastzellen	—	1	—
Eosinophile	—	2	—
Neutrophile	11	9	8

2. Sinuskatarrh (mit Granulocyten und Mastzellen!) und Plasmocytose kommen beim M. Brill-Symmers nicht vor.

Die Abgrenzung gegenüber der *Lymphogranulomatose* gelingt in der Regel ebensogut. Sind Riesenzellen vorhanden, so ist die Größe der Nucleolen das wichtigste Unterscheidungsmerkmal.

Lymphknoten bei Lupus erythematodes[5]

Synonyma: Lupus erythematosus[6] (disseminatus)
visceraler Lupus erythematosus
generalisierter Lupus erythematosus
akuter innerer Erythematodes
Erythematodes
Systemic lupus erythematosus
Lupo-érythémato-viscérite maligne
Kaposi-Libman-Sacks-Syndrom

[1] 1932.   [2] MOTULSKY, WEINBERG, SAPHIR u. ROSENBERG 1952.   [3] 1933.   [4] 1955.
[5] Literaturübersichten: ROSS u. WELLS 1953, DUBOIS 1956, SIEGENTHALER u. HEGGLIN 1956, 1957.
[6] Die Endung „-osus" ist nach ROST (1958) ethymologisch unrichtig.

Klinik. Das am längsten und besten definierte Kennzeichen des Lupus ery-thematodes ist ein charakteristisches Entzündungsbild der Haut. Diese Haut-veränderung ist aber nur in etwa 85% der Fälle vorhanden, in den übrigen Fällen scheinen ausschließlich die inneren Organe erkrankt zu sein. Der Nachweis der sog. L.E.-Zellen[1] gilt heute als das wichtigste diagnostische Kriterium. Im übrigen bestehen stets eine erhöhte Blutsenkungsgeschwindigkeit (auch während Remissionen!) und eine Anämie, oft auch eine Leukopenie und Thrombopenie. Am häufigsten werden Gelenkbeschwerden (90%) und Muskelschmerzen (80%) gefunden[2]. Die Nieren zeigen in etwa 75% der Fälle eine Herdnephritis[2].

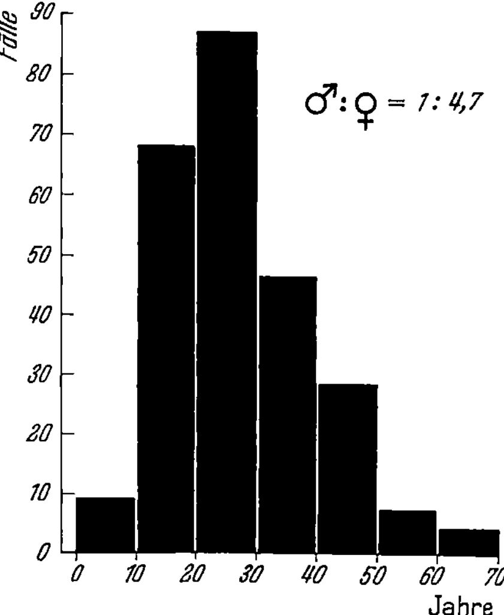

Abb. 226. Altersverteilung des Lupus erythematodes nach Fox u. Rosahn (1943)

In etwa 30—50% der Fälle beobachtet man Schleimhautefflorescenzen, Serositis, Arteriitis, Libman-Sackssche Endokarditis, Pneumonie und Befall des Zentralnerven-systems[2].

Als *L.E.-Zelle* bezeichnet man einen (meist neutrophilen) Granulocyten mit einem oder mehre-ren *strukturlosen* Plasma-Einschlüssen von hell-blauvioletter Farbe. Diese werden *in vitro* gebil-det, wenn man Blut von Erythematodes-Kranken bei 37° stehenläßt oder wenn man Serum von Erythematodes-Kranken mit Leukocyten Gesun-der inkubiert. Hierbei verlieren die Kerne von neutrophilen Granulocyten, gelegentlich auch von anderen weißen Blutzellen ihre distinkte Chroma-tinstruktur, sie werden „homogenisiert". Gleich-zeitig lost sich das Plasma ab. Intakte Granulo-cyten fressen dann die noch feulgenpositiven blassen Kerne auf. Diese phagocytierenden Leuko-cyten nennt man L.E.-Zellen. Sie entstehen unter dem Einfluß des L.E.-Faktors, eines γ-Globulins. Der L.E.-Faktor wirkt als nucleärer Anti-körper[3]. Die erzielte Kernveranderung besteht nicht in einer Depolymerisierung der Desoxy-ribosenucleinsäure, wie man früher annahm[4], sondern in einer Protein- und Wasser-anreicherung[5]. Dabei werden die sauren Gruppen des Kernes maskiert[3].

Bei gleicher Versuchsanordnung tritt eine uncharakteristische Nucleophagocytose auf. Man spricht hierbei von *Pseudo-L.E.-Zellen* oder *Tart-cells*[6]. Im Gegensatz zur echten L.E.-Zelle ist die Chromatinstruktur der phagocytierten Kerne aber noch ganz oder weitgehend erhalten. Auch nehmen offenbar vorwiegend Monocyten die abzubauenden Kerne auf. Dieses Phänomen kommt beim Lupus erythematodes, darüber hinaus aber bei primar chronischer Polyarthritis, bei hyperergischen Reaktionen, Carcinomen, Lymphogranulomatosen und anderen Erkrankungen vor. Heller u. Mitarb.[7] konnten es auch bei Gesunden beobachten.

Vorkommen. Nach Dubois[8] ist der Lupus erythematodes in USA mehr als doppelt so häufig wie die Lymphogranulomatose, ebenso häufig wie Leukämien und perniciöse Anämie und halb so häufig wie rheumatische Polyarthritiden. In Deutschland dürfte die Erkrankung seltener sein. Die weiße Rasse ist sicher-lich stark bevorzugt, doch wurden auch gelegentlich Erkrankungsfälle bei Negern und anderen Rassen beschrieben[9].

Moore u. Mitarb.[10] fanden unter 379 Lymphknotenbiopsien unter anderem 64 maligne Lymphome einschließlich Lymphogranulomatose, 32 Tuberkulosen,

---

[1] HARGRAVES, RICHMOND u. MORTON 1948, HASERICK u. SUNDBERG 1948.
[2] SIEGENTHALER u. HEGGLIN 1956, 1957.   [3] MIESCHER 1959.
[4] Zum Beispiel HARGRAVES 1953.
[5] GODMAN u. DEITCH 1957 a, b, RIFKIND u. GODMAN 1957.
[6] Genannt nach dem Namen der ersten Patientin, die diese Veränderung gezeigt hatte!
[7] HELLER, ZIMMERMANN u. MEGA 1956.   [8] 1956.   [9] FOX u. ROSAHN 1943.
[10] MOORE, WEISBERGER u. BOWERFIND 1957.

14 Sarkoidosen und 14 Fälle von Lupus erythematodes. Wir konnten bioptisch in den Jahren 1950—1959 nur 3 Fälle von Lupus erythematodes beobachten.

Die Lymphknotenbeteiligung wird mit etwa 55[1] und 66,7% [2] der Fälle angegeben. Dazu kommen noch die Fälle, bei denen erst histologisch die charakteristischen Veränderungen gefunden werden.

Alter und Geschlecht: Das *3. Dezennium* ist deutlich bevorzugt[3] (s. Abb. 226). Der jüngste Patient war 11 Monate, die älteste Kranke 70 Jahre alt[2]. Das *weibliche Geschlecht* ist etwa 5mal häufiger befallen als das männliche[3].

Lokalisation. Nach Fox u. Rosahn[2] waren bei 123 Literaturfällen die *Hals*lymphknoten am häufigsten befallen (s. Tabelle 37). Die ermittelte Zahl dürfte aber im Vergleich zu den anderen, vor allem den tiefgelegenen Lymphknotengruppen zu hoch sein, da die Fälle z. T. nur klinisch untersucht waren. Nicht selten sind auch die axillären und inguinalen Lymphknotenregionen befallen (Tabelle 37). Selbst die selten erkrankenden epitrochleären Lymphknoten sind bisweilen betroffen. In 12% der Fälle war die Lymphknotenschwellung generalisiert. Harvey u. Mitarb.[4] fanden bei 37% von 138 eigenen Fällen eine generalisierte Lymphknotenschwellung, bei 25% eine lokalisierte Lymphknotenvergrößerung, besonders im Hals- und Axillarbereich.

Makroskopie. Die Lymphknoten sind meist nur wenig vergrößert, können aber angeblich bis Faustgröße (?) erreichen[2]. Die Konsistenz ist meist weich. Auf dem Schnitt sieht man bisweilen Nekroseherde von gelblicher oder grauweißer Farbe, manchmal auch kleine Blutungen.

Histologie[5]. Nach Moore u. Mitarb.[6] besteht zu Beginn eine Hyperplasie, die sich auf die Follikel (floride Keimzentren ohne Kerntrümmer!), die Lymphocyten der Pulpa, die Reticulumzellen und die Plasmazellen erstreckt. Man findet dementsprechend in Keimzentren und Pulpa etliche Mitosen. Oft kommen nach Moore u. Mitarb.[6] in der Pulpa einzelne ein- und mehrkernige „megakaryocytenartige" Riesenzellen vor. Sie sollen ein acidophiles Plasma und „tiefbasophile", oft gelappte Kerne mit grobem Chromatingerüst besitzen[2, 6]. Die Retothelien zeigen häufig Erythrophagie. Neutrophile Granulocyten können etwas vermehrt sein, eosinophile fehlen meist.

In späteren Stadien sollen nach Moore u. Mitarb.[6] die Follikel zurücktreten und schließlich ganz verschwinden. Auch die Reticulumzellen und Lymphocyten

Tabelle 37. *Lokalisation der befallenen Lymphknoten bei 123 Fällen von Lupus erythematodes*
(Nach Fox u. Rosahn 1943)
NB: Die Gesamtzahl der Lymphknoten übertrifft die Zahl der Fälle, weil meist mehr als eine Region befallen war.

Lokalisation	Zahl der Fälle
generalisiert . . .	*17*
cervical	*60*
supra- und infraclavicular . .	10
submaxillar . . .	9
submental . . .	2
axillär	*25*
epitrochleär . . .	7
tracheobronchial .	20
mediastinal . . .	2
mesenterial	29
retroperitoneal . .	16
paraortal	6
iliacal	7
inguinal	*24*

[1] Siegenthaler u. Hegglin 1956, 1957.   [2] Fox u. Rosahn 1943.
[3] Fox u. Rosahn 1943, Dubois 1956, Siegenthaler u. Hegglin 1956, 1957.
[4] Harvey, Shulman, Tumulty, Conley u. Schoenrich 1954.
[5] Ginzler u. Fox 1940, Fox u. Rosahn 1943, Lit., Teilum 1945, Klemperer, Gueft, Lee, Leuchtenberger u. Pollister 1950, Gueft u. Laufer 1954, Harvey, Shulman, Tumulty, Conley u. Schoenrich 1954, Moore, Weisberger u. Bowerfind 1956, 1957, Teilum u. Poulsen 1957.
[6] Moore, Weisberger u. Bowerfind 1957.

nehmen an Menge ab. Dagegen kommt es zu einer weiteren *Vermehrung der Plasmazellen*[1], die speziell in den Sinus und in deren Umgebung Platz greifen soll[2]. Diese Plasmocytose wird nicht immer gefunden, kann aber bisweilen sehr hohe Grade erreichen. Nach MOORE u. Mitarb.[3] enthalten die Plasmazellen oft eosinophile, PAS-positive Einschlüsse. Diese Plasmazellen-bodies sollen nach MOORE u. Mitarb.[3,4] von großer diagnostischer Bedeutung sein. Sie sind anfangs feingranulär, wandeln sich allmählich in größere Tropfen um und stellen schließlich große, kugelige Gebilde dar (s. Abb. 227). Es dürfte sich hierbei um *Russellsche Körperchen* handeln, nach Ansicht von MOORE u. Mitarb.[4] sollen es jedoch

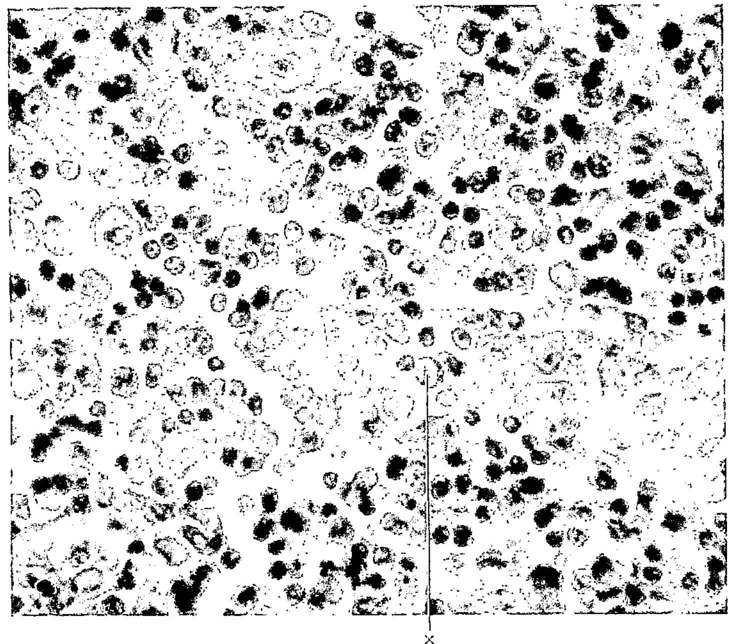

Abb. 227. Lupus erythematodes. Großer Eiweißtropfen in einer Plasmazelle (×). Der Kern ist sichelartig an den Rand gedrangt. Aufnahme Dr. R. D. MOORE. Feulgen. 500×

keine typischen Russellschen Körperchen sein. Histochemisch bestehen sie aus Polysacchariden, tyrosinreichen Proteinen und Ribosenucleinsäure[4]. MOORE u. Mitarb.[3] fanden diese Eiweißtropfen bei Lupus erythematodes, außerdem bei rheumatoider Arthritis, bei „Kollagenkrankheit unbekannten Typs", bei Carcinomkranken, Acanthosis nigricans und chronischer, nichttuberkulöser Lungenkrankheit. Von einer Spezifität kann also keine Rede sein. In einem eigenen Fall waren neben etlichen Russellschen Körperchen vereinzelt auch Eiweißkristalle nachweisbar.

GÁAL[5] hat bei 5 Fällen von chronischer Nephritis ähnliche große Eiweißtropfen wie MOORE, allerdings in großen Reticulumzellen, beschrieben. Er deutet sie als Ausdruck gesteigerter Bildung von Autoantikörpern im Rahmen der Glomerulonephritis.

---

[1] Auch KONRAD, WINKLER u. THURNER 1956.
[2] FOX u. ROSAHN 1943, MOORE, WEISBERGER u. BOWERFIND 1957.
[3] MOORE, WEISBERGER u. BOWERFIND 1957.
[4] MOORE, WEISBERGER u. BOWERFIND 1956.   [5] 1957.

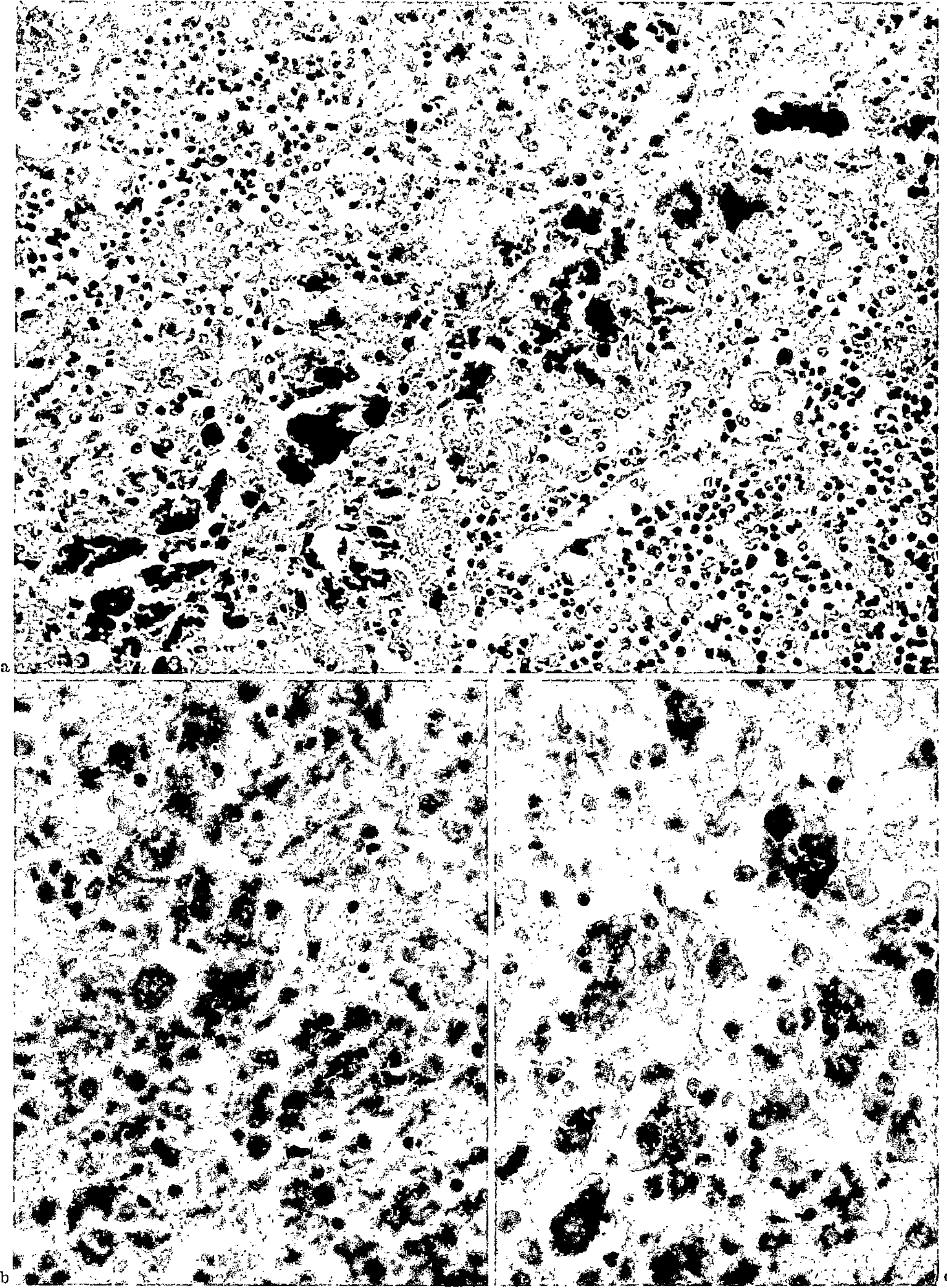

Abb. 228a—c. Lupus erythematodes. Hämatoxylin-Körper (s. Text). Aufnahmen Dr. R. D. Moore.
a PAS, etwa 300×. b Hämatoxylin-Eosin, etwa 500×. c PAS, etwa 500×

Im Gegensatz zu den kugeligen Eiweißeinschlüssen scheint das Auftreten von sog. *Hämatoxylin-bodies*[1] auf den Lupus erythematodes begrenzt zu sein.

[1] Ginzler u. Fox 1940, Fox u. Rosahn 1943, Klemperer, Gueft, Lee, Leuchtenberger u. Pollister 1950, Lit., Gueft u. Laufer 1954, Moore, Weisberger u. Bowerfind 1956, Skogrand 1956, Teilum u. Poulsen 1957.

Allerdings wird ihre diagnostische Bedeutung stark eingeschränkt dadurch, daß sie im allgemeinen, wenn auch nicht ausschließlich, nur in Sektionsfällen gefunden werden. Allein KLEMPERER u. Mitarb.[1] sahen Hämatoxylin-bodies auch in einem bioptisch untersuchten Lymphknoten.

Die Hämatoxylin-Körper sind von wechselnder Größe: Die kleinsten Gebilde erreichen bei weitem nicht den Durchmesser von Lymphocyten. Die etwas größeren Hämatoxylin-Körper zeigen etwa den Umfang von Lymphocyten und gehen offensichtlich aus diesen Zellen hervor. Die nächstgrößeren Formen dürften durch Konfluenz kleinerer Hämatoxylin-Körper entstehen. Auf diese Weise kommt es schließlich zur Bildung von ausgedehnten hämatoxylinfärbbaren Massen (s. Abb. 228)*, die vollkommen strukturlos sind und eine „weiche" unscharfe Begrenzung aufweisen.

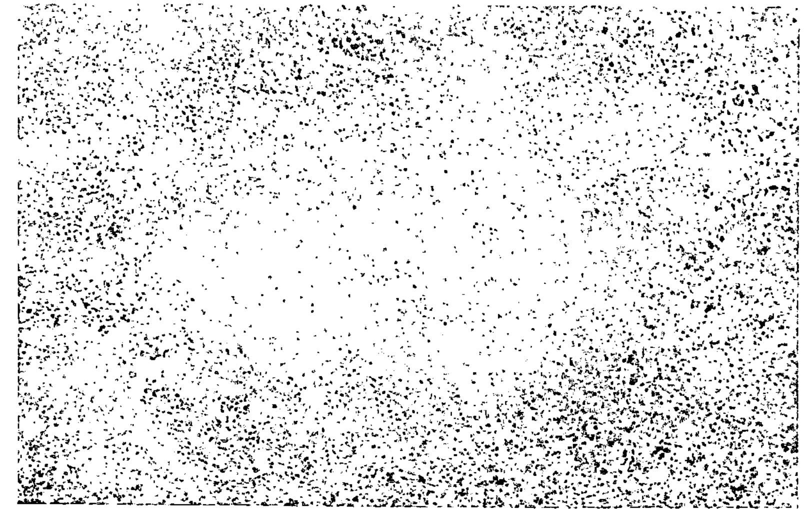

Abb. 229. Lupus erythematodes. Frische Nekrose. Bioptischer Lymphknoten. 61jähriger ♂. Azur-Eosin. 125×

Im Hämatoxylin-Eosin-Präparat färben sich die Hämatoxylin-Körper tiefdunkelblau bis rotviolett an. Manche Hämatoxylin-Körper stellen sich jedoch nicht mit dem Kernfarbstoff dar („eosinophile Hämatoxylin-bodies"), geben aber eine kräftige PAS-Reaktion. Histochemisch[2] enthalten die Hämatoxylin-Körper neben Desoxyribosenucleinsäure reichlich basische Eiweißkörper (Nicht-Histon-Eiweiß) und Polysaccharide (nicht Glykogen). Der Desoxyribosenucleinsäuregehalt scheint — nach dem Feulgen-Präparat zu urteilen — stark zu schwanken, was durch verschiedene Grade von Depolymerisation der Desoxyribosenucleinsäure erklärt wurde. Vielleicht müssen wir die Abnahme der Feulgen-Färbbarkeit jedoch auf eine zunehmende Maskierung der Nucleinsäuren durch Proteine zurückführen, wie dies von GODMAN u. DEITCH[3] für die L.E.-Zellen des Blutes nachgewiesen wurde. Die Reaktionen auf Kalk und Eisen sind negativ.

Die Hämatoxylin-Körper entstehen aus den Kernen von Lymphocyten, neutrophilen und wohl auch eosinophilen Granulocyten sowie wahrscheinlich

---

* Die Abb. 227 u. 228 verdanke ich der Freundlichkeit von Herrn Dr. R. D. MOORE, Rochester, N.Y.

[1] KLEMPERER, GUEFT, LEE, LEUCHTENBERGER u. POLLISTER 1950.

[2] KLEMPERER, GUEFT, LEE, LEUCHTENBERGER u. POLLISTER 1950, GUEFT u. LAUFER 1954, MOORE, WEISBERGER u. BOWERFIND 1956.

[3] 1957a u. b, auch RIFKIND u. GODMAN 1957.

aus weiteren mesenchymalen Zellen. Dabei verschwindet das distinkte Chromatingerüst und macht einer verwaschenen Kernstruktur Platz. Schließlich gehen die Zellen zugrunde. Ein kleiner Teil der homogenisierten Kerne wird von Leukocyten und Histiocyten phagocytiert; so entstehen echte L.E.-Zellen im Gewebe. Die meisten Kerne vereinigen sich jedoch zu den amorphen, Hämatoxylin-färbbaren Massen oder werden extracellulär allmählich aufgelöst.

Wahrscheinlich stellen die Hämatoxylin-Körper das histologische Gegenstück zu den im Blut der Kranken nachzuweisenden Einschlüssen der Leukocyten („L.E.-Zellen") dar.

Zusammen mit Hämatoxylin-Körpern und . unabhängig davon werden oft bei Sektionsfällen, bisweilen auch in bioptischen Präparaten (s. Abb. 229), typische *Nekrosen*[1] mit Pyknosen und Karyorhexis gefunden. Diese sollen weniger ausgeprägt sein, wenn reichlich Hämatoxylin-bodies vorhanden sind[2]. Die hierbei entstehenden Kerntrümmer werden von den hyperplastischen Reticulumzellen der Umgebung phagocytiert. Die Nekrosen können große Ausmaße annehmen; sie führen meist nur zu einer geringen Zerstörung der Gitterfasern. Bei längerem Bestehen der Nekrosen entstehen Schaumzellen am Rand[3]. Epitheloidzellen und Riesenzellen treten nicht auf. Schließlich kommt es zu einer starken Entwicklung kollagener Fasern an der Peripherie der Nekrosen.

Bei einem eigenen Fall sahen wir bioptisch eine kleine reaktionslose, käseartige Nekrose in der Pulpa (Abb. 229). Ein zweiter bioptischer Lymphknoten war vollkommen nekrotisch. Die klinische Diagnose des Erythematodes konnte in diesem 2. Fall durch den L.E.-Zelltest jedoch nicht erhärtet werden; wir verzichten daher auf die Diskussion weiterer Einzelheiten.

TEILUM[4] fand unter 15 Fällen 5mal in Lymphknoten, Lunge und serösen Häuten miliare *Epitheloidzellgranulome* mit „fibrinoiden" Nekrosen, also Veränderungen, die sehr an Sarkoidose erinnerten. In diesen Fällen wurden keine Hämatoxylin-Körper gefunden.

Tabelle 38. *Adenogramm bei Lupus erythematodes.* Angaben in ⁰/₀₀

Lymphocyten	
jung	504
alt	398
Basophile Stammzellen	1
Germinoblasten	9
Plasmoblasten	2
Proplasmazellen	1
Plasmazellen	4
Retikul. Reizzellen	
groß	6
mittel	52
klein	7
Reticulumzellen	
(mittel und groß)	8
Histiocyten	6
Kerntrummerphagen	—
Epitheloidzellen	—
Gewebsmastzellen	—
Blutmastzellen	1
Eosinophile	—
Neutrophile	1

An kleinen Arterien und Arteriolen kann man bisweilen die gleichen hyalinfibrösen Säume beobachten, wie sie TEILUM[5] bei Lupus erythematodes, Sarkoidose usw. in der Milz beschrieben hat. Auch kommen die gleichen fibrinoiden Wandveränderungen der kleinen Blutgefäße vor wie in den übrigen Organen, speziell in den Nieren.

Ausstrich. Wir konnten nur einen sicheren Fall von Lupus erythematodes im Tupfpräparat untersuchen, Literaturbefunde sind uns nicht bekannt geworden. In dem Adenogramm unseres Falles (s. Tabelle 38) bestand eine erhebliche Vermehrung der mittleren reticulären Reizzellen sowie etlicher Formen der Germinoblasten- und Plasmazellenreihe. L.E.-Zellen kamen nicht vor.

---

[1] SHORT 1907, GINZLER u. FOX 1940, FOX u. ROSAHN 1943, Lit., HARVEY, SHULMAN, TUMULTY, CONLEY u. SCHOENRICH 1954 (gute Abbildungen!), SKOGRAND 1956, SYMMERS 1958 c.
[2] KLEMPERER, GUEFT, LEE, LEUCHTENBERGER u. POLLISTER 1950.
[3] HARVEY, SHULMAN, TUMULTY, CONLEY u. SCHOENRICH 1954.
[4] 1945, auch TEILUM u. POULSEN 1957, DE PAOLA 1958/59.
[5] 1945, auch TEILUM u. POULSEN 1957.

Diagnose. Die bioptische Diagnose eines Lupus erythematodes wird nur in relativ wenigen Fällen aus dem Lymphknotenschnitt möglich sein, JESSAR u. Mitarb.[1] jedoch empfehlen die Lymphknotenbiopsie als diagnostische Maßnahme. Das reichliche Vorkommen von PAS-positiven Einschlüssen in den Plasmazellen (Russellsche Körperchen) mag an Lupus erythematodes denken lassen, ein stärkerer Verdacht kann u. E. danach nicht ausgesprochen werden. Eher können Nekrosen auf die richtige Fährte lenken. Nach HARVEY u. Mitarb.[2] sind frische Nekrosen nicht spezifisch, aber sehr verdächtig auf Lupus erythematodes. Wie häufig sie im bioptischen Lymphknoten vorkommen, ist noch nicht bekannt. Auch das Auftreten von Hämatoxylin-Körpern scheint charakteristisch für den Lupus erythematodes zu sein; doch kann man diese Veränderung fast nur bei Sektionsfällen finden, und auch hierbei ist sie keineswegs immer nachweisbar: KLEMPERER u. Mitarb.[3] fanden Hämatoxylin-Körper nur in 11 von 35, TEILUM u. POULSEN[4] in 6 von 15 Sektionsfällen.

L.E.-Zellen wurden im Lymphknotenschnitt nur post mortem, im Ausstrich m. W. bisher nicht nachgewiesen. Sie kommen in Sternalausstrichen vor und wurden hier zum ersten Male gesehen[5]. Auch in Knochenmarksschnitten konnte SCHLEICHER[6] mit Hilfe einer modifizierten Hämatoxylin-Eosin-Färbung L. E.-Zellen darstellen.

Die Diagnose Lupus erythematodes muß sich also überwiegend auf das klinische Erscheinungsbild und den Nachweis der L.E.-Zellen im Blut stützen. Leider sind aber die L.E.-Zellen keineswegs spezifisch für den Lupus erythematodes und auch nur in 80% der Fälle nachweisbar[7]. Sie treten auch bei anderen immunologisch bedingten Erkrankungen und bei Überempfindlichkeitsreaktionen auf[8]. MIESCHER[9] erwähnt das Auftreten von L.E.-Zellen bei Apresolin-Erythematodes, primär chronischer Polyarthritis, diffuser Sklerodermie und Dermatomyositis.

Prognose. Der Lupus erythematodes stellt eine schwere, im allgemeinen tödliche Allgemeinerkrankung dar. Die Krankheitsdauer des Einzelfalles ist überaus wechselnd; man unterscheidet dementsprechend akute, subakute und chronische Erythematodesformen. Als mittlere Gesamtdauer errechnete DUBOIS[10] den Zeitraum von 24 Monaten für alle Fälle, die nicht kunstgerecht behandelt worden waren, und den Zeitraum von 45 Monaten für die Fälle, welche rechtzeitig diagnostiziert und optimal behandelt worden waren.

Lymphknoten bei Dermatomyositis[11]

Synonymum: Polymyositis

Vorkommen. Die Dermatomyositis betrifft am häufigsten die quergestreifte Muskulatur und Haut, kann sich aber in zahlreichen weiteren Geweben und Organsystemen manifestieren. Die Lymphknoten sind in etwa 50% der Fälle vergrößert[12]. Die Erkrankung ist häufiger, als man früher annahm. Bis 1959 wurden etwa 1000 Fälle publiziert[12]. In etwa 50% der Fälle befinden sich die Kranken

---

[1] JESSAR, LAMONT-HAVERS u. RAGAN 1953.

[2] HARVEY, SHULMAN, TUMULTY, CONLEY u. SCHOENRICH 1954.

[3] KLEMPERER, GUEFT, LEE, LEUCHTENBERGER u. POLLISTER 1950.

[4] 1957.   [5] HARGRAVES, RICHMOND u. MORTON 1948.   [6] 1953.

[7] SIEGENTHALER ü. HEGGLIN 1956, 1957, MIESCHER 1959, Lit.

[8] MARMONT 1955, HELLER, ZIMMERMANN u. MEGA 1956, TEILUM u. POULSEN 1957, MIESCHER 1959, Lit.

[9] 1959.   [10] 1956.

[11] Übersichten: H. GÜNTHER 1940, SCHUERMANN 1958b, FRENGER ü. SCHUTZ 1959.

[12] FRENGER u. SCHUTZ 1959, Lit.

zwischen dem 3. und 4. Lebensjahrzehnt, auch Kinder erkranken relativ häufig (etwa 20%). Das weibliche Geschlecht ist leicht bevorzugt ($\male$: $\female \sim 2:3$).

Lokalisation und Klinik. Die cervicalen, axillären, epitrochleären und inguinalen Lymphknoten schwellen oft symmetrisch an, manchmal zusammen mit einem Fieberschub. Sie sind dann oft schmerzhaft, sonst im allgemeinen schmerzlos. Isolierte Lymphknotenschwellungen finden sich bisweilen am Hals. Gelegentlich sollen die Lymphknotenvergrößerungen so ausgeprägt sein, daß JULIEN MARIE-SERINGE u. Mitarb.[1] vorschlugen, von einer Drüsen-Dermatomyositis zu sprechen.

Makroskopie. Die Lymphknoten sind im allgemeinen nur gering bis mäßig vergrößert, von ziemlich fester Konsistenz und gleichmäßig grauer Schnittfläche.

Histologie. Nach DE GRAZIANSKY[2] besteht eine follikuläre Hyperplasie und eine beträchtliche Zellproliferation der Pulpa mit Vermehrung und „Metaplasie" der Lymphocyten. Der Fasergehalt ist nicht vermehrt. URBACH[3] hat eine unregelmäßige Nekrose im Lymphknoten nachgewiesen. Weitere histologische Studien der Lymphknotenveränderungen sind angezeigt.

Prognose. Nach FRENGER u. SCHÜTZ[4] sterben 66% der Kranken im Ablauf von 7—18 Monaten, einige Prozent auch in 3—4 Wochen. Bei etwa 20—30% der Kranken tritt Defektheilung ein.

Nicht selten erfolgt der Tod an einem malignen Tumor[5]. Nach SCHUERMANN[6] treten bei Dermatomyositis-Kranken 5mal häufiger maligne Tumoren auf als bei der Durchschnittsbevölkerung. APLAS[7] beobachtete einen großzelligen polymorphen Tumor in paratrachealen und paraortalen Lymphknoten, den er — wohl mit Recht — als Hodgkin-Sarkom deutet. Wir selbst sezierten die Leiche eine Kranken, der etwa $^1/_2$ Jahr lang mit höchsten Dosen von Nebennierenrinden hormonen behandelt worden war, und fanden eine klinisch nicht erkannte, ausgeprägte lymphatische Leukämie.

Lymphknoten bei Panarteriitis nodosa

Wir untersuchten bioptisch 3 Lymphknoten von Kranken, die an einer Panarteriitis nodosa (Periarteriitis nodosa) litten. In einem Fall war die Diagnose durch Muskelbiopsie gestellt worden, während der zugleich entfernte Lymphknoten keine Gefäßveränderungen, wohl aber eine sehr starke *Plasmocytose* aufwies. In den beiden anderen Fällen konnte durch die Lymphknotenuntersuchungen erstmals der Befund einer Panarteriitis erhoben werden. Kurz die histologischen Daten dieser beiden Fälle:

Fall 1. 39jähriger Mann. Leistenlymphknoten. Im Hilusbereich sieht man histologisch 2 Arterien mit verschiedenartigen arteriitischen Veranderungen. Die größere von beiden Arterien ist vollig durch eine zellig-faserige Intimahyperplasie verschlossen und zeigt auch perivasculare Infiltrate. Sie liegt in Hilusnähe, aber außerhalb der Lymphknotenkapsel. Die andere, etwas kleinere Arterie zeigt ein großzelliges Granulom in der Adventitia, wahrend die ubrige Gefaßwand frei von Entzundung ist. Sie liegt im Hilus und stellt wohl die Arterie dar, welche den Lymphknoten selbst versorgt. Die feineren Verzweigungen im Lymphknotenparenchym sind nicht betroffen. Der Lymphknoten zeigt nur eine maßige, follikulare lymphatische Hyperplasie und einen Sinuskatarrh mit etlichen Leukocyten, Erythrocyten und Mastzellen sowie erheblicher Lymphocytenausschwemmung.

Fall 2. 51jährige Frau. Leistenlymphknoten. Eine größere Arterie im Hilus, offenbar die Lymphknotenarterie selbst, zeigt histologisch eine hochgradige fibrinoide Verquellung und Nekrose der Wand, wodurch das Lumen erheblich eingeengt wird. Nach außen zu folgen ein Saum von großen Bindegewebszellen und reichlich Eosinophilen sowie schließlich eine starkere

---

[1] JULIEN MARIE-SERINGE, BRICAIRE u. TRICOT 1955.   [2] 1953.   [3] 1930.   [4] 1959.
[5] SCHUERMANN 1951, 1958b, CURTIS, BLAYLOCK u. HARRELL 1952.
[6] 1951, 1958b.   [7] 1954.

Plasmazellansammlung. Der Lymphknoten zeigt eine mäßige, follikulare lymphatische Hyperplasie und einen Sinuskatarrh mit starker Lymphocytenausschwemmung. Die Plasmazellen
und Gewebsmastzellen sind gering, die Eosinophilen mäßig vermehrt.

Epikrise zu beiden Fällen. Beide Lymphknoten stammen aus der Leistengegend und zeigen im Hilusbereich das klassische Bild der Panarteriitis nodosa.
In dem Lymphknotenparenchym sieht man nur unspezifische Veränderungen
wie follikuläre lymphatische Hyperplasie, Sinuskatarrh mit starker Lymphocytenausschwemmung, geringe Plasmocytose und Mastocytose und einmal eine
mäßige Eosinophilie.

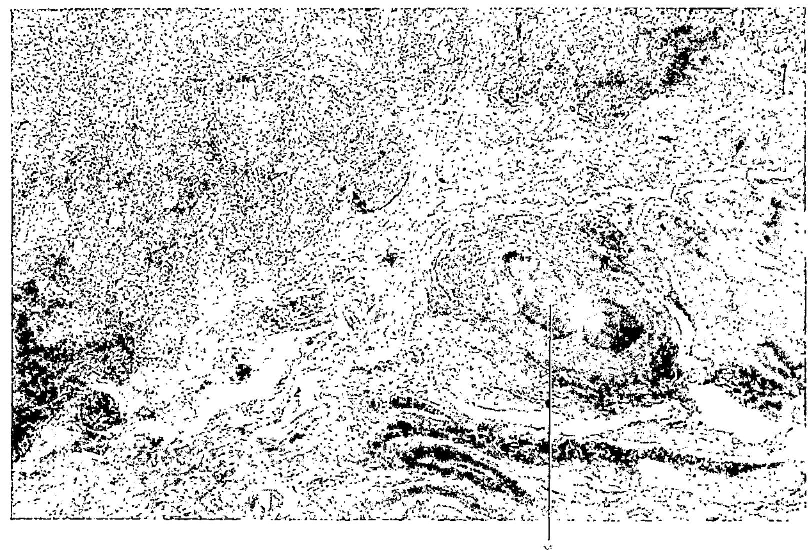

Abb. 230. Panarteriitis in der Lymphknotenarterie des Hilus (×). Leisten-Lymphknoten. 51jahrige ♀.
Hamatoxylin-Eosin. 32×

Die beiden Fälle mögen zeigen, daß die Lymphknotenbiopsie auch erfolgreich
zur Diagnostizierung der Panarteriitis nodosa herangezogen werden kann. Vielleicht sind dazu die Leistenlymphknoten mit ihrem ausgeprägten Hilus besonders geeignet.

Lymphknoten bei allergischer Granulomatose
(CHURG und STRAUSS)

CHURG u. STRAUSS[1] trennten von der typischen Panarteriitis nodosa ein
Krankheitsbild ab, das durch heftigere allergische Allgemeinerscheinungen ausgezeichnet ist. Diese bestehen gewöhnlich in schwerem Asthma, Fieber und
Bluteosinophilie. Neben Symptomen von seiten der inneren Organe sind meist
entzündliche Hautveränderungen nachweisbar[2]. In der Hälfte der Fälle fanden
CHURG u. STRAUSS[1] eine geringe generalisierte Lymphknotenschwellung. Histologisch ist das Syndrom gekennzeichnet durch eine weitverbreitete Granulom-
bildung in Bindegewebe und periarteriellem Gewebe. Die „allergischen Granulome" bestehen aus „Epitheloidzellen" und mehrkernigen Riesenzellen. Sie
werden bei klassischen Fällen von Panarteriitis nodosa ohne Asthma angeblich
nicht gefunden.

---

[1] 1951, s. auch ZEEK 1952, 1953.   [2] Siehe LEVER 1958.

Churg u. Strauss beschreiben in einem bioptisch untersuchten Lymphknoten ein lymphogranulomartiges Bild, während in den autoptisch untersuchten

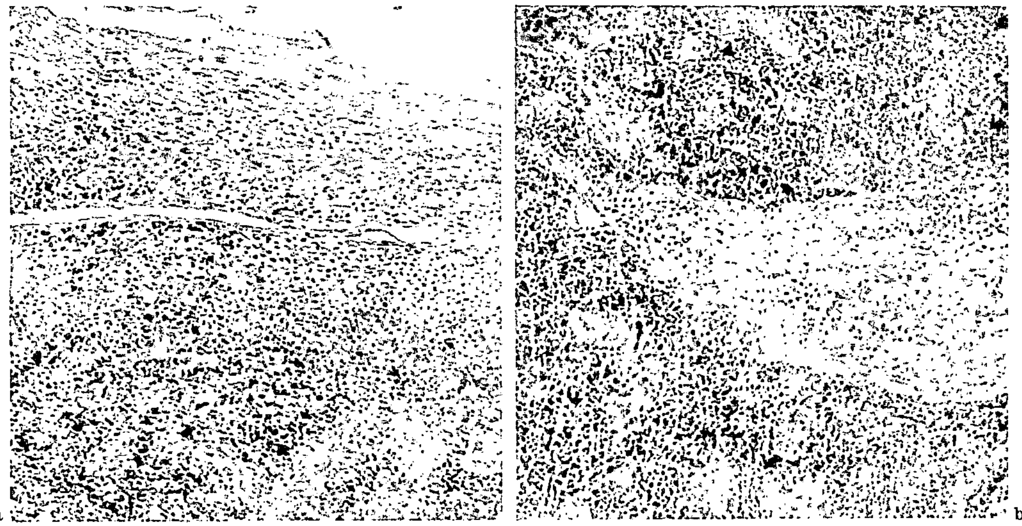

Abb. 231 a u. b. Allergische Granulomatose. a Starke Verbreiterung der entzundlich infiltrierten Kapsel.
b Gleiche Veranderung in einem Trabekel. Praparat Dr. Churg. Hamatoxylin-Eosin. 125 ×

Lymphknoten nur eine chronische Entzündung mit Überwiegen der Plasmazellen gefunden wurde. Herr Dr. Churg war so freundlich, uns das lymphogranulomverdächtige Präparat des eben zitierten bioptischen Lymphknotens zur An-

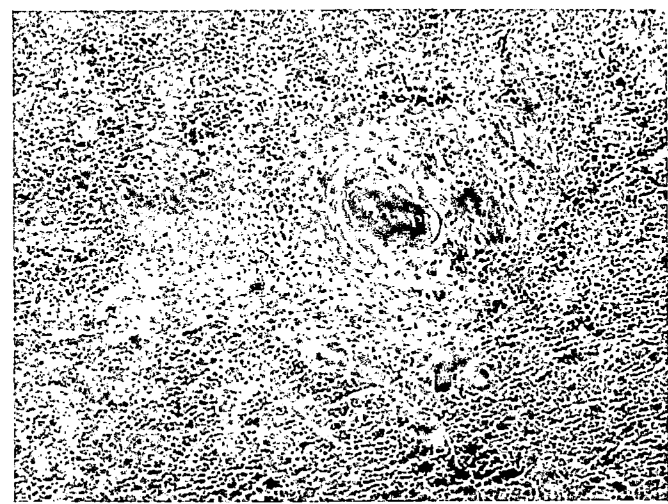

Abb. 232. Allergische Granulomatose. Periarterielles Granulom mit Riesenzelle an einer tiefergelegenen kleinen
Lymphknotenarterie. Praparat Dr. Churg. Hamatoxylin-Eosin. 125 ×

sicht zu überlassen*. Der Lymphknoten stammt aus der Axilla und ist etwa haselnußgroß. Er zeigt folgendes histologisches Bild:

Es besteht eine geringe lipomatöse Atrophie. Die Lymphknotenstruktur ist erhalten. In der Rinde findet sich ein großes florides Sekundärknotchen. Die Sinus des Markbereiches

---

* Für die Überlassung des Präparates sei auch an dieser Stelle Herrn Dr. Churg herzlich gedankt.

zeigen einen Katarrh. In der Rindenpulpa sieht man eine mäßige Reticulocytose und eine
herdförmige Stammzellenhyperplasie. Dazwischen liegen in Rinde und Mark verstreut zahlreiche eosinophile Leukocyten und Plasmazellen. Am auffalligsten sind starke entzündliche
Veränderungen der bindegewebigen Anteile des Lymphknotens (Kapsel und Trabekel) sowie
der Arterien des Lymphknotenparenchyms. Die Kapsel und Trabekel sind ödematös aufgelockert und von Eosinophilen und Plasmazellen sowie einigen Lymphocyten infiltriert.
Dadurch erscheinen vor allem die Trabekel stark verbreitert. Fibrinoide Nekrosen fehlen
in den vorliegenden Schnitten (auch in Stufenschnitten nach Angabe von CHURG[1]). Die
gleiche ödematöse Auflockerung und Zellinfiltration sieht man in der Adventitia mehrerer
kleiner Arterien. Neben Eosinophilen, Plasmazellen und Bindegewebszellen kommen hier
auch Riesenzellen vor, die z. T. eine gewisse Ähnlichkeit mit Langhansschen Riesenzellen
besitzen, z. T. aber wesentlich großer sind und am ehesten als Fremdkörperriesenzellen zu
bezeichnen sind. Die betroffenen kleinen Arterien liegen im Lymphknotenparenchym, wogegen
die Hilusgefäße unverändert sind.

Die wesentliche Veränderung besteht somit im Lymphknoten ebenso wie in
den übrigen Organen in einer granulomatösen Periarteriitis, wobei großzellige
Infiltrate mit Riesenzellen des Fremdkörper- und Langhanstypus besonders kennzeichnend zu sein scheinen. Gleichzeitig sind Kapsel und Trabekel des Lymphknotens erheblich entzündlich infiltriert und verbreitert. In der Pulpa und in den
bindegewebigen Anteilen des Lymphknotens sieht man etliche eosinophile Granulocyten. Außerdem besteht eine starke Stammzell- und Plasmazellhyperplasie.
Mit einer Lymphogranulomatose kann das histologische Bild unseres Erachtens
kaum verwechselt werden. Nur die Eosinophileninfiltration und die Stammzell-
hyperplasie erinnern entfernt an Lymphogranulomatose. Die Gefäß- und Binde-
gewebsveränderungen gestatten jedoch, eine Lymphogranulomatose sicher auszuschließen.

Der von MÁRK u. FEHÉR[2] veröffentlichte Fall von „allergischer Granulomatose" stimmt
nicht ganz mit der Definition von CHURG u. STRAUSS[3] uberein. Er zeigte im Lymphknoten
zahlreiche kleinere und größere nekrotisierte Granulome mit Epitheloidzellen und Riesenzellen sowie kleinste absceßartige Herde. Außerdem bestand eine nekrotisierende Arteriitis
und eine Entzündung kleiner Venen mit Thrombose. In Lymphknotenparenchym, Kapsel
und perinodularem Gewebe fand sich eine starke Plasmocytose.

Anhang: Zwei „essentielle" eosinophile Lymphadenitiden

Eine starke Vermehrung von eosinophilen Granulocyten kommt im Lymphknoten bei den verschiedensten Erkrankungen vor, von denen ein Teil das klinische Bild einer eosinophilen leukämoiden Reaktion, d. h. einer leukämieähn-
lichen, grundsätzlich reversiblen Vermehrung der Blut-Eosinophilen, hervorruft.
Ein Beispiel hierfür ist die Filariose. Es gibt aber noch eine Reihe weiterer parasitärer Erkrankungen, die Lymphknoten-Eosinophilien hervorrufen. Sodann kennen wir Lymphknoten-„Metastasen" von eosinophilen Granulomen des Kno-
chens; auch eine eosinophile Granulomatose in zahlreichen Lymphknotenregionen
kommt — besonders im Kindes- und Jugendalter — vor. Die hierbei auftretenden
Riesenzellen vom Typ der Osteoclasten gestatten leicht die Abgrenzung von
der Lymphogranulomatose, deren Neigung zur Gewebseosinophilie lange bekannt ist.

Diesen Begleit-Eosinophilien bestimmter Lymphknotenerkrankungen seien
2 Lymphadenitisformen an die Seite gestellt, bei welchen die Eosinophilie das
entscheidende histologische Kriterium darstellt und für welche eine nosologische
Klärung noch aussteht: die nekrotisierende eosinophile Granulomatose (BRAUN-
STEIN u. GALL) und die eosinophile abscedierende Lymphadenitis.

---

[1] 1957.   [2] 1959.   [3] 1951.

1. Nekrotisierende eosinophile Granulomatose (BRAUNSTEIN und GALL)

Im Jahre 1957 berichteten BRAUNSTEIN u. GALL[1] auf einem Lymphknoten-symposion der American Society of Clinical Pathologists über einen tödlich ver-laufenen Krankheitsfall, dessen nosologische Einstufung nicht gelang, der jedoch große Ähnlichkeit mit der allergischen Granulomatose[2] und der Wegenerschen Granulomatose[3,4] zeigte. Wir führen die klinischen und pathologisch-anatomi-schen Daten hier an und beschreiben auch die Lymphknotenveränderungen nach eigener Betrachtung der Schnitte *, um das besondere. histologische Substrat über den begrenzten Kreis der Symposionteilnehmer hinaus bekanntzumachen.

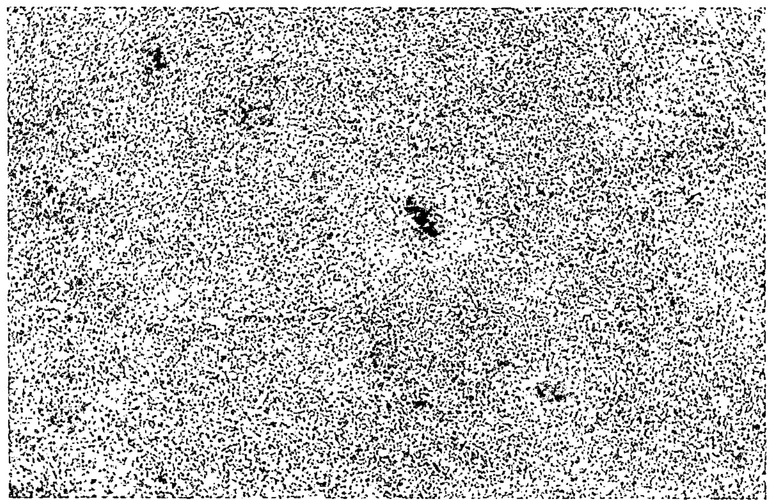

Abb. 233. Nekrotisierende eosinophile Granulomatose (BRAUNSTEIN u. GALL). Lymphknotenstruktur verwischt Kleine eosinophile Nekrosen. Praparat des Lymphknotensymposions (s. Text). Hamatoxylin-Eosin. 50 ×

Klinische Angaben (H. BRAUNSTEIN). 43jahriger Neger. Vor einem Jahr Klinikaufnahme wegen Halsschmerzen, Schwellung der axillaren und cervicalen Lymphknoten, Fieber und allgemeiner Schwache. Bioptische Diagnose in einem Lymphknoten: „Atypische Lympho-granulomatose". Nach Rontgenbestrahlung Rückgang der Lymphknotenvergrößerungen und des Fiebers. Entlassung in stark gebessertem Zustand. Vor 2 Monaten erneut Dyspnoe und Halsschmerzen sowie erhebliche Schwache und Gewichtsverlust. Außerdem Husten, Schwellung von Abdomen und Beinen. Klinikaufnahme in schwerkrankem, blassem und abgemagertem Zustand. Temperatur 38,3°. Pharynx gerotet und von schleimig-eitrigem Exsudat bedeckt. Leber 7 Querfinger, Milz 4 Querfinger unter dem Rippenbogen tastbar. Ascites und Beinödeme vorhanden. Axillare und epitrochleare Lymphknoten vergrößert (bis 4 cm im Durchmesser). Anämie von 3,8 Mill. Erythrocyten und 11,0 g Hamoglobin. Leukocyten zwischen 6000 und 10000 mm³. Allmähliches Ansteigen der Eosinophilen auf *61%*. Serologische Teste auf Lues positiv. Bakteriologische Untersuchung von Ascites, Lymphknoten, Leberpunktat, Pleuraflussigkeit negativ fur pyogene Keime, Tuberkelbakte-rien und Pilze. Röntgenologisch Vergroßerung der Hilus- und paratrachealen Lymphknoten. Unter antibiotischer Therapie Verschwinden der Halsschmerzen, des Fiebers und der Dys-pnoe. Trotzdem rasch Rezidiv und Tod 3 Wochen nach der 2. Krankenhausaufnahme unter starker Atemnot.

Pathologisch-anatomische Angaben (E. A. GALL). Bei der Sektion fand sich ein starkes Larynxödem mit Einengung der Luftwege. Außerdem bestand eine generalisierte Lymph-knotenschwellung bis zu einem Durchmesser von 5 cm, am stärksten mediastinal und retroperi-toneal. Die Lymphknoten waren fest, grauweiß auf dem Schnitt und gering miteinander

---

* Für die Überlassung der Schnitte danke ich Herrn Prof. Dr. E. UEHLINGER.

[1] In GALL u. RAPPAPORT 1958.   [2] CHURG u. STRAUSS 1951.

[3] WEGENER 1939, LAPP 1958, Lit.

[4] Die Wegenersche Granulomatose zeigt offenbar keine spezifischen Lymphknoten-veränderungen.

verbacken. In der linken Pleurahöhle fand sich ein Erguß von 3000 cm³ klarer Flüssigkeit. Die linke Lunge war dadurch atelektatisch, die rechte zeigte ein starkes Ödem. Die Milz wog 620 g und bot eine graue, von feinen Knötchen durchsetzte Schnittfläche. Lebergewicht 1725 g. Keine weiteren makroskopischen pathologischen Befunde. Histologisch sah man in den Lungensepten kleine granulomartige Ansammlungen von Zellen mit gelegentlichen fibrinoiden Nekrosen. Einige dieser Herde standen mit der Adventitia kleiner Gefäße in Verbindung, und gelegentlich waren in den Granulomen auch fibrinoid nekrotische Gefäßwände erkennbar. Ähnliche Veränderungen wurden in Leber, Dünndarm und in den Bindegewebssepten des Pankreas festgestellt. Die Milz war übersat von zahllosen dichtliegenden rundlichen Knotchen, deren Cytologie ganz dem Granulationsgewebe des Lymphknotens entsprach (s. unten). Allerdings fehlten Nekrosen und eosinophile Abscesse. In Niere, Nebenniere, Prostata, Hoden, Oesophagus, Magen, Gehirn und Knochenmark keine pathologischen Veranderungen.

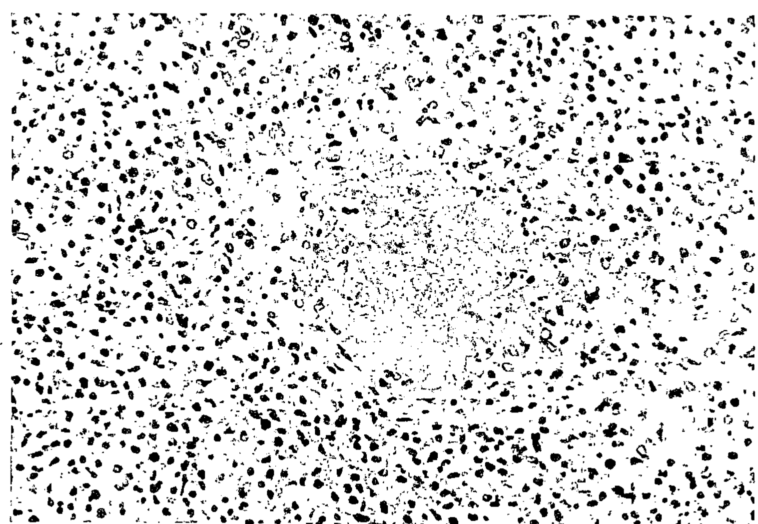

Abb. 234. Nekrotisierende eosinophile Granulomatose (BRAUNSTEIN u. GALL). Eosinophile Nekrose. Gleiches Praparat wie Abb. 233. 250 ×

Histologie des Lymphknotens. In allen Lymphknoten besteht das gleiche Bild. Die Struktur ist völlig zerstört durch ein Granulationsgewebe, das etliche Capillaren, zahlreiche Fibroblasten und große Reticulumzellen sowie massenhaft eosinophile Granulocyten enthält. Dazwischen liegen noch mäßig reichlich Lymphocyten, einige Plasmazellen, vereinzelt basophile Stammzellen und ganz vereinzelt mehrkernige Reticulumzellen. Diese besitzen zentral liegende Kerne mit kleinen bis mittelgroßen Nucleolen. Typische Hodgkin-Zellen oder Sternbergsche Riesenzellen sind nicht zu finden. Das Granulationsgewebe erhält sein besonderes Gepräge durch das Vorkommen von kleinen scharf begrenzten, rundlichen Nekrosen. Diese bestehen aus einer amorphen, stark oxyphilen Masse und lassen oft eine zellige Umgebungsreaktion vermissen. Manchmal sind an ihrer Außenbegrenzung auch breitleibige Reticulumzellen in größerer Zahl nachweisbar. Nicht selten sieht man in den Nekrosen noch etliche erhaltene oder untergehende eosinophile Granulocyten. Der Fasergehalt des Granulationsgewebes ist hoch. Nach der Beschreibung von GALL kommen in den Lymphknoten gelegentlich auch Ansammlungen von Eosinophilen vor, die als „eosinophile Abscesse[1]" bezeichnet werden.

Epikrise. Bei einem 43jährigen Neger trat eine fieberhafte Erkrankung mit Dyspnoe, generalisierter Lymphknotenschwellung, Leber- und Milzvergrößerung

---

[1] Auch von GALL in Anführungszeichen gesetzt.

sowie zunehmender Bluteosinophilie auf. Durch Bestrahlung wurde eine vorübergehende Remission erzielt. Der Tod erfolgte nach einer Gesamtdauer von
1 Jahr. Bei der Obduktion bestätigte sich die generalisierte Lymphknotenschwellung; sie betraf vorwiegend den mediastinalen und paraortalen Bereich. Auch
die Milz war erheblich vergrößert. Histologisch fanden sich in Milz, Leber,
Pankreas, Dünndarm und Lunge Granulome mit auffallend reichlich eosinophilen
Granulocyten und mit fibrinoiden Nekrosen. Letztere betrafen z. T. auch kleine
Gefäße. Das lymphatische Gewebe der Lymphknoten war vollkommen durch ein
Granulationsgewebe mit zahlreichen kleinen fibrinoiden Nekrosen und massenhaft Eosinophilen ersetzt.

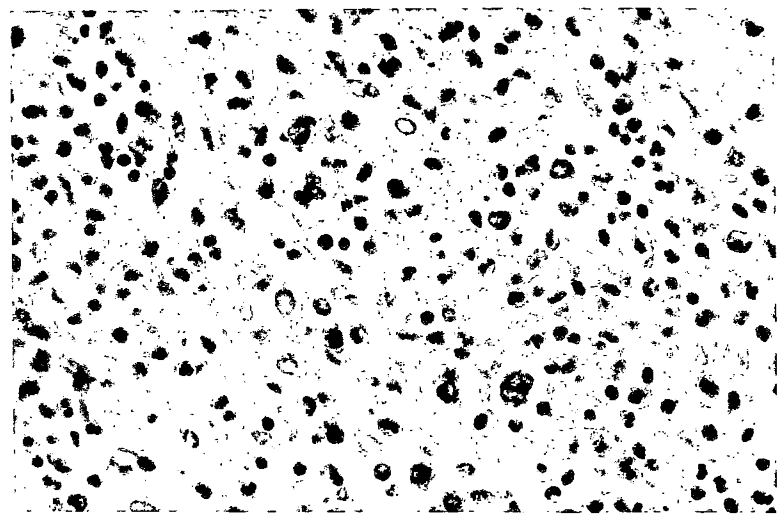

Abb. 235. Nekrotisierende eosinophile Granulomatose (BRAUNSTEIN u. GALL). Polymorphes Zellbild aus Reticulumzellen, kleinen Riesenzellen, Lymphocyten und Eosinophilen. Dazwischen reichlich Gitterfasern. Gleiches
Praparat wie Abb. 233. 500 ×

GALL hält eine hyperergische Entstehung der Erkrankung auf Grund der
fibrinoiden Nekrosen, der nekrotisierten Angiitis und der starken Eosinophilie
für möglich. Da aber eindeutige klinische Beweise für eine Überempfindlichkeitsreaktion nicht erbracht werden konnten, schlägt GALL vor, einstweilen rein
deskriptiv von einer „nekrotisierenden eosinophilen Granulomatose" zu sprechen.
Trotz aller Mängel tritt GALL doch für diese Bezeichnung ein, weil sie wenigstens
zum Ausdruck bringe, daß es sich weder um ein malignes Lymphom noch um
eine bekannte Infektionskrankheit handelt.

Wir haben in unserem Untersuchungsgut nur *eine* vergleichbare Veränderung
gefunden: Die „eosinophile abscedierende Lymphadenitis". Diese Lymphadenitis war — im Gegensatz zu der nekrotisierenden eosinophilen Granulomatose
von GALL — aber auf *eine* Lymphknotenregion beschränkt, zeigte ausgeprägte
eosinophile Einschmelzungsherde („eosinophile Abscesse") und verlief ausgesprochen gutartig. Wir besprechen sie im folgenden Kapitel.

2. Eine eosinophile abscedierende Lymphadenitis

Wir erhielten in kurzem Zeitabstand 2 Lymphknoten zur Untersuchung,
deren histologische Veränderungen einander sehr ähnlich waren. Sie zeigten
eine starke Infiltration mit eosinophilen Granulocyten, z. T. als umschriebene

absceßartige Herde, z. T. als diffuse Einlagerungen in Pulpa, Sinus, Kapsel, Lymphknotenumgebung und perivasculären Räumen. Außerdem bestanden riesenzellhaltige Granulome in der Umgebung der „eosinophilen Abscesse" oder kleiner Nekrosen. In beiden Fällen handelte es sich um inguinale Lymphknoten älterer Frauen. Sie waren jeweils unter dem klinischen Bild einer eingeklemmten Leistenhernie operiert worden. Wir geben kurz Krankengeschichten und histologische Befunde beider Fälle wieder:

Fall 1. 46jährige Frau. *Klinische Angaben.* Keine allergischen Erkrankungen bekannt. Längere Zeit unter ärztlicher Kontrolle. In Fischfabrik tätig gewesen. Nur einmal unklare Bauchbeschwerden, sonst keine Krankheiten erinnerlich. Vor mehreren Jahren Oxyuren.

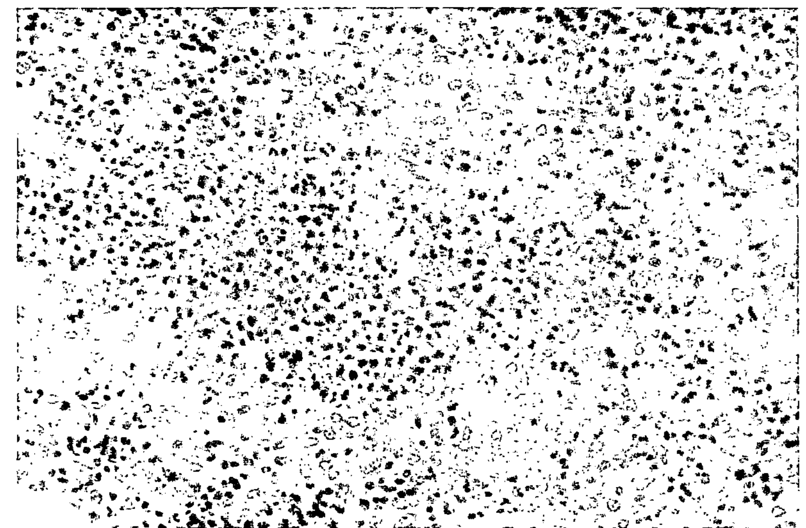

Abb. 236. Eosinophile abscedierende Lymphadenitis. Fall 1. Kleiner „eosinophiler Absceß", von breitleibigen Retothelien begrenzt. Hämatoxylin-Eosin. 250 ×

Keine gynäkologischen Erkrankungen, kein Ausfluß. Geringe Varicosis der Beine. Etwa 4 Wochen vor der Operation leichter grippaler Infekt, der nach kurzer Zeit ohne Behandlung ausheilte. Unmittelbar vor der Klinikeinweisung verspürte Patientin beim Treppensteigen Schmerzen in der linken Leiste, die rasch zunahmen. Klinikeinweisung mit Verdacht auf eingeklemmte Leistenhernie. Am linken Bein, am Genitale und Rectum kein pathologischer Befund. Bei der sofortigen Operation wurde ein pflaumengroßer entzündeter Lymphknoten in der linken Leiste gefunden und entfernt. Wahrscheinlich bestand kein Fieber. Keine weiteren klinischen Aufzeichnungen vorhanden. Wenige Tage nach der Operation wieder gesund entlassen. Zwei Jahre später fühlt sich die Patientin völlig wohl. Jetzt im Stuhl keine Wurmeier.

Histologischer Befund (E 3740/58). Der Lymphknoten zeigt eine starke Hyperämie. Die Struktur läßt sich nur schwer erkennen. Man sieht nur einzelne mittelgroße, wenig aktive Keimzentren und kleine Primärknötchen. Die Pulpa ist zellreich und deutlich heller und lockerer gebaut als die Follikel. Sie enthält — fleckformig gehäuft — zahlreiche eosinophile Granulocyten. Außerdem sind reticulohistiocytäre Zellen verschiedener Größe und mit vielfach basophilem Plasma in großer Zahl vorhanden. Dazwischen liegen etliche basophile Stammzellen und mehrere Plasmazellvorstufen. Mitosen sind reichlich vorhanden. Lymphocyten kommen in der Pulpa nur spärlich vor. Hier und da sieht man rupturierte Gewebsmastzellen mit weitverstreuten Granula. Auch werden zahlreiche kleine Zellen mit vielgestaltigen dunklen Kernen und graublauem Plasma gefunden. Das Plasma dieser Zellen enthält vereinzelt kleine metachromatische Bezirke. Es dürfte sich hierbei um Blutmastzellen handeln, deren Granula durch die wäßrige Fixierung und Färbung herausgelöst wurden. Endlich kommen noch einige neutrophile Granulocyten in der Pulpa vor.

Die Sinus treten zumeist nicht hervor. Doch sieht man in den Randsinus und Intermediärsinus mehrere Herde, in deren Bereich die Sinus erheblich erweitert sind. Die Herde bestehen

z. T. aus kleinen reticulocytären Zellen mit einigen oder auch zahlreichen eosinophilen Granulocyten. Auch kommen vereinzelt grobbalkige Fibrinausschwitzungen mit einzelnen Eosino-

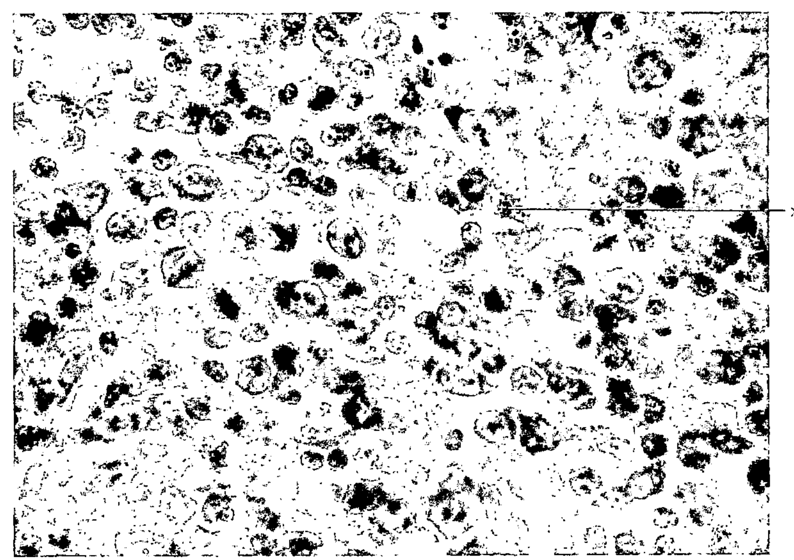

Abb. 237. Eosinophile abscedierende Lymphadenitis. Fall 1. Hyperplastische Pulpa mit reichlich basophilen
Stammzellen und Reticulumzellen. Dazwischen einige eosinophile Granulocyten. Bei × eine „rupturierte"
Gewebsmastzelle. Granula weit verstreut. Giemsa. 625 ×

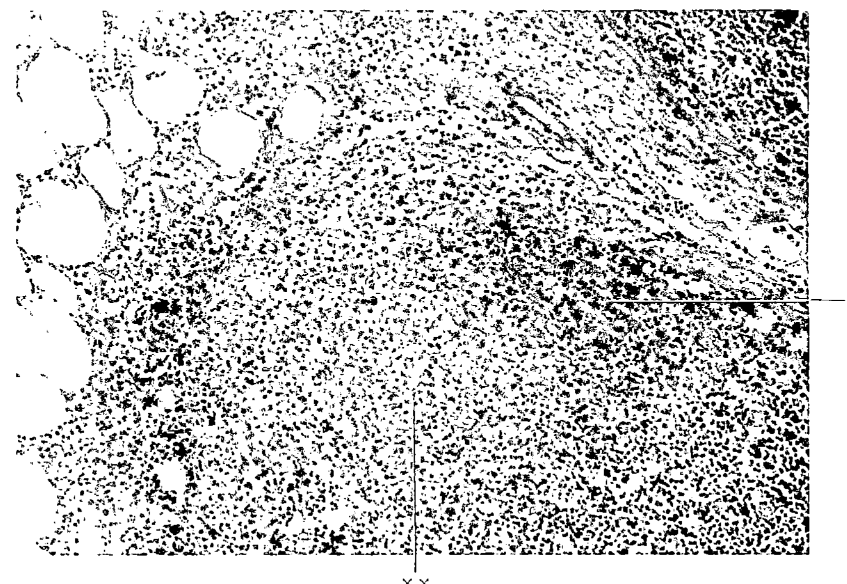

Abb. 238. Eosinophile abscedierende Lymphadenitis. Fall 1. Frischer Entzündungsherd in einem Randsinus.
Bei × Kerntrümmer, Fibrin und Eosinophile, bei × × kleinzellige reticulohistiocytäre Wucherung. In der
angrenzenden verbreiterten Kapsel reichlich Eosinophile. Hämatoxylin-Eosin. 125 ×

philen und Retothelien vor. An anderen Stellen sieht man dichte Eosinophilen-Infiltrate mit
großzelliger reticulohistiocytärer Begrenzung. Die Infiltration mit Eosinophilen ist stellenweise sehr hochgradig und zerstört die bestehende Gewebsstruktur, so daß der Eindruck von

kleinen Abscessen hervorgerufen wird. Diese „Abscesse" scheinen auch auf die Rindenpulpa überzugreifen oder entstehen vielleicht z. T. auch hier. Insgesamt ist die Zahl und Größe der „Abscesse" jedoch gering. Manchmal sieht man im Inneren der Abscesse einzelne kleine Gefäße mit hochgradig geschwollenen Endothelkernen.

Die Lymphknotenkapsel und -trabekel, das perinodulare Fettgewebe und die perivasculären Räume des Lymphknotens und seiner Umgebung zeigen eine hochgradige ödematose Verbreiterung mit metachromatischer Farbbarkeit. Stellenweise sind in dem Bindegewebe Blutungen oder Fibrinabscheidungen nachweisbar. Auch sind einzelne perinoduläre Bindegewebsfasern fibrinoid verquollen. Außerdem besteht eine starke Infiltration mit eosinophilen Granulocyten in Kapsel, Trabekeln, Fettgewebe und perivasculärem Bindegewebe. Diese Eosinophilie ist stärker als in der Pulpa. Gewebsmastzellen fehlen hier fast völlig. Die Fibroblasten sind deutlich vermehrt und besitzen große polymorphe Kerne mit ausgeprägten Nucleolen sowie ein gering basophiles Plasma.

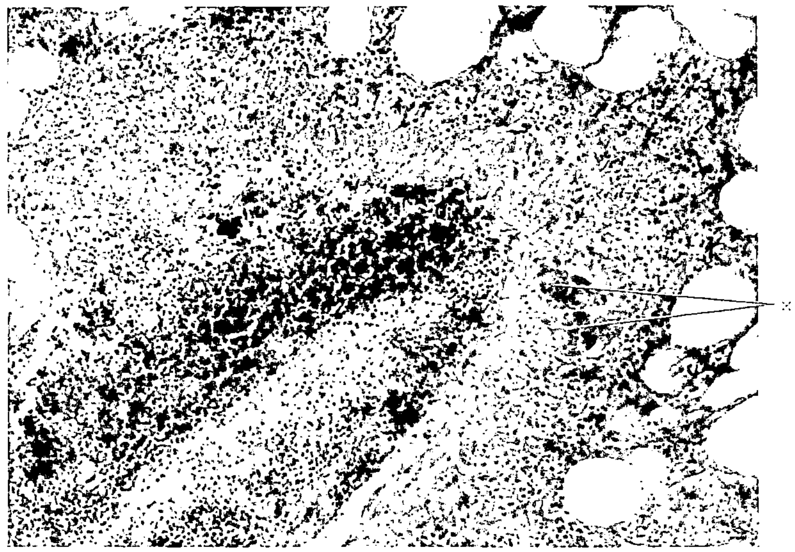

Abb. 239. Eosinophile abscedierende Lymphadenitis. Fall 1. Großes Lymphgefäß der Lymphknotenumgebung mit starker Entzündung. Bei × kleine fibrinoide Nekrose mit Fremdkörperriesenzellen. Lumen von Lymphocyten, Kerntrummern, einigen Eosinophilen und eiweißreicher Flüssigkeit ausgefüllt. Starke Infiltration mit Eosinophilen in der Umgebung. Giemsa. 125 ×

Im Lymphknotenparenchym, vor allem aber im Hilusbereich und in der Lymphknotenumgebung, sieht man starke entzündliche Gefäßveränderungen, die Lymphgefäße, Arterien und Venen betreffen. Ein mittelgroßes Lymphgefäß der Lymphknotenkonvexität nahe der Kapsel (wohl afferentes Lymphgefäß) und einige große efferente Lymphgefäß-Äste des Hilus zeigen eine nekrotisierte Entzündung. Die Wand des afferenten Lymphgefaßes ist vollständig fibrinoid nekrotisch und läßt noch einige Kerntrümmer erkennen. In dem engen Lumen liegen etliche Lymphocyten und einige eosinophile Granulocyten, während die Umgebung des Gefäßes massenhaft eosinophile Granulocyten und einige große Fibroblasten, z. T. mit Riesenkernen, aufweist. Die großen efferenten Lymphgefaße zeigen nur eine partielle fibrinoide Nekrose des Endothels und der angrenzenden Wand. Außerdem sieht man in der unmittelbaren Umgebung des einen Gefäßes eine kleine fibrinoide Nekrose, die von mehrkernigen Riesenzellen vom Fremdkörpertyp eingesäumt wird (Abb. 239). Die Wand und Umgebung des Lymphgefäßes sind stark mit eosinophilen Granulocyten infiltriert. Auch kommen hier reichlich große polymorphe Fibroblasten vor. Das Lumen dieser großen Lymphgefäße wird fast vollkommen ausgefüllt von einer eiweißreichen Masse mit reichlich Lymphocyten, einigen Eosinophilen und etlichen Kerntrümmern. Im Bereich des Hilus sieht man weiterhin noch eine größere Vene mit starker polsterartiger Intimaverdickung und Einengung des Lumens. Das Intimapolster besteht vorwiegend aus Endothel- bzw. Bindegewebszellen und aus einigen eosinophilen Granulocyten. Die Arteriolen und Arterien zeigen die oben erwähnte ödematöse Auflockerung und Verbreiterung der Adventitia mit Eosinophileninfiltration und Fibroblastenproliferation sowie eine starke Endothelschwellung.

Fall 2. 69jährige Frau. *Klinische Angaben**. Vor 28 Jahren Uterusexstirpation wegen Myoms. Seit etwa 12 Jahren soll eine erhöhte Blutsenkungsgeschwindigkeit ohne auffindbare Ursache bestehen. Vor etwa 10 Jahren Oxyuriasis. Ganz plötzlich Temperaturanstieg und schmerzhafte Schwellung in der linken Leiste. Einweisung am nächsten Tag wegen

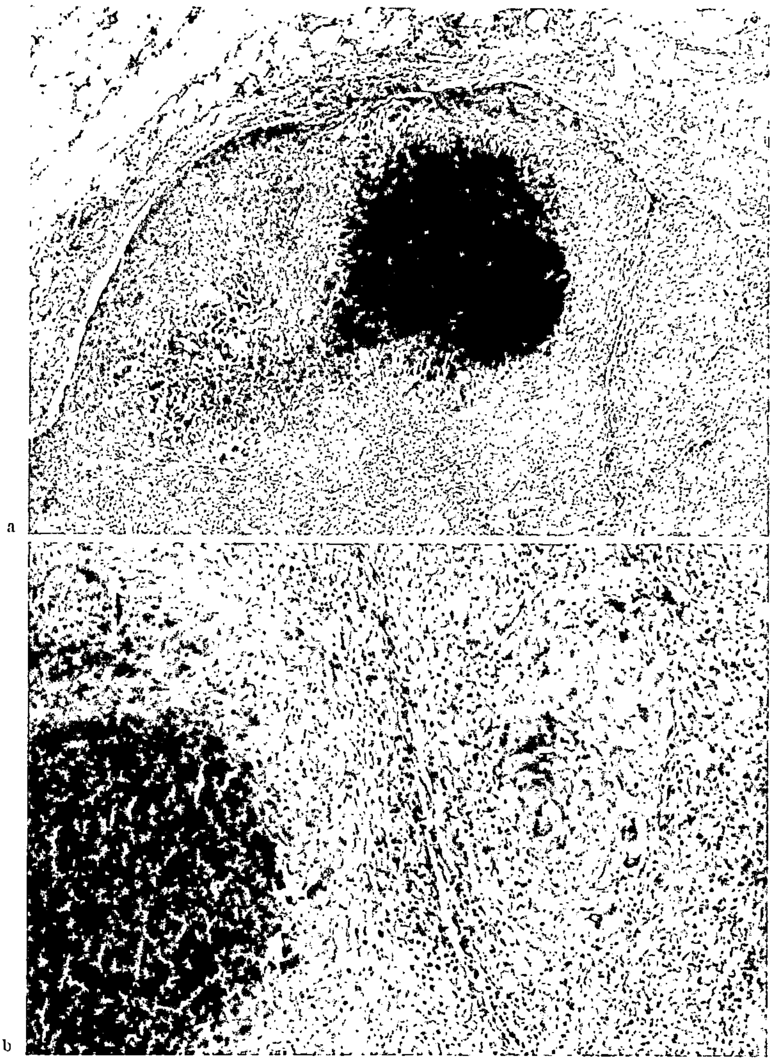

Abb. 240a u. b. Eosinophile abscedierende Lymphadenitis. Fall 2. Großer eosinophiler Absceß in der äußeren Rinde mit granulomatoser Entzündung in der Umgebung und geringer Perilymphadenitis. Hämatoxylin-Eosin. a 50×, b 125×

Verdachtes auf eingeklemmte Hernie. Kein Lokalbefund an Genitale, Rectum und unterer Extremität nach eingehender Untersuchung zu erheben. Nach konservativer Therapie geht die Schwellung deutlich zurück. Erst 8 Tage nach Auftreten der Schwellung Operation: Entfernung mehrerer derber haselnußgroßer Lymphknoten, die mit der Umgebung verwachsen waren. Postoperativ glatter Verlauf. Klinische Befunde: Blutbild unauffallig, nur 4% Eosinophile bei 5400/mm³ Leukocyten. BSG 22/60. Nach Entlassung seit 3 Monaten beschwerdefrei. Jetzt im Stuhl keine Wurmeier.

* Ich danke Herrn Dr. MERKEL, Chefarzt der chirurgischen Klinik des Hospitals zum Heiligen Geist, Frankfurt a. M., vielmals für die Überlassung der klinischen Angaben.

Histologischer Befund (E 16661/59). Die Lymphknoten sind z. T. lymphocytenreich und fibromatös umgewandelt. Zwei Lymphknoten werden ganz oder teilweise durch Eosinophileninfiltrate aufgelockert. Sie enthalten außerdem kleine Keimzentren. Die Sinus sind mittelweit und zeigen eine deutliche Lymphocytenausschwemmung. Die Eosinophileninfiltrate erstrecken sich vor allem auf die Pulpa, sind z. T. aber auch in Kapsel und Lymphknotenumgebung nachweisbar. Zwischen den Eosinophilen der Pulpa sieht man nur wenige Lymphocyten, dagegen etliche Reticulumzellen, auch einzelne Fremdkörperriesenzellen, mehrere Plasmazellen und Gewebsmastzellen. Die Fasern sind hier stark vermehrt (bereits präexistent durch Fibromatose ?). Unter dem Randsinus des einen Lymphknotens sieht man in der Rindenpulpa einen größeren „Absceß", in dessen Bereich das Gewebe zugrunde gegangen ist und aus zerfallenen und zerfallenden eosinophilen Granulocyten besteht. Zwischen diesen

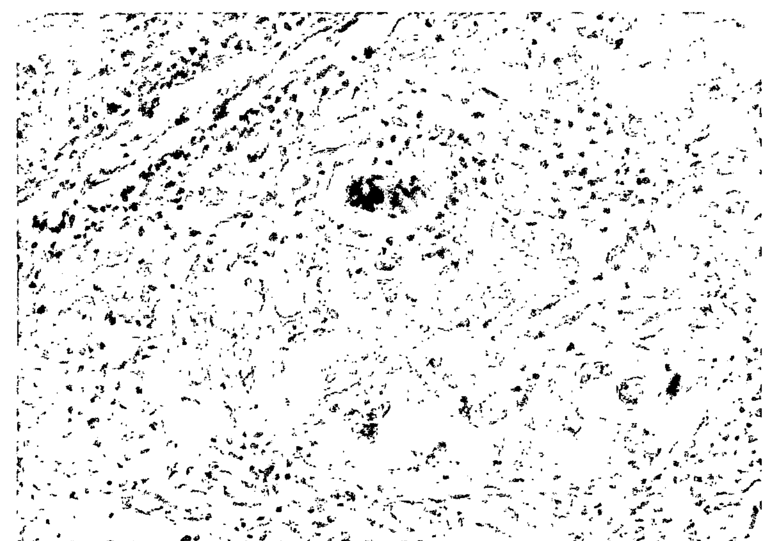

Abb. 241. Eosinophile abscedierende Lymphadenitis. Fall 2. Riesenzellhaltiges Granulom in der Nachbarschaft eines Abscesses. Hamatoxylin-Eosin. 250 ×

liegen etliche Charcot-Leydensche Kristalle. Die Grenze zum Lymphknotengewebe wird durch große plasmareiche Reticulumzellen gebildet. In der unmittelbaren Umgebung des „Abscesses" sieht man ausgedehnte Granulome, die aus großen Reticulumzellen, einzelnen eosinophilen Granulocyten und etlichen Fremdkörperriesenzellen bestehen. Die Riesenzellen enthalten oxyphile amorphe bis fädige Massen von gleicher Färbbarkeit wie der Absceßinhalt. Beide stellen sich PAS-positiv dar. Die angrenzende Kapsel ist deutlich verdickt und enthalt vermehrt Fibroblasten sowie etliche eosinophile Granulocyten. In der übrigen Pulpa des absceßhaltigen Lymphknotens sieht man — besonders perivascular — kleine Granulome aus großen Reticulumzellen und Fremdkorperriesenzellen. Die Arterien und Venen sind im übrigen intakt. Nur ein großes Lymphgefäß (efferent ?) zeigt eine starke Eosinophileninfiltration seiner Wand mit einseitiger erheblicher Verdickung derselben. Dieses Gefäß wird partiell von einem dickbalkigen Fibringerinnsel („Thrombus") ausgefullt.

Epikrise und Besprechung. Bei zwei älteren Frauen trat plötzlich eine Schwellung in der linksseitigen Leistenregion auf, die zu der Verdachtsdiagnose Leistenhernie führte. Diese bestätigte sich bei der Operation jedoch nicht, vielmehr fanden sich vergrößerte, mit der Umgebung verwachsene Lymphknoten, welche die Chirurgen bereits als entzündlich verändert ansahen. Eine lokale Ursache für die Lymphadenitis konnte nicht gefunden werden. Auch bestand keine Allgemeinerkrankung, insbesondere fanden sich keine weiteren Lymphknotenschwellungen. Die beiden Patientinnen sind nach der Operation wieder gesund und arbeitsfähig.

Das histologische Bild beider Lymphknoten ist sehr ähnlich. Die Unterschiede erklären sich zwanglos durch die längere Entwicklungsdauer im 2. Fall: Während die erste Kranke bereits im akuten Zustand (1, höchstens 2 Tage nach Krankheitsbeginn) operiert worden war, wurde die zweite Kranke erst 1 Woche lang konservativ behandelt. Diese längere Krankheitsdauer hat die Entstehung von riesenzellhaltigen Granulomen ermöglicht.

Wir stellen uns den Ablauf der Lymphadenitis folgendermaßen vor: Der Lymphknoten wird auf dem Lymphwege von dem auslösenden Agens befallen. Dementsprechend finden wir entzündliche Veränderungen in afferenten Lymphgefäßen, Sinus und efferenten Lymphgefäßen. Diese bestehen 1. in nekrotisierter Lymphangitis und 2. in eosinophilen Infiltraten der Sinus, um welche sich bald die klein- bis großzelligen reticulohistiocytären Zellansammlungen entwickeln. Von den Randsinus aus gelangt das auslösende Agens auch in die äußere Rindenpulpa, wo sich — ebenso wie in den Sinus — Gewebseinschmelzungen mit reichlich Eosinophilen und Charcot-Leydenschen Kristallen („eosinophile Abscesse") entwickeln können. In der Umgebung dieser Abscesse treten großzellige Granulome mit reichlich Fremdkörperriesenzellen auf. In der übrigen Pulpa sind perivasculäre riesenzellhaltige Granulome sowie lockere oder dichte Eosinophileninfiltrate zu finden. Außerdem sieht man zu Beginn in der Pulpa reichlich Reticulumzellen und basophile Stammzellen sowie mehrere Plasmazellvorstufen. Dagegen treten die Lymphocyten zurück. Auch die Gewebsmastzellen sind zu Anfang stark vermindert und rupturiert. Vielleicht spielen in dieser Phase die Blutmastzellen eine Rolle. Später nimmt die Zahl der basophilen Stammzellen ab und die der Gewebsmastzellen wieder zu. Die bindegewebigen Anteile des Lymphknotens und seiner Umgebung sind vor allem zu Beginn der Entzündung stark beteiligt. Kapsel, Trabekel, Adventitia der Arterien und perinoduläres Fettgewebe zeigen ein starkes Ödem, ausgedehnte Eosinophileninfiltrate und eine starke Proliferation großer polymorpher Fibroblasten. In dem einen Lymphknoten war außerdem noch eine Endophlebitis nachweisbar.

Über die Ursache dieser Lymphadenitis wissen wir nichts, obwohl wir uns bei der histologischen Untersuchung und bei der Befragung der Patientinnen sehr darum mühten. Wir nehmen an, daß das auslösende Agens aus dem Lymphzuflußgebiet des Lymphknotens stammt. Wir dachten unter anderem daran, daß vielleicht Oxyurenlarven oder -eier über die Lymphbahnen der Analschleimhaut in die regionären Lymphknoten gelangt waren, konnten dies aber weder klinisch noch histologisch beweisen.

Wir müssen uns daher einstweilen bescheiden und auf die Beschreibung des feingeweblichen Bildes beschränken, indem wir von einer „eosinophilen abscedierenden Lymphadenitis" sprechen. Wir können außerdem mit großer Wahrscheinlichkeit eine gute Prognose stellen. Eine Beziehung zu generalisierten Gefäßerkrankungen, insbesondere zur allergischen Granulomatose, scheint nicht zu bestehen.

Die Abgrenzung gegenüber der Lymphogranulomatose ist durch den Nachweis der Lymphgefäßveränderungen, der eosinophilen Abscesse (die bei Lymphogranulomatose nur ganz selten und nicht in dieser Größe vorkommen) und der riesenzellhaltigen Granulome leicht möglich. Die polymorphen und gelegentlich riesenkernigen Fibroblasten dürfen nicht mit Hodgkin-Zellen verwechselt werden.

Lymphknotenmetastasen von eosinophilen Knochengranulomen und generalisierte eosinophile Granulomatosen lassen sich leicht davon unterscheiden: Sie sind aus relativ plasmareichen Reticulumzellen aufgebaut, enthalten meist Riesenzellen vom Typ der Osteoklasten und zeigen keine Einschmelzung, sondern lediglich Koagulationsnekrosen.

Die lipomelanotische Reticulocytose

Synonyma: Lipomelanotische Retikulose
Lipomelanotische Lymphadenitis
Lipomelanotische Granulomatose
Lipomelanose
Dermatopathische Lymphadenitis
Lymphadenitis melanotica
Pigmentiertes Lymphogranulom (mit generalisierenden Hauterscheinungen)
Lymphknotenveränderung bei „Reticulohistiocytosis cutanea hyperplastica benigna cum melanodermia"(?) und bei „Erythrodermia lymphatica"
Fälschlicherweise häufig als M. Brill-Symmers bezeichnet.

Bezeichnung. Mit dem Begriff lipomelanotische Reticulocytose belegen wir eine gutartige Veränderung, die im Lymphknoten als unspezifische Antwort auf eine Reihe von Hautkrankheiten erfolgt und im wesentlichen durch eine Reticulumzellvermehrung charakterisiert ist. Die gleichzeitige Ablagerung von Fett und Melanin wurde von PAUTRIER u. WORINGER[1] für so typisch gehalten, daß sie den Begriff *lipomelanotische* Reticulose prägten. Inzwischen wurde aber festgestellt, daß Lipide und Melanin nicht immer vermehrt im Lymphknoten abgelagert sind, ja daß fett- und melaninfreie Reticulocytosen bei den gleichen Hautleiden auftreten. Wahrscheinlich kommt aber doch dem Melanin die führende Rolle bei der Stimulierung der Reticulumzellen zu; denn es gelang DE PAOLA und HOHENADL[2] im Meessenschen Institut, beim Tier durch Injektion von Melanin aus Rinderaugen analoge Bilder wie beim Menschen hervorzurufen. Da aber bei erhöhtem Melaninangebot nicht alle Menschen an einer lipomelanotischen Reticulocytose erkranken, scheinen noch weitere disponierende Faktoren, vielleicht auch die gleichzeitige Zufuhr anderer Stoffwechselprodukte der Haut, eine pathogenetische Rolle zu spielen. Insofern hat der Begriff „Dermatopathische Lymphadenitis", der nach HURWITTS[3] Vorschlag vorwiegend in den anglo-amerikanischen Ländern angewandt wird, sicherlich seine Berechtigung; dies um so mehr, als stets weitere Veränderungen im Lymphknoten (Plasmocytose, Eosinophilie, Sinuskatarrh, follikuläre lymphatische Hyperplasie) die entzündliche Seite des Geschehens unterstreichen.

Der Begriff lipomelanotische Retikul*ose*, der von PAUTRIER u. WORINGER[1] vorgeschlagen wurde, ist irreführend, weil es sich um eine absolut gutartige Lymphknotenreaktion handelt (s. Definition der Retikulose S. 190).

Vorkommen. Die Altersverteilung zeigt eine Häufung im 6. Lebensjahrzehnt (s. Abb. 242). Das männliche Geschlecht ist etwa 3mal so häufig befallen wie das weibliche[4].

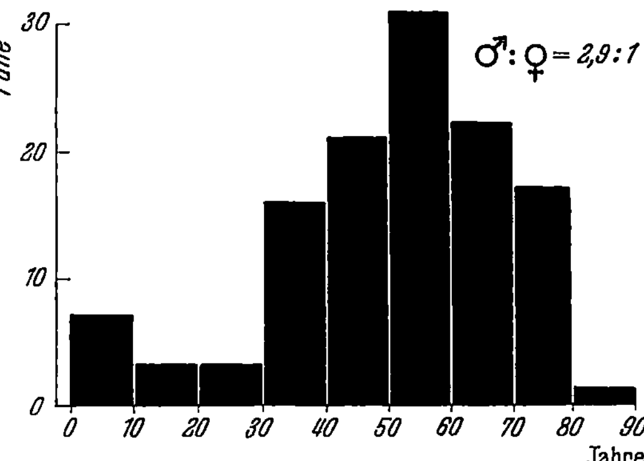

Abb. 242. Altersverteilung der lipomelanotischen Reticulocytose. Nach 122 Fällen der Literatur und des eigenen Untersuchungsgutes

---

[1] 1932, 1937.   [2] 1958/59.   [3] 1942.   [4] LENNERT u. ELSCHNER 1954.

Als *Ursache* der lipomelanotischen Reticulocytose kommen in erster Linie *Erythrodermien* und ihre Sonderformen (unter anderem Melanodermie und Pityriasis rubra Hebra), sodann *chronische Dermatitiden* (unter anderem Ekzem, exfoliative Dermatitis, Neurodermitis), endlich seltener auch schwerer Pruritus (Prurigo ferox), Pemphigus vulgaris und foliaceus, Lichen ruber planus und Ichthyosis in Betracht[1]. Ausnahmsweise sahen wir nach Bestrahlung von malignen Melanomen eine lipomelanotische Reticulocytose der regionären Lymphknoten.

Die Hautaffektion geht der lipomelanotischen Reticulocytose um wenige Wochen bis viele Jahre (maximal 55 Jahre!) voraus und kann bereits lange abgeheilt sein[2].

Da auch bei malignen Erkrankungen des lymphoreticulären Gewebes Hautveränderungen, vor allem Erythrodermien, auftreten können, gibt es hierbei auch lipomelanotische Reticulocytosen der zugehörigen Lymphknoten. Vor allem die Mycosis fungoides, sodann Lymphogranulomatosen, Lymphosarkome und wahrscheinlich auch echte Retikulosen[3] sind hier zu nennen. Es dürfen jedoch nicht alle einschlägigen Literaturfälle als lipomelanotische Reticulocytosen bezeichnet werden. Manchmal wurde auch nur eine Melaninablagerung in den präexistenten oder neoplastischen Reticulumzellen gefunden, ohne daß gleichzeitig die charakteristische herdförmige Reticulumzellvermehrung vom Typ der lipomelanotischen Reticulocytose bestand. Wir sprechen in solchen Fällen mit diffuser Melaninablagerung besser von „Melaninspeicherung" bei Mycosis fungoides, Lymphogranulomatose u. dgl. als von echter lipomelanotischer Reticulocytose.

Klinik. In allen Fällen wird ein zumeist starker Juckreiz angegeben. Weiterhin besteht bei etwa 50% der Beobachtungen eine Bluteosinophilie (bis zu 12900/ mm³ in einem eigenen Fall)[4].

Lokalisation. Bei universellen Hautaffektionen sind alle peripheren Lymphknoten, am stärksten die der Leisten, befallen; es folgen die axillären, schließlich die cubitalen und cervicalen Lymphknoten. Innere Lymphknoten sind, wenn überhaupt, so doch nur geringgradig verändert. LINDNER u. KÄRCHER[5] fanden in diesen nur eine Pigmentspeicherung, dagegen keine Reticulumzellvermehrung[6].

Makroskopie. Die Lymphknoten sind im allgemeinen nur mäßig vergrößert, erreichen aber bisweilen Tauben- bis Hühnereigröße. Sie lassen sich gut gegeneinander abgrenzen. Auf Ober- und Schnittfläche kann man häufig mit bloßem Auge kleine Herde und Streifen von dunkelbraunem bis blauschwarzem Pigment erkennen, das manchmal kranzförmig um größere hellere Herde der Rinde abgelagert erscheint. Die Konsistenz ist nicht wesentlich vermehrt.

Histologie. Das histologische Bild der lipomelanotischen Reticulocytose ist in neuerer Zeit häufig Gegenstand eingehender Studien gewesen[7]. Auch wir

---

[1] LENNERT u. ELSCHNER 1954.   [2] SOLOFF 1941, MÖLLER 1951.

[3] Zum Beispiel der Fall von BACCAREDDA (1939) und die Fälle von SÉZARY (1949). Siehe auch die 2 Monocytenleukämien von LAIPPLY (1948).

[4] Weiteres zur Klinik schon bei CHEVALLIER u. BERNARD 1932.

[5] 1955.

[6] Siehe auch LÖBLICH u. WAGNER 1953, DHOM 1955.

[7] JADASSOHN 1891, 1892, PAUTRIER u. WORINGER 1932, 1937, NICOLAU u. MAISLER 1938, SULZBERGER 1939, SOLOFF 1941, HURWITT 1942, DE PAUL LARKIN, DI SANT AGNESE u. RICHTER 1944, ROBB-SMITH 1944, 1947, OLIVER u. GREENBERG 1946, LAIPPLY 1948, WOLFRAM 1948, 1950. NÉKAM 1949, OBERMEYER u. FOX 1949, AGRESS u. FISHMAN 1950, BLUEFARB u. WEBSTER 1950, JARRETT u. KELLETT 1951, LAIPPLY u. WHITE 1951, LÖBLICH u. WAGNER 1951, 1953, MÖLLER 1951, W. ST. C. SYMMERS 1951b, KELLER u. STAEMMLER 1952, MEESSEN 1952, 1955, NEUHOLD u. WOLFRAM 1952, RANDERATH u. ULBRICHT 1952, MONTGOMERY 1953, KIESSLING u. TRITSCH 1954, KLÄRNER u. KRÜCKEMEYER 1954, SCHNYDER u. SCHIRREN 1954, DHOM 1955, LINDNER u. KARCHER 1955, MARSHALL 1956 u. a.

haben uns damit auseinandergesetzt[1]. Die folgende Beschreibung stützt sich
auf die früher an 19 Fällen erhobenen Befunde, die durch Beobachtungen an
weiteren 13 Fällen ergänzt sind.

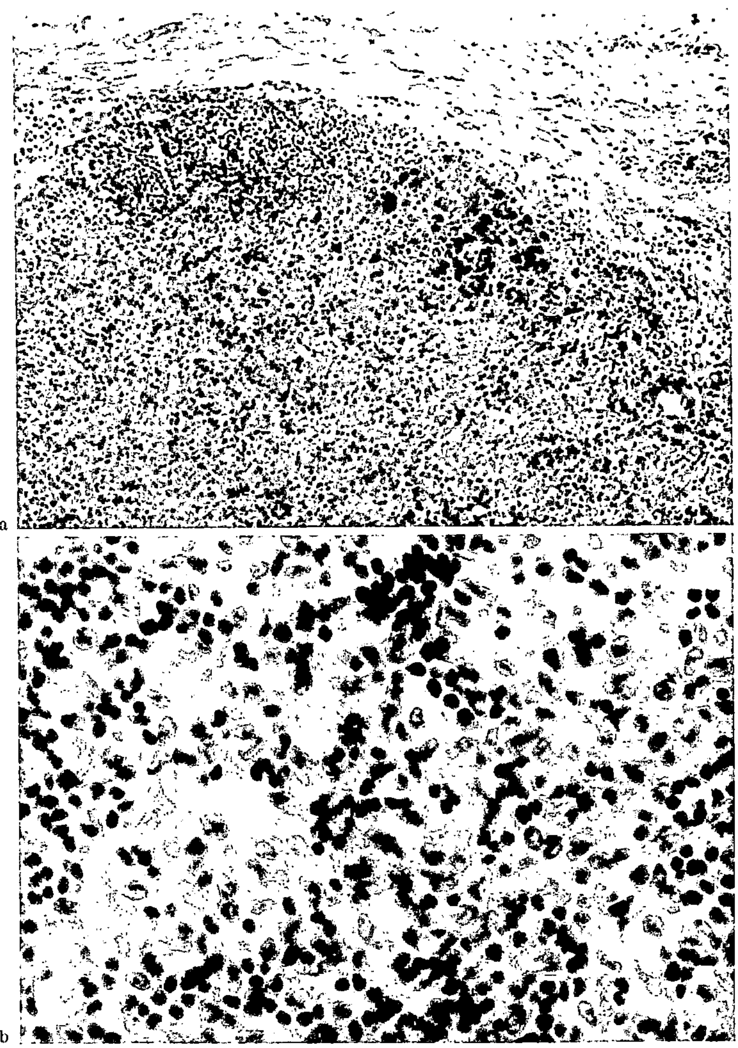

Abb. 243a u. b. a Lipomelanotische Reticulocytose der Rindenpulpa mit Melaninablagerung in der äußersten
Rindenzone. Klinisch sekundäre Erythrodermie. Leisten-Lymphknoten. 70jähriger ♂. Hämatoxylin-Eosin.
125×. b Reticulocytose ohne Pigmentablagerung. Klinisch seit 2 Monaten allergische Kontaktdermatitis.
Leisten-Lymphknoten. 63jähriger ♂. Hamatoxylin-Eosin. 500×

Das wichtigste Merkmal der lipomelanotischen Reticulocytose ist die Reticulumzellvermehrung. Sie beginnt in der Rinde und hier unmittelbar unter dem
Randsinus oder in den „Tertiärknötchen", dagegen niemals in Sekundärknötchen[2]. Dieser Reticulocytose der Rindenpulpa geht oft ein geringer Sinuskatarrh,
vor allem der Randsinus, voraus bzw. parallel; keineswegs ist aber die Reticulocytose der Pulpa als Weiterentwicklung des Sinuskatarrhs aufzufassen. Denn

---

[1] LENNERT u. ELSCHNER 1954, Lit.   [2] Gegen DHOM 1955.

man kann oft beobachten, wie sich die Reticulocytose in der Pulpa entwickelt
und dabei scharf von einer vorhandenen Sinusreaktion abzutrennen ist. Insofern
besteht die Auffassung der lipomelanotischen Reticulocytose als „Sinusreticulose[1]"
nicht zu Recht, dies um so weniger, als es lipomelanotische Reticulocytosen ohne
jegliche Sinusveränderungen gibt. Später wird auch das Mark in die Reticulumzellwucherung der Rinde einbezogen, ja wir haben Fälle beobachtet, bei denen
der gesamte Lymphknoten reticulumzellig umgewandelt war und nur noch wenige
Lymphocytenhaufen die Reste des übriggebliebenen lymphatischen Parenchyms
anzeigten.

Zwischen den Reticulumzellen liegen häufig etliche Gefäße, wie das für die
„Tertiärknötchen" charakteristisch ist. Dadurch entsteht manchmal ein granu-

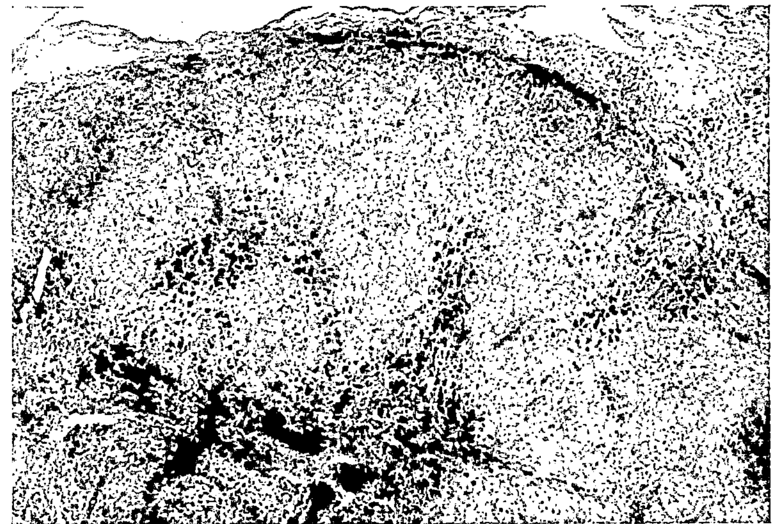

Abb. 244. Lipomelanotische Reticulocytose. Ausgepragte Reticulumzellwucherung in der Rindenpulpa.
Am Rand Melaninablagerung. Klinisch sekundare Erythrodermie. 40jahrige ♀. Giemsa. 50 ×

lationsgewebsähnlicher Eindruck. Nicht selten ist ein Reticulumzellherd von
einem Kranz kleiner Gefäße eingesäumt, die oft bogenartig an einer Seite entlang
ziehen (besonders gut im Faserpräparat zu studieren!).

Die Reticulumzellen sind vielgestaltig und entwickeln sich vereinzelt in Epitheloidzellen weiter. Dies ist im Ausstrich leichter zu erkennen als im Schnitt, da
die Epitheloidzellen nicht in Gruppen liegen, sondern diffus zwischen die Reticulumzellen eingestreut sind. Selten erkennt man auch basophile Reticulumzellformen. Die Reticulumzellmenge wechselt von Fall zu Fall erheblich, sie
scheint im hohen Lebensalter durchschnittlich geringer zu sein als in jüngeren
Jahren. Bei sehr hohen Graden ist die Lymphknotenstruktur weitgehend verwischt.

Außer Reticulumzellen und Epitheloidzellen kommen oft Eosinophile in geringer, mäßiger oder großer Menge vor. Sie liegen bisweilen herdförmig zusammen
und sind dann vielfach mit Mastzellen und Plasmazellen vergesellschaftet. Auch
Plasmazellen werden in den Parenchymanteilen, die von der Reticulocytose nicht
befallen sind, häufig gefunden, manchmal in erheblicher Zahl. Die Plasmocytose
beginnt — wie auch sonst — im Mark. Sie gibt zur Bildung von Russellschen

---

[1] ROBB-SMITH 1947, LINDNER u. KARCHER 1955, MARSHALL 1956.

Körperchen und Eiweißkristallen (selten!) Anlaß[1]. Endlich kommen manchmal neben den vermehrten Gewebsmastzellen gehäuft Blutmastzellen vor[1].

Der *Fasergehalt* der Reticulumzellherde wechselt erheblich. Es gibt äußerst faserarme und faserreiche Reticulocytosen. LÖBLICH u. WAGNER[2], NICOLAU u. MAISLER[3] sowie AGRESS u. FISHMAN[4] beschreiben eine zunehmende Sklerosierung im Verlauf der Lymphknotenerkrankung, wodurch nach LÖBLICH u. WAGNER[5] die Abgrenzung eines Spätstadiums von einem Frühstadium ermöglicht werden soll. In unseren Fällen waren stärkere Fibrosen jedoch niemals zu sehen. Auch dürfte ihre Unterscheidung von altersentsprechenden fibromatösen Atrophien kaum möglich sein.

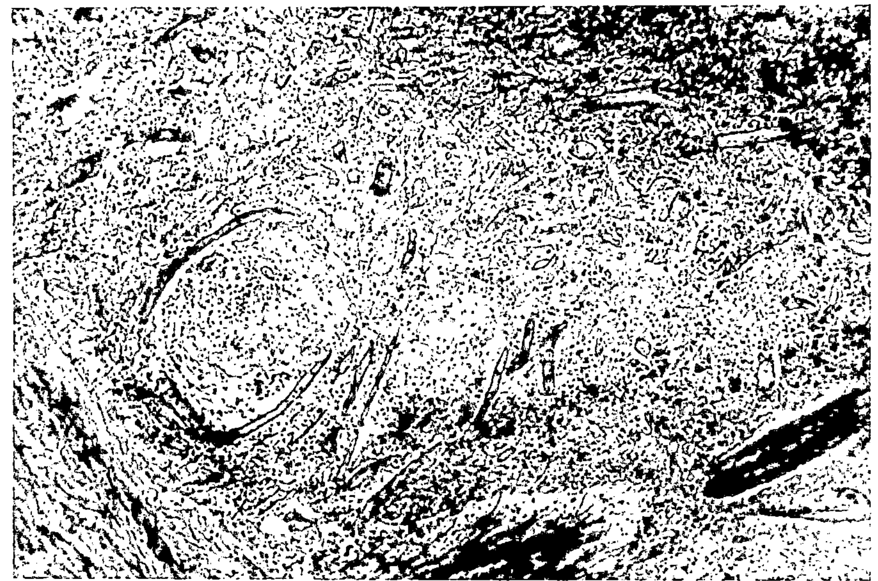

Abb. 245. Lipomelanotische Reticulocytose. Reticulumzellherd mit zahlreichen Gefäßen und mäßig reichlich Gitterfasern. Klinisch Pramykose. Leisten-Lymphknoten. 61jährige ♀. Bielschowsky-Gomori. Etwa 100 ×

Sekundärknötchen können fehlen, sind aber meist in kleiner bis großer Zahl vorhanden. Je ausgeprägter und älter der Prozeß ist, um so mehr herrscht die Reticulumzellwucherung vor und treten die Sekundärknötchen zurück.

Neben dem cytologisch-histologischen Bild ist die Ablagerung von *Pigment* und Fett diagnostisch bedeutungsvoll: Das *Melanin* findet sich in stark wechselnder Menge und kann — selbst bei höchstgradiger Reticulumzellvermehrung — völlig fehlen[6]. Die stärkste Melaninablagerung erfolgt meist am Rand oder in unmittelbarer Nachbarschaft der Reticulumzellkomplexe, innerhalb der Reticulumzellherde jedoch nur in geringerer Menge. Vereinzelt fanden wir auch — ähnlich wie KELLER u. STAEMMLER[7] — eine Melaninspeicherung in Reticulumzellen von Sekundärknötchen; einmal lag Melanin in abgelösten, z. T. mehrkernigen Retothelien eines Randsinus.

Die Melaninspeicherung erfolgt meist in Form kleiner gelbbrauner bis dunkelbrauner Körnchen, zwischen denen manchmal ein großer braunschwarzer Klumpen liegt. Bei Giemsa-Färbung erscheint das Melanin grünlich, bei Berliner-Blau-Reaktion verhält es sich in der Regel negativ, nur vereinzelt sahen wir hierbei

---

[1] LENNERT u. ELSCHNER 1954.   [2] 1951, 1953.   [3] 1938.   [4] 1950.   [5] 1953.
[6] Auch JARRETT u. KELLETT 1951.   [7] 1952.

eine teilweise blaugrüne Färbung abgelagerter Pigmentschollen. Dies war wohl durch eine gleichzeitig oder vorher stattgefundene Hämosiderinspeicherung in der gleichen Reticulumzelle bedingt.

Als 2. Pigment wurde in der Literatur immer wieder das *Hämosiderin* erwähnt. Bei 16 daraufhin geprüften Fällen vermißten wir 8mal das Pigment, 6mal war es in geringer Menge, 2mal in mäßiger Menge vorhanden. In den positiven Fällen war die Eisenspeicherung meist auf die Sinus und die benachbarten Reticulumzellen beschränkt und oft mit Zeichen von intrasinuösem Erythrocytenabbau verbunden. Einmal fanden wir reichlich Hämosiderin in Histiocyten des Hilusfettgewebes.

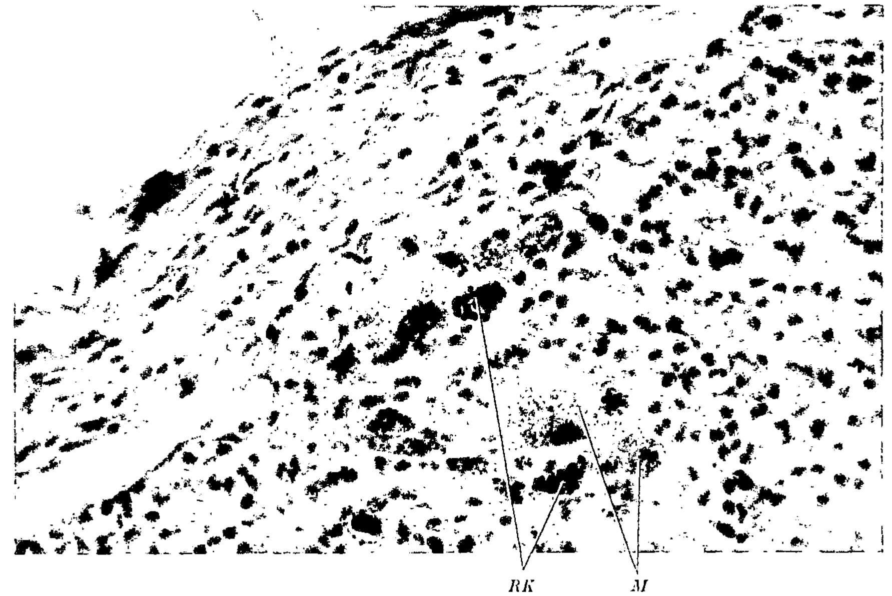

Abb. 246. Lipomelanotische Reticulocytose. Melaninhaltige Reticulumzellen (*M*) und Russellsche Korperchen (*RK*) in der außersten Rindenpulpa. Klinisch: Sekundare Erythrodermie. 40jährige ♀. Weigertsche Fibrinfarbung. Etwa 500 ×

Die Speicherung von *Fett* wird von PAUTRIER u. WORINGER[1] als charakteristisch beschrieben. Dies trifft aber keineswegs für alle Fälle zu, worin wir mit LAIPPLY u. WHITE[2], LÖBLICH u. WAGNER[3] und anderen Autoren übereinstimmen. Von 10 mit Scharlachrot auf Fett geprüften Lymphknoten ergaben nur 6 eine positive Reaktion. Davon zeigten 3 eine geringe fleckförmige, feintropfige, ausnahmsweise auch großtropfige Verfettung, in den übrigen 3 Lymphknoten waren die Reticulumzellherde weithin von feinen Fetttropfen bestäubt, besonders gegen den Rand der Reticulumzellkomplexe zu. Diese periphere Verfettung erwähnen auch OBERMEYER u. FOX[4] sowie LÖBLICH u. WAGNER[3]. Im Anschluß an einen solchen peripheren Bezirk verfetteter Reticulumzellen folgt dann oft erst die Zone der stark pigmentierten Reticulumzellen, die frei von Fetttropfen sind. Eine Doppelbrechung der Fettsubstanzen, wie sie von RANDERATH u. ULBRICHT[5] sowie LINDNER u. KÄRCHER[6] beschrieben wird, konnte von uns nicht nachgewiesen werden.

Über einen merkwürdigen Fall von lipomelanotischer Reticulocytose berichtet ROTTER[7]: Es bestand eine generalisierte Lymphknotenvergrößerung, die biop-

---

[1] 1932, 1937.   [2] 1951.   [3] 1951, 1953.   [4] 1949.   [5] 1952.   [6] 1955.
[7] ROTTER u. BUNGELER 1955, Diskussionsbemerkung zu DHOM 1955.

tisch das Bild einer pigmentreichen lipomelanotischen Reticulocytose geboten habe, autoptisch dagegen sei eine diffuse, fast pigmentfreie Reticulose mit gelegentlicher Bildung von Epitheloidzelltuberkeln gefunden worden.

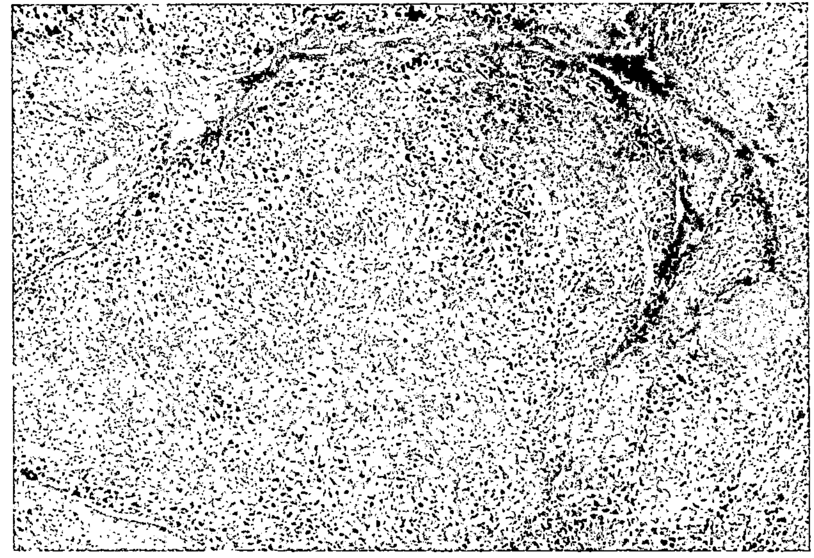

Abb. 247. Lipomelanotische Reticulocytose. Starke Reticulumzellproliferation, ein betrachtlicher Teil der Reticulumzellen ist metallophil. Klinisch. Erythrodermie. Axillarer Lymphknoten. 70jahriger ♂. Weil-Davenport, modifiziert nach BLACK u. SPEER. 50 ×

Färberische und histochemische Reaktionen. Die *Lipide* sind mit den üblichen Fettfärbungsmethoden leicht darstellbar. Sie geben keine positive Einschlußfärbung in Thionin-Weinsäure (nach FEYRTER)

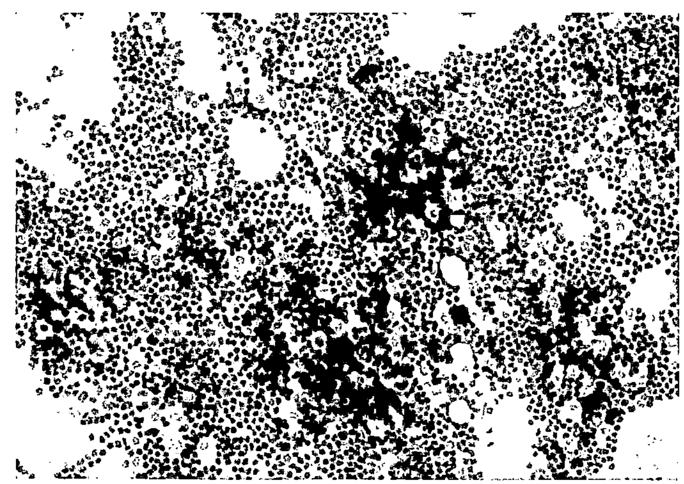

Abb. 248. Lipomelanotische Reticulocytose im Lymphknoten-Tupfpräparat. Zahlreiche große helle Reticulumzellen. Pappenheim. 125 ×

Das Melanin ist zu bleichen mit H_2O_2, positiv bei Versilberung nach MASSON-HAMPERL und Fe-negativ. Diese 3 Reaktionen reichen für eine Identifizierung des Melanins in praxi aus.

Nach LINDNER u. KÄRCHER[1] enthalten die Reticulumzellen reichlich PAS-positive Substanzen. Nach MARSHALL[2] und eigenen Untersuchungen[3] (s. Abb. 247) sind die proliferierten Reticulumzellen wenigstens z. T. metallophil.

Ausstrich. Über das Zellbild im Ausstrich wurde meines Wissens nur von LUCAS[4] sowie LINSER[5], TRAUTMANN[6] u. MORALES PLEGUEZUELO[7] berichtet. LUCAS beschreibt bei seinen 3 Fällen eine erhebliche Vermehrung von „Monocyten" (54—98$^0/_{00}$), von Plasmazellen (64—173$^0/_{00}$) und polymorphkernigen Leukocyten (17—37$^0/_{00}$). Außerdem kamen 24—112$^0/_{00}$ „Histiocyten" mit Fettvacuolen oder grünem Pigment vor, die LUCAS bei keiner anderen Erkrankung beobachtete. TRAUTMANN[6] beschreibt Pigmentkörnchen (Melanin und Hämosiderin) in blassen Reticulumzellen. Wir verfügen über 8 Fälle, von denen wir Tupfpräparate neben den Schnitten anfertigten. Die Adenogramme sind in Tabelle 39 zusammengestellt.

Tabelle 39. *Acht Adenogramme von lipomelanotischer Reticulocytose.* Angaben in $^0/_{00}$

	Laufende Nr.								M_0
	1	2	3	4	5	6	7	8	
Lymphocyten									
jung	742	730	623	578	688	608	636	756	671
alt	63	181	218	309	141	104	208	140	173
Basophile Stammzellen	—	—	—	—	1	—	—	—	0,1
Germinoblasten									
groß	—	2	—	—	1	—	—	2	0,6
mittel	—	1	—	—	3	—	—	3	0,9
klein	—	—	—	—	6	—	—	1	0,9
Plasmoblasten	—	—	—	3	—	—	3	—	0,8
Proplasmazellen	—	—	—	1	—	1	1	—	0,4
Plasmazellen	—	1	1	—	—	1	—	2	0,6
Reticulare Reizzellen									
groß	19	7	9	7	5	—	1	5	6,6
mittel	44	26	39	44	18	10	11	33	28,0
klein	1	2	—	1	—	—	—	—	0,5
Reticulumzellen									
(mittel und groß)	107	37	72	31	124	265	131	20	98,4
davon melaninhaltig	5	4	11	3	—*	—*	—*	2	3,1
Histiocyten	1	—	5	—	3	4	5	10	3,5
Kerntrümmerphagen	—	—	—	—	—	—	—	—	—
Epitheloidzellen	8	3	12	1	4	7	—	1	4,5
Gewebsmastzellen	2	—	—	1	—	—	—	2	0,6
Blutmastzellen	1	2	—	3	—	—	—	1	0,9
Eosinophile	7	1	—	10	4	—	1	6	3,6
Neutrophile	—	3	10	8	2	—	3	16	5,3

* Auch histologisch kein Pigment!

Das Hauptkennzeichen der lipomelanotischen Reticulocytose besteht in der *Reticulumzellvermehrung*. Diese kann außerordentlich hohe Grade erreichen. Unser Höchstwert betrug 265$^0/_{00}$. Die Reticulumzellen sind polymorph, zumeist schwach oxyphil, gelegentlich auch leicht bis mäßig basophil. Derartige basophile Formen beobachteten wir besonders bei den Fällen mit stärkster Reticulocytose. Wenn im Schnitt nennenswerte Mengen von Melanin nachweisbar sind, kann man auch im Ausstrich *pigmenthaltige Reticulumzellen*, dagegen keine pigmenthaltigen Histiocyten, finden (s. unter Pigmentablagerungen S. 41). Diese Reticulumzellen besitzen oft sehr große ovale Kerne und sind gelegentlich zweikernig[6].

---

[1] 1955. [2] 1956. [3] Zusammen mit LÖFFLER, unveröffentlicht.
[4] 1955. [5] 1952. [6] TRAUTMANN 1954. [7] 1958.

Bemerkenswert ist ferner das Vorkommen von Epitheloidzellen (Mittelwert 4,5$^0/_{00}$) und die geringe Vermehrung von Blutmastzellen (Mittelwert 0,9$^0/_{00}$). Alle übrigen Zellen nehmen nur in geringem Maße oder überhaupt nicht an der Lymphknotenreaktion teil.

Diagnose. Die Diagnose lipomelanotische Reticulocytose stützt sich auf die Reticulumzellproliferation, die in der Rinde beginnend schließlich die ganze Lymphknotenpulpa erfüllen kann. Sie ist durch ihren Gefäßreichtum und die häufig noch erkennbare Entstehung in „Tertiärknötchen" gekennzeichnet. Wenn Melanin — meist kranzförmig am Rand der Reticulumzellherde — abgelagert ist, macht die Diagnose keinerlei Schwierigkeiten. Wenn aber nur wenig oder kein Melanin gespeichert ist, muß eine Reihe von Erkrankungen differentialdiagnostisch ausgeschlossen werden.

Bei Sektionsfällen ist die Diagnose lipomelanotische Reticulocytose dadurch erschwert, daß die Reticulumzellen post mortem stark schrumpfen und bei schwacher Vergrößerung nur wenig von den Lymphocyten unterschieden sind. Der Reichtum an Gefäßen und Fasern sowie der Pigmentgehalt dienen in solchen Sektionsschnitten als gute Stützen der Diagnose. Auch zeigt die ausgesprochen lockere Zellanordnung in den Reticulocytoseherden an, daß eine erhebliche Zellverkleinerung stattgefunden haben muß, und daß somit die Zellen wahrscheinlich größtenteils als reticuläre Elemente anzusprechen sind.

Differentialdiagnose. Nach der Literatur macht die Abgrenzung von dem *großfollikulären Lymphoblastom* (M. Brill-Symmers) offenbar Schwierigkeiten, ja es ist eine Reihe von Arbeiten erschienen, in denen unter der Diagnose „M. Brill-Symmers" klassische Bilder von lipomelanotischer Reticulocytose beschrieben werden[1]. Diese Verwirrung wird einigermaßen verständlich, wenn man liest, daß D. SYMMERS[2] selbst die lipomelanotische Reticulocytose und das großfollikuläre Lymphoblastom als nahe verwandt, wenn nicht identisch bezeichnet. Im Gegensatz dazu ist aber zu betonen[3], daß höchstens bei schwacher Vergrößerung eine oberflächliche Ähnlichkeit beider Affektionen besteht.

Der wesentliche Unterschied beruht darin, daß bei der lipomelanotischen Reticulocytose nicht etwa — wie man immer wieder lesen kann — eine ausgedehnte Follikelneubildung stattfindet, sondern an ähnlicher Stelle, wo sonst die Sekundärknötchen entstehen, eine herdförmige Proliferation von Reticulumzellen zur Entwicklung kommt. Follikelbildungen sind aber *das* Kriterium des großfollikulären Lymphoblastoms. Zudem ist die celluläre Zusammensetzung beider Lymphknotenerkrankungen vollkommen verschieden. Bei der lipomelanotischen Reticulocytose ist das Bild wesentlich bunter, die Reticulumzellen sind größer und vielgestaltiger als die meist kleinen und relativ monomorphen Lymphoblastomzellen. Hinzu kommen bei der lipomelanotischen Reticulocytose noch Eosinophile, Plasmazellen, Blut- und Gewebsmastzellen in wechselnder Menge, die sämtlich beim großfollikulären Lymphoblastom vermißt werden. Auch wird bei dieser geschwulstartigen Erkrankung weder eine Verfettung noch eine nennenswerte Hämosiderose beobachtet. Eine Melaninspeicherung kommt beim Lymphoblastom dann ausnahmsweise vor, wenn gleichzeitig Hauterscheinungen (extrem selten!) bestehen, wie die beiden maligne entarteten Lymphoblastomfälle von SYMMERS[4] zu beweisen scheinen.

---

[1] Zum Beispiel die Arbeiten von D. SYMMERS 1938, 1948, FIESCHI 1939, RUBENFELD 1940, COMBES u. BLUEFARB 1941, ROST 1949, GRÜTZ 1953.

[2] 1948.

[3] HURWITT 1943, ROBB-SMITH 1944, KELLER u. STAEMMLER 1952, RANDERATH u. ULBRICHT 1952 u. v. a.

[4] 1938, Fall 4 und 5 der 2. Reihe.

Die Unterscheidung von der *echten (malignen) Retikulose* ist wesentlich schwieriger, vor allem in den Frühstadien. Die lipomelanotische Reticulocytose besteht aus relativ polymorphen, aber gut ausdifferenzierten Reticulumzellen mit hellem Plasma. Zwischen diesen Reticulumzellen sind selbst bei höchsten Graden der Reticulocytose immer noch einige kleine Zellen (Lymphocyten, Plasmazellen usw.) eingestreut, die das Bild auflockern. Bei einer Retikulose dagegen kommen — wenigstens in den typischen Fällen — Reticulumzellen „in Reinkultur" vor. Diese besitzen ein graublaues Plasma (bei Giemsa-Färbung) und sind in der Regel frei von Pigment. Auch teilen sie sich häufiger mitotisch als bei der lipomelanotischen Reticulocytose und infiltrieren nicht selten Kapsel und Umgebung. Endlich fehlt die entzündliche Mitreaktion des Lymphknotens.

Lipomelanotische Reticulocytose und *Mycosis fungoides* sind wiederholt identifiziert worden, auch wurde die Weiterentwicklung einer lipomelanotischen Reticulocytose in eine Mycosis fungoides beschrieben. Diese Prozesse sind morphologisch jedoch scharf zu trennen. Bei lipomelanotischer Reticulocytose sieht man die Proliferation relativ großer heller Reticulumzellen, bei der Mycosis fungoides entwickeln sich die kleinen, mäßig basophilen Mycosiszellen mit grobem Chromatingerüst und Neigung zur Bildung kleiner Riesenzellen.

Eine *nicht dermatopathische Reticulocytose* kann von der pigmentarmen lipomelanotischen Reticulocytose nicht abgegrenzt werden, da sie pathogenetisch und wesentlich das gleiche darstellt und nur durch gewisse Variationen der zu verarbeitenden Substanzen unterschieden ist. Vor einer Verwechslung mit reticulumzellreichen Lymphknoten bei M. Pfeiffer oder Hepatitis[1] schützt das buntere Bild der Virusaffektionen. Vor allem sind etliche basophile Stammzellen und Reizzellen zwischen den Reticulumzellen nachweisbar. Auch fehlen Fett- und Melaninablagerungen.

Frühstadien der Lymphogranulomatose sind der lipomelanotischen Reticulocytose nur selten ähnlich, nämlich dann, wenn es zu einer lockeren Reticulumzellproliferation in der Rinde kommt. Hier müssen Hodgkinzellen und Sternbergsche Riesenzellen zur Sicherung der Diagnose herangezogen werden. In der Regel besteht bei der Lymphogranulomatose aber ein andersartiger Typ der Reticulumzellwucherung, vor allem beginnt die Lymphogranulomatose nie als Reticulocytose der Tertiärknötchen[2].

Ausnahmsweise kann auch eine Melanom-Metastase eine gewisse Ähnlichkeit mit der lipomelanotischen Reticulocytose hervorrufen[1], doch dürften die Art der Zellwucherung, die weitgehende Erhaltung der *groben* Architektur, das Fehlen von cytologischen Malignitätszeichen und das Faserbild eine solche Verwechslung weitgehend ausschließen lassen.

Da die lipomelanotische Reticulocytose offenbar jahrzehntelang nach Abklingen der ursächlichen Hautaffektion weiterbestehen kann, kommt es nicht ganz selten vor, daß wir Reste der lipomelanotischen Reticulocytose bei andersartigen, neu aufgetretenen Erkrankungen des lympho-retikulären Gewebes finden. So kann eine Interferenz verschiedener Proliferationen entstehen, die durch Erhebung der Anamnese oder Probeexcision an anderem Ort aufzulösen ist. Auch schickt der Chirurg bei scheinbar generalisierten Lymphknotenaffektionen nicht selten Leistenlymphknoten, in denen manchmal nur eine alte lipomelanotische Reticulocytose, dagegen nichts von der akuten Erkrankung zu finden ist. Die Diagnose lipomelanotische Reticulocytose sollte dann weder zur Beruhigung noch zur Enttäuschung veranlassen, sondern eine baldige Wiederholung der Probeexcision an günstigerer Stelle zur Folge haben.

---

[1] MEESSEN 1955.   [2] Nähere Einzelheiten s. bei LENNERT 1959.

Prognose. Die Prognose der lipomelanotischen Reticulocytose *an sich* ist absolut gut; allerdings führen die Grundleiden, vor allem die Erythrodermien, oft schon nach relativ kurzer Krankheitsdauer zum Tode. So sind die Angaben von ROBB-SMITH[1] zu erklären: Nach einem Jahr lebten noch 78%, nach 3 Jahren 52%, nach 5 Jahren 22% und nach 7 Jahren 7% seiner Kranken mit lipomelanotischer Reticulocytose[2].

Es sei nochmals mit Nachdruck betont, daß die lipomelanotische Reticulocytose ein ausschließlich reaktives Geschehen darstellt. Eine *maligne Entartung* wurde — trotz gegenteiliger Behauptungen — *niemals bewiesen*[3]. Keinesfalls darf daraus, daß in zwei aufeinanderfolgenden Probeexcisionen eine lipomelanotische Reticulocytose und dann eine maligne Retikulose oder ähnliche Neoplasien gefunden wurden, ein Übergang der lipomelanotischen Reticulocytose in eine maligne Neubildung geschlossen werden; das zeitliche Nacheinander braucht nichts zu bedeuten und bedeutet in diesen Fällen sicher nicht, daß der zweite Prozeß aus dem ersten hervorgegangen ist.

Die Lymphknoten bei Geschlechtskrankheiten

Lues, Lymphogranuloma inguinale und Ulcus molle führen zu einer Beteiligung der regionären Lymphknoten mit mehr oder weniger charakteristischem histologischem Bild. Auch die späteren Stadien der Lues und die konnatale Syphilis machen „spezifische" Lymphknotenveränderungen.

Im folgenden werden wir nur die Lymphadenitiden, die durch Lues und Ulcus molle hervorgerufen werden, besprechen. Die Lymphknotenentzündung des Lymphogranuloma inguinale wurde bereits in dem Kapitel „reticulocytäre abscedierende Lymphadenitis" (S. 206 ff.) abgehandelt.

Syphilis (Lues) der Lymphknoten[4]

Synonyma: Scleradenitis syphilitica
Syphilitischer Bubo (Lues I)

Die syphilitische Infektion der Lymphknoten kommt in allen 3 Stadien der Lues und auch bei der konnatalen Lues vor. Häufigkeit und Erscheinungsweise sind jeweils verschieden, weshalb eine getrennte Besprechung nötig ist. Die Darstellung der histologischen Veränderungen ist schwierig, da neuere Untersuchungen fehlen und manche Fälle des älteren Schrifttums nicht als gesicherte Lues gelten können (z. B. der viel zitierte Fall von LÖWENBACH[5]) oder nur ungenügend beschrieben sind. Wir stützen uns daher vor allem auf sechs eigene Beobachtungen von primärer und 2 Beobachtungen von tertiärer Lymphknotenlues.

1. Die regionäre syphilitische Lymphadenitis (Lues I)

Vorkommen. Die regionäre Lymphadenitis ist „der treue Begleiter des Schankers"[6], sie fehlt nur in extrem seltenen Ausnahmefällen. Der Zeitpunkt der Lymphknotenschwellung schwankt zwischen einer und mehreren Wochen (meist 3—4 Wochen) nach Infektion[6, 7] und folgt dem Schanker nach etwa 2 bis 3 Tagen. Die Lymphknotenvergrößerung wird aber erst 7—12 Tage nach dem

---

[1] 1947. [2] Siehe auch JARRETT u. KELLETT 1951.
[3] LENNERT u. ELSCHNER 1954, MEESSEN 1955.
[4] Literatur bei STERNBERG 1926, ZURHELLE 1928, CHEVALLIER u. BERNARD 1932, ROULET 1956.
[5] 1899. [6] CHEVALLIER u. BERNARD 1932. [7] ZURHELLE 1928.

Primäraffekt augenfällig und erreicht etwa nach weiteren 10 Tagen den Höhepunkt ihrer Entwicklung, so daß man die typischen derben Bubonen *etwa 15 bis 25 Tage nach Auftreten des Schankers* beobachtet[1]. Die Lymphknotenschwellung bleibt mindestens einige Wochen, im Mittel 2 Monate bestehen, manchmal erfolgt fast keine Rückbildung. Auf jeden Fall überdauert die Lymphknotenschwellung stets den Primäraffekt.

Bei Schwangeren und Greisen ist die Lymphadenitis häufig gering ausgeprägt oder fehlt sogar ganz. Desgleichen bleibt sie bei hämatogener Infektion durch Bluttransfusionen aus[2].

Klinik. Der geschwollene Lymphknoten ist hart, meist schmerzlos und beweglich. Häufig sind mehrere Lymphknoten einer Region befallen. Die überziehende

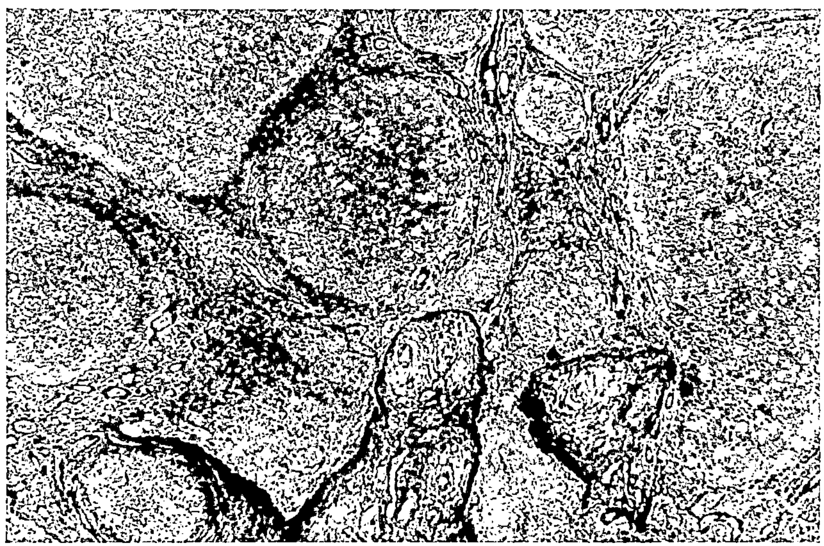

Abb. 249. Lymphknoten bei Lues I. Starke follikuläre lymphatische Hyperplasie mit stark vergrößerten Keimzentren. In den Keimzentren zahlreiche Sternhimmelzellen. Verbreiterte Trabekel. Vermehrung der Gitterfasern in der Pulpa. Klinisch: Vor 10 Wochen „Verletzung am Praeputium". Seit 7 Wochen derbe indolente Schwellung der Leistenlymphknoten einer Seite. Wa. R. + + +. 38jähriger ♂. Bielschowsky-Gomori. 50 ×

Haut zeigt in der Regel keine Veränderung, insbesondere keine Rötung. Wesentliche Allgemeinerscheinungen fehlen.

Lokalisation. Die luische Lymphadenitis ist ein sicherer Wegweiser zum Ort des Primäraffektes, der oft schon abgeheilt oder noch gar nicht entdeckt ist. Am häufigsten erkranken verständlicherweise die *Leistenlymphknoten*, wobei auch kontralateraler und beiderseitiger Befall vorkommt. Auch die Beckenlymphknoten, ja selbst paraortale Lymphknoten können bei Genitalinfektion, vor allem bei der Frau, betroffen sein. Die zweithäufigste Lokalisation ist der Hals, ganz speziell der Kieferwinkel, sodann kommen alle möglichen äußeren Lymphknoten als Sitz der primären syphilitischen Lymphadenitis in Frage. Bei multiplen Lymphknotenschwellungen ist der größte Lymphknoten als der dem Primäraffekt am nächsten liegende zu betrachten.

Makroskopie. Die Lymphknoten sind haselnuß- bis kirschgroß, im allgemeinen nicht größer als taubeneigroß, ausnahmsweise auch hühnereigroß[1]. Die Konsistenz ist ausgesprochen fest. Auf der Schnittfläche sieht man keinerlei Herde.

---

[1] ZURHELLE 1928.   [2] GREITHER u. KLEIN 1949.

Histologie[1]. Die Lues des Primärstadiums ist im allgemeinen gekennzeichnet durch eine *follikuläre lymphatische Hyperplasie starken Grades*. Die Keimzentren sind florid und enthalten reichlich Sternhimmelzellen. Sie können sich auch in

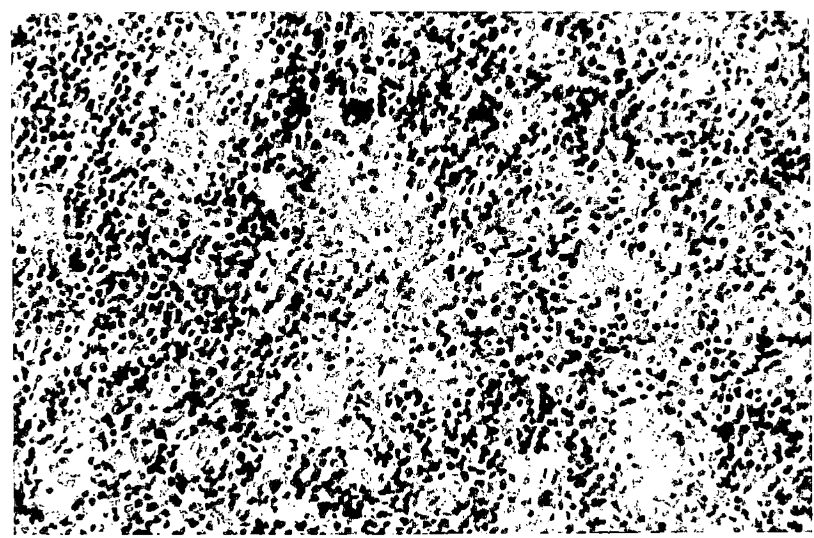

Abb. 250. Lymphknoten bei Lues I. Kleine Reticulumzellherde in der Pulpa. Die Zellen solcher Herde wandeln sich in Epitheloidzellen um. Klinisch: Penisgeschwur mit regionarer Lymphknotenschwellung. Keine weiteren Angaben. Wa. R. nach Excision + + +. Leisten-Lymphknoten. 56 jahriger ♂.¹ Hämatoxylin-Eosin. 250 ×

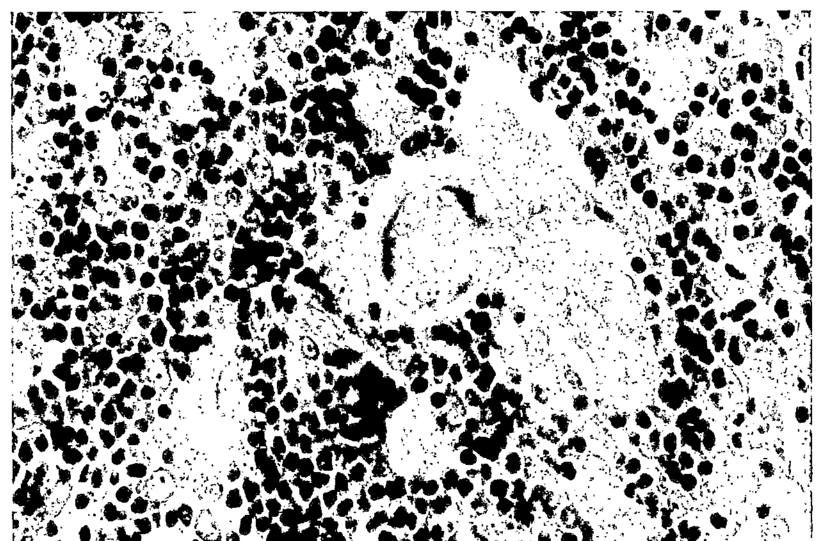

Abb. 251. Lymphknoten bei Lues I. Epitheloidzellgruppe mit Langhansscher Riesenzelle in der Pulpa. Gleicher Fall wie Abb. 249. Azur-Eosin. 500 ×

lipomatös-atrophischen Bezirken des Lymphknotens entwickeln, so daß ein „infiltrierendes Wachstum" in umgebendes Fettgewebe vorgetäuscht wird.

---

[1] Rieder 1898, Finsterlin 1920, Zurhelle 1921, 1928, Michelson 1929, 1932, Chevallier u. Bernard 1932.

Neben dieser starken Follikelneubildung sieht man eine hochgradige Zunahme der *Plasmazellen*, vorwiegend in der Pulpa des Markes. Die Plasmocytose ist gelegentlich so stark, daß manche Stellen an Plasmocytome erinnern[1]. Zwischen den Plasmazellen liegen auch etliche Plasmazellvorstufen und basophile Stammzellen. Manchmal sind die Reticulumzellen der Pulpa fleckförmig vermehrt und mit neutrophilen Granulocyten vergesellschaftet. CHEVALLIER u. BERNARD[2] erwähnen das Auftreten von „Eosinophilen mit plasmazellartigem Kern" (= wohl Gewebseosinophile).

Nicht selten findet man *Epitheloidzellen*[2], worauf besonders MICHELSON[3] hingewiesen hat. Die Epitheloidzellentwicklung ist im allgemeinen kleinherdig

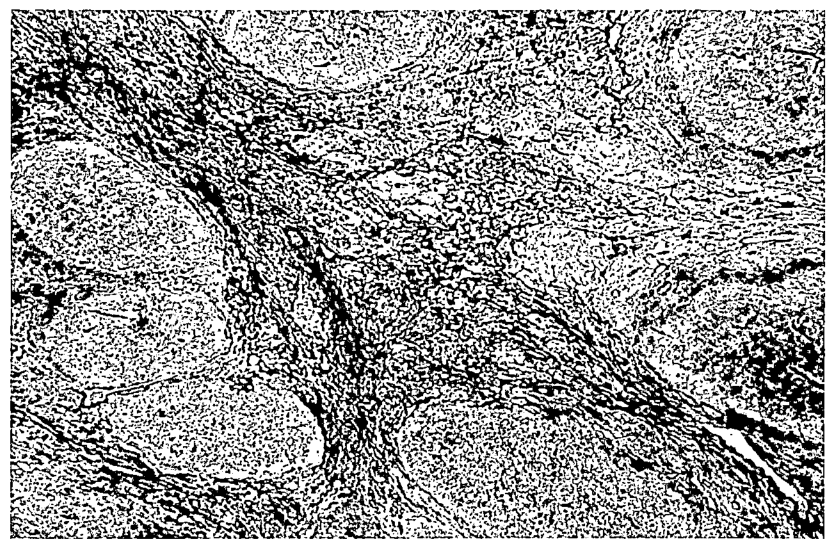

Abb. 252. Lymphknoten bei Lues I. Starke Gitterfaservermehrung in der Pulpa. Große Keimzentren. Gleiches Praparat wie Abb. 249. 50×

wie bei der Piringerschen Lymphadenitis, kann aber nach MICHELSON[3] auch granulomatös wie beim ausgeprägten M. Boeck sein. Sie führt nie zu Nekrose und ist meist mit der Bildung von Langhansschen Riesenzellen verknüpft. Vor allem die kleinherdige Epitheloidzellreaktion scheint differentialdiagnostisch bedeutsam, zumal sie — wie die Piringersche Lymphadenitis — mit einer Sinushistiocytose einhergehen kann. Oft sind es nur 2—3 Epitheloidzellen, die zusammenliegen. Man findet sie in der Pulpa, in der Nähe von Keimzentren, perivasculär in den Trabekeln sowie in der verdickten Kapsel und deren Umgebung. Diese Epitheloidzellproliferationen der Lymphknotennachbarschaft grenzen gelegentlich palisadenförmig an den Randsinus an. MICHELSON[4] sah die Epitheloidzellherde am stärksten im Hilusbereich entwickelt. Charakteristisch scheint uns zu sein, daß die Epitheloidzellen oft „ganz verloren" als Einzelelemente oder kleinste Gruppen in den chronisch entzündlichen Infiltraten der Lymphknotenumgebung oder auch in der buntzelligen Lymphknotenpulpa liegen. Auch die Entwicklung in der Umgebung von Gefäßen und in den Trabekeln dürfte recht kennzeichnend für die Lues sein. Die Epitheloidzellherde der Trabekel können nach MICHELSON[5] bisweilen zu ausgeprägten Granulomen vergrößert sein, selbst wenn in der Pulpa nur kleinste Epitheloidzellherdchen nachweisbar

---

[1] FINSTERLIN 1920. [2] CHEVALLIER u. BERNARD 1932. [3] 1929, 1932.
[4] 1929. [5] 1932.

sind. MICHELSON fand tuberkuloide Strukturen in 4 von 25 Lues I-Lymph-knoten.

Der von MICHELSON[1] beschriebene zweite sarkoidähnliche Typ der Lues kommt in unseren Lymphknoten nicht vor. Nach MICHELSON gleicht er histo-

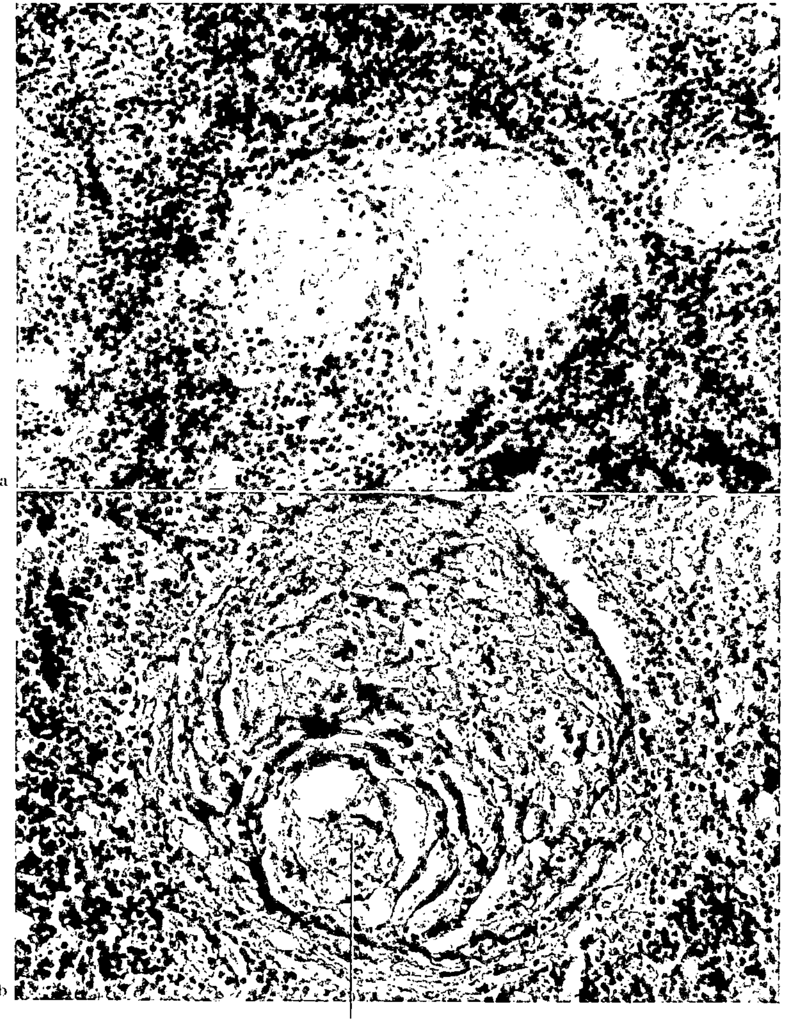

Abb. 253a u. b. Lymphknoten bei Lues I. Gefäßveränderungen im Lymphknoten. a Perivenöses Epitheloidzell-knötchen. b Periarteriitis mit zirkularer perivascularer Fibrose. Arterienlumen bei ×. Gleicher Fall wie Abb. 249.
a Hämatoxylin-Eosin, 250×. b van Gieson, 250×

logisch vollkommen der „indurativen" epitheloidzelligen Lymphknotentuber-kulose. Die von MICHELSON[2] beschriebenen „epitheloidzellig umgewandelten Keimzentren" bedürfen der Nachprüfung.

Die Sinus zeigen in den allerersten Tagen einen Katarrh, werden später aber durch die Proliferation des Lymphknotenparenchyms eingeengt. Sie schwemmen vielfach große Mengen von Lymphocyten aus. In 2 Fällen sahen wir neben einer

[1] 1929.　　[2] 1932.

kleinherdigen Epitheloidzellproliferation auch eine unreife Sinushistiocytose, speziell der Randsinus.

Die Entzündung greift auch auf Trabekel und Kapsel über, die anfangs ein Ödem, später chronisch entzündliche Infiltrate zeigt. Es kommt schließlich zu einer starken *fibrösen Verdickung von Kapsel und Trabekeln*, wodurch die makroskopisch und klinisch feststellbare Verhärtung („Scleradenitis") z. T. erklärt ist. Darüber hinaus besteht noch eine mehr oder weniger starke Vermehrung der Gitterfasern in der Lymphknotenpulpa[1], die zu einer weiteren Konsistenzvermehrung führt. In den faserreichen Gebieten sind meist auch vermehrt Capillaren nachweisbar; diese sollen eine verdickte Wand besitzen[2].

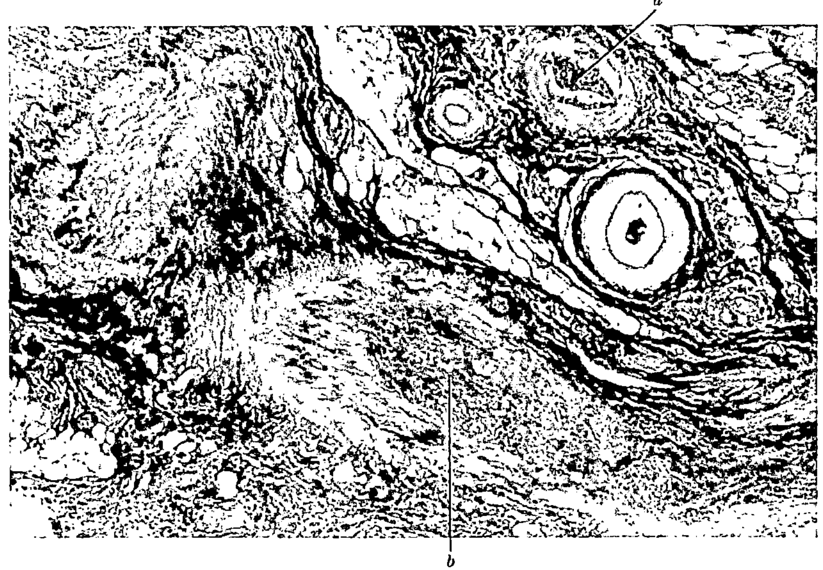

Abb. 254. Lymphknotenumgebung bei Lues I. *a* Rein zellige Endophlebitis mit polsterformiger Einengung des Lumens. *b* Ältere Endophlebitis eines größeren Venenastes mit vollkommenem Verschluß des Lumens und starker Faserbildung. Gleicher Fall wie Abb. 249. van Gieson. 50×

Die differentialdiagnostisch wichtigsten Veränderungen betreffen die *Gefäße* des Lymphknotens und seiner Umgebung. Innerhalb des Lymphknotens sieht man, vor allem um kleine Arterien und Venen, Fibroblastenproliferationen, die konzentrisch geschichtete kollagene Lamellen bilden. Zwischen den Fibroblasten sind manchmal noch etliche Lymphocyten eingestreut. In der Lymphknotenumgebung kommen vor allem *Endophlebitiden*[3], sodann auch Peri- und Endoarteriitiden sowie Lymphangitiden[3] vor. FINSTERLIN[4] bezeichnet die Arterienveränderungen als Mesarteriitis. Die betroffenen Gefäße besitzen verdickte Wände, das Lumen ist vor allem in den Venen oft hochgradig durch zelligfaserige Intimapolster eingeengt, bisweilen völlig verschlossen (s. Abb. 254). Auch große Venen sind betroffen. Die Adventitia der Venen kann lymphocytäre und epitheloidzellige Infiltrate zeigen.

Charakteristisch ist endlich die *starke Perilymphadenitis* mit Entwicklung eines capillarreichen Granulationsgewebes in der Lymphknotenumgebung. Dieses enthält hie und da angedeutete histiocytäre Knötchen und manchmal einzelne

---

[1] ROESSLE u. YOSHIDA 1909.   [2] CHEVALLIER u. BERNARD 1932.
[3] RIEDER 1898. Weiteres über Gefäßveränderungen s. bei BENDA 1924, 1929.
[4] 1920.

Epitheloidzellen. Dazwischen liegen etliche Lymphocyten und vor allem Plasmazellen.

Der Nachweis von Spirochäten gelingt in Schnittpräparaten bei geeigneter Vorbehandlung (Levaditi-Methode) häufig[1]. Die Spirochäten bevorzugen die bindegewebigen und vasculären Anteile des Lymphknotens. Nach ZURHELLE[2] sind sie vor allem im Endothel und Lumen von Sinus, Lymphgefäßen und Venen, später besonders in den Trabekeln zu finden.

Die selten vorkommende Einschmelzung und Nekrotisierung primär syphilitischer Lymphknoten sollte noch mehr histologisch erforscht werden. FINSTERLIN[3] hat einen Fall feingeweblich untersucht und beschreibt mehrere kleine und große Erweichungsherde mit zer-

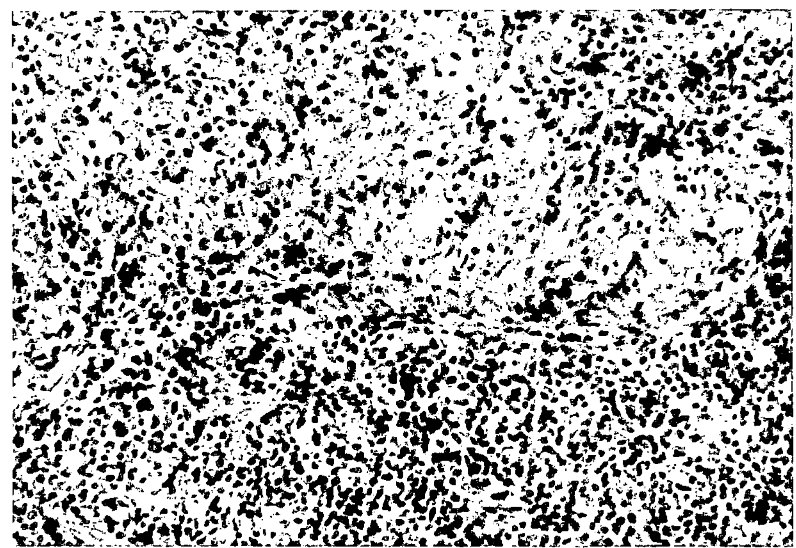

Abb. 255. Perilymphadenitis bei Lues I. In der Mitte Reste der Kapsel. Gleichartige Reticulumzellen wie in der Pulpa von Abb. 250. Gleicher Fall. Hamatoxylin-Eosin. 250 ×

fallenen Zellen, detritusähnlichen Strukturen und Lücken. In der Nachbarschaft fand sich ein capillarreiches Granulationsgewebe mit vielen Leukocyten. Die größeren Arterien zeigten eine Mesarteriitis mit teilweiser Verlegung des Lumens durch Intimaproliferation. Bei Einschmelzungen ist auch an Mischinfektionen (Lymphogranuloma inguinale, Ulcus molle!) zu denken. Weitere Angaben s. bei CHEVALLIER u. BERNARD[4].

Ausstrich[5]. Zwei Veränderungen im Lymphknotenausstrich wurden immer wieder betont und können nach eigenen Beobachtungen bestätigt werden:

1. Die Zeichen der starken follikulären Hyperplasie[6], die sich in einer hochgradigen Germinoblastenvermehrung mit reichlich Mitosen und Kerntrümmerphagen („Sternhimmelzellen") äußert.

2. Eine erhebliche Vermehrung von Plasmazellen und ihren Vorstufen[7]. LUCAS[8] fand bei 3 Fällen einen Durchschnittswert von $58^0/_{00}$ plasmacellulären Formen.

Beide Befunde, die Germinoblasten- und Plasmazellenproliferation, sind unspezifisch. Sie können zusammen und auch allein beobachtet werden. Darüber

[1] MICHELSON 1929 u. a.   [2] 1921.   [3] 1920.   [4] 1932.
[5] HIRSCHFELD 1925, PAVLOWSKY 1934, STAHEL 1939, ALBAHARY 1942, STRUNGE 1944, STUYT 1947, ANDRÉ u. DREYFUS 1955, LUCAS 1955.
[6] PAVLOWSKY 1934, STRUNGE 1944.
[7] HIRSCHFELD 1925, ANDRÉ u. DREYFUS 1955, LUCAS 1955.   [8] 1955.

hinaus wurden Leukocyten-Ansammlungen[1], unter anderem mit reichlich Makrophagen und Fremdkörperriesenzellen[2], beschrieben. In einem eigenen Fall zeigte das Adenogramm (s. Tabelle 40) die auffallend starke Vermehrung der Histiocyten auf $70^0/_{00}$. Auch große, ein- und mehrkernige saftige Epitheloidzellen kommen vor (s. Abb. 256).

Nach SCHILLING[3] gelingt es oft, in den Lymphknotenausstrichen die Spirochäten nachzuweisen. SCHILLING empfiehlt für diesen Zweck, die alkalisierte Giemsa-Färbung oder das Burrische Tuscheverfahren anzuwenden.

Diagnose. Als typische Zeichen der Lues I gelten: die starke follikuläre lymphatische Hyperplasie und Plasmocytose, die meist kleinherdige Epitheloidzellproliferation in Lymphknoten und Umgebung, die Vermehrung der reticulären (Pulpa) und kollagenen (Trabekel und Kapsel) Fasern sowie die erhebliche Periadenitis und die entzündlichen Gefäßveränderungen (besonders Endophlebitis und Periangitiden).

Gerade die Gefäßveränderungen haben großes diagnostisches Gewicht, vor allem wenn sie mit floriden Keimzentren und Epitheloidzellproliferationen des Lymphknotens gepaart sind. Dann ist allein aus den an sich unspezifischen Einzelbefunden bereits die Wahrscheinlichkeitsdiagnose auf Lues I berechtigt. Diese wird bekräftigt durch die klinischen Angaben, daß der Lymphknoten aus der Leiste stammt und hier seit einigen Wochen schmerzlos und nur einseitig besteht. Da spezifische Färbungen auf Spirochäten aus technischen Gründen meist nicht mehr möglich sind, bleibt uns nur die Sicherung der Diagnose durch die Wassermannsche Reaktion oder noch besser durch den Nelson-Test. Die Wassermannsche Reaktion wird etwa in der 6. Woche nach Infektion allmählich positiv. Wenn noch weitere nicht exstirpierte, vergrößerte Lymphknoten bestehen, ist die Lymphknotenpunktion zum direkten Nachweis der Spirochäten anzuraten[3]. Sie gestattet die Diagnose schon zu stellen, bevor die Wassermannsche Reaktion positiv ausfällt.

Tabelle 40. *Adenogramme von Lues I und II.*
Angaben in $^0/_{00}$.
Im ersten Falle lag ein frisch infizierter Leistenlymphknoten, im zweiten Falle ein länger infizierter Leistenlymphknoten bei bereits erfolgter Generalisation vor.

Laufende Nr.	1	2
Lymphocyten	774	689
Basophile Stammzellen .	2	4
Germinoblasten, ...	37	235
davon in Mitose . . .	—	14
Plasmoblasten.	—	—
Proplasmazellen	4	2
Plasmazellen	15	11
Retic. Reizzellen		
groß	—	—
mittel	42	8
klein	6	1
Reticulumzellen		
(mittel und groß) . .	20 *	14 *
Histiocyten	70 *	5
Epitheloidzellen	11	3 *
Kerntrümmerphagen . .	2	6
Gewebsmastzellen . . .	2	3
Blutmastzellen	—	—
Eosinophile	2	1
Neutrophile	12	4
Myelocyten	1	—

* Darunter je eine 2-kernige Zelle.

Differentialdiagnose. Die Lues I des Lymphknotens kann völlig uncharakteristisch und damit von einer „*unspezifischen Lymphadenitis*" nicht unterscheidbar sein. Die Gefäßveränderungen kommen bei nichtluischen Lymphknotenreaktionen ohne sonstige besondere Merkmale (z. B. reticulocytär begrenzte Abscesse) nicht vor und stellen daher die stärkste differentialdiagnostische Stütze für Lues I dar. Auch sollte man bei einer starken Periadenitis in Leistenlymphknoten, die evtl. mit einer Epitheloidzellproliferation in der Lymphknotenumgebung gepaart ist, immer an Lues denken.

Die kleinherdige Epitheloidzellreaktion ist von der *Piringerschen Lymphadenitis* im wesentlichen durch die Gefäßveränderungen und die stärkere Periadenitis

---

[1] PAVLOWSKY 1934, STAHEL 1939.   [2] STAHEL 1939.   [3] SCHILLING 1943.

zu unterscheiden; letztere führt zu ausgeprägteren Fibrosen als die Kapselbeteiligung der Piringerschen Lymphadenitis. Für Lues sprechen außerdem die Epitheloidzellherdchen in der Adventitia kleiner Gefäße und in den Trabekeln. Die für die Piringersche Lymphadenitis charakteristische unreife Sinushistiocytose kommt auch bei der Lues I vor.

Ob man die sarkoidähnliche großherdige Epitheloidzellreaktion[1] bei Lues von der *epitheloidzelligen Tuberkulose* und dem *M. Boeck* unterscheiden kann, vermag ich nicht zu entscheiden, da mir einschlägige Beobachtungen nicht zugänglich sind.

Die Verwechslung der Lues I mit einem *großfollikulären Lymphoblastom* (M. Brill-Symmers) sollte ausgeschlossen sein, wenn man die zahlreichen Sternhimmelzellen der Keimzentren und die übrigen entzündlichen Reaktionen in Lymphknoten und Umgebung berücksichtigt.

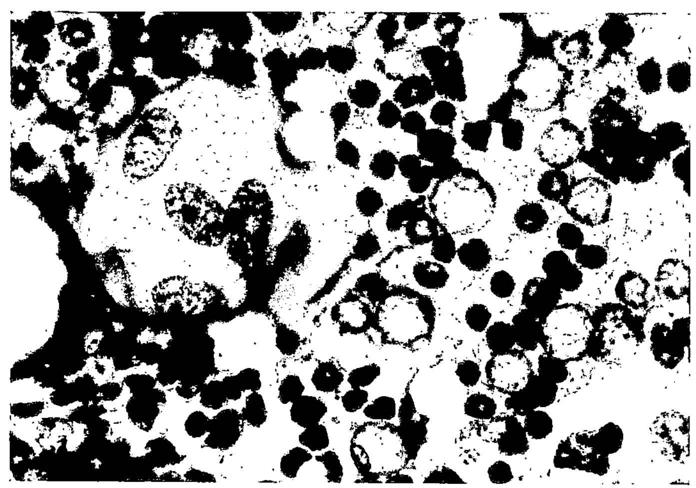

Abb. 256. Lues I im Lymphknoten-Tupfpräparat. Gruppe von saftigen Epitheloidzellen (kleine Langhanssche Riesenzelle ?) mit wolkigem Plasma und typischer reticularer Kernstruktur. Gleicher Fall wie Abb. 249. Pappenheim. 625 ×

2. Die universelle syphilitische Lymphadenitis (Lues II)

Vorkommen. Das II. Stadium der Lues wird von einer Generalisierung der zuerst regionären Lymphknotenschwellung eingeleitet. Die hämatogene Ausbreitung wird dadurch offenbar. Sie erfolgt frühestens 6 Wochen nach Infektion, meist erst *in der 7.—8. Woche.* Die universelle Lymphadenitis ist so typisch für die sekundäre Syphilis, daß man vor Einführung der Wassermannschen Reaktion in der „Polyskleradenitis" ein diagnostisch wichtiges Zeichen der Lues erblickte. Nur bei Greisen und Schwangeren kann sie einmal sehr gering ausgeprägt sein. Die Lymphknotenschwellung bleibt über Monate bis (2—3) Jahre bestehen und bildet sich dann allmählich zurück.

Klinik. Die Lymphknoten sind kleiner als bei Lues I, derb und schmerzlos. Die überziehende Haut ist verschieblich.

Lokalisation. Betroffen sind alle Lymphknotenregionen; deshalb sind die sonst selten geschwollenen Lymphknoten besonders bedeutsam, z. B. die paramamillären, retroauriculären, infraclaviculären oder cubitalen (epitrochleären) Lymphknoten.

Makroskopie. Wie bei Lues I, im allgemeinen jedoch wesentlich kleiner. Derbe Konsistenz!

---

[1] MICHELSON 1929, 1932.

Histologie[1]. Das Bild stimmt völlig mit der regionären Lymphadenitis des Primärstadiums überein. Vor allem wird immer die erhebliche follikuläre lymphatische Hyperplasie, die Plasmocytose und die Vermehrung der Gitterfasern, die durch eine Reticulocytose bedingt ist, betont. MICHELSON[2] fand bei Lues II die gleichen epitheloidzelligen Proliferationen wie bei Lues I, sogar häufiger als dort. STOECKENIUS[3] beschreibt basophile reticuläre Formen mit einzelnen mehrkernigen Riesenzellen, die Sternbergschen Riesenzellen ähnlich seien (mehrkernige Plasmoblasten!?). Auch beobachtete er einzelne Riesenzellen vom Langhans-Typ sowie reichlich Eosinophile.

Ausstrich. Auch hierbei ist kein Unterschied gegenüber dem Primärstadium festzustellen; eine persistierende Vermehrung der Germinoblasten ist verdächtig auf Lues II[4].

Diagnose. Der Spirochätennachweis in Lymphknotenpunktat und -schnitt gelingt jetzt nicht mehr so leicht wie im I. Stadium. SALEEBY u. GREENBAUM[5] konnten allerdings im Tierversuch (nach Injektion von Lymphknotenemulsionen in Kaninchenhoden) auch dann häufig noch Spirochäten finden, wenn die histologische Suche nach Spirochäten in dem exstirpierten Lymphknoten selbst vergeblich geblieben war. Beide Autoren beschreiben außerdem feine, dunkle Granula im Levaditi-Präparat der menschlichen und tierischen Lymphknoten, die sie als Umwandlungs- bzw. Abbauformen der Spirochäten deuten. Die Wassermannsche Reaktion samt Nebenreaktionen sowie der Nelson-Test sind stark positiv.

Differentialdiagnose. Gegenüber einer lymphatischen Hyperplasie anderer Genese mögen Plasmocytose, Epitheloidzellproliferationen und Faservermehrung einen gewissen Hinweis geben. Hauptsache ist, an die *Möglichkeit* einer Syphilis zu denken!

3. Die tuberkuloide tertiär-syphilitische Lymphadenitis (Lues III)

Die Lymphknotenlues des Tertiärstadiums kommt analog der Tuberkulose in 2 Formen vor:

a) als gummöse Form, die der käsigen Lymphknotentuberkulose entspricht, und

b) als granulierende Form, die der epitheloidzelligen Tuberkulose gleicht.

Vorkommen und Klinik[6]. Eine syphilitische Lymphadenitis ist im Tertiärstadium außerordentlich selten. Während früher die gummöse Form weit überwog, soll es heute — auf Grund der Therapie — viel häufiger zum Auftreten miliarer Gummata kommen[7]. Die Lymphknotenlues des Tertiärstadiums tritt frühestens 6 Monate nach Primärinfektion, aber auch noch nach mehreren Jahrzehnten auf. Meist setzt sich die Infektion von anderen tertiär syphilitisch erkrankten Organen lymphogen auf regionäre Lymphknoten fort. Vereinzelt flackert durch Traumen und andere Alterationen des früher spezifisch entzündeten Lymphknotens die alte Lymphadenitis wieder auf.

Selten ist ein Lymphknoten allein betroffen, meist erkranken eine ganze Gruppe oder auch mehrere Gruppen. Die überziehende Haut ist in der Regel mit dem Lymphknoten verwachsen. Gelegentlich kommt es zur Erweichung, Perforation und Bildung von nichtheilenden Geschwüren. Spontane Schmerzen fehlen meist, Druckschmerz besteht vielfach. Allgemeinerscheinungen (Fieber Anämie, Gewichtsverlust) kommen nur vereinzelt vor.

---

[1] ZURHELLE 1928, MICHELSON 1929, 1932, CHEVALLIER u. BERNARD 1932.
[2] 1932.   [3] 1921.   [4] PAVLOWSKY 1934, STAHEL 1939, STRUNGE 1944.
[5] 1931.   [6] CUMMER 1928, Lit.   [7] ROULET 1956.

Die Altersverteilung wurde von CUMMER[1] nach 50, die Geschlechtsverteilung nach 74 Literaturfällen ermittelt (s. Abb. 257). Der Altersgipfel der gummösen Lymphadenitis liegt zwischen dem 20. und 30. Lebensjahr; der jüngste Patient war 5 Jahre alt; nach dem 50. Lebensjahr kommt eine gummöse Lymphadenitis anscheinend nicht mehr vor. Das männliche Geschlecht ist etwas häufiger betroffen als das weibliche.

Lokalisation. Unter den einzelnen Lymphknotenregionen stehen nach CUMMER[1] die *Halslymphknoten* (submandibulär, supraclaviculär) an der Spitze, da

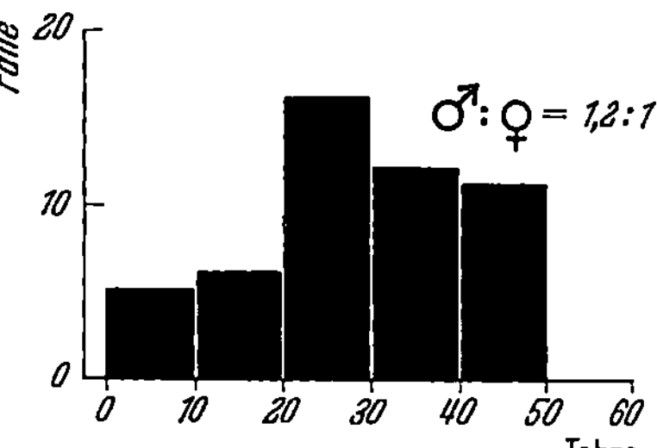

Abb. 257. Altersverteilung der tertiarsyphilitischen Lymphadenitis nach CUMMER (1928)

im Einzugsgebiet (Tonsille, weicher Gaumen, Lippe usw.) nicht selten gummöse Veränderungen vorkommen. Die nächsthäufige Lokalisation ist die Leiste, die übrigen Lymphknotengruppen sind seltener befallen. Von den 77 Fällen der Tabelle 41 waren 7mal 2 Regionen und 2mal 3 Lymphknotenregionen betroffen.

Makroskopie. Die gummöse Lues zeigt im Durchschnitt walnußgroße, maximal faustgroße Lymphknoten. Die Schnittfläche wird ganz oder partiell von den speckigen, derbelastischen gelblichen Gummata gebildet, die oft von einer breiten derben Kapsel umgeben sind[2]. GAEDEKE[3] beobachtete auf den homogenen Schnittflächen gelegentlich auch zentralen puriformen Zerfall.

Die Lymphknoten der granulierenden Form sind meist kleiner und besitzen eine feuchte grauweiße Schnittfläche, auf der man oft kleinere hellere Knötchen abgrenzen kann.

Histologie. Histologisch zeigt die *gummöse* Form[4] mehr oder weniger ausgedehnte Nekrosen, in denen MICHELSON[5] anfangs noch neugebildete erweiterte und thrombosierte Blutgefäße fand. Im übrigen ist für die jungen Gummata charakteristisch, daß sie bereits von dichten Fibrillenbündeln durchquert werden[6]. Dies läßt nach CORONINI[6] darauf schließen, daß vorher bereits ein spezifisches Granulationsgewebe vorhanden war. Die Nekrose kann aber auch auf die unversehrte Nachbarschaft übergreifen[7]. Wiederholt wurde betont[8], daß die präexistente Lymphknotenstruktur im allgemeinen noch relativ gut in der Nekrose erkennbar ist.

Am Rand der Nekrosen sieht man meist nur spärlich Epitheloidzellen, manchmal fehlen Epitheloidzellen ganz[3], oder es schließt sich an die Epitheloidzellen ein capillarreiches Granulationsgewebe an[9]. Vereinzelt kommen Riesenzellen vom Langhans- und Fremdkörpertyp vor[10].

Arterien und Venen des Lymphknotens und vor allem seiner Umgebung zeigen eine obliterierende Entzündung. Die Kapsel ist stark verdickt. Das nicht nekrotische Lymphknotengewebe zeigt außer einer oft nachweisbaren Plasmocytose keine wesentliche Mitreaktion[5].

Tabelle 41. *Die Lokalisation von 77 gummösen Lymphadenitiden*
(Nach CUMMER 1928)

Regionen	Zahl der Fälle
cervical . . .	46
inguinal . . .	20
axillär . . .	5
cubital . . .	2
präauricular .	2
thorakal . . .	1
multipel . . .	1
	77

---

[1] 1928, Lit.   [2] KAUFMANN 1928, GAEDECKE 1948.   [3] GAEDECKE 1948.
[4] BUDAY 1895, LÖWENBACH 1899, FASAL 1910, FAVRE u. BERNHEIM 1925, STERNBERG 1926, CHEVALLIER u. BERNARD 1932, MICHELSON 1932, GAEDECKE 1948.
[5] MICHELSON 1932.   [6] CORONINI 1930.   [7] ROULET 1956.
[8] Zum Beispiel GAEDECKE 1948, ROULET 1956.   [9] FASAL 1910.
[10] Siehe auch WAKABAYASHI 1911.

Die *granulierende* Form[1] besteht aus Epitheloidzellknötchen („miliare Gummata", „Syphilome") mit vereinzelten kleinen Nekrosen. Diese Nekrosen enthalten vielfach reichlich Kerntrümmer; die umgebenden Epitheloidzellen sind radiär angeordnet. Hie und da kommen typische Langhanssche Riesenzellen vor, aber offenbar nicht immer[2]. Sogar Schaumann-Körper konnten wir in einem Fall beobachten. Dieser Fall sei kurz dargestellt.

32jahrige ♀, puella publica. S. 621/51. Vor 6 Jahren maculopapulöses Exanthem als Zeichen einer Lues II. Wassermannsche Reaktion positiv. Seit 5 Jahren bereits Aortenaneurysma. Sektion: Schwerste syphilitische Entzundung der Aorta, zahlreicher großer Arterien und der A. pulmonalis. Hochgradige syphilitische Myokarditis. Paraortale, portale und paratracheale Lymphknoten bis kirschgroß. Histologisch sieht man in den Lymph-

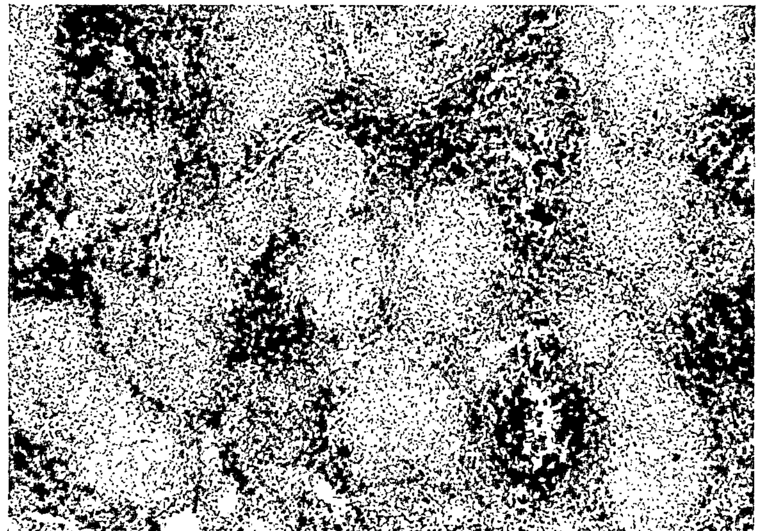

Abb. 258. Lues III. Zahlreiche miliare Syphilome, ahnlich wie epitheloidzellige Tuberkulose. Paraortaler Lymphknoten. 32jahrige ♀. Hamatoxylin-Eosin. 50 ×

knoten zahlreiche kleine Epitheloidzellherde, z. T. mit geringer zentraler Nekrose. Dieser Nekrose geht ein starker Kernzerfall voraus; denn es finden sich etliche Epitheloidzellherde mit massenhaft Kernfragmenten im Inneren (Abb. 259 b). Die Epitheloidzellen sind oft palisadenförmig um die Nekrosen angeordnet, ihre Morphologie gleicht vollig der bei Tuberkulose: Es kommen einige große plasmareiche Formen, vorwiegend aber schlanke Epitheloidzellen mit katzenzungenartigen Kernen vor. Typische Langhanssche Riesenzellen sind in kleiner Zahl nachweisbar, auch vereinzelt Schaumann-Korper (Abb. 260). Der Rand der Epitheloidzellknotchen ist faserreicher als das Zentrum. Die Fasern zeigen eine gewisse Hyalinisierungstendenz. Im lymphatischen Restgewebe sieht man eine deutliche Vermehrung der Plasmazellen und ihrer Vorstufen sowie mittelgroße basophile Reizzellen, die auch — zusammen mit den gering vermehrten Gewebsmastzellen — uber die efferenten Lymphgefaße ausgeschwemmt werden. In der Rinde liegen einzelne mittelgroße Sekundarknotchen. Die Sinus zeigen einen hochgradigen Katarrh. Eine starkere Faservermehrung besteht außerhalb der Epitheloidzellknotchen nicht. In einem der untersuchten Lymphknoten findet sich eine flachenhafte Hyalinisierung (Abb. 260).

Epikrise. Bei einer 32jahrigen Frau bestand eine schwere tertiare Lues, vorwiegend der Gefaße einschließlich der Aorta. Die Lymphknoten enthielten zahlreiche Epitheloidzellgranulome mit kleinen zentralen Nekrosen, die sich z. T. durch einen ausgesprochenen Reichtum an Kerntrummern auszeichneten. Im ubrigen glichen die Epitheloidzellherde vollig Tuberkeln.

---

[1] SCHRIDDE 1919, SCHWANK 1920, ZURHELLE 1928, CHEVALLIER u. BERNARD 1932, ROULET 1956.
[2] Siehe SCHRIDDE 1919.

Ausstrich. Im Ausstrich besteht ebenso wie im Schnitt ein tuberkuloides Bild. FORTEZA-BOVER[1] fand neben Lymphocyten und Plasmazellen etliche Epitheloidzellen sowie Zeichen von Nekrose.

Diagnose. Eine sichere histologische Diagnose ist nicht möglich; doch läßt sich besonders bei der *gummösen* Form manchmal ein starker Verdacht auf Lues

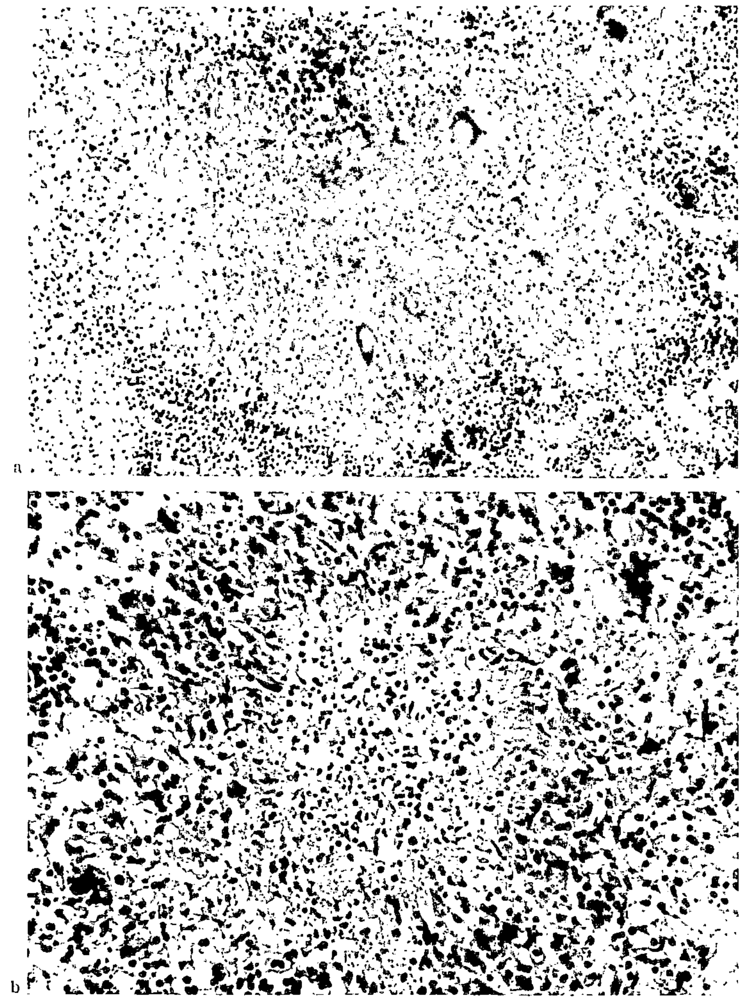

Abb. 259a u. b. Lues III. Gleicher Fall wie Abb. 258. a Miliare Syphilome mit Langhansschen Riesenzellen Giemsa. 125 ×. b Miliares Syphilom mit zentraler Nekrose. Giemsa. 250 ×

äußern. Für Lues sprechen: der Reichtum an neugebildeten kollagenen Fasern in Nekrose und Kapsel, der gering ausgeprägte Epitheloidzellwall und vor allem die obliterierenden Gefäßveränderungen.

Dagegen ist die *granulierende* Form gegenüber einer Epitheloidzelltuberkulose kaum zu unterscheiden; vielleicht kann das Vorkommen kerntrümmerreicher Nekrosen, die bisweilen eher als Abscesse erscheinen, einen gewissen Hinweis auf Lues geben. Im übrigen müssen wir aber das gesamte klinische und anatomi-

[1] 1947.

sche Bild (weitere syphilitische Veränderungen, keine Tuberkulose!) zur Diagnose heranziehen. Der Spirochätennachweis ist weder im Schnitt noch im Punktat möglich, auch der Tierversuch läßt im Stich[1]. Die Wassermannsche Reaktion ist meist positiv.

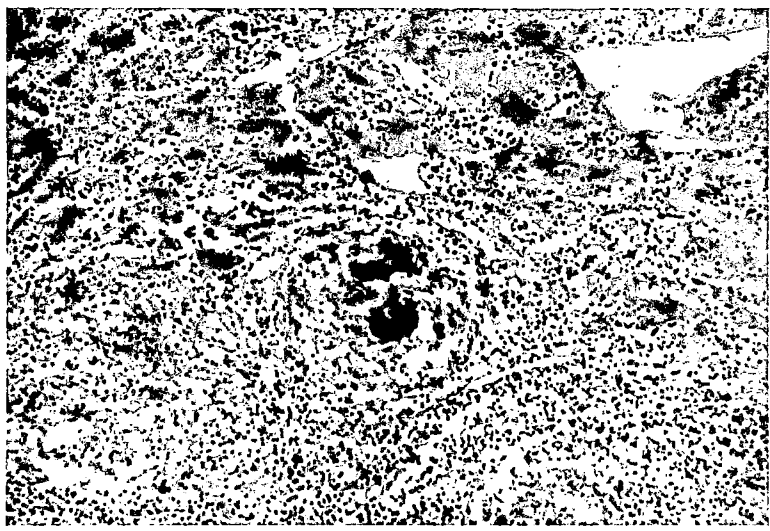

Abb. 260. Lues III. Schaumann-Korper in kleinem Syphilom. Bandformige Hyalinisierung der umgebenden Pulpa. Gleicher Fall wie Abb. 258. Hamatoxylin-Eosin. 125 ×

Differentialdiagnose. Die praktisch wichtigste Differentialdiagnose, nämlich die Unterscheidung von der Tuberkulose, wurde eben schon abgehandelt. Die „tuberkuloiden" Veränderungen des Primär- und Sekundärstadiums der Lues zeigen niemals Nekrosen und sind dadurch von der granulierenden Form der Tertiärlues abgrenzbar[2].

4. Die konnatale Syphilis

1. Im Säuglingsalter. Eine allgemeine Lymphknotenschwellung ist bei der konnatalen Säuglingslues nicht so häufig wie beim Erwachsenen, betrifft aber die gleichen Regionen wie die Lymphadenitis der Sekundärperiode (beiderseitige Schwellung der cubitalen Lymphknoten!)[3]. Histologisch ist das lymphatische Gewebe eher atrophisch als hyperplastisch, insbesondere besteht keine Plasmazellhyperplasie[4]. Die Sinus zeigen einen Katarrh mit Verfettung; sie enthalten gelegentlich kleinste Nekrosen, die von Lymphocyten und Granulocyten oder auch von Epitheloidzellen und Reticulumzellen umgeben sind. Diese Nekrosen erinnern an miliare Syphilome[5]. SCHNEIDER[5] beobachtete ausgedehnte Nekrosen in einem Konglomerat von stark vergrößerten Mesenteriallymphknoten mit miliaren Syphilomen und mit Spirochäten in der Umgebung der Nekrosen. Die Spirochäten werden im übrigen vorwiegend in Kapsel und Trabekeln[6], aber auch in den Sinus, z. T. phagocytiert, gefunden[5]. Endlich sind Blutbildungsherde (Myelocyten, Megakaryocyten) sowie Endo- und Perivasculitiden in den Lymphknoten beschrieben worden.

[1] Siehe unter anderen SALEEBY u. GREENBAUM 1931.   [2] MICHELSON 1932.
[3] ZURHELLE 1928, WINDORFER 1955.   [4] BARTEL u. STEIN 1908.
[5] P. SCHNEIDER 1928, Lit.   [6] ZURHELLE 1928.

2. Im frühen Kindesalter. Selten besteht im frühen Kindesalter eine Polyadenitis, ebenso selten eine tumorartige Schwellung von Halslymphknoten. Diese betrifft vor allem die Kieferwinkel- und Nackenregion und ist meist schmerzlos.

3. Im späten Kindesalter bis Mannesalter (Lues tarda). Hierbei kommen die gleichen tuberkuloiden Veränderungen vor wie bei der tertiären Lymphknotensyphilis des Erwachsenen. Meist ist die Veränderung auf eine Lymphknotengruppe beschränkt (besonders am Hals!), selten auch generalisiert. Die Diagnose stützt sich histologisch auf die tuberkuloiden Lymphknoten-Veränderungen und die Vasculitiden, auf die meist positive Wassermannsche Reaktion, die — aber nicht selten fehlenden — syphilitischen Stigmata sowie den Erfolg der antiluischen Therapie. HASCHE-KLÜNDER[1] berichtet neuerdings über einen 17jährigen Kranken mit konnataler Lues, bei dem die Lymphadenitis als Tuberkulose mißdeutet worden war. Es fanden sich bis taubeneigroße Lymphknoten am Hals, die nach Röntgenbestrahlung einschmolzen.

Lymphadenitis (Bubo) bei Ulcus molle

Synonyma des Ulcus molle: Ulcus venereum

weicher Schanker

Chancre simple, mou, non infectant, ordinaire

Chancroide

Chancrelle (Bubo chancrelleux[2])

Der Unna-Ducreysche Streptobacillus[3], ein gramnegatives Stäbchen, ruft nach 1—3tägiger Inkubation einen weichen und *schmerzhaften*, stets ulcerierenden Primäraffekt hervor. Von hier aus kommt es zu einer eitrigen, manchmal perforierenden Lymphangitis („Bubonulus") und häufig zu einer eitrigen Lymphadenitis („Bubo"). Die Lymphknotenbeteiligung folgt meist in den ersten 3 Wochen nach Infektion, gelegentlich auch Wochen und Monate später. In der Mehrzahl der Fälle schmelzen die Lymphknoten ein und perforieren schließlich, wodurch ein schlecht heilendes Hautgeschwür entsteht.

Vorkommen. Wie bei den übrigen Geschlechtskrankheiten überwiegt das männliche Geschlecht erheblich[2], speziell im 3. Lebensjahrzehnt.

Lokalisation. Betroffen sind in der Regel die Leistenlymphknoten, ein- oder beiderseitig, gelegentlich auch kontralateral. Meist erkranken die Lymphknoten, welche der Symphyse am nächsten liegen[4].

Makroskopie. Es besteht das Bild der eitrigen, abscedierten Lymphadenitis, fast stets mit erheblicher Perilymphadenitis, wodurch die Lymphknoten untereinander und mit der Haut verbacken.

Histologie[5]. Eingehende histologische Studien wurden von CHEVALLIER u. BERNARD[2] an einem großen Untersuchungsgut angestellt, im übrigen sind nur kurze kasuistische Angaben vorhanden. CHEVALLIER u. BERNARD beschreiben den Ablauf der Entzündung folgendermaßen:

Zuerst entsteht eine follikuläre lymphatische Hyperplasie. In den Keimzentren sollen die Reticulumzellen vermehrt und „konfluiert", manchmal auch durch interstitielle Flüssigkeit auseinandergedrängt sein. Weiterhin sieht man in den Keimzentren vermehrt Mitosen und Pyknosen. In der Pulpa besteht eine

---

[1] 1951.   [2] CHEVALLIER u. BERNARD 1930, 1932.   [3] Eigenschaften s. FREI 1927.
[4] FREI 1927, CHEVALLIER u. BERNARD 1932.
[5] ELIASBERG 1894, FREI 1927, HELLERSTRÖM 1929, CHEVALLIER u. BERNARD 1930, Lit., 1932, BETTINGER 1939.

Plasmocytose. Kapsel und Trabekel sind verbreitert und enthalten oft reichlich Fibroblasten. Die Blutgefäße sind oft mehr oder weniger stark erweitert.

Bald treten kleine Nekrosen in Follikeln(?) und Pulpa der Rinde auf. Diese werden von einem schmalen Saum großer „epitheloider" Reticulumzellen umgeben. Die Nekrosen sind reich an Kerntrümmern, dehnen sich weiter — auch auf das Mark — aus und konfluieren vielfach. In Kürze wandern Granulocyten aus den Venolen in das nekrotische Gewebe ein, wodurch die Nekrosen in Abscesse umgewandelt werden. Jetzt besteht auch eine Exsudation seröser Flüssigkeit. Gleichzeitig ist eine Erythrocytendiapedese in Keimzentren und Pulpa zu beobachten. Die Abscesse sind landkartenartig begrenzt und werden von einem mehr oder weniger breiten Saum unspezifischen Granulationsgewebes mit etlichen Plasmazellen umgeben. Schließlich kommt es zu einer Einschmelzung des ganzen Lymphknotens und endlich zu einer Perforation der ödematösen und entzündlich infiltrierten Kapsel. Der Eiter wühlt sich durch die oft von kleinen Abscessen durchsetzte Subcutis und Cutis und führt schließlich zu einem großen Hautgeschwür.

Die Blutgefäße der entzündlich infiltrierten Lymphknotenumgebung sind intakt, an den mittleren Lymphgefäßen sieht man oft eine schwere eitrige Entzündung, die zur Perforation und Entstehung von „Bubonuli" führen kann[1].

Die Streptobacillen lassen sich nach FREI[2] histologisch im Giemsa-Präparat nachweisen, doch darf man die Schnitte nur vorsichtig und kurz in Alkohol differenzieren, weil die Erreger leicht den Farbstoff abgeben. Die beste Darstellung gelingt mit Methylgrün-Pyronin-Färbung nach vorheriger Alkoholfixierung[2]. Dabei findet man, daß die Bacillen oft in langen Ketten oder auch einzeln liegen. CHEVALLIER u. BERNARD[3] konnten in 12 Fällen trotz eingehenden Suchens keine Erreger finden.

Ausstrich[4]. Lymphknotenpunktate, die vor der Einschmelzung durchgeführt werden, enthalten zunächst Zelldetritus und mäßig reichlich neutrophile Granulocyten. Später nehmen die Granulocyten zu, man aspiriert aber niemals reinen Eiter; vielmehr erkennt man unter den Granulocyten stets undefinierbare Zelltrümmer, oft reichlich Erythrocyten, normale und geschädigte Lymphocyten sowie „Lymphoblasten"(?)[5]. Solange keine Perforation oder Incision des Lymphknotens erfolgt ist, sucht man in 70—80% der Fälle vergeblich nach Streptobacillen[2]. In eröffneten Bubonen dagegen sind fast immer die Erreger zu finden.

Diagnose. Die Diagnose ist histologisch nicht zu stellen. Man findet zunächst eine follikuläre lymphatische Hyperplasie mit Plasmocytose, später eine eitrige abscedierte Lymphadenitis mit Perilymphadenitis. Auch wenn man bakterioskopisch Stäbchen im Schnitt nachweisen kann, ist die Identifizierung dieser Stäbchen als Streptobacillen doch nicht mit genügender Wahrscheinlichkeit möglich. Dagegen kann die klinische Angabe, daß ein erheblicher eitriger Prozeß im Bereich des Genitale bestand oder besteht, bereits zu einer Verdachtsdiagnose führen. Zu sichern ist die Diagnose nur mit bakteriologisch-serologischen Methoden.

Vor allem der Ito-Reenstiernasche Intracutantest[2, 5], der mit Streptobacillen-Vaccine durchgeführt wird, eignet sich gut zur Verifizierung des Ulcus molle. Der Test führt in 1—2 Tagen zu einer Papel, oft mit ausgedehnter urticariellerythematöser Reaktion der Umgebung, und bleibt noch lange nach Abheilung der Infektion positiv. CHEVALLIER u. BERNARD[3] berichten auch über eine Komplementbindungsreaktion (nach RIVALIER), mit der man ebenfalls stets die

---

[1] Histologie bei FREI 1927.   [2] FREI 1927.   [3] CHEVALLIER u. BERNARD 1932.
[4] FREI 1927, CHEVALLIER u. BERNARD 1932.
[5] Neuere Lit. bei BAER u. YANOWITZ 1950.

Ätiologie der Lymphknotenerkrankung aufklären könne. Sie wird aber nicht allgemein angewandt, da das Antigen nicht im Handel zu kaufen und nur schwer herzustellen ist.

Differentialdiagnose. Gegenüber dem *Lymphogranuloma inguinale* ist die Unterscheidung in den frühen Stadien oft nicht möglich, bei ausgeprägten Veränderungen gelingt sie jedoch meist: Die Lymphknotenabscesse bei Ulcus molle sind wesentlich ausgedehnter und zeigen nicht den breiten Epitheloidzellwall wie die kleinen Abscesse des Lymphogranuloma inguinale. Auch werden beim Ulcus molle typische Langhanssche Riesenzellen vermißt, während sie beim Lymphogranuloma inguinale häufig vorkommen[1]. Auch die klinischen Daten sind differentialdiagnostisch heranzuziehen: Der Primäraffekt des Lymphogranuloma inguinale ist meist unauffällig und zur Zeit der Lymphknotenschwellung im allgemeinen bereits abgeheilt; beim Ulcus molle dagegen besteht ein schmerzhafter Primäraffekt, der in der Regel zusammen mit der Lymphadenitis nachweisbar ist.

Bei *Lues* fehlen eitrige Einschmelzungen. Etwaige Mischinfektionen sollten durch serologische Untersuchungen ausgeschlossen werden.

Die Lymphadenitiden der mesenterialen Lymphknoten

Die mesenterialen Lymphknoten nehmen in der bioptischen Lymphknotendiagnostik einen recht breiten Raum ein. Vor allem die sog. unspezifische mesenteriale Lymphadenitis (Lymphadenopathia mesaraica) kommt in unserem Untersuchungsgut oft vor. Es folgen die Pseudotuberkulose und Tuberkulose. Bemerkenswert ist das seltene Vorkommen von banaler eitriger Lymphadenitis im Mesenterialbereich, speziell bei eitrig-phlegmonöser Appendicitis. Eitrig-abscedierende Lymphadenitiden sahen wir in Mesenteriallymphknoten niemals. Nicht ganz selten konnten wir Salmonelleninfektionen aus den exstirpierten mesenterialen Lymphknoten diagnostizieren. Die Ileitis regionalis macht zwar manchmal charakteristische Lymphknotenveränderungen, doch wird sie im allgemeinen an dem makro- und mikroskopischen Bild des resezierten Darmes erkannt. Die bioptische Diagnose der Pneumatosis intestini gehört zu den größten Seltenheiten.

Nachdem die Tuberkulose und die Pseudotuberkulose ebenso wie die eitrige Lymphadenitis bereits besprochen sind, können wir uns auf die restlichen Lymphadenitiden des Mesenterialbereiches beschränken. Die Reihenfolge der Darstellung entspricht etwa der Häufigkeit in unserem Untersuchungsgut.

Sog. unspezifische mesenteriale Lymphadenitis

Synonyma: Mesenteriale Lymphadenitis
Lymphadenopathia mesaraica
Lymphadenopathia mesenterialis
Akute abdominale Lymphadenitis
Mesenteriale Lymphadenitis Wilensky-Struthers

Die sog. unspezifische mesenteriale Lymphadenitis zählt zu den am wenigsten geklärten Krankheitsbildern der Lymphknotenpathologie. Dies gilt vor allem für ihre Ätiologie. Allem Anschein nach ist nicht ein besonderes Bacterium oder Virus für die Erkrankung verantwortlich, sondern es können wohl verschiedenartige Keime zu dem gleichen klinischen und histologischen Bild führen. So sahen

---

[1] CHEVALLIER u. BERNARD 1932.

wir in der Umgebung von pseudotuberkulösen Lymphadenitiden mit reticulo-cytär begrenzten Abscessen auch Lymphknoten mit dem histologischen Bild der „unspezifischen mesenterialen Lymphadenitis". KRAMER[1] gibt an, daß in vergrößerten mesenterialen Lymphknoten mit bakteriologischen Methoden nicht selten Tuberkelbakterien nachweisbar seien, ohne daß spezifische Granulome im histologischen Schnitt vorkämen. Auch die Viren der infektiösen Mononucleose und der sog. infektiösen Lymphocytose erzeugen nur „unspezifische" Hyperplasien der Lymphknoten, gelegentlich allein im abdominalen Bereich. FLAMM und JONAS[2] konnten den Actinobacillus Ligniersi als Ursache einer unspezifischen Lymphadenitis im Ileocöcalbereich ermitteln. Für weitere Bakterien und Viren ist die Beziehung zur unspezifischen mesenterialen Lymphadenitis zu klären, z.B. für Listeria monocytogenes[3] und Salmonellen, sowie für die Viren von Masern und Katzenkratzkrankheit. Endlich ist noch unbekannt, ob Oxyuren oder Ascariden gleichartige histologische Veränderungen hervorrufen können.

Es ist eine dringende Aufgabe für Chirurgen, Bakteriologen und Pathologen, sich zusammenzuschließen, um in breit angelegten systematischen Untersuchungen Ursachen, Klinik und pathologische Anatomie der unspezifischen mesenterialen Lymphadenitis aufzuklaren. Ein erstes fruchtbares Ergebnis solcher Bemühung hatten die Studien von MASSHOFF[4] und KNAPP[5] erbracht. Sie sollten uns zu weiterem konsequenten Forschen ermuntern. Das kann schon mit einfachen und wenig eingreifenden Methoden beginnen, z.B. mit exakter Auswertung von Blutbildern bei entsprechendem klinischem Verdacht. Dabei wäre besonders auf die Morphologie der „Agranulocyten" zu achten. Die — wohl seltenen — Falle von infektioser Lymphocytose und abdominellem Pfeifferschem Drusenfieber sind auf diese Weise bereits zu erkennen. Sodann waren systematische serologische Untersuchungen wünschenswert, insbesondere sollte immer — auch bei negativem histologischem Befund — nach Antikorpern gegen Pasteurella pseudotuberculosis gefahndet werden.

Tabelle 42. *Altersverteilung der „unspezifischen mesenterialen Lymphadenitis"* (Nach FOSTER 1938)

Alter (Jahre)	Zahl der Falle
1	0
1—6	15
7—10	31
11—16	20
17—21	7
22—29	21
30—37	6
38—72	10
Insgesamt	110

Da in den meisten Arbeiten über die sog. unspezifische mesenteriale Lymphadenitis keine oder nur kursorische histologische Befunde vorliegen, ist ihre Auswertung in unserem Rahmen kaum möglich. Wir greifen daher die für unsere Fragestellung wichtigen Arbeiten heraus und stellen sie unseren Beobachtungen an die Seite.

Vorkommen. Die sog. unspezifische mesenteriale Lymphadenitis kommt häufig vor. Sie macht im Kindesalter bis zu 35% der Operationsfälle von klinisch angenommener „Appendicitis" aus. Man beobachtet sie vorwiegend im Kindes-, Adoleszenten- und frühen Erwachsenenalter. FOSTER[6] fand unter 110 Fällen, die allerdings nur zum kleinen Teil histologisch gesichert waren, die Altersverteilung von Tabelle 42. Das männliche Geschlecht war bei FOSTER[6] etwas häufiger, bei HEUSSER[7] etwas seltener befallen. ROSENBURG[8] gibt eine jahreszeitliche Häufung in den Sommermonaten Juni bis August an.

Lokalisation. Die meisten Untersucher verzeichnen die stärksten Veränderungen in den ileocöcalen Lymphknoten und vermuten daher die Eintrittspforte des Erregers in der Appendix[9] oder im Coecum[7]. Andere Autoren, z.B. GULEKE[10], fanden die größten Lymphknoten in der Mesenterialwurzel. Die Lymphknoten außerhalb des Bauchraums sind nicht betroffen.

Klinik[11]. Man kann klinisch 2 Verlaufsformen unterscheiden: Eine akute und eine chronische Form. Beide differieren im wesentlichen in der Dauer und

---

[1] 1950, 1951.   [2] 1956.   [3] Siehe die Tierversuche von KREPLER und FLAMM 1956.
[4] 1953.   [5] 1954.   [6] 1938.   [7] HEUSSER 1924.   [8] 1937.   [9] CAUCCI 1952.
[10] 1924.   [11] LANGE 1958, Lit.

Schwere der Symptome. Anamnestisch werden Abgeschlagenheit, *paraumbilicale Bauchschmerzen*[1], Übelkeit und evtl. Erbrechen angegeben. Nicht selten geht den Bauchsymptomen eine Pharyngitis oder Tonsillitis voraus oder parallel. Es können Fieber bis 39°C und eine Leukocytose bis 30000/mm³ bestehen[2]. Meist

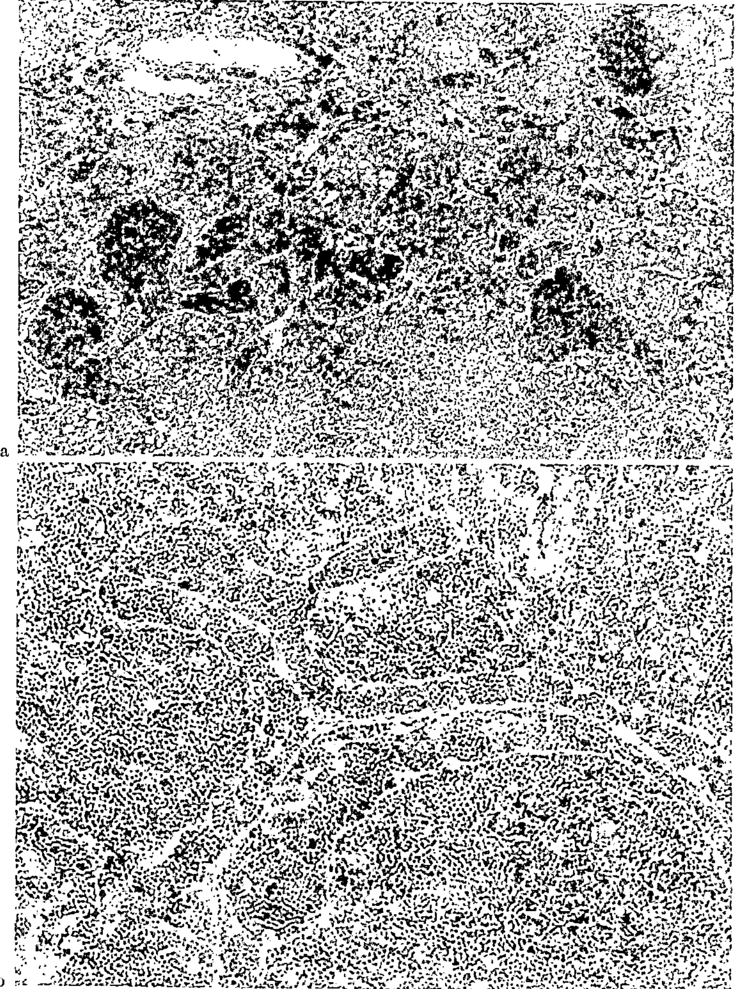

Abb. 261 a u. b. „Unspezifische mesenteriale Lymphadenitis". 12jähriger ♂. a Dicht gepackte lymphocytenreiche, stark erweiterte Sinus (dunkel), durch schmalen Spalt von der Pulpa abgesetzt. Giemsa. 50×. b Starke Sinus-Lymphocytose in der Umgebung eines zarten Bindegewebsseptums, ebenfalls durch schmalen hellen Spalt (mit Sinusretothelien!) von der Pulpa abgesetzt. Hamatoxylin-Eosin. 125×

sind die Granulocyten, gelegentlich auch die Lymphocyten vermehrt. In diesem Falle entspricht das Krankheitsbild der „*chronischen* infektiösen Lymphocytose" von SMITH[3]. Die Gegend des McBurneyschen Punktes ist manchmal druckschmerzhaft, so daß klinisch Verdacht auf Appendicitis geäußert wird, der sich bei der Operation aber nicht bestätigt.

---

[1] GULEKE 1924, HEUSSER 1924, C. H. SMITH 1941 u. v. a.
[2] Siehe auch ADAMS und OLNEY 1938. [3] 1941.

Makroskopie. Die Lymphknoten sind gering bis mäßig vergrößert, sie übertreffen selten die Größe einer Bohne. Schnittfläche hellgrau bis graurot, etwas feucht. Keine Verwachsungen der Lymphknoten untereinander.

Histologie[1]. Das typische Substrat der „unspezifischen mesenterialen Lymphadenitis" stellt die *diffuse lymphatische Hyperplasie* dar (s. Abb. 261). Diese Ansicht vertreten auch — allerdings mit anderen Worten — GULEKE[2] („einfache Hyperplasie, Struktur oft verwischt, Keimzentren klein") und ROSENBURG[3] („akute toxische Lymphadenitis"). Die Sinus sind mit massenhaft Lymphocyten vollgestopft, so daß im Hämatoxylin-Eosin-Präparat manchmal die Grenze zwischen Sinus und Pulpa nur schwer zu erkennen ist. Bei Gitterfaserimprägnation läßt sich die Lymphknotenstruktur aber gut darstellen. Die Rindenfollikel enthalten meist nur kleine inaktive Keimzentren, nur selten sind die Keimzentren mittelgroß und florid. Die Reticulumzellen der Pulpa sind gering bis mäßig vermehrt und teilweise geschwollen. Auch basophile Stammzellen kommen oft in kleiner Zahl vor. Die Sinus zeigen keine Proliferation der Retothelien. Vereinzelt liegen in Sinus oder Pulpa eosinophile Granulocyten.

Wir haben oben (S. 155) bereits darauf hingewiesen, daß die Sinuslymphocytose wahrscheinlich nicht auf eine starke Lymphocytenausschwemmung aus Pulpa und Follikeln des gleichen Lymphknotens zurückzuführen ist, sondern daß die Lymphocyten der Sinus weit überwiegend wohl aus dem lymphatischen Gewebe des Darmes, speziell aus den Peyerschen Haufen, stammen. Nach YOFFEY[4] wird die Zahl der aus den Peyerschen Haufen ausgeschwemmten Lymphocyten allgemein erheblich unterschatzt. Auch HANSEN[5] und viele andere Autoren sind der Ansicht, daß die Lymphocyten des Ductus thoracicus zum größten Teil aus dem intestinalen lymphatischen Gewebe stammen. Ein kleiner Prozentsatz der Lymphocyten mag auch aus vorgeschalteten Lymphknoten oder den betreffenden Lymphknoten selbst in die Sinus gelangt sein. Wie aber muß man sich die gegenüber den physiologischen Verhältnissen erheblich verstärkte Sinuslymphocytose erklären? Darauf können wir noch keine befriedigende Antwort geben. Man könnte unter Umständen daran denken, daß das lymphatische Gewebe des Darmes bei akuter Entzündung ebenso seine Lymphocyten ausschwemmt wie der Lymphknoten in der ersten Woche der experimentellen Lymphadenitis[6]. Ob ein Zusammenhang mit der Rezirkulation der Lymphocyten gegeben ist, die über das lymphatische Gewebe des Darmes erfolgen soll[7], wissen wir nicht. Eine Beziehung zur Verdauung und Resorption[8] mag für die physiologische Lymphocytose der Sinus bestehen, für die starke Lymphocytenfüllung der Sinus bei „unspezifischer mesenterialer Lymphadenitis" dürften andere Ursachen verantwortlich sein.

In einigen Fällen sahen wir ein abweichendes Bild. Es stimmte mit dem eben gezeichneten im Hämatoxylin-Eosin-Schnitt zwar weitgehend überein, doch zeigte sich bei Giemsa-Färbung eine Besonderheit in der Zusammensetzung der dichtgepackten Sinuszellen. Hier lagen nicht Lymphocyten, sondern verschieden große *basophile Zellen* mit schmalem Plasma. Die Kerne waren in den kleinen Formen rund, in den großen Formen rundlich bis oval. Gleichartige Zellen lagen in der umgebenden Pulpa nur in kleiner Zahl. Es ist uns bisher nicht möglich, diese Zellen sicher zu klassifizieren. Sie gleichen am ehesten lymphatischen Plasmazellen und ihren Vorstufen, doch ist das Plasma in den reifen

---

[1] Histologische Angaben unter anderen bei: GULEKE 1924, HEUSSER 1924, McFADDEN 1927, HEILMANN 1931, ROSENBURG 1937, FOSTER 1938, AIRD 1945, BAGOLAN 1951, CAUCCI 1952, MASSHOFF und DOLLE 1953, Lit., MARSHALL 1956.

[2] 1924.　　[3] 1937.　　[4] YOFFEY, HANKS u. KELLY 1958.　　[5] 1958a.　　[6] CONWAY 1937.

[7] MANN u. HIGGINS 1950, TROWELL 1958a, GOWANS 1959 u. a.　　[8] RITTER 1953 u. a.

Formen nicht so breit wie üblicherweise in den Plasmazellen. Die größeren Formen sind den reticulären Reizzellen des Pfeifferschen Drüsenfiebers recht ähnlich. Einzelheiten des Krankheitsverlaufes und histologischen Befundes eines einschlägigen Falles seien angefügt:

9jähriges Mädchen. Anamnese*: Seit 8 Tagen Appetitlosigkeit und Schmerzen im gesamten Bauch. Seit gestern seien die Schmerzen in den rechten Unterbauch gezogen. Heute mehrmals Brechreiz. Stuhlgang o. B.

Aufnahmebefund: Tonsillen erheblich vergroßert, Rachenring etwas gerötet. Kieferwinkellymphknoten beiderseits vergroßert. Milz nicht tastbar. Druckschmerz und Fortleitungsschmerz am McBurneyschen Punkt. Keine Abwehrspannung. Leukocyten 10600. Temperatur 37,8° C.

Operationsbefund: Bauchhohle feuchter als üblich. Appendix makroskopisch o.B. Im Mesenterium des Ileums und subseros in der Wand des Coecums teilweise in Gruppen zusammengefaßte, stark vergroßerte Lymphknoten (bis markstuckgroß) mit erheblichem Pannus, besonders im Coecum. Blutbild nach 11 Tagen: 8500 Leukocyten, davon 7% Eosinophile, 2% Stabkernige, 56,5% Segmentkernige, 21,5% kleine Lymphocyten, 6% große Lymphocyten, 7% Monocyten. Von der Operation bis zur Entlassung nach 14 Tagen bestanden die subfebrilen Temperaturen ohne Störung des Allgemeinbefindens weiter.

Histologischer Befund eines mesenterialen Lymphknotens und der Appendix (E 3338/55): In dem 1,5 cm großen Lymphknoten sind die kleinen Lymphocyten der Pulpa stark vermehrt. Gleichzeitig besteht hier eine mäßig starke Bildung von kleinen, mittleren und großen basophilen „Reizzellen". Diese Zellen sind in wesentlich hoherer Zahl innerhalb der stark erweiterten Sinus zu finden, wo-

Tabelle 43. *Verschiebungen des Differentialblutbildes bei „unspezifischer mesenterialer Lymphadenitis" mit starker Vermehrung basophiler Formen in den Lymphknotensinus* (11jähriges ♀; Angaben in %)

	Tage nach der Operation			
	5	7	9	11
Gesamtleukocytenzahl. . .	—	8400	5700	—
Alte Lymphocyten	9,8	8,75	15,7	33,0
Junge Lymphocyten . . .	0,6	2,5	4,3	1,9
Monocyten.	7,0	7,0	6,0	4,3
Proplasmazellen	0,2	0,25	—	—
Plasmazellen	0,6	0,5	—	—
Plasmacytoide Lymphocyten	3,2	5,75	4,6	2,0
Stabkernige	8,8	11,75	5,6	9,6
Segmentkernige	66,2	60,5	61,6	46,6
Eosinophile	2,4	3,0	0,6	1,6
Basophile	0,4	0,5	1,0	0,6
Metamyelocyten	0,6	—	—	—
Myelocyten	0,2	—	0,3	—

durch sich die Sinus deutlich gegen die vorwiegend lymphocytäre Pulpa abheben. Auch sieht man in den Sinus massenhaft Mitosen. Die Zahl der kleinen und mittleren basophilen Zellen übertrifft die der großen — vor allem in den Sinus — erheblich. Außer den „Reizzellen" sieht man in den Sinus auch einige Lymphocyten und vor allem auch reichlich Erythrocyten. Die Rinde des Lymphknotens enthält mehrere kleine bis mittelgroße Keimzentren mit scharfer Begrenzung. In diesen liegen vorwiegend kleine bis mittlere Germinoblasten mit etlichen Mitosen und einige Kerntrümmerphagen. Schließlich kommen in der Pulpa noch einzelne Eosinophile und Gewebsmastzellen vor.

In der Appendix finden sich keine entzündlichen Veränderungen, insbesondere keine Bildung von „Reizzellen".

Epikrise: Bei einem 9jährigen Madchen bestanden 8 Tage lang unklare Bauchbeschwerden mit Brechreiz und leichtem Fieber. Bei der Laparotomie fanden sich erheblich vergrößerte Lymphknoten und eine pannusartige Verdickung des Peritoneums im Ileocöcalbereich. In einem exstirpierten Lymphknoten waren die Sinus stark erweitert und mit basophilen „Reizzellen" verschiedener Große gefullt. Das Blutbild zeigte keine auffälligen Veränderungen.

Bei einem weiteren Fall dieser Art konnten wir eine Reihe von Blutbildern 5—11 Tage nach der Operation untersuchen. Wir achteten dabei besonders auf die nichtgranulierten Leukocyten. Aus Tabelle 43 geht hervor, daß zunächst eine Lymphopenie bestand, die am Ende des Krankenhausaufenthaltes wieder verschwunden war. Besonders auffällig waren lymphocytenartige Zellen mit etwas breiterem tiefbasophilem Plasma. Wir haben sie als plasmacytoide Lymphocyten bezeichnet. Vielleicht handelt es sich hierbei um die Zellen, die in den Lymphknotensinus liegen und ausgeschwemmt werden. Die serologischen Untersuchungen auf Pasteurella pseudotuberculosis, Listerien und Toxoplasmen sowie der Paul-

* Die klinischen Daten verdanke ich Herrn Chefarzt Dr. KUSCHE, Krankenhaus St. Marienwörth, Bad Kreuznach.

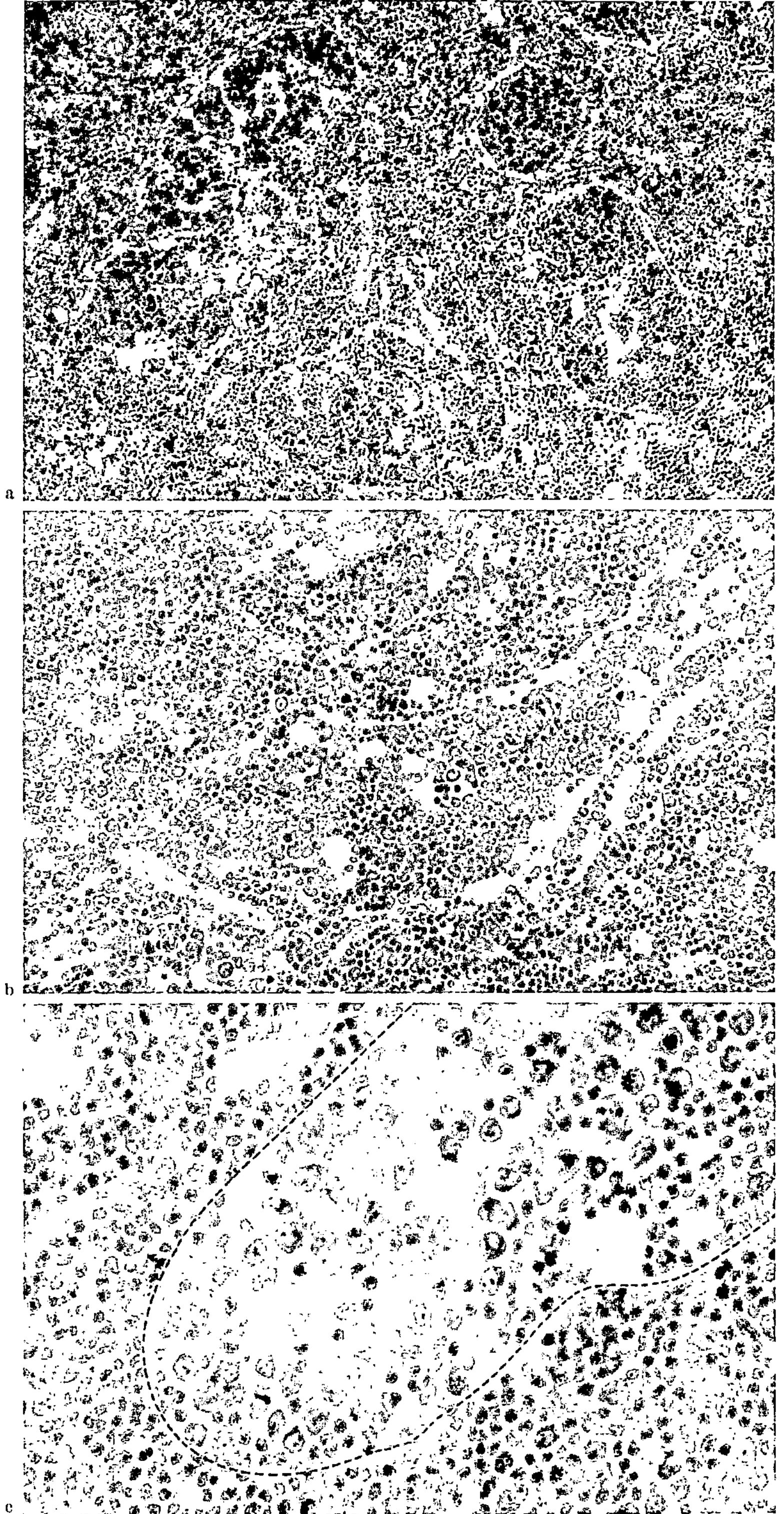

Abb. 262a—c. „Unspezifische mesenteriale Lymphadenitis" mit reichlich basophilen Zellen in den erweiterten Sinus. Bei c ist die Grenze des Sinus durch eine gestrichelte Linie angedeutet. a u. b 9jähriges ♀. Giemsa. a 125× b 250×. c 11jähriges ♀. Giemsa. 500×

Bunnell-Test waren negativ. Dem Operateur war auch in diesem Falle eine Vernarbung zwischen gruppenweise zusammengefaßten, erheblich vergrößerten Lymphknoten des Ileocöcalbereiches aufgefallen.

Diese beiden Fälle zeigen, wie nötig eine weitere cyto-histologische, bakteriologisch-serologische und klinische Analyse der „unspezifischen mesenterialen Lymphadenitis" ist.

Ausstrich. In 2 Fällen von „unspezifischer mesenterialer Lymphadenitis" konnten wir Tupfpräparate anfertigen und auszählen (s. Tabelle 44). Die beherrschende Zellrasse stellen die Lymphocyten dar. Reticulumzellen kommen in üblicher Zahl vor. Alle übrigen Lymphknotenzellen sind nur spärlich vorhanden oder fehlen.

Diagnose und Differentialdiagnose. Die Diagnose stützt sich in erster Linie auf den histologischen Befund einer diffusen lymphatischen Hyperplasie, evtl. mit reichlich basophilen „Reizzellen" in den erweiterten Sinus. In der Kapsel dürfen weder Zellinfiltrate noch Ödem oder Metachromasie bestehen, sonst ist zuerst an eine Pseudotuberkulose zu denken. Die scheinbar zerstörte Struktur und das monotone lymphocytäre Bild erinnern an eine lymphatische Leukämie. Von dieser malignen Neubildung ist die „unspezifische mesenteriale Lymphadenitis" durch folgende Kriterien zu unterscheiden:

Tabelle 44. *Adenogramme von 2 „unspezifischen mesenterialen Lymphadenitiden"* Angaben in °/₀₀

Lfd. Nr.	1	2
Lymphocyten	986	993
Plasmazellen.	2	—
Reticuläre Reizzellen, groß .	1	—
Reticuläre Reizzellen, mittel	3	3
Reticulumzellen	7	4
Gewebsmastzellen	1	—

1. Die mesenteriale Lymphadenitis betrifft meist Kinder und Jugendliche. Reifzellige lymphatische Leukämien gibt es in diesem Lebensalter nicht, unreife Lymphadenosen sind cytologisch davon abgrenzbar.

2. Die mesenteriale Lokalisation spricht für einen entzündlichen Prozeß; denn Lymphadenosen sind im allgemeinen weit verbreitet und führen daher in der Regel zur Probeexcision peripherer Lymphknoten.

3. Die starke Sinuslymphocytose bei erhaltenem Fasergerüst der Sinus spricht für mesenteriale Lymphadenitis. Bei reifzelliger lymphatischer Leukämie treten die Sinus kaum hervor. Auch liegen hierbei fast alle Lymphocyten in der Pulpa, während bei der diffusen lymphatischen Hyperplasie der mesenterialen Lymphadenitis ein hoher Prozentsatz der Lymphocyten in den Sinus angetroffen wird.

4. Das Vorkommen von kleinen Keimzentren in der äußeren Rinde und die geringe bis mäßige Reticulocytose der Rindenpulpa sind typisch für die mesenteriale Lymphadenitis und werden bei Lymphadenose nicht beobachtet.

5. Die Lymphknotenkapsel bleibt bei der mesenterialen Lymphadenitis meist frei von Lymphocyten und ist bei Lymphadenose im allgemeinen lymphocytär infiltriert.

Lymphknoten bei Ileitis regionalis[1]

Synonyma: Ileitis terminalis

CROHN's disease u. a.

Die 1932 von CROHN[2] beschriebene regionale Ileitis ist in der Mehrzahl der Fälle auf das untere („terminale") Ileum beschränkt, kann aber auch auf die

---

[1] Übersichten: SHAPIRO 1939, WARREN u. SOMMERS 1948, CROHN 1949, CROHN u. JANOWITZ 1954, VAN PATTER, BARGEN, DOCKERTY, FELDMAN, MAYO u. WAUGH 1954, HENNING u. DEMLING 1958.

[2] CROHN, GINZBURG u. OPPENHEIMER 1932.

übrigen Abschnitte des Magen-Darmkanals (bis Oesophagus und unteres Colon) übergreifen. Die Ätiologie ist noch nicht geklärt[1]. Eine Pseudotuberkulose liegt der Erkrankung nicht zugrunde, obwohl die Unterscheidung ohne bakteriologisch-serologische Methoden bisweilen schwierig ist.

Vorkommen. Die Erkrankung kommt in jedem Lebensalter vor. Nach den Angaben von VAN PATTER u. Mitarb.[2] läßt sich die Altersverteilung der Abb. 263 errechnen. Danach sind am häufigsten das 3. Lebensjahrzehnt, am zweithäufigsten das 2. und 4. Lebensjahrzehnt betroffen. Der jüngste Patient war 4 Jahre, der älteste 74 Jahre alt. Geschlechtsverhältnis $\male : \female = 56:44$[2].

Lokalisation. Mesenterial, speziell ileocöcal.

Makroskopie. Die Lymphknoten sind meist nicht stärker vergrößert und oft schwer in dem mesenterialen Fettgewebe abgrenzbar. Charakteristische Veränderungen können makroskopisch nicht abgelesen werden.

Histologie. Obwohl einige verstreute Angaben[3] und auch einzelne zusammenfassende Arbeiten[4] über die Lymphknotenveränderungen bei Ileitis regionalis vorliegen, scheint es uns doch besser, der folgenden Beschreibung eigene Beobachtungen zugrunde zu legen; denn die Literaturangaben sind oft nur sehr kurz und recht verschieden und daher schwer miteinander abzustim-

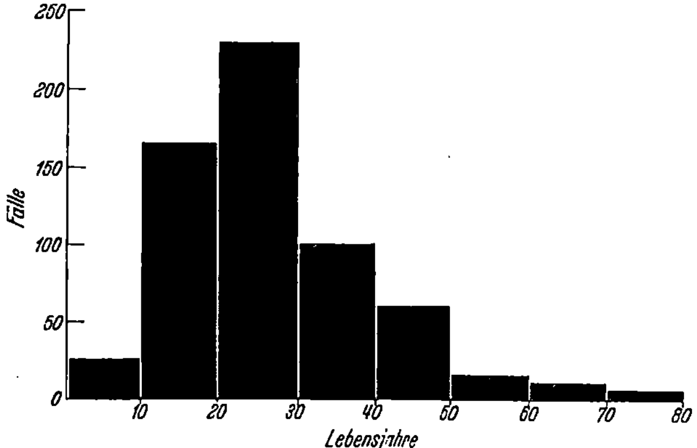

Abb. 263. Altersverteilung der Ileitis regionalis nach VAN PATTER u. Mitarb. (1954)

men. Auch befinden sich unter den Literaturfällen solche, deren Diagnose einer Korrektur bedarf, z. B. Pseudotuberkulosen. So erscheint der Albrechtsche 1. Fall von bakteriologisch gesicherter Pseudotuberkulose[5] immer wieder in den Statistiken von Ileitis regionalis. Wir stützen uns daher auf etwa 30 Fälle, die wir in den Pathologischen Instituten von Frankfurt, Zürich und Heidelberg untersuchen konnten.

In den meisten Fällen bestehen nur unspezifische Veränderungen, speziell eine *follikuläre lymphatische Hyperplasie.* Diese hat zu der irrtümlichen Auffassung geführt, die Ileitis regionalis sei als großfollikuläres Lymphoblastom (BRILL-SYMMERS) zu deuten[6]. VAN PATTER u. Mitarb.[7] fanden bei 64,5% ihrer 163 Fälle eine follikuläre lymphatische Hyperplasie. Auch ein *Sinuskatarrh* wird oft beobachtet. VAN PATTER u. Mitarb.[7] beschreiben in 49,1% ihrer Fälle eine Dilatation der Sinus, die mit Lymphe oder Lymphocyten gefüllt sind, sowie in 35,5% eine „diffuse Endothelhyperplasie der Sinus". Nur selten besteht eine Plasmocytose.

---

[1] Diskussion bei HENNING u. DEMLING 1958.

[2] VAN PATTER, BARGEN, DOCKERTY, FELDMAN, MAYO u. WAUGH 1954; s. auch SHAPIRO 1939.

[3] FISCHER u. LÜRMANN 1933, HARRIS, BELL u. BRUNN 1933, LUMB 1954, MARSHALL 1956, KRAUSPE 1960 u. a.

[4] HADFIELD 1939, WARREN u. SOMMERS 1948, CROHN 1949, VAN PATTER, BARGEN, DOCKERTY, FELDMAN, MAYO u. WAUGH 1954.

[5] ALBRECHT 1910, s. die kritische Bemerkung über die Art des gezüchteten Erregers S. 219, Fußnote 3.

[6] FICARRA 1956.   [7] VAN PATTER, BARGEN, DOCKERTY, FELDMAN, MAYO u. WAUGH 1954.

In 4 Fällen fanden wir *Epitheloidzellherde*, z. T. mit Riesenzellen vom Langhans-
und Fremdkörpertyp; einmal waren als alleinige Veränderung einzelne vielkernige Riesenzellen in der Pulpa nachzuweisen. Die Epitheloidzellherde lagen
vorwiegend in der Rinde, besonders am Rand von Keimzentren. Sie waren klein
bis mittelgroß und zeigten eine ausgesprochen lockere Anordnung der Epitheloidzellen. Typische Tuberkel wurden nur einmal gesehen. In einem Fall fand sich
im Hilusbereich ein ausgedehnterer, unscharf begrenzter Epitheloidzellherd.
Gleichzeitig war hier an einem größeren dünnwandigen Gefäß (Lymphgefäß?
Vene?) eine entzündliche Infiltration der Wand nachweisbar. Der Hilus zeigte in

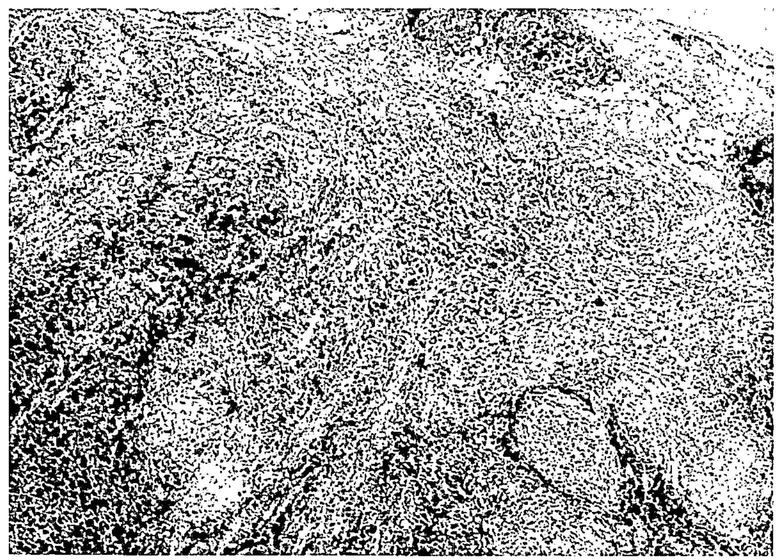

Abb. 264. Lymphknoten bei Ileitis regionalis. Kapsel verbreitert und entzündlich infiltriert. Rechts oben
möglicherweise Lymphangitis eines afferenten Gefäßes. Einstrahlen des Narbengewebes in das lymphatische
Parenchym. Hier einzelne Keimzentren und Epitheloidzellherde. van Gieson. 50×

diesem Falle eine Vernarbung mit einigen locker eingestreuten eosinophilen Granulocyten. Nekrosen oder typische Verkäsungen konnten wir in den Epitheloidzellherden nicht finden; nach CROHN[1] sollen in den Epitheloidzellgranulomen
selten Nekrosen, dagegen keine Verkäsungen vorkommen. In 3 der eigenen Fälle
war die Kapsel erheblich verdickt und strahlte mit breiten Bindegewebszügen in
die Tiefe des Lymphknotens ein. Die Epitheloidzellgruppen lagen bei diesen
Fällen in der Nähe des Narbengewebes. VAN PATTER u. Mitarb.[2] fanden in 28,8%
ihrer Fälle tuberkelartige Strukturen, besonders in der Lymphknotenperipherie.
Nach HADFIELD[3] und BOCKUS[4] kommen Epitheloidzellen mit Riesenzellen — von
BOCKUS[4] als Riesenzellsysteme bezeichnet — in solchen regionären Lymphknoten
vor, die fernab von tiefgreifenden Ulcerationen liegen. In der Nähe stärkster
Darmveränderungen sehe man an Stelle der riesenzellhaltigen Granulome eine
„subakute Lymphadenitis".

Die Ansicht von WARREN und SOMMERS[5], wonach der Ileitis regionalis eine
Lymphangitis granulomatosa progressiva in Mesenterium, mesenterialen Lymphknoten und Leber zugrunde liegt, verdient weitere ernsthafte Nachprüfung. Auch
wir hatten an einigen Stellen des verdickten Kapselgewebes den Eindruck, daß
im Narbengewebe entzündlich obliterierte Lymphgefäße lagen.

---

[1] 1949.   [2] VAN PATTER, BARGEN, DOCKERTY, FELDMAN, MAYO u. WAUGH 1954.
[3] 1939.   [4] 1949.   [5] 1948.

Diagnose. Selbst wenn der Darm nicht mit eingesandt wird, kann man doch nach den Lymphknotenveränderungen gelegentlich einen Hinweis auf die zugrunde liegende Darmerkrankung äußern. Für Ileitis regionalis sprechen: Kleine Epi-

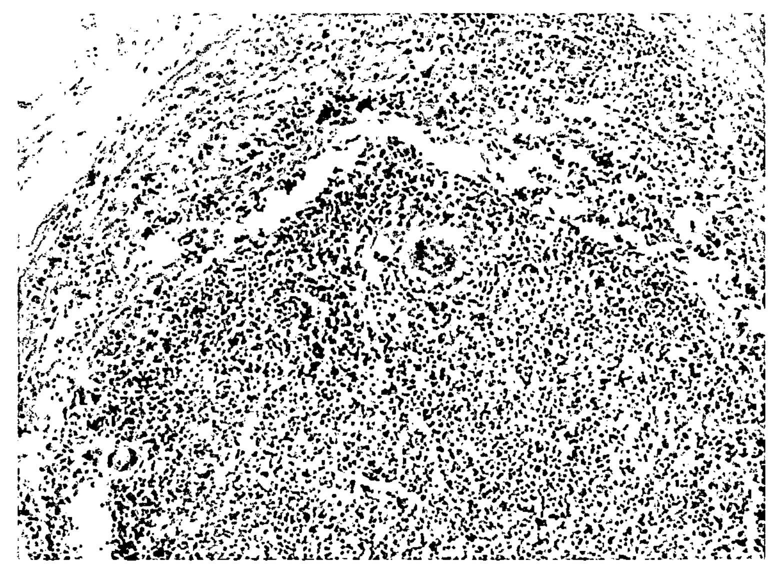

Abb. 265. Lymphknoten bei Ileitis regionalis. Eine große und eine kleine Fremdkorperriesenzelle in der Pulpa nahe dem Randsinus. Deutliche Perilymphadenitis. Keine Epitheloidzellgranulome. Keine Keimzentren 30jährige ♀. van Gieson. 125 ×

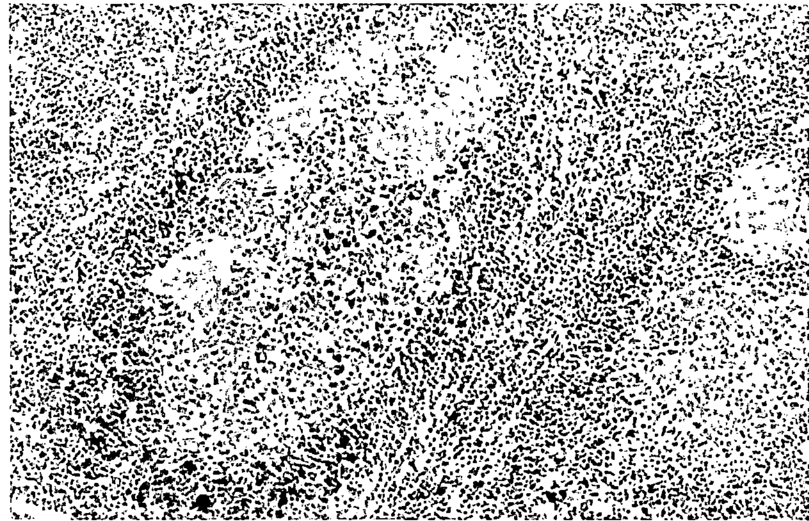

Abb. 266. Lymphknoten bei Ileitis regionalis. Epitheloidzellgruppen in der Umgebung und der Randzone von floriden Keimzentren. 31jähriger ♂. Hamatoxylin-Eosin. 125 ×

theloidzellherde im Bereich von Kapselfibrosen sowie isolierte oder in kleinen Epitheloidzellgruppen liegende vielkernige Riesenzellen vom Fremdkörpertyp. Zumeist freilich besteht nur eine follikuläre lymphatische Hyperplasie, die vieldeutig und diagnostisch nicht verwertbar ist.

Differentialdiagnose. Die Lymphknotenveränderungen müssen vor allem von der Pseudotuberkulose und Tuberkulose abgegrenzt werden. Bei der Pseudotuberkulose ist die Kapsel im verdickten Bereich stärker metachromatisch gefärbt und flüssigkeitsreicher. Außerdem findet man fast immer reticulär begrenzte Abscesse, die oft in Kapselnähe liegen.

Bei der Tuberkulose kommt es in der Regel nicht zu umschriebener Kapselvernarbung, auch sind im allgemeinen typische Tuberkel mit oder ohne Verkäsung nachweisbar. Endlich fehlen Veränderungen an den Lymphgefäßen.

Lymphadenitis durch Salmonellen (Typhus, Paratyphus usw.) [1]

Bei Salmonelleninfektionen sahen wir in den Lymphknoten ein relativ einheitliches Bild, dessen Hauptkennzeichen das sog. Typhusknötchen ist. Die Kenntnis dieser Veränderung spielt nicht nur in der autoptischen, sondern auch in der bioptischen Diagnostik eine erhebliche Rolle. Wir erhielten in den letzten 9 Jahren 3 probeexcidierte Lymphknoten mit Salmonelleninfektionen. Es lag jeweils ein bakteriologisch-serologisch gesicherter Typhus abdominalis vor.

In einem weiteren Lymphknoten, der histologisch völlig isomorph war und auch aus dem Mesenterialbereich stammte, konnte BRANDIS[2] eine Kultur noch nicht definierter Bakterien züchten: Der Erreger besaß die Geißelantigene von Salmonella enteritidis (GÄRTNER), enthielt jedoch kein Salmonella O-Antigen und erwies sich kulturell-biochemisch im KCN-Test als positiv. Er zeigte also eine Verwandtschaft zu den Salmonellen, ohne mit diesen jedoch identisch zu sein. Klinisch hatte ein 4 Tage dauerndes unklares Krankheitsbild mit appendicitisartigen Beschwerden, Übelkeit und Erbrechen bestanden. Bei der Operation fand man ein stark odematos aufgetriebenes Coecum mit intensiver Rotung. Von den kleinen Mesenteriallymphknoten wurden 2 excidiert. Sie waren von zahlreichen Typhusknotchen durchsetzt. In den Sinus sahen wir viele abgestoßene und stark vergrößerte Retothelien mit geringer Hämophagie. 5 Tage nach der Operation entfieberte die 53jährige Patientin und wurde nach 17 weiteren Tagen entlassen.

Lokalisation. In erster Linie sind die mesenterialen, cöliacalen und portalen Lymphknoten betroffen, jedoch können anscheinend gelegentlich auch axilläre, inguinale und cervicale Lymphknoten befallen sein[3].

Makroskopie. Im ersten Stadium der Erkrankung besteht das Bild der „markigen Schwellung": Der Lymphknoten ist vergrößert, weich, gerötet oder grau und läßt trübe Flüssigkeit von der Schnittfläche abstreichen.

Im zweiten Stadium kommt es zu mehr oder weniger ausgedehnten Nekrosen von feuchtem, gelblich-grauem Aussehen; sie gleichen selten einmal tuberkulösem Käse und sind dann trocken, gelb, zentral gelegen und ungewöhnlich scharf begrenzt. Auf solche tuberkuloide Bilder hat DONAT[4] besonders hingewiesen; sie sollen bereits von Anfang an, nicht erst im zweiten Stadium, auftreten und Ausdruck einer schlechten Abwehr bei hinfälligen Patienten sein.

Histologie. Zu Beginn des *ersten Stadiums* herrscht die lebhafte Neubildung von kleinen bis mittelgroßen Reticulumzellen vor. Die Genese dieser Zellen wurde von OMORI[5] sowie AKAZAKI u. Mitarb.[6] eingehend studiert. Danach seien sie von den Reticulumzellen der Lymphknoten und nicht etwa von Blutmonocyten abzuleiten. Wir fanden[7], daß die Reticulumzellen der Typhusknötchen Kerne der Klassen K 1/4, 3/8 und 1/2 enthielten; ihre Kerne waren also so groß wie die von Lymphocyten und erreichten — in dem untersuchten frühen Stadium — maximal das doppelte Volumen der Lymphocytenkerne.

---

[1] MARCHAND 1913, STERNBERG 1926, Lit., ROTTER u. BÜNGELER 1955.   [2] 1956.
[3] M. B. SCHMIDT 1907, DONAT 1952/53.   [4] 1952/53.   [5] 1954.
[6] AKAZAKI, KOZIMA, HASEGAWA, MURATA, UEGANA u. KODA 1956.
[7] LENNERT u. REMMELE 1958b.

Die neugebildeten Reticulumzellen sind knötchenförmig oder diffus angeordnet. Die umschriebenen Reticulocytosen nennt man *Typhusknötchen*. Sie finden sich

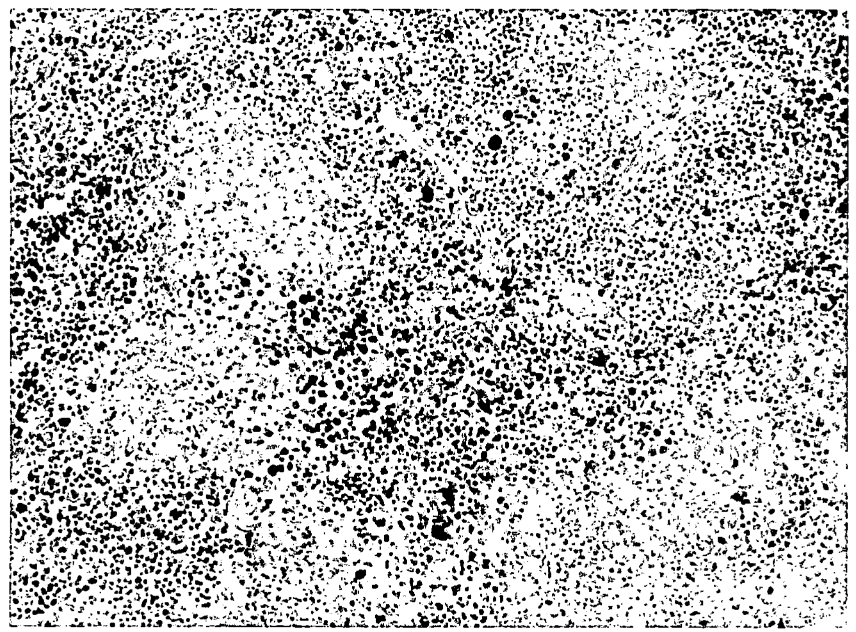

Abb. 267. Mesenterialer Lymphknoten bei Typhus abdominalis. Mehrere weitgehend nekrotische Typhusknötchen. Dazwischen etliche verschieden große basophile Riesenzellen. Sektionsfall. Giemsa. 125 ×

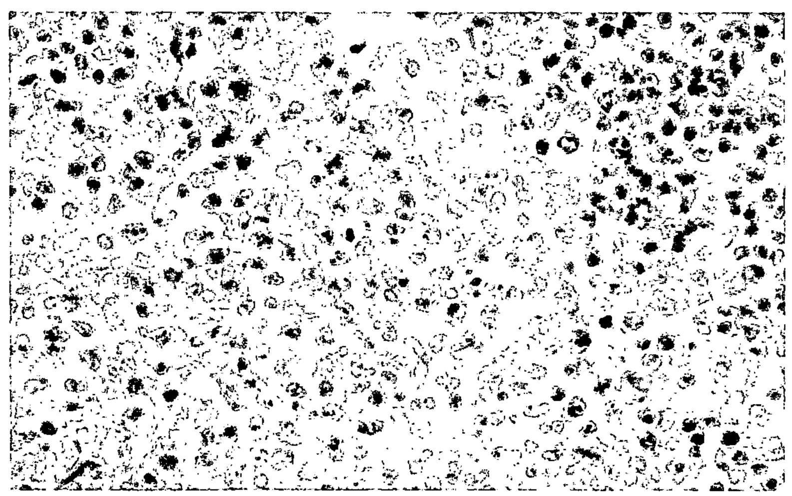

Abb. 268. Frisch entstandenes Typhusknötchen, bestehend aus kleinen „undifferenzierten" reticulo-histiocytären Zellen. Bioptischer mesenterialer Lymphknoten bei bakteriologisch gesichertem Typhus abdominalis. 12jähriger ♂. Hämatoxylin-Eosin. 500 ×

häufig intra- und perisinuös, aber auch in der Pulpa, hier manchmal in der Follikelrandzone. Oft gesellen sich zu den kleinen und mittelgroßen Reticulumzellen auch neutrophile Granulocyten, die zentral liegen, bald zerfallen und gelegentlich den Eindruck kleinster Abscesse erwecken. Eine ausgesprochene

Einschmelzung besteht aber nicht. Das Volumen der Reticulumzellen nimmt in der Außenzone des Knötchens zu, so daß schließlich große Makrophagen entstehen.

Die *diffuse* Wucherung der Reticulumzellen betrifft stets die Sinus, wobei sich die Zellen von der Sinuswand aus als breite Bänder nach innen zu entwickeln,

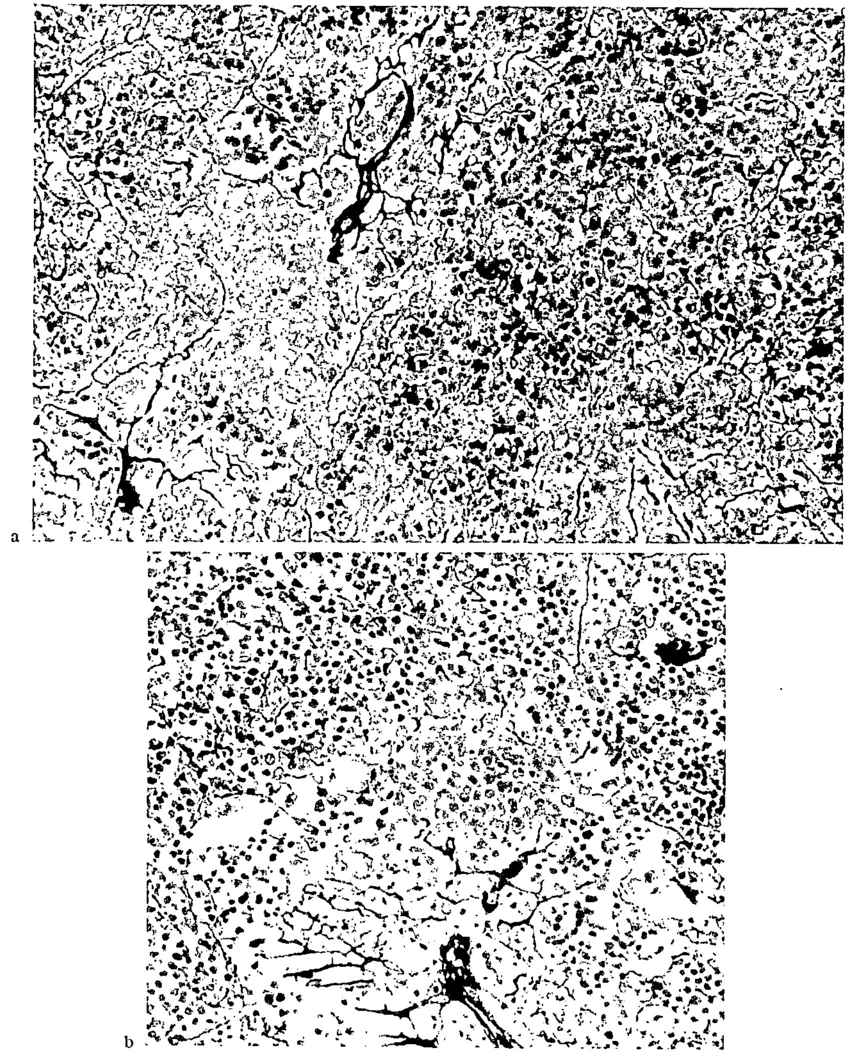

Abb. 269 a u. b. Typhusknötchen im Faserpräparat, z. T. sicher (b), z. T. wahrscheinlich intrasinuos entstanden. Typhusknotchen faserfrei! Gleiches Praparat wie Abb. 268. Bielschowsky-Gomori. 250×

ebenfalls an Größe zunehmen und als Makrophagen in die abführende Lymphe gelangen. Außerdem ist die diffuse Reticulocytose auch an der Sinusaußenseite und in der Lymphknotenpulpa von Rinde und Mark zu finden, hier allerdings in ungleichmäßiger Stärke.

Bei Silberimprägnation erweisen sich die Reticulumzellherde als faserarm, oft fast faserfrei (Abb. 269). Sie substituieren das lymphatische Gewebe vielfach bis auf schmale Reste. Nicht selten greifen sie auch auf Kapsel und Umgebung über;

man findet dann auch außerhalb des Lymphknotens Typhusknötchen und große
Makrophagen (Abb. 270).

Die vergrößerten und abgelösten Reticulumzellen der knötchenförmigen und
diffusen Infiltrate werden zunehmend oxyphil und neigen zur Aufnahme von
Blutzellen, speziell von Lymphocyten und Erythrocyten, was diagnostisch
bedeutsam ist[1]. Diese stark vergrößerten plasmareichen Makrophagen mit oder
ohne Hämophagie nennt man *Rindfleisch-Zellen oder Typhus-Zellen.* Sie entstehen
nicht nur aus den neugebildeten Zellen der Typhusknötchen und der diffusen
Reticulocytosen, sondern auch aus den vermehrten Sinusretothelien. Proliferation
und Ablösung der Sinusretothelien führen zu einem ausgeprägten Sinuskatarrh.

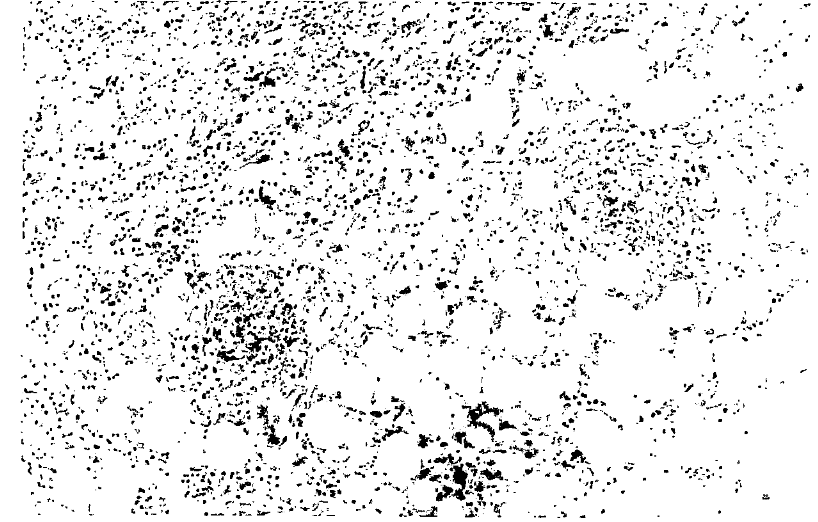

Abb. 270. Typhusknötchen in der Lymphknotenumgebung mit reichlich Kerntrümmern. Gleiches Präparat wie
Abb. 267. Giemsa. 125 ×

Dieser ist in einem Teil der Lymphknoten in der Regel nachweisbar und erhält
durch eine starke *Hämophagie* oft ein besonderes Gepräge (Abb. 271).

Gleichzeitig erfolgt stets eine lebhafte Entwicklung von *Plasmazellen* aus
Plasmoblasten, sowie von mittelgroßen und großen Reizzellen. Die basophilen
Zellen zeigen häufig Mitosen im Gegensatz zu den Reticulumzellen, bei denen man
meist vergeblich nach Mitosen sucht. Vielleicht spielt bei der Reticulumzell-
vermehrung die Karyonomie eine Rolle. Das Plasma der großen basophilen
Formen ist stets stark vacuolisiert. Gelegentlich sieht man pyknotische basophile
Zellen aller Größen.

Als Ausdruck der lebhaften Tätigkeit der Plasmazellen und -vorstufen dürfen
wir ihre häufige Mehrkernigkeit ansehen. Während reife Plasmazellen mit 2 und
3 Kernen allgemein geläufig sind, sind die in Typhuslymphknoten vorkommenden
mehrkernigen Proplasmazellen und Plasmoblasten weniger bekannt. Die großen
Nucleolen der mehrkernigen Plasmoblasten rufen eine gewisse Ähnlichkeit mit
den Sternbergschen Riesenzellen hervor, doch ist bei den Plasmazellformen die
Basophilie stärker. Für einen Teil der größeren basophilen Riesenzellen ist die
Zuordnung zur Plasmazellreihe nicht gesichert. Sie wurden daher oben (S. 133,
134) vorläufig als Riesenformen der „reticulären Reizzellen" bezeichnet, um nichts
zu präjudizieren.

---

[1] M. B. Schmidt 1907.

Außer diesen basophilen Riesenzellen kommen auch einzelne kleine — oxyphile — Langhanssche Riesenzellen vor, deren Abkunft aus den in kleiner Zahl
vorhandenen Epitheloidzellen evident ist. Mastzellen waren im Gegensatz zu
M. B. Schmidt[1] in den eigenen Fällen nur sehr spärlich nachzuweisen, auch

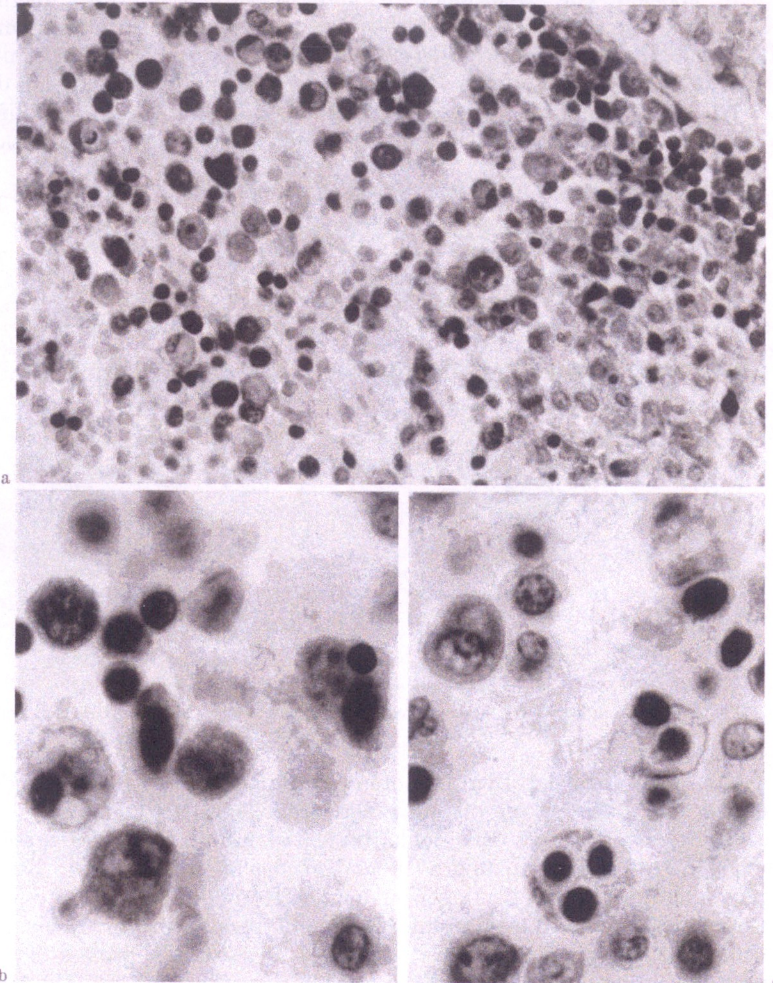

Abb. 271a—c. Lymphknoten bei Typhus abdominalis mit zahlreichen Typhuszellen (intrasinuos). Bei b u. c
erhebliche Hämophagie in den abgelosten Makrophagen. Bioptischer mesenterialer Lymphknoten. Typhus
bakteriologisch gesichert. 16jähriges ♀. Giemsa. a 500×, b u. c 1250×

konnten wir keine positive Eisenreaktion in den bioptisch untersuchten Präparaten finden.

Endlich zeichnet dieses Stadium eine erhebliche Hyperämie aus. Diese tritt
besonders perifollikulär in Erscheinung und führt zu Blutungen in das lymphatische Parenchym und die Sinus. Salmonellen (gramnegative Stäbchen) werden
in diesem Stadium nicht gefunden.

Im *zweiten Stadium* entwickeln sich disseminierte, relativ unscharf begrenzte
Nekrosen, die vor allem das Granulationsgewebe betreffen und sich zunächst oft

---

[1] 1907.

auf die vorhandenen Typhusknötchen beschränken. Sie können aber auf das restliche Parenchym übergreifen. Mitunter sind sie hämorrhagisch. Häufig enthalten sie Gruppen von Salmonellen.

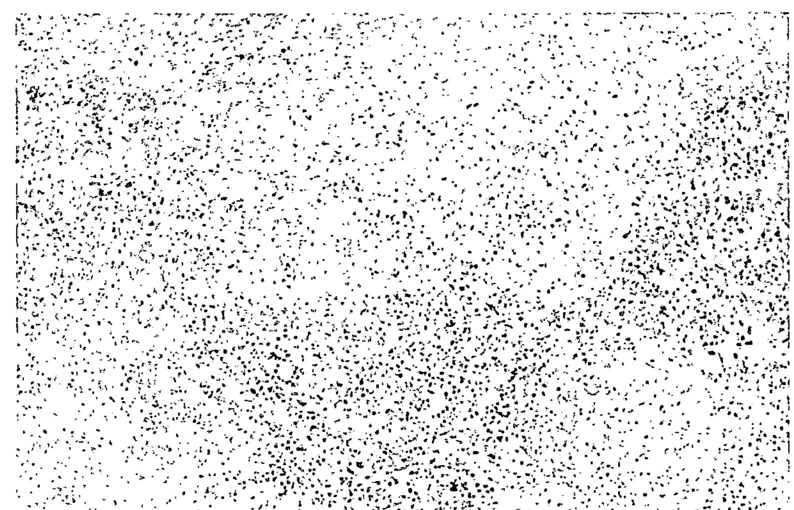

Abb. 272. Ausgedehnte Nekrosen in Lymphknoten bei Typhus abdominalis. Sektionspraparat. Sammlung Prof. Dr. LAUCHE. Hamatoxylin-Eosin. 125 ×

Während diese Nekrosen nur selten verkalken und fast ohne Narbenbildung abheilen, kommt es nach DONAT[1] bei der tuberkuloiden Nekrotisierung häufig und bald zur Verkalkung und Vernarbung. Diese käsigen Nekrosen seien im

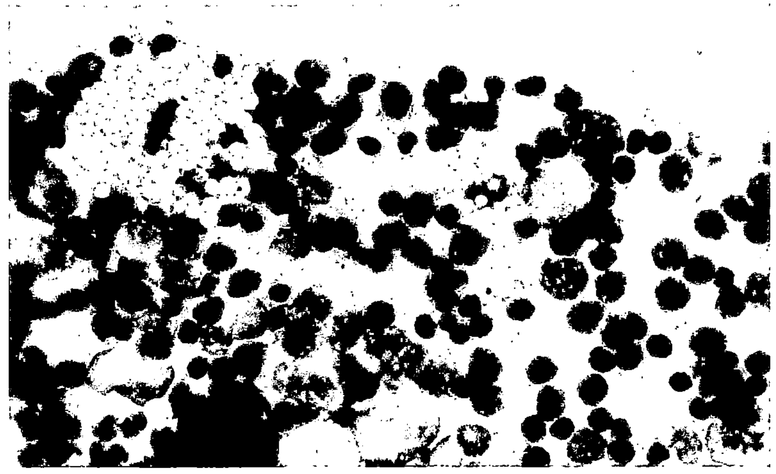

Abb. 273. Typhus abdominalis im Lymphknoten-Tupfpraparat. 2 große, stark vacuolisierte Typhuszellen. Im ubrigen buntes Bild. Pappenheim. 625 ×

übrigen durch das Fehlen jeglicher Leukocyteninfiltrate, durch eine starke Fibrinabscheidung und eine fibrinoide Nekrose der Gitterfasern gekennzeichnet.

Im Gegensatz zu unserer Darstellung, daß zuerst das Typhusknötchen gebildet wird und dann die Nekrotisierung (sog. sekundäre Nekrose) erfolgt, hält

---

[1] 1952/53.

FRESEN[1] die Entwicklung des Typhusknötchens auf dem Boden der Nekrose für sicher. Nach FRESEN[1] sei dies aber im Lymphknoten nicht so eindeutig nachzuweisen wie in der Leber. Nach unseren Untersuchungen sind im Lymphknoten keine Anhaltspunkte für eine solche postnekrotische Bildung von Typhusknötchen zu finden, weshalb wir vorerst an dem umgekehrten Bildungsweg festhalten und dem Typhusknötchen den Primat einräumen möchten.

Ausstrich. Lymphknotenausstriche bei Typhus hat BESSIS[2] untersucht. Er fand dabei eine elektive Hyperplasie der Histiocyten und z.T. die Anwesenheit von großen histiocytären Makrophagen in beträchtlicher Menge.

Wir konnten in einem bakteriologisch gesicherten Fall von Typhus Lymphknotentupfpräparate anfertigen und dabei das nachfolgende Adenogramm ermitteln (Tabelle 45). Danach bestand eine starke Vermehrung der Plasmazellen und ihrer Vorstufen sowie der Histiocyten und mittleren Reizzellen (= vorwiegend junge Histiocyten). Auch die basophilen Stammzellen und Reticulumzellen zeigten erhöhte Werte. Weiterhin fielen uns bei Durchmusterung der Präparate eigenartige Zellen auf, die wir bei keiner anderen Erkrankung in dieser Menge fanden. Sie sind im Adenogramm nicht aufgeführt. Es handelt sich um große, stark vacuolisierte Elemente, die z.T. ganz den Moeschlinschen Lipoblasten entsprechen. Zum Teil sind sie jedoch wesentlich größer. Die Vacuolen der kleineren Formen verteilen sich gleichmäßig über das Plasma, bei den größten

Tabelle 45. *Adenogramm bei einem Fall von Typhus abdominalis* Angaben in °/$_{00}$

Lymphocyten	793
Basophile Stammzellen	7
Germinoblasten	—
Plasmoblasten	7
Proplasmazellen	18 } 67
Plasmazellen	42
Reticuläre Reizzellen, groß	—
Reticuläre Reizzellen, mittel	45
Reticuläre Reizzellen, klein	8
Reticulumzellen (mittel und groß)	18
Histiocyten	52
Kerntrümmerphagen	1
Epitheloidzellen	3
Gewebsmastzellen	—
Blutmastzellen	—
Eosinophile	—
Neutrophile	6

Formen sind die Vacuolen von unterschiedlichem, z.T. erheblich größerem Durchmesser. Schließlich gehen die Zellen zugrunde: Der Kern wird pyknotisch und nimmt eine vieleckige, bizarre Gestalt an. Außer den Vacuolen sind in zahlreichen Zellen noch feine Azurgranula vorhanden, die bis zum Untergang der Zellen in einzelnen kleinen Plasmainseln zwischen den Vacuolen erhalten bleiben können. In den Zellen mit noch geringer Vacuolisierung bilden diese Azurgranula oft ausgedehnte Rasen. Leider war es aus technischen Gründen nicht möglich, an den Präparaten noch die Fettfärbung anzustellen, so daß wir nicht wissen, ob es sich tatsächlich um Lipophagen handelte. Wir hegen aber keinen Zweifel, daß diese Zellen das Ausstrichäquivalent der Rindfleisch-Zellen des Schnittes darstellen.

Diagnose. Die Diagnose stützt sich vor allem auf den Nachweis der Typhusknötchen und der großen Makrophagen mit Hämophagie. Die histologische Diagnose sollte jedoch in jedem Falle durch den bakteriologisch-serologischen Spezifitätsnachweis ergänzt werden.

Die Morphologie der Lymphadenitis scheint bei den einzelnen Salmonellenarten (Typhus, Paratyphus usw.) gleich zu sein[3].

Differentialdiagnose. Wichtig ist die Abgrenzung von der *Masshoffschen mesenterialen Lymphadenitis*, bei der man auch kleine Reticulumzellherde vom Typ der Typhusknötchen finden kann; diese sind jedoch im allgemeinen größer und lassen häufig einen zentralen Einschmelzungsbezirk erkennen. Während sich bei

---

[1] 1950b.   [2] 1954.   [3] STERNBERG 1926.

der Pseudotuberkulose bald die reticulocytär begrenzten Abscesse entwickeln, steht beim Typhus die Nekroseneigung im Vordergrund. Vor allem aber fehlt bei der Masshoffschen Erkrankung eine stärkere Entwicklung der großen Makrophagen mit Hämophagie in den Lymphknotensinus. Dies ist das beste Unterscheidungsmerkmal. Es entbindet jedoch nicht von der Notwendigkeit, die Widal-Reaktionen auf Pasteurella pseudotuberculosis und Salmonellen anzustellen.

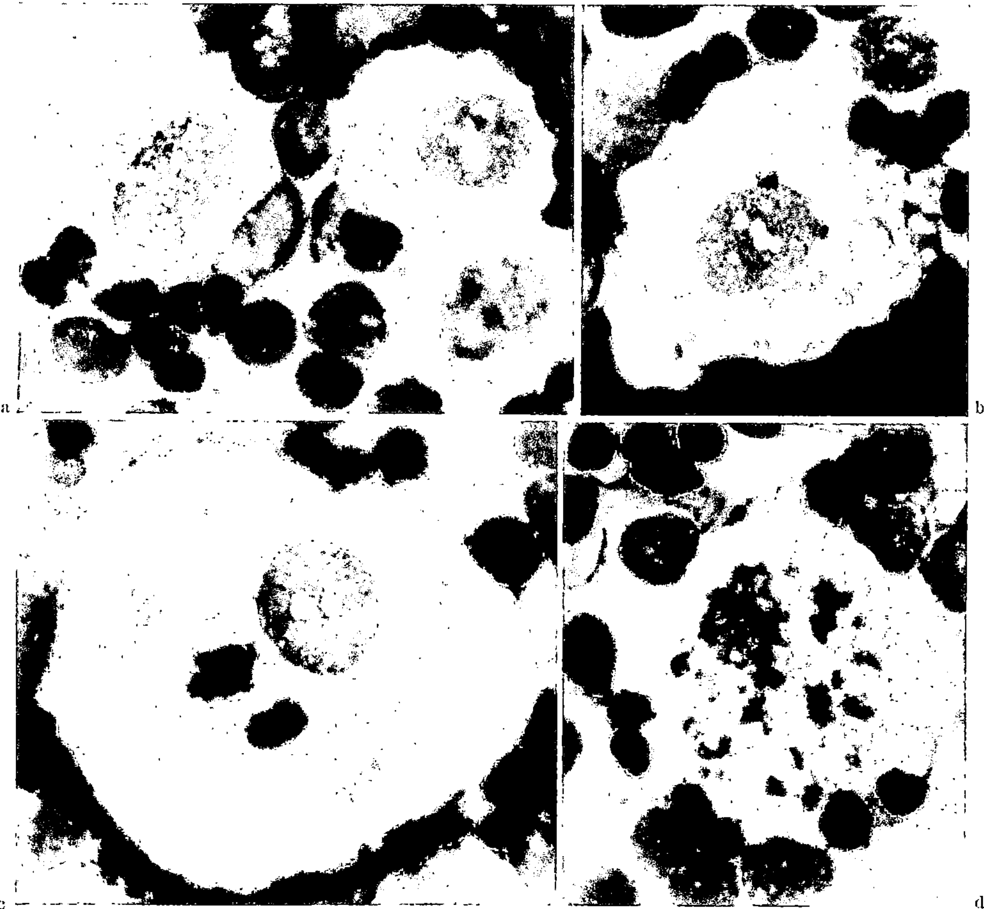

Abb. 274a—d. Verschiedene Entwicklungsformen der Typhuszellen im Lymphknoten-Tupfpräparat. a 2 kleine Formen mit wenigen Vacuolen und kleinen Azurgranula. b Etwas größere, starker vacuolisierte Zelle. Im Plasma zwischen den Vacuolen große und kleine rotviolette „Einschlüsse". c Sehr große Zelle mit zahlreichen Vacuolen und Kerntrümmern im Plasma. d Untergehende Zelle mit pyknotischem Kern, Plasmavacuolen und rotvioletten Klumpen im Plasma. Pappenheim. 1250 ×

Die Ähnlichkeit der basophilen Riesenzellen mit Sternberg-Zellen läßt entfernt auch an eine *Lymphogranulomatose* denken, die aber durch das übrige histologische Bild leicht auszuschließen ist.

Lymphknoten bei Pneumatosis cystoides[1]

Synonyma: Pneumatosis cystica intestini, vaginae und vesicae urinariae
z. T. Pneumatosis intestini
z. T. Emphysema bullosum mesenteriale et intestinale
z. T. multiloculäre Luftcysten des Darmes

[1] Übersichten: URBAN 1937, KILLIAN 1939, JANSEN 1952, BRUNCK 1959.

In Magen, Darm, Vagina und Harnblase kommt eine Erkrankung vor, die durch die Bildung zahlreicher makroskopisch erkennbarer Gasblasen ausgezeichnet ist. Auch die abführenden Lymphgefäße, z.B. des Mesenteriums, und die regio-

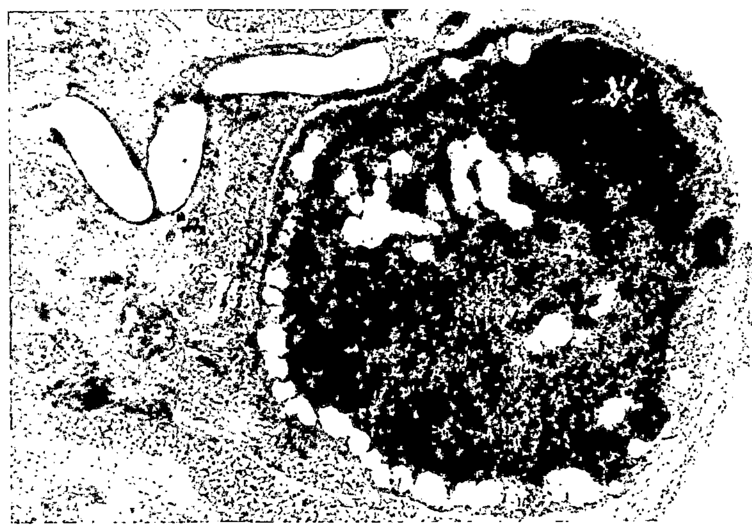

Abb. 275. Lymphknoten bei kindlicher Pneumatosis intestini. Benachbarte Lymphgefaße stark erweitert und mit Gas gefullt. In den Randsinus und in einigen Intermediar- und Marksinus zahlreiche Gasblasen. Mesenterialer Lymphknoten. Praparat Dr. BRUNOK. Hamatoxylin-Eosin. 50 ×

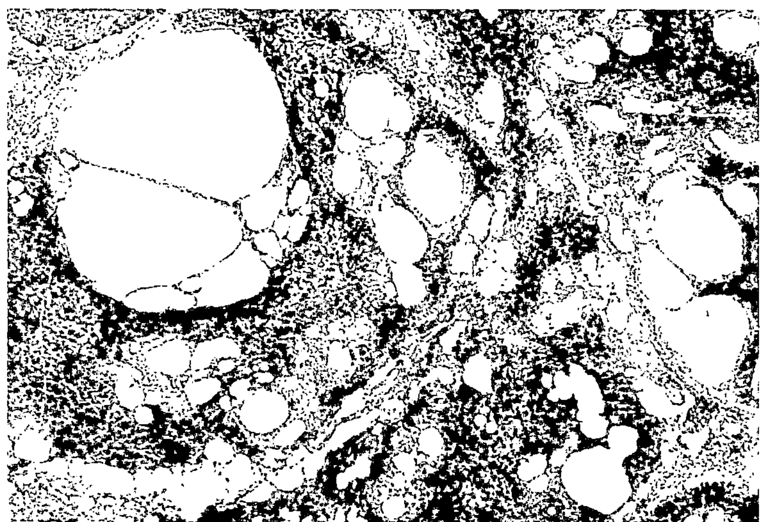

Abb. 276. Lymphknoten bei Pneumatosis intestini einer 41jahrigen ♀. Die Lymphknotenschnittfläche ist von zahlreichen, verschieden großen Blasen durchlochert. *Leisten-Lymphknoten!* Praparat Prof. Dr. RUTISHAUSER. Hamatoxylin-Eosin. 50 ×

nären Lymphknoten können an dem Vorgang teilnehmen. Die Gasblasen entwickeln sich an allen genannten Orten innerhalb der Lymphbahnen, weshalb KILLIAN[1] von einer Gaslymphangitis sprach. Möglicherweise wird die Veränderung durch eine besondere Form von gasbildenden Bact. coli hervorgerufen.

---

[1] 1939.

Vorkommen. Die Erkrankung wird in jedem Lebensalter beobachtet. Man kann 2 Häufigkeitsgipfel unterscheiden: Den ersten im Säuglingsalter („Dyspepsiealter"), den zweiten zwischen dem 25. und 30. Lebensjahr. Das männliche Geschlecht ist etwas häufiger befallen.

Über das vermehrte Auftreten der Erkrankung in verschiedenen Jahreszeiten liegen widersprechende Angaben vor[1].

In vielen Fällen ist eine besondere Disposition gegeben. So tritt die Pneumatosis cystoides intestini überwiegend dann auf, wenn andere Erkrankungen des Magen-Darmkanals (z.B. Dyspepsie, Pylorusstenose, Magenulcus oder -carcinom, Darmtuberkulose) vorliegen. Die Pneumatosis cystoides vaginae kommt fast nur am Ende der Schwangerschaft und im Puerperium vor.

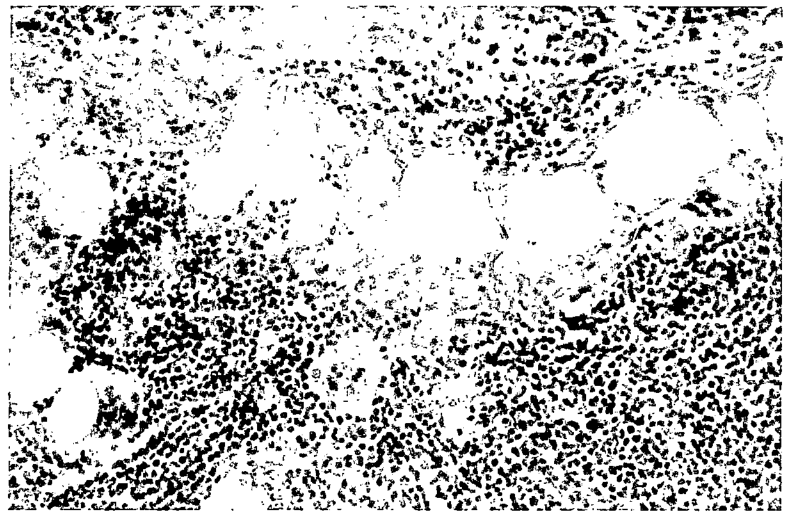

Abb. 277. Gleiches Präparat wie Abb. 276. Gasblasen in Randsinus mit großzelliger reticulohistiocytärer Reaktion und vielkernigen Riesenzellen in der Umgebung. 250 ×

Bemerkenswert ist in diesem Zusammenhang die tierexperimentelle Erfahrung von MIYAKAWA u. Mitarb.[2]: Wenn die japanische Forschergruppe keimfrei aufgezogene Meerschweinchen mit Sporen infizierte, trat bei einem Teil der Tiere im Coecum ein „Emphysem" mit Blutungen und Nekrosen auf. Bei den Kontrolltieren kam es niemals zu dieser Veränderung. Apathogene Erreger wurden also bei keimfrei aufgezogenen Tieren pathogen.

Lokalisation. Die Pneumatosis cystoides betrifft am häufigsten den Magen-Darmkanal und hier weit überwiegend das untere Ileum. Nur ganz selten ist auch das Rectum betroffen. Die Zahl der publizierten Fälle von Vaginal-Pneumatose gibt KILLIAN[3] mit etwa $1/_3$ der intestinalen Fälle an. Die Harnblasen-Pneumatose macht nur $1/_6$ der Darmfälle aus.

Die Lokalisation der Lymphknotenpneumatose richtet sich nach dem Ort der Erstmanifestation. Sie ist dementsprechend meist in den mesenterialen, gelegentlich auch in weiteren Lymphknoten des Bauchraumes (z.B. parapankreatisch und paraortal[4]), sowie in inguinalen Lymphknoten[5] nachgewiesen worden, und zwar hier auch bei Pneumatosis cystoides *intestini*[5].

Makroskopie. Manchmal sieht man in den Lymphknoten makroskopisch keine wesentlichen Veränderungen. Oft aber sind schon mit bloßem Auge Gasblasen

---

[1] Siehe JANSEN 1952, BRUNCK 1959.

[2] MIYAKAWA, IIJIMA, KOBAYASHI u. TAJIMA 1957.   [3] 1939.

[4] URBAN 1937.   [5] RUTISHAUSER u. FOROUHAR 1957.

zu erkennen, durch welche die Lymphknoten stark aufgebläht sein können. In dem Fall von Urban[1] waren die Lymphknoten bis taubeneigroß. Hierbei war die Schnittfläche grau und eigenartig trocken; beim Darüberstreichen mit dem Messer hörte man leichtes Schaben.

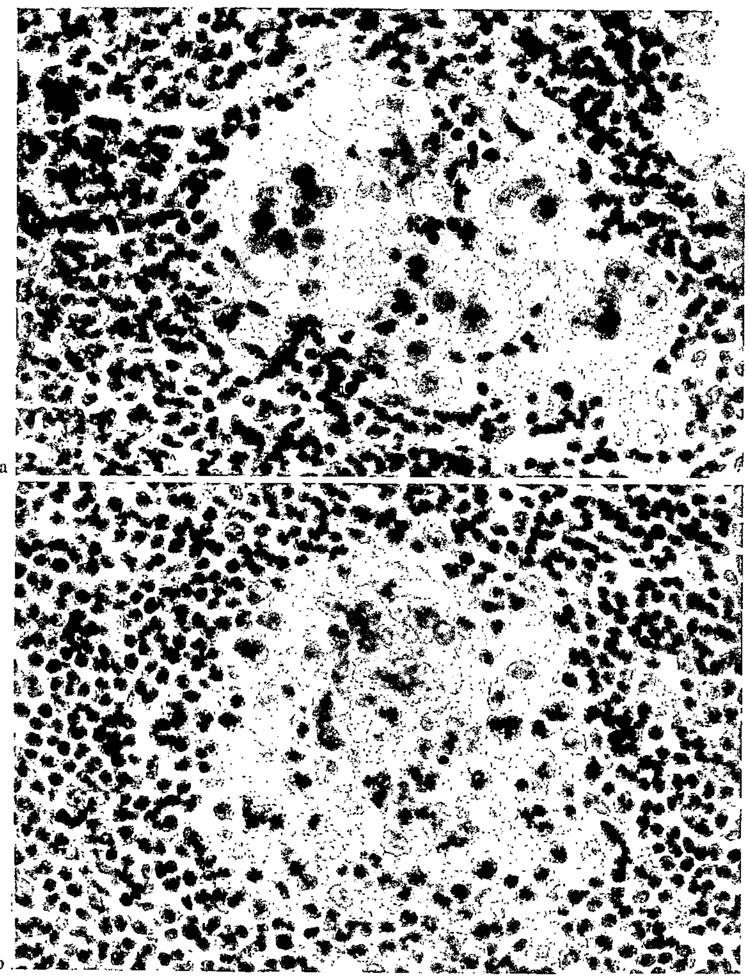

Abb. 278a u. b. Gleiches Präparat wie Abb. 276. Granulome von großen reticulohistiocytären Elementen und Fremdkorperriesenzellen (in der Pulpa ?). 500 ×

Histologie[2]. Die Pneumatosis zeigt je nach Lebensalter und Verlauf ein verschiedenartiges Bild:

1. Bei der *akuten* Pneumatosis*, die vorwiegend im *Säuglingsalter* vorkommt, sieht man lediglich verschieden große Gasblasen in afferenten Lymphgefäßen und Sinus, speziell in den Randsinus. *Riesenzellen* kommen hierbei *nicht* vor. Auch

---

* Ich danke Herrn Dr. Brunck, Homburg a. d. Saar, vielmals für die Überlassung eines seiner Schnitte, der auch in Abb. 275 dargestellt ist.

[1] 1937.

[2] Schnyder 1917, Urban 1937, Jansen 1952, Rutishauser u. Forouhar 1957, Brunck 1959.

fehlen eosinophile Infiltrate nennenswerten Ausmaßes. Das lymphatische Parenchym scheint an dem Geschehen nur passiv beteiligt zu sein.

2. Bei der meist *chronischen* Pneumatosis des *Erwachsenen* * dagegen finden wir in der Regel um einen Teil der Gasblasen vielkernige *Riesenzellen*, die wohl als Abkömmlinge von Lymphgefäßendothelien aufzufassen sind. Sie besitzen große bläschenförmige, rundlich-ovale Kerne, ähnlich wie wir sie in den vermehrten Capillarendothelien um Mikrofilarien beobachten konnten (s. Abb. 278). Die Kerne liegen zentral. Einschlüsse werden in den Riesenzellen nicht gefunden. Gelegentlich kommen in der Nachbarschaft von kleinen Gasblasen auch umschriebene *Granulome* vor, die aus ein- und mehrkernigen, saftigen Endothelzellen (und Retothelien ?) mit breitem oxyphilem Plasma aufgebaut sind. Dazwischen liegen hier und in der Umgebung zahlreicher Gasblasen sowie in den Bindegewebssepten und im perinodulären Gewebe etliche *eosinophile Granulocyten*. Die Gasblasen sind verschieden groß, am umfangreichsten in den Randsinus und zuführenden Lymphgefäßen. Sie liegen bisweilen auch im lymphatischen Parenchym. Dieses reagiert offenbar nicht mit. Die Follikel enthalten nur kleine Keimzentren. Die Plasmazellen sind nicht vermehrt.

Diagnose und Differentialdiagnose. Die Erkennung der Pneumatosis cystoides im Lymphknoten ist leicht, sofern man daran denkt und die Gasblasen nicht als Artefakt ansieht.

Lymphadenitiden durch Darmparasiten

Bei Ascaridiasis, Ankylostomiasis, Strongyloidose nnd Oxyuriasis sind Lymphknotenveränderungen beschrieben worden. Sie betrafen zumeist die mesenterialen Lymphknoten, waren aber in einzelnen Fällen, z.B. denen von WINTER[1], weit verbreitet. Es wurden, von wenigen Ausnahmen abgesehen, nur unspezifische Befunde wie Sinuskatarrh und follikuläre lymphatische Hyperplasie mitgeteilt. Allein die meist vorhandene stärkere *Eosinophilie* der Sinus und/oder Pulpa kann als einigermaßen charakteristisch gelten.

BERGER[2] berichtet uber einen einzigartigen Fall von *Ascaridiasis* mit Lymphknotenbeteiligung: Ein 34jähriger Mann hatte 8 Wochen vor Krankenhausaufnahme über paraumbilicale Leibschmerzen geklagt. Zugleich waren Fieberzacken aufgetreten. Leukocytenzahl 12000/mm³, davon 3% Lymphocyten und 2% Eosinophile. Bei der Probelaparotomie fanden sich an der Mesenterialwurzel bis kindsfaustgroße harte Lymphknoten, von welchen einer im Pathologischen Institut Basel untersucht wurde. Die Kapsel war histologisch äußerst stark fibrös verdickt, das lymphatische Gewebe erschien dadurch reduziert. Im Inneren des Lymphknotens fanden sich Sklerosierungen und Nekrosen, in dem Narbengewebe etliche Lymphocyten und Eosinophile sowie sparlich Plasmazellen. Keine eosinophilen Granulome. Hie und da Fremdkörperriesenzellen. In einem Schnitt wurde ein Parasitenei („offenbar Ascaridenei") mit doppeltkonturierter Schale, umgeben von einer protoplasmatischen Hülle, nachgewiesen.

Nach ZYLKA[3] sollen durch die Larven und Toxine von Ascaris lumbricoides nekrotisierende (kasige) Lymphadenitiden hervorgerufen werden, die ZYLKA[3] als Ascaridenlymphome bezeichnet und — zu Unrecht — den Schüppelschen Lymphomen an die Seite stellt. RABL und BUSCHKIEL[4] fuhren verkalkte Mesenteriallymphknoten auf Ascariden zurück. WINTER[1] berichtet über einen Fall von Ascaridiasis, bei welchem „große lymphatische Reticulumzellen", Plasmoblasten, Plasmazellen und Eosinophile im Lymphknotenpunktat stark vermehrt waren. TOKUMO[5] vergleicht die histologischen Veranderungen von Ascaridiasis und Ankylostomiasis: Spulwürmer rufen nur z.T. eine Atrophie des lymphatischen Gewebes hervor und erzeugen im allgemeinen eine deutliche Eosinophilie der Sinus und Markstrange, manchmal auch eine Plasmocytose. Ankylostoma duodenale dagegen macht regelmäßig eine starke Atrophie des lymphatischen Gewebes; Eosinophile kommen nur in den Sinus, Plasmazellen uberhaupt nicht vor. WINTER[1] teilt den histologischen und den Ausstrich-Befund eines

---

* Ich danke Herrn Prof. Dr. RUTISHAUSER, Genf, für die freundliche Überlassung eines sehr aufschlußreichen inguinalen Lymphknotens bei Pneumatosis intestini.
[1] 1955.   [2] 1947.   [3] 1952.   [4] 1959.   [5] 1956.

Falles von Ankylostomiasis mit. Im Schnitt, der von LAPP untersucht worden war, bestand eine follikuläre lymphatische Hyperplasie, ein Sinuskatarrh und eine starke herdformige Eosinophilie. Im Ausstrich fanden sich mäßig reichlich „große lymphatische Reticulum-

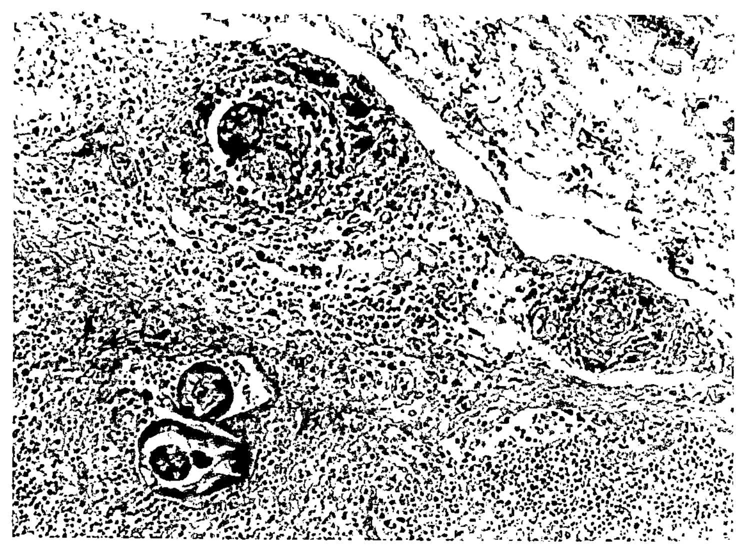

Abb. 279. Oxyuriasis in einem mesenterialen Lymphknoten. Oxyuren mit starker entzundlicher Reaktion in zwei afferenten Lymphgefaßen und Oxyuren ohne wesentliche Umgebungsreaktion in einem Randsinus. Praparat Dr. KIRSTEN. Hamatoxylin-Phloxin-Safranin. 125 ×

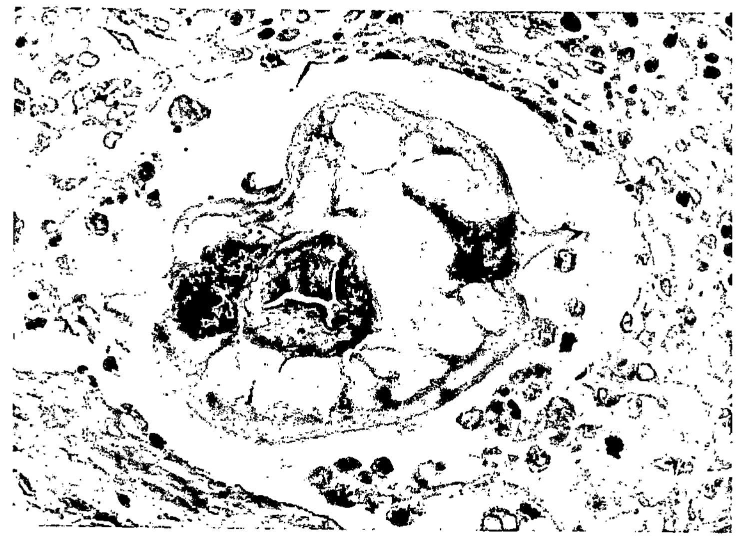

Abb. 280. Gleicher Fall wie Abb. 279. Oxyure in einem erweiterten Sinus ohne Umgebungsreaktion. PAS.500 ×

zellen" und Plasmoblasten, zahlreiche Übergangsformen der Plasmoblasten und Reticulumzellen zu Plasmazellen und Lymphocyten sowie massenhaft Eosinophile, die oft in Haufen zusammenlagen.

Von japanischen Autoren[1] wurde wiederholt über hochgradige Schwellung von mesenterialen Lymphknoten bei Ankylostoma duodenale berichtet. Die bis hühnereigroßen Lymph-

---

[1] WAKATSUKI, IIJIMA u. HUKUSHIMA 1951, HADA 1952, UNO 1954.

knoten könnten auch erweichen und perforieren. Histologisch wird von WAKATSUKI u. Mitarb. [1] eine Proliferation der Retothelien und Plasmazellen sowie eine starke Infiltration mit Eosinophilen hervorgehoben.

In einem von Dr. KIRSTEN überlassenen mesenterialen Lymphknoten konnten wir mehrere Oxyuren nachweisen. Sie lagen in afferenten Lymphgefäßen und Randsinus (Abb. 279 und 280). Die afferenten Lymphgefäße zeigten eine erhebliche Verdickung ihrer Wand mit starker entzündlicher Infiltration (Lymphocyten, Histiocyten, einige Eosinophile). Die Oxyuren der Randsinus (Abb. 280) lagen fast reaktionslos im Gewebe; nur wenige Retothelien und Lymphocyten waren in der Nachbarschaft zu finden. Im restlichen Lymphknoten bestanden eine erhebliche Plasmocytose, ein starker Sinuskatarrh, dagegen keine Eosinophilie. Das Eindringen von Oxyuren in die darmregionären Lymphknoten, wie es im vorliegenden Fall beobachtet wurde, ist uns aus der Literatur nicht bekannt.

Die Lymphknoten bei Mykosen

Von den unzähligen Pilzarten spielt für die Lymphknotenpathologie vor allem eine Reihe von hefeartigen Formen eine Rolle: die Erreger der Coccidioidomykose, der südamerikanischen, nordamerikanischen und europäischen Blastomykose sowie der Histoplasmose. Wir werden daher im folgenden ausführlich von diesen Mykosen sprechen. Anhangsweise sollen kurz einige Bemerkungen über die Lymphknotenbeteiligung bei Aktinomykose, Nokardiose, Sporotrichose und Chromoblastose gemacht werden. Auf die pilzbedingte, reticulocytäre abscedierende Lymphadenitis sind wir auf S. 246 bereits kurz eingegangen.

Es ist unmöglich, im gegebenen Rahmen auf die Nomenklatur, Klassifikation und Untersuchungstechnik der Mykologie näher einzugehen. Es sei nur kurz erwähnt, zu welchen 2 Ordnungen die Erreger der abzuhandelnden Pilzkrankheiten zählen: Die Hyphomyceten (Fadenpilze, Fungi imperfecti) umfassen unter anderem Blastomyces dermatitides, Cryptococcus neoformans, Histoplasma capsulatum, die Actinomyceten, Nokardien und das Rhinocladium Schenki. In die Gruppe der Phykomyceten (Algenpilze) sind Coccidioides immitis und Paracoccidioides brasiliensis einzureihen.

Die hefeartigen Pilze (Coccidioides immitis, Paracoccidioides brasiliensis, Blastomyces dermatitidis, Cryptococcus neoformans und Histoplasma capsulatum) wachsen z. T. ausschließlich in Form (runder) „Hefe"-Zellen („monophasisch"); z. T. bilden sie — je nach Umgebung — „Hefezellen" oder (fadenförmige) Mycelien aus („biphasisch"). Die Vermehrung der Hefeformen erfolgt durch Endosporulation oder durch einfache und/oder mehrfache Sprossung.

Das histologische Bild, das die hefeartigen Pilze hervorrufen, zeigt erhebliche Ähnlichkeiten zwischen den einzelnen Formen. Vor allem ist häufig eine granulomatöse tuberkuloide Reaktion mit einer granulocytenreichen, zu Mikroabscessen führenden Entzündung verknüpft. Auch ist die Neigung zur Fibrosierung, zur Plasmazellen- und Riesenzellen-Bildung größer als bei der Tuberkulose. Auf Grund dieser Kriterien kann meist verdachtsweise auf eine Pilzinfektion geschlossen und eine Tuberkulose unwahrscheinlich gemacht werden. Die sichere Diagnose und vor allem die Differenzierung der einzelnen Mykosen gegeneinander gelingt nur durch den Nachweis der Pilzart. Zu diesem Zweck wendet man eine Reihe von Verfahren an [2], von denen uns die folgenden Methoden als die wichtigsten erscheinen: Gridley-Färbung, PAS-Reaktion, Grocottsche Modifikation von GOMORIS Methenamin-Silbernitrat-Färbung, Mucicarmin-Färbung, Färbung nach

---

[1] WAKATSUKI, IIJIMA u. HUKUSHIMA 1951.
[2] LITTMAN u. ZIMMERMAN 1956, W. ST. C. SYMMERS 1958b, CHICK, PETERS, DENTON u. BORING 1960.

Tabelle 46. *Übersicht über die häufigsten Mykosen der Lymphknoten*

Gebräuchlichste Bezeichnung	Wichtigste Synonyma	Geographisches Vorkommen	Alter Geschlecht	Klinische Formen	Lymphknoten-beteiligung		Erreger				Nachweis-methoden
					Grad	Lokalisation	Bezeichnung	Große μ	Vermehrungs-art	bipha-sisch?	
Coccidioido-mykose	M. Posadas	meist USA, auch Süd-amerika usw.	jedes Alter ♂ +++	grippeähnlich, cutan, generalisiert	+	Lungen-hilus, auch andere	Coccidioides immitis	10—80	Endosporu-lation	ja	Gridley
Südamerika-nische Blasto-mykose	M. Lutz, Paracocci-dioidose	Südamerika (Brasilien), selten Mit-telamerika	besonders 20. bis 30. Le-bensjahr ♂ +++	mucocutan, lymph-angitisch, generalisiert	+++	cervical, auch andere	Blastomyces brasiliensis	5—30	multiple und einfache Sprossung	ja	Gridley, Bielschowsky
Nordameri-kanische Blasto-mykose	M. Gilchrist	USA	besonders 30. bis 50. Le-bensjahr ♂ +++	pulmonal, cutan, generalisiert	+	Lungen-hilus	Blastomyces dermatitidis	7—20 (auch 2—5)	einfache Sprossung	ja	Gridley
Crypto-coccose	Torulose, Europäische Blasto-mykose, M. Busse-Buschke	ubiquitär	besonders 30. bis 60. Le-bensjahr ♂ +	pulmonal, meningo-encephal, diverse Organe	(+)	diverse	Crypto-coccus neoformans	2—10 (selten größer)	einfache Sprossung	nein	Mucicarmin u. a. Schleim-farbungen, Sudan III, Gridley
Histo-plasmose	M. Darling	meist USA	a) Kindes-alter ♂ ~ ♀ b) Erwach-senen-alter ♂ +++	pulmonaler Primar-infekt., pulmonaler oder Schleim-haut-Reinfekt, generalisiert	+	Lungen-hilus, auch andere	Histoplasma capsulatum	2—3 (auch 10—13)	einfache Sprossung	ja	Gridley, PAS

CAWLEY u. Mitarb. (Kombination Hale-PAS)[1], Silberimprägnationsmethoden der Gitterfasern (BIELSCHOWSKY-GOMORI), Untersuchungen im Polarisations- und Phasenkontrastmikroskop.

Coccidioidomykose [2]

Synonyma der Krankheit: Valley fever
San Joaquin fever
desert fever
Mykose von Posadas

Synonyma des Erregers: Coccidioides immitis
Oidium coccidioides immitis
Posadasia esferiformis
Blastomycoides immitis
Geotrichum immite
Glenospora metaeuropea
G. louisianoideum

Die Coccidioidomykose wurde von POSADAS und WERNICKE 1892 entdeckt und von RIXFORD zusammen mit GILCHRIST 1896 ausgezeichnet morphologisch und klinisch beschrieben. Im Jahre 1900 nannte STILES den Erreger wegen seiner Ähnlichkeit mit Coccidien „Coccidioides". Die heute gebräuchliche Bezeichnung ist „Coccidioides immitis". Der Pilz wurde in die Gattung der Phykomyceten, speziell in die Familie der Chytridiazeen eingereiht, wo auch Paracoccidioides brasiliensis einzugliedern ist. STEWART[3] hält die Zuordnung zu den Phykomyceten für unrichtig.

Klinisch-anatomische Formen[4]. Die Coccidioidomykose tritt in 3 Formen auf: 1. als primare, gewohnlich akute, benigne grippeahnliche Erkrankung, 2. als traumatisches Inoculations-Granulom der Haut und 3. als postprimäre, fortschreitende, meist tödliche, tuberkuloide Generalisationsform.

Die erste Erkrankungsart, die mit einem fieberhaften Befall der respiratorischen Organe einhergeht, ist die weitaus überwiegende. Sie spielt für die Lymphknotendiagnostik keine Rolle, weil sie auf die Lunge beschränkt bleibt und keine periphere Lymphknotenabsiedlung macht. Das gleiche dürfte für die Mehrzahl der traumatischen Hautläsionen gelten. Die Generalisationsform dagegen betrifft neben Lungen (Bild der Miliartuberkulose!), Knochen, Haut, Meningen und anderen Organen manchmal auch die Lymphknoten. Sie folgt unmittelbar oder nach jahrelanger Latenz auf die primäre Coccidioidomykose der Lungen, seltener auch der Haut. Man bezeichnet sie als „progressive Coccidioidomykose" oder „coccidioidal granuloma".

Vorkommen, Erreger und Epidemiologie. Die Coccidioidomykose tritt endemisch in den *Vereinigten Staaten von Amerika* (besonders Kalifornien, Arizona, New Mexiko, Südwesttexas), in Argentinien und Paraguay auf. Einzelne Fälle wurden auch im Mittelmeerraum (Italien, Balkan, Kleinasien) und in Hawaii beobachtet. Alle betroffenen Gebiete sind trocken und staubreich. Eine Bevorzugung bestimmter Altersgruppen besteht nicht. Männer erkranken häufiger,

---

[1] CAWLEY, WHEELER, McMANUS u. FRENCH 1954.
[2] Übersichten: MOORE 1938, BAKER 1947, 1957, MOHR 1952a, MOSS u. McQUOWN 1953, STEWART 1954, Lit.
[3] 1954.   [4] Kurze Übersicht: WINN 1957.

wohl wegen erhöhter Exposition bei ihrer Tätigkeit im Freien. Dunkelhäutige Rassen scheinen empfänglicher zu sein[1]. Über Coccidioidomykose bei Tieren s. STILES und DAVIS[2].

Coccidioides immitis hat 2 verschiedene Lebenscyclen[3], den parasitären und den saprophytären. Der *parasitäre* Cyclus spielt sich in infizierten Menschen und Tieren ab. Hierbei liegen die Pilze in 10—80 μ großen kugeligen Gebilden („Sphaerulae") vor, die in ihrem Inneren Sporen bilden und dann als „Sporangien" bezeichnet werden. Diese geben schließlich beim Platzen der dicken Membran „Endosporen" an die Umgebung ab. Die Sporen wachsen rasch wieder zu den kugeligen Gebilden heran, in welchen erneut Sporen entstehen.

Der *saprophytäre* Cyclus läuft außerhalb des menschlichen oder tierischen Organismus, z.B. bei Züchtung der Kugelformen auf Agar, ab. Hierbei entstehen septierte Pilzfäden, die ein Geflecht (Mycel) bilden. Die Vermehrung erfolgt durch Arthro- und Chlamydosporen, d.h. durch Abschnürung von Hyphenteilchen. Die Chlamydosporen sind sehr resistent gegen Austrocknung und stellen eine Ruheform der Pilze ähnlich wie die Bacillensporen dar. Wenn der Mensch diese Chlamydosporen inhaliert oder inoculiert, erkrankt er an Coccidioidomykose, und es entstehen wiederum die kugeligen Formen des parasitären Cyclus. Bei der Bildung der Sphaerulae sollen nach BAKER und BRAUDE[4] die neutrophilen Granulocyten eine maßgebliche Rolle spielen.

Die Infektion erfolgt somit nicht durch die parasitären Formen des Pilzes und dementsprechend auch nicht von Mensch zu Mensch. Im allgemeinen werden die *Chlamydo*sporen durch Staub auf den Menschen übertragen. Die Vermehrung der Pilze im menschlichen Organismus geschieht dann durch *Endo*sporen. Die Inkubationszeit beträgt 1—4 Wochen.

Lokalisation. Am häufigsten dürften die Lungenhilus- und die mediastinalen Lymphknoten befallen sein. Nicht selten sind auch die Halslymphknoten[5] sowie die supraclaviculären Lymphknoten betroffen. Grundsätzlich kann jede Lymphknotenregion erkranken.

Makroskopie. Die Lymphknoten sind oft beträchtlich vergrößert. Die Konsistenz ist weich. Auf dem Schnitt sieht man in einem Teil der Fälle gelbliche, oft eingeschmolzene Herde.

Histologie[6]. Im Lymphknoten sind ebenso wie in anderen Organen[7] und im Tierexperiment[8] charakteristische, alternierende Veränderungen zu beobachten, die durch den Lebenscyclus des Pilzes bedingt sind: Man sieht einerseits histiocytär-epitheloidzellige Reaktionen, andererseits Infiltrate von neutrophilen Granulocyten bis zur Entwicklung von kleinen Abscessen. Die histiocytär-epitheloidzellige Reaktion trägt tuberkuloide Züge, die granulocytäre Reaktion erinnert mehr an eine eitrige Lymphadenitis. Die histiocytär-epitheloidzellige Reaktion erfolgt in der Umgebung reifer, 40—95 μ großer sporenhaltiger Sphaerulae („Sporangien") und untergehender großer Sphaerulae; die granulocytäre Infiltration tritt unmittelbar nach der Ruptur der Sporangien auf und bleibt noch einige Tage in der Nachbarschaft der 1—3 μ großen Sporen und der kleinen, bis 30 μ messenden Sphaerulae bestehen. Je nach der Entwicklungsphase der Pilze und der Abwehrkraft des Organismus kann das granulomatöse oder das eitrige Entzündungsbild stark überwiegen, oft liegen beide Reaktionsformen nebeneinander vor.

---

[1] LITTMAN u. ZIMMERMAN 1956.   [2] 1942.
[3] BAKER 1945, STEWART 1954.   [4] 1956.   [5] CUSTER 1943, BAKER 1945.
[6] RIXFORD u. GILCHRIST 1896, CUSTER 1943, HARVEY 1948, ROTTER u. BÜNGELER 1955 u.a.
[7] Bereits OPHÜLS 1901/05.   [8] TARBET, WRIGHT und NEWCOMER 1952.

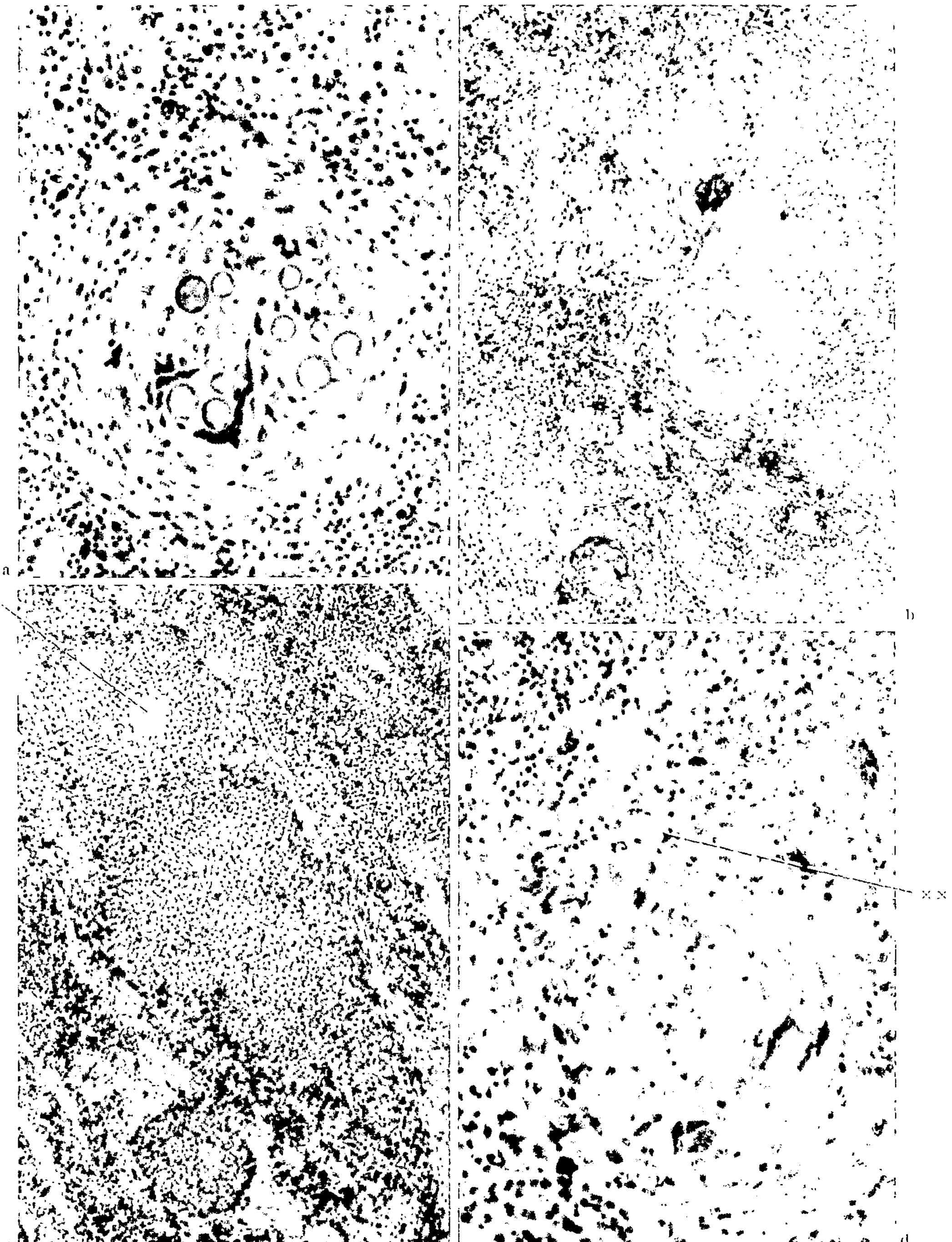

Abb. 281a—d. Coccidioidomykose. Prap. Dr. KIRSTEN. Hamatoxylin-Eosin. a Ansammlung von Sphaerulae in einem kleinen Gefaß. Dazwischen kleine dunkle Kerne von endothelialen Riesenzellen. Starke perivasculare Entzundung. 250×. b Großerer Hyalinisierungsbezirk der Pulpa mit einigen Sphaerulae. 125×. c Intravasale Granulocytenansammlungen um Sporengruppen (z.B. bei ×). 125×. d Histiocytares Granulom (Gefaß?) mit einzelnen Sphaerulae (× ×) und kleinen Riesenzellen. 250×

Die *histiocytär-epitheloidzelligen Herde* sind bisweilen von typischen Tuberkeln nicht zu unterscheiden[1]: Sie können rein epitheloidzellig sein und enthalten meist Langhanssche Riesenzellen sowie Riesenzellen vom Fremdkörpertyp. In den Riesenzellen liegen manchmal die großen Sphaerulae. Diese können hier rupturieren und ihre Sporen in das Plasma der Riesenzelle abgeben. Die Sporen wachsen dann im Plasma wieder zu kleinen Sphaerulae heran, während die doppeltkonturierte Membran des geborstenen Sporangiums noch lange in der Riesenzelle nachweisbar bleibt. Nach CUSTER[2] können die „Tuberkel" konfluieren und in den Randbezirken sklerosieren. RIXFORD und GILCHRIST[3], HARVEY[4] und andere Autoren beschreiben auch käsige Nekrosen mit erheblichen Mengen von Pilzen. In einem selbstuntersuchten Präparat, das ich Herrn Dr. KIRSTEN verdanke, fand sich im Hilusbereich ein Granulom. Dieses bestand aus großen Histiocyten und zahlreichen Riesenzellen und enthielt massenhaft große Sphaerulae.

Die *Granulocyteninfiltration* erfolgt sofort nach der Ruptur der Sporangien, sofern die Sporen nicht in dem Plasma von Riesenzellen „abgefangen" werden. Während die Sporen ausschwärmen, dringen die Granulocyten in das Innere der Sphaerulae ein und füllen den entleerten Sporangiensack aus (s. Abb. 283). So umschließt die doppeltkonturierte Membran gelegentlich an Stelle von Sporen neutrophile Granulocyten. In der Umgebung der Sporengruppen sammeln sich weitere Granulocyten an, so daß schließlich größere Abscesse entstehen können.

Die Sphaerulae gelangen im allgemeinen auf dem Blutweg in den Lymphknoten. Wir finden sie daher zunächst vor allem in den Capillaren und Arteriolen, wo sie von dunklen vielkernigen, wohl endothelialen Riesenzellen umschlossen werden (Abb. 282 b). Sie können hier auch rupturieren und neutrophile Granulocyten in großer Zahl anlocken. In der äußeren Gefäßwand entstehen vielfach großzellige histiocytäre Granulome, die zur Fibrose und Hyalinisierung neigen. In größeren Blutgefäßen werden bisweilen Rasen von Sphaerulae, umschlossen von endothelialen Riesenzellen, angetroffen. Ganz vereinzelt sahen wir auch in efferenten Lymphgefäßen Sphaerulae zusammen mit großen Retothelien und Hämophagen.

Das übrige lymphatische Gewebe zeigte in dem selbstbeobachteten Fall eine starke Plasmocytose sowie einen ausgeprägten Sinuskatarrh mit großen, z.T. schaumigen Retothelien. Keimzentren waren nicht nachweisbar.

Die größte diagnostische Bedeutung kommt dem histologischen *Nachweis der Pilze* zu. Die Sphaerulae sind verschieden groß und schwächer mit Kernfarbstoffen tingierbar als die umgebenden Zellkerne. Diese geringe Färbbarkeit haben die Sphaerulae z.B. mit den Cysten der Toxoplasmen gemein; sie gilt vor allem für die Sporen, die im Inneren der Sphaerulae gebildet werden. Bei der Pilzfärbung nach GRIDLEY stellt sich die Kapsel tiefblau dar. Die Endosporen sind im ganzen schwächer blau dargestellt, enthalten aber ein tiefblaues Zentrum[5]. In der zunächst kleinen Sphaerula findet sich eine große zentrale Aufhellung, die Sporen werden anfangs peripher in Form „kleiner Granula" angehäuft. Diese vergrößern sich bald und füllen als ovale bis sichelförmige, schließlich runde Sporen den ganzen Raum der Sphaerula aus. Die Membran der Sphaerula wird erst in den späteren Entwicklungsstadien doppeltkonturiert und platzt schließlich an einer oder mehreren Stellen. Über den Ausfall der Gramfärbung s. LILLIE[6].

---

[1] MacDONALD und WEED 1951.   [2] 1943.   [3] 1896.   [4] 1948.   [5] GRIDLEY 1953.
[6] 1947.

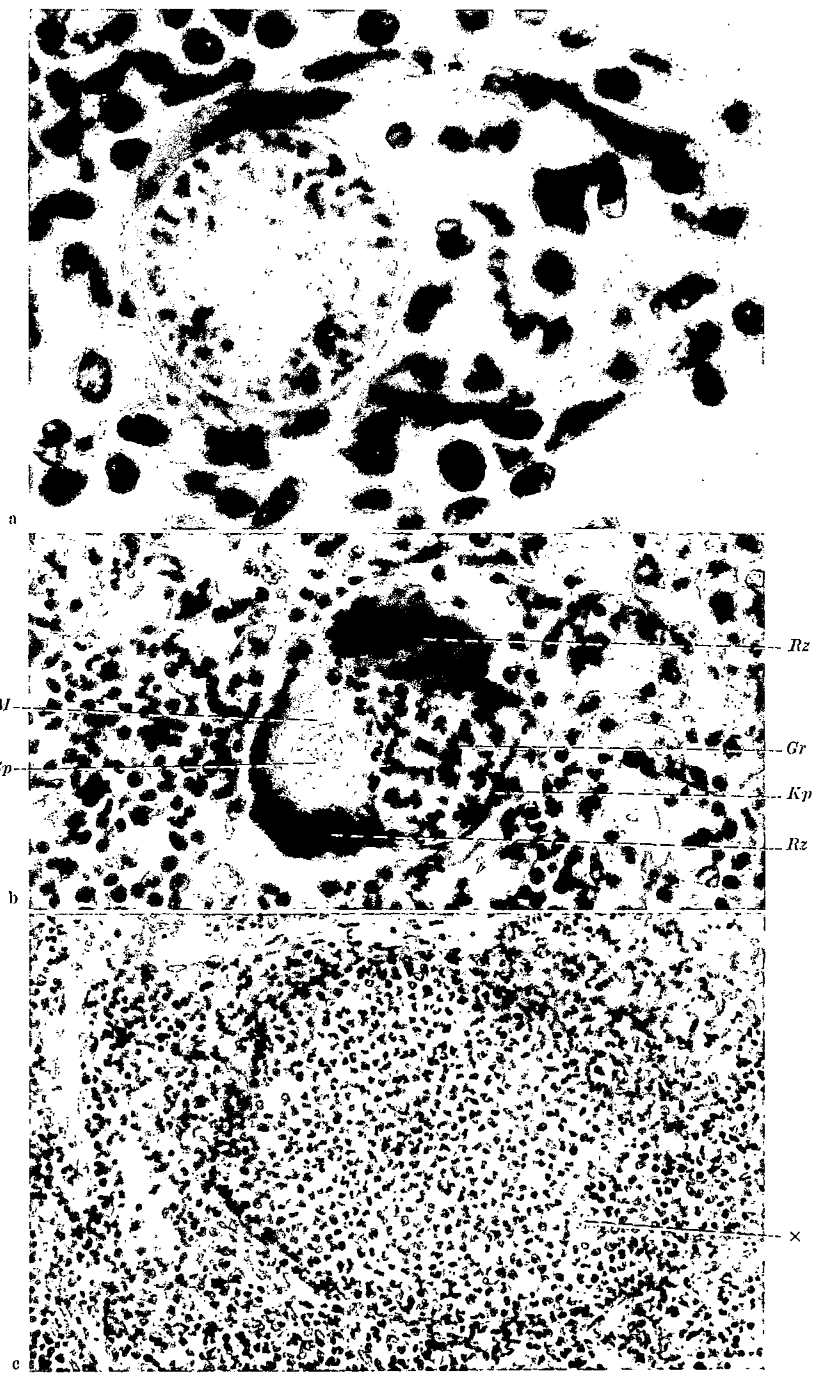

Abb. 282a—c. Coccidioidomykose. Präp. wie Abb. 281. a Sphaerula in Capillare. 1250×. b Eben aus Sporen hervorgegangene kleinste Sphaerulae (*Sp*) in endothelialer Riesenzelle einer Capillare. Daneben Membranrest der „Mutterzelle" (*M*). Bei *Rz* die dichtliegenden dunklen Kerne von zwei endothelialen Riesenzellen. Bei *Kp* Wand der Capillare. Starke Granulocytenansammlung im Capillarlumen (*Gr*). 500×. c Kleines erweitertes Gefäß mit starker Granulocytenansammlung. Darin kleine Gruppen von Sporen (×). 250×

Coccidioides immitis wurde in den verschiedenen Entwicklungsphasen wiederholt *cytochemisch* untersucht[1]. Die Membran der Sphaerulae enthält Chitin in einer basophilen Eiweißmatrix, diastaseresistente Polysaccharide (PAS +, Bauersche Polysaccharidfärbung +, Gridley +), Phosphatide (nur in den großen Sphaerulae!) sowie Desoxyribosenucleinsäuren und Ribosenucleinsäuren (in der inneren Zone). Im Plasma der Sphaerulae kommen Ribosenucleinsäuren und vor allem saure Mucopolysaccharide (PAS +, Gridley +, Toluidinblau-Metachromasie bei p_H 4) vor. Diese umgeben die Sporen, sind vielfach kugelförmig und sammeln sich oft in der zentralen Vacuole der Sphaerulae an. Im Plasma der Sporen findet man Ribosenucleinsäuren sowie Polysaccharide (PAS +, Gridley +, Speichelresistenz). Der Kern der Sporen liegt als rundlicher bis halbrundlicher Körper im Zentrum des Plasmas und enthält Desoxyribosenucleinsäuren. Phosphatide kommen in Sporen und kleinen Sphaerulae nicht vor. TARBET u. BRESLAU[2] halten es für möglich, daß die unterschiedliche Gewebsantwort durch die verschiedene chemische Zusammensetzung und die dadurch bewirkte verschiedene Permeabilität der Pilze bedingt ist.

Diagnose. Jede tuberkuloide — produktive oder verkäsende — Entzündung muß in Ländern, wo die Coccidioidomykose endemisch vorkommt, auf das Vorkommen von Pilzen untersucht werden. Dies gilt vor allem für Fälle, bei denen Epitheloidzellgranulome und kleine Abscesse nebeneinander im gleichen Schnitt vorhanden sind. Man findet die doppeltkonturierten rundlichen Pilze bereits im Hämatoxylin-Eosin-Präparat. Sie müssen gegen Blastomyceten abgegrenzt werden. Während sich Coccidioides immitis im Gewebe durch Endosporulation vermehrt, geschieht dieses bei Blastomyceten durch Knospung. Man hat also die vorhandenen Pilze auf ihren Gehalt an Sporen zu prüfen, um die Blastomykosen ausschließen zu können.

Sodann stehen noch bakteriologisch-serologische Methoden zur Sicherung der Diagnose zur Verfügung: Nach STEWART[3] läßt sich etwa 10 Tage bis 6 Wochen nach der Infektion mit Coccidioidin eine positive Hautreaktion auslösen. Diese wird mit Fortschreiten der Erkrankung stärker und bleibt — ähnlich wie die Tuberkulinreaktion — lebenslang reproduzierbar. Da in den endemischen Bezirken ein großer Teil der Bevölkerung positive Hautteste zeigt[4], werden zur Sicherung der Diagnose noch die Präcipitin- und Komplementbindungsreaktion angewandt. Mit diesen lassen sich präcipitierende und komplementbindende Antikörper kurz nach Auftreten der positiven Hautreaktion im Serum nachweisen. Zuerst (im Laufe des 1. Monats) treten die präcipitierenden, später (im Laufe der ersten 3 Monate) die komplementbindenden Antikörper auf[5]. Die Präcipitinreaktion wird meist innerhalb der ersten 3 Monate negativ, bei der Komplementbindungsreaktion kann dies 1 Jahr dauern. Kreuzreaktionen kommen nur mit Histoplasmose und möglicherweise mit Blastomykose vor[5]. 99,5% der Generalisationsformen sind serologisch erfaßbar, während sich milde Primärinfektionen dem serologischen Nachweis entziehen können[5]. Nach Moss u. McQUOWN[6] geht der Generalisation ein Anstieg der komplementbindenden Antikörper und ein Sinken des Präcipitintiters voraus; der Hauttest wird bei Generalisation negativ[7]. Über den kulturellen Nachweis der Pilze siehe bei Moss u. McQUOWN[6] sowie GEORG u. GORDON[8].

---

[1] LILLIE 1947, TARBET u. BRESLAU 1953, BRESLAU 1955.   [2] 1953.   [3] 1954.
[4] FARNESS 1941.
[5] SMITH, SAITO, BEARD, KEPP, CLARK u. EDDIE 1950, SMITH, SAITO u. SIMONS 1956.
[6] 1953.   [7] HARVEY 1948 u.a. Weiteres uber den Hauttest s. WILSON 1959.
[8] 1954.

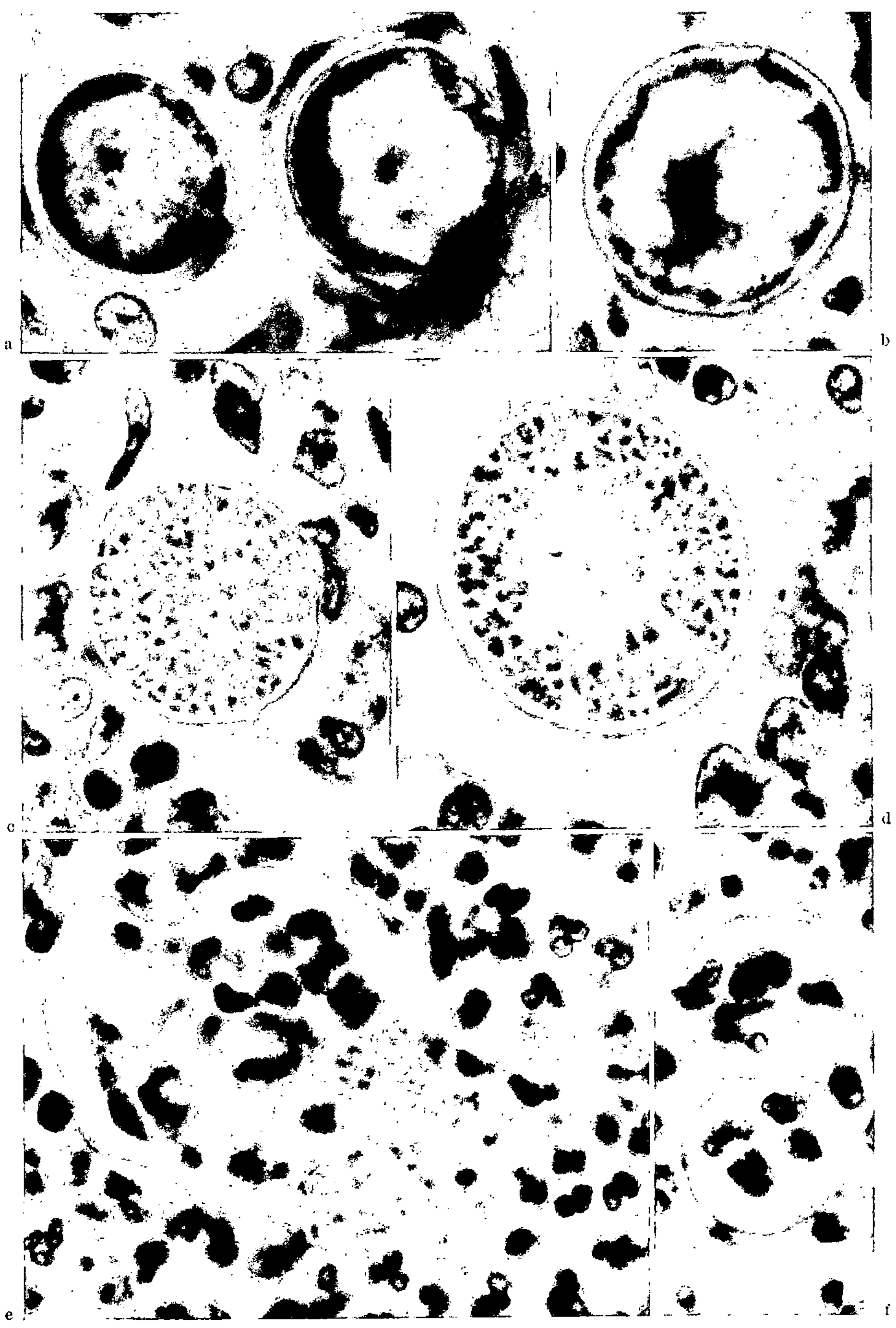

Abb. 283a—f. Coccidioidomykose. Präpp. wie Abb. 281. Sphaerulae in verschiedenen Entwicklungsstadien.
a Sphaerulae mit doppelt-konturierter Membran, noch ohne Sporenbildung. b Sphaerula mit eben beginnender
Sporenbildung. c—d Sphaerulae mit starker Endosporulation. e Geplatzte Sphaerula. Die Sporen „ergießen
sich" in die Umgebung. An Stelle der Sporen reichlich Granulocyten in der entleerten Hülle. f Membranreste, mit
Granulocyten im Inneren an Stelle der ausgeschwärmten Sporen. Jeweils 1250×

Differentialdiagnose. Die Coccidioidomykose muß gegen alle tuberkuloiden Infektionen (Tuberkulose, Sarkoidose, Lues III, Lepra, Leishmaniose usw.) einschließlich der verschiedenen Pilzinfektionen, speziell der Blastomykosen, abgegrenzt werden. Dies gelingt allein durch die Identifizierung des Erregers. Sichere histologische Kriterien gibt es nicht. Allein das gleichzeitige Vorkommen von granulocytenreichen Abscessen und Epitheloidzellgranulomen spricht gegen Tuberkulose und für eine Pilzinfektion.

Prognose. Die primäre Coccidioidomykose heilt fast immer aus. Nur wenige Fälle gehen in die chronische disseminierende Form über. Vor allem bei dunkelhäutigen Patienten kommt es zu dieser bösartigen Verlaufsform, die im allgemeinen nach mehreren Wochen bis Monaten tödlich endet. Die Titerhöhe der Komplementbindungsreaktion soll prognostisch verwertbar sein[1].

Südamerikanische Blastomykose[2]

Synonyma: Lutzsche Krankheit
Lutz-Splendore-Almeidasche Krankheit
Paracoccidioidales Granulom
Paracoccidioidose
Brazilian blastomycosis

Im Jahre 1908 wurde von LUTZ in Brasilien eine bis dahin unbekannte Mykose klinisch, pathologisch-histologisch und mykologisch ausgezeichnet beschrieben. Der Erreger ist dem Pilz *Coccidioides immitis* ähnlich, konnte aber von DE ALMEIDA[3] eindeutig abgegrenzt werden und wird als *Paracoccidioides brasiliensis*[3] oder *Blastomyces brasiliensis*[4] bezeichnet.

Klinisch-anatomische Formen. Die Südamerikanische Blastomykose ist vorwiegend eine Erkrankung der Lymphknoten. Sie beginnt meist mit einem ulcerierenden Herd an Lippen, Nase oder Mundschleimhaut einschließlich Tonsillen (*„mucocutane Form"*). Bald werden vor allem von der hinteren Mundschleimhaut aus die regionären cervicalen Lymphknoten befallen (*„lymphangitische Form"*). Die Lymphknoten schwellen stark an, so daß ein Bild ähnlich wie bei Lymphogranulomatose entsteht[5]. Später durchbrechen die Lymphknotenpakete die Haut und bilden Geschwüre und Fistelgänge. Die Beteiligung der Halslymphknoten und der Verlauf der Erkrankung sind rascher, wenn der Primärherd in der hinteren Mundschleimhaut (Tonsillen!) sitzt, als wenn die vorderen Anteile der Mundschleimhaut zuerst befallen sind[6]. Der lymphogranulomartige Eindruck wird noch dadurch verstärkt, daß man eine weitere Verbreitung auf andere Lymphknotenregionen und auf die Lymphfollikel des Respirations- und Verdauungstraktus findet[5]. Auch sind Leber, Milz und Knochenmark diejenigen Organe, an denen wir makroskopisch am häufigsten Herde — ähnlich wie bei der Lymphogranulomatose — feststellen können[5] (*„systematisierte Form"*). Im Gastrointestinaltrakt ist am stärksten die Ileocöcalgegend verändert. Lungenherde finden sich — im Gegensatz zur Coccidioidomykose und Nordamerikanischen Blastomykose — nur selten. Im Blutbild besteht oft eine Lymphopenie und Eosinophilie[5]. Terminal kann es zu einer Aussaat der Pilze in alle Organe kommen. Man findet sie dann in den verschiedensten Gefäßbezirken reaktionslos liegen[5].

---

[1] SMITH, SAITO. BEARD, KEPP, CLARK u. EDDIE 1950, SMITH, SAITO u. SIMONS 1956.

[2] Übersichten: DA ROCHA LIMA 1932, DE ALMEIDA 1939, MOHR 1952a, GUIMARÃES 1954, FIALHO 1960. Kurze Übersichten: MOSS u. McQUOWN 1953, ROTTER u. BÜNGELER 1955, BAKER 1957, BENEDEK 1958.

[3] DE ALMEIDA 1930. [4] CONANT u. HOWELL 1942. [5] BÜNGELER 1942a.

[6] FIALHO 1960.

Erreger und Epidemiologie[1]. Der Blastomyces brasiliensis[2] (s. auch unter Histologie) zählt zu den biphasischen Pilzen: Er wächst im menschlichen Organismus und auf Blutagar bei 37° als rundes, hefeartiges Gebilde, dagegen bildet er auf SABOURAUDS Glucoseagar bei Zimmertemperatur Lufthyphen und ovale bis runde Conidien. Die Vermehrung des Hefetyps erfolgt durch Knospung bzw. Exosporulation. Die Mycelien entwickeln sich langsamer (in etwa 20 Tagen) als bei Coccidioides immitis (2—3 Tage) und Cryptococcus neoformans (1—2 Tage).

Das Vorkommen des Pilzes in der Natur ist noch nicht genügend aufgeklärt, man darf jedoch vermuten, daß der Pilz an Pflanzen vegetiert. BÜNGELER[3] nimmt an, daß die Infektion vorwiegend durch das Kauen von pilztragenden Gräsern und Getreideähren ausgelöst wird.

Vorkommen. Die Paracoccidioidose kommt vorwiegend in *Brasilien*, und hier besonders im mittleren und südlichen Teil des Landes vor. Weitere Fälle wurden auch in anderen Staaten Südamerikas (Argentinien, Bolivien, Kolumbien, Ekuador, Paraguay, Peru, Uruguay und Venezuela[4]) und Mittelamerikas (z.B. Costarica) beobachtet. Außerhalb von Südamerika trat die Erkrankung nur bei Menschen auf, die früher in verseuchten Gebieten wohnten. So beschrieben jüngst WEGMANN u. ZOLLINGER[5] in der Schweiz die Erkrankung eines Schreiners, der bis 5 Jahre vor Erkennung des Leidens in São Paulo gearbeitet hatte. Wenige Jahre zuvor hatte GÖTZ[6] in Deutschland von einem aus Peru kommenden Kranken berichtet.

Die Südamerikanische Blastomykose tritt vorwiegend in ländlichen Gegenden auf. Sie betrifft Männer etwa 10mal häufiger als Frauen. Es handelt sich meist um Arbeiter von Plantagen und Farmen. Die weitaus größte Zahl der Erkrankungen kommt zwischen dem 20. und 30. Lebensjahr vor.

Lokalisation. Betroffen sind vor allem die cervicalen Lymphknoten und unter diesen speziell die submandibulären und supraclaviculären Lymphknoten. Sie bilden oft große tumorartige Konglomerate. Die Lungenhilus- und mesenterialen Lymphknoten können ebenfalls hochgradig vergrößert sein. Auch die übrigen peripheren und zentralen Lymphknoten werden nicht selten einzeln oder generalisiert in das Krankheitsgeschehen einbezogen.

Makroskopie. Bei nur lokalisiertem Lymphknotenbefall besteht oft nur eine mäßige Vergrößerung, bei weiterer Ausbreitung der Lymphknotenschwellung ist der Durchmesser der einzelnen Lymphknoten zumeist erheblich größer[7]. Sie können hühnereigroß und noch größer werden. Im Mesenterium wurden mannskopfgroße Lymphknotenkonglomerate beschrieben. Die einzelnen Knoten verbacken miteinander und sind ausgesprochen weich. Sie können auch vereitern und perforieren, wodurch — vor allem im Halsbereich — ausgedehnte Fisteln entstehen.

Histologie. Die Paracoccidioidomykose wurde vor allem von südamerikanischen Pathologen[8], dann auch von deutschen Pathologen, die in Südamerika tätig waren[9], histologisch eingehend beschrieben. Dazu kommen noch Mitteilungen über sporadische Fälle in USA und Europa[10]. Wir konnten durch die

---

[1] MOORE 1938, BAKER 1945, GUIMARÃES 1954, FIALHO 1960.
[2] Zahlreiche mykologische Daten bei MOORE 1938. [3] ROTTER u. BÜNGELER 1955.
[4] Hier z.B. von BRASS 1955 beschrieben. [5] 1959. [6] 1954.
[7] FIALHO 1960. Weiteres über makroskopische Befunde bei DA ROCHA LIMA 1932 u.a.
[8] DA ROCHA LIMA 1932, Literaturübersicht bei FIALHO 1960.
[9] BÜNGELER 1942a, BRASS 1955.
[10] ASH u. SPITZ 1945, BAKER 1947, GOTZ 1954, ROULET 1956, W. ST. C. SYMMERS 1958b, WEGMANN u. ZOLLINGER 1959 u.v.a.

Freundlichkeit von Herrn Prof. Dr. UEHLINGER den Fall von ZOLLINGER und einen Fall aus dem Armed Forces Institute of Pathology Washington untersuchen.

Zur Zeit der initialen exsudativen Schleimhautveränderungen sind die regionären Lymphknoten wohl stark geschwollen, sie zeigen jedoch noch keine spezifischen Veränderungen und enthalten auch noch keine Blastomyceten. Erst wenn am Ort der Primärinfektion produktive Entzündungszeichen auftreten, findet man auch in den Lymphknoten kennzeichnende Strukturen mit Pilzen[1]. Diesen Umschlag von unspezifischen in spezifische Veränderungen deutet BÜNGELER[1] als Ausdruck einer allmählich entstehenden Allergie.

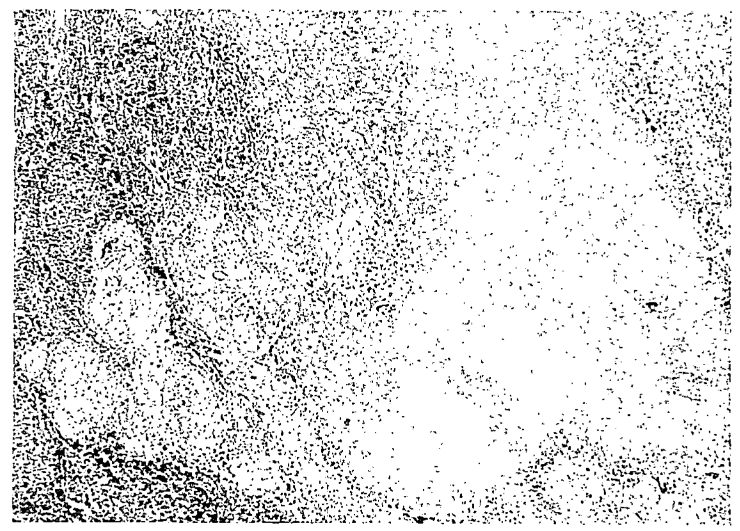

Abb. 284. Sudamerikanische Blastomykose. Großer Käseherd mit Epitheloidzellwall und mehrere „Tuberkel". Prap. des Armed Forces Institute of Pathology, Washington. Hamatoxylin-Eosin. 50 ×

Von den „spezifischen" Lymphknotenveränderungen sind — in Anlehnung an BÜNGELER und BRASS[2] — folgende 3 Hauptformen zu unterscheiden:

1. Eine „*noduläre Form*", die histologisch weitestgehend der *epitheloidzelligen Tuberkulose* entspricht. Hierbei ist der Lymphknoten übersät von Epitheloidzellknötchen mit Riesenzellen vom Langhans- und Fremdkörper-Typ. Meist fehlen zentrale Nekrosen, doch konnten wir gelegentlich kleine fibrilläre Nekrosen nachweisen. Bald kommt es zu einer relativ starken Fibrose der Knötchenaußenzone und -umgebung. In den „Tuberkeln" sind häufig Pilze nachweisbar.

2. Eine *diffuse Epitheloidzellreaktion mit reichlich Riesenzellen*. Eine Knötchenbildung fehlt ganz oder ist nur gering ausgebildet. Das Granulationsgewebe zeigt eine ausgesprochene Fibroseneigung. In den Riesenzellen liegen zahlreiche Blastomyceten.

3. Eine *käsig-gummöse Form*. Hierbei herrschen große Käseherde vor. Diese entstehen nach BÜNGELER[1] sekundär im Bereich der Epitheloidzellknötchen. Die Verkäsungsbezirke werden von einem Epitheloidzellwall, der oft knötchenförmig angeordnet ist, umgeben. Dieses Granulationsgewebe enthält Pilze und neigt zur Fibrosierung. Innerhalb der Käsemassen lassen sich die Erreger meist nur mit besonderen Methoden, z.B. mit der Silberimprägnation nach BIELSCHOWSKY[3], darstellen.

---

[1] BÜNGELER 1942a.   [2] BÜNGELER 1942a, BRASS 1955.
[3] BÜNGELER 1942a, BRASS 1955 u.a.

Außer diesen 3 Formen der Paracoccidioidose, die durch Übergänge miteinander verknüpft sind, findet man im Lymphknoten oft noch eine Veränderung, die ein wichtiges Unterscheidungsmerkmal gegenüber der Tuberkulose und Lues III darstellt: das Vorkommen von *kleinen Abscessen*. Diese enthalten oft ausgedehnte Pilzrasen sowie manchmal etliche eosinophile Granulocyten. Sie werden bald von Reticulumzellen und Epitheloidzellen eingesäumt, wodurch eine gewisse Ähnlichkeit mit der reticulocytären abscedierenden Lymphadenitis erweckt wird. Auch fiel uns auf, daß im Inneren der Epitheloidzellgranulome nicht selten noch eine größere Zahl von neutrophilen Granulocyten liegt. Solche vereiterten tuberkuloiden Granulome hat auch W. St. C. Symmers[1] beschrieben.

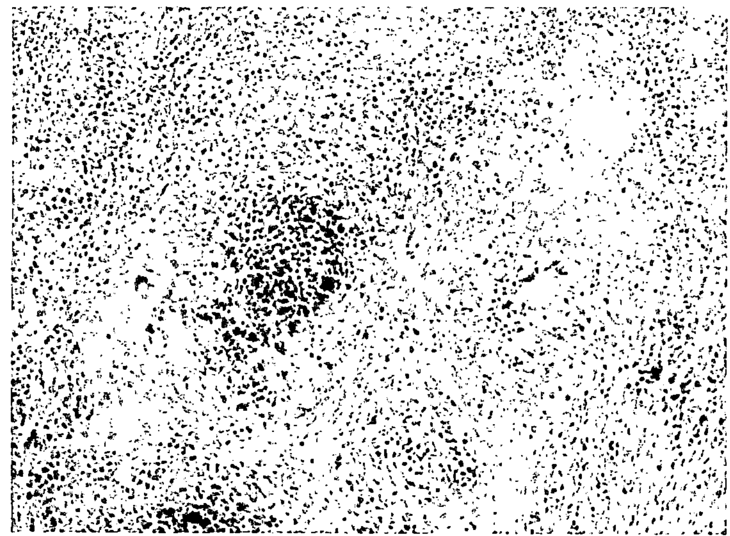

Abb. 285. Südamerikanische Blastomykose. Zwei Epitheloidzellknötchen, das eine mit kleinem Absceß. Gleiches Präparat wie Abb. 284. 125 ×

Neben diesen kleinen und kleinsten Granulocytenherden werden — vor allem in der frühen exsudativen Phase der Entzündung — auch größere Abscesse gebildet, die das nekrotische Gewebe zur Einschmelzung bringen und die nicht selten perforieren.

In dem lymphatischen Restgewebe besteht oft eine *starke Plasmocytose*. Keimzentren und unspezifische Veränderungen in den Sinus sahen wir nicht. Die Lymphknotenkapsel ist anfangs lympho-plasmacellulär infiltriert, später fibrös verdickt. In der Lymphknotenumgebung kommen außer Lymphocyteninfiltraten auch vereinzelt Epitheloidzellgranulome mit Pilzen vor.

Bei Ausheilung der Erkrankung (z.B. durch Sulfonamide) schreitet die Fibrose fort und hyalinisiert oft stark. In den verödeten Lymphknoten sind noch lange Zeit mit der Silberimprägnationsmethode Keime nachzuweisen[2].

Der *Erregernachweis* ist im Schnitt fast immer möglich, am sichersten in dicken Präparaten[3]. Er gelingt bereits im Hämatoxylin-Eosin-Präparat, doch wird vor allem die Silberimprägnation zum Pilznachweis nachdrücklich empfohlen[4]. Sie soll sogar der PAS-Reaktion überlegen sein, wenn die Kapsel des Erregers

[1] 1958b.   [2] Fialho 1960.   [3] Jaffé 1955, Brass 1955.
[4] Büngeler 1942a, Brass 1955, Fialho 1960, dort weitere Literatur.

durch therapeutische Maßnahmen an Färbbarkeit eingebüßt hat[1]. Sehr zuverlässig ist der Nachweis mit der Gridley-Färbung[2]. Die polarisationsoptische Untersuchung ergibt in Präparaten, die noch nicht zu lange eingedeckt sind[3], Doppelbrechung der Pilze, speziell der unter $10\,\mu$ messenden Formen[2,4]. Die Gram-Färbung soll nach FIALHO[5] positiv sein. W. ST. C. SYMMERS[6] gibt an, daß zumindest einige Stämme der Südamerikanischen Blastomyceten eine mit Mucicarmin färbbare Zelloberfläche besitzen; die hierbei erfaßbare schleimartige Substanz ist aber offensichtlich stark wasserlöslich. Bei Fettfärbung ist in den Pilzen nach FIALHO[5] jeweils ein kleiner Fetttropfen nachweisbar.

Die Blastomyceten sind $5—30\,\mu$ groß, rundlich und besitzen eine doppeltkonturierte Membran. Sie vermehren sich durch Knospung bzw. Exosporulation. Dabei entsteht um die Blastomyceten oft ein Kranz von kleinsten Tochterzellen

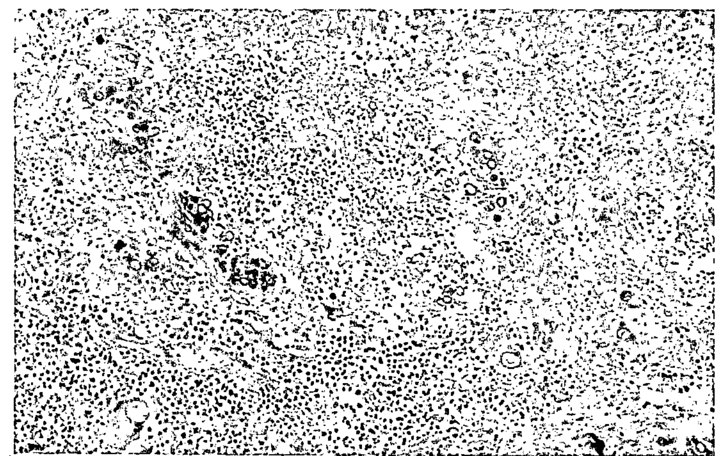

Abb. 286. Sudamerikanische Blastomykose. Abscedierung mit zahlreichen Blastomyceten
Praparat Prof. Dr. ZOLLINGER. Gridley-Farbung. 125 ×

(„*multiple* Sprossung"[5], lehrreiche Abbildungen s. bei BÜNGELER[7], GUIMARÃES[8], ROTTER u. BÜNGELER[9]). Vor der Sporenbildung wird das Chromatin der Pilzzelle aufgelockert, und es entstehen kleine Chromatinfragmente, die dann durch die Kapsel hindurchdringen und zu Sporen werden. Diese „Exosporen" sind stark grampositiv und messen $1—5\,\mu$. Außer dieser typischen Vermehrungsart, bei welcher die Mutterzelle wie ein„ Steuerrad"[10] im Zentrum der Sporen liegt, kommt nach FIALHO[5] bei der Südamerikanischen Blastomykose noch eine zweite Sporenbildung vor: Hierbei werden auf einer oder beiden Seiten einer Pilzmutterzelle einzelne kleine Tochterzellen angereiht („*einfache* Sprossung"[5]). Eine Endosporulation gibt es bei den Südamerikanischen Blastomyceten nicht.

Der Vorgang der Sporenbildung kann sich in einer Zelle mehrmals wiederholen, schließlich bleibt die leere Kapsel übrig. Diese besteht nach FIALHO[5] aus Cellulose oder Paracellulose.

In den Präparaten von ZOLLINGER (s. Abb. 287—290) konnten wir den Vorgang der Exosporulation nicht so gut ablesen, wie er in den klassischen Arbeiten dargestellt ist. Auch bestanden gewisse Unterschiede der Pilze je nach der angewandten

---

[1] MCCLURE 1958.   [2] BRASS 1955 u. a.
[3] BRASS 1954, 1955, s. aber auch W. ST. C. SYMMERS 1958b.
[4] POTENZA 1953, 1954   [5] FIALHO 1960.   [6] 1958b.   [7] 1942a.
[8] 1954.   [9] 1955.   [10] FIALHO 1960 und andere südamerikanische Autoren.

Färbemethode. Bei Gridley-Färbung stellte sich die doppeltkonturierte Membran intensiv rot dar, während bei der PAS-Reaktion die Rotfärbung viel schwächer ausgeprägt war. Dagegen ließ die PAS-Reaktion im Inneren der Pilze häufig ein

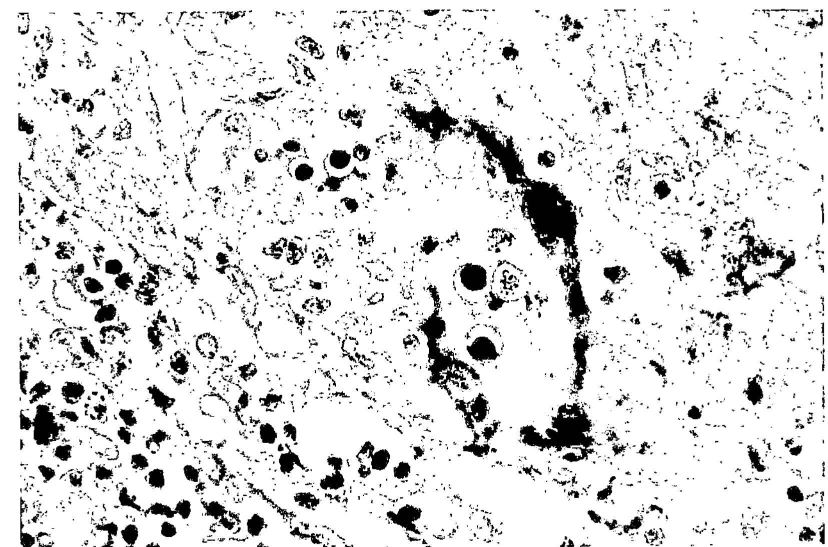

Abb. 287. Sudamerikanische Blastomykose. Kleine Pilze in Langhansscher Riesenzelle. Gleicher Fall wie Abb. 286. PAS. 625×

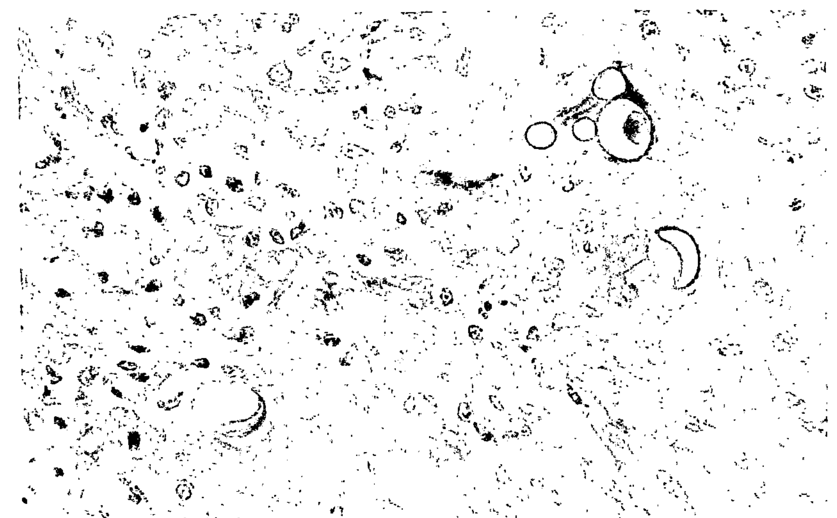

Abb. 288. Sudamerikanische Blastomykose. Epitheloidzellen, Langhanssche Riesenzellen Blastomyceten. Gleicher Fall wie Abb. 286. Gridley-Farbung. 500×

kugeliges Gebilde erkennen, das von der Membran durch einen breiten Spaltraum (Artefarkt?) getrennt war. In diesem Gebilde trat bisweilen ein zartes schachbrettartiges Muster hervor, z.T. war es auch kräftig homogen oder halbmondförmig auf einer oder beiden Seiten des Gebildes kondensiert. Homogene „Kugeln" wurden selten auch bei der Gridley-Färbung gesehen (Abb. 289a). Die Gram-

Färbung war in allen größeren Pilzen negativ, nur einige Sporen und kleine Pilze waren stark blau gefärbt, wobei sich ein kräftig tingierter „Innenkörper" von einer ebenfalls blau dargestellten Membran deutlich abhob.

Die Blastomyceten liegen oft in größerer Zahl in Riesenzellen, vor allem sind oft kleine Pilze in Riesenzellen angehäuft. Bei PAS- und Gridley-Färbung

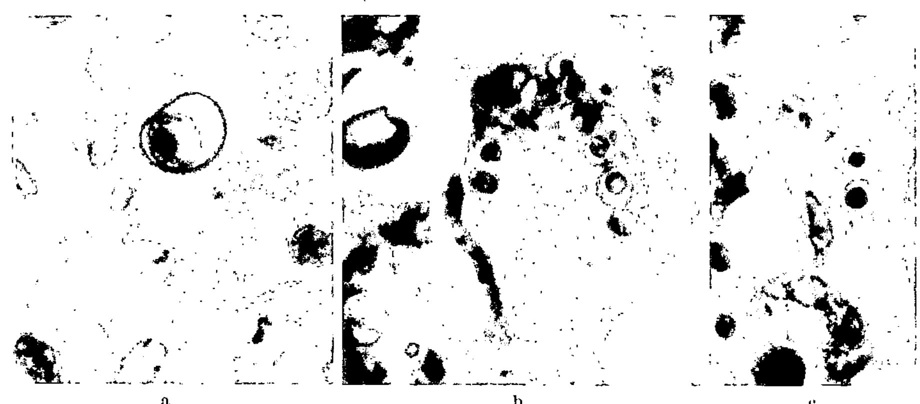

Abb. 289a—c. Südamerikanische Blastomykose. Pilze verschiedener Entwicklungsstadien bei verschiedenen Färbungen. a Gridley-Färbung, b PAS, c Gram-Färbung. Gleiches Präparat wie Abb. 286. 1250 ×

scheinen sie am reichlichsten in der Käserandzone, weniger reichlich im epitheloidzelligen Granulationsgewebe und im Inneren der Käseherde vorzukommen.

Ausstrich. PIO DA SILVA[1] beschreibt im Pappenheim-gefärbten Ausstrich Lymphocyten, neutrophile und eosinophile Granulocyten, Plasmazellen, Epitheloidzellen und Langhanssche Riesenzellen. In den Langhansschen Riesenzellen oder auch frei zwischen den Zellen fand er Pilze von 10—30 μ Durchmesser. Sie sind stark lichtbrechend und liegen wie Glaskügelchen zwischen den Zellen[2]. Die Pilze sind chromophob, lassen aber „im Inneren" (durch Überlagerung!) oder an der Oberfläche blau dargestellte („chromophile") Sporen erkennen. Manchmal sind die Erreger von neutro- oder eosinophilen Leukocyten eingesäumt. Gute Abbildungen bei UNDRITZ[2].

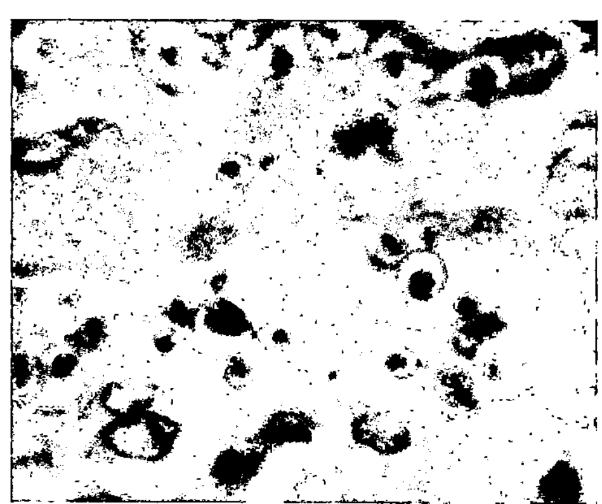

Abb. 290. Sudamerikanische Blastomykose. Sprossung in Pilz links unterhalb der Mitte. Gleicher Fall wie Abb. 286. PAS. 1250 ×

Diagnose. Histologisch ist für die Südamerikanische Blastomykose das tuberkuloide Bild charakteristisch, das vorwiegend produktiv oder käsig sein kann. Hinzu kommen oft noch Granulocytenansammlungen in Form von kleinen Abscessen oder zentralen Infiltraten der Epitheloidzellknötchen. Gerade diese Kombination scheint uns typisch für die Pilzerkrankung. Im Gegensatz zur Tuberkulose ist auch die Fibrosetendenz und die Plasmazellproliferation stärker. Die Diagnose ist allerdings nur zu sichern durch den Pilznachweis, den man mit der Versilberungsmethode nach BIEL-

---

[1] 1950. [2] UNDRITZ 1952.

SCHOWSKY, mit der PAS-Reaktion, der Gridley-Färbung oder mit dem Polarisationsmikroskop anstreben kann. Der Pilz darf nur dann als Paracoccidioides brasiliensis angesehen werden, wenn er multiple Sprossung zeigt. Da diese nicht in allen Präparaten nachweisbar ist, empfiehlt es sich, von den befallenen Lymphknoten Pilzkulturen auf Sabouraud-Nährböden anzulegen. Durch Sekundärinfektionen der mykotischen Herde wird die Isolierung der Pilze bisweilen erschwert. Dann sollte man Lymphknotenbrei in den Hoden eines Meerschweinchens injizieren, wodurch eine nekrotisierende und ulcerierende lokale Entzündung hervorgerufen wird.

Die Komplementbindungsreaktion und der Intracutantest (mit „Lutziomycin") gelten nur als unsichere Hilfsmethoden; sie sind nicht streng spezifisch.

Differentialdiagnose. Die histologische Abgrenzung von der Tuberkulose bereitet dem Erfahrenen keine Schwierigkeiten (s. unter Diagnose), man sollte aber ohne Pilznachweis keine Blastomykose diagnostizieren. Auf Grund der Morphologie und Vermehrungsart der Pilze sind auch die Coccidioidomykose, die Nordamerikanische Blastomykose und die Cryptococcose von der Südamerikanischen Blastomykose zu unterscheiden: Coccidioides immitis zeigt Endosporulation, Blastomyces dermatitidis nur einfache Sprossung. Cryptococcus neoformans ist am besten durch den breiten Schleimhof und die schleimhaltige Kapsel zu identifizieren. Auch klinische Gesichtspunkte können herangezogen werden: Die Südamerikanische Blastomykose führt oft zu einer starken Vergrößerung der Halslymphknoten und betrifft oft die Schleimhaut des Mundes und des Darmes, dagegen nur selten die Respirationsorgane. Die Nordamerikanische Blastomykose macht im allgemeinen keine peripheren Lymphknotenschwellungen, befällt auch nie den Verdauungstrakt, dagegen häufig die Lungen.

Prognose. Wenn die Erkrankung auf die Haut und allenfalls regionären Lymphknoten beschränkt ist, kann in einem Teil der Fälle mit einer Heilung gerechnet werden. Bei Generalisation der Mykose ist in der Regel keine Hilfe möglich.

Nordamerikanische Blastomykose [1]

Synonymum: Gilchristsche Krankheit

GILCHRIST hat in den Jahren 1894 und 1896 über eine Hautmykose berichtet, die durch einen bis dahin noch unbekannten doppeltkonturierten Pilz hervorgerufen wurde. Dieser Pilz ist in der Folgezeit als *Blastomyces dermatitidis* oder auch als *Zymonema dermatitidis* bezeichnet worden (weitere Synonyma des Erregers bei CHICK u. Mitarb. [2]).

Klinisch-anatomische Formen. Man hat früher unterschieden zwischen einer *cutanen* und *pulmonalen* Form der Nordamerikanischen Blastomykose. Nach den Untersuchungen von SCHWARZ u. BAUM [3] sowie von KUNKEL u. Mitarb. [4] weiß man, daß die cutane Form — wie übrigens auch alle weiteren Manifestationen der Blastomykose — in der Regel hämatogen von der Lunge aus entsteht. Nur 4 Fälle sind bisher mitgeteilt worden, bei denen traumatisch Pilze in die Haut inoculiert wurden (z. B. bei Sektionen oder Laborinfektionen) und auf diese Weise primäre Hautblastomykosen gesetzt wurden [5]. Bei diesen primären Hautläsionen allein kommt es zur Beteiligung der regionären Lymphknoten, wie denn auch bei

---

[1] Übersichten: MARTIN u. SMITH 1939, SCHWARZ u. BAUM 1951, MOHR 1952a, KUNKEL, WEED, McDONALD u. CLAGETT 1954, CHICK, PETERS, DENTON u. BORING 1960. Kurze Übersichten: ASH u. SPITZ 1945, BAKER 1945, 1957, MOSS u. McQUOWN 1953, FASAL 1954, BENEDEK 1958.

[2] CHICK, PETERS, DENTON u. BORING 1960.   [3] 1951.

[4] KUNKEL, WEED, McDONALD u. CLAGETT 1954.

[5] WILSON, CAWLEY, WEIDMAN u. GILMER 1955.

der Lungenblastomykose die Hiluslymphknoten mitbetroffen sind. Wir stellen hier also ein ähnliches Verhalten wie bei der Tuberkulose fest. Dies gilt auch für die übrige Ausbreitung der Lungenblastomykose: Sie erfolgt noch hämatogen und intracanaliculär. Durch hämatogene Streuung können praktisch alle Organe, am häufigsten Haut, Knochen und Urogenitaltrakt, befallen werden. Im Urogenitaltrakt pflanzt sich die Erkrankung — ähnlich wie bei der Tuberkulose — wiederum häufig intracanaliculär fort. Allein der Magen-Darm-Kanal wird — im Gegensatz zur Südamerikanischen Blastomykose — nicht befallen. Über die gelegentliche Mitbeteiligung des Zentralnervensystems s. SCHEIDEGGER[1].

Die Nordamerikanische Blastomykose ist also in der Regel primär eine Erkrankung der *Lungen* und streut von hier aus lymphogen und auch hämatogen sowie intracanaliculär. Durch die hämatogene Ausbreitung entsteht die *cutane* und die mehr oder weniger *generalisierte (systematisierte)* Form der Blastomykose.

Erreger und Epidemiologie. Der Pilz[2] zählt zu den biphasischen Formen, d.h. er wächst im menschlichen Organismus und auf Blutagar bei 37° als runde hefeartige Zelle, auf Glucoseagar (SABOURAUD) bei Zimmertemperatur wandeln sich die „Hefen" in lufthaltige Hyphen um. Dies erfolgt ausnahmsweise auch im menschlichen Organismus, und zwar in Kavernenwänden bei direktem Zutritt von Sauerstoff[3].

Die runden Pilzzellen sind 5—20 μ groß, besitzen eine doppeltkonturierte Membran und vermehren sich durch *einfache* Sprossung (Knospung). Endosporulation und mehrfache Sprossung kommen nicht vor.

Die Infektion des Menschen geschieht in der Regel durch Inhalation. Obwohl der Ort des natürlichen Vorkommens der Pilze noch nicht nachgewiesen werden konnte, ist es doch wahrscheinlich, daß die Mycelien saprophytär in der Erde und auf Pflanzen vegetieren. Eine Übertragung von Mensch zu Mensch oder von Tier zu Mensch ist nicht bewiesen.

Vorkommen. Die Erkrankung kommt endemisch nur in den USA, besonders in den Staaten östlich des Mississippi (z.B. Illinois mit Chicago, sowie Californien), vor[4]. Einzelne Fälle wurden auch in Venezuela[5], Kanada[6], England, Frankreich, in der Schweiz und Türkei beobachtet. Ein Teil dieser Kranken war beruflich mit Holz oder Tabak, die aus USA stammten, in Berührung gekommen. Weitere Mitteilungen aus anderen Ländern Europas und der übrigen Kontinente sind mykologisch nicht gesichert.

Das Alter zwischen dem 30. und 50. Lebensjahr scheint am häufigsten befallen zu sein, es sind jedoch Fälle vom Säuglings- bis zum hohen Greisenalter beschrieben[3]. Männer erkranken etwa 9mal häufiger als Frauen. Arbeiter aus landwirtschaftlichen Berufen sind offenbar bevorzugt betroffen. Eine Rassendisposition scheint nicht zu bestehen, doch gibt es auch die Ansicht, daß die schwarze Rasse anfälliger gegen die Infektion ist[7].

Lokalisation. Befallen sind fast ausschließlich die *lungenregionären* Lymphknoten. Nur bei primärer (traumatischer) Hautblastomykose, bei der es — meist an den Händen — durch Stich- oder Schnittverletzung zu einer tiefen Implantation in Cutis oder Subcutis kommt, werden auch die regionären (axillären, epitrochleären) Lymphknoten ergriffen[8]. Die hämatogen oder intracanaliculär entstandenen Streuherde lassen die regionären Lymphknoten unbehelligt.

[1] 1958.   [2] Mykologische Daten unter anderen bei MOORE 1938.
[3] CHICK, PETERS, DENTON u. BORING 1960.
[4] MARTIN u. SMITH 1939, CHICK, PETERS, DENTON u. BORING 1960.   [5] BRASS 1954.
[6] z.B. jüngst von WATSON, MOORE u. BLANK 1958.
[7] LITTMAN u. ZIMMERMAN 1956.
[8] WILSON, CAWLEY, WEIDMAN u. GILMER 1955, SMITH (persönliche Mitteilung an CHICK u. Mitarb. 1960).

Makroskopie. Wenn Lungenherde vorhanden sind, werden auch meist mäßig vergrößerte und oft grauschwarz (anthrakotisch) verfärbte Lymphknoten im Lungenhilusbereich beobachtet. Sie enthalten teils hellgraue, leicht über die Schnittfläche hervorragende Herde, teils sind sie derb und grauschwarz gefleckt. Seltener kommen käseartige weiche Nekrosen oder kleine Kalkherde vor. TUTTLE u. Mitarb.[1] beschreiben bei einem Fall von systematisierter Blastomykose 2—7 cm im Durchschnitt messende mediastinale Lymphknoten von weicher Konsistenz, deren Schnittfläche gelbliche, nekrotische, hämorrhagische und anthrakotische Bezirke zeigte. Nach BAKER[2] sei die Bildung von Abscessen ein eindrucksvolles, makroskopisches Symptom der generalisierten Form. Die hautregionären Lymphknoten können bis hühnereigroß werden.

Histologie. Die histologischen Lymphknotenveränderungen sind in den meisten Arbeiten über die Nordamerikanische Blastomykose nur kurz abgehandelt. Wir halten uns im folgenden vor allem an die Darstellungen von SCHWARZ und BAUM[3] sowie CHICK u. Mitarb.[4].

Wie bei den meisten Pilzerkrankungen kommen auch bei der Nordamerikanischen Blastomykose tuberkuloide Veränderungen und granulocytenreiche Herde (bis zum Auftreten von Abscessen) nebeneinander vor.

Die *tuberkuloiden Veränderungen* sind meist vorwiegend produktiv. Man findet einzelne und konfluierte Epitheloidzellknötchen mit relativ zahlreichen Riesenzellen. Diese gehören mehr dem Fremdkörpertyp als dem Langhanstyp an und liegen meist im Zentrum der Epitheloidzellherde. Nekrosen (Verkäsungen) sind in der Regel klein, doch werden auch größere Käseherde beschrieben, die von einem schmalen bis breiten Epitheloidzellwall eingesäumt werden. In der Regel ist eine starke Fibroseneigung des epitheloidzelligen Granulationsgewebes mit Einlagerung hyaliner Substanzen zu beobachten. Auf diese Weise entstehen diffuse Fibrosen mit einzelnen Riesenzellen und mit starker Anthrakose oder knötchenförmige Fibrosen, die von abgeheilten Sarkoidosen bzw. Tuberkulosen nicht zu unterscheiden sind, es sei denn durch den Erregernachweis. In alten Herden kommen auch kleine Verkalkungsbezirke vor.

Die *neutrophilen Granulocyten* bilden im Lymphknoten meistens kleine *Abscesse* oder Ansammlungen innerhalb der Epitheloidzellgranulome (,,suppurating tuberculoid granulomatous reaction'', W. ST. C. SYMMERS[5]). Granulocytenherde fehlten in keinem der 23 untersuchten Fälle von BAKER[2].

Im lymphatischen Restgewebe besteht oft eine starke Plasmocytose. Auch Eosinophile sind gelegentlich in großer Zahl eingestreut.

Die geringste Veränderung, die SCHWARZ und BAUM[3] bei nachgewiesenem Lungenherd in den Hiluslymphknoten beobachten konnten, bestand in einer Ansammlung von Pilzen innerhalb der Randsinus. Als letztes Zeichen einer Lymphknoteninfektion fanden WATSON u. Mitarb.[6] umschriebene Narben, in denen noch z.T. Pilze enthalten waren.

BAKER[7] hat sich bemüht zu ermitteln, welche Substanzen der Pilze für die verschiedenen Gewebsreaktionen verantwortlich sind. Er fand, daß nur die Einverleibung intakter lebender oder toter Blastomyceten eine Granulocytenreaktion auslöst, während eine aus den Pilzen gewonnene Phosphatidfraktion eine histiomonocytäre Gewebsantwort ohne wesentliche Granulocytenbeimengung hervorbringt. Eine Polysaccharidfraktion der Pilze erzeugt bei intraperitonealer Injektion eine sterile Peritonitis ohne Granulome.

---

[1] TUTTLE, LICHTWARDT u. ALTSCHULER 1953.   [2] 1942a.   [3] 1951.
[4] CHICK, PETERS, DENTON u. BORING 1960.   [5] 1958b.
[6] WATSON, MOORE und BLANK 1958.   [7] 1942b.

Die *Erreger* sind bei den einzelnen Fällen in verschiedener Zahl vorhanden. Dabei gehen Pilzmenge und Schweregrad der histologischen Veränderungen keineswegs parallel. Es gibt geringe Gewebsreaktionen bei zahlreichen Blastomyceten ebenso wie stärkste Gewebsläsionen bei nur wenigen Pilzen. Gelegentlich scheinen

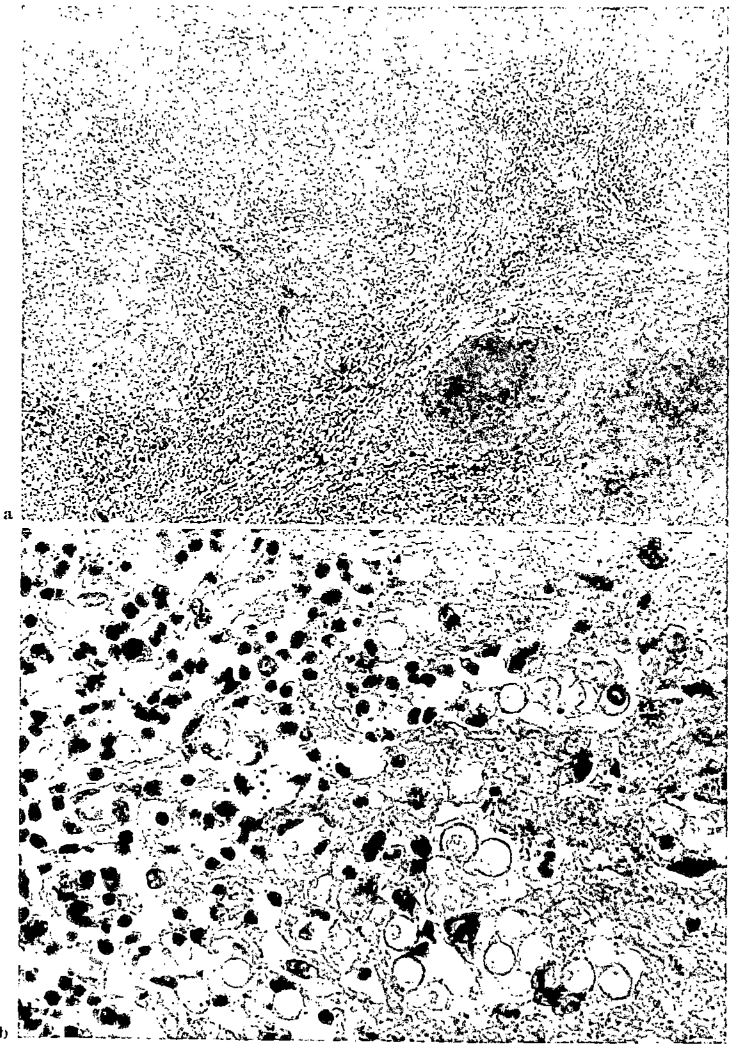

Abb. 291a u. b   Nordamerikanische Blastomykose. Käsige Nekrose. Massenhaft Blastomyceten in der Nekroserandzone. Praparat Dr. KIRSTEN. Hämatoxylin-Eosin. a 50×, b 500×

große Nekroseherde fast nur aus abgestorbenen Erregern zu bestehen[1] (s. Abb. 291). Dies fand BAKER[1] vor allem bei Endstadien der Blastomykose — wie übrigens auch bei experimenteller Mäuseinfektion. Sind Granulome entwickelt, so liegen die Erreger im Plasma der Riesenzellen oder in der Innenzone der „Tuberkel". Findet man Abscesse, so kann man meist große Mengen von Pilzen zwischen den Granulocyten erkennen.

---

[1] BAKER 1942a.

Die Pilze gleichen im Schnitt weitestgehend den Südamerikanischen Blastomyceten (s. dort). Im Gegensatz zu diesen zeigen sie jedoch nur einfache Sprossung. W. St. C. Symmers[1] gibt an, daß sich die Membran der Nordamerikanischen Blastomyceten, wenigstens teilweise, mit Mucicarmin färben läßt wie die der Südamerikanischen Form. Sie sind auch anisotrop[2]. Gelegentlich liegen in Makrophagen dichtgepackt kleine 2—5 μ messende Pilzzellen[3], die nicht mit Histoplasmen oder Leishmanien verwechselt werden dürfen. Gute farbige Abbildungen der Pilze s. bei Chick u. Mitarb.[4].

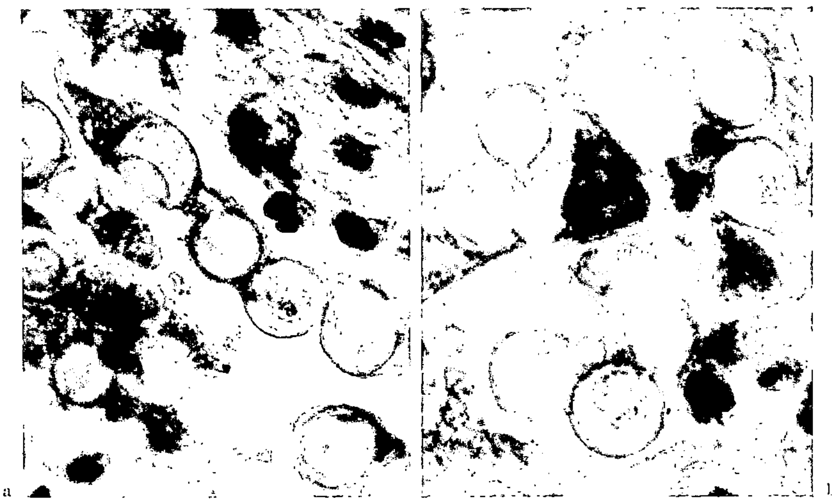

Abb. 292a u. b. Nordamerikanische Blastomykose. Pilzrasen bei starker Vergrößerung. Gleiches Präparat wie Abb. 291. 1250 ×

Diagnose. Das histologische Bild ist bereits verdächtig auf eine Pilzerkrankung: Die tuberkuloiden Strukturen und die Granulocyteninfiltrate, der Reichtum an Riesenzellen und die Neigung zur Fibrosierung veranlassen den Untersucher, nach Pilzen zu fahnden. Diese kann man im Hämatoxylin-Eosin-Präparat bereits erkennen, besser wendet man jedoch spezielle Färbeverfahren, z.B. die PAS- oder Gridley-Färbung, an. Auch mit der Grocottschen Modifikation der Gomori-Methenamin-Silber-Methode ist eine kontrastreiche Darstellung der Pilze möglich. Differentialdiagnostisch wichtig ist die Tatsache, daß sich die Pilze durch einfache Sprossung, nicht durch Endosporulation vermehren.

Zur Spezifizierung der Pilzart sollte nach Möglichkeit die kulturelle Züchtung der Keime auf Sabouraud-Agar angestrebt werden.

Die serologischen Methoden können diesen Pilznachweis nicht ersetzen, wenngleich sie eine gewisse prognostische und diagnostische Bedeutung haben dürften. Eine positive Komplementbindungsreaktion und ein positiver Hauttest (mit „Blastomycin"[5]) sprechen für Nordamerikanische Blastomykose, negative Reaktionen schließen eine Blastomykose nicht aus.

Differentialdiagnose. Siehe unter Südamerikanischer Blastomykose.

Prognose. Von dem großen Untersuchungsgut, das Kunkel u. Mitarb.[6] bearbeitet haben, sind 23,3% der Kranken gestorben. Andere Statistiken geben

[1] 1958b.　　[2] Brass 1954.
[3] Manwaring 1949, Schwarz u. Baum 1951, Tuttle, Lichtwardt u. Altschuler 1953.
[4] Chick, Peters, Denton u. Boring 1960.
[5] Baer u. Yanowitz 1950, Wilson 1959, Chick, Peters, Denton u. Boring 1960.
[6] Kunkel, Weed, McDonald u. Clagett 1954.

eine Letalität von bis zu 92% an. Ein gleichbleibend hoher Titer der Komplementbindungsreaktion bei negativer Hautreaktion spricht für eine schlechte Prognose.
Ein positiver Hauttest bei negativer Komplementbindungsreaktion läßt einen
günstigen Verlauf erwarten[1].

Cryptococcose (Europäische Blastomykose)[2]

Synonyma der Krankheit: Torulose
Torulopsis
Buschkesche Krankheit
Busse-Buschkesche Krankheit
Saccharomykose
Synonyma des Erregers: Torula histolytica
Torulopsis neoformans
Cryptococcus hominis

Bezeichnung und Geschichtliches. Der Erreger der Cryptococcose wird heute
weithin als Cryptococcus neoformans bezeichnet. Er wurde von BUSSE 1894 an
einem „Erweichungsherd" der Tibia entdeckt, der ihm von dem Kliniker BUSCHKE
zur histologischen Untersuchung zugesandt worden war. BUSSE berichtete mehrfach über das histologische Bild des bioptischen Präparates[3] und später auch
über das Sektionsergebnis[4]. BUSCHKE[5] teilte die klinischen Erscheinungen, die
z.Z. des vorübergehenden Krankenhausaufenthaltes der Patientin erhoben
wurden, mit und erwähnte gleichzeitig und später[6] auch einige experimentelle und
mykologische Untersuchungen. Außerdem wurden von BUSSE eingehende mykologische Studien und Tierversuche mit den gezüchteten Pilzen durchgeführt[7].
Ort der Entdeckung des neuen Pilzes war Greifswald, weshalb man von „Euro-
päischer Blastomykose" spricht. Gegen diesen Begriff wurden wiederholt Einwände laut[8], da die Cryptococcose in Europa nicht so häufig wie etwa in den USA
sei. MATHEIS[9] setzt sich jedoch für die Bezeichnung Europäische Blastomykose
ein, und zwar nicht nur deshalb, weil die Cryptococcose in Europa zuerst beschrieben wurde, sondern auch weil sie die häufigste Blastomykose des Zentralnervensystems in Europa sei.

Klinisch-anatomische Formen. Am häufigsten erkrankt die *Lunge,* sie wird
von WILSON[10] als häufigste „Eintrittspforte" angesehen. Die Lungeninfektion
bleibt manchmal stumm und scheint spontan abheilen zu können. Oft führt sie
aber zu einer Streuung in die Meningen und das Gehirn. Es entsteht eine chronische therapieresistente *Meningitis* und oft auch eine *Encephalitis,* wodurch dann
erst die bestehende Pilzinfektion in Erscheinung tritt und durch den Erregernachweis im Liquor diagnostiziert werden kann. In etwa 20% der Fälle kommt
es zu einer Vergrößerung von *Leber, Milz* und/oder *Lymphknoten.* Nur etwa 5%
der Kranken zeigen *Haut*herde. Selten sind Knochen und andere Organe befallen.
Erreger und Epidemiologie. Der Cryptococcus neoformans[11] stellt eine hefeartige Zelle von monophasischem Charakter dar; d.h. er wächst immer als rundliche Zelle und bildet niemals Hyphen (Mycelien) aus. Die Vermehrung geschieht

---

[1] SMITH 1949.
[2] Übersichten: FREEMAN 1931, COX u. TOLHURST 1946, MOHR 1952a, LITTMAN u. ZIMMERMAN
1956, WEGMANN 1957, WILSON 1957, SEELIGER 1959, MATHEIS 1960. Kurze Übersichten: ASH u.
SPITZ 1945, HOFFMEISTER 1951, MOSS u. McQUOWN 1953, PIERS 1954, BAKER 1957, BENEDEK
1958, SCHEIDEGGER 1958 (Zentralnervensystem!), BRANDT 1959.
[3] 1894a, b.   [4] 1895.   [5] 1895.   [6] BUSCHKE u. JOSEPH 1928.
[7] 1894a, b, 1895, 1896.   [8] z.B. von MOHR 1952a, ROULET 1956.   [9] 1960.
[10] 1957.   [11] Einzelheiten und Literatur s. bei SEELIGER 1959.

ausschließlich durch *einfache* Sprossung[1]; eine Endo- oder Exosporulation („multiple Sprossung") kommt nicht vor.

Der Erreger ist außerhalb des menschlichen Organismus — im Boden, in Pflanzen, Tieren — weit verbreitet, hält sich aber auch sehr haufig im menschlichen Organismus, besonders in der Mundhöhle, als Saprophyt auf. Es ist nicht ausgeschlossen, daß die Infektion — ähnlich wie bei der Aktinomykose — von diesen saprophytären Cryptococcen aus erfolgt, die sich bei sinkender Abwehrkraft vermehren und zu manifesten Erkrankungen führen. Als konkrete Ursachen sind Diabetes, Tuberkulose, Leukämien, Lymphogranulomatose und andere „maligne Lymphome", Unterernährung, Senium und Gravidität genannt worden. Auch durch Cortisonbehandlung kann offensichtlich der Ausbruch einer Cryptococcose ausgelöst werden. Für den Fall, daß diese endogene Entstehung der Cryptococcose nicht zutrifft und eine exogene Infektion des Menschen angenommen werden muß, bleibt es zu klären, wie der Erreger auf den Menschen übertragen wird. Neuerdings wird vor allem die aërogene Infektion stark diskutiert[2].

Vorkommen. Die Cryptococcose kommt in allen Erdteilen vor, am häufigsten wurde sie in USA beschrieben. Von etwa 550 bis 1960 publizierten Fällen stammten 107 aus Europa[3], davon etwa 25 aus England[4] und 17 aus Deutschland[3].

Die Cryptococcose kommt in jedem Lebensalter, ausnahmsweise bereits schon bei Neugeborenen, vor. Die größte Zahl an Erkrankungen wird zwischen dem 30. und 60. Lebensjahr festgestellt[5]. Männer erkranken etwa doppelt so häufig wie Frauen. Eine Rassendisposition besteht offenbar nicht.

Die Lymphknoten sind in 15—20% der Fälle vergrößert.

Lokalisation. Eine Prädilektion ist nach den bisher publizierten Fällen nicht abzuleiten; es wurde über vergrößerte periphere (epitrochleäre, axilläre, inguinale) Lymphknoten ebenso berichtet wie über zentrale Lymphknotenschwellungen (besonders im Bereich des Lungenhilus und der Bifurkation[6]). Eine generalisierte Lymphknotenvergrößerung kommt ganz selten vor[7]. Ein Teil dieser Fälle dürfte jedoch als Lymphogranulomatose mit sekundärer Cryptococcose aufzufassen sein.

Makroskopie. Die Lymphknoten sind meist nur gering bis mäßig vergrößert und grau auf dem Schnitt. Ganz selten wurde Abscedierung beobachtet[8]. Ebenso selten sieht man gallertige Herde in den Lymphknoten[9], ähnlich wie sie im Bereich des Zentralnervensystems (unter anderem an der Cauda equina!) beobachtet wurden. Solche „gelatinösen" Bezirke bestehen fast ausschließlich aus Rasen von Cryptococcen mit breiten Schleimhöfen; eine entzündliche Reaktion des umgebenden Gewebes fehlt hierbei in der Regel vollkommen. In dem Fall von CHIARI[10] fand sich um die stark vergrößerten cervicalen und lungenregionären Lymphknoten derbes Schwielengewebe.

Histologie. Unsere Kenntnisse über die Lymphknotenveränderungen bei Cryptococcose sind noch äußerst bescheiden. Vor allem besteht eine beträchtliche Konfusion bezüglich der Abgrenzung gegen die Lymphogranulomatose. Die beste Beschreibung mit zahlreichen guten Abbildungen gibt LUMB[11] auf Grund einer Beobachtung von WHITTICK. Weitere histologische Angaben sind unter anderen bei CHARI[10], COX u. TOLHURST[12], LAAS u. GEIGER[13], W. ST. C. SYMMERS[14] und bei JACOBSEN[15] zu finden. In der ausgezeichneten Monographie von LITTMAN u. ZIMMERMAN[5] sind die Lymphknoten nicht einmal erwähnt.

[1] FIALHO 1960.   [2] LITTMAN u. ZIMMERMAN 1956, WILSON 1957 u.a.   [3] MATHEIS 1960.
[4] W. ST. C. SYMMERS 1959.   [5] LITTMAN u. ZIMMERMAN 1956.
[6] z.B. LINELL, MAGNUSSON u. NORDÉN 1953.   [7] z.B. MLCZOCH 1957.
[8] W. ST. C. SYMMERS 1953.   [9] HEINE, LAUER u. MUMME 1940.   [10] 1930.
[11] 1954.   [12] 1946.   [13] 1948.   [14] 1953, 1958b.   [15] 1955.

Die Lymphknotenstruktur ist zu Beginn der Erkrankung offenbar weitestgehend erhalten. Die Follikel enthalten oft floride Keimzentren. Die Sinus sind
erweitert und zellreich. In Pulpa und Sinus kommen *große*, selten zweikernige
Retothelien mit weitem oxyphilem Plasma vor, das nach Lumb[1] stark granuliert
und gelegentlich vacuolisiert ist. Diese Zellen sind nach den Abbildungen von
Lumb[1] z. T. den saftigen *Epitheloidzellen* sehr ähnlich. Außerdem kommen
gelegentlich *Riesenzellen vom Fremdkörpertyp* vor. In den Retothelien (Abb. 11/51
von Lumb[1]) werden selten, in den Riesenzellen (Abb. 3 von W. St. C. Symmers[2],
s. auch unsere Abb. 293 b) häufig Pilze gefunden. Auch liegen gelegentlich die
Cryptococcen frei und reaktionslos im Gewebe, besonders in den peripheren
Sinus.

Frühzeitig ist eine starke *Fibrosierungs- und Hyalinisierungstendenz* nachzuweisen: Kapsel, Trabekel, perivasculäre Räume und fleckförmig auch die Sinus
zeigen eine starke Vermehrung der kollagenen Fasern mit Hyalinisierung. Dieser
Vorgang nimmt immer mehr überhand, so daß schließlich der größte Teil des
Lymphknotens hyalin-fibrös umgewandelt ist[3]. Jetzt finden sich in dem „Meer
von Hyalin" neben Resten von lymphocytenreicher Pulpa noch kleine Fremdkörpergranulome mit reichlich Pilzen (Abb. 293 a). Chiari[4] beschreibt eine hochgradige Verschwielung des perinodösen Gewebes, das mit faserreichen Ausläufern
auch in die Lymphknoten einstrahlt. Spezifische Granulome und Pilze waren
in dem Narbengewebe nicht nachzuweisen. Dagegen fand Laas[5] in dem perinodösen, hyalinisierten Granulationsgewebe eines supraclaviculären Lymphknotens
Nekrosen mit massenhaft Cryptococcen. Das Narben- und Lymphknotengewebe
zeigte in Chiaris Fall eine auffallend starke Hämosiderose.

Bemerkenswert ist, daß in der Regel *keine Granulocyteninfiltration* besteht.
Vielleicht hängt dies mit der phagocytosehemmenden Wirkung der Kapsel-
substanz zusammen[6]. Nur W. St. C. Symmers[2] hat in einem Fall echte Abscesse
im Lymphknoten beschrieben und sieht diese als eine ganz frühe Veränderung
der Cryptococceninfektion an[7].

Wahrscheinlich können im Lymphknoten[8] ebenso wie in anderen Organen auch
Epitheloidzellknötchen („Tuberkel") mit Riesenzellen auftreten. Zeitlhofer[9]
fand kleine pilzhaltige Nekrosen neben einer herdförmigen Pulpafibrose in Bifur-
kations- und tracheobronchialen Lymphknoten. Auch in dem Fall von Laas u.
Geiger[5] wurden etliche Nekrosen mit Pilzrasen beobachtet.

Daß auch Sternbergsche Riesenzellen zum Bild der Cryptococcose gehören,
erscheint uns zweifelhaft. E. Müller u. Hilscher[10] haben in einem Fall, der
durch einen überaus chronischen Verlauf gekennzeichnet war, Riesenzellen vom
Sternberg-Typ in Leber, Milz und Lymphknoten gefunden, ohne daß sie hier
gleichzeitig Cryptococcen nachweisen konnten. Die Erkrankung hatte mit cervicalen Lymphknotenschwellungen begonnen und mit einer Cryptococcen-
meningitis geendet. Das lymphosarkomartige Bild mit reichlich Sternbergschen
Riesenzellen im Lymphknoten und die 14jährige Krankheitsdauer ohne die
typische klinische Lymphogranulom-Symptomatik könnten dafür sprechen, daß
ein Paragranulom mit terminaler Cryptococcose bestanden hat. Eine endgültige
Interpretation dieses Falles und der zahlreichen Fälle im Weltschrifttum, in
denen eine Kombination von Lymphogranulomatose und Cryptococcose oder eine
lymphogranulomartige Cryptococcose behauptet wurde, läßt sich auf Grund von
Beschreibungen und Abbildungen nicht geben. Doch erscheint eine Klärung der
bisherigen Kasuistik dringend erforderlich. Man sollte daher einem Untersucher

---

[1] 1954. [2] 1953. [3] Lumb 1954, Jacobsen 1957. [4] 1930. [5] Laas u. Geiger 1948.
[6] Drouhet zit. nach Seeliger 1959. [7] Auch Chiari 1930. [8] Fisher 1950.
[9] 1958. [10] 1954.

mit speziellen Erfahrungen möglichst alle bisher beobachteten Fälle zusenden, damit er durch Vergleich der Präparate die histologische Struktur der Cryptococcose und die Möglichkeit ihrer morphologischen Abgrenzung von der Lymphogranulomatose ermittelt.

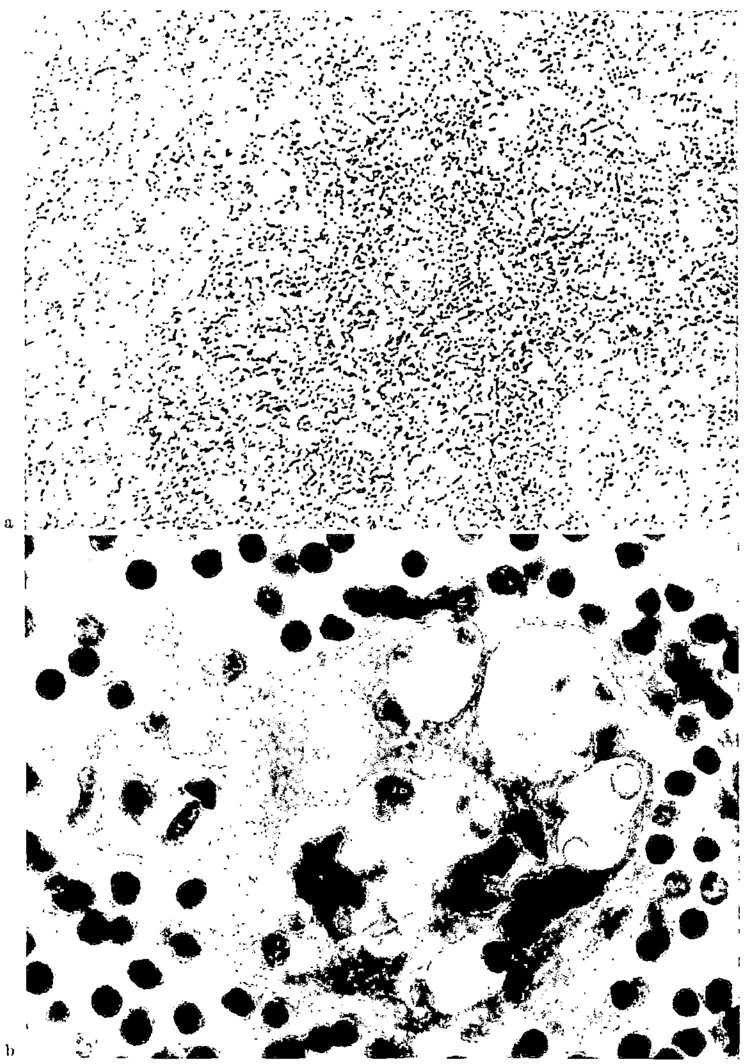

Abb. 293a u. b. Cryptococcose (Torulose). Starke diffuse Hyalinisierung der Lymphknotenpulpa (a) mit kleinem Pilzgranulom in der Mitte. Bei b Granulom starker vergroßert. Große Fremdkorperriesenzelle mit etlichen Cryptococcen. Diese liegen in einem breiten hellen Hof. Giemsa. a 125×, b 1250×

Der *Erreger* läßt sich im Gewebe auf Grund seiner Morphologie und seines färberischen Verhaltens relativ leicht und sicher identifizieren. Der Cryptococcus neoformans mißt im Durchschnitt 2,5—10 μ (ohne Schleimhof) und ist meist rund, gelegentlich auch gering oval geformt. Ausnahmsweise werden riesenhafte Zellen bis zu 50 μ Durchmesser im Gewebe gefunden[1]. Durch antifungistische

---

[1] z.B. von JACOBSEN 1957. Siehe auch FREEMAN 1930, 1931.

Behandlung oder gute natürliche Abwehr werden die runden Pilze bisweilen in sichel- oder citronenförmige Abbau- bzw. „Kümmerformen"[1] umgewandelt. Gelegentlich sieht man Pilze, denen kappenartig die sich abschnürenden Tochterzellen aufsitzen.

Die Pilzzelle erscheint im Hämatoxylin-Eosin-Präparat strukturlos und schwach blau, sie wird von einem mit Hämatoxylin färbbaren, Feulgen-positiven Saum begrenzt[2]. Die Wand des Cryptococcus besteht aus einer dünnen *Membran* und einer dicken *Kapsel*, der noch ein breiter amorpher *Schleimhof* anliegt[3]. Die Membran und die dicke Kapsel färben sich mit Sudan III kräftig an und sind großenteils grampositiv[4], der Schleimhof ist stets gramnegativ[4]. Membran, Kapsel und Schleimhof werden stark mit Alcianblau oder Astrablau angefärbt. Kapsel und Schleimhof sind mit Mucicarmin und metachromatisch mit Toluidinblau oder Giemsalösung färbbar. Die Kapsel enthält neben den metachromatisch dargestellten sauren Mucopolysacchariden wahrscheinlich auch Chitin[5]. Sie färbt sich mit Bestschem Carmin rot[6] und ist schwach anisotrop. Die Doppelbrechung läßt sich nur in wäßrigen Medien, nicht in Canadabalsam nachweisen[7]. Dagegen konnte MOLNÁR[8] zeigen, daß sich die Pilze mit dichroitischen Färbungen (am besten mit Acridinorange[9]) gut im Polarisationsmikroskop (goldgelb) und Fluorescenzmikroskop (rot) darstellen lassen. Mit Wasser kann man den Schleimhof auswaschen, so daß er elektronenoptisch nicht mehr nachweisbar ist[10]. Im Inneren der Cryptococcen sieht man bei Sudan III-Färbung zahlreiche kleine und einen größeren Lipidtropfen[11]. Die Sudan III-, Alcianblau-, Mucicarmin- und Toluidinblau-Färbung sind nach MATHEIS[11] den sonst üblichen Pilznachweismethoden wie Gridley-Färbung[12] oder PAS-Reaktion überlegen. Ausgezeichnete farbige Abbildungen s. bei LITTMAN u. ZIMMERMAN[13] sowie bei MATHEIS[11].

Der breite Schleimhof ist im Hämatoxylin-Eosin-Präparat nicht dargestellt und wird durch die Vorbehandlung z.T. wohl auch herausgelöst, so daß um die runden (PAS-positiven) Pilze ein breiter ungefärbter Hof sichtbar wird (Abb. 293b, 294). Auch die bei verschiedenen Methoden auftretenden stacheligen Pilzformen sind technisch bedingt[11].

Diagnose. Solange unsere Kenntnisse über das histologische Bild der Cryptococcose im Lymphknoten noch so lückenhaft sind, liegt das Hauptgewicht der Diagnostik auf dem Erregernachweis. Er sollte vor allem mit der Mucicarmin- oder Alcianblau-Färbung angestrebt werden, da hierbei die Schleimsubstanzen der Kapsel und des Schleimhofes besonders intensiv darstellbar sind. Auch die Doppelbrechung im Kresylviolettpräparat gestattet es, die Erreger leicht aufzufinden und gegen die isotropen südamerikanischen Blastomyceten, gegen Coccidioides immitis, Histoplasmen und Toxoplasmen abzugrenzen[14]. Mit der Gridley-Färbung lassen sich die Pilze wohl auch auffinden, aber nicht sicher gegen andere hefeartige Pilze abgrenzen. Auch die Giemsa-Färbung bewährt sich gut zur Identifizierung der Cryptococcen. Denn hierbei stellt sich die Kapsel — im Gegensatz zu den übrigen Blastomyceten und zu Coccidioides immitis — metachromatisch rotviolett dar.

Außer im Schnitt kann man den Pilz auch in Liquor oder Sputum nachzuweisen suchen. Besonders geeignet ist hierzu die Tuschemethode und das

---

[1] Unter anderen BRUNS 1951, MATHEIS 1960.   [2] W. ST. C. SYMMERS 1953.
[3] TOMCSIK 1956 und früher.   [4] BUSSE 1894b.   [5] MOLNÁR 1955.
[6] LAAS u. GEIGER 1948.   [7] SEELIGER 1959.   [8] 1955, 1956.
[9] Starke Doppelbrechung nach KLATZO u. GEISLER (1958) auch bei Kresylviolettfärbung.
[10] RIBI u. SALVIN 1956, s. auch W. ST. C. SYMMERS 1958b.   [11] MATHEIS 1960.
[12] GRIDLEY 1953.   [13] 1956.   [14] KLATZO u. GEISLER 1958.

Phasenkontrastmikroskop. Bei der Burrischen Tuschemethode wird der Schleimhof gut sichtbar.

Einen zuverlässigen Intracutantest (mit „Torulin") gibt es nicht. Dagegen kreisen im Blut präcipitierende und agglutinierende Antikörper, die zwar nicht streng spezifisch, aber doch praktisch verwertbar sind. Der Nachweis der Agglutinine ist einfacher, schneller und empfindlicher[1]. Bei Befall des Zentralnervensystems läßt sich durch den Liquorpräcipitationstest (Neillsche Reaktion, modifiziert nach SEELIGER u. CHRIST[2]) rasch die Diagnose stellen.

Differentialdiagnose. Die Cryptococcose ist von anderen Mykosen durch die schleimhaltige Kapsel und den breiten Schleimhof des Cryptococcus meist leicht

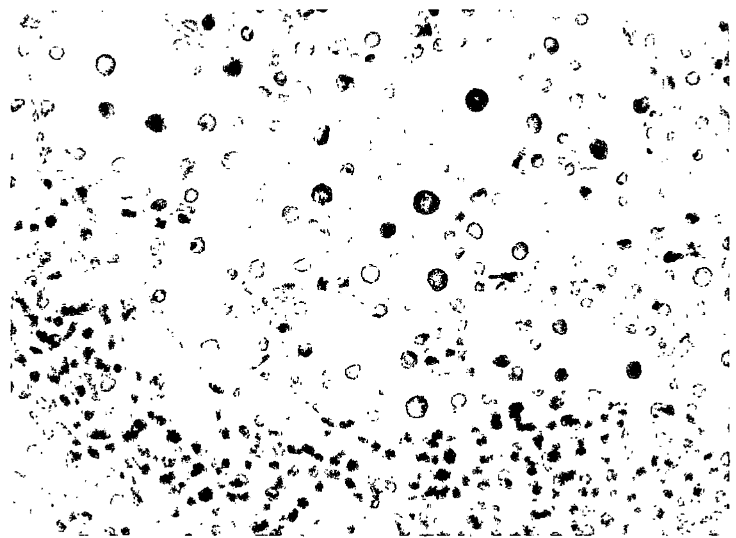

Abb. 294. Cryptococcose in einem Meerschweinchen-Lymphknoten. Sinus stark erweitert und mit Rasen von Cryptococcen angefüllt. Präparat Priv.-Doz. Dr. Dr. HIENZ. PAS. 500 ×

unterscheidbar. Auch ist in der Regel die Kombination von tuberkuloiden Veränderungen und Granulocyteninfiltraten, wie sie bei den übrigen Blastomykosen und der Coccidioidomykose typisch ist, bei der Cryptococcose nicht zu finden.

Nach LUMB[3] sind schätzungsweise 4—5% der Cryptococcosen im Lymphknoten *Lymphogranulomatose*-ähnlich. Es wurde schon erwähnt, daß hier noch erhebliche Unklarheiten in den Abgrenzungsmöglichkeiten bestehen. Wir möchten bis zu dem Beweis des Gegenteils daran festhalten, daß *typische* Sternbergsche Riesenzellen mit großen Nucleolen und basophilem Plasma allein bei der Lymphogranulomatose vorkommen und daher zur Unterscheidung von Cryptococcose und Lymphogranulomatose geeignet sind. Das übrige histologische Bild gleicht in den fortgeschrittenen, diffus fibrosierten Fällen der Cryptococcose allerdings der vernarbten Lymphogranulomatose so sehr, daß ohne den Nachweis von Pilzen oder Sternbergschen Riesenzellen eine Differenzierung unmöglich sein kann.

Kombination mit anderen Krankheiten. Bei etwa 30% der Cryptococcosen sind konsumierende Grundleiden gefunden worden. Am häufigsten wurde bisher das gemeinsame Vorkommen von Cryptococcose und *Lymphogranulomatose*

---

[1] KAUFMANN 1944/45, MOHR 1952a. Lit. bei SEELIGER 1958b.
[2] 1958.   [3] 1954.

beschrieben[1, 2]. Nach SYMMERS[3] kommt schätzungsweise auf 100 Lymphogranulomatosen eine Kombination mit Cryptococcose. Auch andere „maligne Lymphome", sowie Sarkoidosen sollen — wie bei der Histoplasmose — Schrittmacher der Cryptococcose sein[2, 4]. Es ist aber bei der Lymphogranulomatose wie bei der Sarkoidose in den Literaturfällen nicht immer zu entscheiden, ob es sich um eine Kombination von 2 Erkrankungen handelte oder ob die Cryptococcose ein Lymphogranulom- oder Sarkoid-artiges Bild hervorgerufen hatte.

Prognose. Die pulmonale Form heilt sicherlich in einem Teil der Fälle spontan ab, ohne irgendwelche Symptome zu machen. Treten erst einmal Krankheitszeichen — mit oder ohne Beteiligung des Zentralnervensystems oder der inneren Organe — auf, so ist die Prognose im allgemeinen infaust. Die meningeale Form führt im allgemeinen in den meisten Fällen innerhalb von 3—6 Monaten zum Tode, doch kommen gelegentlich jahrelang dauernde Remissionen vor. Die Cryptococcose der Haut heilt häufig langsam ab.

Histoplasmose[5]

Synonyma des Erregers: Histoplasma capsulatum
Cryptococcus capsulatus seu epidemicus
Torulosis capsulatus
Histoplasma pysiforme
Posadasia capsulata

Die Histoplasmose wurde im Jahre 1906 von DARLING in Panama zuerst beschrieben. Der Erreger, ein Pilz aus der Gruppe der Hyphomyceten, wird heute als Histoplasma capsulatum bezeichnet.

Klinisch-anatomische Formen. Primärinfektion und Reinfektion verlaufen verschiedenartig. Sie zeigen gewisse Parallelen zur Tuberkulose. Bei der Primärinfektion fehlen meist jegliche Krankheitssymptome. Manchmal besteht auch ein grippeartiges Bild, häufig mit den Zeichen einer atypischen Pneumonie. Aus kleinen Narben oder Verkalkungsherden der Lunge kann man später auf die durchgemachte Erkrankung schließen. Selten schreitet die atypische Pneumonie fort und führt zu einer chronischen Allgemeinerkrankung mit Milzvergrößerung und Ulcerationen im Bereich von Mund und Rachen. Primär können auch Nasopharynx, Gastrointestinaltrakt und Haut unter dem Bilde ausgedehnter Geschwüre mit Granulationsgewebswucherungen erkranken. Ganz vereinzelt tritt eine postprimäre Generalisation auf, wobei zusätzlich Nieren, Nebennieren, Herz, Zentralnervensystem und andere Organe befallen werden. Überall sind die Zellen des RHS Ort der Ansammlung der Histoplasmen. Solche schweren Generalisationsformen werden gelegentlich auch von vornherein beobachtet, speziell bei kleinen Kindern und alten Leuten sowie bei bestehenden sonstigen Erkrankungen. Hepatosplenomegalie, Fieber, Pancytopenie und Lungensymptome stehen hierbei oft im Vordergrund der Erscheinungen. Der Tod erfolgt unter den Zeichen einer schweren Kachexie und Nebenniereninsuffizienz.

---

[1] HEINE, LAUER u. MUMME 1940, COX u. TOLHURST 1946, Lit., LAAS u. GEIGER 1948, PARILLO 1950, RODGER, TERRY u. BINFORD 1951, W. ST. C. SYMMERS 1957 u.v.a., Literaturzusammenstellung s. PIONTEK, PULVERER u. WELTER 1959, F. SMITH 1960.

[2] COLLINS, GELLHORN u. TRIMBLE 1951, Lit., LITTMAN u. ZIMMERMAN 1956.   [3] 1957.

[4] PLUMMER, W. ST. C. SYMMERS u. WINNER 1957.

[5] Übersichten: PINKERTON 1944, CURTIS u. GREKIN 1947, KIRSCH 1949, MOHR 1952a, MOSS u. McQUOWN 1953, CURTIS u. CAWLEY 1954, SCHULZ 1954, BENEDEK 1958, GERMER 1959. Die jüngst erschienene Monographie von SCHWARZ (1960) konnte nicht mehr berücksichtigt werden.

Bei der Reinfektion kommt es zu einer lokalisierten Histoplasmose im Mund-Nasen-Larynx-Bereich oder — häufiger — zu einer Lungenerkrankung, die der kavernösen Lungentuberkulose pathologisch-anatomisch und klinisch weitgehend entspricht[1]. Sie tritt nur bei Erwachsenen auf[1]. Eine Generalisation erfolgt hierbei nur selten.

Erreger und Epidemiologie. Histoplasma capsulatum zählt zu den biphasischen Pilzen: Es wächst außerhalb des menschlichen Organismus, z.B. in der nicht besonders präparierten Kultur, in Form von Mycelfäden, von welchen 7,5—15 μ große Chlamydosporen abgeschnürt werden. Diese wandeln sich im menschlichen Körper in rundliche bis ovale, hefeartige, etwa 3 μ messende Gebilde um und vermehren sich in den Zellen des RHS weiter durch einfache Sprossung. Eine Infektion von Mensch zu Mensch oder von Tier zu Mensch gibt es nicht. Vielmehr erfolgt die Übertragung auf den Menschen allein durch die genannten Chlamydosporen, die von saprophytär auf geeignetem Boden und bei entsprechendem Mikroklima vorkommenden Pilzmycelien gebildet werden. Sie gelangen zumeist durch Einatmung, gelegentlich aber auch über Haut oder Schleimhaut in den menschlichen Organismus. In diesem können die Histoplasmen u.U. 10 Jahre und länger vorhanden sein, ohne zu einer manifesten Erkrankung zu führen[2]. Daher nimmt KIRSCH[3] an, daß erst zusätzliche Schädigungen die Krankheit auslösen.

Nach neueren Untersuchungen[4] scheint außer der kleinen Form von Histoplasma capsulatum noch eine größere, etwa 10:13 μ messende Variante vorzukommen, die nach dem Erstbeschreiber Histoplasma Duboisii bezeichnet wird. Sie wurde zuerst in Afrika gefunden, konnte jedoch ausnahmsweise auch in USA beobachtet werden. Die Infektion mit dem afrikanischen Stamm scheint gutartiger zu sein als diejenige mit dem typischen Histoplasma capsulatum Amerikas oder anderer Länder[5]. Es ist noch zu klären, ob hierbei tatsächlich eine Variante von Histoplasma capsulatum und nicht etwa eine separate Species vorliegt.

Vorkommen. Die Histoplasmose ist weit verbreitet. Sie kommt vor allem in USA — entlang den Flußläufen des Mississippi, Missouri und Ohio — vor. Sodann wurden Erkrankungsfälle in Canada, Mittel- und Südamerika, Afrika, Indonesien, Vietnam und auf den Philippinen beobachtet[6]. Europa ist praktisch frei von Histoplasmose[7]. Es liegen nur wenige Beobachtungen von Histoplasmose vor, von denen die meisten außerhalb Europas erworben worden waren[8]. Nur einzelne Mitteilungen halten einer scharfen Kritik stand. So konnte SYMMERS[9] unter 13 in England beobachteten Histoplasmosefällen nur einen sichern, der zweifellos in England erworben war. UEHLINGER beschrieb 1957 in der Schweiz eine Lungenhistoplasmose bei einer 56jährigen Frau, die Europa niemals verlassen hatte. Jüngst berichtete MUREȘANU[10] über 3 Histoplasmosefälle in Rumänien.

Die Erkrankung kommt am häufigsten im Kindesalter, und hier meist schon im 1. Lebensjahr, vor[1]. Mädchen und Knaben sind zu gleichen Teilen betroffen. Bei Erwachsenen dagegen überwiegt das männliche Geschlecht erheblich: Männer

---

[1] SCHULZ 1954.   [2] SCHULTZ 1937, KIRSCH 1951.   [3] 1951.

[4] DUBOIS u. VANBREUSEGHEM 1952, W. ST. C. SYMMERS 1956, 1958b, Lit., SCHWARZ u. DROUHET 1957.

[5] DUBOIS u. VANBREUSEGHEM 1952.

[6] Siehe auch die letzten mykologischen Studien von AJELLO (1960) über das Vorkommen von Histoplasmen im Boden zahlreicher Länder des amerikanischen und afrikanischen Kontinents.

[7] MOCHI u. EDWARDS 1952.

[8] z.B. KIRSCH 1951 (Deutschland), W. ST. C. SYMMERS 1956 (England).

[9] 1956.   [10] 1956.

erkranken 7mal häufiger als Frauen[1]. Dies wird auf die berufliche Exposition des Mannes zurückgeführt.

Eine Lymphknotenbeteiligung wurde nach der Literaturzusammenstellung von PARSONS u. ZARAFONETIS[2] in 29 von 42 Fällen eigens erwähnt. Sicher zählt der Lymphknoten zu den Organen, die am häufigsten von den Histoplasmen befallen werden.

Lokalisation. Nach der Zusammenstellung von PARSONS u. ZARAFONETIS[2] sind die visceralen Lymphknoten — besonders die des Lungenhilus — häufiger als die peripheren Lymphknoten befallen. Eine Generalisation wurde in 16 von 61 Fällen festgestellt. 5mal waren die Halslymphknoten allein, 4mal die Halslymphknoten zusammen mit anderen Lymphknotengruppen betroffen. Einmal fand sich nur eine inguinale Lymphknotenvergrößerung. JOHNSON u. McCURDY[3] konnten in „Präscalenuslymphknoten" bei bestehenden Lungenherden und Hiluslymphknotenvergrößerung kulturell Histoplasmen nachweisen.

Über Erkrankungen der mesenterialen Lymphknoten und der Appendix bei Kindern berichten RAFTERY u. Mitarb.[4]. Sie fanden in mehr als 10% der Appendices sowie in mesenterialen Lymphknoten kleine Gebilde, die sie als Histoplasmen ansehen. Diese lagen im allgemeinen in Sternhimmelzellen von Keimzentren und stellen u.E. zumindest größtenteils Kerntrümmer dar. Tatsächlich wurden nur in 2 Fällen mit mykologischen Methoden Histoplasmen nachgewiesen.

Makroskopie. Die Lymphknoten sind im allgemeinen nur gering bis mäßig vergrößert, gelegentlich miteinander verbacken und von mittelfester Konsistenz. Manchmal kommen kleine oder auch größere Käseherde vor, die verkalken können.

Histologie. Die Grundzüge der Lymphknotenveränderungen sind von dreifacher Art:

Erstens sieht man eine hochgradige Phagocytose von Histoplasmen in den Retothelien, vor allem innerhalb der Sinus („Cytomykose"[5]).

Zweitens kann ein Bild wie bei käsiger Tuberkulose mit schließlicher Verkalkung bestehen.

Drittens kommt eine epitheloidzellige Reaktion ähnlich der Sarkoidose vor.

Zu 1. Die starke Phagocytose von Histoplasmen in Zellen des RHS („Cytomykose"[5]) tritt vor allem bei akuten disseminierten Histoplasmosen auf. Die Erreger sind hierbei in großer Zahl innerhalb der vermehrten Retothelien, speziell der Sinus[6], abgelagert. Die intracellulären, 1—5 μ großen Histoplasmen färben sich nach BINFORD[7] gut mit Hämatoxylin. Außerdem fand BINFORD[7] noch größere, bis 15 μ und mehr messende Histoplasmen frei im Gewebe liegen, die nur schwach Hämatoxylin-färbbar waren. An Stellen, wo parasitenreiche Makrophagen dicht zusammenliegen, kann es nach HUMPHREY[5] und BAKER[8] zu Nekrosen kommen. Plasmazellen sind oft reichlich vorhanden.

Zu 2. Käsige Nekrosen werden sowohl bei disseminierten foudroyanten Histoplasmosen wie beim histoplasmotischen Primärkomplex beobachtet. Vor allem bei der Primärinfektion entwickeln sich ausgebreitete Käseherde mit einem Wall von Epitheloidzellen, der oft an seiner inneren Grenze die gleichen Hyalinablagerungen zeigt wie die käsige Lymphknotentuberkulose (s. Abb. 295). Auch kommen Langhanssche Riesenzellen vor. In den Zellen der Käserandzone sind spärlich oder reichlich Histoplasmen nachweisbar[9]. In der Peripherie werden Bindegewebsfasern gebildet, wodurch die Herde bald scharf abgegrenzt erscheinen. Die Käsemassen selbst können verkalken wie bei der Tuberkulose,

[1] PARSONS u. ZARAFONETIS 1945, SCHULZ 1954.   [2] 1945.   [3] 1952.
[4] RAFTERY, TRAFAS u. McCLURE 1950, RAFTERY 1951.   [5] HUMPHREY 1940.
[6] LUMB 1954, gute Abbildungen!   [7] 1955.   [8] 1947.   [9] CUSTER 1943.

ˈdoch sollen die verkalkten Lymphknoten bei Histoplasmose im allgemeinen größer sein[1]. Die Nekrosen können auch durch hyalin-fibröse Narben ersetzt werden[2].

Zu 3. Die epitheloidzellige Lymphknotenreaktion ähnlich der Sarkoidose[3] wurde vor allem bei der chronischen disseminierten Histoplasmose gefunden. Der

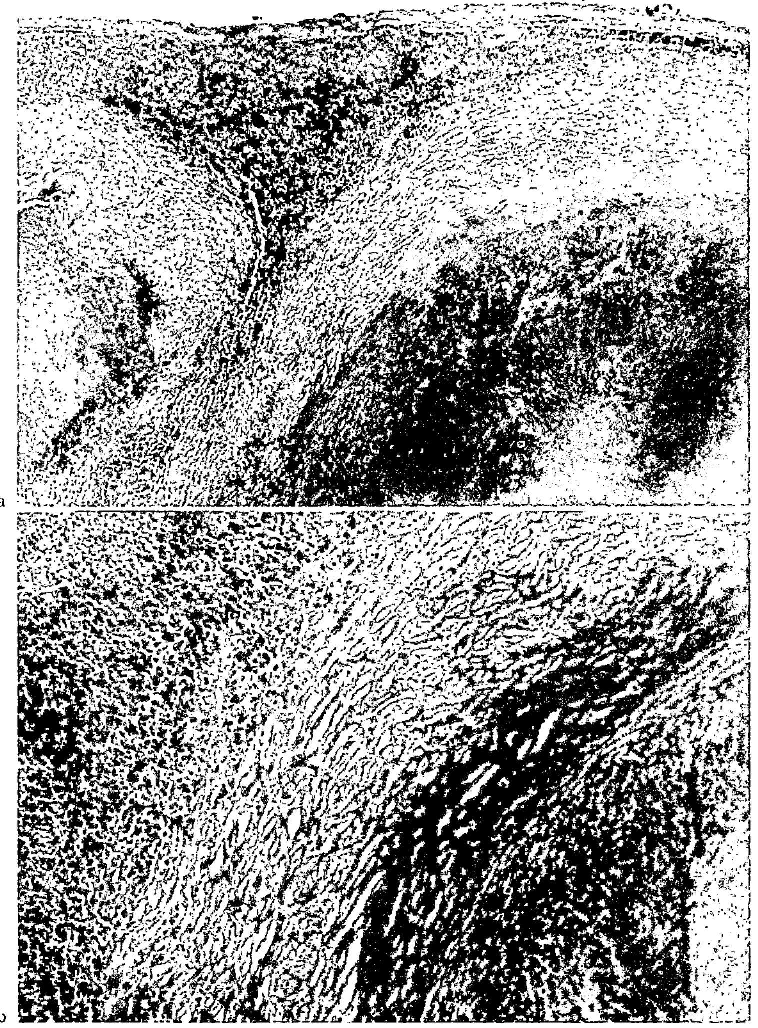

Abb. 295a u. b. Histoplasmose. Völlige Isomorphie mit käsiger Lymphknotentuberkulose. Am Rand der Verkasung auch hyaliner Saum! Praparat Dr. KIRSTEN. Hämatoxylin-Eosin. a 50×, b 125×

Lymphknoten ist hierbei übersät von epitheloidzelligen Granulomen ohne oder mit nur geringer Verkäsungsneigung. Histoplasmen werden meist nur wenige gefunden. Sie liegen vorwiegend in Langhansschen Riesenzellen, selten auch in

[1] STRAUB u. SCHWARZ 1955.   [2] HUMPHREY 1940.
[3] HENDERSON, PINKERTON u. MOORE 1942, REIMANN u. PRICE 1949, ISRAEL, DE LAMETER, SONES, WILLIS u. MIRMELSTEIN 1952, PINKERTON u. IVERSON 1952, SCHWARTZ u. BARSKY 1952, CRISPELL, PARSON, HAMLIN u. HOLLIFIELD 1956, W. ST. C. SYMMERS 1956.

Epitheloidzellen. Nach SYMMERS[1] sind die Epitheloidzellgranulome nicht so gut umschrieben und nicht so uniform wie bei Tuberkulose oder Sarkoidose.

In manchen Fällen von generalisierter Histoplasmose kommen Epitheloidzellgranulome mit größeren Nekrosen[2] vor, wodurch ein Bild ähnlich der Mischform der Tuberkulose entsteht.

Die größte diagnostische Bedeutung kommt dem *Nachweis des Erregers* im Schnitt zu. Dieser gelingt in den meisten Fällen, wenn auch bisweilen erst nach längerem Suchen. Histoplasma capsulatum ist im allgemeinen 2—$3:1\,\mu$ groß,

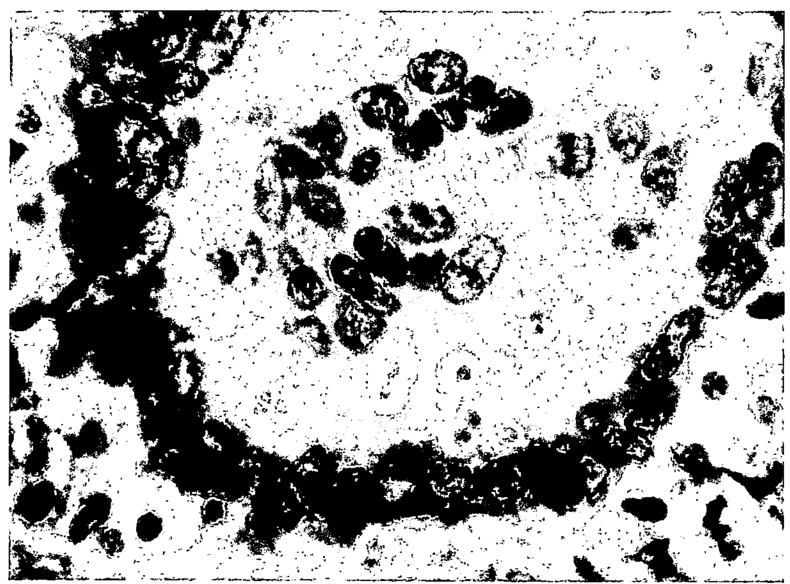

Abb. 296. Histoplasmose. Im übrigen Lymphknoten sarkoidartiges Bild. Hier eine Langhanssche Riesenzelle mit zahlreichen Histoplasmen. Beachte den hellen Hof und die „Kapsel"[1] Aufnahme Prof. Dr. W. St. C. SYM-MERS (Abb. 3 aus Lancet 1956 II, 786, mit freundlicher Genehmigung des Autors). Hamatoxylin-Eosin. Etwa 750×

doch kommen vereinzelt — nicht nur bei der afrikanischen Histoplasmose — größere, bis etwa $15\,\mu$ messende Formen vor. Sie lassen sich bereits im Hämatoxylin-Eosin-Präparat, besser bei Giemsa-Färbung[3], am besten bei Goldmannscher Eisen-Aluminium-Hämatoxylin-Pikrinsäurefärbung[4] darstellen. Sie sind PAS-positiv[5].

Im Hämatoxylin-Eosin- oder Giemsa-Präparat bestehen die Histoplasmen aus einer zentralen, basophilen, ovalen oder halbmondförmigen Masse („Kern"), die von einem hellen Hof („Kapsel") umgeben wird. Dieser Hof ist offenbar als Kunstprodukt aufzufassen, wie KLIGMAN u. BALDRIDGE[3] elektronenoptisch und mit der PAS-Reaktion zeigen konnten. Hydrolysiert man die Schnitte 10 min lang mit Perjodat bei 50° (anstatt bei Zimmertemperatur), so erscheinen bei der Hotchkiss-Reaktion die Histoplasmen als schwach diffus rot gefärbte, rundliche Scheiben, die von einem kräftig roten Ring begrenzt werden. Die im Hämatoxylin-Eosin-Präparat und auch bei kurzdauernder Hydrolyse sichtbare basophile und PAS-positive Innenzone („Kern") ist dabei nicht von einem hellen Hof abgrenzbar. Auch erscheinen die Histoplasmen wesentlich größer als im Hämatoxylin-Eosin-Präparat (s. Abb. 296, 297).

---

[1] 1956, 1958b.　　[2] BINFORD 1955.　　[3] KLIGMAN u. BALDRIDGE 1951.
[4] KIPKIE u. HOWELL jr. 1951.　　[5] KLIGMAN u. BALDRIDGE 1951, LUMB 1954 u. v. a.

Mit der Gridley-Färbung stellen sich die Histoplasmen gut dar. Sie zeigen hierbei eine tief purpurrote Kapsel und einen lavendelfarbenen Zelleib[1]. Sie sind im übrigen nur wenig säurefest (etwa 30% der Erreger werden rot gefärbt) sowie grampositiv. DA ROCHA LIMA[2] bezeichnet die Gramreaktion als „scharf positiv", PARSONS[3] als schwach positiv. Ein Teil der Histoplasmen ist im Paraffinschnitt anisotrop[4]. Elektronenmikroskopische Untersuchungen s. bei RIBI und SALVIN[5].

Ausstrich. Im Lymphknotenausstrich lassen sich Histoplasmen leicht darstellen. Eine instruktive Abbildung von FORTEZA BOVER ist in der Monographie von ANDRÉ und DREYFUS[6] enthalten.

Abb. 297. Histoplasmose. Zahlreiche Histoplasmen in nekrotischem Gewebe. Gleicher Fall wie Abb. 295 Grocott. 1250 ×

Diagnose. Die Diagnose ist histologisch leicht zu stellen, wenn die Makrophagen von zahlreichen Histoplasmen angefüllt sind. Bei den tuberkuloiden Erscheinungsformen der Histoplasmose muß man oft gründlich suchen, bevor man Histoplasmen im Schnitt findet. Da die Histoplasmen von Leishmanien und Toxoplasmen ohne spezielle Erfahrung nicht leicht zu unterscheiden sind, empfiehlt es sich, Pilzkulturen anzulegen. Man kann auch Laboratoriumstiere, von denen die meisten empfänglich sind, mit den Keimen infizieren. Außer im Schnitt ist es u. U. auch möglich, die Histoplasmen im Sputum, in Punktaten von Milz, Lymphknoten oder Knochenmark sowie in Blutausstrichen nachzuweisen.

Der Hauttest mit Histoplasmin hat in endemischen Bezirken nur eine begrenzte Bedeutung. Ist er negativ, so kann eine Histoplasmose ausgeschlossen werden; ist er positiv, so bleibt es offen, ob früher eine Histoplasmose durchgemacht wurde oder die derzeitige Erkrankung durch Histoplasmen hervorgerufen ist. Auch kommen Kreuzreaktionen mit nordamerikanischer Blastomykose, Coccidioidomykose und Aktinomykose vor. In nicht verseuchten Gebieten hat der Histoplasmintest eine wesentlich größere diagnostische Bedeutung.

In der akuten Krankheitsphase treten im Blut komplementbindende Antikörper auf; sie verschwinden nach einigen Monaten wieder. Titer von 1:16 und höher sollen eine Histoplasmose beweisen[7], Kreuzreaktionen mit nordamerikanischer Blastomykose kommen jedoch vor[7]. Auch der Kollodion-Agglutinationstest führt gelegentlich zu positiven Ergebnissen, selbst wenn die Komplementbindungsreaktion negativ ist[7].

---

[1] GRIDLEY 1953.　　[2] 1925.　　[3] 1951.　　[4] W. ST. C. SYMMERS 1958b.　　[5] 1956.
[6] 1955.　　[7] CURRY u. WIER 1958.

Differentialdiagnose. Wenn die Retothelien vermehrt und mit Histoplasmen angefüllt sind, ist die Ähnlichkeit mit der Kala-Azar sehr groß; die PAS-Reaktion läßt die positiven Histoplasmen und die negativen Leishmanien jedoch leicht differenzieren (s. bei Kala-Azar).

Die tuberkuloiden Bilder der Histoplasmose sind von Tuberkulose, Sarkoidose und Pilzinfektionen anderer Art ausschließlich durch den Erregernachweis zu unterscheiden. FREIMAN[1] gibt zur Abgrenzung gegen die *Sarkoidose* noch einige Anhaltspunkte für jene Fälle, in denen kein Erreger gefunden wird: Die Histoplasmose kommt viel häufiger bei Säugling und Kleinkind vor; bei Erwachsenen überwiegen die Männer stark. Bei Histoplasmose treten häufig Läsionen des Mundes und Gastrointestinaltraktes, dagegen selten solche der Augen auf. Bei einzelnen Fällen ist die Frage aufgetaucht, ob es sich um eine Histoplasmose mit dem histologischen Substrat der Sarkoidose handelte oder ob eine Kombination von Sarkoidose und Histoplasmose vorlag[2]. Hier kann nur durch Erregernachweis sowie Berücksichtigung der klinischen, serologischen und/oder der pathologisch-anatomischen Veränderungen eine Klärung angestrebt werden, manche Fälle werden auch dann noch im Dunkeln bleiben.

STRAUB u. SCHWARZ[3] bemühten sich, Unterschiede von *alten* verkalkten Histoplasmosen und *Tuberkulosen* aufzufinden. Nach ihren umfangreichen Untersuchungen ist allein der Nachweis von Histoplasmen im Schnitt beweisend, und dieser gelingt oft noch nach vielen Jahren. Außerdem spricht nach STRAUB u. SCHWARZ[3] — bei großen Lymphknoten — ein unregelmäßigeres Verkalkungsbild mit stärkerer Verknöcherungsneigung für Histoplasmose. Bei kleinen Lymphknoten sei das Fehlen stärkerer anthrakotischer Veränderungen in der Lymphknotenumgebung typisch für die Histoplasmose, während die Verfasser bei Tuberkulose oft ausgeprägte Anthrakosen mit oder ohne Fibrosen und mit Einbruch in die Bronchien fanden.

Kombination mit anderen Krankheiten. Seit PARSONS u. ZARAFONETIS[4] weiß man, daß bei Lymphogranulomatose nicht selten Histoplasmosen vorkommen. ENDE u. Mitarb.[5] zählten 1952 bereits 10 Fälle. Davon weist ein Teil außerdem noch eine Tuberkulose auf[6]. Auch Kombinationen mit lymphatischen Leukämien und anderen malignen Neoplasien des lymphatischen Gewebes[7] sind beschrieben. Das von MURRAY u. BRANDT[8] behauptete Zusammentreffen von malignem Lymphom und Histoplasmose wird durch Abbildung und Beschreibung nicht genügend glaubhaft gemacht. Weiterhin wurden zusammen mit Histoplasmosen auch weitere Pilzinfektionen, z.B. Coccidioidomykosen oder Cryptococcosen[9], beobachtet.

Prognose. Die Erkrankung ist im allgemeinen gutartig, sofern sie überhaupt bemerkt wird. Wenn es zur Generalisation kommt, ist eine Heilung meist nicht möglich. Man hat daher versucht, größere Organherde, z.B. Lungenlappen, operativ zu entfernen, um einer etwaigen Generalisation vorzubeugen.

Weitere Mykosen

Selten kommen bei menschlicher Aktinomykose[10] Lymphknotenherde in Form kleiner Abscesse mit Drusen vor[11]. Gleichzeitig sind Kapsel und Trabekel bisweilen verbreitert und entzündlich infiltriert[11]. Solche lymphogen entstehenden

---

[1] 1948. [2] z.B. ISRAEL, DE LAMETER, SONES, WILLIS u. MIRMELSTEIN 1952.
[3] 1955. [4] 1945. [5] ENDE, PIZZOLATO u. ZISKIND 1952.
[6] RODGER, TERRY u. BINFORD 1951, MILLER, KEDDIE, JOHNSTONE u. BOSTICK 1947.
[7] CAWLEY u. CURTIS 1948 u.a. [8] 1951. [9] z.B. MIDER, SMITH u. BRAY 1947.
[10] Übersichten: LENTZE 1950, MOHR 1952a, WEGMANN 1957.
[11] TILING 1912, Lit., STERNBERG 1926.

Absiedlungen der Aktinomyceten sind sehr viel seltener als hämatogene Streuungen und die kontinuierliche Ausbreitung der Infektion[1]. Im Ausstrich fand Pavlowsky[2] eine „hiperplasia estacionada". Strunge[3] beschreibt im Lymphknotenpunktat „eitrige Nekrosen" mit neutrophilen Granulocyten und Makrophagen.

Wegmann[4] gibt an, daß bei **Nocardiose** meist die Lymphknoten beteiligt sind. Die grampositive und säurefeste Nocardia asterioides bildet — im Gegensatz zu den Aktinomyceten — keine Drusen. Cuttino u. McCabe[5] berichten über eine Nokardiose bei einem 34 Monate alten Mädchen, die durch einen neuen Nocardia-Stamm — Nocardia intracellularis — hervorgerufen war. Bereits klinisch fiel eine Schwellung der axillären, inguinalen und cervicalen Lymphknoten auf. Autoptisch waren die mesenterialen und die retroperitonealen Lymphknoten stark vergrößert und leuchtend gelb auf dem Schnitt; die mediastinalen Lymphknoten dagegen zeigten nur eine geringe Schwellung. Histologisch war die Lymphknotenstruktur zerstört durch eine starke Proliferation von großen schaumigen Makrophagen, die an Gaucher-Zellen erinnerten. Dazwischen lagen ungewöhnlich reichlich vielkernige Riesenzellen. In den Makrophagen fanden sich massenhaft säurefeste, grampositive stäbchenförmige Organismen, deren kulturelles Verhalten von Cuttino u. McCabe[5] eingehend untersucht wurde. Die retroperitonealen und mesenterialen Lymphknoten enthielten außerdem einige zumeist kleine Nekrosen. In einigen Arterien wurden rekanalisierte Thromben nachgewiesen (Bestrahlungseffekt?).

Ganz vereinzelt wurde beim lokalisierten Typ der cutan-subcutanen Form der **Sporotrichose**[6] eine Schwellung der epitrochleären, axillären oder inguinalen Lymphknoten gefunden. Diese geht ganz selten mit einer Hautperforation einher[7]. Bei der seltenen tiefen Form der Sporotrichose wurde auch eine Beteiligung von mediastinalen Lymphknoten beschrieben[8]. Chevallier u. Bernard[9] berichten ausführlich über die Lymphadenitis bei lymphangitischen Mykosen, von denen die Sporotrichose der wichtigste Vertreter ist. Sie betonen, daß die vergrößerten Lymphknoten stets indolent und „kalt" seien und selten vereiterten. In einem Fall von P. Marie u. Gougerot[10] fanden sich folgende histologische Veränderungen: Die Kapsel ist stark verdickt und enthält vermehrt mononucleäre Zellen sowie Capillaren. Im Lymphknoten selbst sind die Capillaren erweitert. Hier und da finden sich einzelne und konfluierte Epitheloidzellknötchen mit Riesenzellen und zentraler Verkäsungsneigung. Die Epitheloidzellherde sind von Tuberkeln nur durch den Nachweis von Pilzen innerhalb der Riesenzellen zu unterscheiden. In den Keimzentren beschreiben die Verff. eine Arteriitis und gigantocelluläre Capillaritis.

Ganz selten soll es auch zu einer Lymphknotenbeteiligung bei **Chromoblastomykose** (Chromomykose) kommen[11]. Über das histologische Bild ist uns nichts bekannt geworden.

Die Lymphknoten bei Tropenkrankheiten

In diesem Kapitel sollen noch eine Reihe von Tropenkrankheiten besprochen werden, soweit sie die Lymphknoten in Mitleidenschaft ziehen. Wir verzichten hier bewußt auf eine umfassende Darstellung, da diese nur bei entsprechender

---

[1] Grumbach 1958a.   [2] 1934, zit. nach Strunge 1944.   [3] 1944.   [4] 1957.
[5] 1949.   [6] Nordén 1951, Wegmann 1957, Lit.
[7] Brown, Weintroub, Simpson, Simon, Helm, Bowen, Brandt u. Berman 1947.
[8] Smith 1945.   [9] 1932.   [10] Wörtlich zitiert bei Chevallier u. Bernard 1932.
[11] Mohr 1952a.

eigener Erfahrung fruchtbar sein dürfte. Allein bei denjenigen Tropenkrankheiten, von denen wir selbst Lymphknoten untersuchen konnten, bringen wir auch ausführlichere Beschreibungen. Im übrigen verweisen wir auf die jeweils angegebenen Übersichtsarbeiten, vor allem aber auf den überaus lehrreichen Atlas von Ash u. Spitz[1].

Lepra[2]

Synonyma: Leprosy
Aussatz

Klinisch-anatomische Formen. Man unterscheidet heute — vor allem auf Grund der umfassenden pathologisch-anatomischen Studien von Büngeler[3] — 3 Formen der Lepra: Die tuberkuloide, die lepromatöse und die indeterminierte Form. Für unsere Darstellung sind nur die tuberkuloide und lepromatöse Lepra von Bedeutung. Die tuberkuloide Form erstreckt sich nur auf die Haut, die peripheren Nerven und oft auch auf die hautregionären Lymphknoten. Die Mitsuda-Reaktion ist positiv, Leprabakterien werden im Gewebe nur ganz vereinzelt gefunden. Die tuberkuloide Form der Lepra kommt bei guter Abwehrlage zustande und hat eine günstige Prognose. Dagegen ist die lepromatöse Lepra Ausdruck einer weitgehenden Wehrlosigkeit des Organismus gegen die massenhaft nachweisbaren Erreger. Sie führt immer zu einem Befall der inneren Organe und endet nicht selten tödlich. Die Mitsuda-Reaktion ist hierbei negativ.

Erreger und Epidemiologie. Die Lepra wird von dem Hansenschen Mycobacterium leprae, einem säurefesten grampositiven Stäbchen, hervorgerufen. Dieses ist $1—5\,\mu$ lang und $0,2—0,8\,\mu$ dick. Die Stäbchen sind im Gewebe oft leicht gekrümmt. Sie lassen sich weder züchten, noch unter gewöhnlichen Bedingungen auf Tiere übertragen.

Die Ansteckung erfolgt durch direkten Kontakt von Mensch zu Mensch, vielleicht zum kleinen Teil auch durch Berührung keimhaltiger Gegenstände oder durch Insekten. Bis die Krankheit ausbricht, vergeht oft eine lange Latenzzeit. Infektionen führen nur bei Empfänglichkeit und Resistenzschwächung zu einer manifesten Erkrankung.

Vorkommen. Die Lepra kommt vor allem in den tropischen und subtropischen Gebieten vor. Am stärksten verseucht sind Asien und Afrika. Auch in Westindien, Mittel- und Südamerika, im vorderen Orient, in Australien und auf den pazifischen Inseln sind endemische Bezirke von Lepra bekannt. USA und Europa sind praktisch leprafrei mit Ausnahme einiger südeuropäischer Länder. Einzelfälle werden jedoch in vielen Staaten Europas und auch Amerikas immer wieder beschrieben.

Kinder ziehen sich häufiger eine Lepra zu als Erwachsene. Die Altersverteilung ist jedoch von Land zu Land verschieden[4]. Ja sogar innerhalb des gleichen Landes wurden Differenzen in verschiedenen Zeiträumen und Bevölkerungsschichten festgestellt[4]. Das männliche Geschlecht ist etwas stärker befallen als das weibliche. Konnatale Fälle kommen — wenn überhaupt — nur ganz selten vor[5]. Eine rassische Disposition konnte nicht mit Sicherheit ermittelt werden. Schlechte hygienische und soziale Verhältnisse tragen zur Ausbreitung der Seuche bei.

Lokalisation. Die tuberkuloide Lepra betrifft vorwiegend die peripheren Lymphknoten, die zu den Hautherden regionär sind. Die lepromatöse Lepra

---

[1] 1945.

[2] Übersichten: Sternberg 1926, dort ältere Literatur, Klingmüller 1938, Büngeler 1943a, Ash u. Spitz 1945, Mohr 1952b, Nauck 1956, 1958, Koppisch 1957a, Cochrane 1959.

[3] 1943a.   [4] Cochrane 1959.   [5] Büngeler 1942b.

führt zu einer mehr oder weniger generalisierten Lymphknotenbeteiligung. Dabei werden nicht nur die äußeren Lymphknoten (epitrochleäre, inguinale!), sondern auch tiefgelegene Gruppen (z.B. mesenteriale) ergriffen. Nach KHANOLKAR[1] sind die femoralen, inguinalen und portalen Lymphknoten am häufigsten befallen.

Makroskopie. Die tuberkuloide Lepra ist makroskopisch von einer Sarkoidose nicht zu unterscheiden. Bei der lepromatösen Form zeigen die Lymphknoten eine — herdförmig oder diffus — buttergelb verfärbte Schnittfläche und oft Erweichungen. Die Vergrößerung ist — wenigstens bei den peripheren Lymphknoten — meist nur mäßig ausgeprägt. Manchmal findet man eine bräunlich getönte Schnittfläche, was HAMAZAKI[2] auf die Einlagerung eines besonderen „Leprapigmentes" zurückführt (s. unten).

Histologie[3]. Die *tuberkuloide Lepra* wurde zuerst eingehend von BÜNGELER[4] beschrieben. Frühere Mitteilungen stammen unter anderen von RABELLO[5]. Die tuberkuloide Lepra gleicht histologisch weitgehend der epitheloidzelligen Tuberkulose. Man sieht zuerst uncharakteristische Reticulumzellansammlungen, die sich bald in typische *Epitheloidzell-„Tuberkel"* umwandeln. In diesen findet man mehr oder weniger reichlich Langhanssche Riesenzellen, dagegen keine Verkäsung. Manchmal kommen etliche eosinophile Granulocyten vor[4]. In späteren Stadien werden reichlich Fasern gebildet, das Granulationsgewebe wird schließlich in hyalines Narbengewebe umgewandelt. Leprabakterien lassen sich im allgemeinen erst nach Antiforminanreicherung darstellen, sie sind bei den üblichen Routineuntersuchungen jedenfalls meist nicht zu finden.

Bei der *lepromatösen Lepra* steht die Entwicklung großer vacuolisierter Makrophagen („*Leprazellen*", „Virchowzellen") im Vordergrund. Sie erfolgt zuerst in der Rindenpulpa und greift später auf das Mark über. HERXHEIMER[6] hat die Entstehung dieser Zellen aus Reticulumzellen über saftige „Epitheloidzellen" eingehend beschrieben. Die Vacuolen dieser Makrophagen sind in Ein- oder Mehrzahl vorhanden und können bis zu $30\,\mu$ im Durchmesser erreichen. Sie enthalten oft mehr oder weniger amorphe säurefeste Massen („Globi" von NEISSER, „Gloea"), die als zusammengeballte zerfallende Erregerhaufen anzusehen sind[7]. Die Globi können riesenhafte Ausmaße annehmen, so daß sie sogar mit bloßem Auge erkennbar werden[1]; COWDRY[7] gibt Durchmesser von $150\,\mu$ und mehr an. Die Zellgrenze der Makrophagen ist scharf und abgerundet (im Gegensatz zu den meisten Epitheloidzellen[8]).

HERXHEIMER[6] untersuchte die Leprazellen mit verschiedenen Fettfärbemethoden: Mit Scharlachrot ließen sie sich stark dunkelgelbbraun anfärben, allerdings nicht die Vacuolen, sondern die dazwischen gelegene, mehr körnige Plasmamasse. Die Fischlersche Fettsäurereaktion und die Smith-Dietrichsche Lipoidfärbung waren teilweise positiv. Mit Nilblausulfat wurde eine dunkelblaue Anfärbung erzielt. Äther extrahiert die Fettsubstanzen in 24 Std vollkommen, Aceton und Alkohol nur teilweise. Eine Doppelbrechung läßt sich nicht nachweisen. HERXHEIMER[6] schließt aus diesen Untersuchungen, daß es sich nicht um reine Neutralfette, sondern um Lipoidgemische und freie Fettsäuren handelt.

Elektronenmikroskopische Untersuchungen der Leprazellen wurden von BRIEGER und CRAWFORD[9] angestellt.

Aus den Makrophagen entstehen in den späteren Stadien vielkernige Riesenzellen, die ebenfalls vacuolisiert sind und zumeist am ehesten Toutonschen Riesenzellen gleichen[10]. Jedenfalls zeigen sie keine Ähnlichkeit mit Langhansschen oder Fremdkörperriesenzellen[11]. Ihr Durchmesser beträgt bis zu $60\,\mu$. Die

---

[1] KHANOLKAR 1959. [2] 1950.
[3] HERXHEIMER 1923, STERNBERG 1926, BÜNGELER 1943b, PARDO-CASTELLO u. TIANT 1943, ASH 1947, KIRSCH 1950, FURNISS 1953 (gute Abbildung!), ROTTER u. BÜNGELER 1955, ROULET 1956, KHANOLKAR 1959.
[4] BÜNGELER 1943b. [5] 1936. [6] 1923. [7] COWDRY 1940. [8] ROULET 1956.
[9] 1959. [10] FURNISS 1953. [11] STERNBERG 1926.

Kerne der Riesenzellen sind unregelmäßig angeordnet oder auch im Zentrum oder an einem Pol der Zelle angehäuft. Auch in den Riesenzellen liegen zahlreiche Leprabakterien. Eine stärkere Faserneubildung erfolgt nicht, nur in größeren Herden wird eine mäßige Vermehrung der argyrophilen und kollagenen Fasern beobachtet. Nekrosen (Verkäsungen) kommen nicht vor, es sei denn bei gleichzeitiger Tuberkulose[1].

Die Follikel und Sinus bleiben lange Zeit von der lepromatösen Wucherung unbehelligt. Allenfalls besteht ein Sinuskatarrh. In der restlichen Pulpa sind die Plasmazellen meist stärker vermehrt.

Der Übergang einer tuberkuloiden in eine lepromatöse Lepra wurde zwar wiederholt behauptet, aber nur selten, z.B. von SCHUJMAN[2], bewiesen.

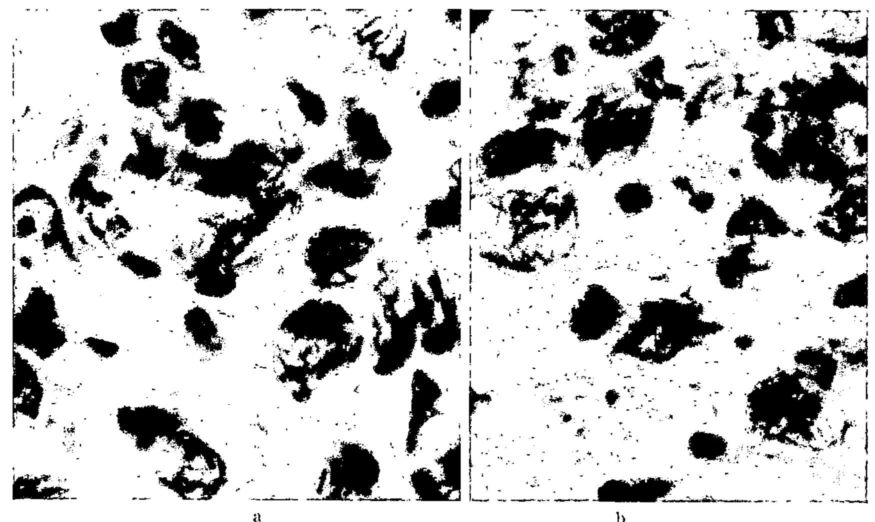

Abb. 298a u. b. Lepromatöse Lepra der Haut. Zahlreiche vielfach gebündelt liegende Leprabakterien in großen Histiocyten. a Ziehl-Neelsen, b Gram. 1250 ×

Die säurefesten, oft leicht gebogenen *Erreger* liegen bei der lepromatösen Lepra teils frei im Gewebe, vorwiegend aber in den Leprazellen und Riesenzellen. Hier wird ihre Ablagerung nach Art von Zigarrenbündeln als charakteristisch angesehen. Bemerkenswert ist die oft sehr hohe Zahl von Keimen in einer Zelle, wodurch u.U. der Zellkern verdeckt wird. Außer den typischen Hansenschen Stäbchen kommen manchmal auch kleine säurefeste Kugeln und Klümpchen vor. Auf die kondensierten Erregermassen in Form der Globi wurde bereits hingewiesen. Die Leprabakterien sind wesentlich weniger säurefest als die Tuberkelbakterien, sie lassen sich leichter entfärben. Sie sind im übrigen grampositiv und stellen sich gut bei WEIGERTs Markscheidenfärbung dar[3]. Nach CHAUSSINAND[4] färben sich Leprabakterien mit Sudanschwarz nicht oder allenfalls hellgrau an, während Tuberkelbakterien grau bis schwarz getönt sind. Weitere praktische Hinweise zur Darstellung der Leprabakterien s. in der Monographie von COCHRANE[5].

MITSUDA[6], HAMAZAKI[7] und andere Autoren fanden in lepromatösen Lymphknoten ein *Pigment*, das MITSUDA[6] als Melanin, HAMAZAKI[7] als spezifisches Leprapigment ansieht. Nach HAMAZAKI[7] kommt es in den Kernen großer Makrophagen vor und ist zunächst in Form kleiner brauner Körnchen abgelagert, die

---

[1] z.B. KIRSCH 1950. [2] 1950, dort frühere Literatur. [3] HERXHEIMER 1923.
[4] CHAUSSINAND u. VIETTE 1955. [5] 1959. [6] 1889. [7] 1950.

sich zunehmend vergrößern. Mit Sudan III färbt sich das Pigment schwach, mit der Ciaccio-Färbung kräftig orangerot an. Silbernitrat wird nicht reduziert. Die Berlinerblau-Reaktion ist in den kleinen Körnchen positiv, die Färbungsintensität wird jedoch mit zunehmender Granulagröße schwächer, schließlich ist die Berlinerblau-Reaktion ganz negativ[1]. Bei der Carbolfuchsin-Jod-Färbung von HAMAZAKI, mit der auch degenerierende Leprabakterien darstellbar sind, werden die kleinen Granula violett tingiert, die großen Granula dagegen nicht erfaßt. Die Ziehl-Neelsen-Färbung ist immer negativ. HAMAZAKI[1] leitet das Pigment von den phagocytierten Lepraerregern ab und reiht es in die Gruppe der Lipofuscine ein.

Ausstrich. Über den Lymphknotenausstrich bei Lepra haben im europäischen Schrifttum vor allem ANDRÉ u. DREYFUS[2] berichtet. Sie fanden bei *tuberkuloider* Lepra neben Lymphocyten, einigen Plasmazellen, neutrophilen und eosinophilen Granulocyten, vor allem Reticulumzellen und Epitheloidzellen, letztere z. T. in gruppenförmiger Lagerung. Langhanssche Riesenzellen kamen äußerst selten vor. Leprabakterien waren niemals nachzuweisen.

Bei *lepromatöser* Lepra sind auch im Ausstrich die stark vergrößerten Makrophagen („Leprazellen") zu finden. Sie besitzen ein schwach basophiles, vacuolisiertes, breites Plasma. In den Vacuolen liegen massenhaft Hansensche Bakterien. Gute Abbildungen von solchen Leprazellen s. bei ANDRÉ u. DREYFUS[3].

Diagnose. Die tuberkuloide Lepra zeigt ein Bild, das der Sarkoidose vollkommen entspricht. Bei der lepromatösen Form gelingt es leicht, durch den Erregernachweis in den Virchow-Zellen die Diagnose zu stellen.

Das Leprabacterium läßt sich bei der lepromatösen Form meist, bei der tuberkuloiden Form jedoch nicht im Nasensekret nachweisen. Bei der lepromatösen Form ist es auch in Hautabstrichen und Lymphknotenpunktaten zu finden. Der Hauttest[4] mit Lepromin (Mitsuda-Reaktion) ist bei der tuberkuloiden Lepra positiv, bei der lepromatösen Lepra negativ. Ein negativer Hauttest bedeutet bei bestehender Lepra immer eine schlechte Abwehrlage. Serologische Reaktionen im Blut (z.B. Präcipitin- und Komplementbindungsreaktion) sind ohne größere praktische Bedeutung.

Differentialdiagnose. Die tuberkuloide Lepra muß vor allem gegen die Sarkoidose und alle sarkoidartigen Lymphknotenreaktionen abgegrenzt werden. Die *Sarkoidose*[5] ist durch den Lepromintest auszuschließen: Er ist bei der tuberkuloiden Lepra fast immer positiv, bei der Sarkoidose stets negativ. Auch die Berücksichtigung des übrigen klinischen Bildes hilft, beide Krankheiten zu differenzieren. Vor allem der Befall peripherer Nerven ist sehr charakteristisch für die tuberkuloide Lepra, während Nervenschädigungen bei der Sarkoidose praktisch nicht vorkommen.

Die lepromatöse Form muß allenfalls von Lipoidspeicherkrankheiten und Retikulosen abgegrenzt werden. Dies ist im Ziehl-Neelsen-Präparat immer möglich.

Prognose. Die tuberkuloide Lepra heilt zumeist, manchmal auch ohne Therapie, aus. Die lepromatöse Form nimmt im allgemeinen einen schlechten Ausgang, unter anderem wegen der vermehrten Anfälligkeit gegen andere Infekte. So sterben diese Kranken nicht selten an einer Tuberkulose oder einer gastrointestinalen Infektion.

---

[1] HAMAZAKI 1950.   [2] 1955, auch BESSIS 1954.   [3] 1955.
[4] Histologie s. bei BUNGELER u. FERNÁNDEZ 1940.
[5] FREIMAN 1948, dort weitere Literatur.

Leishmaniosen

Man unterscheidet 3 Arten von Leishmanien: *L. donovani*, *L. brasiliensis* und *L. tropica*. Leishmania donovani ist der Erreger der visceralen Leishmaniose (Kala-Azar). *Leishmania brasiliensis* ruft die mucocutane oder amerikanische Leishmaniose (Espundia) hervor. *Leishmania tropica* verursacht die cutane Leishmaniose (Orientbeule). Die 3 Formen der Leishmanien stimmen morphologisch vollkommen überein, Abweichungen ergeben sich bei Durchführung serologischer Reaktionen (Agglutinations-, Komplementbindungsreaktion) oder bei Züchtung auf festen Medien und Hühnereiern. Die Leishmanien sind den Trypanosomen verwandt und zählen zur Familie der *Trypanosomidae*.

Nur bei der visceralen Leishmaniose können auch die Lymphknoten mitbefallen sein. Wir beschränken uns daher im folgenden auf die Besprechung der **visceralen Leishmaniose**, die weithin als **Kala-Azar**[1] („Schwarze Krankheit") bekannt ist. Weiteres Synonymum: Dum-dum-fever.

Klinik. Die viscerale Leishmaniose stellt eine fieberhafte Allgemeinerkrankung von subakutem bis chronischem Verlauf dar. Im Vordergrund stehen die Vergrößerung von Leber und Milz und die wohl splenopathisch bedingte[2] Panhämocytopenie (Anämie, Leukopenie, Thrombopenie). In den meisten Fällen ist eine hochgradige γ-Globulinvermehrung im Blut festzustellen. Zur Erkennung der Verschiebung der Bluteiweißkörper wurde früher vor allem die Formol-Gel-Probe angewandt.

Erreger und Epidemiologie. Die Erreger der Kala-Azar kommen in 2 verschiedenen Formen vor: als geißellose „Leishmaniaform" und als geißelhaltige „Leptomonasform". Die geißelhaltigen Leptomonasformen entwickeln sich aus den Leishmaniaformen im Darm der Sandfliegen (verschiedene Arten von *Phlebotomus*) und in der Kultur auf geeigneten Nährböden. Sie vermehren sich in den Zwischenwirten durch Längsteilung und werden beim Insektenstich auf den Menschen übertragen. Hier werden sie von neutrophilen Granulocyten und vor allem von Histiocyten phagocytiert. Innerhalb dieser Zellen wandeln sie sich in die Leishmaniaform um. Auch diese teilt sich durch einfache Längsdurchschnürung. Erregerhaltige Phagocyten kommen bisweilen in kleiner Zahl auch in der Haut vor, so daß die Fliegen von hier neu infiziert werden können. Hauptreservoir der Erreger scheinen aber in gewissen Ländern Hunde, Schakale und andere Wirbeltiere zu sein. Ganz selten kommt auch eine Infektion von Mensch zu Mensch (konnatal und durch den Geschlechtsakt[3]), vielleicht auch eine Übertragung von Hunden auf den Menschen vor.

Vorkommen. Ausführliche Daten über die Verbreitung der Kala-Azar werden von De Paola u. Da Silva[4] gegeben. Die viscerale Leishmaniose kommt in folgenden Ländern und Kontinenten vor: *Südeuropa* (Rumänien, Ungarn, Bulgarien, Jugoslawien, Albanien[5], Griechenland, Türkei, Kreta, Italien, Spanien, Portugal, südliches und mittleres Frankreich), *Nord- und Ostafrika*, Kleinasien, *Indien*, nördliches und nordöstliches *China*, Rußland, Ceylon, Burma, Siam, Formosa, Sumatra, Südamerika (*Brasilien* u.a.), Mittelamerika.

Die Erkrankung tritt bei beiden Geschlechtern gleich häufig auf. In Indien und im Sudan sind vorwiegend Erwachsene, im Mittelmeerraum und in China vorwiegend Kinder befallen. Nach dem 40. Lebensjahr kommt es relativ selten zu Leishmanien-Infektionen.

---

[1] Literaturübersichten: Mayer u. Nauck 1932, Chung 1953, De Paola u. Da Silva 1960. Knappe Übersichten bei Ash u. Spitz 1945, Rotter u. Büngeler 1955, Nauck 1956, Koppisch 1957b, Kikuth 1958.

[2] Chung 1953.   [3] W. St. C. Symmers 1960.   [4] 1960, Lit.   [5] Trautmann 1946.

Die Lymphknoten-Leishmaniose scheint in Nordafrika einschließlich dem Mittelmeerraum stärker ausgeprägt zu sein als in den übrigen Teilen der Welt[1]. Im Mittelmeerraum wurden mehrere Fälle von offenbar isolierter Lymphknoten-Leishmaniose[2] beschrieben. Ein entsprechender Fall ist nur noch von CHUNG[3] in China mitgeteilt worden. Bei allen diesen Beobachtungen handelte es sich um junge Männer (Soldaten und ein Student), die außer — vorwiegend cervicalen und inguinalen — Lymphknotenschwellungen keine weiteren klinischen Erscheinungen von visceraler Leishmaniose zeigten.

Lokalisation. Es kann eine generalisierte Lymphknotenschwellung geringen Grades bestehen. Klinisch treten oft die femoralen und inguinalen Lymphknoten in Erscheinung[4]. Aber auch die vergrößerten cervicalen, axillären und/oder epitrochleären Lymphknoten können dem untersuchenden Arzt zuerst auffallen. Bei der Obduktion findet sich im allgemeinen eine weitverbreitete Schwellung auch der tiefen Lymphknoten, z. B. der portalen, paraortalen, mesenterialen und mediastinalen Lymphknoten.

Makroskopie. Die Lymphknoten sind meist nur gering vergrößert und mittelfest sowie hellgrau auf dem Schnitt. Nur in den Fällen, die klinisch auf die Lymphknoten beschränkt sind, kommen etwas stärkere Lymphknotenvergrößerungen (bis etwa 3 cm im Durchmesser) vor.

Histologie[5]. Nach der Infektion durch Insektenbiß gelangen die Leptomonas-Formen lymphogen in die regionären Lymphknoten und werden von den Retothelien phagocytiert. In diesen wandeln sie sich in die Leishmania-Form um und vermehren sie sich, bis die Zelle platzt. Nunmehr gelangen die Leishmania-Formen in weitere Retothelien des Lymphknotens und breiten sich allmählich auch auf das RHS des übrigen Organismus aus.

Somit ist die erste Veränderung die *Phagocytose und starke Vermehrung der Leishmanien* („Leishman-Donovan-Körper") in den Retothelien, speziell in den Sinusretothelien, aber auch in den Reticulumzellen der Pulpa. Die ständige Neubildung von Leishmanien erfordert auch eine Proliferation der Makrophagen. Dementsprechend finden wir eine Vermehrung der Retothelien in den Sinus[6], geringer auch in der Pulpa. Diese retotheliale Hyperplasie ist nur bei schweren Infektionen stärker ausgeprägt, meist hält sie sich in bescheidenen Grenzen[7]. Gelegentlich kommen unter den Makrophagen mehrkernige Formen vor[8].

Bald kommt es zu einer weiteren charakteristischen, wenn auch völlig unspezifischen Reaktion der befallenen Lymphknoten: Die *Plasmazellen proliferieren stark*[9], so daß sie und ihre Vorstufen bis zu 50% der Lymphknotenzellen ausmachen können[10]. Auch Russellsche Körperchen und Eiweißkristalle treten dabei auf[10]. Die Plasmocytose bleibt gering bei den seltenen therapieresistenten Kala-Azar-Fällen, bei denen auch die γ-Globulinvermehrung im Blut vermißt wird[11].

Ein drittes histologisches Bild kommt offenbar vorwiegend bei chronischen, relativ gutartigen Fällen vor: Eine *epitheloidzellige Reaktion*, die teils einer

---

[1] W. ST. C. SYMMERS 1960.

[2] ANGEVINE, HAMILTON, WALACE u. HAZARD 1945, BELL, CARMICHAEL, WILLIAMS, HOLMAN u. STEWART 1958.

[3] 1942.   [4] COLE 1943/44.

[5] MARCHAND 1913, MELENEY 1925, HU 1936, ASH 1947, SELBERG 1948, 1950, VARWIG 1949, LUMB 1954, BELL, CARMICHAEL, WILLIAMS, HOLMAN u. STEWART 1958, DE PAOLA u. DA SILVA 1960, W. ST. C. SYMMERS 1960.

[6] LUMB 1954.   [7] ASH 1947.   [8] MELENEY 1925.

[9] HU 1936, SELBERG 1950.   [10] SELBERG 1950.

[11] SELBERG 1950. Ähnlich äußerten sich früher schon LLOYD u. PAUL 1928/29a, b, LLOYD, NAPIER u. PAUL 1928/29, CHEMNITZ u. KIRSCH 1948 (Lit.).

epitheloidzelligen Tuberkulose oder Sarkoidose[1], teils einer Piringerschen Lymphadenitis[2] gleicht.

BELL u. Mitarb.[3] bilden große konfluierende, nicht verkäsende Epitheloidzellherde ab. Solche Herde fanden sie besonders in den peripheren Bezirken der Lymphknotenpulpa, aber auch gelegentlich in der Lymphknotenumgebung. Langhanssche Riesenzellen wurden in diesen Epitheloidzellansammlungen, aber auch einzeln in Pulpa, Follikeln oder Kapsel gefunden. In den Epitheloidzellherden kamen vereinzelt frische Nekrosen und „fibrinoide Veränderungen" vor, letztere beschreiben die Verfasser auch in den Gefäßen der Lymphknotenumgebung.

Außer den großen Epitheloidzellherden beobachteten BELL u. Mitarb.[3] auch kleine Epitheloidzellgruppen mit gelegentlich eingestreuten Langhansschen Riesenzellen. Ähnliche Epitheloidzellgruppen — auch innerhalb von Keimzentren! — werden von MARSHALL[4] u. W. ST. C. SYMMERS[5] als charakteristische Veränderung herausgestellt. Die Autoren betonen daher die Ähnlichkeit ihrer Fälle mit der Piringerschen Lymphadenitis. Die Abbildung von SYMMERS[5] zeigt in der Tat eine völlige Isomorphie mit der Piringerschen Lymphadenitis, allerdings ist nicht ersichtlich, ob auch eine unreife Sinushistiocytose bestand. Durch Nachweis von Leishmanien in den Epitheloidzellen läßt sich die Veränderung von der Toxoplasmose im allgemeinen abgrenzen.

Bemerkenswert ist die Vorgeschichte der Beobachtung von W. ST. C. SYMMERS[5]. Der Kranke machte 14 Jahre vor der Probeexcision eines Lymphknotens eine Kala-Azar durch, die zunächst ungenügend behandelt wurde. Erst nach 3jähriger Krankheitsdauer konnten die Krankheitssymptome durch zielgerichtete Therapie beseitigt werden. Nach einem Jahr trat eine typische „post Kala-Azar dermal leishmaniosis" auf. Auch diese wurde zur Abheilung gebracht. Nach weiteren 10 Jahren infizierte der symptomlos kranke Mann seine Frau in cohabitatione. Es entwickelte sich ein Ulcus an der Vulva, in dem Leishmanien nachgewiesen werden konnten. Ein jetzt entfernter axillärer Lymphknoten des Mannes zeigte das Bild der Piringerschen Lymphadenitis. Dies legt die Möglichkeit nahe, daß bei der Kala-Azar die epitheloidzellige Reaktion vom Typ der Piringerschen Lymphadenitis ähnlich wie bei der Toxoplasmose und infektiösen Mononukleose dann auftritt, wenn eine blande bzw. chronische abgeschwachte Infektion vorliegt.

Im übrigen ist die Lymphknotenstruktur gut erhalten. In den Follikeln finden sich oft Keimzentren mit vermehrten großen Reticulumzellen, selten auch mit Epitheloidzellgruppen. Die Sinus zeigen oft das Bild des Katarrhs. Die Kapsel ist häufig verdickt und mit Lymphocyten, Plasmazellen und Histiocyten infiltriert.

Leishmanien kommen in den Lymphknoten in verschiedener Zahl vor, bei den sarkoidartigen Reaktionen können sie sogar fehlen. Sie liegen stets intracellulär, und zwar in Zellen des RHS: in Sinusretothelien, Reticulumzellen der Pulpa, Epitheloidzellen oder Langhansschen Riesenzellen. Die Leishmanien des Schnittes sind oval und messen $1—2:2—4\,\mu$. Bei Hämatoxylin-Eosin- oder Eisenhämatoxylin-Färbung sieht man eine dünne Membran, an die sich das schwach färbbare Plasma anschließt. In diesem liegt exzentrisch ein rundlicher bis ovaler Kern. Dieser färbt sich wesentlich schwächer an als die umgebenden Lymphocytenkerne (ähnlich wie die Toxoplasmen!). Die Leishmanien erweisen sich bei Versilberungsmethoden zur Darstellung der Gitterfasern als ausgesprochen argyrophil[5]. An weiteren Färbemethoden ist allein die PAS-Reaktion von diagnostischem Wert: Die Leishmanien sind PAS-negativ mit Ausnahme von winzigen rotgefärbten Partikeln, während Pilze eine kräftige PAS-Reaktion zeigen[5]. Die Giemsa-Methode ist im Schnitt der Hämatoxylinfärbung nicht überlegen. Im Polarisationsmikroskop verhalten sich die Leishmanien isotrop[6].

---

[1] FREIMAN 1948, BELL, CARMICHAEL, WILLIAMS, HOLMAN u. STEWART 1958.
[2] MARSHALL 1956, W. ST. C. SYMMERS 1960.
[3] BELL, CARMICHAEL, WILLIAMS, HOLMAN u. STEWART 1958.
[4] 1956.   [5] W. ST. C. SYMMERS 1960.   [6] BRASS 1955.

Ausstrich. Im Punktat oder Tupfpräparat speziell der hinteren cervicalen und der inguinalen Lymphknoten lassen sich oft Leishmanien nachweisen[1]. Sie sind hier leichter und sicherer zu identifizieren als im Schnitt[2]. Zu die-

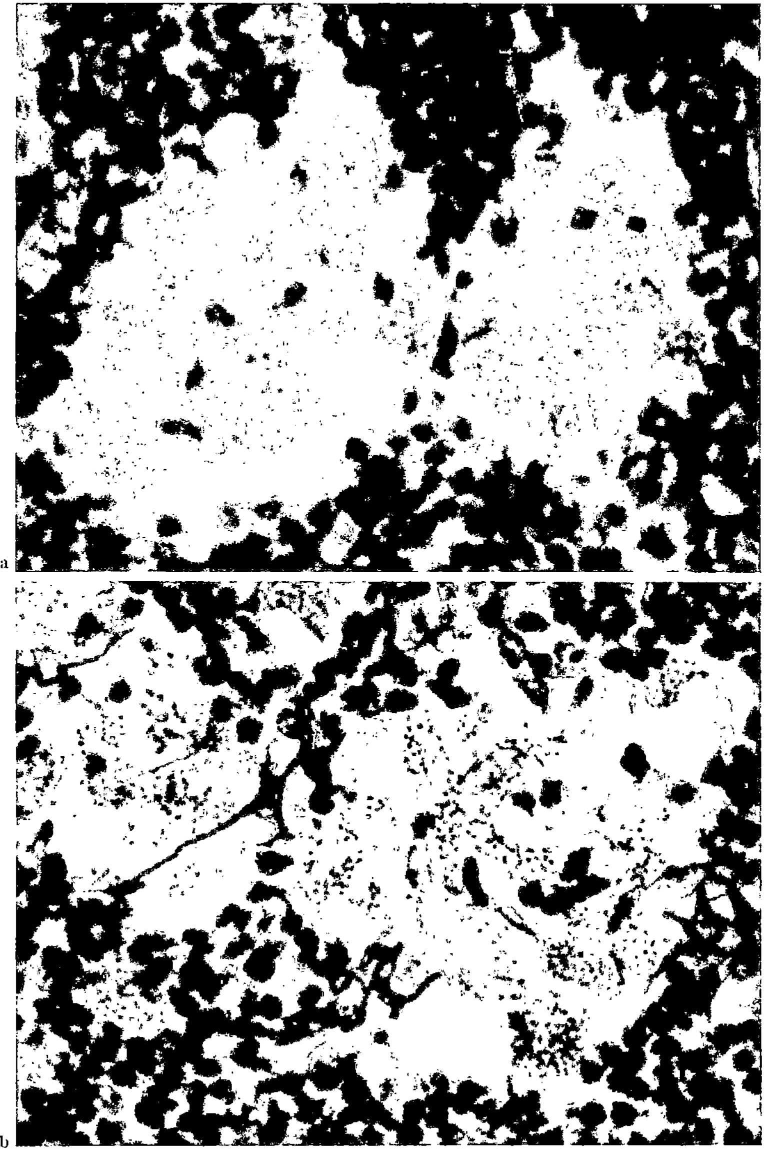

Abb. 299a u. b. Leishmaniose des Lymphknotens. Leishmanien in großen saftigen Reticulumzellen (Epitheloidzellen ?). Aufnahmen Prof. Dr. W. St. C. Symmers (Abb. 4 aus Lancet 1960 I. 127, mit freundlicher Genehmigung des Autors). a Hämatoxylin-Eosin, b Gitterfaser-Versilberung nach Robb-Smith. Etwa 650×

sem Zweck färbt man nach Giemsa oder nach Pappenheim, oder man wendet die Leishman-Färbung an, die den erstgenannten Färbungen weitgehend entspricht. Das Plasma ist hellblau und enthält feinste Granula und Vacuolen. Der

---

[1] Cochran 1913, Kirk u. Sati 1940, Cole 1943/44.   [2] W. St. C. Symmers 1960.

exzentrisch gelegene Kern färbt sich purpurrot. Im Kern findet sich ein Karyosoma, neben dem Kern sieht man noch den dunkler rotgefärbten Kinetoplasten, der aus dem stäbchenförmigen parabasalen Körper und dem kleinen punktförmigen Blepharoblasten besteht, und das am Kinetoplasten entspringende strichförmige Rhizonema.

Ausgezeichnete Abbildungen s. bei UNDRITZ[1].

Diagnose. Der Histologe muß wissen, daß im Lymphknotenschnitt verschiedenartige Bilder bei der Kala-Azar vorkommen: Eine Vermehrung der vielfach Leishmanien-haltigen Retothelien und der Plasmazellen sowie epitheloidzellige Reaktionen vom Typ der Sarkoidose und der Piringerschen Lymphadenitis. In jedem Falle sollte man den Erregernachweis anstreben. Dieser gelingt nicht nur häufig im Lymphknotenpunktat und -schnitt, sondern auch in Leber- oder Sternalpunktat. Vor Milzpunktionen wird wegen der Gefahr einer tödlichen Verblutung gewarnt. Die Leishmanien lassen sich im sog. NNN-Medium (benannt nach NOVY, MACNEAL u. NICOLLE) leicht züchten.

Die Komplementbindungsreaktion wird bereits 3 Wochen nach Infektion positiv. Zu diesem Zeitpunkt sind Erreger in Punktaten noch nicht aufzufinden[2].

Differentialdiagnose. Da Leishmanien und Histoplasmen zu einer beträchtlichen Phagocytose in den Zellen des RHS führen und beide Erreger relativ gleichartig sind, muß die Kala-Azar vor allem von der *Histoplasmose* abgegrenzt werden. Im Gegensatz zur Histoplasmose ist der Parasitenbefall des RHS geringer, die phagocytierenden Reticulumzellen sind im allgemeinen weiter verstreut, und Nekrosen kommen nur selten vor[3]. Gegenüber den PAS-positiven Histoplasmen sind die Leishmanien, wenigstens im Schnitt, praktisch PAS-negativ[4].

Die Leishmaniosen mit dem Bild der *Sarkoidose* und der *Piringerschen Lymphadenitis* müssen von den früher beschriebenen epitheloidzelligen Reaktionen unterschieden werden. Dies gelingt mit der nötigen Sicherheit nur durch den Erregernachweis und durch serologische Methoden.

Prognose. Die Kala-Azar heilt manchmal spontan aus, endet aber bei 80—90% der Erkrankungen tödlich, sofern nicht mit Antimonpräparaten die Infektion erfolgreich bekämpft wird. Der Tod erfolgt in 4 bis etwa 24 Monaten bei schwerster Kachexie unter dem Bild einer hämorrhagischen Diathese oder an interkurrenten Erkrankungen (unter anderen Noma!).

Trypanosomiasis[5]

Die Trypanosomen stellen Flagellaten dar und gehören zusammen mit den Leishmanien zu der Gattung der Trypanosomiden. Wir kennen 3 Trypanosomen-Krankheiten, die jeweils durch eine besondere Species von Trypanosomen hervorgerufen werden:

1. Die afrikanische Schlafkrankheit „Type gambiense", die von *Trypanosoma gambiense* verursacht wird (Synonyma: gambien trypanosomiasis, Mid African sleeping sickness).

2. Die afrikanische Schlafkrankheit „Type rhodense", deren Erreger *Trypanosoma rhodense* ist (Synonyma: rhodesian trypanosomiasis, East African sleeping sickness).

3. Die Südamerikanische Trypanosomiasis, die durch Infektion mit *Trypanosoma cruzi* entsteht (Synonyma: Chagas-Krankheit, American trypanosomiasis).

---

[1] 1952.   [2] KIKUTH 1958, Lit.   [3] ASH 1947.   [4] W. ST. C. SYMMERS 1960.
[5] Übersichten: ASH u. SPITZ 1945, FISCHER u. REICHENOW 1952a, b, PIEKARSKI 1954b, NAUCK 1956, KOPPISCH 1957b.

Die beiden erstgenannten Formen fassen wir unter dem Begriff Schlafkrankheit zusammen. Sie kommen nur in Afrika vor, die Chagas-Krankheit ist auf Südamerika beschränkt. Nur der „Type gambiense" der afrikanischen Schlafkrankheit scheint charakteristische Lymphknotenveränderungen hervorzurufen, weshalb wir den „Type rhodense" in der folgenden Besprechung außeracht lassen.

Zu 1. **Die afrikanische Schlafkrankheit, „Type gambiense".** Die klinischen und anatomischen Hauptbefunde sind am Zentralnervensystem und an den Lymphknoten zu erheben, in frühen Stadien kann auch eine Myokarditis im Vordergrund der Erscheinungen stehen. Zuerst sieht man eine weitverbreitete Lymphknotenschwellung, die später wieder abnimmt. Meist tritt erst nach Monaten die gefürchtete Meningoencephalitis hinzu.

Klinisch fällt vor allem die Lymphknotenschwellung im Bereich des hinteren Halsdreieckes und Nackens (Zeichen von WINTERBOTTOM), der Supraclaviculargrube, der Axilla und der Leiste auf. Bei Sektionen finden oft die vergrößerten hyperämischen mesenterialen Lymphknoten besondere Beachtung.

Die Lymphknoten sind in den frühen Stadien stark vergrößert (bis über taubeneigroß), die Schnittfläche ist graurot, die Konsistenz weich. In den späteren Stadien (nach 6—8 Monaten) verkleinern sich die Lymphknoten und zeigen eine feste Konsistenz sowie eine graue Schnittfläche.

Histologisch besteht anfangs das Bild einer unspezifischen Lymphadenitis mit großen Keimzentren, mit Reticulocytose und Hyperämie. Auch ist ein beträchtlicher Sinuskatarrh festzustellen. Bald schließt sich eine starke Plasmazellproliferation an. Trypanosomen sind gewöhnlich in großer Zahl vorhanden; sie liegen vor allem in den Lymphwegen. In den vermehrten Makrophagen der Sinus finden sich reichlich Erythrocyten, Lymphocyten und Zelltrümmer. Ein Teil von diesen ist oval bis ringförmig und mißt 1—2 μ im Durchmesser. STERNBERG[1] und andere Autoren vermuten, daß es sich hierbei um Trypanosomenbruchstücke handeln könnte. Die Identifizierung der Trypanosomen gelingt im Tupfpräparat oder Punktat besser als im Schnitt (s. unten).

In den späteren Stadien kommt es zu einer ausgedehnten hyalin-fibrösen Verödung des lymphatischen Gewebes, so daß eine gewisse Ähnlichkeit mit einer vernarbten Lymphogranulomatose hervorgerufen wird[2]. Jetzt sind Trypanosomen nur spärlich oder nicht mehr auffindbar.

Im Lymphknotenpunktat lassen sich die Trypanosomen bereits frühzeitig und leicht nachweisen[3]. Man punktiert zu diesem Zweck vorwiegend die Nackenlymphknoten. Die Trypanosomen sind sehr verschieden lang, im Durchschnitt messen die schlanken Formen 26:1—3 μ. Ausgezeichnete Abbildungen s. bei UNDRITZ[4]. ANDRÉ u. DREYFUS[5] berichten über das Lymphknotenzellbild bei afrikanischer Trypanosomiasis. Sie fanden außer Lymphocyten, Plasmazellen, neutro- und eosinophilen Granulocyten zahlreiche Makrophagen, von denen ein Teil rundliche Einschlüsse enthielt. Diese waren basophil und verschieden groß. Sie sind wohl als untergehende Lymphocyten anzusehen.

Zu 3. **Chagas-Krankheit.** Hierbei kommt es oft wohl auch zunächst zu einer generalisierten Lymphknotenschwellung, charakteristische Veränderungen sind im Lymphknoten — soweit uns bekannt — jedoch nicht nachweisbar. Es lassen sich aber anfangs die Trypanosomen im Punktat auffinden. Der Parasit mißt nur 15—20 μ und hat eine wesentlich längere Geißel als der Erreger der afrikanischen Schlafkrankheit. Auch von diesen Trypanosomen finden sich gute Abbildungen bei UNDRITZ[4].

---

¹ 1926.   ² LUMB 1954.   ³ GUTHRIE 1921 u.v.a.   ⁴ 1952.   ⁵ 1955, auch TRINCAO 1953.

Filariosen[1]

Von den pathogenen Filarienarten führen nur Wuchereria bancrofti und malayi, gelegentlich auch Onchocerca volvulus, zu Lymphknotenveränderungen.

a) Infektion mit Wuchereria bancrofti und malayi

Vorkommen. Die Filariose kommt fast ausschließlich in den Tropen, speziell in den feuchtwarmen Gebieten (an Flußläufen und Küsten!) vor: Auf der östlichen Hemisphäre ist der Raum zwischen dem 41. Grad nördlicher und 28. Grad südlicher Breite betroffen, auf der westlichen Hemisphäre breitet sich die Erkrankung etwa zwischen beiden Wendekreisen aus[2]. Wuchereria bancrofti wird vor allem in Afrika einschließlich der vorgelagerten Inseln (Madagaskar usw.), in Mittelamerika und im nordöstlichen Südamerika (Venezuela, Guayana und Brasilien), in Indien, Südchina, auf den Philippinen und pazifischen Inseln sowie in Australien gefunden. Auch in USA ist ein kleiner endemischer Bezirk (Charleston) vorhanden. Wuchereria malayi beschränkt sich auf den fernen Osten (Indien, Ceylon, Indochina, Indonesien, Malaya, Südchina). In Europa sind Filariosen nur vereinzelt endemisch aufgetreten, und zwar in Spanien, Ungarn, Jugoslawien und der Türkei.

Die Erkrankungshäufigkeit ist unabhängig von der Rasse. Männer sind häufiger als Frauen betroffen. Vor dem 5. Lebensjahr kommt die Filariose außerordentlich selten vor. Die Zahl der Filariosen steigt nach dem 20. Lebensjahr steil an.

Erreger und Epidemiologie. Erwachsene Filarien (*Makrofilarien*) gleichen makroskopisch langen weißen Haaren[2]. Die männliche Filarie mißt 0,1:25 bis 40 mm, die weibliche Filarie 0,2—0,3:80—100 mm. Am Kopfende befindet sich ein Mund, der stumpfe Schwanz ist ganz eingerollt. Das Männchen weist 3 Paar postanale Papillen und 2 ungleiche Spicula auf. Das Weibchen enthält einen paarigen Uterus. In diesem werden nach der Kopulation große Mengen von Eiern gebildet, die sich zu *Mikrofilarien* verlängern. Diese werden zu bestimmten Zeiten (bei den meisten Formen nachts!) ins Blut abgegeben. Die rhythmische Ausschüttung von Mikrofilarien erfolgt frühestens 1 Jahr nach Infektion mit Filarienlarven. Die Mikrofilarien sind $7—10:220—225\,\mu$ groß und besitzen eine Scheide, in der sie wie in einem Handschuhfinger stecken[3]. Im Zentrum der Mikrofilarien befindet sich eine Säule von kleinen Kernen. Die Mikrofilarien kreisen im Blut und werden von blutsaugenden Insekten der verschiedensten Art (Culex, Aedes, Anopheles, Mansonia) aus den Gefäßen der Cutis aufgenommen. In den Insekten streifen sie ihre „Eihülle" ab und bilden eine echte Larvenhaut. Sodann machen sie in den Mücken eine Entwicklung zur „infektiösen" Larve durch. Dies dauert 6—21 Tage. Beim Stich der Insekten wandern die Larven aktiv in die Haut des Menschen ein. Sie gelangen dann in Lymphgefäße und Lymphknoten und entwickeln sich in 3—12 Monaten oder in noch längerer Zeit zu geschlechtsreifen Makrofilarien. Hier paaren sich auch männliche und weibliche Makrofilarien und liegen verknäult zusammen. Ihr Lebensalter kann bis zu 20 Jahren betragen.

Klinik. Nicht jede Invasion von Filarienlarven führt zu einer manifesten Erkrankung des Menschen. Krankheitssymptome können durch die Ansiedlung der Makrofilarien und durch die Ausschwemmung der Mikrofilarien hervorgerufen werden.

Die *Früh*symptome wurden unter anderen von KING[4] an 268 amerikanischen Soldaten studiert, bei denen genaue zeitliche Angaben über die Filarienexposition und den Zeitpunkt

[1] FÜLLEBORN 1929, Lit., STRONG 1943, ASH u. SPITZ 1945, VOGEL u. MINNING 1952, Lit., PIEKARSKI 1954b, Lit., NAUCK 1956, KOPPISCH 1957b.
[2] PIEKARSKI 1954b.   [3] FÜLLEBORN 1929.
[4] 1944, ähnliche Untersuchungen von SAPHIR 1945, THOMPSON, RIFKIN u. ZARROW 1945.

des Auftretens von Krankheitssymptomen vorlagen. Der früheste Beginn der Krankheitszeichen war 43 Tage nach Mückenbiß, am häufigsten traten die ersten Symptome zwischen dem 8. und 16. Monat nach Ankunft in dem verseuchten Gebiet (pazifische Inseln) auf. Vor dem 3. Monat ist nur einmal eine Erkrankung beobachtet worden.

Die ersten Beschwerden waren im wesentlichen *lokaler Art.* Sie bestanden einerseits in Schmerzen, Schwellung oder Rotung der Arme (38,3%) oder Beine (3,6%), die durch Lymphangitiden und Lymphadenitiden hervorgerufen waren. Andererseits wurde häufig (55,5% der Falle) eine akute Entzündung der Scrotalgegend festgestellt. Allgemeinerscheinungen wie Fieber oder Abgeschlagenheit traten bei einem kleinen Teil der Falle auf und gingen bald vorüber. Die Rezidivneigung war betrachtlich. An weiteren Frühsymptomen wurden fruher in der Literatur unter anderem Arthritiden genannt[1]. Die Fruhveranderungen sind durch die Ansiedlung der Larven im Lymphsystem bedingt. Außerdem kommt es auch schon in der ersten Zeit u.U. zu Allgemeinerscheinungen mit mehr oder weniger generalisierter Lymphknotenschwellung und Eosinophilie des Blutes[2]. Diese wohl hyperergisch bedingten Krankheitssymptome kommen offenbar dann zustande, wenn immer neue Infektionen erfolgen und der Organismus allmahlich gegen das Parasiteneiweiß sensibilisiert wird.

Wenn die Filarien erwachsen sind und Mikrofilarien in die Lymphe und damit auch in den Blutkreislauf abgeben, treten gelegentlich stürmische *Allgemeinerscheinungen* auf, die wiederum als hyperergische Reaktion auf das Parasiteneiweiß zu deuten sind. Es kommt zu starker Eosinophilie des Blutes bei deutlicher Leukocytose (evtl. unter dem Bild einer leukamoiden eosinophilen Reaktion), zu Milzvergroßerung, Lymphknotenschwellungen, Lungeninfiltraten, asthmoider Bronchitis und Fieber. In dieser Krankheitsphase findet man nicht selten Mikrofilarien im Lymphknotenpunktat oder -schnitt.

In den *spateren* Stadien konnen wieder die Lokalveranderungen im Lymphabflußgebiet der Filarieneintrittspforte im Vordergrund stehen: Man findet besonders in der Leistengegend derbe Lymphknotenschwellungen und gelegentlich auch schwammige Lymphknotentumoren, die durch varicose Erweiterungen der Lymphsinus hervorgerufen werden. Im Lymphzuflußgebiet entwickelt sich u.U. eine hochgradige Elephantiasis.

Lokalisation. Der Sitz der Lymphknotenerkrankung entspricht der Eintrittspforte der Filarienlarven, sofern es sich um eine lokalisierte Lymphknotenschwellung handelt. Hierbei überwiegen die inguinalen Lymphknoten etwas über die axillären. Auch die epitrochleären Lymphknoten sind oft befallen. Bei der Allgemeinreaktion in der Frühphase oder im Stadium der Mikrofilarienausschwemmung kommt es nicht selten zu einer weitgehend generalisierten hämatogenen Lymphknotenbeteiligung.

Makroskopie. Die Lymphknoten können eine Größe bis zu 8 cm im Durchmesser erreichen und sind anfangs weich. In den fortgeschrittenen Stadien kommt es zur fibrösen Induration und/oder varicösen Erweiterung der intra- und perinodösen Lymphbahnen.

Histologie[3]. Wir können 3 Typen von Lymphknotenveränderungen unterscheiden, je nachdem ob Makrofilarien oder Mikrofilarien in dem Lymphknoten entwickelt bzw. in den Lymphknoten verschleppt oder ob nur Parasiten-Abbau- oder Stoffwechselprodukte dem Lymphknoten zugeführt worden sind.

1. Die Lymphknotenveränderungen bei lymphogenem Makrofilarien-Befall. Wenn die Filarienlarven über die Haut in die Lymphbahnen und damit auch in die regionären Lymphknoten gelangen, entwickeln sie sich in den Lymphknoten oder perinodösen Lymphgefäßen zu Makrofilarien und rufen am Ort ihrer Ansiedlung meist ein charakteristisches Entzündungsbild hervor. Bis es dazu kommt, vergehen im allgemeinen mindestens 3 Monate, meist 6—9 Monate[4]. Die Lymphgefäße des tributären Bereiches werden retrograd in den entzündlichen Prozeß miteinbezogen.

---

[1] Lit. bei KING 1944.   [2] SAPHIR 1945.

[3] O'CONNOR u. HULSE 1932, STRONG 1943, HARTZ 1944, WARTMAN 1944, ASH u. SPITZ 1945, ASH 1947, WINCKEL u. FROS 1952 u.a.

[4] WARTMAN 1944, KOPPISCH 1957b.

In den stark erweiterten Rinden- oder auch Marksinus können einzelne oder mehrere Makrofilarien liegen. In den weiblichen Würmern entwickeln sich Eier und schließlich Mikrofilarien. Dazu bedarf es mehrerer Monate (s. oben), weshalb man bei frühzeitigem Makrofilariennachweis im Lymphknoten keine Mikrofilarien im Blut findet[1]. Gute Abbildungen von Makrofilarien s. bei WARTMAN[2] und PIEKARSKI[3].

Die Makrofilarien können absterben und schließlich verkalken. Die Veränderungen sollen nach WARTMAN[2] bei totem und lebendem Parasiten gleich sein, während z.B. HARTZ[4] bei intakten Filarien weder Nekrosen noch stärkere Eosinophilie beobachten konnte. Auch KOPPISCH[5] gibt an, daß der lebende Wurm keine wesentliche Gewebsschädigung macht.

Um die Makrofilarien entwickelt sich ein breiter Wall von großen Makrophagen, an die sich eine Zone von kleineren Reticulumzellen, zahlreichen Eosinophilen, Lymphocyten und einigen Fremdkörperriesenzellen anschließt. Bald kommt es zur Entwicklung von reichlich Gitterfasern, später auch von kollagenen Fasern, die schließlich mit Hyalin beladen werden. In dem Granulationsgewebe erfolgt keine wesentliche Gefäßneubildung. Die innersten Lagen der Makrophagen können nekrotisch werden, wobei das nekrotische Gewebe saure Farbstoffe (z.B. Eosin) besonders gierig aufnimmt. Oft sind die Makrophagen auch palisadenförmig um den Parasiten angeordnet. Die Makrophagen und Fremdkörperriesenzellen enthalten vielfach Zelltrümmer oder Fragmente des oxyphilen nekrotischen Gewebes.

WINCKEL u. FROS[6] fanden innerhalb des Hohlraumes, in dem eine trächtige weibliche Makrofilarie lag, ein Granulationsgewebe mit Resten von Mikrofilarien; diese befanden sich z.T. innerhalb von Riesenzellen. Am Rand des Granulationsgewebes war noch eine große Zahl von intakten Mikrofilarien in nekrobiotischem bis nekrotischem Gewebe — zusammen mit neutrophilen Granulocyten und Fibrin — nachweisbar. Im Blut bestand gleichzeitig eine Mikrofilariämie. Die Mikrofilarien durchbrechen also offenbar den Granulationsgewebswall und gelangen über Lymphgefäße und Ductus thoracicus ins Blut.

Ähnliche Granulome wie in der Umgebung von Makrofilarien kommen auch ohne nachweisbare Beziehung zu Filarien in Randsinus und Kapsel vor; sie zeigen allerdings keine Nekrosen, dagegen eine starke Entwicklung von kollagenen Fasern. Schließlich entsteht in Randsinus und Kapsel ein Narbengewebe, das auch in das benachbarte Fettgewebe und die Trabekel einstrahlt. HARTZ[4] beschreibt auch außerhalb der Sinus — z.B. in der Pulpa — Granulome. Sie sind nach seiner Ansicht aus Epitheloidzellen, Langhansschen Riesenzellen und uncharakteristischen Riesenzellen aufgebaut. Auch einzeln liegende Riesenzellen wurden im lymphatischen Gewebe gefunden.

Nach ASH[7] kommen gelegentlich sternförmige Abscesse, ähnlich wie bei der reticulocytären abscedierenden Lymphadenitis vor, auch wenn kein Wurm im Lymphknoten nachweisbar ist.

Im übrigen Lymphknoten besteht eine mehr oder weniger starke Eosinophilie. Unter den Eosinophilen finden sich nicht nur polynucleäre, sondern offensichtlich auch einkernige histiocytäre („Gewebs"-) Eosinophile[2]. Bisweilen bilden die Eosinophilen dichte Ansammlungen („eosinophile Abscesse").

Die Follikel sind oft hyperplastisch und enthalten dann floride Keimzentren. In der Pulpa kommen vermehrt Plasmazellen vor. Die Sinus sind z.T. stark erweitert und mit Retothelien gefüllt.

---

[1] WARTMAN 1944, KOPPISCH 1957b.   [2] WARTMAN 1944.   [3] 1954b.   [4] 1944.
[5] 1957b.   [6] 1952.   [7] 1947.

Die Kapsel und Lymphknotenumgebung sind anfangs von Eosinophilen und Lymphocyten, Histiocyten und/oder neutrophilen Granulocyten infiltriert, wobei vor allem die Umgebung der Venen und der Lymphgefäße betroffen ist. Später nehmen Kapsel und Lymphknotennachbarschaft zusätzlich an der granulomatösen Entzündung, die sich um die Makrofilarien oder auch unabhängig von diesen in den Randsinus entwickelt, teil. Auch kommen gelegentlich Epitheloidzellgranulome in Kapsel und Umgebung vor[1]. In den späteren Stadien ist die Kapsel immer stark fibrös verdickt.

Die Lymphgefäße der Umgebung können verschiedenartige entzündliche Veränderungen aufweisen: eine Vermehrung der Gefäßendothelien, eine akute, u. U.

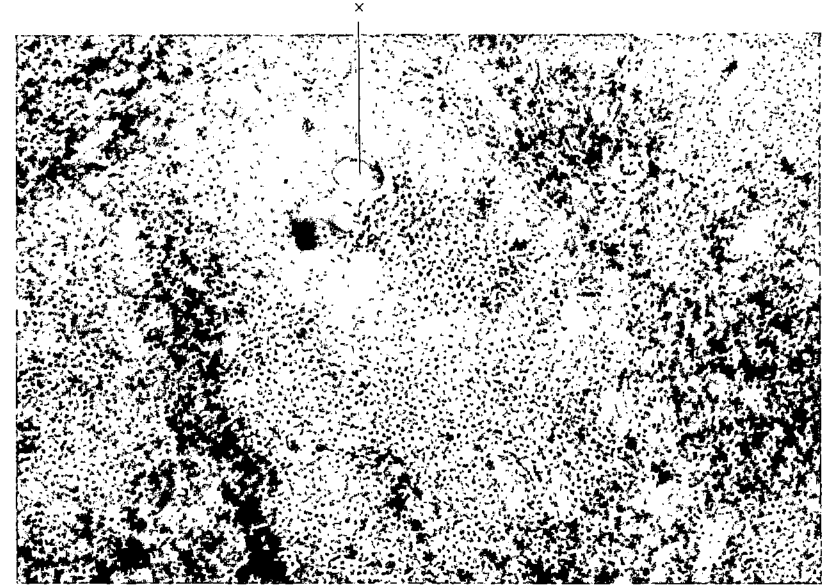

Abb. 300. Lymphknoten-Filariose. Eosinophiler „Absceß" mit Mikrofilarie (×), möglicherweise in einem Randsinus. Eigene Beobachtung (S. 489 ff.). 26jähriger ♂. Axillarer Lymphknoten. Giemsa. 125 ×

nekrotisierende Lymphangitis mit oder ohne „Thrombose" und schließlich eine fibröse Verödung. HARTZ[1] fand in afferenten und efferenten Lymphgefäßen eine epitheloidzellige, granulomatöse Endo- und/oder Perilymphangitis, die er für sehr charakteristisch hält. Oft sind die Lymphgefäße auch nur erweitert und mit Lymphe ausgefüllt („Lymph-Thrombose")[2].

2. Die Lymphknotenveränderungen bei hämatogenem Mikrofilarien-Befall. Diese Lymphknotenveränderungen sind viel seltener und viel weniger untersucht als die Lymphknotenläsionen nach lymphogener Primärinvasion der Filarien. Wir konnten einen derartigen Fall beobachten, der uns als Modell für diese Form der Lymphknotenfilariose dienen soll.

Eigene Beobachtung.

Klinische Daten. 26jähriger Mann. Vor einem Jahr aus der Fremdenlegion (Indochina und Nordafrika) zurückgekehrt. Nie Krankheitsgefühl. Bei Betriebsuntersuchung jetzt zufällig Eosinophilie von 66% entdeckt. Gleichzeitig etwa 6000—9000 Leukocyten. Einweisung in die Medizinische Klinik des Städtischen Krankenhauses Frankfurt a. M.-Höchst (Direktor: Prof. Dr. HABS). Hier allmählich Entwicklung eines Ikterus (9,4 mg-% Bilirubin im Serum), konstant

---

[1] HARTZ 1944.　　[2] WARTMAN 1944.

nachweisbares Lungeninfiltrat, derbe Lymphknotenschwellungen in beiden Leisten und Axillen, konstante Bluteosinophilie. Im Stuhl Eier von Trichocephalus und Hakenwurm. Allmählich Abklingen des Ikterus und der Lymphknotenschwellungen. In nachts gewonnenen Blutausstrichen keine Mikrofilarien gefunden. Auf dem Höhepunkt der Erkrankung Exstirpation eines axillären Lymphknotens, der uns von Herrn Doz. Dr. BENOIT freundlicherweise überlassen wurde.

Makroskopie. 4:3:2 cm großer Lymphknoten von mittelfester Konsistenz und grauweißer Farbe.

Histologie (E 11 708/57). Die auffallendste Veränderung bilden große Herde von *eosinophilen Leukocyten.* Sie liegen unvermittelt im lymphatischen Gewebe,

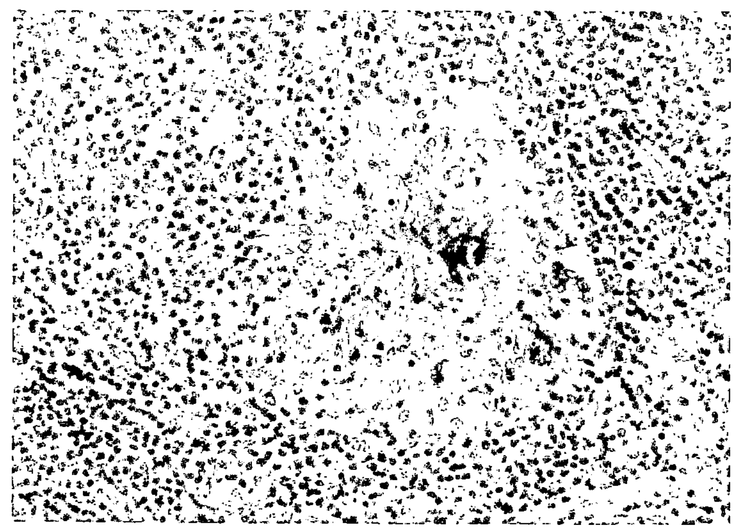

Abb. 301. Lymphknoten-Filariose. Histiocytäres Granulom mit zentraler Nekrose, hier Parasitenreste. Gleicher Lymphknoten wie Abb. 300. Hämatoxylin-Eosin. 250 ×

perivasculär und in den Sinus. Einige dieser Eosinophilen-Herde enthalten Mikrofilarien ohne jegliche riesenzellige Reaktion. In anderen Bezirken aber erkennt man eine kräftige Entwicklung von Fremdkörperriesenzellen und großen Histiocyten um die Mikrofilarien herum. Die Histiocyten besitzen ein breites helles Plasma und auffallend große Kerne. Wahrscheinlich handelt es sich bei einem Teil dieser Zellen um geschwollene Capillarendothelien. Sie bilden bisweilen mehrkernige Riesenzellen, die sich von den üblichen Fremdkörperriesenzellen durch ihre bläschenförmigen Kerne unterscheiden. In etlichen EosinophilenHerden sind die Gewebsmastzellen mäßig vermehrt. Diese Mastocytose ist aber unabhängig von den Eosinophilen-Herden, speziell perivasculär und in der Lymphknotenpulpa, ungeheuer stark entwickelt, so daß man stellenweise ausgedehnte *Rasen von Mastzellen* beobachtet (s. Abb. 99). Wir zählten 88 000/cm³ Mastzellen, eine Zahl, die bei keiner Lymphknotenreaktion, nur bei einem Fall von Mastzellenretikulose, erreicht wurde[1]. Die perivasculären Räume von Arterien und Venen zeigen außerdem eine starke Vermehrung hyaliner kollagener Fasern. Weiterhin erkennt man *Narbenzüge* mit grobbalkiger Hyalinisierung, die offenbar als die ältesten Veränderungen angesprochen werden dürfen. Wir glauben, daß sie sich aus den Eosinophilen-Herden entwickelt haben, da man gelegentlich an deren Rand noch größere Mengen von Eosinophilen nachweisen kann.

---

[1] LENNERT u. ILLERT 1959.

Neben den Eosinophilenherden kommen noch einzelne *Fremdkörpergranulome* vor. Sie bilden sich um Parasiten herum. Man kann in ihnen den allmählichen Abbau der Mikrofilarien beobachten. Gelegentlich liegen auch Fremdkörperriesenzellen ohne erkennbare Parasiten anscheinend frei im Gewebe. Die Fremdkörpergranulome gruppieren sich meist um die Sinus, vor allem die Randsinus; gelegentlich findet man sie auch in den Sinus.

Kapsel und Trabekel sind erheblich verbreitert und von Eosinophilen und Plasmazellen stark infiltriert. In der Rinde sieht man etliche floride Sekundärknötchen, z.T. mit PAS-positiven hyalinen Ablagerungen. In der Pulpa sind die Plasmazellen erheblich vermehrt.

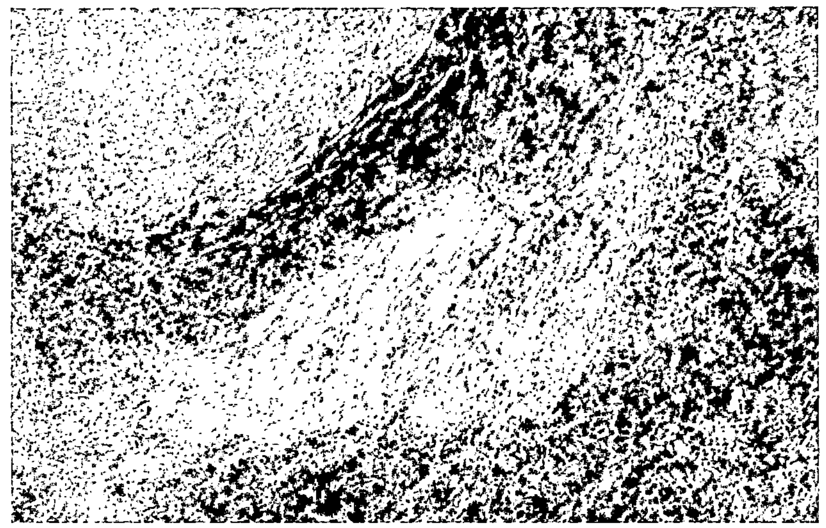

Abb. 302. Lymphknoten-Filariose. Hyaline Narbe (in der Pulpa? in einem verodeten, ehemals erweiterten Sinus?). Gleicher Fall wie Abb. 300. Hamatoxylin-Eosin. 125 ×

Die *Mikrofilarien* wurden von Herrn Prof. Dr. SCHUMACHER[1] und von Herrn Prof. Dr. VOGEL[1] identifiziert und vermutungsweise dem Typ bancrofti zugeordnet[2]. Sie messen etwa $4\,\mu$ auf dem Querschnitt und bestehen aus kleinen, zentral gelegenen Kernen sowie einer schmalen, scharf konturierten Hülle. An diese schließt sich bei einigen Exemplaren ein breiter oxyphiler Saum an, der peripher gleichmäßige „Einkerbungen" zeigt. Diesen Saum sehen ASH u. SPITZ[3] sowie KOPPISCH[4] als Ausdruck einer Antigen-Antikörperreaktion an. Bei Silberimprägnation nach BIELSCHOWSKY stellen sich die Mikrofilarien dunkelbraun bis schwarz dar, bei PAS-Reaktion bleiben sie ungefärbt. Im Giemsa-Präparat erscheinen die Parasitenkerne blau, der übrige Körper schwach rötlich.

Die Mikrofilarien liegen in „eosinophilen Abscessen", innerhalb von Fremdkörpergranulomen und in Capillaren. Wahrscheinlich wird die Capillare, in die die Mikrofilarien zunächst eingeklemmt sind, zerstört oder in das Granulationsgewebe einbezogen, so daß die Capillarwand nicht mehr nachweisbar ist. Daher glauben wir, daß auch die Mikrofilarien der „eosinophilen Abscesse" und der Fremdkörpergranulome — wenigstens zum Teil — ursprünglich intracapillär lagen.

---

[1] Ich bin den Herren Prof. Dr. SCHUMACHER und Prof. Dr. VOGEL vom Tropeninstitut Hamburg für die kritische Durchsicht der Praparate zu großem Dank verpflichtet.

[2] Differentialdiagnostische Kriterien s. bei ASH u. SPITZ 1945.

[3] 1945.   [4] 1957b.

Epikrise. Bei einem Fremdenlegionär wurde 1 Jahr nach Rückkehr aus verseuchtem Gebiet zufällig eine starke Bluteosinophilie mit gleichzeitiger axillärer und inguinaler Lymphknotenschwellung entdeckt. Die histologischen Veränderungen in einem exstirpierten Lymphknoten sind im wesentlichen durch

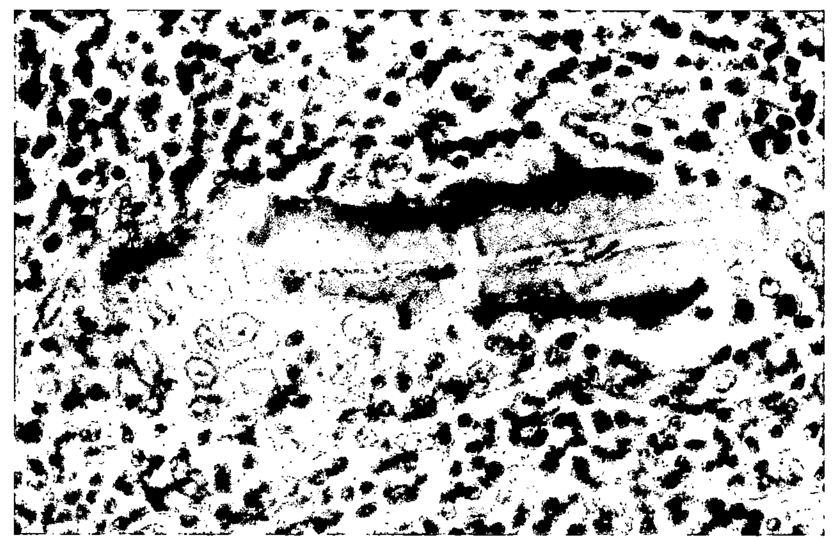

Abb. 303. Lymphknoten-Filariose. Langsgetroffene Mikrofilarie n Capillare, umgeben von pracipitiertem Eiweiß und wahrscheinlich endothelialen Riesenzellen. Gleicher Fall wie Abb. 300. Hamatoxylin-Eosin. 500×

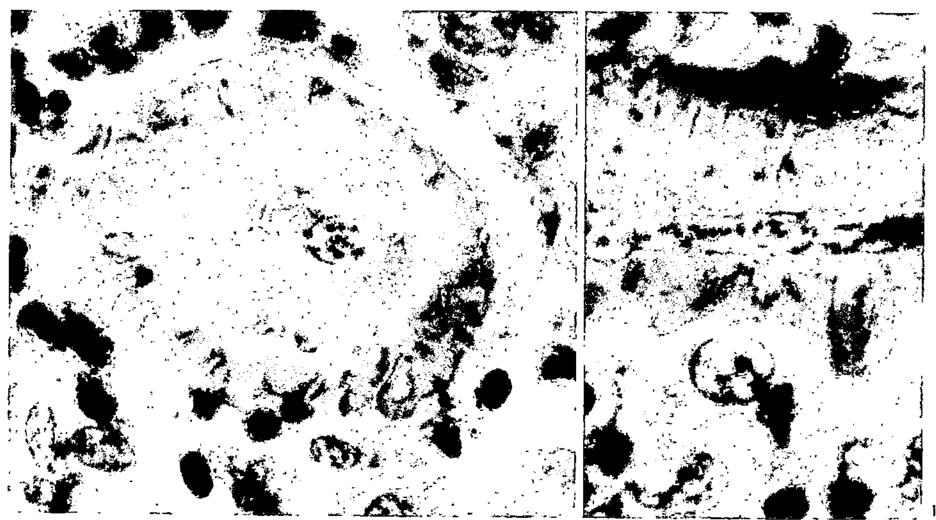

Abb. 304a u. b. Lymphknoten-Filariose. a Mikrofilarie quergetroffen; breiter Saum von pracipitiertem Eiweiß mit halskrausenartiger Begrenzung. b Mikrofilarie langsgetroffen, mit gleichartigem Saum. Beide Filarien liegen sehr wahrscheinlich in Capillaren. Gleicher Fall wie Abb. 300. Hämatoxylin-Eosin. 1250×

hämatogene Einschwemmung von Mikrofilarien bedingt; denn man kann mehrfach eingeklemmte Mikrofilarien in Capillaren finden. Um diese entwickelte sich eine granulomatöse Fremdkörperentzündung, an der offenbar auch die Capillarendothelien teilnahmen. An anderen Stellen ist die Beziehung der Mikrofilarien und der Fremdkörpergranulome zu Capillaren nicht ohne weiteres nachweisbar.

Auch in den Sinus scheinen Mikrofilarien vorzukommen. Desgleichen befinden sich die Vernarbungsherde z. T. wohl in den Sinus. Insofern ist es wahrscheinlich, daß auch lymphogen Mikrofilarien in den Lymphknoten gelangt sind.

Bemerkenswert ist die hochgradige Eosinophilie und Mastzellenhyperplasie des Lymphknotens. Beide sind so stark, wie wir sie bei noch keiner anderen Lymphknotenreaktion gesehen haben. Die Gewebseosinophilie korrespondiert mit der hochgradigen Bluteosinophilie, die zuerst zu der Verdachtsdiagnose einer eosinophilen Leukämie geführt hatte.

Dieser Fall scheint bisher einmalig in der Literatur zu sein, insofern als die Mikrofilarien vorwiegend in Capillaren lagen und so eine hämatogene Entstehung der Lymphknotenaffektion nahelegen. Dafür würde auch die weite Verbreitung der Lymphknotenschwellung sprechen. Es ist aber nicht ausgeschlossen, daß ein Teil der Lymphknotenveränderungen durch Parasiteneinschwemmung auf dem Lymphwege zustande kam. Man wird in weiteren Untersuchungen klären müssen, ob man wirklich berechtigt ist, die Sonderform der hämatogen entstandenen Lymphknotenfilariose von der lymphogen verursachten Lymphadenitis abzugrenzen.

3. Die Fernwirkung der Filarien auf die Lymphknoten. Durch Stoffwechsel- und Abbauprodukte („Toxine") der Makro- und Mikrofilarien können hämatogen oder lymphogen Lymphknotenreaktionen ausgelöst werden, die z. T. völlig unspezifisch sind, z. T. bereits an Filariose denken lassen, sofern eine entsprechende Exposition bestand.

An völlig unspezifischen Reaktionen finden wir follikuläre lymphatische Hyperplasien, Plasmocytosen und vor allem stärkere Eosinophileninfiltrate; ja, die Eosinophilie kann stärker sein als in filarienhaltigen Lymphknoten[1].

Außerdem konnte WARTMAN[1] ähnliche Veränderungen wie in den Makrofilarien-haltigen Lymphknoten nachweisen, auch wenn keine Parasiten vorhanden waren, nämlich Makrophagengranulome mit Riesenzell- und Faservermehrung sowie Eosinophilie. Solche Veränderungen sollten in verseuchten Gebieten dazu veranlassen, die Diagnose Filariose durch Parasitennachweis im Blut oder Gewebsproben oder durch serologische Methoden zu sichern.

Ausstrich. Die histologisch unterschiedenen Formen sind im Lymphknotenpunktat nicht so eindeutig zu differenzieren wie im Schnitt. Immerhin gelingt aber nicht selten der Nachweis von Mikrofilarien, woraus dann die Diagnose eindeutig zu stellen ist. UNDRITZ[2] gibt ausgezeichnete Abbildungen von Mikrofilarien der Wucheria bancrofti und malayi.

Die cytologische Zusammensetzung der Lymphknotenausstriche wurde von WINTER[3] sowie von ANDRÉ u. DREYFUS[4] beschrieben und z. T. abgebildet. WINTER[3] fand bei einem Fall von Lymphknotenfilariose eine sehr unterschiedliche Zusammensetzung des Tupfpräparates. Er betont das reichliche Vorkommen von eosinophilen Granulocyten, lymphatischen Plasmazellen samt Vorstufen und „großen lymphatischen Reticulumzellen" (wohl unsere Germinoblasten und basophilen Stammzellen). Auch waren etliche zelltrümmerhaltige Makrophagen sowie Gewebsmastzellen nachweisbar.

ANDRÉ u. DREYFUS[4] berichten über das Lymphknotenpunktat einer chronischen Filariose. Im Ausstrich fanden sich zahlreiche Reticulumzellen von erheblicher Größe (Kerndurchmesser maximal $30\,\mu$, Gesamtzelle maximal $60\,\mu$). Das Plasma dieser Zellen enthielt stäbchenförmige Einschlüsse, die als Fragmente phagocytierter Mikrofilarien gedeutet werden.

---

[1] WARTMAN 1944.   [2] 1952.   [3] 1955.   [4] 1955.

Diagnose. Zur Diagnose einer Filariose können folgende Daten beitragen:

1. Aufenthalt des Patienten in verseuchtem Gebiet mindestens 3 Monate vor der Untersuchung.

2. Nachweis von Mikrofilarien im Blut, vorwiegend nachts.

3. Positiver Hauttest[1] in Verdünnungen über 1:8000 (nicht absolut spezifisch[2]).

4. Positive Komplementbindungsreaktion[2] (aber nicht streng spezifisch, Kreuzreaktionen mit Ankylostoma duodenale[3]).

5. Histologisches Bild: Nachweis von Makro- oder Mikrofilarien mit Fremdkörperentzündung, starker Eosinophilie, evtl. mit Bildung von eosinophilen Abscessen und stärkster Mastocytose.

Differentialdiagnose. Wenn nicht Parasiten im Schnitt vorhanden sind, müssen andere Lymphknotenreaktionen mit starker Gewebseosinophilie, z. B. die oben beschriebene eosinophile abscedierende Lymphadenitis sowie die Lymphogranulomatose und das eosinophile Granulom unterschieden werden. Dies gelingt durch Anwendung der eben gegebenen diagnostischen Kriterien bzw. durch den Nachweis spezifischer Strukturen oder Zellen in den abzugrenzenden Erkrankungen, z. B. durch Sternbergsche Riesenzellen bei der Lymphogranulomatose oder durch osteoklastenartige Riesenzellen beim eosinophilen Granulom. Auf die Ähnlichkeit der Filariose und der eosinophilen abscedierenden Lymphadenitis sei besonders hingewiesen. In beiden Fällen kommen eosinophile Abscesse und nekrotisierende Lymphangitiden vor. Dies spricht u. E. dafür, daß die eosinophile abscedierende Lymphadenitis möglicherweise durch Parasiten hervorgerufen wird.

Prognose. Die Erkrankung heilt — wenn keine neuen Filarieninvasionen erfolgen — im allgemeinen auch ohne Therapie in wenigen Jahren aus, insoweit die Veränderungen rückbildungsfähig sind. Dies ist vor allem für die Elephantiasis nur beschränkt möglich. Todesfälle kommen sehr selten vor.

b) Infektion mit Onchocerca volvulus

Bei der Onchocercose kommt es im wesentlichen zu einem Befall der Haut und Augen. Doch sind Mikrofilarien gelegentlich in Lymphknoten, speziell in inguinalen, aufzufinden. Der Lymphknoten ist dabei akut oder chronisch entzündlich verändert. Man findet massenhaft Eosinophile sowie auch vermehrt Plasmazellen und Gewebsmastzellen. In den Follikeln kommen auffallend große Keimzentren vor[4].

Pest

Synonyma: Bubonic plague
Bubonenpest

Erreger und Klinik. Die Pest[5] wird durch ein kleines plumpes Stäbchen (Pasteurella pestis) hervorgerufen. Es ist gramnegativ und läßt sich im aspirierten Eiter leicht mit Methylenblau und entsprechenden Farbstoffen nachweisen. Bei der „Bubonenpest", der weitaus häufigsten Manifestationsart der Pest, sind die erkrankten Lymphknoten stark vergrößert, sehr schmerzhaft und schmelzen meist ein, so daß sie schließlich perforieren. Neben der klassischen Bubonenpest mit schweren Allgemeinerscheinungen und hohem Fieber wurden bei der Pariser Epidemie (1920) auch Fälle von „pestis minor" beobachtet[6], die nur eine geringe Temperaturerhöhung und eine Leistenlymphknotenschwellung mit späterer Abscedierung zeigten. Die Prognose dieser milden Verlaufsform ist gut.

---

[1] TALIAFERRO u. HOFFMAN 1930, FAIRLEY 1931, KING 1944, FRANKS, CHENOWETH u. STOLL 1947.

[2] PIEKARSKI 1954b.   [3] FAIRLEY 1931, MOHR u. LIPPELT 1940.

[4] FÜLLEBORN u. SIMON 1913, OUZILLEAU 1913.

[5] Übersichten bei HORMANN 1952, NAUCK 1958.   [6] CHEVALLIER u. BERNARD 1932.

Lokalisation. Grundsätzlich werden alle Lymphknotenbereiche befallen, bevorzugt aber die *Leistengegend*. Hier ist die Lymphknotenschwellung in der Regel einseitig[1], betrifft aber mehrere Lymphknoten der Region und greift häufig auf die klinisch tastbaren iliacalen Lymphknoten über.

Makroskopie. Bei leichten Graden der Lymphadenitis[2] besteht eine graurote markige Schwellung, bei starker Lymphknotenvergrößerung ist ein buntscheckiges Bild charakteristisch: Man sieht Blutungen und gelbliche, trockene Nekrosen fleckförmig nebeneinander. Die Umgebung ist anfangs ödematös und zeigt später ein trübes Exsudat mit Blutungen.

Histologie. Zunächst sieht man in den Sinus massenhaft *Makrophagen*, die den „Typhuszellen" weitestgehend gleichen und von DÜRCK[3] als „Blasenzellen"

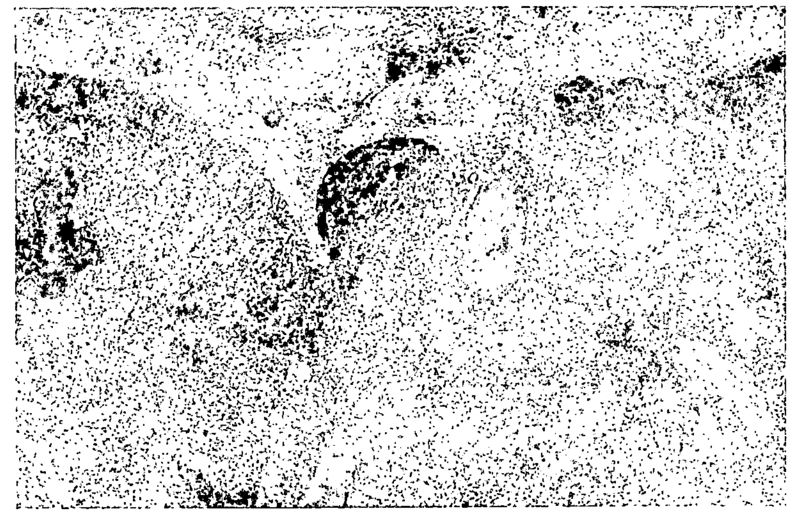

Abb 305. Lymphknoten bei Pest. Ausgedehnte Nekrosen. Stark erweiterte Blutgefäße. Praparat Prof. Dr SCHEIDEGGER. Hamatoxylin-Eosin. 50 ×

bezeichnet wurden. Diese enthalten Vacuolen, Zelldetritus, Kerntrümmer, Granulocyten, Erythrocyten und evtl. auch Pestbakterien. Daneben sind in den Sinus die noch nicht abgelösten Retothelien vermehrt.

Die *Pesterreger* liegen anfänglich nur in den erweiterten Randsinus, greifen aber bald auf weitere Bezirke des Lymphknotens über und sind dann im Giemsa-Präparat als große blaugefärbte Rasen schon bei schwacher Vergrößerung zu erkennen. Im Inneren der Erregerherde gehen die kleinen Pestbakterien selbst zugrunde und färben sich dann rot. Diese Rotfärbung stimmt überein mit dem Farbton der *Nekrosen*, die sich bald in mehr oder weniger großer Ausdehnung im Lymphknoten entwickeln. So entsteht im Giemsa-Präparat ein charakteristisches buntes Bild, dessen Buntheit durch größere Blutungen noch verstärkt wird. Blutungen und Nekrosen führen oft zu einer weitgehenden Verwischung der Lymphknotenstruktur. Die Nekrosen sollen nach DÜRCK[3] durch häufig zu beobachtende weiße Thromben der Lymphknotengefäße, nach KOSUGE[4] durch die Endotoxine der Erreger hervorgerufen werden. Im Bereich der Nekrosen entsteht

---

[1] CHEVALLIER u. BERNARD 1932.

[2] Ausführliche Darstellung des makro- und mikroskopischen Bildes bei DURCK (1904) sowie CHEVALLIER u. BERNARD (1932), hier auch gute klinische Darstellung. Ältere Lit. bei MARCHAND (1913) u. STERNBERG (1926).

[3] 1904.   [4] 1924.

zunächst keine leukocytäre Reaktion, auch kein Granulationsgewebe[1]. Auch bleiben die Gitterfasern lange erhalten[2]. Erst wenn es zur eitrigen Einschmelzung des Lymphknotens kommt, werden reichlich neutrophile Granulocyten gefunden.

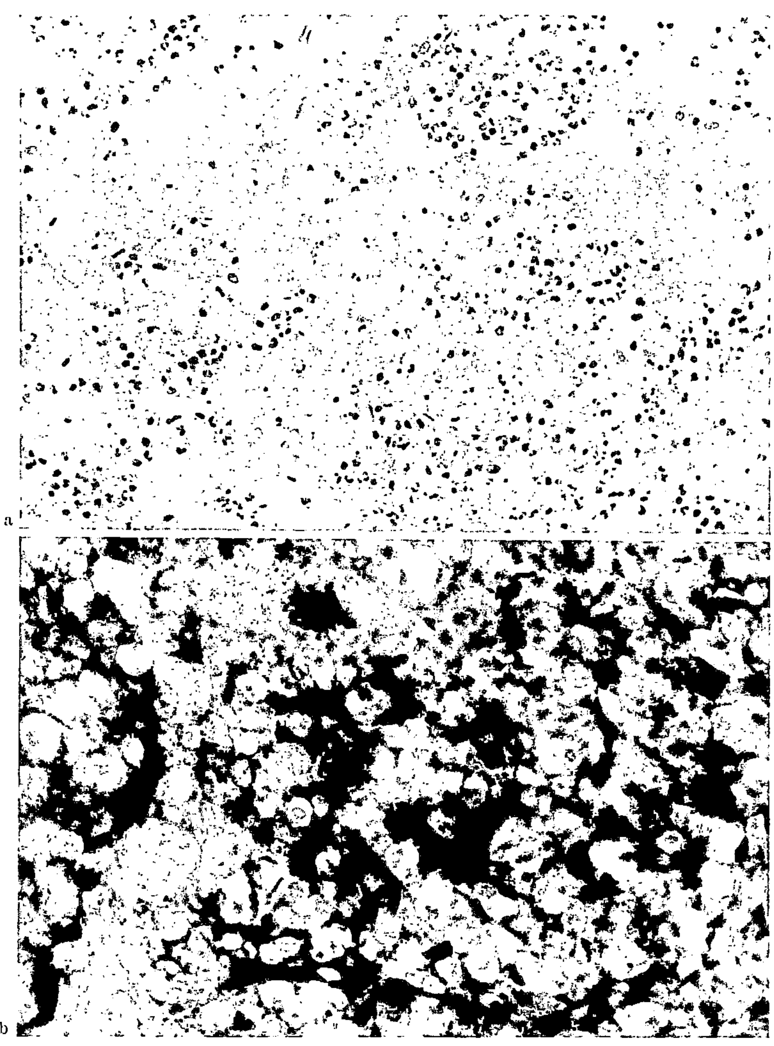

Abb. 306a u. b. Lymphknoten bei Pest. Gleicher Fall wie Abb. 305. a Nekrose der Pulpa mit zahlreichen Kerntrümmern und neutrophilen Granulocyten. Hamatoxylin-Eosin. 250×. b Ähnliche Stelle bei Giemsa-Färbung. Man sieht massenhaft Pestbakterien, die von den geschwollenen Reticulumzellen stark phagocytiert werden. Dadurch erscheinen die Leiber der Reticulumzellen gleichsam imprägniert wie bei Versilberung nach WEIL-DAVENPORT. Man erkennt auch die sonst kaum sichtbaren Plasmafortsatze! 500×

Die *Lymphknotenumgebung* zeigt im Vergleich zu den übrigen Pasteurellosen eine noch stärkere ödematöse Auflockerung, mehr oder weniger ausgedehnte Zellinfiltrate und große Blutungen. Nach SCHEIDEGGER[3] weisen die Blutgefäße der Umgebung eine Wandentzündung auf.

---

[1] CHEVALLIER u. BERNARD 1932.   [2] ROESSLE u. YOSHIDA 1909.   [3] 1957.

Das histologische Bild kann sehr variieren: Bei schweren akuten Formen
stehen die Blutungen im Vordergrund, in den typischen Fällen überwiegt die
Nekrotisierung, bei Vereiterung herrschen die Granulocyten stark vor.

Ausstrich. ANDRÉ und DREYFUS[1] erwähnen kurz, daß der aspirierte Eiter
von Pestbubonen reichlich Pasteurellen enthält, gehen aber nicht auf die Cytologie
des Lymphknotenpunktates ein.

Diagnose. Die Diagnose ist aus dem bunten histologischen Bild (Blutungen,
Nekrosen) und vor allem nach dem reichen Gehalt an Pesterregern relativ leicht
zu stellen; gegebenenfalls lassen sich im Lymphknoteneiter oder Blut die Erreger
bakteriologisch rasch identifizieren. Die im fortgeschrittenen Stadium positive
Agglutinationsreaktion kommt für die Diagnostik zu spät.

Differentialdiagnose. Obwohl gewisse ähnliche Züge zu dem Typhus abdominalis bestehen, dürften doch die Nekrosen mit Bakterienrasen eine Verwechslung mit dieser Erkrankung ausschließen. Die Unterscheidung gegenüber Milzbrand dagegen ist schwierig (s. S. 509).

Weitere Tropenkrankheiten

Wir folgen der Darstellung von ASH[2] und besprechen noch die wichtigsten
Lymphknotenveränderungen bei den bisher nicht berücksichtigten Tropenkrankheiten.

Rickettsiosen (Fleckfieber, Scrub typhus, Felsengebirgsfieber, Q-Fieber u.a.)[3]
machen im Lymphknoten die gleichen Gefäßveränderungen wie in den übrigen
Organen. Beim Scrub typhus besteht im allgemeinen eine generalisierte Lymphknotenschwellung. Die primär befallenen Lymphknoten zeigen ausgedehnte
Nekrosen. In den Sinus sieht man bei allen Rickettsiosen reichlich Entzündungszellen und große basophile Formen, die unseren großen reticulären Reizzellen entsprechen und die auch bei Pfeifferschem Drüsenfieber reichlich ausgeschwemmt
werden. Sie machen wohl das monocytoide Blutbild bei Rickettsiosen verständlich. Nekrosen kommen bei den verschiedenen Rickettsiosen vorwiegend im
Markbereich vor. Sie sind durch die genannten entzündlichen Gefäßveränderungen
bedingt. Diese zeigen beim Fleckfieber und beim Felsengebirgsfieber das Bild
der Panarteriitis mit fibrinoiden Nekrosen, beim Scrub typhus dagegen nicht.

Das **Orayafieber,** die akute Phase der Bartonellose, führt zu einer starken
Phagocytose der Bartonellen in den Gefäßendothelien und den vermehrten Sinusretothelien (lehrreiche Abbildungen s. bei ASH u. SPITZ[4]). Durch die Bartonellen-
invasion schwellen die Gefäßendothelien stark an, so daß es zu Nekrosen des
arteriellen Versorgungsgebietes kommen kann. In den erweiterten Sinus findet
man außer den erregerhaltigen Retothelien reichlich Lymphocyten sowie Hämo-
siderin-speichernde Makrophagen. Die Bartonellen lassen sich bei Giemsa-
Färbung gut darstellen. Abbildungen von Bartonellen im Blutausstrich s. bei
UNDRITZ[5].

Von den verschiedenen **Spirochätosen** (Treponematosen) sind Rückfallfieber,
Frambösie und Pinta zu nennen. Sie machen praktisch identische Lymphknotenveränderungen, vor allem sind diese bei der Frambösie deutlich ausgeprägt. Nach
ASH[6] besteht vollkommene Identität mit den syphilitischen Lymphknotenveränderungen[7].

Bei **Malaria** findet man nur wenige Plasmodien im Lymphknoten, was
ASH[6] auf den geringen Blutgehalt des Lymphknotens zurückführt. Auch Malaria-
pigment kann im Lymphknoten vorhanden sein.

---

[1] 1955.   [2] 1947, s. auch ASH u. SPITZ 1945, NAUCK 1956.   [3] Synonyma b. NAUCK 1956.
[4] 1945.   [5] 1952.   [6] 1947.   [7] Siehe aber ROULET 1956.

Bioptisch unwichtige und seltene Lymphadenitiden

In diesem Kapitel sollen einige Lymphadenitiden kurz abgehandelt werden. denen man so gut wie ausschließlich bei autoptischen Untersuchungen begegnet. Es sind dies vor allem die Lymphknotenveränderungen bei Diphtherie, Masern, Cytomegalie und Sklerom. Die Lymphknotenbeteiligung bei Milzbrand und Rotz sind mit den Worten von STERNBERG[1] kurz wiedergegeben. Schließlich wird noch die ungenügend abgeklärte „cystische seröse Lymphadenitis" erwähnt.

Lymphknoten bei Rachendiphtherie

Vorkommen. Diphtherische Veränderungen am Lymphknoten bekommen wir wohl nur autoptisch zu Gesicht. Und auch auf dem Sektionstisch sind heute — nach Einführung der Diphtherieschutzimpfung — Diphtherietodesfälle eine ausgesprochene Seltenheit. Wir können uns daher im Rahmen unserer Fragestellung kurz fassen und auf die wesentlichsten Daten beschränken.

Die Diphtherie ist vorwiegend eine Erkrankung des Kindes- und Jugendalters und kommt nach dem 15. Lebensjahr nur noch relativ selten vor. Eine Geschlechtsbevorzugung ist nicht erwiesen[2].

Lokalisation. Die schwersten Veränderungen sieht man an den cervicalen und paratrachealen Lymphknoten, doch nehmen in geringerem Grade auch die übrigen Lymphknotenregionen daran teil[3].

Makroskopie. Bei schweren Fällen sind die Lymphknoten auf dem Schnitt stark gerötet und lassen u. U. blasse opake Nekroseherde erkennen. In leichteren Fällen findet sich nur eine markige Schwellung der Lymphknoten.

Histologie[4]. Die cervicalen und paratrachealen Lymphknoten, die der Primärläsion an Tonsillen, Pharynx, Trachea usw. regionär sind, zeigen folgende histologische Veränderungen:

1. Die *Blutgefäße* sind erweitert (Stase), vor allem in den Sekundärknötchen sieht man eine starke Dilatation der Capillaren. G. W. GÜNTHER[5] beschreibt außerdem an den kleinen Arterien alle Übergänge vom Ödem bis zur fibrinoiden Nekrose der Wand. Als Folge der Gefäßerweiterung treten an den verschiedensten Strukturen des Lymphknotens Ödeme, Fibrinausfällungen, Blutungen und schließlich Nekrosen in Erscheinung. Unter diesen Veränderungen sind Fibrinausfällungen und Nekrosen besonders charakteristisch für die Diphtherie.

2. Die *Fibrinausfällungen* findet man in Follikeln und Pulpa, in erweiterten Sinus (s. Abb. 307a) und im ödematösen periglandulären Gewebe (s. Abb. 307b)[6]. Gleichstarke Fibrinausfällungen sahen wir nur bei M. Waldenström und geringere Grade auch bei croupöser Pneumonie. Die Fibrinabscheidungen kommen in besonders reichem Maße am Rand von Nekrosen vor.

3. Unter den *Nekrosen* unterscheiden wir mit WÄTJEN u. REIMANN[7] sowie KETTLER[3] 2 Formen:

a) den Sinustyp,

b) den Gefäß- oder besser den Sekundärknötchentyp.

Beim *Sinustyp* kommt es zu ausgedehnten Nekrosen der Sinus mit Übergreifen auf die benachbarte Pulpa. Derartige Nekrosen liegen vielfach an der „Einstromseite"[3] des Lymphknotens und werden daher auf die lymphogene Einwirkung großer Toxinmengen zurückgeführt. Die Sinus-Nekrosen treten vorwiegend bei

---

[1] 1926. [2] Siehe HOTTINGER 1952, dort ausführliche Literatur. [3] KETTLER 1947.
[4] Ältere Lit. siehe MARCHAND 1913. [5] 1940. [6] BULLOCH u. SCHMORL 1894.
[7] 1937.

der toxischen Diphtherie auf und kommen nur in den regionären Lymphknoten des Hals-Trachealbereiches vor. Sie sind manchmal mit der 2. Form kombiniert.

Der *Sekundärknötchentyp* (s. Abb. 308) betrifft elektiv die Sekundärknötchen, die dabei ihrer Zellen fast völlig entblößt werden. Man findet — neben erweiterten

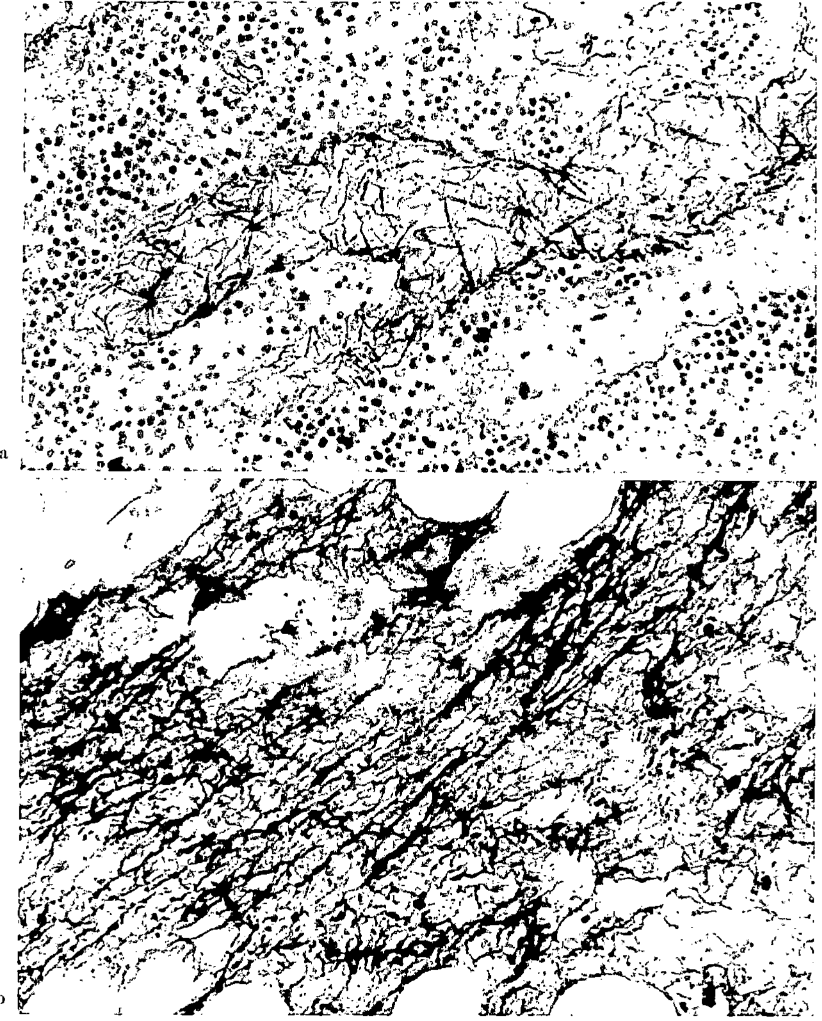

Abb. 307a u. b. Lymphknoten bei Diphtherie. a Die Sinus sind mit einem dichten Fibrinfilz ausgefüllt. b In dem Fettgewebe der Lymphknotenumgebung starkes Ödem mit Fibringeflecht. Weigertsche Fibrinfarbung. 250×

Capillaren, Erythrocyten und Fibrinabscheidungen — nur einige wenige Reti-culumzellen, die erst spät regenerieren und zur Bildung sog. epitheloidzelliger Knötchen Anlaß geben sollen. Wir beobachteten in dem Halslymphknoten eines Kindes, das 3 Wochen nach Erkrankung an Rachendiphtherie gestorben war, keine „Epitheloidzellen", wohl aber Germinoblasten fast in „Reinkultur" an Stelle der nekrotischen Knötchen. Der Sekundärknötchentyp der Nekrose ist der banalen Diphtherie zuzuordnen. Er betrifft meist alle Sekundärknötchen eines Lymphknotens, kann aber auch einen Teil der Knötchen verschonen[1].

[1] KETTLER 1947.

Endlich kommen in den Lymphknoten des übrigen Organismus[1] Veränderungen an den Sekundärknötchen vor, die als Folgen abgeschwächter Toxinwirkung angesehen werden. Man findet einen starken Kernzerfall, völlige Follikel-

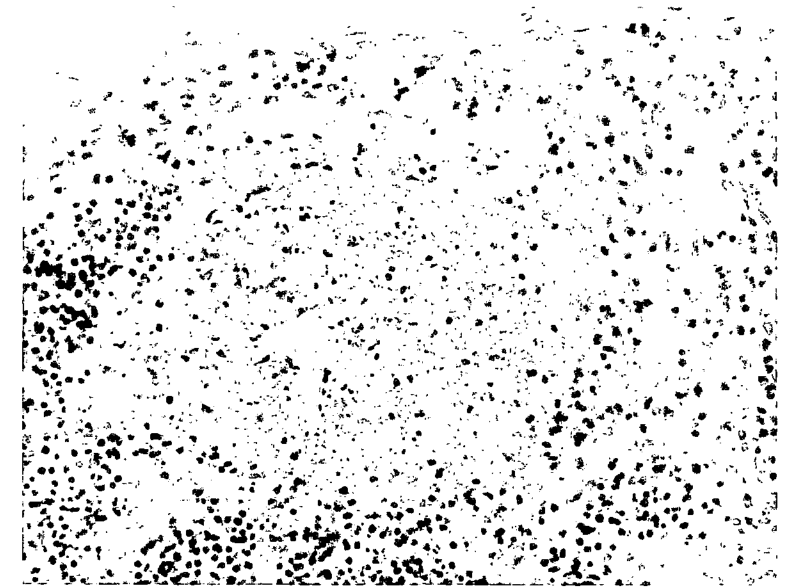

Abb. 308. Lymphknoten bei Diphtherie. Follikelnekrose. Links unten erweiterte Arteriole. 3jähriger ♂. Cervicaler Lymphknoten. Hämatoxylin-Eosin. 250 ×

nekrosen dagegen werden in entfernteren Lymphknotenregionen nicht beobachtet, auch keine Nekrosen vom Sinustyp. Bald soll auf den Kernzerfall eine starke Reticulumzellproliferation folgen, die in den regionären Lymphknoten des cervicalen und trachealen Bereiches lange auf sich warten lasse.

Ausstrich. Ausstrichuntersuchungen liegen unseres Wissens nicht vor.

Lymphadenitis bei Masern[2]

Im Prodromalstadium und manchmal auch noch in den ersten Tagen nach Ausbruch des Exanthems kann man im lymphatischen Gewebe Riesenzellen finden, die nach ALAGNA[3], WARTHIN[4] und FINKELDEY[5] spezifisch für die Maserninfektion sein sollen. Sie wurden in der Lunge bereits 1910 von HECHT und 1925 von FEYRTER beschrieben. In beiden Arbeiten wird von Kindern berichtet, die im Verlauf von Masernepidemien erkrankten und z.T. bereits vor dem Auftreten eines Exanthems starben. Demgegenüber konnte ECK[6] bei 21 Sektionsfällen, bei denen 5 Tage nach Ausbruch des Exanthems und später der Tod eingetreten war, keine Riesenzellen finden. Während die Riesenzellen zunächst in den Tonsillen nachgewiesen wurden, sind sie von HATHAWAY[7], GRÄFF[8], WEGELIN[9], SCHULTZE[10], CORBETT[11], BUNTING[12] sowie SHERMAN u. RUCKLE[13] inzwischen auch in Lymphknoten beobachtet worden. Da GRÄFF die gleichen Riesenzellen in Rachentonsille und zugehörigem Halslymphknoten fand, spricht er wie sein Mitarbeiter VOSTEEN[14] von einem Primärkomplex der Maserninfektion im Rachenraum.

---

[1] KETTLER 1947.   [2] Literaturübersichten bei CORBETT 1945 und BUNTING 1950.
[3] 1911.   [4] 1931.   [5] 1931.   [6] 1944.   [7] 1935.   [8] 1937.   [9] 1937.   [10] 1943.
[11] 1945.   [12] 1950.   [13] 1958.   [14] 1953.

Tomlinson[1] beobachtete völlig gleichartig aussehende Riesenzellen einmal im Prodromalstadium von *Varicellen*, und zwar in Rachen- und Gaumentonsillen. Eine Spezifität für die Maserninfektion scheint also nicht zu bestehen. Die von

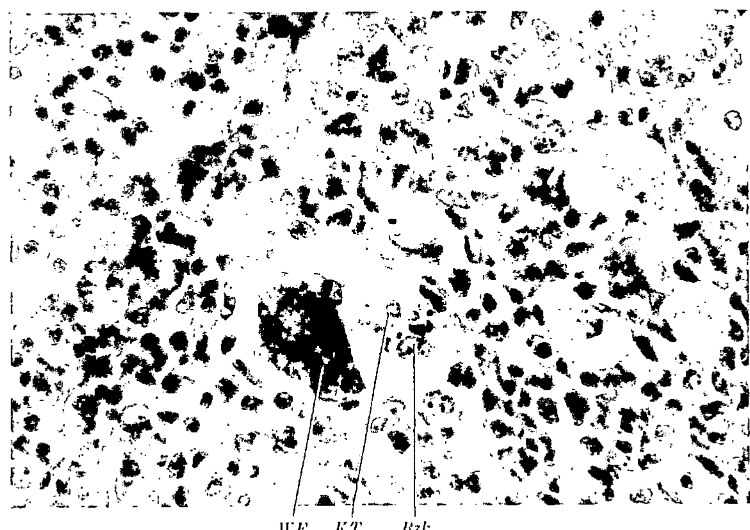

Abb. 309. Masern im Inkubationsstadium. Lymphatisches Gewebe der Appendix. Keimzentium mit Warthin-Finkeldeyscher Riesenzelle (*WF*) und mit großem Keintiummerphagen (*KT*). In diesem ein gut erhaltener Reticulumzellkern (*Rzk*). Hamatoxylin-Eosin. 500 ×

Sommers u. Mitarb.[2] beschriebenen mehrkernigen Reticulumzellen bei Poliomyelitis sind nach den beigefügten Abbildungen den Masernriesenzellen nicht gleichzustellen.

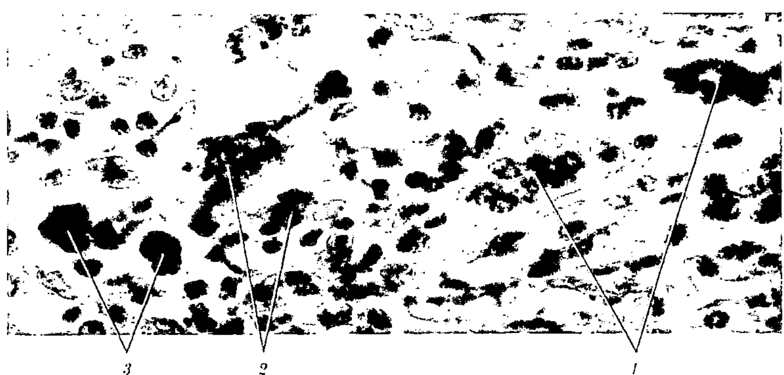

Abb. 310. Masein im Inkubationsstadium. Gleicher Fall wie Abb. 308. Plasmacellulare Riesenzellen in der Mucosa. Verschiedene Stadien des Untergangs. *1* Gut erhaltene Kerne, *2* halbmondformige Kernfragmente, *3* verklumpte Kerne. Giemsa. 500 ×

Lokalisation. Über die Lokalisation der befallenen (bzw. untersuchten) Lymphknoten liegen folgende Angaben vor: Hathaway[3] — peribronchial, retroperitoneal und parapankreatisch, nicht mesenterial; Gräff[4, *] — cervical; Wege-

---

* Ein Praparat dieses Lymphknotens wurde uns freundlicherweise von Herrn Prof. Gräff für die vorliegende Darstellung uberlassen, wofur auch an dieser Stelle bestens gedankt sei.

[1] 1939.   [2] Sommers, Wilson u. Hartman 1951.   [3] 1935.   [4] 1937.

LIN[1] — mesenterial (gleichzeitig floride Tuberkulose!); SCHULTZE[2], — cervical
und Lungenhilus; BUNTING[3] — perilaryngeal und peribronchial; CORBETT[4] —
abdominal und thorakal; SHERMAN u. RUCKLE[5] — mediastinal, abdominal und
cervical.

Außer den Lungen, Lymphknoten und Tonsillen können auch die Appendix[6] und die
Schleimhäute der oberen Luftwege sowie des Oesophagus[7] Riesenzellen z. T. epithelialen
Ursprungs enthalten.

Histologie[8]. In den Lymphknoten besteht eine erhebliche lymphatische Hyperplasie, die über die altersbedingte lymphatische Reaktion hinausgeht. Daneben
sieht man oft einen geringen Sinuskatarrh, der besonders in den Randsinus mit

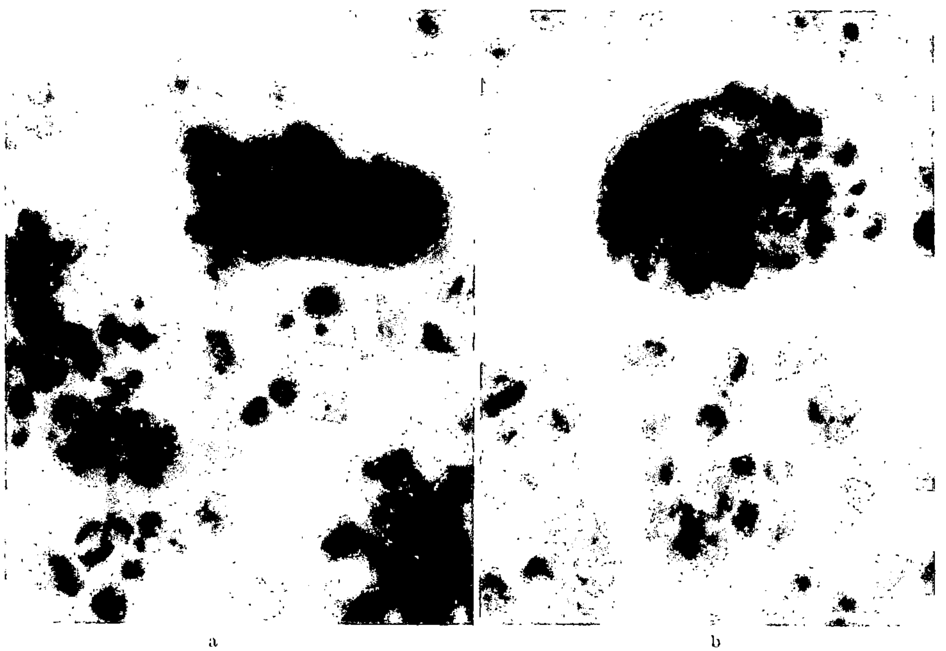

Abb. 311a u. b. Lymphknoten bei Masern im Inkubationsstadium. Riesenhafte Zellen in Keimzentrum (Warthin-
Finkeldeysche Riesenzellen? Kerntrummerphagen?). In der Umgebung zahlreiche Kern- und Zelltrümmer.
Präparat Prof. Dr. GRAFF. Hämatoxylin-Eosin. 1250 ×

einer geringen leukocytären Infiltration gepaart ist. Die Warthin-Finkeldeyschen
Riesenzellen liegen sowohl in der Pulpa als auch in den Sekundärknötchen, die
zudem reichlich Kerntrümmer enthalten. In dem Gräffschen Fall fanden sich
5 Riesenzellen in der Pulpa und 2 im Zentrum eines Sekundärknötchens. Während
die letzten beiden Riesenzellen praktisch nur Kerntrümmer enthielten, waren die
Kerne der etwas kleineren Riesenzellen der Pulpa noch teilweise oder vollkommen
erhalten. Nähere Einzelheiten über die Morphologie der Riesenzellen siehe S. 134 ff.

Die Genese der Riesenzellen ist umstritten wie die Natur ihrer „Einschlüsse". (So bezeichnet GRÄFF[9] die von uns als Kerntrümmer aufgefaßten Gebilde.) Nach eingehender Betrachtung des Gräffschen und eines weiteren Falles möchten wir es für wahrscheinlich halten, daß
2 Vorgänge nebeneinander ablaufen: Einerseits eine ungewöhnlich ausgeprägte Polyploidisie-
rung von lymphoiden, plasmocytaren und reticulocytaren Formen mit schließlichem Zerfall
der zahlreichen Einzelkerne, andererseits eine außerordentlich starke Phagocytose von Kern-

---

[1] 1937.   [2] 1943.   [3] 1950.   [4] 1945.   [5] 1958.
[6] FINKELDEY 1931, W. FISCHER 1933.
[7] MASUGI u. MINAMI 1938.   [8] Siehe auch MARSHALL 1956.   [9] 1937.

trümmern durch Reticulumzellen. Bunting[1] hält die Phagocytose von Lymphocyten fur die alleinige Entstehungsmoglichkeit der „Riesenzellen". Er begrundet diese Auffassung unter anderem damit, daß er in den Lymphknoten eine Lymphocyten-Agglutination beobachten konnte und daß zu Beginn des Exanthems eine Lymphopenie des Blutes besteht. Die von Gräff[2] und von Vosteen[3] vertretene Auffassung, daß die „basophilen Einschlüsse" der Riesenzellen Erreger — etwa Rickettsien besonderer Große — darstellen konnten, erscheint vorerst noch nicht genügend gestutzt.

Wenn die Riesenzellreaktion verschwunden ist, kommt es zur Entwicklung zahlreicher basophiler Stammzellen in der lymphatischen Pulpa, besonders entlang den Sinus. Über den weiteren Verlauf der Infektion fehlen noch histologische Untersuchungen.

Ausstrich. Im Ausstrich hat meines Wissens nur Lüdin[4] die Lymphknoten bei Masern untersucht. Er fand eine „retikuläre Reaktion mit Überwiegen uncharakteristischer Elemente vom Typus der Sinusendothelien".

Diagnose und Differentialdiagnose. Die Diagnose Masern-Lymphadenitis ist nur im Prodromalstadium und den ersten Tagen des Exanthemstadiums möglich und stützt sich allein auf die Anwesenheit der charakteristischen und weitgehend spezifischen Riesenzellen. Ihre Unterscheidung von andersartigen Riesenzellen ist leicht. Wenn ihre Kerne erhalten sind, läßt nach Wegelin[5] ihre zentrale Lagerung, ihr größerer Chromatingehalt und ihre dichtere Anordnung eine rasche Abgrenzung gegenüber den Langhansschen Riesenzellen zu. Die kerntrümmerhaltigen Riesenzellen sind ohnehin mit keiner anderen Zelle zu verwechseln. Ob außer bei Masern und Varicelleninfektion vielleicht bei weiteren exanthematischen Virusinfektionen Warthin-Finkeldeysche Riesenzellen auftreten, muß die Zukunft lehren.

Lymphknoten bei Cytomegalie[6]

Synonyma: Speicheldrüsenviruskrankheit
Einschlußkörperkrankheit
Cytomegalic inclusion disease

Die Cytomegalie kommt bei Säuglingen (besonders Frühgeburten) und Kleinkindern einerseits und bei Erwachsenen andererseits vor. Bei der frühkindlichen Form sind nach Seifert u. Oehme[6] vor allem die Kopfspeicheldrüsen, daneben auch Lunge, Niere, Zentralnervensystem, Leber und andere Organe befallen. Fünfmal wurden Einschlußkörper auch in den Lymphknoten[7], unter anderem mesenterial und tracheobronchial, gefunden. Die Cytomegalie des Erwachsenen betrifft vorwiegend Lungen und Verdauungsschlauch, dagegen sind Einschlüsse in den Kopfspeicheldrüsen und in den Lymphknoten hierbei nicht mitgeteilt worden. Gleichzeitig bestanden — im Gegensatz zur Cytomegalie des Säuglings — meist schwere konsumierende Erkrankungen, z. B. Lymphogranulomatosen[8].

Eigene Beobachtungen von Cytomegalie in Lymphknoten stehen mir nicht zur Verfügung. Die Beschreibungen der Literatur sind sehr spärlich, die beigefügte Abbildung verdanke ich der Freundlichkeit von Herrn Kollegen Vortel.

Die Einschlußkörper werden offenbar in großen abgelösten Reticulumzellen der Pulpa gefunden (Abb. 312). Eine entzündliche Reaktion des umgebenden Lymphknotengewebes scheint nicht zu erfolgen.

Man unterscheidet große rundliche Kerneinschlüsse, die vorwiegend aus Desoxyribosenucleinsäuren bestehen (positive Feulgen-Reaktion), und kleinere

[1] 1950.　　[2] 1937.　　[3] 1953.　　[4] 1948, 1955.　　[5] 1937.
[6] Seifert u. Oehme 1957, Lit.
[7] Smith u. Vellios 1950, Worth u. Howard 1950, Bacala u. Burke 1953, Vortel 1956.
[8] Zum Beispiel Hamperl 1956.

granuläre Plasmaeinschlüsse, die sich aus neutralen bzw. sauren Mucopolysacchariden zusammensetzen (positive PAS-Reaktion, schwache Metachromasie
mit Toluidinblau). Nach HESS[1] sollen auch die Plasmaeinschlüsse Desoxyribosenucleinsäuren enthalten. Diese seien in Einschlußkörperchen von Kern und Plasma
teilweise depolymerisiert. An beiden Orten enthielten die Einschlüsse reichlich
an Proteine mit aromatischen Aminosäuren.

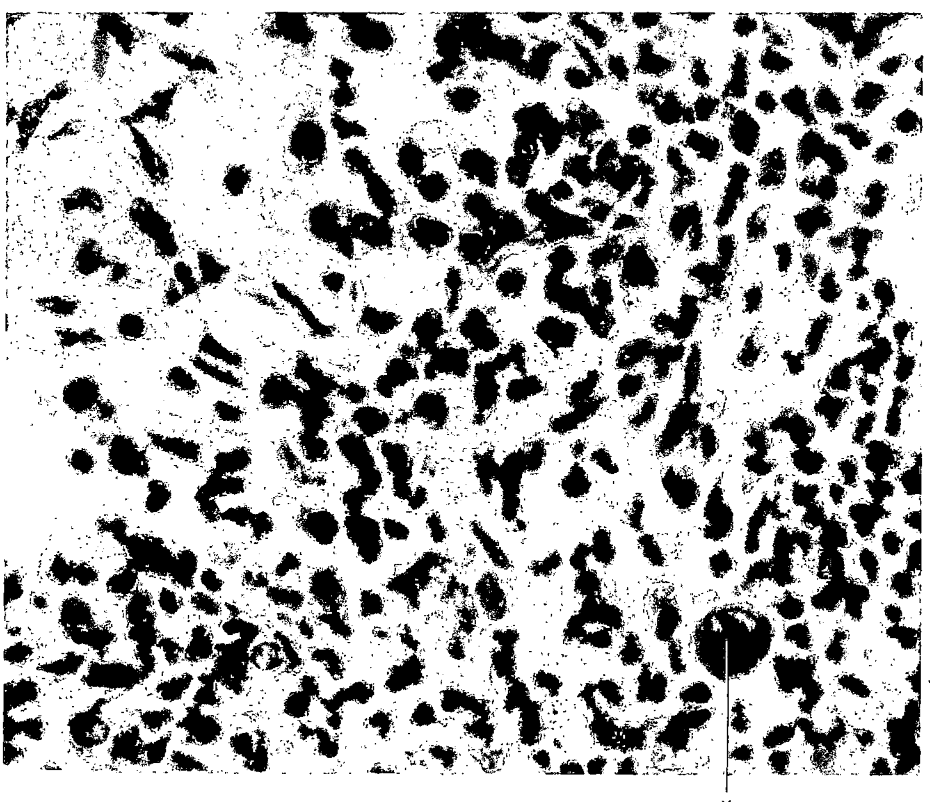

Abb. 312. Lymphknoten bei Cytomegalie. Zelle (Reticulumzelle ?) in der Pulpa mit großem Kerneinschluß (×).
Aufnahme Doz. Dr. VORTEL. Hamatoxylin-Eosin. Etwa 650 ×

Bemerkenswert ist die Beobachtung, daß sich um die Kerneinschlüsse eine
optisch leere Zone befindet, ähnlich wie in der Umgebung der Nucleolen von
Sternbergschen Riesenzellen. Weiteres über Morphologie und Histochemie der
Einschlüsse siehe bei SEIFERT u. OEHME[2].

Lymphknoten bei Sklerom (Rhinosklerom)[3]

Synonymum: Scleroma respiratorium

v. HEBRA hat im Jahre 1870 eine eigenartige chronische, zur Tumorbildung
neigende Entzündung des Respirationstraktes beschrieben, die nach v. FRISCH
durch ein gramnegatives, plumpes, kapselhaltiges Stäbchen, Klebsiella rhino-

---

[1] 1957.   [2] 1957.

[3] Übersichten: KRAUS 1929, STREIT 1929, BELINOFF 1936, CUNNING u. DU PONT GUERRY
1942, FALCÃO 1947, QUEVEDO 1949, KOUWENAAR 1952, MATHIS 1953, VOJNO-JASENECKIJ
u. JAMPOL'SKAJA 1956, H. SCHUERMANN 1958a, Lit., GIESE 1959, Lit.

scleromatis, hervorgerufen werden dürfte. Der Erreger bildet mit Klebsiella pneumoniae (FRIEDLÄNDER) und Klebsiella ozaenae eine Gruppe. Er läßt sich mit Hämatoxylin, Methylenblau und anderen basischen Anilinfarben leicht darstellen[1]. Bei Giemsa-Färbung erscheint er kräftig blauviolett. In den meisten Fällen ist die Nasenschleimhaut betroffen, oft auch als Erstmanifesta-tion. Sodann kann die Infektion auf Naseneingang, Tränengänge, Mundhöhle, harten und weichen Gaumen, Kehlkopf und Trachea übergreifen und hier zu Obstruktionen der Atemwege führen. Auch primärer Befall von Rachenschleimhaut, Kehlkopf und Trachea kommt vor. Charakteristisch ist die Bildung von plattenartigen, in den Spätstadien außerordentlich derben Infiltraten. Durch rechtzeitige Streptomycinbehandlung bildet sich das Granulationsgewebe zuruck[2].

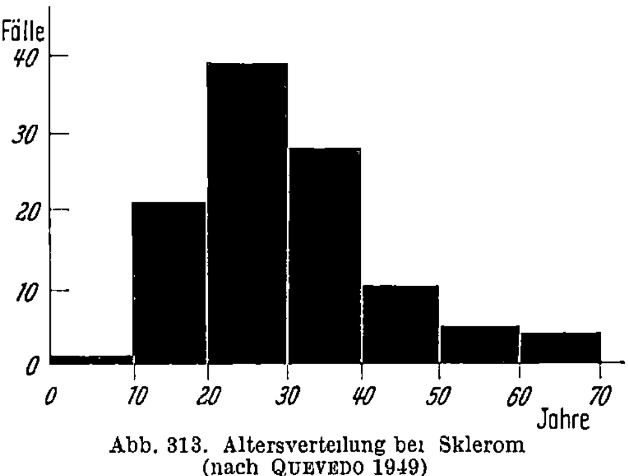

Abb. 313. Altersverteilung bei Sklerom (nach QUEVEDO 1949)

Vorkommen. Das Sklerom kommt in allen Erdteilen vor[3], tritt aber in umschriebenen Bereichen oft endemisch auf. In Europa sind vorwiegend die östlichen Länder befallen, in Deutschland ist die Erkrankung sehr selten.

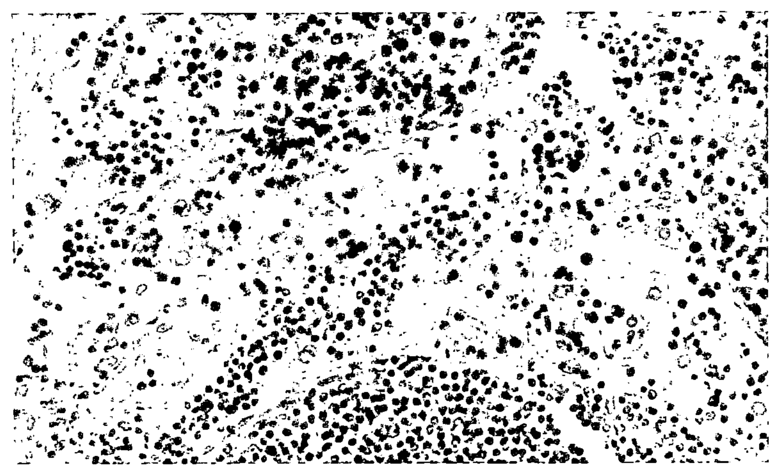

Abb. 314. Lymphknoten bei Sklerom. Sinus stark erweitert, mit zahlreichen Hamophagen, dazwischen auch etliche Lymphocyten. Praparat Dr. MENNE. Hamatoxylin-Eosin. 250 ×

Eine Lymphknotenbeteiligung wird zwar in fast allen neuen Arbeiten erwähnt, doch sind die Kenntnisse über die Histologie der Lymphknotenveränderungen — wenigstens im westlichen Sprachraum — noch recht bescheiden.

Die Erkrankung scheint bevorzugt im jugendlichen Erwachsenenalter zu beginnen[4] (s. Abb. 312). Nach BELINOFFs[5] Statistik waren 49% der Kranken *15—35 Jahre alt*. Im übrigen kommt das Sklerom in jedem Lebensalter vor. BELINOFF[5] fand weiterhin eine geringe Bevorzugung des *weiblichen* Geschlechts: Unter 2631 Kranken waren 54% weiblichen und 37% männlichen Geschlechts,

---

[1] KRAUS 1929.　　[2] MILLER 1949, ROZYNEK u. DURSKA-ZAKRZEWSKA 1955.
[3] GIESE 1959, Lit.　　[4] BELINOFF 1936, QUEVEDO 1949.　　[5] 1936.

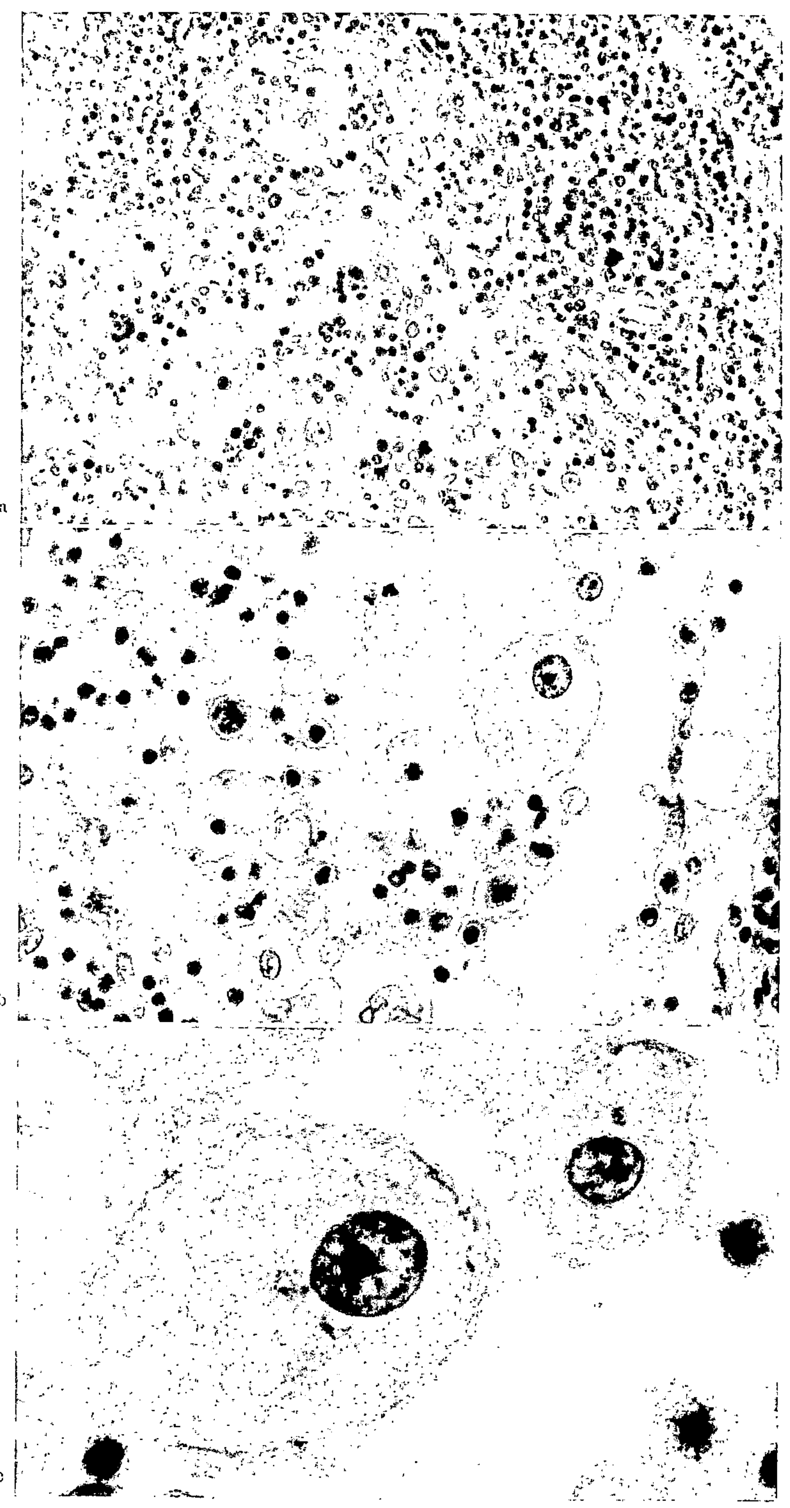

Abb. 315a—c. Lymphknoten bei Sklerom. Sinus stark erweitert und mit großen, z.T. riesenhaften Retothelien gefüllt. Diese zeigen z.T. ein schaumiges Plasma, z.T. auch Hämophagie. Gleiches Präparat wie Abb. 313. a 250×, b 500×, c 1250×

in den übrigen Fällen war das Geschlecht nicht angegeben gewesen. Nach anderen Autoren[1] soll das männliche Geschlecht etwas überwiegen.

Die Kranken stammen fast immer aus armen Bevölkerungsschichten. Die Ansteckung erfolgt von Mensch zu Mensch durch Tröpfchen- oder Kontaktinfektion.

Lokalisation. Es kommt nur zu einer Vergrößerung der submandibulären, allenfalls noch der übrigen cervicalen und evtl. paratrachealen Lymphknoten.

Makroskopie. Die Lymphknoten sind nur gering bis mäßig vergrößert und zeigen eine graurote Schnittfläche. Die Konsistenz ist niemals so derb wie im Bereich der Schleimhautinfiltrate.

Histologie. Der Freundlichkeit von Herrn Dr. MENNE, Berlin, verdanke ich einige Lymphknotenschnitte, die es mir erlauben, zu den bisherigen spärlichen Literaturangaben[2] Stellung zu nehmen und die Histologie der Lymphknotenveränderungen nach eigenem Urteil darzustellen.

In dem Menneschen Sektionsfall sind vor allem die *Sinusveränderungen* sehr eindrucksvoll: Ein Teil der Sinus ist über große Strecken erheblich erweitert und enthält vermehrt retotheliale Elemente verschiedenen Aussehens. Am auffallendsten sind *Retothelien mit abnorm großen, sicherlich polyploiden Einzelkernen.* Das Plasma dieser Zellen ist z. T. schwach rötlich gefärbt, manchmal fein-granulär. Zum Teil aber zeigt das *Plasma fein- bis grobschaumige* Strukturen und erinnert dabei etwas an das Aussehen von *Mikulicz-Zellen.* Ähnliche Zellen hat bereits HUBER[3] im Lymphknoten beschrieben. Andere Retothelien besitzen mittelgroße Kerne, oft mehrere. Ihr Plasma unterscheidet sich von dem der erstgenannten Riesenformen nicht. In beiden Zellarten sind häufig Lymphocyten, seltener auch Granulocyten, Plasmazellen und Erythrocyten phagocytiert. *Hämophagien* solchen Ausmaßes sind uns bei anderen Erkrankungen nur äußerst selten begegnet. Außer Blutzellen findet man gelegentlich Russellsche Korperchen in den großen Retothelien der Sinus phagocytiert. Die PAS-Reaktion ist im Plasma der Retothelien gelegentlich mäßig bis stark positiv. Klebsiellen konnten wir — ebenso wie KRAUS[4] — in diesen Zellen nicht finden. Nur HUBER[3] berichtet über einige Granula in großen Retothelien, die Sklerombakterien-ähnlich aussahen.

Außer den großen abgelösten Retothelien kommen in den Sinus noch etliche Lymphocyten, z. T. auch neutrophile Granulocyten, sowie mäßig reichlich Gewebsmastzellen vor. Der Fasergehalt der Sinus ist meist stark reduziert. Die Veränderung betrifft die Sinus des Rinden-, Intermediär- und Markbereiches, allerdings verschieden stark. In den Randsinus fanden wir die dichteste Ansammlung der schaumigen, z. T. riesenkernigen Retothelien. Dies macht eine lymphogene Entstehung der Lymphknotenveränderungen wahrscheinlich.

In einem Lymphknoten fanden wir in der Umgebung eines stark veränderten Sinus eine umschriebene Koagulationsnekrose der Pulpa; vielleicht war auch die Sinuswand in die Nekrose einbezogen. Dies ließ sich in den vorhandenen Schnitten nicht sicher klären.

Die zweite wichtige Veränderung finden wir in der Pulpa von Rinde und Mark: Hier sieht man eine erhebliche, herdförmig verstärkte *Plasmocytose.* Diese führt zu einer hochgradigen Entwicklung von *Russellschen Körperchen.* Seit vielen Jahren wurden solche Russellschen Körperchen immer wieder als Charakteristikum des skleromatösen Gewebes beschrieben[5]. Wenn ihre starke Häufung auch typisch für das Sklerom ist, so darf man jedoch keinesfalls von einem spezifischen Kennzeichen des Skleroms sprechen. Die Russellschen Körperchen zeigen sehr ver-

---

[1] QUEVEDO 1949, KOUWENAAR 1952.
[2] HUBER 1901, RÓNA 1901, KRAUS 1903, MENNE 1956a, b.
[3] 1901.   [4] 1903.   [5] Zum Beispiel MIBELLI 1889.

schiedene Tropfengröße und lassen oft noch den pyknotischen Plasmazellkern am Rand erkennen. Die PAS-Reaktion ist in den Eiweißtropfen verschieden stark positiv.

Neben den genannten beiden Hauptveränderungen ist nur noch das Verhalten der Follikel bemerkenswert: Man sieht in der Rinde meist kleine Keimzentren, die in dem Menneschen Fall zahlreiche amorphe Eiweißpräcipitate enthielten. Diese Eiweißsubstanzen färbten sich nach LADEWIG rot, waren PAS-positiv und ließen sich mit der Weigertschen Fibrinfärbung nicht erfassen.

Ausstrich. BARILJAK[1] fertigte Tupfpräparate von Skleromgewebe an und konnte darin mit der Pappenheim-Färbung die charakteristischen Elemente leicht nachweisen: Mikulicz-Zellen, Plasmazellen und Russellsche Körperchen.

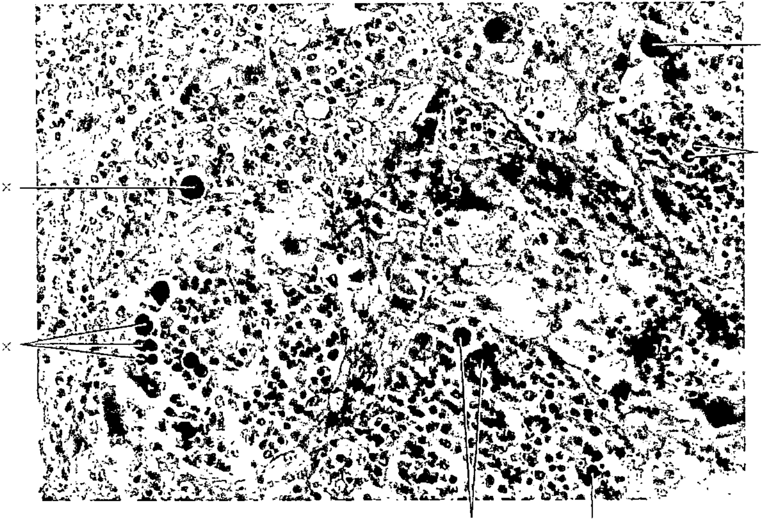

Abb. 316. Lymphknoten bei Sklerom. Massenhaft Russellsche Körperchen (×) zwischen den Plasmazellen der Pulpa. Gleicher Fall wie Abb. 313. Weigertsche Fibrinfärbung. 250 ×

Diagnose. Inwieweit man nach den beschriebenen histologischen Veränderungen einigermaßen sicher auf ein Sklerom schließen kann, sei dahingestellt. Das histologische Bild des Menneschen Falles ist jedoch so eindrucksvoll und eigenartig, daß man versucht ist, es als spezifisch zu bezeichnen: Die riesenkernigen, oft schaumigen Retothelien und die starke Hämophagie der Sinus einerseits, die starke Plasmocytose und die Entwicklung von Russellschen Körperchen andererseits geben dem Lymphknoten ein besonderes Gepräge, das wir bislang in zwei weiteren, ätiologisch jedoch ungeklärten „Lymphomen" beobachteten. Hier müssen bakteriologisch-serologische Untersuchungen Klarheit schaffen.

Beim Sklerom wird die Diagnose häufig bereits klinisch gestellt, somit ist eine Diagnose aus dem Lymphknotenschnitt im allgemeinen nicht nötig. Außerdem gelingt es in dem spezifischen Granulationsgewebe des Respirationstractus meist leicht, an den typischen Mikulicz-Zellen die Krankheit zu erkennen. Allenfalls kann die Komplementbindungsreaktion[2] oder der Intracutantest die Diagnose sichern[3], und zwar bereits vor dem Auftreten der spezifischen histologischen Veränderungen in der Schleimhaut[4]. Die Reaktion auf Agglutinine im Serum

---

[1] 1949.   [2] LEVINE u. HOYT 1947.   [3] KOUWENAAR 1952.
[4] HARA, PRATT, LEVINE u. HOYT 1947.

ergibt nur inkonstante Ergebnisse[1]. Am besten erfolgt der bakteriologische und kulturelle Nachweis des Erregers in dem befallenen Gewebe; er gelingt auch in dem excidierten oder punktierten Lymphknoten[2].

Differentialdiagnose. Ein ähnliches histologisches Substrat ist uns nicht bekannt. Allenfalls muß man wegen des Auftretens von schaumigen (lipidhaltigen ?) Zellen an eine Lipoidspeicherkrankheit denken.

Lymphknotenveränderungen bei Milzbrand und Rotz

In den letzten Jahrzehnten sind keine wesentlichen neuen Befunde über die Lymphknotenveränderungen bei Milzbrand[3] (Anthrax) und Rotz[4] (morve, glanders) mitgeteilt worden. Wir können daher auf die von STERNBERG[5] gegebene erste Darstellung der Lymphadenitiden in diesem Handbuch zurückgreifen und sie fast wörtlich übernehmen.

Bei *Milzbrand* sind die benachbarten Lymphknoten sowohl des primären Herdes als der sekundären Krankheitslokalisationen schwer ergriffen. Sie sind beträchtlich vergrößert und bilden weiche, sehr saftreiche, an der Oberfläche und auf dem Schnitt stark gerötete, oft dunkelrote oder wie hämorrhagisch infarzierte Bubonen. Die histologische Untersuchung ergibt eine schwere hämorrhagisch-fibrinöse Entzündung. Die Blutgefäße sind stark erweitert und strotzend gefüllt, allenthalben, ganz besonders in der Marksubstanz, finden sich ausgedehnte Blutungen. Die Follikel und Markstränge sind nicht besonders zellreich, immerhin aber meist leicht vergrößert. Die Sinus sind stark erweitert und mit desquamierten Retothelien gefüllt. Hier sowohl wie innerhalb des lymphatischen Gewebes findet sich auch Fibrin (doch muß hier namentlich vor Verwechslungen mit den in den Lymphknoten in großen Mengen vorhandenen Milzbrandbacillen gewarnt werden, die in der Regel zu langen, oft vielfach verflochtenen und ein verzweigtes Netzwerk bildenden grampositiven Fäden angeordnet sind). Auch die Lymphknotenkapsel sowie das umgebende Fettgewebe sind stark ödematös, hyperämisch und von kleinen Blutungen durchsetzt.

Bei der *Rotzkrankheit* findet sich häufig eine eitrige Lymphadenitis, wenngleich beim menschlichen Rotz nach BOLLINGER die Lymphknoten nicht so regelmäßig und so schwer erkranken wie beim Pferd. Beim akuten Rotz des Pferdes sind die zu dem primären Herde gehörigen Lymphknoten in ödematöses Zellgewebe eingebettet, geschwollen und können vereitern. Beim chronischen Rotz verwandeln sich die Lymphknoten in derbe, schmerzlose, knollige Tumoren, welche fast niemals vereitern. Die durch Rotzbakterien hervorgerufene Eiterung geht mit sehr starkem Kernzerfall einher.

Die „cystische seröse Lymphadenitis"

Im Jahre 1950 prägte AHVENAINEN den Begriff „cystische seröse Lymphadenitis" für eine Lymphknotenveränderung, deren Hauptkennzeichen die starke Erweiterung der Sinus durch eine seröse Flüssigkeit darstellte.

Bei einem Saugling traten im Alter von 3 Monaten mehrere Hautfurunkel auf. Diese heilten in wenigen Wochen unter der Therapie ab. Bald aber erkrankte das Kind an Rhinitis, Husten und einseitiger submandibulärer Lymphknotenschwellung. Nach einer Woche trat auch auf der anderen Seite eine Vergrößerung der submandibularen Lymphknoten auf. Es folgten weitere Lymphknotenschwellungen in der Leiste und Axilla. Die Blutlymphocyten fielen vorübergehend auf 9% bei normaler Leukocytengesamtzahl. Bei der Punktion der

---

[1] KOUWENAAR 1952. [2] KRAUS 1929, Lit.

[3] Neue Übersichten: MOHR 1952c, GRUMBACH 1958b. Ältere kurze Notiz über die Lymphknotenhistologie s. bei MARCHAND 1913.

[4] Neue Übersichten: MOHR 1952c, GRUMBACH 1958c. [5] 1926.

z. T. fluktuierenden Lymphknoten wurde eine klare, gelbliche Flüssigkeit gewonnen, die zu
einer gallertigen Masse erstarrte. In dem Punktat waren keine Bakterien, wohl aber einige
Erythrocyten und „leukocytenartige Zellen" nachweisbar. Histologisch zeigten die cervicalen
und axillären Lymphknoten ein Ödem und eine „Schwellung des Reticuloendothelialen
Systems" bei erhaltenen Follikeln. Die Haut war ödematös. Vorübergehend trat eine Bronchopneumonie und Diarrhoe zusammen mit einer deutlichen Albuminurie auf, wobei die Haut-
ödeme zurückgingen. Nach kurzem fieberfreiem Intervall kam es — im Alter von $8^1/_2$ Monaten — unter den Zeichen von Ödemen, Diarrhoen und Albuminurie zum Tode. Bei der
Sektion fand man makroskopisch-anatomisch: Bronchopneumonie beiderseits, Pleuraerguß
links, Leberverfettung, trübe Schwellung der Nieren („Nephrose"), Stauungsmilz. Die
Lymphknoten der verschiedensten Regionen waren gering bis mäßig geschwollen. In den
erbsengroßen mesenterialen Lymphknoten waren makroskopisch Hohlräume erkennbar, die
mit klarer Flüssigkeit gefüllt waren. Histologisch zeigten die Lymphknoten eine Erweiterung ihrer Sinus. Diese begann in den Randsinus und griff auch auf den übrigen Lymphknoten über. Zum Teil waren die Sinus derartig stark erweitert, daß größere Cysten entstanden. Die Sinus und Cysten enthielten eine z. T. fibrinhaltige, serose Flüssigkeit, einige
Erythrocyten, Makrophagen und ganz vereinzelt Granulocyten.

AHVENAINEN deutet die Sinusveränderung als echte seröse Entzündung im
Sinne von ROESSLE und hält es für möglich, daß sie eine allergische Reaktion
auf die wiederholten Infekte darstellt. Als reine Lymphostase sei das Geschehen
nicht aufzufassen; auch müsse man die „Nephrose" als gleichzeitige, nicht aber
als ursächliche Veränderung ansehen. Ob es sich hierbei wirklich um eine echte
Entzündung handelt, sei dahingestellt und erscheint uns zweifelhaft. Wir haben
jedenfalls gleichartige Veränderungen, die sicher entzündlicher Genese waren,
bisher nicht beobachten können.

Literatur

Ackerman: Diskussionsbemerkung zu L. W. Diggs and E. N. Gouldin, The peripheral blood and bone marrow cells in diseases of lymph nodes. Sth. med. J. (Bgham, Ala.) 48, 1317—1323 (1955).

Ackerman, G. A.: Histochemistry of normal and leukemic lymphocytes. J. Histochem. Cytochem. 7, 318—319 (1959).

—, and N. C. Bellios: A study of the morphology of the living cells of blood and bone marrow in vital films with the phase contrast microscope. Blood 10, 3—16 (1955).

— R. A. Knouff and H. A. Hoster: Cytochemistry and morphology of neoplastic and non-neoplastic human lymph node cells with special reference to Hodgkin's disease. J. nat. Cancer Inst. 12, 465—489 (1951).

Adams, W. E., and M. B. Olney: Mesenteric lymphadenitis and the acute abdomen. Ann. Surg. 107, 359—370 (1938).

Agress, C. M., and H. C. Fishman: Lipomelanic reticulosis. J. Amer. med. Ass. 143, 957—960 (1950).

Ahvenainen, E. K.: Cystic serous lymphadenitis. Report of a case. Ann. Med. intern. Fenn. 39, 1—8 (1950).

Aikens, R. L.: Scalene node biopsy. Canad. med. Ass. J. 81, 891—892 (1959).

Aird, I.: Acute non-specific mesenteric lymphadenitis. Brit. med. J. 1945 II, 680—682.

Ajello, L. (1951, 1952): Zit. nach Roulet 1956.

— Histoplasma capsulatum soil studies. Mykosen 3, 43—48 (1960).

Akazaki, K., M. Kozima, H. Hasegawa, J. Murata, K. Uegane u. E. Koda: Über die Natur der Epitheloidzellen und der Typhuszellen. Beitr. path. Anat. 116, 200—237 (1956).

Alagna, G.: Histopathologische Veränderungen der Tonsille und der Schleimhaut der ersten Luftwege bei Masern. Arch. Laryng. Rhin. (Berl.) 25, 527—530 (1911).

Albahary, C.: Indications, technique et resultats de la ponction ganglionnaire. Sang 15, 474—481 (1942).

Albahary, M. C.: La béryliose, maladie professionelle. Arch. Mal. prof. 11, 203—207 (1950).

Albertini, A. v.: Die „Flemming'schen Keimzentren". Beitr. path. Anat. 89, 183—228 (1932).

— Zur pathologischen Anatomie des lymphatischen Systems. Schweiz. med. Wschr. 1936, 305—310.

— Zum Begriff der fibrinoiden Degeneration. Schweiz. Z. Path. 6, 417—436 (1943).

— Bedeutung der Allergielehre fur die Pathologie. Schweiz. Z. Path. 17, 1—24 (1954).

— Diskussionsbemerkung zu Stoeckenius, Verh. dtsch. Ges. Path. 41, 313 (1957).

Albertini, u. W. Lieberherr: Beitrage zur pathologischen Anatomie der Febris undulans Bang. Frankfurt. Z. Path. 51, 69—97 (1937).

Albrecht, H.: Zur Ätiologie der „Enteritis follicularis suppurativa". Wien. klin. Wschr. 1910, 991—994.

Albrecht, M.: Studien zur Thrombocytenbildung an Megakaryocyten in menschlichen Knochenmarkskulturen. Acta haematol. (Basel) 17, 160—168 (1957).

Alder, A.: Über Diagnose und besondere Verlaufsformen des Pfeiffer'schen Drüsenfiebers (Mononucleosis infectiosa). Schweiz. med. Wschr. 1947, 1129—1131.

Alexander, C. M., and J. W. Callister: Toxoplasmosis of newborn. Arch. Path. (Chicago) 60, 563—574 (1955).

Allen, A. C.: The skin: A clinico pathologic treatise. St. Louis: C. V. Mosby Comp. 1954.

Almeida, F. de (1930): Zit. nach Fialho 1960.

— Micologia médica. São Paulo: Comp. Melhoramentos de S. Paulo 1939. Zit. nach Fialho 1960.

Altmann, H. W.: Über den Funktionsformwechsel des Kernes im exokrinen Gewebe des Pankreas. Z. Krebsforsch. 58, 632—645 (1952).

— Zur Morphologie der Wechselwirkung von Kern und Cytoplasma. Klin. Wschr. 1955, 306—314.

— Zur Pathologie des zellularen Zentralapparates. Zbl. allg. Path. path. Anat. 99, 415 (1959).

—, u. E. Grundmann: Phasenkontrastmikroskopische Untersuchungen zur Vitalstruktur tierischer Zellkerne. Beitr. path. Anat. 115, 313—347 (1955).

ALTUNIÇ, A.: Beobachtungen über das Verhalten der Cytoplasmagranula der Lymphocyten im Phasenkontrastmikroskop und May-Grünwald-Präparat im Verlauf verschiedener Infektionskrankheiten und im Zusammenhang mit der Antikörperbildung. Klin. Wschr. 1955, 848—851.

AMANN, R., u. E. WERLE: Über Komplexe von Heparin mit Histamin und anderen Di- und Polyaminen. Klin. Wschr. 1956, 207—209.

AMANO, S. (1944): Zit. nach AMANO 1958a, b.

— Grundlagen der Hämatologie. [Japanisch.] Maruzen, Tokyo 1948.

— Progrès dans l'étude des plasmocytes. Genèse, fonction et cytologie effectuées par les hématologistes japonais entre 1944 et 1956. Sang 28, 753—775 (1957).

— Plasma cells and antibody-morphology, cytophysiology and immunochemistry. Jap. J. Allergy 6, 409—433 (1958a).

— Studies on plasma cells — cytogenesis, defensive function and ultracytophysiology. A review of our original studies since 1944. Ann. Rep. Inst. Virus Res. Kyoto Univ., Ser. A 1, 1—47 (1958b).

— u. M. HANAOKA: (1956): Zit. nach AMANO 1958a.

— u. Mitarb. (1945): Zit. nach G. UNNO, M. HANAOKA, H. IWAI, S. HASHIMOTO u. S. MORITA 1954.

ANDERS, H. E.: Die Pathogenese der Altersphthise. Verh. dtsch. Ges. Path. 23, 406—426 (1928).

ANDERSON, W. M.: Bronchial adenoma with metastasis to the liver. J. thorac. Surg. 12, 351—360 (1943).

ANDRÉ, R., et B. DREYFUS: Adénopathies subaiguës par griffure de chat: pasteurellose. Bull. Soc. méd. Hôp. Paris 68, 157—160 (1952).

— — La ponction ganglionnaire. Atlas de cytologie ganglionnaire pathologique. Expansion scientifique française 1955.

— — et PH. FRANÇOIS: Statistik über Drüsenpunktion bei tuberkulösen Lymphdrüsenerkrankungen. 4. Kongr. Europ. Hamatol. Ges. Amsterdam 1953.

ANDREW, W., and N. V. ANDREW: Age changes in the deep cervical lymph nodes of 100 Wistar institute rats. Amer. J. Anat. 82, 105—165 (1948).

ANGEVINE, D. M., T. R. HAMILTON, F. G. WALACE and J. B. HAZARD: Lymph nodes in leishmaniasis. Amer. J. med. Sci. 210, 33—38 (1945).

ANTALÓCZY, Z.: Über die reticulo-endothelialen Beziehungen der Mastzellen. Z. ges. inn. Med. 10, 443—445 (1955).

AOKI, S.: Die Pathologie der Heilung der Tuberkulose. [Japanisch.] Igakushoin, Tokyo 1955.

APLAS, V.: Zur Klinik, Pathogenese und Histologie der Dermatomyositis. Arch. Derm. Syph. (Berl.) 199, 1—9 (1954).

APPEL, B.: Sarcoid. Arch. Derm. Syph. (Chicago) 43, 172—173 (1941).

ARCHER, R. K.: A hypothesis on the mechanism of production of eosinophilia and eosinopenia. Congr. Internat. Ges. fur Hämatologie Rom 1958.

ARMSTRONG, CH., and F. G. McMURRAY: Toxoplasmosis found by recovery of toxoplasma Gondii from excised axillary gland. J. Amer. med. Ass. 151, 1103—1104 (1953).

ARNETH, J.: Qualitative Blutlehre und Blutkrankheiten, 2. Aufl. Leipzig: Johann Ambrosius Barth 1945.

AROLD, C.: Die Tuberkulose des Ohres. In: Die Tuberkulose (DEIST-KRAUSS), S. 701—709. Stuttgart: Ferdinand Enke 1951a.

— Die Tuberkulose der oberen Luftwege. In: Die Tuberkulose (DEIST-KRAUSS), S. 710—731. Stuttgart: Ferdinand Enke 1951b.

— Diskussionsbemerkung zu RADENBACH 1957.

ARPS, H.: Über die Bedeutung von Ausstrich und Schnitt fur die Lymphknotendiagnostik, dargestellt am Beispiel der lipomelanotischen Retikulocytose. Inaug.-Diss. Frankfurt a. M. 1955.

ARVY, L.: Les labrocytes (Mastzellen). Rev. Hémat. 10, 55—94 (1955).

— Action d'un libérateur d'histamine, dérivé de la p-méthoxyphényléthylméthylamine, sur le système lymphatique chez le rat. C. R. Acad. Sci. (Paris) 245, 1232—1235 (1956).

ASANO, M., S. KATSUMATA and SH. TOFUKUJI: Experimental brucellosis in relation to the pathogenesis of lymphogranulomatosis. Acta path. jap. 5, 251—265 (1955).

ASBOE-HANSEN, G.: La „mastzelle", facteur important dans la formation de la substance fondamentale conjunctive et de la synovie. Bull. Histol. appl. 27, 5—11 (1950).

— The mast cell. Cortisone action on connective tissue. Proc. Soc. exp. Biol. (N.Y.) 80, 677—679 (1952).

— The mast cell. Int. Rev. Cytol. 3, 399—435 (1954).

—, and L. ZACHARIAE: Mast-cell changes induced by hydrocortisone acetate in experimental skin papillomas in mice. Acta path. microbiol. scand. 37, 145—149 (1955).

Aschoff, L.: Über die natürlichen Heilungsvorgänge bei der Lungenphthise. Verh. dtsch. Ges. inn. Med. 31, 13—49 (1921a).
— Zur Begriffsbestimmung der Entzündung. Beitr. path. Anat. 68, 1—21 (1921b).
— Das reticuloendotheliale System. Ergebn. inn. Med. Kinderheilk. 26, 1—118 (1924).
— Die lymphatischen Organe. Med. Klin. 22, Beih. 1, 1—22 (1926).
— Diskussionsbemerkung zu Orsós 1935.
— Zur normalen und pathologischen Anatomie des Greisenalters. 4. Die blutbereitenden und blutzerstörenden Organe und ihre Gerüstsubstanzen im Greisenalter. Med. Klin. 1937, 1521—1522.
— Über die lymphatischen Organe. Verh. anat. Ges. (Jena) 46 (1938) in Erg.-H. zu Anat. Anz. 87, 152—179 (1938/39).
Ash, J. E.: The lymph node in tropical diseases. Amer. J. trop. Med. 27, 483—491 (1947).
—, and S. Spitz: Pathology of tropical diseases. An atlas. Philadelphia: W. B. Saunders Company 1945.
Askanazy, M.: Zur Staubverschleppung und Staubreinigung in den Geweben. Zbl. allg. Path. path. Anat. 17, 642—651 (1906).
— Über lupöse Tuberkulose des Blutbildungsapparates und tuberkulöse Splenomegalie. Beitr. path. Anat. 69, 563—582 (1921).
— Knochenmark. In: Handbuch der speziellen pathologischen Anatomie und Histologie (Henke-Lubarsch), Bd. I/2, S. 775—1014. Berlin: Springer 1927.
Astaldi, G., E. G. Rondanelli et E. Bernardelli: Recherches cytochimiques sur la moelle osseuse et le sang d'une leucémie à basocytes. Rev. Hémat. 8, 105—118 (1953).
— — — Ricerche istochimiche sul contenuto dei granuli delle mastcellule del midollo osseo umano. Haematologica 38, 967—991 (1954).
— —, and L. Verga: The glycogen content of the cells of lymphatic leukemia. Acta haemat. (Basel) 17, 129—135 (1957).
Auersbach, K., u. J. Villnow: Die bioptische Diagnose der Silikose. Ärztl. Wschr. 12, 489—491 (1957).
Ayres, W. W., and N. M. Starkey: Studies on Charcot-Leyden crystals. Blood 5, 254—266 (1950).
Bacala, J. C., and R. J. Burke: Generalized cytomegalic inclusion disease. Report of a case and review of literature. J. Pediat. 43, 712—719 (1953).
Baccaredda, A.: Reticulohistiocytosis cutanea hyperplastica benigna cum melanodermia. Arch. Derm. Syph. (Berl.) 179, 209—256 (1939).
Badenoch, J.: The use of labelled vitamin B_{12} and gastric biopsy in the investigation of anemia. Proc. roy. Soc. Med. 47, 426—428 (1954).
Baer, R. L., and M. Yanowitz: Skin tests in various infectious and parasitic diseases. A summary in table form. Arch. Derm. Syph. (Chicago) 62, 491—501 (1950).
Baggenstoss, A. H., and E. F. Rosenberg: Visceral lesions associated with chronic infectious (rheumatoid) arthritis. Arch. Path. (Chicago) 35, 503—516 (1943).
Bagolan, P.: Ipotesi etio-patogenetiche e quadri isto-patologici delle cosi'dette linfoadeniti mesenteriche croniche. Policlinico, Sez. chir. 58, 129—144 (1951). Ref. Ber. allg. spez. Path. 12, 101 (1952).
Bakalos, D., et K. Maroutsos: Contribution à l'étude de la ponction ganglionnaire. Sang 18, 280—296 (1947).
Baker, O., and A. I. Braude: A study of stimuli leading to the production of spherules in coccidiodomycosis. J. Lab. clin. Med. 47, 169—181 (1956).
Baker, R. D.: Tissue rections in human blastomycosis. An analysis of tissue from twenty-three cases. Amer. J. Path. 18, 479—489 (1942a).
— Experimental blastomycosis in mice. Amer. J. Path. 18, 463—478 (1942b).
— Histopathology of the mycoses. American registry of pathology 1945.
— Tissue changes in fungous disease. Arch. Path. (Chicago) 44, 459—466 (1947).
— Fungus infections. In W. A. D. Anderson, Pathology, 3. edit., p. 333—350. St. Louis: C. V. Mosby Comp. 1957.
Balbi, E.: Ricerche intorno alla patogenesi dell'urticaria pigmentosa. G. ital. Derm. Sif. 90, 82—100 (1949).
Bamler, H., u. G. v. Schulthess: Die subakute Lymphadenitis nuchalis et cervicalis „Piringer-Kuchinka". Schweiz. med. Wschr. 1955, 1070—1073.
Bang, F.: Le diagnostic histologique de la forme ganglionnaire de toxoplasmose (réticulose médullaire focale). Bull. Ass. franç. Cancer 40, 335—339 (1953).
— Réticulose médullaire focale, son importance pour le diagnostic de la toxoplasmose et de la lymphogranulomatose dans sa forme prolongée. Bull. Ass. franç. Cancer. 44, 60—71 (1957).
Barandun, S., H. J. Huser u. A. Hässig: Klinische Erscheinungsformen des Antikörpermangelsyndroms. Schweiz. med. Wschr. 1958, 78—82.

BARILJAK, R. A.: Die cytologische Diagnose des Skleroms. [Russisch.] Vestn. Otol. i t. d. 11, 53—57 (1949). Ref. Ber. allg. spez. Path. 7, 371 (1950/51).

BARNER, G. R., H. YANNET and R. LIEBERMANN: A clinical study of an institutional outbreak of acute infectious lymphocytosis. Amer. J. med. Sci. 218, 646—654 (1949).

BARNES, J. M.: The enzymes of lymphocytes and polymorphonuclear leucocytes. Brit. J. exp. Path. 21, 264—275 (1940).

BARRETT, A. M.: A method for staining sections of bone marrow. J. Path. Bact. 56, 133—135 (1944).

BARRIE, H. J., and A. BOGOCH: The natural history of the sarcoid granuloma. Amer. J. Path. 29, 451—469 (1953).

BARTEL, J.: Die Infektionswege bei der Fütterungstuberkulose. Wien. klin. Wschr. 1904, 414—416.

— Das Stadium „lymphoider" Latenz im Infektionsgange bei der Tuberkulose. Wien. klin. Wschr. 1913, 485—489.

—, u. R. STEIN: Lymphdrüsenbau und Tuberkulose. Arch. f. Path. 1905, 141—158.

— — Über Lymphdrüsenbefunde bei kongenitaler und postfötaler Lues. Wien. klin. Wschr. 1908, 721—724.

BARTELS, P.: Das Lymphgefäßsystem. Jena: Gustav Fischer 1909.

BARTH, H.: Über die Zellelemente des entzündlichen Exsudats, ihre quantitativen Änderungen im Entzündungsablauf und ihre Herkunft. Inaug.-Diss. Frankfurt a. M. 1958.

BARTHELS, C., u. K. VOIT: Über den mikrochemischen Nachweis von Kerntrümmern als echte Kernsubstanz durch die Nuclealreaktion. Virchows Arch. path. Anat. 281, 499—506 (1931).

BAUER, E.: Über künstlich erzeugte Spießfiguren an Lymphocytenkernen. Beitr. path. Anat. 97, 409—416 (1936).

BAUM, G., u. H. GRASSER: Entstehungsmoglichkeiten der Lymphknotentuberkulose am Hals und in der Axilla. Ärztl. Wschr. 1956, 1067—1069.

BAUMGARTEN, P. v.: Über Tuberkel und Tuberkulose. Berlin: August Hirschfeld 1885.

— Experimentelle und pathologisch-anatomische Untersuchungen über Tuberkulose. Z. klin. Med. 9, 93—151 (1895).

— Über die pathologisch-histologische Wirkung und Wirksamkeit des Tuberkelbazillus. Verh. dtsch. Ges. Path. 4, 2—30 (1902).

BECKER, B.: Beitrag zum klinischen Bild der mesenterialen „abscedierenden reticulocytären Lymphadenitis Masshoff". Chirurg 25, 423—426 (1954).

BECKER, V.: Die Elasticodiairese in Fremdkorperriesenzellen. Virchows Arch. path. Anat. 325, 397—406 (1954).

BEDNÁŘ, B.: Benigní virusová lymfadenitis. Čas. Lék. čes. 91, 560 (1952). Zit. nach VORTEL, JINDRÁK u. VÝMOLA.

BEGEMANN, H.: Klinische und experimentelle Beobachtungen am immunisierten Lymphknoten. Freiburg: H. F. Schulz 1953.

BEHRENS, M., u. M. TAUBERT: Gewinnung einzelner Leukocytenarten des Blutes. I. Mitt. Basophile Leukocyten. Hoppe-Seylers Z. physiol. Chem. 289, 63—66 (1952).

BEIGLBÖCK, W., R. CLOTTEN u. H. HOFF: Über die akute infektiose Lymphocytose. Klin. Wschr. 1952, 269—273.

BEITZKE, H.: Über den Weg der Tuberkelbazillen von der Mund- und Rachenhöhle zu den Lungen, mit besonderer Berucksichtigung der Verhaltnisse beim Kinde. Virchows Arch. path. Anat. 184, 1—55 (1906).

— Untersuchungen über die Infektionswege der Tuberkulose. Virchows Arch. path. Anat. 210, 173—187 (1912).

— Über die Infektionswege der Tuberkulose. Z. Tuberk. 42, 257—265 (1925).

— Über lymphogene Staubverschleppung. Virchows Arch. path. Anat. 254, 625—638 (1925).

— Über den Abbau des verkalkten Drüsenprimärherdes. Verh. dtsch. Ges. Path. 24, 211—212 (1929).

— Über den sog. Status thymicus. Wien. med. Wschr. 1951, 182—185.

— Extrapulmonale tuberkulöse Primärkomplexe. Ergebn. ges. Tuberk.-Forsch. 11, 129—176 (1953 a).

— Sepsis tuberculosa gravissima. Ergebn. Tuberk.-Forsch. 11, 177—199 (1953 b).

— Über die Infektion des Menschen mit Huhnertuberkelbazillen. Ergebn. Tuberk.-Forsch. 11, 201—222 (1953 c).

— Pathologische Anatomie des Tracheobronchialdrüsendurchbruchs. Ergebn. Tuberk.-Forsch. 12, 19—46 (1954).

BELINOFF, S.: Der jetzige Stand der Skleromfrage. Zbl. Hals-, Nas.- u. Ohrenheilk. 26, 193 bis 209 (1936).

BELL, D. W., J. A. G. CARMICHAEL, R. S. WILLIAMS, R. L. HOLMAN and P. D. STEWART: Localized leishmaniasis of lymph nodes. Brit. med. J. 1958 I, 740—743.

BENDA, C.: Venen (bei Syphilis). In: Handbuch der speziellen pathologischen Anatomie von HENKE-LUBARSCH, Bd. 2, S. 866—886. Berlin: Springer 1924.
— Allgemeine pathologische Anatomie der Syphilis. In: Handbuch der Haut- und Geschlechtskrankheiten von JADASSOHN, Bd. 15, S. 225—284. Berlin: Springer 1929.
BENDITT, E. P.: The rôle of the mast cell in the reaction to injury. Amer. J. Path. 30, 615 (1954).
— An enzyme in mast cells with some properties resembling chymotrypsin. Fed. Proc. 15, 507 (1956).
— Morphology, chemistry and function of mast cells. Ann. N.Y. Acad. Sci. 73, 204—211 (1958).
—, and M. ARASE: An enzyme in mast cells with properties like chymotrypsin. J. exp. Med. 110, 451—460 (1959).
— R. L. WONG, M. ARASE and E. ROEPER: 5-hydroxytryptamine in mast cells. Proc. Soc. exp. Biol. (N.Y.) 90, 303—304 (1955).
BENEDEK, T.: Pilzinfektionen. In: Die Infektionskrankheiten des Menschen und ihre Erreger von GRUMBACH-KIKUTH, S. 1441—1484. Stuttgart: Georg Thieme 1958.
BENGTSSON, E.: Herzaffektion bei Toxoplasmosis. Cardiologica (Basel) 17, 289—295 (1950).
BENOIT, M.: Intérêt de la ponction biopsie du ganglion. Sang 26, 587 (1955).
BERBLINGER, W.: Zur Kenntnis der atypischen Tuberkulose. Acta davos. 5, 1—11 (1939).
— Die tuberkulosen Gewebsreaktionen in den Lungen unter Rimifon-Behandlung. Acta davos. 11, 1—12 (1952).
BERENBAUM, M. C.: The antibody content of single cells. J. clin. Path. 11, 543—547 (1958).
BERG, J. W.: Sinus histiocytosis: A fallacious measure of host resistance to cancer. Cancer (Philad.) 9, 935—939 (1956).
BERG, N. O.: A histological study of masked lipids. Acta path. microbiol. scand. Suppl. 90 (1951).
BERGEL, S.: Beitrage zur Biologie der Lymphocyten. Z. exp. Path. Ther. 21, 216—227 (1920).
BERGER, A.: Kasuistische Mitteilungen. Schweiz. med. Wschr. 1947, 555—557.
BERMAN, L.: Malignant lymphomas — their classification and relation to leukemia. Blood 8, 195—210 (1953).
BERNHARD, W., F. HAGUENAU et R. LEPLUS: Coupes ultrafines d'éléments sanguins et de ganglions lymphatiques étudiées au microscope éléctronique. Rev. Hémat. 10, 267—282 (1955).
—, et R. LEPLUS: La méthode des coupes ultrafines et son application à l'étude de l'ultrastructure des cellules sanguines. Schweiz. med. Wschr. 1955, 897—900.
BERTELOTTI, L.: L'urticaria pigmentosa come reticolo-endoteliosi sistemica ad orientamento monomorfo. G. ital. Derm. Sif. 1943, 698—717.
BESSIS, M.: Études sur la cellule réticulaire normale et pathologique. Rev. Hémat. 2, 339 bis 395 (1947).
— Traité de cytologie sanguine. Paris: Masson & Cie. 1954.
— Cytology of the blood and blood-forming organs. New York: Grune & Stratton 1956.
BESWICK, I. P.: The spleen in glandular fever. J. Path. Bact. 70, 407—414 (1955).
BETKE, K.: Die Cytologie des unspezifischen Lymphoms im Kindesalter. Mschr. Kinderheilk. 100, 292—299 (1952a).
— Zur Klinik und Cytodiagnostik chronischer Lymphknotenerkrankungen. Die Viruskratzlymphadenitis (Benigne Inokulationsretikulose). Klin. Wschr. 1952, 583—588 (1952b).
— Diskussionsbemerkung zu PIRINGER-KUCHINKA 1953.
— Persönliche Mitteilung 1955.
— L. BICKHOFF, M. KAMMULLER u. F. HELPENSTEIN: Cytologische Untersuchungen der Lymphknotenreaktion nach Antigen- und Fremdkörperinjektion bei der weißen Maus. Klin. Wschr. 33, 619—621 (1955).
BETTINGER, H.: Über Lymphogranuloma inguinale. Virchows Arch. path. Anat. 303, 346 bis 358 (1939).
BEVERLEY, J. K. A., J. P. CALEY and A. J. N. WARRACK: Lymphadenopathy in toxoplasmosis. J. clin. Path. 11, 119—121 (1958).
BIELING, R.: Resistenz und Immunitat. In: Handbuch der allgemeinen Pathologie, Bd. VII/1, S. 601—673. Berlin-Gottingen-Heidelberg: Springer 1956.
BIGGART, J. H.: Some observations on the eosinophile cell. J. Path. Bact. 35, 799—816 (1932).
BINFORD, CH. H.: Histoplasmosis. Tissue reactions and morphologic variations of the fungus. Amer. J. clin. Path. 25, 25—36 (1955).
BING, J., A. FAGRAEUS and B. THORELL: Studies on nucleic acid metabolism in plasma cells. Acta physiol. scand. 10, 282—294 (1945).
BINKLEY, J. S.: Surgical excision of material for biopsy in lymphomatous diseases. Arch. Surg. (Chicago) 39, 728—740 (1939).

BITTORF, A.: Die Pathologie der Nebennieren und des M. Addisonii. Klinische und anatomische Untersuchungen. Jena: Gustav Fischer 1908.
BJORNEBOE, M., u. H. GORMSEN: Untersuchungen über das Vorkommen von Plasmazellen bei experimenteller Hyperglobulinaemie bei Kaninchen. Klin. Wschr. 1941, 314—316.
— — and FR. LUNDQUIST: Further experimental studies on the rôle of the plasma cells as antibody producers. J. Immunol. 55, 121—129 (1947).
BLACK, M. B., and A. G. BALDI: Eosinophils in the thymus in hyaline membrane disease (respiratory distress syndrome). Pediatrics 24, 205—214 (1959).
BLACK, M. M., S. KERPE and F. D. SPEER: Lymph node structure in patients with cancer of the breast. Amer. J. Path. 29, 505—521 (1953).
— ST. R. OPLER and F. D. SPEER: Microscopic structure of gastric carcinomas and their regional lymph nodes in relation to survival. Surg. Gynec. Obstet. 98, 725—734 (1954).
— — — Survival in breast cancer cases in relation to the structure of the primary tumor and regional lymph nodes. Surg. Gynec. Obstet. 100, 543—551 (1955).
— — — Structural representations of tumor-host relationships in gastric carcinoma. Surg. Gynec. Obstet. 102, 599—603 (1956).
—, and F. D. SPEER: Sinus histiocytosis of lymph nodes in cancer. Surg. Gynec. Obstet. 106, 163—175 (1958a).
— — Antigen-induced changes in lymph node metallophilia. Arch. Path. (Chicago) 66, 754—760 (1958b).
— — Lymph node reactivity. I. Non-cancer patients. Blood 14, 759—769 (1959a).
— — Lymph node reactivity. II. Fetal lymph nodes. Blood 14, 848—855 (1959b).
— — Lymph node structure and metallophilia in tumor-bearing mice. Arch. Path. (Chicago) 67, 58—67 (1959c).
— — and ST. R. OPLER: Structural representations of tumor-host relationships in mammary carcinoma. Biologic and prognostic significance. Amer. J. clin. Path. 26, 250—265 (1956).
BLOOM, G., U. FRIBERG and B. LARSSON: Some observations on the fine structure of mast cell tumours (mastocytoma). Nord. Vet.-Med. 8, 43—55 (1956).
— — — and B. ÅBERG: Morphology of tissue mast-cells in dog mastocytoma and clinical chemistry of these tumours. Acta path. microbiol. scand. 37, 163—166 (1955).
BLOOM, W.: The origin and nature of the monocyte. Folia haemat. (Lpz.) 37, 1—62 (1928a).
— The relationships between lymphocytes, monocytes and plasma cells. Folia haemat. (Lpz.) 37, 63—69 (1928b).
BLUEFARB, L. M., and J. R. WEBSTER: Lipomelanotic reticulosis. Arch. Derm. Syph. (Chicago) 61, 830—841 (1950).
BOBROWA, A. S.: Über die pathologische Anatomie und Histologie der menschlichen Tularämie. Arch. Pat. (Moskau) 11, 61—68 (1949). Ref. Ber. allg. spez. Path. 7, 282 (1950/51).
BOCKUS, H. L.: Chronic stenosing regional enteritis and enterocolitis. In: Gastroenterology, vol. II, p. 158—196. Philadelphia and London: W. B. Saunders Company 1949.
BODART, F.: Über Lymphknotenschwellungen nach Mesantoin-Medikation und deren cytologisches Bild. Wien. Z. inn. Med. 34, 375—379 (1953).
BÖHNING, F.: Beziehungen zwischen Menschen- und Rindertuberkulose. Stuttgart: Georg Thieme 1956.
BOHNET, E.: Haemochromatose, Lebercirrhose und Lebernekrosen. Inaug.-Diss. Tübingen 1934.
BOND, U. P., T. M. FLIEDNER, E. P. CRONKITE, J. R. RUBINI, G. BRECHER and P. K. SCHORK: Proliferative potentials of bone marrow and blood cells studied by in vitro uptake. Acta haemat. (Basel) 21, 1—15 (1959).
BOSEILA, A.-W. A.: Den moderne opfattelse af den basofile leukocyt. Nord. Med. 59, 557—559 (1958).
— The normal count of basophil leucocytes in human blood. Acta med. scand. 163, 525—529 (1959).
—, and H. UHRBRAND: Basophil-eosinophil relationship in human blood. Studies on the effect of corticotrophin (ACTH). Acta endocr. (Kbh.) 28, 49—53 (1958).
BRACK, E.: Über Bindegewebsmastzellen im menschlichen Organismus. Folia haemat. (Lpz.) 31, 202—215 (1925).
BRANDIS, H.: Persönliche Mitteilung 1956.
BRANDT, M.: Zur pathologischen Anatomie der Meningoencephalitis cryptococcica. Zbl. allg. Path. path. Anat. 99, 113—120 (1959).
BRASS, K.: Zur Cytologie und Funktion der Plasma- und Plasmocytomzellen. Frankfurt. Z. Path. 57, 481—491 (1943).
— Zur histologischen Diagnostik der Pilzerkrankungen. Schweiz. med. Wschr. 1954, 1273 bis 1275.
— Fortschritte in der histologischen Diagnostik der Pilzerkrankungen. Verh. dtsch. Ges. Path. 38, 260—269 (1955).

BRAUN-FALCO, O.: Morphologische und pharmakologische Untersuchungen zur Frage der Histaminabgabe durch Mastzellen. Arch. Derm. Syph. (Berl.) 199, 197—211 (1955).
—, and K. SALFELD: Leucine aminopeptidase activity in mast cells. Nature (Lond.) 182, 51—52 (1958).
BRAUNSTEIN, H., D. G. FREIMAN and E. A. GALL: Histochemical study of distribution of enzymatic activity in malignant lymphoma (Abstr.). Amer. J. Path. 33, 603—604 (1957).
— — — A histochemical study of the enzymatic activity of lymph nodes. I. The normal and hyperplastic lymph node. Cancer (Philad.) 11, 829—837 (1958).
BRAUNSTEINER, H.: Elektronenmikroskopische Befunde an Zellen. Internat. Symposion über klinische Cytodiagnostik, S. 1—10. Stuttgart: Georg Thieme 1958.
— Mastzellen und basophile Leukocyten. In: Physiologie und Physiopathologie der weißen Blutzellen, S. 49—66. Stuttgart: Georg Thieme 1959 (a).
— Die Plasmazellen. In: Physiologie und Physiopathologie der weißen Blutzellen, S. 284 bis 300. Stuttgart: Georg Thieme 1959 (b).
— K. FELLINGER u. F. PAKESCH: Elektronenmikroskopische Untersuchung der Plasmazellen im lymphoreticulären Gewebe. Dtsch. Arch. klin. Med. 200, 657—663 (1953).
— — — Electron microscopic investigations on sections from lymph nodes and bone marrow in malignant blood disease. Blood 12, 278—294 (1957).
— R. HOFER, N. THUMB u. H. VETTER: Untersuchungen uber die basophilen Leukocyten bei Schilddrüsenkrankheiten. Klin. Wschr. 1959, 250—252.
— E. MITSOTAKIS u. N. THUMB: Über die Wirkung von Diaminodecan auf Mastzellen und basophile Leukocyten. Blut 3, 255—261 (1957).
— J. PAERTAN and N. THUMB: Studies on lymphocytic function. Blood 13, 417—426 (1958).
—, u. F. PAKESCH: Elektronenmikroskopische Untersuchungen der Granula menschlicher Leukozyten. Acta haemat. (Basel) 17, 136—142 (1957).
—, u. S. SAILER: Über Veranderungen der Lymphozytengröße bei primar chronischer Polyarthritis und ihre Beeinflussung durch Cortison. Wien. Z. inn. Med. 40, 1—6 (1959 a).
— — Über Veränderungen der Lymphozytengroße durch Nikotinsäure. Wien. Z. inn. Med. 40, 6—10 (1959 b).
—, u. N. THUMB: Über quantitative Veranderungen der basophilen Leukocyten und ihre Stoffwechselbedeutung. Wien. Z. inn. Med. 39, 285—288 (1958 a).
— — Quantitative Veränderungen der Blutbasophilen und ihre klinische Bedeutung. Acta haemat. (Basel) 20, 339—349 (1958 b).
BREMY, P.: Die Gewebsmastzellen im menschlichen Knochenmark. Stuttgart: Georg Thieme 1950.
BRESLAU, A. M.: Comparative histochemical studies on coccidioides immitis and haplosporangium parvum. J. Histochem. Cytochem. 3, 141—147 (1955).
BRIEGER, E. M., and E. M. CRAWFORD: The fine structure of the lepra cell. Trans. roy. Soc. trop. Med. Hyg. 53, 346—348 (1959).
BRIELLMANN, A.: Über Plasmazellenbefunde in Lymphknoten bei Lebercirrhose und die Bedeutung der Russellschen Korperchen. Schweiz. Z. Path. 18, 335—353 (1955).
BRISTOL, L. D.: The relation of the lymphocyte to cancer. J. Amer. med. Ass. 72, 1048—1050 (1919).
BROCK, J.: Die akute Ilicaldrusenentzündung im Kindesalter. Dtsch. med. Wschr. 1948, 439—442.
BROWN, R., D. WEINTROUB, M. W. SIMPSON, F. W. SIMSON, M. A. F. HELM, J. W. BOWEN, F. A. BRANDT and C. BERMAN: Sporotrichosis infection on mines of the Witwatersrand, Johannesburg. Publ. by The Transvaal Chamber of Mines 1947. Zit. nach NORDÉN 1951.
Brucellosis: Symposium under joint auspices of National Institutes of Health of Public Health Service, Federal Security Agency, United States Department of Agriculture, National Research Council, Washington, D. C. American Association for the Advancement of Science, 1950. Zit. nach PEERY 1958.
BRÜCHER, H.: Die hamatologische Darstellung des reticularen Gewebsverbandes bei Reticulosen. Acta haemat. (Basel) 18, 148—155 (1957).
BRUGGER, H.: Über die Tuberkulose der peripheren Lymphknoten und ihre Behandlung. Med. Welt 1951 a, 657—660.
— Die Lymphknotentuberkulose und ihre operative Behandlung. Acta davos. 10, 1—2 (1951 b).
— Die Chemotherapie der Tuberkulose peripherer Lymphknoten. Ergebn. Tuberk.-Forsch. 13, 411—436 (1956).
BRUNCK, H. J.: Über eine Erkrankungsserie von Pneumatosis cystoides intestini bei Säuglingen. Frankfurt. Z. Path. 69, 492—512 (1959).

BRUNS, G.: Generalisierte Torulose (mit Befall der Dura mater). Zbl. allg. Path. path. Anat 87, 360—364 (1951).

BUCHALY, J.: Diskussionsbemerkung. Verh. dtsch. Ges. Path. 37, 158 (1954).

BUDAY, K.: Über einen ungewöhnlichen Fall von Syphilis. Virchows Arch. path. Anat. 141 514—525 (1895).

BÜCHNER, F.: Allgemeine Pathologie. Pathologie als Biologie und als Beitrag zur Lehre vom Menschen, 3. Aufl. München u. Berlin: Urban & Schwarzenberg 1959.

BÜNGELER, W.: Über die brasilianische Blastomykose und den histologischen Nachweis der Paracoccidioides brasiliensis. Virchows Arch. path. Anat. 309, 76—86 (1942a).

— Die pathologische Anatomie der Lepra. Zur Frage der angeborenen Lepra. Virchows Arch. path. Anat. 308, 210—236 (1942b).

— Die pathologische Anatomie der Lepra. II. Die pathologische Histologie der Lepra. Ein neues Einteilungsprinzip der verschiedenen Lepraformen auf der Grundlage des histologischen Befundes und der Immunitatsreaktionen. Virchows Arch. path. Anat. 310, 493—565 (1943a).

— Die pathologische Anatomie der Lepra. III. Über pathologisch anatomische Befunde bei der tuberkuloiden Lepra und beim uncharakteristischen Infiltrat (u. I.). Virchows Arch. path. Anat. 310, 566—581 (1943b).

— Geschwülste und regulierte abhängige Wachstumsstorungen (Hyperplasien) im Rahmen der Cellular- und Relationspathologie. Z. Krebsforsch. 58, 72—102 (1951).

—, u. J. M. FERNÁNDEZ: Untersuchungen über den klinischen Verlauf und die histologischen Veränderungen allergischer Reaktionen bei der Lepra. I. Klinische und histologische Untersuchungen über die Leprolinreaktion nach MITSUDA. Virchows Arch. path. Anat. 305, 236—260 (1940).

BUHLER, V. B., and A. POLLACK: Human infection with atypical acid-fast organisms. Report of two cases with pathologic findings. Amer. J. clin. Path. 23, 363—374 (1953).

BULLOCH u. SCHMORL: Über Lymphdrüsenerkrankungen bei epidemischer Diphtherie. Beitr. path. Anat. 16, 247—255 (1894).

BUNTING, C. H. (1932): Zit. bei KELSALL u. CRABB 1959.

— The giant-cells of measles. Yale J. Biol. Med. 22, 513—519 (1950).

BURGSTEDT, H. J.: Zur Pathogenese und Ätiologie der akuten infektiosen Lymphocytose. Klin. Wschr. 1955, 401—407.

BURKHARDT, L.: Die konstitutionelle Disposition zur Tuberkulose und die Frage ihrer morphologischen Differenzierung. Munch. med. Wschr. 1951, 717—724, 773—778.

BURKL, W.: Über Mastzellen und ihre Aufgaben. Wien. klin. Wschr. 1952, 411—415.

BURNET, M.: The clonal selection theory of acquired immunity. Cambridge: Cambridge University Press 1959.

BUSANNY-CASPARI, W.: Fibrin und Fibrinoid. Acta histochem. (Jena) 4, 304—313 (1957).

BUSCHKE, A.: Über eine durch Coccidien hervorgerufene Krankheit des Menschen. Dtsch. med. Wschr. 1895, Ver.-Beilage S. 14.

—, u. A. JOSEPHS: Blastomykose (Ascomykose). In: Handbuch der Haut- und Geschlechtskrankheiten von JADASSOHN, Bd. 11, S. 825—925. Berlin: Springer 1928.

BUSSE, O.: Über parasitäre Zelleinschlüsse und ihre Züchtung. Dtsch. med. Wschr. 1894a, Ver.-Beilage S. 14.

— Über parasitäre Zelleinschlüsse und ihre Zuchtung. Zbl. Bakt., Abt. I Orig. 16, 175—180 (1894b).

— Über Saccharomycosis hominis. Virchows Arch. path. Anat. 140, 23—46 (1895).

— Experimentelle Untersuchungen über Saccharomycosis. Virchows Arch. path. Anat. 144, 360—372 (1896).

BUTZENGEIGER, K. H.: Die Panmyelophthise und verwandte Zustände der Knochenmarksinsuffizienz. Ergebn. inn. Med. Kinderheilk., N.F. 4, 257—367 (1953).

BYERS, S. O., S. MIST-ST. GEORGE and M. FRIEDMAN: Hepatic reticulo-endothelial cells as participants in the normal disposition of exogenous cholesterol in the rat. In: Physiopathology of the Reticulo-endothelial System (HALPERN, BENACERRAF and DELAFRESNAYE), S. 128—146. Springfield: Ch. C. Thomas 1957.

CARERE-COMES, O.: Über die menschlichen bluthaltigen Lymphknoten. Folia haemat. (Lpz.) 59, 407—433 (1938).

CARLSSON, B., and L. GYLLENSTEN: Plasma cells in the growing lymphatic system of young guinea pigs. A quantitative investigation. Acta path. microbiol. 43, 365—372 (1958).

CARREL, A.: Leukocytic trephones. J. Amer. med. Ass. 82, 255—258 (1924).

CARTER, B. N., and J. SMITH: Tuberculous lymphadenitis. J. Amer. med. Ass. 105, 1839—1842 (1935).

CARVER, R. K., and M. GOLDMAN: Staining toxoplasma Gondii with fluorescein-labelled antibody. III. The reaction in frozen and paraffin sections. Amer. J. clin. Path. 32, 159—164 (1959).

CASEY, A. E.: Basophilia as an index of resistance. Proc. Soc. exp. Biol. (N.Y.) 26, 670—672 (1929a).
— Ante mortem basopenia as an index of resistance. Proc. Soc. exp. Biol. (N.Y.) 27, 135—138 (1929b).
CASTLEMAN, B., u. Mitarb. (1956): Personliche Mitteilung an HARDY 1956.
CASTRÉN, H. (1919): Zit. nach WALLGREN 1951.
— Studien über die Struktur der Fibroblasten, Epithelioidzellen und Riesenzellen des tuberkulosen Gewebes beim Menschen. Arb. path. Inst. Helsingfors (Jena), N.F. 3, 191—274 (1925).
CAUCCI, M.: Adenite mesenterica ileo-colica ed appendicite. Ann. ital. Chir. 29, 483—517 (1952). Ref. Ber. allg. spez. Path. 21, 40—41 (1954).
CAWLEY, E. P., and A. C. CURTIS: Histoplasmosis and lymphoblastoma. Are these diseases related? J. invest. Derm. 11, 443—453 (1948).
— C. E. WHEELER, J. F. A. McMANUS and A. J. FRENCH: Use of Ritter and Oleson staining method for demonstration of fungi in paraffin sections. Arch. Path. (Chicago) 58, 94—97 (1954).
CAZAL, P.: Mastocytes, mastocytoses, histamine et héparine. Montpellier méd. 21/22, 152—155 (1942).
— Aplasies médullaires et mastocytose. Paris 1954.
— La mastocytose ganglionnaire. Sang 26, 585—587 (1955a).
— Mastocytose médullaire et aplasie. Rev. belge Path. 24, 107—111 (1955b).
CEELEN, W.: Zur Pathologie des Lymphogranuloma inguinale. Med. Klin. 1937, 1295—1299.
CHAPTAL, J., P. CAZAL, R. JEAN, CL. CAMPO, R. LOUBATIÈRE, H. BONNET, P. BARJON et M. RIBSTEIN: Les réticulites diffuses infectieuses d'origine virale: 18 cas observés chez le nourrisson et l'enfant. Arch. franç. Pédiat. 10, 635—637 (1953a).
— Les réticulites diffuses infectieuses d'origine virale: Nouveaux aspects de la pathologie réticulo-histiocytaire. 18 cas observés chez l'enfant. Sang 24, 712—747 (1953b).
CHASE, M. W.: The cellular transfer of cutaneous hypersensitivity to tuberculin. Proc. Soc. exp. Biol. (N.Y.) 59, 134—135 (1945).
CHASSIGNEUX, J., G. MATHÉ et J. BERNARD: Les cellules pyroninophiles ou hyperbasophiles de l'adénogramme. Sang 26, 585—587 (1955).
CHAUSSINAND, R., et M. VIETTE: Étude de la coloration des bacilles acido-alcoolo-résistants par le noir soudan. Ann. Inst. Pasteur 89, 280—289 (1955).
CHEMNITZ, H., u. E. KIRSCH: Beitrag zur Serologie und Pathologie der Kala-Azar. Z. ges. inn. Med. 3, 336—343 (1948).
CHESNER, CH.: Chronic pulmonary granulomatosis in residents of a community near a beryllium plant: Three autopsied cases. Ann. intern. Med. 32, 1028—1048 (1950).
CHEVALLIER, P.: Rapport pour servir à la discussion sur la nomenclature des cellules du sang. Sang 20, 330—348 (1949).
—, et J. BERNARD: Les adénopathies inguinales. I. Mitt. Rev. Médecine 47, 490—541 (1930).
— — Les adénopathies inguinales. Paris: Alcan 1932.
—, et G. BILSKI-PASQUIER: L'adénogramme normale. Sang 16, 475—477 (1945).
CHIARI, H.: Zur Pathologie und Histologie der generalisierten Torulose (Blastomykose). Arch. Derm. Syph. (Berl.) 162, 422—441 (1930).
— Über Tularämie. Wien. med. Wschr. 1937, 1015—1019.
— Über das feingewebliche Bild der bei Mesantoinbehandlung zu beobachtenden Lymphknotenschwellung. Wien. klin. Wschr. 1951, 77—81.
CHICK, E. W., H. J. PETERS, J. F. DENTON u. W. D. BORING: Die nordamerikanische Blastomykose. Ergebn. allg. Path. path. Anat. 40, 34—98 (1960).
CHUNG, H. L.: Localized leishmaniasis of the lymph glands. Chin. med. J. 61, 19—25 (1942). Zit. nach CHUNG 1953.
— A résumé of kala-azar work in China. Chin. med. J. 71, 421—464 (1953).
CHURG, J.: Persönliche Mitteilung 1957.
—, and L. STRAUSS: Allergic granulomatosis, allergic angiitis, and periarteritis nodosa. Amer. J. Path. 27, 277—302 (1951).
CLÉMENÇON, G.: Azurgranulierte Lymphozyten und ihre Beziehung zur Hepatitis epidemica. Dtsch. med. Wschr. 1959, 38—42.
—, u. I. KIEBSCH: Beitrag zur Klinik der Mononucleosis infectiosa. Dtsch. med. Wschr. 1958, 257—263.
COCHRAN, S.: The superficial lymph-nodes as a source of leishmania for the diagnosis of kala-azar; with some observations of kala-azar in China. J. Lond. School trop. Med. 2, 179 to 195 (1913).
COCHRANE, R. G.: Leprosy in theory and practice. Bristol: John Wright & Sons 1959.
CODE, CH. F., and R. G. MITCHELL: The number of eosinophils and the concentration of histamine in blood. Abstr. 19. Int. Physiol. Congr. 1953, p. 274.
— — Histaminocytes of the blood — eosinophils and basophils. J. clin. Invest. 33, 924 (1954).

COLE, A. C. E.: Kala-azar in East Africa. Trans. roy. Soc. trop. Med. Hyg. **37**, 409—435 (1943/44).

COLLINS, V. P., A. GELLHORN and J. R. TRIMBLE: The conciderence of cryptococcosis and disease of the reticulo-endothelial and lymphatic systems. Cancer (Philad.) **4**, 883—889 (1951).

COMBES, F. C., and S. M. BLUEFARB: Giant follicular lymphadenopathy. Arch. Derm. Syph. (Chicago) **44**, 409—419 (1941).

Committee for clarification of the nomenclature of cells and diseases of the blood and blood-forming organs: First Report. Amer. J. clin. Path. **18**, 443—450 (1948).

COMPTON, A. S.: Connective tissue mast cell. Amer. J. Anat. **91**, 301—326 (1952).

CONANT, N. F., and A. HOWELL: The similarity of the fungi causing South American blastomycosis (paracoccidioidal granuloma) and North American blastomycosis (Gilchrist's disease). J. invest. Derm. **5**, 353—370 (1942).

CONWAY, E. A.: Cyclic changes in lymphatic nodules. Anat. Rec. **69**, 487—513 (1937).

— Reaction of lymphatic tissue in early stages of bacterium-monocytogenes infection. Arch. Path. (Chicago) **25**, 200—227 (1938).

— Reaction of lymphatic tissue of rabbits to repeated injections of bacterium monocytogenes. J. infect. Dis. **64**, 217—240 (1939).

COONS, A. H., E. H. LEDUC and J. M. CONNOLLY: Studies on antibody production. I. A method for the histochemical demonstration of specific antibody and its application to a study of the hyperimmune rabbit. J. exp. Med. **102**, 49—60 (1955).

CORBETT, E. U.: The visceral lesions in measles. Amer. J. Path. **21**, 905—920 (1945).

CORONINI, C.: Über mikroskopische Unterscheidungsmöglichkeiten zwischen tuberkulöser und luischer Nekrose. Virchows Arch. path. Anat. **274**, 560—576 (1930).

COWDRY, E. V.: The vital staining of mitochondria with janusgreen and diethylsafranin in human blood cells. Int. Mschr. Anat. Physiol. **31**, 267—286 (1915).

— Cytological studies on globi in leprosy. Amer. J. Path. **16**, 103—136 (1940).

COX, L. B., and J. C. TOLHURST: Human torulosis. A clinical, pathological, and microbiological study, with a report of thirteen cases. Melbourne: Melbourne University Press 1946.

CRAIG, J. M.: The histology of antigenically stimulated lymph nodes in rabbits given ACTH or Cortisone. Amer. J. Path. **28**, 629—652 (1952).

CRAMER, W., and W. L. SIMPSON: Mast cells in experimental skin carcinogenesis. Cancer Res. **4**, 601—616 (1944).

CREMER, J.: Vergleichende Untersuchungen zum Feltyschen Syndrom. Dtsch. Arch. klin. Med. **187**, 269—280 (1941).

CRISPELL, K. R., W. PARSON, J. HAMLIN and G. HOLLIFIELD: Addison's disease associated with histoplasmosis. Report of 4 cases and review of the literature. Amer. J. Med. **20**, 23—29 (1956).

CROHN, B. B.: Regional ileitis. New York: Grune & Stratton 1949.

— L. GINZBURG and G. D. OPPENHEIMER: Regional ileitis. A pathologic and clinical entity. J. Amer. med. Ass. **99**, 1323—1329 (1932).

—, and H. D. JANOWITZ: Reflections on regional ileitis, twenty years later. J. Amer. med. Ass. **156**, 1221—1225 (1954).

CROSS, J. B.: A cytologic study of toxoplasma with special reference to its effect on the host's cell. J. infect. Dis. **80**, 278—296 (1947).

CROW, J. B., D. M. TORMEY, W. J. REDNER jr. and B. H. SULLIVAN jr.: Caseation necrosis in human brucellosis. Report of a case. Amer. Rev. Tuberc. **67**, 859—868 (1953).

CUMMER, C. L.: The lymphadenitis of tertiary syphilis with survey of literature and report of three cases. Amer. J. Syph. **12**, 13—40 (1928).

CUNNING, D. S., and DU PONT GUERRY III: Scleroma. Arch. Otolaryng. (Chicago) **36**, 662 bis 678 (1942).

CUNNINGHAM, J. A.: Characteristics of stellate inclusions in giant cells and the associated tissue reactions. Amer. J. Path. **27**, 761—782 (1951).

CUNNINGHAM, R. S., F. R. SABIN and C. A. DOAN: The development of leucocytes, lymphocytes, and monocytes from a specific stem-cell in adult tissues. Publ. Carnegie Inst. **361**, 227—276 (1925).

CURRY, F. J., and J. A. WIER: Histoplasmosis. A review of one hundred consecutively hospitalized patients. Amer. Rev. Tuberc. **77**, 749—763 (1958).

CURTIS, A. C., H. C. BLAYLOCK and E. R. HARRELL jr.: Malignant lesions associated with dermatomyositis. J. Amer. med. Ass. **150**, 844—846 (1952).

—, and E. P. CAWLEY: Histoplasmosis. In: Medical mycology, edit. by R. D. G. PH. SIMONS, p. 316—326. Amsterdam-Houston-New York-London: Elsevier Publ. Company 1954.

—, and J. N. GREKIN: Histoplasmosis. A review of the cutaneous and adjacent mucous membrane manifestations with a report of three cases. J. Amer. med. Ass. **134**, 1217—1224 (1947).

CURTIS, G. H.: Cutaneous hypersensitivity due to beryllium. A study of thirteen cases. Arch. Derm. Syph. (Chicago) 64, 470—482 (1951).

CUSTER, R. P.: Über den Ursprung der Knochenmarksriesenzellen bei extramedullarer Knochenmarkbildung. Virchows Arch. path. Anat. 288, 212—222 (1933).

— Certain lesions of lymph nodes. Army Medical Museum. Army Institute of Pathology. Washington 1943.

—, and E. B. SMITH: The pathology of infectious mononucleosis. Blood 3, 830—857 (1948).

CUTTINO, J. T., and A. M. McCABE: Pure granulomatous nocardiosis: A new fungus disease distinguished by intracellular parasitism. A description of a new disease in man due to a hitherto undescribed organism, Nocardia intracellularis, n. sp., including a study of the biologic and pathogenic properties of this species. Amer. J. Path. 25, 1—48 (1949).

DABELOW, A.: Neue Ergebnisse uber das Gefäßsystem des Lymphknotens und andrer lymphatischer Organe. Verh. Anat. Ges. 1936, in Erg.-Bd. zu Anat. Anz. 81, 187—206 (1936).

— Die Blutgefäßversorgung der lymphatischen Organe. Verh. Anat. Ges. 1938, in Erg.-Bd. zu Anat. Anz. 87, 179—223 (1938/39).

DAMESHEK, W., and E. MILLER: The megakaryocytes in idiopathic thrombocytopenic purpura, a form of hypersplenism. Blood 1, 27—53 (1946).

DANBOLT, N.: On Kveim's reaction in Boeck's Sarcoid. Acta med. scand. 114, 143—160 (1943).

DANIELS, A. C.: A method of biopsy useful in diagnosing certain intrathoracic diseases. Dis. Chest 16, 360—367 (1949).

DANIELS, W. B., and F. G. McMURRAY: Cat scratch disease; nonbacterial regional lymphadenitis: a report of 60 cases. Ann. intern. Med. 37, 697—713 (1952).

— — Cat scratch disease. Report of 160 cases. J. Amer. med. Ass. 154, 1247—1259 (1954).

DARLING, S. T.: A protozoòn general infection producing pseudotubercles in the lungs and focal necroses in the liver, spleen and lymphnodes. J. Amer. med. Ass. 46, 1283—1285 (1906).

DARLINGTON, C. D., and L. F. LA COUR: The handling of chromosomes. London: George Allen and Unwin Ltd. 1947.

DATTA, N., B. THORELL and L. ÅCKERMAN: Cytoplasmic nucleotides in the megakaryocytes. Acta haemat. (Basel) 14, 176—181 (1955).

D'AUNOY, R., and E. VON HAM: Venereal lymphogranuloma. Arch. Path. (Chicago) 27, 1032—1082 (1939).

DEARING, R.: Diagnosis of malignant involvement of lymph nodes by smear technique. J. Obstet. (Altrincham) 59, 385—387 (1952).

DEBRÉ, R., et J. C. JOB: La maladie des griffes de chat. Acta paediat. (Uppsala) 43, Suppl. 96, 1—86 (1954).

— M. LAMY, M.-L. JAMMET, L. COSTIL et P. MOZZICONA: La maladie des griffes de chat. Bull. Soc. méd. Hôp. Paris, IV. s. 66, 76—79 (1950).

DEICHER, H.: Über die Erzeugung heterospezifischer Hamagglutinine durch Injektion artfremden Serums. Z. Hyg. Infekt.-Kr. 106, 561—579 (1926).

DELAUNAY, A., J. LEBRUN et M. DELAUNAY: Lésions et réactions du tissu lymphoide. I. Le tissu lymphoide chez l'animal immunisé. Ann. Inst. Pasteur 76, 87—102 (1949).

DELIKATOVÁ, A.: Infectious mononucleosis and the differential Paul Bunnell test. Recent advances in clinical pathology, p. 300—303. London: J. & A. Churchill 1947.

DELONG, V. L.: Über das Wesen der asteroiden Inklusionen. Acta histochem. (Jena) 2, 81—87 (1955).

DEMPSEY, E. W.: Personliche Mitteilung an HAMILTON 1958.

—, and M. SINGER: Observations on the chemical cytology of the thyreoid gland at different functional stages. Endocrinology 38, 270—295 (1946).

DENZ, F. A.: Age changes in lymph nodes. J. Path. (Chicago) 59, 575—591 (1947).

— The histochemical detection of beryllium. Quart. J. micr. Sci. 90, 317—321 (1949).

DÉROBERT, L.: L'éosinophilie générale et locale. Paris: Baillière & Fils 1942.

DEWAR, W. A., and J. A. MILNE: Bullous urticaria pigmentosa. Summary of literature and report of two cases. Arch. Derm. Syph. (Chicago) 71, 717—721 (1955).

DHOM, G.: Lipomelanotische Retikulose. Verh. dtsch. Ges. Path. 38, 204—210 (1955).

DI BIASI, W.: Lymphknotenuntersuchungen nach DANIELS. Zbl. allg. Path. path. Anat. 98, 207 (1958).

DIDERHOLM, H., and K. E. FICHTELIUS: An autoradiographic study of the difference between thymus and lymph node lymphocytes shown by transfusion of labelled cells. Acta haemat. (Basel) 22, 112—117 (1959).

DIECK, C., u. G. MAKELT: Beitrag zur Klinik und Haematologie der infektiosen Mononucleose. Ärztl. Forsch. 6, 487—492 (1952).

Dietrich, A.: Über postleukämische Lymphogranulomatose. Folia haemat. (Lpz.) 13, 43—53 (1912).
— Allgemeine Pathologie und pathologische Anatomie. 3. u. 4. Aufl. Leipzig: S. Hirzel 1937.
Dixon, K. C.: Protein and nucleic acid in caseous necrosis. Amer. Rev. Tuberc. 77,106—119 (1958).
Doan, A., and H. L. Reinhard: The basophil granulocyte, basophilocytosis and myeloid leukemia, basophil and „mixed granule types"; an experimental, clinical and pathological study with the report of an new syndrome. Amer. J. clin. Path. 11, 1—38 (1941).
Dobson, R. L., J. C. Weaver and L. Lewis: Beryllium granulomatosis complicated by tuberculosis: Report of a case treated with ACTH. Ann. intern. Med. 38, 312—325 (1953).
Doerr, W.: Über Entzundung und Degeneration. Dtsch. med. Wschr. 1957, 685—691.
Domagk, G.: Beobachtungen über die Beeinflußbarkeit tuberkulöser Infektionen im Experiment und beim Menschen durch neue chemische Verbindungen. Verh. dtsch. Ges. Path. 32, 213—237 (1950).
Donat, R.: Zur Kenntnis typischer und atypischer Lymphknotenveränderungen beim Typhus abdominalis. Zbl. allg. Path. path. Anat. 89, 347—354 (1952/53).
Dontenwill, W.: Über schwerste Paraproteinämie mit Paramyloidose. Dtsch. Arch. klin. Med. 200, 346—357 (1952).
—, u. H. Ranz: Experimentelle Untersuchungen zur Funktion der Plasmazellen. Klin. Wschr. 1957, 691—692.
Downey, H.: The structure and origin of the lymph sinuses of mammalian lymph nodes and their relations to endothelium and reticulum. Haematologica 3, 431—468 (1922).
— The development of histiocytes and macrophages from lymphocytes. J. Lab. clin. Med. 45, 499—507 (1955).
—, and C. A. Mc Kinlay: Acute lymphadenosis compared with acute lymphatic leukemia. Arch. intern. Med. 32, 82—112 (1923).
—, and M. Nordland: Hematologic and histologic study of a case of myeloid megakaryocytic hepato-splenomegaly. Folia haemat. (Lpz.) 62, 1—39 (1939).
—, and J. Stasney: Infectious mononucleosis. J. Amer. med. Ass. 105, 764—768 (1935).
—, u. F. Weidenreich: Über die Bildung der Lymphocyten in Lymphdrüsen und Milz. Arch. mikrosk. Anat. 80, 306—396 (1912).
Dreyfus, B.: Cytologie du ganglion normal. Paris, Thèse 1940.
Dubois, A., et R. Vanbreuseghem: L'histoplasmose africaine. Bull. Acad. roy. Méd. Belg., Ser. VI 17, 551—565 (1952).
Dubois, E. L.: Systemic lupus erythematosus: Recent advances in its diagnosis and treatment. Ann. intern. Med. 45, 163—184 (1956).
Dubois-Ferrière, H.: La fonction des plasmocytes. Schweiz. med. Wschr. 1943, 1346—1352.
— Abdrücke von Lymph-Drüsen in Blutkrankheiten. IV. Congr. Europ. Haematol. Ges. Amsterdam 1953.
— Diskussionsbemerkung zu Bernhard u. Leplus 1955.
Dubreuil, G., et M. Favre: Cellules plasmatiques. Plasmazellen à granulations spécifiques. Cellules à corps de Russell. Arch. Anat. micr. Morph. exp. 17, 302—360 (1921).
Dünner, L.: Erythema nodosum und doppelseitige Hilusschwellung. Med. Klin. 1957, 449 bis 451.
Dürck, H.: Beiträge zur pathologischen Anatomie der Pest. Beitr. path. Anat. Suppl. 6, 1—85 (1904).
Durand, M. M., J. Nicolas et M. Favre: Lymphogranulomatose inguinale subaigue d'origine génitale probable, peut-être vénérienne. Bull. Soc. méd. Hôp. Paris 35, 274—288 (1913).
Dutra, F. R.: The pneumonitis and granulomatosis peculiar to beryllium workers. Amer. J. Path. 24, 1137—1165 (1948).
— Beryllium granulomas of the skin. Arch. Derm. Syph. (Chicago) 60, 1140—1147 (1949).
— J. Cholak and D. M. Hubbard: The value of beryllium determinations in the diagnosis of berylliosis. Amer. J. clin. Path. 19, 229—234 (1949).
Ebert, R. H., A. G. Sanders and H. W. Florey: Observations on lymphocytes in chambers in the rabbit's ear. Brit. J. exp. Path. 21, 212—218 (1940).
Eck, H.: Über die morphologische Diagnose der Masern und die Deutung der Riesenzellbefunde. Frankfurt. Z. Path. 58, 147—155 (1944).
Ehrich, W. E.: Studies of lymphatic tissue. II. The first appearance of the secondary nodules in the embryology of the lymphatic tissue. Amer. J. Anat. 43, 385—400 (1929).
— Studien über das lymphatische Gewebe mit besonderer Berücksichtigung der Lymphopoese und der Histogenese der Sekundärknötchen, ihres Schicksals und ihrer Bedeutung. V. Mitt. Beitr. path. Anat. 86, 287—368 (1931).
— Die Leukocyten und ihre Entstehung. Ergebn. allg. Path. path. Anat. 29, 1—144 (1934).

EHRICH, W. E.: The rôle of the lymphocyte in the circulation of the lymph. Ann. N.Y. Acad. Sci. 46, 823—857 (1946).
— Die zellulären Bildungsstätten der Antikorper. Klin. Wschr. 1955, 315—322.
— Die Entzundung. In: Handbuch der allgemeinen Pathologie, Bd. VII/1, S. 1—324. Berlin-Gottingen-Heidelberg: Springer 1956.
— D. L. DRABKIN and C. FORMAN: Nucleic acids and the production of antibody by plasma cells. J. exp. Med. 90, 157—168 (1949).
—, and T. N. HARRIS: The function of antibodies in the popliteal lymph node in rabbits. J. exp. Med. 76, 335—348 (1942).
— J. SEIFTER, H. E. ALBURN and A. J. BEGANY: Heparin and heparinocytes in elephantiasis scroti. Proc. Soc. exp. Biol. (N.Y.) 70, 183—184 (1949).
EICHENWALD, H. F.: The laboratory diagnosis of toxoplasmosis. Ann. N.Y. Acad. Sci. 64, 207—214 (1956).
EINBRODT, H. J.: Formamidverfahren und Nachweis von Quarz an histologischen Schnitten und Quarz in „Si-freier Lungenkohle". Beitr. Silikose-Forsch. Sonderbd. 2, 485—493 (1957).
ELIASBERG, J.: Ein Beitrag zur pathologischen Anatomie der Bubonen. Inaug.-Diss. Dorpat 1894.
ELSBACH, P.: Composition and synthesis of lipids in resting and phagocytizing leukocytes. J. exp. Med. 110, 969—980 (1959).
ELSTER, K., K. REICHEL u. M. ROTH: Ein Beitrag zur Retikulumfaserdarstellung mit Silberimpragnation nach GOMORI. Zbl. allg. Path. path. Anat. 99, 91—98 (1959).
EMSON, H. E.: Local infection with Pasteurella septica after a dog bite. J. clin. Path. 10, 187—190 (1957).
ENDE, N., PH. PIZZOLATO and J. ZISKIND: Hodgkin's disease associated with histoplasmosis. Cancer (Philad.) 5, 763—769 (1952).
ENGLE, R. L.: Sarcoid and sarcoid-like granulomas. Amer. J. Path. 29, 53—69 (1953).
EPSTEIN, E.: Cat-scratch fever. Arch. Derm. Syph. (Chicago) 66, 240—243 (1952).
ERICSON, C., and I. JUHLIN: A case of Pasteurella multocida infection after cat bite. Acta path. microbiol. 46, 47—50 (1959).
ERNSTROM, U., and L. GYLLENSTEN: The histologic picture in thyrosin-induced lymphatic hyperplasia. Acta path. microbiol. scand. 47, 243—255 (1959).
ESSBACH, H.: Die Toxoplasmose des Menschen. Verh. dtsch. Ges. Path. 40, 77—110 (1956).
ESSELIER, A. F., H. R. MARTI u. L. MORANDI: Über die Natur der Charcot-Leydenschen Kristalle. Klin. Wschr. 1955, 1040—1043.
ÉTERNOD: Recherches sur les affections chroniques des ganglions trachéo-bronchiques. Bull. Soc. méd. Suisse rom. 12 (1878). Zit. nach ASKANAZY 1906.
FADEM, R. S.: Tissue mast cells in human bone marrow. Blood 6, 614—630 (1951).
FAGRAEUS, A.: Antibody production in relation to the development of plasma cells. Stockholm 1948a.
— Diskussionsbemerkung zu RINGERTZ u. ADAMSON 1948b.
— Zellulare Aspekte der Antikorperbildung. Vortrag Frankf. Med. Ges. vom 4. 5. 1955.
— Cellular reaction in antibody formation. Acta haemat. (Basel) 20, 1—8 (1958).
FAHR, T.: Über vergleichende Lymphdrusenuntersuchungen mit besonderer Berücksichtigung der Drüsen am Leberhilus (lymphatischer Portalring). Virchows Arch. path. Anat. 247, 66—85 (1923).
FAIRLEY, N. H.: The skin test and complement fixation reactions in filariasis. Trans. roy Soc. trop. Med. Hyg. 25, 220—221 (1931).
FALCÃO, P. C.: Rhinoscleroma in Brazil. Arch. Otolaryng. (Chicago) 45, 467—476 (1947).
FALCK, I.: Ist das Syndrom der bilateralen Hiluslymphknotenvergroßerung eine allergische Erkrankung? Munch. med. Wschr. 1958, 1317—1320.
FARNESS, O. J.: Coccidioidomycosis. J. Amer. med. Ass. 116, 1749—1752 (1941).
FARQHUAR, H. G., and W. M. L. TURNER: Congenital toxoplasmosis. Report of two cases. Arch. Dis. Childh. 24, 137—142 (1949).
FASAL, H.: Zur Kenntnis der gummösen Lymphome. Arch. Derm. Syph. (Berl.) 103, 305—322 (1910).
FASAL, P.: North American blastomycosis (Gilchrist's disease). In: Medical mycology, edit by R. D: G. PH. SIMONS, p. 260—272. Amsterdam-Houston-New York-London: Elsevier Publ. Company 1954.
FASSBENDER, H. G.: Morphologie der Tuberkulinallergie. In: Handbuch der Tuberkulose, Bd. I, S. 223—272. Stuttgart: Georg Thieme 1958.
FAVOUR, C. B.: Lytic effect of bacterial products on lymphocytes of tuberculous animals. Proc. Soc. exp. Biol. (N.Y.) 65, 269—272 (1947).
FAVRE, M.: Histogenèse et parasitologie du ganglion poradénique. Ann. Derm. Syph. (Paris), VIII. ser. 9, 249—275 (1949).

FAVRE, M., et M. BERNHEIM: Le diagnostic des formes scrofuloides de la syphilis ganglionnaire. Paris méd. 15, 230—237 (1925).
FAWCETT, D. W.: An experimental study of mast cell degranulation and regeneration. Anat. Rec. 121, 29—43 (1955).
FELDMAN, H. A.: Human toxoplasmosis. J. chron. Dis. 10, 488—499 (1959).
FERRARA, A.: Citochimica e funzione dei mastleucociti. Atti dell'XI. Congr. della Società Italiana di Ematologia 1953, 264—265.
FETTERMANN, J. L., and V. M. VICTOROFF: Practical aspects of mesantoin therapy in epilepsy. Amer. J. Psychiat. 105, 410—416 (1948).
FEYRTER, F.: Über die Masernpneumonie. Virchows Arch. path. Anat. 255, 753—794 (1925).
— Diskussionsbemerkung zu PIRINGER-KUCHINKA. Verh. Dtsch. Ges. Path. 35, 195 (1952).
— Persónliche Mitteilung 1954.
FIALHO, A.: Die pathologische Anatomie der südamerikanischen Blastomykose (Lutzsche Krankheit). Ergebn. allg. Path. path. Anat. 40, 99—138 (1960).
FICARRA, B. J.: Histopathologic association between regional ileitis and giant follicular hyperplasia. Amer. J. Gastroent. 26, 590—595 (1956).
FICHTELIUS, K.-E.: On the fate of the lymphocyte. Acta anat. (Basel) Suppl. 19=1 ad vol. 19 (1953).
— A difference between lymph nodal and thymic lymphocytes shown by transfusion of labelled cells. Acta anat. (Basel) 32, 114—125 (1958).
— Homologous and heterologous transplantation of radioactively labelled lymphocytes as a method of studying their function. In: The kinetics of cellular proliferation. New York: Grune & Stratton 1959.
—, and H. DIDERHOLM: On the recirculation of lymphocytes from the lymph to the blood. Acta haemat. (Basel) 22, 322—328 (1959).
FIESCHI, A.: Die follikular-hyperplastische Lymphopathie. Klin. Wschr. 1939, 1498—1500.
FINKELDEY, W.: Über Riesenzellbefunde in den Gaumenmandeln, zugleich ein Beitrag zur Histopathologie der Mandelveränderungen im Maserninkubationsstadium. Virchows Arch. path. Anat. 281, 323—329 (1931).
FINSTERLIN, A.: Über die Histopathologie der Drüsenerweichung im Frühstadium der Lues. Derm. Wschr. 70, 97—104 (1920).
FISCHER, A. W., u. O. W. LÜRMANN: Über eine tumorbildende ulceröse stenosierende und perforierende Entzündung des unteren Ileum. Langenbecks Arch. klin. Chir. 177, 638—650 (1933).
FISCHER, HERBERT: Neuere Ergebnisse zum Properdin-Komplementsystem und zur Phagocytose. Klin. Wschr. 1959, 781.
FISCHER, HERMANN: Die Veränderungen im Bau des Lymphknotens und die Bedeutung seines Gefäßsystems. Z. mikr.-anat. Forsch. 41, 229—244 (1937).
FISCHER, L., u. E. REICHENOW: Schlafkrankheit. In: Handbuch der inneren Medizin, Bd. I/2, S. 574—600. Berlin-Gottingen-Heidelberg: Springer 1952a.
— — Chagaskrankheit. In: Handbuch der inneren Medizin, Bd. I/2, S. 600—616. Berlin-Göttingen-Heidelberg 1952b.
FISCHER, W.: Über die Diagnose der Masern im Prodromalstadium. Beitr. path. Anat. 91, 474—481 (1933).
— Einiges uber Lymphknotentuberkulose. Dtsch. Gesundh.-Wes. 2, 501—502 (1947).
FISCHER-WASELS, B.: Der Entzündungsbegriff. München: J. F. Bergmann 1924.
FISHER, A. M.: The clinical picture associated with infections due to Cryptococcus neoformans (Torula histolytica). Report of three cases with some experimental studies. Bull. Johns Hopk. Hosp. 86, 383—414 (1950).
FISHER, B.: The bone marrow lesions in human brucellosis. Acta haemat. (Basel) 6, 31—37 (1951).
FLAMM, H., u. R. JONAS: Aktinobazillose bei einem Kind. Wien. klin. Wschr. 68, 671—673 (1956).
—, u. W. KOVAC: Die Pathogenese der pseudotuberkulösen Lymphadenitis ileocaecalis. Schweiz. Z. Path. 21, 1127—1136 (1958).
FLEISCHER, B.: Über Beziehungen der Mikuliczschen Krankheit zur Tuberkulose und Pseudoleukämie. Klin. Mbl. Augenheilk. 48, 289—312 (1910).
— Über epitheloidzellige Granulomatose. Arch. Ophthalm. 143, 435—455 (1941).
FLEISCHHACKER, H., u. R. KLIMA: Zellbilder von Lymphknotenpunktaten und ihre diagnostische Verwertbarkeit. Münch. med. Wschr. 1937, 661—664.
—, u. V. LACHNIT: Ergebnisse von Lymphknotenpunktionen mit besonderer Berücksichtigung entzündlicher Lymphome. Wien. klin. Wschr. 1939, 645—647.
FLEMMING, W.: Studien über Regeneration der Gewebe. Arch. mikr. Anat. 24, 50—91 (1885).
FLOROS, A.: Die benigne, durch Inokulation übertragbare Lymphoretikulose (Morbus Petzetakis oder Katzenkratzkrankheit). Wien. klin. Wschr. 1952, 963—964.
FOLBERTH, S.: Die Katzenkratzkrankheit — eine neue Viruslymphadenitis? Dtsch. med. Wschr. 1952, 943—945.
FORBUS, W. D.: Reaction to injury. London 1943. Zit. nach LUMB 1954.

FORKNER, C. E.: Material from lymph nodes of man. I. Method to obtain material by puncture of lymph nodes for study with supravital and fixed stains. Arch. intern. Med. 40, 532—537 (1927a).
— Material from lymph nodes of man. II. Studies on living and fixed cells withdrawn from lymph nodes of man. Arch. intern. Med. 40, 647—660 (1927b).
— Material from lymph nodes. IV. The heterology of lymphoid tissue with special reference to the monocyte-supravital studies. J. exp. Med. 49, 323—346 (1929).
FORTEZA BOVER, G.: El diagnostico por la poncion ganglionar. Valencia 1947. Zit. nach ANDRÉ et DREYFUS 1955.
— Die Probepunktion der Lymphdrüsen bei den infektiösen Krankheiten. IV. Congr. Europ. Haematol. Ges. Amsterdam 1953.
FOSTER jr., A. K.: Disease of the mesenteric lymph nodes. Arch. Surg. (Chicago) 36, 28–52 (1938).
FOSTER, G. B.: A study of the eosinophilic cell as occuring in the hematopoietic organs in diphtheria and tuberculosis. J. med. Res. 19, 83—99 (1908).
FOX, R. A.: So-called „Cat scratch fever". Arch. Path. (Chicago) 54, 75—83 (1952).
—, and P. D. ROSAHN: Lymph nodes in disseminated lupus erythematosus. Amer. J. Path. 19, 73—100 (1943).
FRANCIS, E.: Tularämie. In: Handbuch der pathologischen Mikroorganismen, Bd. 6, S. 207 bis 242. 1929.
—, and G. R. CALLENDER: Tularemia. The microscopic changes of the lesions in man. Arch. Path. (Chicago) 3, 577—607 (1927).
FRANKE, H.: Über die Wertigkeit der verschiedenen diagnostischen Verfahren zur Erkennung einer Toxoplasmose. Ärztl. Wschr. 1953, 382—385.
FRANKS, M. B., M. B. CHENOWETH jr. and N. R. STOLL: Reactions of natives of Okinawa and of american personnel, to skin tests with test antigen prepared from microfilariae of Dirofilaria immitis. Amer. J. trop. Med. 27, 617—632 (1947).
FREDRICKS, R. E., and W. C. MOLONEY: The basophilic granulocyte. Blood 14, 571—583 (1959).
FREEMAN, W.: Torula meningo-encephalitis. Comparative histo-pathology in 17 cases. Trans. Amer. neurol. Ass. 56, 203—217 (1930).
— Torula infection of the central nervous system. J. Psychol. Neurol. 43, 236—345 (1931).
FREI, W.: Ulcus molle. Bakteriologie, Pathologie, Anatomie, Experimentelles. In: JADASSOHNS Handbuch der Haut- und Geschlechtskrankheiten, Bd. 21, S. 1—74. Berlin: Springer 1927.
FREIFELD, H.: Über das kristallinische Hyalin. Beitr. path. Anat. 55, 168—172 (1913).
FREIMAN, D. G.: Sarcoidosis. New Engl. J. Med. 239, 664—671, 709—716, 743—749 (1948).
FREISE, G.: Zur Klinik des Pfeifferschen Drusenfiebers. Med. Klin. 1951, 1124—1126.
FREMONT-SMITH, P., and C. B. FAVOUR: In vitro lysis of leucocytes from tuberculous humans by tuberculoprotein. Proc. Soc. exp. Biol. 67, 502—504 (1948).
FRENGER, W., u. E. SCHÜTZ: Zur klinischen Symptomatologie der Dermatomyositis. Dtsch. med. Wschr. 1959, 2234—2245.
FRENKEL, J. K.: Dermal hypersensitivity to toxoplasma antigens (toxoplasmins). Proc. Soc. exp. Biol. (N.Y.) 68, 634—639 (1948).
— Some protozoan diseases of man and animals: anaplasmosis, babesiosis and toxoplasmosis. Part III. Toxoplasmosis. Pathogenesis of toxoplasmosis and of infection with organisms resembling toxoplasma. Ann. N.Y. Acad. Sci. 64, 215—251 (1956).
—, and S. FRIEDLANDER: Toxoplasmosis. Pathology of neonatal disease. Pathogenesis, diagnosis, and treatment. Publ. Health Service Publ. No 141. United States Government Printing Office, Washington 1951.
FRESEN, O.: Zur normalen und pathologischen Histologie des Retikuloendothelialen Systems. Retikulose — Monocytenleukamie. Habil.-Schr. Düsseldorf 1945.
— Zur Histomorphologie des RES. Klin. Wschr. 1946, 100—104.
— Untersuchungen zur Struktur und Genese des Tuberkels als Beitrag zur tuberkulosen Entzündung. I u. II. Virchows Arch. path. Anat. 317, 491—516 (1950a).
— Beitrag zur Histogenese der Tuberkulose. Beitr. Klin. Tuberk. 103, 47—54 (1950b).
— Die Histomorphologie monocytarer Leukosen. Acta haemat. (Basel) 6, 290—309 (1951).
— Die Pathomorphologie des retothelialen Systems. Verh. dtsch. Ges. Path. 37, 26—85 (1954).
— Über Riesenzellen. V. Kongr. der Europ. Ges. fur Hamatologie, Freiburg 1955, S. 558 bis 564. Berlin-Göttingen-Heidelberg: Springer 1956.
—, u. H. J. WELLENSIEK: Elektronenoptische Befunde am retikulumzelligen Gewebe. Zbl. allg. Path. path. Anat. 97, 406—407 (1958).
— — Zur elektronenoptischen Struktur des Lymphknotens. Verh. dtsch. Ges. Path. 42, 353—365 (1959).
FRIBERG, U., W. GRAF and B. ÅBERG: On the histochemistry of the mast cells. Acta path. microbiol. scand. 29, 197—202 (1951).
FRIEDHEIM, E. A. H.: Sind die Lymphdrusen primäre Blutfilter? Eine morphologische und experimentelle Untersuchung. Frankfurt. Z. Path. 35, 549—573 (1927).

FROBOESE, C.: Diskussionsbemerkung zu ORSÓS 1935.

FROMME: Verhalten der Lymphdrüsen beim Carcinoma cervicis uteri; Versuche zur Übertragung des Uteruscarcinoms auf Ratten. Z. Krebsforsch. 5, 36—39 (1907).

FÜLLEBORN, F.: Filariosen des Menschen. In: Handbuch der pathogenen Mikroorganismen, 3. Aufl., Bd. 6/2. S. 1043—1224. Jena: Gustav Fischer u. Berlin u. Wien: Urban & Schwarzenberg 1929.

—, u. SIMON: Untersuchungen über das Vorkommen der Larven von Onchocerca volvulus in Lymphdrüsen und in der Circulation. Arch. Schiffs- u. Tropenhyg. 1913, Beih. 9.

FUJI, H.: Direct evidence of the antibody nature of plasma cell γ-globulin, with special reference to a comparative study with that of lymphocytes. Ann. Rep. Inst. Virus Res. Kyoto Univ., Ser. A 1, 48—70 (1958).

FUKUOKA, Z.: Statistische Beobachtung der Halsdrüsentuberkulose (Lymphadenitis colli tuberculosa). Radiol. Rdsch. 5, 86—88 (1936).

FULLMER, H. M.: Differences in mechanism in staining reactions for mast cells. Nature (Lond.) 183, 1274—1275 (1959).

FURNISS, A. L.: The lymph glands in leprosy. Indian J. med. Sci. 7, 475—481 (1953).

FURUTA, W. J.: The histologic structure of the lymph node capsule at the hilum. Anat. Rec. 102, 213—223 (1948).

— Changes in the capsule of the lymph node in experimental hyperplasia. Arch. Path. (Chicago) 47, 273—282 (1949).

GAÁL, M.: Morphologische Äußerungen autoallergischer Phänomene bei chronischer Nephritis. Frankfurt. Z. Path. 68, 633—642 (1957).

GAEDEKE, R.: Beitrag zur Pathologie und Pathomorphie der Syphilis. Arch. Derm. Syph. (Berl.) 186, 612—635 (1948).

—, u. K. BETKE: Die Wirkung von Viren der Para-Poliomyelitis-Gruppe auf die lymphatischen Organe der Maus. Z. Naturforsch. 7b, 401—407 (1952).

GAHLEN, W., u. B. BRÜCKNER: Beitrag zur Pathogenese des Melkersson-Rosenthal-Syndroms. Arch. Derm. Syph. (Berl.) 192, 468—477 (1951).

GALL, E. A.: A previously undescribed granule within the lymphocyte. Amer. J. med. Sci. 191, 380—388 (1936).

— The cytological identity and interrelation of mesenchymal cells of lymphoid tissue. Ann. N.Y. Acad. Sci. 73, 120—130 (1958).

—, and H. RAPPAPORT: Seminar on diseases of lymph nodes and spleen. Amer. Soc. Clin. Pathologists 1958.

—, and H. A. STOUT: The histological lesion in lymph nodes in infectious mononucleosis. Amer. J. Path. 16, 433—448 (1940).

GANS, O.: Histologie der Hautkrankheiten. I. Berlin: Springer 1925.

GARD, S., and J. H. MAGNUSSON: A glandular form of toxoplasmosis in connection with pregnancy. Acta med. scand. 141, 59—64 (1951).

GARDNER, H. T., and J. R. PAUL: Infectious mononucleosis at the New Haven Hospital, 1921—1946. Yale J. Biol. Med. 19, 839—853 (1947).

GATI, B.: A lymphadenitis mesenterialis. Orv. Hetil. 99, 927—929 (1958).

GAVALLÉR, B. v.: Diskussionsbemerkung zu REISS 1956.

GEDIGK, P.: Zur Histochemie des Zentralapparates der Zelle. Virchows Arch. path. Anat. 325, 366—378 (1954).

GELIN, G.: Sarcome de Hodgkin et „lymphosarcomes malins". Bull. Soc. méd. Hôp. Paris 4, 259—267 (1954).

GEORG, L. K., and M. A. GORDON: Cultural characteristics of the pathogenic fungi and of saprophytic fungi commonly seen in the laboratory. In: Medical mycology, edit. by R. D. G. PH. SIMONS, p. 416—434. Amsterdam-Houston-New York-London: Elsevier Publ. Company 1954.

GÉRARD, P., et R. CORDIER (1932): Zit. nach POLICARD 1957.

GERMER, W. D.: Histoplasmose. Dtsch. med. Wschr. 1959, 2300—2301.

GHERARDI, G. J.: Localized lymph node sarcoidosis associated with carcinoma of the bile ducts. Report of a case. Arch. Path. (Chicago) 49, 163—168 (1950).

GHON, A., u. H. KUDLICH: Zur Reinfektion bei der menschlichen Tuberkulose. Z. Tuberk. 41, 1—18 (1925).

— — u. ST. SCHMIEDL: Die Veränderungen der Lymphknoten in den Venenwinkeln bei Tuberkulose und ihre Bedeutung. Z. Tuberk. 46, 1—31, 97—123 (1926).

—, u. G. POTOTSCHNIG: Über den Unterschied im pathologisch-anatomischen Bilde primärer Lungen- und primärer Darminfektion bei der Tuberkulose der Kinder. Beitr. Klin. Tuberk 40, 87—109 (1919a).

— — Über den primären tuberkulösen Lungenherd beim Erwachsenen nach initialer Kindheitsinfektion und nach initialer Spätinfektion und seine Beziehungen zur endogenen. Reinfektion. Beitr. klin. Tuberk. 41, 103—123 (1919b).

Ghon, A., u. B. Roman: Pathologisch-anatomische Studien uber die Tuberkulose bei Sauglingen und Kindern, zugleich ein Beitrag zur Anatomie der lymphatischen Abflußbahnen der Lungen. S.-B. Akad. Wiss. Wien, math.-nat. Kl., Abt. III **122**, 55—195 (1913).

Giarelli, L., C. Maschio e G. R. Ziliotto: Il comportamento del sistema linfatico nel corso della stasi portale. Nota I. Studio anatomo patologico delle modeficazioni del sistema linfatico nella cirrosi epatica. Riv. Anat. pat. **10**, 583—594 (1955).

Gibb, R. P., and R. E. Stowell: Glycogen in human blood cells. Blood 4, 569—579 (1949).

Giese, W.: Die schwielige Induration der Lungenlymphknoten. Beitr. path. Anat. **90**, 555—622 (1932/33).

— Exogene Gestaltungsfaktoren der Tuberkulose. Verh. dtsch. Ges. Path. **32**, 195—212 (1950).

— Das Erscheinungsbild der Nachkriegstuberkulose vom pathologisch-anatomischen Standpunkt aus. Ergebn. ges. Tuberk.-Forsch. **11**, 223—267 (1953).

— Wandlungen der Tuberkulose unter dem Einfluß der Chemotherapie. Verh. dtsch. Ges. Path. **39**, 74—89 (1956).

— Die Atemorgane. In: Lehrbuch der speziellen pathologischen Anatomie (Kaufmann-Staemmler), Bd. 2, Teil 5, S. 1. Berlin: W. de Gruyter & Co. 1959.

Gilchrist, T. C.: A case of blastomycetic dermatitis in man. John Hopk. Hosp. Rep. 1, 269—290 (1896).

Gillman, J., Th. Gillman, Chr. Gilbert et I. Spence: Production expérimentale de stimulation diffuse des tissus conjonctifs chez le rat; signification des constatations faites, dans l'interprétation des réticuloses de l'homme. Sem. Hôp. Paris **1951**, 1046—1077.

— — — — The pathogenesis of experimentally produced lymphomata in rats (including Hodgkin's-like sarcoma). Cancer (Philad.) **5**, 792—846 (1952).

Ginzler, A. M., and T. T. Fox: Disseminated lupus erythematosus: A cutaneous manifestation of a systemic disease (Libman-Sacks). Arch. intern. Med. **65**, 26—50 (1940).

Girard, K. F., and E. G. D. Murray: Listeria monocytogenes as the cause of disease in man and animals, and its relation to infectious mononucleosis from an etiological and immunological aspect. Amer. J. med. Sci. **221**, 343—352 (1951).

Girard, P.: Relations éventuelles entre certaines adénites mésentériques aigues et la pseudotuberculose. A „Pasteurella pseudo-tuberculosis" (Bacille de Malassez et Vignal). Presse méd. **62**, 1176—1177 (1954).

Glagov, S., G. Kent and H. Popper: Relation of splenic and lymph node changes to hypergammaglobulinemia in cirrhosis. Arch. Path. (Chicago) **67**, 9—18 (1959).

Glanzmann, E.: Beitrage zur Klinik und Hämatologie des Drusenfiebers. Jb. Kinderheilk. **124**, 250—259 (1929).

— Das lymphaemoide Drusenfieber. Abh. Kinderheilk. **25** (1930).

— Röteln (Rubeolen). In: Handbuch der inneren Medizin, Bd. I/1, S. 241—249. Berlin-Göttingen-Heidelberg: Springer 1952.

Glimstedt, G.: Bakterienfreie Meerschweinchen; Aufzucht, Lebensfähigkeit und Wachstum, nebst Untersuchungen über das lymphatische Gewebe. Acta path. microbiol. scand. Suppl. **30**, 1—295 (1936).

Gnirs, L.: Die Proliferation der sog. Sinusendothelien in den regionären Lymphknoten bei Mastopathia chronica cystica und Mammacarcinom. Z. Krebsforsch. **60**, 94—114 (1954).

Godglück, G.: Die pathologisch-anatomischen und -histologischen Veränderungen bei mit Brucellosebakterien (Abortus Bang, Suis, Melitensis) infizierten Meerschweinchen und ihre diagnostische Bedeutung. Zbl. Bakt., I. Abt. Orig. **159**, 63—70 (1952).

Godlowski, Z. Z.: The fate of eosinophils in hormonally induced eosinopenia and its significance. J. Endocr. **8**, 102—125 (1952).

Godman, G. C., and A. D. Deitch: A cytochemical study of the L. E. bodies of systemic lupus erythematosus. I. Nucleic acids. J. exp. Med. **106**, 575—592 (1957a).

— — II. Proteins. J. exp. Med. **106**, 593—606 (1957b).

Gorgenyi-Gottche, O.: Tuberkulose im Kindesalter. Wien: Springer 1951.

Gossner, W.: Beitrag zur Cytochemie der Plasma- und Plasmocytomzellen. Zbl. allg. Path. path. Anat. **85**, 434—441 (1949).

— Histoenzymatische Untersuchungen zur Tuberkulose. Verh. dtsch. Ges. Path. **39**, 152 bis 157 (1956).

— Histochemischer Nachweis hydrolytischer Enzyme mit Hilfe der Azofarbstoffmethode. Untersuchungen zur Methodik und vergleichenden Histotopik der Esterasen und Phosphatasen bei Wirbeltieren. Histochemie 1, 48—96 (1958).

Götz, H.: Klinische und experimentelle Studien über das Granuloma paracoccidioides (Morbus Lutz-Splendore-De Almeida). Arch. Derm. Syph. (Berl.) **198**, 507—528 (1954).

Gomori, G.: Chloroacyl esters as histochemical substrats. J. Histochem. Cytochem. **1**, 469—471 (1953).

— Enzymatic hydrolysis of acyl naphthylamines. Proc. Soc. exp. Biol. (N.Y.) **85**, 570—572 (1954).

GOODMAN, J. R., E. B. REILLY and R. E. MOORE: Electron microscopy of formed elements of normal human blood. Blood 12, 428—442 (1957).

GORTON, G., and F. LINELL: Malignant tumours and sarcoid reactions in regional lymph nodes. Acta radiol. (Stockh.) 47, 381—392 (1957).

GOSSMANN, H. P.: Zur Morphologie des Lymphknotens in ihrer Beziehung zur Funktion. Untersuchungen an den Leberpfort- und Gekröselymphknoten. Virchows Arch. path. Anat. 272, 383—399 (1929).

GOTTRON, H. A.: Hauttuberkulose. In: Die Tuberkulose, herausgeg. von DEIST u. KRAUSS, S. 587—731. Stuttgart: Ferdinand Enke 1951.

GOWANS, J. L.: The life-history of lymphocytes. Brit. med. Bull. 15, 50—53 (1959).

GRABER, H.: Persönliche Mitteilung 1956.

—, u. W. KNAPP: Die abszedierende reticulozytäre Lymphadenitis mesenterialis (Masshoff) als Bestandteil eines enteralen Primärkomplexes und Folge einer Infection mit Pasteurella pseudotuberculosis. Frankfurt. Z. Path. 66, 399—415 (1955).

GRÄFF, S.: Primärinfekt und Primärkomplex der Masern. Dtsch. med. Wschr. 1937, 1357 bis 1360.

— Tod an Katzenkratzkrankheit (Felinose). Mschr. Kinderheilk. 102, 232—237 (1954).

GRAHAM, H. T., O. H. LOWRY, N. WAHL and M. K. PRIEBAT: Mast cells as sources of tissue histamine. J. exp. Med. 102, 307—318 (1955).

— — F. WHEELWRIGHT, M. LENZ and H. P. PARISH jr.: Distribution of histamine among leukocytes and platelets. Blood 10, 467—481 (1955).

— F. WHEELWRIGHT, H. H. PARISH, A. R. MARKS and O. H. LOWRY: Distribution of histamine among blood elements. Fed. Proc. 11, 350 (1952).

GRAUMANN, W.: Zur Standardisierung des Schiff'schen Reagens. Z. wiss. Mikr. 61, 225—226 (1954).

GRAVESEN, P. B.: Lymphogranulomatosis benigna. Odense 1942. Zit. nach ZETTERGREN 1954.

GRAZIANSKY, P. DE: Remarques à propos de six cas de dermatomyositis. Sem. Hôp. Paris 1953, 1621—1633.

GREENSTEIN, J. P. (1945): Zit. nach TROWELL 1958b.

GREER, W. E. R., and CH. S. KEEFER: Cat scratch fever. New Engl. J. Med. 244, 545—548 (1951).

GRÉGOIRE, CH.: Beitrag zur Frage der allergischen Veränderungen des lymphatischen bzw. lymphoiden Gewebes in den Lymphknoten. Krkh.-Forsch. 9, 97—124 (1932).

GREIF, ST., u. K. WAGNER: Beitrag zur Monocytengenese unter besonderer Berücksichtigung des Verhaltens der Oxydase- und Peroxydase-Reaktion. Klin. Med. (Wien) 4, 481—498 (1949).

GREITHER, A., u. H. KLEIN: Syphilis durch Bluttransfusion. Klinik und Pathologie. Arch. Derm. Syph. (Berl.) 187, 569—585 (1949).

GRESHAM, G. A., and A. G. ACKERLEY: Giant cell granulomata in regional lymph nodes of carcinoma. J. clin. Path. 11, 244—250 (1958).

GRIDLEY, M. F.: A stain for fungi in tissue sections. Amer. J. clin. Path. 23, 303—307 (1953).

GROGG, E., and A. G. E. PEARSE: The enzymic and lipid histochemistry of experimental tuberculosis. Brit. J. exp. Path. 33, 567—576 (1952).

GROSS, R., u. P. GEDIGK: Die eosinophilen Leukocyten. In: Physiologie und Physiopathologie der weißen Blutzellen (BRAUNSTEINER), S. 1—48. Stuttgart: Georg Thieme 1959.

GRUBER, G. B.: Diskussionsbemerkung zu ROHR 1954.

GRÜTZ, O.: Neue Beiträge zur Klinik und Histologie der Haut beim M. Brill-Symmers. 22. Tagg. Dtsch. Derm. Ges. 1953. Arch. Derm. Syph. (Berl.) 200, 440—448 (1955).

GRUMBACH, A.: Die Aktinomykose und die Nocardiosen. In: Die Infektionskrankheiten des Menschen und ihre Erreger von GRUMBACH-KIKUTH, Bd. II, S. 841—861. Stuttgart: Georg Thieme 1958a.

— Der Milzbrand. In: Die Infektionskrankheiten des Menschen und ihre Erreger von GRUMBACH-KIKUTH, Bd. II, S. 943—973. Stuttgart: Georg Thieme 1958b.

— Der Rotz. In: Die Infektionskrankheiten des Menschen und ihre Erreger von GRUMBACH-KIKUTH, Bd. II, S. 926—931. Stuttgart: Georg Thieme 1958c.

—, u. W. KIKUTH: Die Infektionskrankheiten des Menschen und ihre Erreger. Stuttgart: Georg Thieme 1958.

GRUNDMANN, E.: Cytologische Untersuchungen über Formen und Orte der Lymphocyten-reifung bei der Ratte. Verh. dtsch. Ges. Path. 41, 261—266 (1958a).

— Die Bildung der Lymphocyten und Plasmazellen im lymphatischen Gewebe der Ratte. Beitr. path. Anat. 119, 217—262 (1958b).

— Experimentelle Untersuchungen über die funktionelle Cytomorphologie der lymphatischen Strukturen bei Entzündung sowie unter Cortison und DOCA. Beitr. path. Anat. 119, 377—432 (1958c).

GRUNDMANN, E.: Weitere Untersuchungen über die Lymphozytenbildung. Verh. dtsch. Ges. Path. 42, 211—215 (1959a).
— Über die Unterscheidung von zwei Lymphocytentypen im Phasenkontrastmikroskop. Virchows Arch. path. Anat. 332, 17—24 (1959b).
— Der morphologische Nachweis von zwei Lymphocytensystemen beim Menschen. Klin. Wschr. 1959c, 941—946.
— Persönliche Mitteilung 1960.
GRUNDNER-CULEMANN, A., u. P. B. DIEZEL: Histochemische Untersuchungen an Russellschen Korperchen im Granulationsgewebe chronischer plasmacellulärer Entzündungen und in Geschwulstzellen. Frankfurt. Z. Path. 66, 161—180 (1955).
GSELL, O., R. FORSTER u. E. KLAUS: Virus-Kratz-Lymphadenitis. Schweiz. med. Wschr. 1951, 699—704.
—, u. M. GSELL-BUSSE: Die Katzenkratzkrankheit. Ergebn. inn. Med. Kinderheilk., N.F. 9, 76—122 (1957).
GUEFT, B., and A. LAUFER: Further cytochemical studies in systemic lupus erythematosus. Arch. Path. (Chicago) 57, 201—226 (1954).
GUNTHER, G. W.: Die Diphtherie des Menschen unter dem Gesichtswinkel einer Pathologie des protrahierten Kollaps. Frankfurt. Z. Path. 54, 550—587 (1940).
GÜNTHER, H.: Die kryptogenen Myopathien. Ergebn. inn. Med. Kinderheilk. 58, 331—391 (1940).
GÜTHERT, H., u. O. HÜBNER: Epitheloidzellige sklerosierende Miliartuberkulose. Virchows Arch. path. Anat. 313, 182—209 (1945).
GUIMARÃES, F. N.: South american blastomycosis. In: Medical mycology, edit. by R. D. G. PH. SIMONS, p. 273-284. Amsterdam-Houston-New York-London: Elsevier Publ. Comany 1954.
GULEKE, N.: Die Hyperplasie der Mesenteriallymphdrüsen. Verh. dtsch. Ges. Chir. 48, 517 bis 532 (1924).
GUSEK, W.: Über die Ultrastruktur und Natur der Epitheloidzellen. Frankfurt. Z. Path. 69, 685—694 (1959).
—, u. P. NAUMANN: Elektronenoptische Untersuchungen am tuberkulösen Granulationsgewebe. Verh. dtsch. Ges. Path. 43, 255—258 (1959).
GUTHRIE, C. G.: Gland puncture as a diagnostic measure. Bull. Johns Hopk. Hosp. 32, 266—269 (1921).
GUTTMANN, P. H.: Pathology of cat scratch disease. Calif. Med. 82, 25—31 (1955).
GYLLENSTEN, L.: The postnatal histogenesis of the lymphatic system in guinea-pigs. Acta anat. (Basel) 10, 130—160 (1950).
— Influence of experimental infection on the appearence of secondary nodules in the regional lymph nodes of young guinea pigs. Acta anat. (Basel) 22, 82—94 (1954).
— N. RINGERTZ and N. R. RINGERTZ: The uptake of labelled phosphate in lymph nodes during experimental lymphadenitis in relation to the morphological picture. Acta path. microbiol. scand. 38, 81—95 (1956).
HAASE, K. E.: Tuberkulin und Tuberkulindiagnostik. Ergebn. inn. Med. Kinderheilk., N. F. 8, 367—456 (1957).
HADA, Y.: Ein Fall von Ankylostomiasis duodenale mit durch Perforation von Mesenteriallymphknoten entstandener diffuser Peritonitis. [Japanisch.] Nippon Geka Gakkai Zasshi 53, 366 (1952).
HADFIELD, G.: The primary histological lesions of regional ileitis. Lancet 1939II, 773—775.
HAENEL, U.: Veranderungen der Nucleolarsubstanz an Knochenmarkzellen bei pernicioser Anämie und ihre pathogenetische Bedeutung. Helv. med. Acta 17, 627—650 (1950a).
— Eine Methode zur Beurteilung des Funktionszustandes von Knochenmarkszellen. Schweiz. med. Wschr. 1950b, 1089—1090.
HAENSELT, V.: Zur Kenntnis der abszedierenden reticulozytären Lymphadenitis (Masshoff). Ärztl. Wschr. 1957, 509—514.
HASSIG, H., I. KARRER u. F. PUSTERLA: Über Pseudotuberkulose beim Menschen. Schweiz. med. Wschr. 1949, 971—973.
HAFFERL, A.: Lehrbuch der topographischen Anatomie, 1. Aufl. Berlin-Göttingen-Heidelberg: Springer 1953.
HAGEMANN, U.: Diskussionsbemerkung zu REISS 1956.
— H. SIMON u. A. BIENENGRABER: Die Listeriose der Fruhgeburten. Zbl. allg. Path. path. Anat. 90, 17—23 (1953).
HALPERN, B. N., B. BENACERRAF and J. F. DELAFRESNAYE: Physiopathology of the Reticuloendothelial System. Springfield: Ch. C. Thomas 1957.
HAMAZAKI, Y.: Über das spezifische Lepra-Pigment der Lymphdrusen. Ein Beitrag zur Karyopathologie. Acta path. jap. 1, 1—6 (1950).
HAMILTON, L. D.: Nucleic acid metabolism in chronic lymphatic leukemia. J. clin. Invest. 33, 939—940 (1954).

HAMILTON, L. D.: Nucleic acid turnover studies in human leukaemic cells and the function of lymphocytes. Nature (Lond.) 178, 597—599 (1956).
— Metabolic stability of RNA and DNA in human leukemic leukocytes; the function of lymphocytes. In: The leukemias: Etiology, pathophysiology and treatment. S. 381—400. New York: Academic Press 1957.
— Control and functions of the lymphocyte. Ann. N.Y. Acad. Sci. 73, 39—46 (1958).
HAMPERL, H.: Zur Histologie der Boeckschen Krankheit. Med. Welt 14, 702 (1940).
— Diskussionsbemerkung zu SIIM 1953.
— Pneumocystis infection and cytomegaly of the lungs in the new-born and adult. Amer. J. Path. 32, 1—13 (1956).
HANAOKA, M.: Studies on the ability of biosynthesis of proteins by mitochondria in plasma cells. Acta path. jap. 3, 53—65 (1953).
— Phase contrast microscopic studies on the two types of Russell bodies and experimental formation of the protein crystals in plasma cells. Ann. Rep. Inst. Virus Res. Kyoto Univ., Ser. A 1, 71—86 (1958).
HANGANUTZIU, M.: Hémagglutinines hétérogénétiques après injection de sérum de Cheval. C. R. Soc. Biol. (Paris) 91, 1457—1459 (1924).
HANSEN, H. G.: Die Physiologie des Lymphozytenwechsels und seine Beeinflußbarkeit durch Hormone des Hypophysen-Adrenalsystems. Stuttgart: Georg Thieme 1958a.
— Untersuchungen über die Physiologie des Lymphozytenwechsels. Folia haemat. (Lpz.) N.F. 2, 182—202 (1958b).
HARA, H. J., O. B. PRATT, M. G. LEVINE and R. E. HOYT: Scleroma: a clinico-pathological study of seven cases in one family. Ann. Otol. (St. Louis) 56, 769—783 (1947).
HARDY, H. L.: New clinical syndrome: Delayed chemical pneumonitis occuring in workers exposed to beryllium compounds. Bull. New Engl. med. Cent. 9, 16—24 (1947).
— Differential diagnosis between beryllium poisoning and sarcoidosis. Amer. Rev. Tuberc. 74, 885—896 (1956).
HARGRAVES, M. M.: Immuno-biological changes in lupus erythematosus. 3. Kongr. Europ. Haematol. Ges. Amsterdam 1953.
— H. RICHMOND and R. MORTON: Presentation of two bone marrow elements: the „tart" cell and the „L.E." cell. Proc. Mayo Clin. 23, 25—28 (1948).
HARRIS, F. I., G. H. BELL and H. BRUNN: Chronic cicatrizing enteritis. Surg. Gynec. Obstet. 57, 637—645 (1933).
HARRIS, T. N., and S. HARRIS: Histochemical changes in lymphocytes during the production of antibodies in lymph nodes of rabbits. J. exp. Med. 90, 169—180 (1949).
HARTZ, P. H.: Contribution to the histopathology of filariasis. Amer. J. clin. Path. 14, 34—43 (1944).
HARVEY, A. M., L. E. SHULMAN, PH. A. TUMULTY, C. L. CONLEY and E. H. SCHOENRICH: Systemic lupus erythematosus: A review of the literature and clinical analysis of 138 cases. Medicine (Baltimore) 33, 291—437 (1954).
HARVEY, N. A.: Progressive coccidioidomycosis: Report of a case. Ann. intern. Med. 28, 651—661 (1948).
HASCHE-KLÜNDER, G.: Zur Differentialdiagnose der tuberkulösen Halslymphknoten. Münch. med. Wschr. 1951, 1829—1834, 1897—1902.
— Die Erkrankungen der Weichteile und der Haut bei der Halslymphknotentuberkulose. Dtsch. med. Wschr. 1953, 199—203.
— Über die Tuberkulose supraclavicularer Lymphknoten. Tuberk.-Arzt 10, 738—755 (1956).
HASERICK, J. R., and R. D. SUNDBERG: The bone marrow as a diagnostic aid in acute disseminated lupus erythematosus. Report on the Hargraves' „L.E." cell. J. invest. Derm. 11, 209—213 (1948).
HASLHOFER, L.: Zur Kenntnis der Gewebsveränderungen bei der Bang'schen Erkrankung des Menschen. Virchows Arch. path. Anat. 291, 912—920 (1933).
HATHAWAY, B. M.: Generalized dissemination of giant cells in lymphoid tissue in prodromal stage of measles. Arch. Path. (Chicago) 19, 819—824 (1935).
HAUPTMANN, E., u. D. IVANOV: Zytologische Analyse von Ausstrichen, gewonnen durch die Punktionstechnik, an 1000 Fällen. IV. Congr. Europ. Haematol. Ges. Amsterdam 1953.
HAUSER, W.: Zur Kenntnis der Gewebsmastzelle im Knochenmark unter besonderer Berücksichtigung ihres Vorkommens bei Dermatosen. Arch. Derm. Syph. (Berl.) 195, 514—524 (1953).
— Zur Kenntnis der Akrodermatitis chronica atrophicans. Arch. Derm. Syph. (Berl.) 199, 350—393 (1955).
HAYHOE, F. G. J.: The cytochemical demonstration of lipids in blood and bone marrow cells. J. Path. Bact. 65, 413—421 (1953).
HAYTHORN, S. R.: Multinucleated giant cells. Arch. Path. (Chicago) 7, 651—713 (1929).
HAZARD, B. (1956): Persönliche Mitteilung an HARDY 1956.

HEBOLD, G.: Die isolierte Lymphknotentuberkulose des oberen und hinteren Mediastinums. Beitr. Klin. Tuberk. 102, 177—186 (1949).

HECHT, V.: Die Riesenzellenpneumonie im Kindesalter. Eine histologisch-experimentelle Studie. Beitr. path. Anat. 48, 263—310 (1910).

HECKER, W. CH.: Zur Pasteurella pseudotuberculosis-Erkrankung (Rodentiose) beim Menschen. Arch. Kinderheilk. 156, 151—163 (1957).

HECKNER, F.: Plasmazellen und Bluteiweißkörper. Dtsch. Arch. klin. Med. 194, 434—447 (1949).

— Haematologische Zytoanalyse im Dunkelfeld. Acta haemat. (Basel) 11, 339—354 (1954).

— Cytochemische Darstellung der Polysaccharide in den Zellen des Blutes und der blutbildenden Gewebe. Acta haemat. (Basel) 16, 1—10 (1956a).

— Cortisonwirkung auf das Zellsubstrat der Antikörperbildung. Verh. dtsch. Ges. inn. Med. 62, 535—537 (1956b).

— Polysacchariddarstellung in den Megakaryozyten. Acta haemat. (Basel) 17, 16—24 (1957).

—, u. H. VOTH: Cytologische Begriffsbestimmung der Reticulumzellen. I. Mitt. Ergebnisse am Knochenmarkpunktat. Dtsch. Arch. klin. Med. 201, 511—523 (1954).

HEDBOM, A., and O. SNELLMAN: Isolation and analysis of the large cytoplasmic granules of tissue mast cells. Exp. Cell. Res. 9, 148—156 (1955).

HEDINGER, CHR.: Zur Histopathologie der sogenannten Katzenkratzkrankheit, einer benignen Viruslymphadenitis. Schweiz. Z. Path. 15, 622—628 (1952a).

— Die histologischen Veränderungen bei der sogenannten Katzenkratzkrankheit, einer benignen Viruslymphadenitis. Virchows Arch. path. Anat. 322, 159—174 (1952b).

— C. USTERI, T. WEGMANN u. F. WORTMANN: Der kutane Primäraffekt der sog. Katzenkratzkrankheit, einer benignen Viruslymphadenitis. Dermatologica (Basel) 104, 101—107 (1952).

HEDINGER, E.: Über die Kombination von M. Addisonii mit Status lymphaticus. Frankfurt. Z. Path. 1, 527—543 (1907).

HEILMANN, P.: Zur Pathologie der mesenterialen Lymphknoten. Virchows Arch. path. Anat. 281, 811—820 (1931).

HEILMEYER, L.: Bemerkung zur Ätiologie des Morbus Boeck. In: WEGNER-WURM, Der M. Besnier-Boeck-Schaumann usw., S. 75—79. Stuttgart: Ferdinand Enke 1957.

—, u. H. BEGEMANN: Blut und Blutkrankheiten. In: Handbuch der inneren Medizin, 4. Aufl., Bd. 2. Berlin-Gottingen-Heidelberg: Springer 1951.

— — Atlas der klinischen Hämatologie und Cytologie. Berlin-Gottingen-Heidelberg: Springer 1955.

— W. KEIDERLING u. F. WÖHLER: Der Eisenstoffwechsel beim Infekt und die Entgiftungsfunktion des Speichereisens. Dtsch. med. Wschr. 1958, 1965—1974.

—, u. K. PLÖTNER: Das Serumeisen und die Eisenmangelkrankheit. Jena: Gustav Fischer 1937.

—, K. WURM u. H. REINDELL: Klinik des M. Boeck. Beitr. Klin. Tuberk. 114, 46—75 (1955).

HEINE, J., A. LAUER u. C. MUMME: Generalisierte Blastomykose und Lymphogranulomatose. Beitr. path. Anat. 104, 57—75 (1940).

HEINZMANN, F.: Magenkarzinom mit tuberkuloider Lymphknotenreaktion. Wien. klin. Wschr. 1958, 947—948.

HELLBRÜGGE, TH.: Über Toxoplasmose. Dtsch. med. Wschr. 1949, 385—389.

HELLER, P., H. J. ZIMMERMANN and V. J. MEGA: Nucleophagocytosis. Studies on three hundred thirty-six patients. Arch. intern. Med. 97, 403—408 (1956).

HELLERSTROM, S.: A contribution to the knowledge of lymphogranuloma inguinale. Acta derm.-venereol. (Stockh.) Suppl. 1 (1929).

HELLMANN, T. J.: Studien über das lymphoide Gewebe. Die Bedeutung der Sekundarfollikel. Beitr. path. Anat. 68, 333—363 (1921).

— Die Lymphknoten. In: Handbuch der normalen mikroskopischen Anatomie des Menschen, Bd. VI/1, S. 303—396. Berlin: Springer 1930.

— Lymphgefäße, Lymphknotchen und Lymphknoten. In: Handbuch der normalen mikroskopischen Anatomie des Menschen, Bd. VI/4, S. 173—261. Berlin: Springer 1943.

HELLWIG, A.: Tularemia. Beitr. path. Anat. 83, 544—549 (1930).

HEMPELMANN, L. H., and N. P. KNOWLTON jr.: The nature of neutral red staining refractive particles in the lymphocytes of the blood of normal humans. Blood 8, 524—535 (1953).

HENDERSON, R. G., H. PINKERTON u. L. T. MOORE (1942): Zit. nach H. PINKERTON u. L. IVERSON 1952.

HENKE, F.: Zur Frage der latenten Tuberkelbazillen. Verh. dtsch. Ges. Path. 13, 170—173 (1909).

HENNING, N., u. L. DEMLING: Die Ileitis regionalis (Crohn's disease). Ergebn. inn. Med. Kinderheilk., N. F. 10, 1—51 (1958).

HENRICHSEN, E.: Alkaline phosphatase and calcification in tuberculous lymph nodes. Exp. Cell Res. 11, 511—519 (1956).

HENSLER, N. M., P. FLANAGAN and E. M. SPRAGUE: Tuberculosis-like disease caused by chromogenic acid-fast bacilli. Amer. J. Med. **26**, 376—383 (1959).
HERHAUS, B.: Purpura Schonlein-Henoch nach Conteben. Dtsch. med. Wschr. **1955**, 559—561.
HERING, H., u. P. SCHEID: Kritische Bemerkungen zum Melkersson-Rosenthal-Syndrom als Teilbild des Morbus Besnier-Boeck-Schaumann. Arch. Derm. Syph. (Berl.) **197**, 344—382 (1954).
HERXHEIMER, G.: Über Karzinom und Tuberkulose. Z. Tuberk. **27**, 251—258 (1917).
— Über die Leprazellen. Virchows Arch. path. Anat. **245**, 403—447 (1923).
—, u. W. ROTH: Zur feineren Struktur und Genese der Epitheloidzellen und Riesenzellen der Tuberkel. Beitr. path. Anat. **61**, 1—41 (1916).
HERZBERG, K., u. L. O. KOBLMÜLLER: Über den Erreger der klimatischen Bubonen. Klin. Wschr. **1937**, 1173—1175.
HERZOG, G.: Experimentelle Untersuchungen über die Einheilung von Fremdkörpern. Beitr. path. Anat. **61**, 325—449 (1916).
HESS, R.: Histochemische Befunde bei Inklusionscytomegalie. Schweiz. Z. allg. Path. **20**, 703—710 (1957).
HETT, J.: Zur Histologie der Nasenschleimhaut. Arch. Ohr.-, Nas.- u. Kehlk.-Heilk. **143**, 406—412 (1937).
HEUSSER, H.: Die Schwellung der mesenterialen Lymphknoten (Lymphadenopathia mesaraica). Bruns' Beitr. klin. Chir. **130**, 85—98 (1924).
HILL, M.: Re-utilization of lymphocyte remnants by reticular cells. Nature (Lond.) **183**, 1059—1060 (1959).
HIRATA, M. (1946): Zit. nach AMANO 1958a.
HIRSCHFELD, H.: Bericht über einige histologisch-mikroskopische und experimentelle Arbeiten bei den bosartigen Geschwülsten. Z. Krebsforsch. **16**, 33—39 (1919).
— Leukämie und verwandte Zustände. In: Handbuch der Krankheiten des Blutes und der blutbildenden Organe, Bd. I, S. 209—589. Berlin: Springer 1925.
HIRT, A., H. SOMMER, K. WIMMER u. A. KIESSELBACH: Lumineszenz-mikroskopische Untersuchungen an den Mastzellen der lebenden Maus. Verh. Anat. Ges. 1938. Erg.-Heft Anat. Anz. **87**, 97—105 (1938/39).
HOAGLAND, R. J., u. E. HILL: Die diagnostischen Kriterien der infektiösen Mononukleose. Dtsch. med. Wschr. **1955**, 214—217.
HOEPKE, H.: Die Bedeutung der Lymphocyten. Verh. anat. Ges. **46**, 230—235 (1938).
— Die Leistungen der Milz. Anat. Anz. **98**, 7—12 (1951).
— Keimzentren oder Reaktionszentren? Z. ges. inn. Med. **10**, 201—204 (1955).
HOEPPLI, R.: Über die Histopathologie der klimatischen Bubonen. Derm. Wschr. **9**, 305—314 (1930).
HÖRING, F. O., u. TH. ZWISSLER: Über eine kleine Epidemie von Katzenkratzkrankheit. Verh. dtsch. Ges. inn. Med. **60**, 624—629 (1954).
HÖRSTEBROCK, R.: Zur Frage der „abscedierenden reticulocytären Lymphadenitis mesenterialis" (Masshoff). Zbl. allg. Path. path. Anat. **91**, 221—222 (1954).
HOFF, F.: Die Klinik der Nebennieren und ihrer Korrelationen. Verh. dtsch. Ges. Path. **36**, 90—122 (1953).
— Fieber, unspezifische Abwehrvorgange, unspezifische Therapie. Stuttgart: Georg Thieme 1957.
— Nonspecific resistance and nonspecific therapy. Stanf. med. Bull. **17**, 133—141 (1959).
HOFFMEISTER, W.: Die Torulopsis neoformans-Infektion. Beitrag zur Differentialdiagnose der Meningoencephalopathie, Lymphogranulomatose und pneumonischen Infiltrationen. Klin. Wschr. **1951**, 301—307.
HOHENADL, L., u. D. DE PAOLA: Über Gewebsreaktionen nach parenteraler Zufuhr von Melanin unter besonderer Berücksichtigung der lipomelanotischen Retikulose. Frankfurt. Z. Path. **69**, 374—383 (1958/59).
HOLLE, G.: Die Listeriose des Menschen. Münch. med. Wschr. **1956**, 1385—1390.
HOLMAN, R. L.: Zit. nach NADEL u. ACKERMAN 1950.
— The structure and function of lymph nodes. Sth. med. J. (Bgham, Ala.) **48**, 1311—1317 (1955).
HOLMGREN, H. J.: Eine neue Methode zur Fixierung der Ehrlich'schen Mastzellen. Z. wiss. Mikr. **55**, 419—461 (1938).
— Studien uber Verbreitung und Bedeutung der chromotropen Substanz. Z. mikr.-anat. Forsch. **47**, 489—521 (1940).
—, u. O. WILANDER: Beitrag zur Kenntnis der Chemie und Funktion der Ehrlich'schen Mastzellen. Z. mikr.-anat. Forsch. **42**, 242—278 (1937).
HOPF, E.-J.: Über das Verhalten von Leukocyten und Mastzellen an Haut-Nabelschnurgrenze und Nabelschnur des Neugeborenen. Frankfurt. Z. Path. **63**, 1—11 (1952).

HORI, M., S. HATTORI and T. HAGIHARA: Histochemical study on the histogenesis of tuberculous lesion in the lung. I. u. II. Med. J. Osaka Univ. 4, 329—340, 341—352 (1953).
HORMANN, H.: Pest. In: Handbuch der inneren Medizin, Bd. I/2, S. 203—223. Berlin-Gottingen-Heidelberg: Springer 1952.
HORNSTEIN, O.: Beteiligung des lymphatischen Systems am Komplex der „Cheilitis" („Pareiitis" etc.) granulomatosa. Arch. Derm. Syph. (Berl.) 198, 396—416 (1954).
— Klinische und histologische Untersuchungen uber „Cheilitis granulomatosa" (Miescher) bzw. Melkersson-Rosenthal-Syndrom. Hautarzt 6, 433—447 (1955).
— Das Melkersson-Rosenthal-Syndrom als Allgemeinkrankheit. Medizinische 1959, 110—112.
HORSTER, J. A.: Zur Ätiologie und Pathogenese der Lymphogranulomatose. Dtsch. Arch. klin. Med. 199, 327—339 (1952a).
— Zur Cytologie der infectiösen Mononucleose. Acta haemat. (Basel) 8, 378—387 (1952b).
— Zur Differentialdiagnose der Erkrankungen des lymphatischen Gewebes. Medizinische 1953, 951—953.
—, u. M. WUNDER: Die generalisierte verkasende Lymphknotentuberkulose als Ursache dysplastischer Reaktionen des hamatopoetischen Systems. Dtsch. Arch. klin. Med. 203, 480—496 (1956).
HORVÁTH, L.: Analysis of mast cells by means of polarization microscopy. Nature (Lond.) 183, 1067 (1959).
HOTTINGER, A.: Die Diphtherie. In: Handbuch der inneren Medizin, Bd. I/1, S. 1243—1368. Berlin-Gottingen-Heidelberg: Springer 1952.
HU, C. H.: The pathological anatomy of human kala-azar; with special reference to certain hitherto less well recognized changes. Chin. med. J. Suppl. 1, 1—12 (1936).
HUBACHER, K.: Das histologische Bild von Impfstelle und regionaren Lymphknoten bei experimenteller subcutaner Infektion und Reinfektion mit Tuberkelbazillen beim Rinde. Schweiz. Z. Path. 12, 400—432 (1949).
HUBER, A.: Zur Pathologie des Rhinoscleroms. II. Histologische Befunde bei rhinoscleromatosen Drusenerkrankungen. Arch. Derm. Syph. (Berl.) 58, 170—176 (1901).
HUEBSCHMANN, P.: Das Verhalten der Plasmazellen in der Milz bei infektiosen Prozessen. Verh. dtsch. Ges. Path. 16, 110—115 (1913).
— Pathologische Anatomie der Tuberkulose. Berlin: Springer 1928.
— Die Entstehung und Entwicklung der Tuberkulose im Lichte neuerer Forschung. Verh. dtsch. Ges. Path. 24, 103—123 (1929).
— Pathogenese, Histogenese und pathologische Anatomie. In: Die Tuberkulose des Menschen. Leipzig: Johann Ambrosius Barth 1939.
— Die Histogenese der Tuberkulose im Rahmen der allgemeinen Krankheitslehre. Stuttgart: Georg Thieme 1947.
— Die pathogenetischen und pathologisch-anatomischen Grundlagen der menschlichen Tuberkulose. Stuttgart: Hippokrates Verlag 1956.
HUECK, W.: Morphologische Pathologie. Eine Darstellung morphologischer Grundlagen der allgemeinen und speziellen Pathologie, 2. Aufl. Leipzig: Georg Thieme 1948.
HUG, H.: Über die Einschlusse in den Langhans'schen Riesenzellen, ihre Beziehungen zur produktiven Tuberkulose und ihre genetischen Zusammenhange. Diss. Basel 1955.
HUGUENIN, H.: Mastzellen mit sudanophilen Granula. Zbl. allg. Path. path. Anat. 23, 725—729 (1912).
HULLIGER, L.: Über die unterschiedlichen Entwicklungsfahigkeiten der Zellen des Blutes und der Lymphe in vitro. Virchows Arch. path. Anat. 329, 289—318 (1956).
HUMBLE, J. G., W. H. W. JAYNE and R. J. V. PULVERTAFT: Biological interaction between lymphocytes and other cells. Brit. J. Haemat. 2, 283—294 (1956).
HUMPHREY, A. A.: Reticuloendothelial cytomycosis (histoplasmosis of Darling). Arch. intern. Med. 65, 902—918 (1940).
HUNZIKER, N.: A propos des intradermoréactions dans la lymphoréticulose bénigne d'inoculation, le lymphogranulome vénérien et la brucellose. Acta allerg. (Kbh.) 12, 311—315 (1958).
HURWITT, E.: Dermatopathic lymphadenitis. J. invest. Derm. 5, 197—204 (1942).
IMAMURA, H.: Further studies of a lymphocytic hemogram and its relation to lymphocytopoiesis. I. Variations in mitochondrial content of blood lymphocytes in relation to the postnatal development of the lymphatic apparatus in the rat. Okajimas Folia anat. jap. 32, 119—131 (1959a).
— Further studies of a lymphocytic hemogram and its relation to lymphocytopoiesis. II. Variations in mitochondrial content of blood lymphocytes in relation to the processes of regeneration of the lymphatic apparatus of rats after total body X-irradiation. Okajimas Folia anat. jap. 32, 289—302 (1959b).
— III. The mode of reaction of the blood lymphocytes and of the lymphatic tissue to ovalbumin in young adult albino rats. Okajimas Folia anat. jap. 32, 305—312 (1959c).

IPPEN, H.: Mesantoinschädigung und Mononucleosis infectiosa. Dtsch. med. Wschr. 1959, 673—674, 683—686.
ISAACS, D.: Chronic infectious mononucleosis. Blood 3, 858—861 (1948).
ISRAEL, H. L., E. DELAMETER, M. SONES, W. D. WILLIS and A. MIRMELSTEIN: Chronic disseminated histoplasmosis. An investigation of its relationship to sarcoidosis. Amer. J. Med. 12, 252—260 (1952).
ITO, T.: Studies on the tissue mast cells. Nagoya J. med. Sci. 19, 99—112 (1957).
JACOBJ, W.: Die Zellkerngröße beim Menschen. Ein Beitrag zur quantitativen Zytologie. Z. mikr.-anat. Forsch. 38, 161—240 (1935).
— Die verschiedenen Arten des gesetzmäßigen Zellwachstums und ihre Beziehungen zu Zellfunktion, Umwelt, Krankheit, maligner Geschwulstbildung und innerem Bauplan. Arch. Entwickl.-Mech. Org. 141, 584—692 (1942).
JACOBS, L.: Some protozoan diseases of man and animals: Anaplasmosis, babesiosis and toxoplasmosis. Part III. Toxoplasmosis. Propagation, morphology and biology of toxoplasma. Ann. N.Y. Acad. Sci. 64, 154—179 (1956).
—, and M. N. LUNDE: Hemagglutination test for toxoplasmosis. Science 125, 1035 (1957).
JACOBSEN, J.: Zur Kenntnis der Torulopsis neoformans-Infektion. Frankfurt. Z. Path. 66, 135—141 (1955).
JACOBSON, W., and M. WEBB: The two types of nucleoproteins during mitosis. Exp. Cell Res. 3, 163—183 (1952).
JADASSOHN, J.: Über die Pytiriasis rubra (Hebra) und ihre Beziehungen zur Tuberkulose. Arch. Derm. Syph. (Berl.) 23, 941—979 (1891); 24, 463—476 (1892).
JAFFE, H. L.: The influence of the suprarenal gland on the thymus. I. Regeneration of the thymus following double suprarenalectomy in the rat. J. exp. Med. 40, 325—342 (1924).
JAFFÉ, R.: Diskussionsbemerkung zu BRASS 1955.
JAMES, D. G., and A. D. THOMSON: The Kveim test in sarcoidosis. Quart. J. Med. 24, 49—59 (1955).
JANBON, M., et L. BERTRAND: Les adénomégalies de la brucellose humaine. Leur valeur diagnostique et prognostique. Presse méd. 1949, 1082—1083.
— — Les ganglions lymphatiques de la brucellose humaine. Rev. Practicien 5, 233—238 (1955a).
— — Sur quelques types évolutifs de la brucellose humaine. Rev. Pract. 5, 241—244 (1955b).
JANES, J., and J. R. MC DONALD: Mast cells. Their distribution in various human tissues. Arch. Path. (Chicago) 45, 622—634 (1948).
JANSEN, A.: Pneumatosis cystoides intestini et vesicae urinariae im Säuglingsalter. Samml. selt. klin. Fälle H. 4, 7—28 (1952).
JAQUES, W. E.: Sarcoidosis. A review and proposed etiologic concept. Arch. Path. (Chicago) 53, 558—592 (1952).
JARRETT, A., and H. S. KELLETT: The association of generalized erythrodermia with superficial lymphadenopathy (lipomelanotic reticulosis). Brit. J. Derm. 63, 343—362 (1951).
JECKELN, E.: Experimentelle Untersuchungen über Umwandlungen und Bedeutung der Lymphknötchen. Beitr. path. Anat. 90, 244—284 (1932/33).
— Die Retikulumzellen der Lymphknötchen. Studie über ihre Funktion mit Anwendung der vitalen Karminspeicherung. Beitr. path. Anat. 94, 51—79 (1934).
— Lymphknotentoxoplasmose. Frankfurt. Z. Path. 70, 513—522 (1960).
JESCHAL, E.: Über die Zytoplasmagranula der Lymphozyten, ihre färberische und phasenoptische Darstellung. Z. ges. inn. Med. 8, 970—974 (1953a).
— Vergleichende Beobachtungen an Knochenmarkplasmazellen mit dem Phasenkontrastmikroskop. Acta haemat. (Basel) 10, 223—232 (1953b).
— Darstellbarkeit und Klassifizierung der Zytoplasmagranula der Knochenmarkplasmazelle. Acta haemat. (Basel) 12, 397—407 (1954).
— Azurgranulierte Lymphocyten und γ-Globulinbildung. Klin. Wschr. 1956a, 974—977.
— Die azurgranulierten Lymphozyten in der Differentialdiagnose der Leukosen. Z. ges. inn. Med. 11, 321—323 (1956b).
JESSAR, R. A., W. LAMONT-HAVERS and C. RAGAN: Natural history of lupus erythematosus disseminatus. Ann. intern. Med. 38, 717—731 (1953).
JOEST, E., u. E. EMSHOFF: Studien über die Histogenese des Lymphdrüsentuberkels und die Fruhstadien der Lymphdrüsentuberkulose. Virchows Arch. path. Anat. 210, 188—247 (1912).
JOHNSON jr., J. E., and J. M. McCURDY: Pulmonary histoplasmosis diagnosed by scalene node biopsy. Amer. Rev. Tuberc. 66, 497—500 (1952).
JOHNSTONE, M. J.: The appearence and significance of tissue mast cells in human marrow. J. clin. Path. 7, 275—280 (1954).
JØRGENSEN, L.: Lymphogranuloma venereum. A study of the pathology and the pathogenetic problems based on observation of eight cases examined post mortem. Acta path. microbiol. scand. 47, 113—139 (1959).

JORPES, E., H. J. HOLMGREN u. O. WILANDER: Über das Vorkommen von Heparin in den Gefäßwänden und in den Augen. Z. mikr.-anat. Forsch. 42, 279—301 (1937).
JOSEPHS, B. N., and F. M. WOODS: Prescalene lymph node biopsy. Arch. Surg. (Chicago) 76, 93—96 (1958).
JOSEY, A. I.: Studies in the physiology of the eosinophil. V. The role of the eosinophil in inflammation. Folia haemat. (Lpz.) 51, 80—95 (1934).
JULÉN, CH., O. SNELLMAN and B. SYLVÉN: Cytological and fractionation studies on the cytoplasmic constituents of tissue mast cells. Acta physiol. scand. 19, 289—305 (1950).
JULIEN MARIE-SERINGE, PH., H. BRICAIRE et R. TRICOT: Sem. Hôp. Paris 1955, 533. Zit. nach FRENGER u. SCHÜTZ 1959.
JUSTIN-BESANÇON, L., A. RUBENS-DUVAL, J. VILLIAUMEY et M. CAROIT: Étude histochimique des adénopathies de la polyarthrite chronique évolutive. Rev. Rhum. 22, 10—15 (1955).
KABELITZ, H.-J.: Morphologie und Bedeutung der Gewebsmastzelle im Sternalpunktat. Dtsch. Arch. klin. Med. 194, 499—513 (1949).
— Die Polykaryocyten des Knochenmarks und ihre Beziehungen zur Bildung der Blutplättchen. Acta haemat. (Basel) 4, 168—185 (1950).
— Plasmazellen und Eiweißstoffwechsel. Acta haemat. (Basel) 5, 232—242 (1951).
— Das Toxoplasma gondii im Sternalpunktat. Klin. Wschr. 1952, 74—76.
— Cytologie der Defensivreaktionen im menschlichen Knochenmark. Heidelberg: Alfred Hüthig 1958a.
— Toxoplasma-Lymphadenitis: Klinik, Cytologie des Lymphknotenpunktats, Behandlung. Klin. Wschr. 1958b, 511—513.
— Abdominelle Symptome bei postnatal erworbener Toxoplasmose. Dtsch. med. Wschr. 1959a, 1379—1384.
— Die erworbene Toxoplasmose. Klinische und serologische Beobachtungen bei akuten und chronischen Verlaufsformen. Münch. med. Wschr. 1959b, 1043—1047.
KAGEYAMA, S.: Über die frühzeitigen Reaktionen des reticulo-endothelialen Systems bei phthisisch-tuberkulöser Infektion. Beitr. path. Anat. 74, 356—404 (1925).
KALBFLEISCH, H. H.: Zunahme der Halsdrüsentuberkulose. Dtsch. Gesundh.-Wes. 3, 655 bis 658 (1948).
KALKOFF, K. W.: Zur Entstehung der Halslymphdrüsentuberkulose. Beitr. Klin. Tuberk. 101, 22—32 (1949).
— Die Stellung der Boeck'schen Krankheit im Rahmen der Tuberkulose. Tuberk.-Arzt 4, 245—260 (1950).
— Zur Ätiologie des M. Boeck. Beitr. Klin. Tuberk. 114, 3—17 (1955).
—, u. E. MACHER: Über Riesenzentrospharen und intra- sowie extracelluläre Einschlüsse in ihrer Bedeutung für den Morbus Boeck. Hautarzt 5, 481—491 (1954).
KALMANSOHN, R. B.: Rubella (German measles). Observations on an epidemic, with particular reference to lymphadenopathy. New Engl. J. Med. 247, 428—429 (1952).
KALTER, S. S., J. E. PRIER and J. T. PRIOR: Recent studies on the diagnosis of cat scratch fever. Ann. intern. Med. 42, 562—573 (1955).
KANKAANPÄÄ, W.: Experimentelle Beitrage zur Kenntnis der Lymphdrüsenveränderungen bei verschiedenen Infektionen. Arb. path. Inst. Helsingfors, N. F. 2, 435—466 (1921).
KANZOW, U.: Über das Vorkommen von Russell'schen Korperchen und Eiweißkrystallen bei chronischen Entzündungen. Frankfurt. Z. Path. 62, 232—254 (1951).
KARMALLY, A.: Untersuchung über die Frage nach der Herkunft der Entzündungszellen, insbesondere über die Umwandlung emigrierter Lymphocyten in Polyblasten. Beitr. path. Anat. 82, 92—101 (1929).
KAUFMANN, E.: Lehrbuch der speziellen pathologischen Anatomie, 7. u. 8. Aufl. Berlin: W. de Gruyter & Co. 1928.
KAUFMANN, W.: Die serologische Differenzierung von Torulopsis neoformans und Torulopsis albida mittels Präcipitation und Agglutination. Zbl. Bakt., II. Abt. 106, 434—443 (1944/45).
KAY, S.: Sarcoidosis of the spleen. Amer. J. Path. 26, 427—444 (1950).
KEIBL, E., H. O. MAYR u. R. NEUHOLD: Zur Frage des Mesantoinschadens. Zbl. allg. Path. path. Anat. 86, 456—458 (1950).
—, R. NEUHOLD u. H. O. MAYR: Zur Frage des Mesantoinschadens. Wien. med. Wschr. 1951, 426—429.
KEIL, E.: Gerinnungsfaktoren und Krebs. Strahlentherapie 93, 223—235 (1954).
KEITH, H. M., L. A. WEED and G. M. NEEDHAM: Nontuberculous acid-fast bacilli in cervical adenitis. Pediatrics 20, 688—697 (1957).
KELLER, L.: Der Bau des Lymphknotens. Verh. Anat. Ges. (Jena) 48, Erg.-H. zu Anat. Anz. 97, 92—94 (1951).
KELLER, PH., u. M. STAEMMLER: Erythrodermie und Brill-Symmers'sche Krankheit. Hautarzt 3, 101—107 (1952).

KELLER, R.: Tissue mast cells in anaphylactic shock and anaphylactoid reactions. Int. Arch. Allergy 11, 328—341 (1957).

KELLY, J. W., and G. BLOOM: A quantitative spectrophotometric study of the mast cell. Exp. Cell Res. 16, 538—564 (1959).

KELSALL, M. A., and E. D. CRABB: Lymphocytes and plasmocytes in nucleoprotein metabolism. Ann. N.Y. Acad. Sci. 72, 295—337 (1958).

— — Lymphocytes and mast cells. Baltimore: Williams & Wilkins Company 1959.

KENT, S. P.: Effect of postmortem autolysis on certain histochemical reactions. Arch. Path. (Chicago) 64, 17—22 (1957).

KERPEL-FRONIUS, E., u. G. KOCSIS: Klinischer Beitrag zum Krankheitsbilde der iliakalen Lymphadenitis im Kindesalter. Ann. paediat. (Basel) 168, 169—175 (1947).

KESSLER, H.: Zur Histologie der Lymphknoten. Zbl. allg. Path. path. Anat. 93, 139—143 (1955).

KETTLER, L.-H.: Pathologisch-anatomische und experimentelle Untersuchungen über Veränderungen der Lymphknoten durch Diphtherietoxin. Virchows Arch. path. Anat. 314, 358—387 (1947).

KEUNNING, F. J., and L. B. VAN DER SLIKKE: The role of immature plasma cells, lymphoblasts, and lymphocytes in the formation of antibodies, as established in tissue culture experiments. J. Lab. clin. Med. 36, 167—182 (1950).

KHANOLKAR, V. R.: Pathology of leprosy. In: COCHRANE, Leprosy in theory and practice, p. 78—95. Bristol: John Wright & Sons 1959.

KIESSLING, W., u. H. TRITSCH: Lymphknotenveränderungen bei Hautkrankheiten verschiedener Herkunft unter besonderer Berucksichtigung der sogenannten „lipomelanotischen Reticulose" (Pautrier u. Woringer). Arch. Derm. Syph. (Berl.) 199, 56—70 (1954).

KIHARA, T.: Entwicklungsgeschichtliche und experimentelle Untersuchungen über die Retikulumfasern. Bull. Osaka med. Sch. Suppl. 1, 1—19 (1956).

KIKUTH, W.: Die Leishmaniasen. In: Die Infektionskrankheiten des Menschen und ihre Erreger von GRUMBACH-KIKUTH, S. 1508—1518. Stuttgart: Georg Thieme 1958.

KILLIAN, H.: Pneumatopathien. III. Die zystischen Pneumatosen. In: Neue Deutsche Chirurgie, Bd. 60, S. 276—324. 1939.

KINDRED, J. E.: Quantitative studies on lymphoid tissues. Ann. N.Y. Acad. Sci. 59, 746—754 (1955).

KING, B. G.: Early filariasis diagnosis and clinical findings. A report of 268 cases in american troops. Amer. J. trop. Med. 24, 285—298 (1944).

KIPKIE, G. F., and A. HOWELL jr.: Histopathology of experimental histoplasmosis. Arch. Path. (Chicago) 51, 312—318 (1951).

KIRK, R., and M. H. SATI: Studies in leishmaniasis in the Anglo-Egyptian Sudan. II. The skin and lymph glands in kala-azar. Trans. roy. Soc. trop. Med. Hyg. 33, 501—506 (1940).

KIRSCH, E.: Die Histoplasmose. Eine Übersicht. Z. Tropenmed. Parasit. 1, 287—300 (1949).

— Beitrag zur Pathologie der Lepra auf der Grundlage der heute für sie geltenden Einteilungsprinzipien. Virchows Arch. path. Anat. 317, 602—610 (1950).

— Beobachtung einer Histoplasmose mit Sektionsbefund. Z. Tropenmed. Parasit. 3, 86—93 (1951).

KISSMEYER, A.: La maladie de Boeck. Sarcoïdes cutanées benignes multiples. Paris: Masson & Cie. 1932.

KIYONO, K.: Zur Frage der histiozytären Blutzellen. Folia haemat. (Lpz.) 18, 149—170 (1914).

KLÄRNER, CH., u. K. KRÜCKEMEYER: Beitrag zu den granulomatösen Veränderungen der Lymphknoten bei chronischen pruriginösen Dermatosen. Arch. Derm. Syph. (Berl.) 197, 403—421 (1954).

KLATZO, I., and P. H. GEISLER: Demonstration of Cryptococcus neoformans in polarized light. Stain Technol. 33, 55—56 (1958).

KLEMOLA, E.: Studies on infectious mononucleosis. Acta med. scand. 127, 149—170 (1947).

KLEMPERER, P., B. GUEFT, ST. L. LEE, C. LEUCHTENBERGER and A. W. POLLISTER: Cytochemical changes of acute lupus erythematosus. Arch. Path. (Chicago) 49, 503—516 (1950).

KLIGMAN, A. M., and G. D. BALDRIDGE: Morphology of sporotrichum Schenckii and histoplasma capsulatum in tissue. Arch. Path. (Chicago) 51, 567—574 (1951).

KLIMA, R.: Grundlagen für eine Neuordnung der Hämatologie zellulärer Reaktionen im lymphatischen Apparat. Wien. Z. inn. Med. 33, 125—135 (1952).

—, u. J. BEYREDER: Die lymphatische Reaktion als morphologisches Substrat bei entzündlichen Vorgängen und beim Lymphogranulom. Wien. klin. Wschr. 1953, 775—778.

KLINGE, F.: Der Rheumatismus. Ergebn. allg. Path. path. Anat. 27, 1—351 (1933).

KLINGMÜLLER, V.: Ergebnisse der Lepraforschung seit 1930. Berlin: Springer 1938.

KLUTH, W.: Über das Vorkommen von Gewebsmastzellen im Ductus thoracicus. Zbl. allg. Path. path. Anat. 87, 139—141 (1951).

KNAPP, W.: Pasteurella pseudotuberculosis als Erreger einer mesenterialen Lymphadenitis beim Menschen. Zbl. Bakt., I. Abt. Orig. **161**, 422—424 (1954).
— Die Bedeutung mikrobiologischer Untersuchungen zur atiologischen Abgrenzung der mesenterialen Lymphadenitis. Chirurg **26**, 440—443 (1955).
— Mesenteric adenitis due to pasteurella pseudotuberculosis in young people. New Engl. J. Med. **259**, 776—778 (1958).
— Pasteurella pseudotuberculosis. Ergebn. Immun.-Forsch. **32**, 196—269 (1959).
—, u. W. MASSHOFF: Zur Ätiologie der abszedierenden, retikulozytaren Lymphadenitis. Dtsch. med. Wschr. **1954**, 1266—1271.
—, u. W. STEUER: Untersuchungen über den Nachweis komplementbindender und agglutinierender Antikörper gegen Pasteurella pseudotuberculosis in Sera infizierter und immunisierter Menschen. Z. Immun.-Forsch. **113**, 370—374 (1956).
KNOTHE, H., O. ZIMMERMANN u. G. HAVEMEISTER: Über die Tularamie in Schleswig-Holstein. Dtsch. med. Wschr. **1959**, 906—909.
KOCH, G.: Untersuchungen uber das klinische, hamatologische und serologische Verhalten bei der infectiosen Mononukleose. Zugleich Beobachtungen zur Frage nach der Monocytenherkunft. Z. ges. inn. Med. **6**, 721—725 (1951).
KOCH, O.: Zur Pathologie der Tuberkulose des lymphatischen Systems. Tuberk.-Arzt **6**, 67—75 (1952).
KÖBERLE, F.: Das histologische Bild einer Probeexcision eines Falles von Tularamie. Zbl. allg. Path. path. Anat. **69**, 190—191 (1938).
KÖHLER, G.: Untersuchungen uber das Vorkommen der Lymphknotentuberkulose. Inaug.-Diss. Frankfurt a. Main 1955.
KÖHN, K.: Experimenteller Beitrag zur Frage der Abhangigkeit des Lymphgewebes von der Ernahrung. Verh. dtsch. Ges. Path. **37**, 193—197, 211—214 (1954).
KÖNIG, P., u. J. MAURATH: Zur Chirurgie der Lymphadenitis mesenterialis durch Pasteurelleninfektion. Chir. Praxis **1**, 165—172 (1957).
KÖNN, G.: Morphologische Befunde bei chemotherapeutisch behandelten todlichen Tuberkulosen. Beitr. path. Anat. **111**, 337—353 (1951).
— Wandlungen des morphologischen Bildes der menschlichen Tuberkulose unter Chemotherapie. Ergebn. ges. Tuberk.-Forsch. **13**, 1—56 (1956).
— Über die Histologie und Pathogenese des M. Boeck. In: WEGNER-WURM, Der Morbus Besnier-Boeck-Schaumann usw., S. 97—105. Stuttgart: Ferdinand Enke 1957.
KOKKONEN, M., and H. HEIKKILA: Variations in the tissue components of the tuberculous lymph node. Ann. Med. exp. Fenn. **37**, 141—148 (1959).
KOLLE, W., H. HETSCH u. H. SCHLOSSBERGER: Experimentelle Bakteriologie und Infektionskrankheiten. Munchen u. Berlin: Urban & Schwarzenberg 1952.
KOLOUCH, F.: Origin of bone marrow plasma cell associated with allergic and immune states in the rabbit. Proc. Soc. exp. Biol. (N.Y.) **39**, 147—148 (1938).
KONRAD, J., A. WINKLER u. J. THURNER: Zum Krankheitsbild des Erythematodes acutus. Wien. klin. Wschr. **1956**, 405—411.
KONRATH, M.: Todesfalle nach Infektion mit Pasteurella pseudotuberculosis. Zbl. allg. Path. path. Anat. **100**, 355 (1960).
KOPPISCH, E.: Leprosy. In: W. A. D. ANDERSON, Pathology, 3. edit., p. 257—263. St. Louis: C. V. Mosby Company 1957a
— Protozoal and helminthic infections. In: W. A. D. ANDERSON, Pathology, 3. edit., p. 351—400. St. Louis: C. V. Mosby Company 1957b.
KOPSCH, F. W.: Nomina anatomica, 5. Aufl., bearb. von K. H. KNESE. Stuttgart: Georg Thieme 1957.
KORNBLITH, B. A.: Observations on lymphogranuloma venereum. Clinical pathological study of sixty cases, with observations on the histopathology of the Frei test. Surg. Gynec. Obstet. **63**, 99—109 (1936).
KORTING, G. W., u. E. GOTTRON: Sklerosen, Atrophien (Literatur 1939—1952). Zbl. Haut- u. Geschl.-Kr. **84**, 1—24, 113—139 (1953).
KOSENOW, W.: Die Fluorochromierung mit Acridinorange, eine Methode zur Lebendbeobachtung gefarbter Blutzellen. Acta haemat. (Basel) **7**, 217—221 (1952).
— Lebende Blutzellen im Fluoreszenz- und Phasenkontrastmikroskop. Bibl. haemat. (Basel) **4** (1956).
KOSUGE, J.: Histologische Studien an Pestbubonen. Virchows Arch. path. Anat. **253**, 505—510 (1924).
KOSZEWSKI, B. J., C. W. EMERICK and D. R. DICUS: Studies of phagocytic activity of lymphocytes. III. Phagocytosis of intravenous India ink in human subjects. Blood **12**, 559—566 (1957).
KOUWENAAR, W.: Scleroma respiratorium (Rhinoscleroma). In: Handbook of Tropical Dermatology and Medical Mycology (R. D. G. PH. SIMONS), Bd. I, p. 625—632. Amsterdam-Houston-New York-London: Elsevier Publ. Company 1952.

Kovács, A.: Antihistaminic effect of eosinophil leukocytes. Experientia (Basel) 6, 349—350 (1950).

Kramer, W.: Vorträge auf dem Süddeutschen Tuberkulosekongreß 1950 und auf dem Nordwestdeutschen Chirurgenkongreß 1951, nach persönlicher Mitteilung.

Kranz, P.: Die Tuberkulose der Zähne und des Mundes. Ergebn. ges. Tuberk.-Forsch. 11, 317—338 (1953).

Kraus, A.: Zur Frage der metastatischen Lymphdrüsenerkrankung beim Rhinosklerom. Arch. Derm. Syph. (Berl.) 68, 345—358 (1903).

— Sklerom. In: Handbuch der Haut- und Geschlechtskrankheiten (Jadassohn), Bd. 9/1, S. 203—253. Berlin: Springer 1929.

Krause, G.: Das lymphatische Gewebe und seine Kerngrößen. Inaug.-Diss. Rostock 1935.

Krauspe, C.: Beiträge zur Kenntnis der Gitterfasern mit besonderer Berücksichtigung der Niere. Virchows Arch. path. Anat. 237, 484—491 (1922).

— Diskussionsbemerkung. Tagg der Dtsch. Ges. für Pathol. 40 (1956a).

— Diskussionsbemerkung. Tagg der Nord- u. Westdtsch. Pathol. 1956b.

— Zur Frage der sogenannten epitheloidzelligen Retikulose. Arch. De Vecchi Anat. pat. 31, 269—287 (1960).

Krauss, H., u. K. O. Leube: Die Tuberkulose des Bauchraumes vom chirurgischen Standpunkt. In: Die Tuberkulose (Deist-Krauss), S. 508—527. Stuttgart: Ferdinand Enke 1951.

Krekel, K.: Das klinische Bild der abscedierenden retikulocytären Lymphadenitis mesenterialis (Masshoff). Inaug.-Diss. Frankfurt a. Main 1956.

Krepler, P., u. H. Flamm: Die Listeriose. Ergebn. inn. Med. Kinderheilk., N.F. 7, 64—146 (1956).

Krische, K.: Kombination von Krebs und Tuberkulose in metastatisch erkrankten Drüsen. Frankfurt. Z. Path. 12, 63—79 (1913).

Kröger, E., u. R. Rahmel: Tuberkulöse Mischinfektion mit Listeria monocytogenes. Med. Klin. 1957, 420—421.

Krumbhaar, E. B.: Lymphatic tissue. Problems of ageing. Biol. Med. Aspects 1938, 149 bis 197. Zit. nach Hellman 1943.

Kuczynski, M. H.: Edwin Goldmanns Untersuchungen über celluläre Vorgänge im Gefolge des Verdauungsprozesses auf Grund nachgelassener Präparate dargestellt und durch neue Versuche ergänzt. Virchows Arch. path. Anat. 239, 185—302 (1922).

Kudicke, H., u. W. Pöhlig: Erfahrungen und statistische Betrachtungen über den Serofarbtest nach Sabin und Feldman. Z. Hyg. Infekt.-Kr. 140, 350—371 (1954).

Kuhlmann, F., u. W. Herrmann: Lymphadenitis mesenterialis und Enteritis durch Pasteurella pseudotuberculosis. Med. Klin. 1955, 1735—1739.

Kunkel jr., W. M., L. A. Weed, J. R. McDonald and O. T. Clagett: North American blastomycosis—Gilchrist's disease: clinicopathologic study of ninety cases. Int. Abstr. Surg. 99, 1—26 (1954).

Kveim, A.: En ny og spesifikk kutan-reaksjon ved Boecks sarcoid. Nord. Med. 9, 169—172 (1941).

Kyrle, J.: Über eigentümliche histologische Bilder bei Hauttuberkulose und deren Beziehung zum benignen Miliarlupoid (Boeck). Arch. Derm. Syph. (Berl.) 100, 375—400 (1910).

Laas, E., u. W. Geiger: Blastomykose bei Lymphogranulomatose. Dtsch. Z. Nervenheilk. 159, 314—331 (1948).

Lachnit, V.: Die Berylliose. Wien. Z. inn. Med. 34, 139—148 (1953).

Ladewig, P.: Über eine einfache und vielseitige Bindegewebsfärbung (Modifikation der Mallory-Heidenhain'schen Methode). Z. wiss. Mikr. 55, 215—217 (1938).

—, u. F. Dessau: Ergebnisse mit einer neuen Bindegewebsfärbung. Z. wiss. Mikr. 55, 211 bis 214 (1938).

Lainson, R.: Observations on the development and nature of pseudocysts and cysts of Toxoplasma gondii. Trans. roy. Soc. trop. Med. Hyg. 52, 396—407 (1958).

Laipply, T. C.: Lipomelanotic reticular hyperplasia of lymph nodes. Report of 6 cases. Arch. intern. Med. 81, 19—36 (1948).

—, and C. J. White: Dermatitis with lipomelanotic reticular hyperplasia of lymph nodes. Arch. Derm. Syph. (Chicago) 63, 611—621 (1951).

Landau, A.: Glandulär form av toxoplasmos hos barn. Nord. Med. 46, 1575 (1951).

Landolt, R.: Statistische Betrachtungen über die Tuberkulosebefunde im Sektionsgut des Schweizerischen Forschungsinstitutes für Tuberkulose in Davos. Inaug.-Diss. Zürich 1955.

Landouzy, L.: De la fièvre bacillaire prétuberculeuse à forme typhoide. Typho-bacillose. Sem. méd. (Paris) 11, 224—228 (1891).

Lange, H.: Die Lymphadenopathia mesenterialis. Chirurg 29, 314—317 (1958).

Lange, H. L.: Cat-scratch fever. J. Pediat. 39, 431—434 (1951).

LANGHANS, TH.: Über Riesenzellen mit wandständigen Kernen in Tuberkeln und die fibrose Form des Tuberkels. Virchows Arch. path. Anat. 42, 382—404 (1868).
LANZ, T., u. W. WACHSMUTH: Praktische Anatomie. Berlin: Springer 1935, 1938, 1955.
LAPIS, K.: Lymphknotenveränderungen bei experimentellen Geschwulsten. Beitr. path. Anat. 118, 143—162 (1957).
LAPP, H.: Pathologisch-anatomischer Beitrag zur Pathogenese und nosologischen Stellung des malignen Granuloms. Virchows Arch. path. Anat. 331, 487—501 (1958).
LAUCHE, A.: Bericht über die 1. Arbeitstagg Ost der beratenden Facharzte. 18. u. 19. Mai 1942.
— Diskussionsbemerkung zu LINZBACH 1955a.
LAVES, W.: Histologische Untersuchungen mit gepufferten Farblösungen zum postmortalen Abbau der Kernchromatine und des Plasmas der Leberzellen. Virchows Arch. path. Anat. 279, 618—640 (1931).
—, u. K. THOMA: Histoencymatische Untersuchungen an den Mastzellen des Blutes. Klin. Wschr. 1950, 95—96.
LEHNDORF, H., u. E. SCHWARZ: Das Drusenfieber. I. Klinik des Drüsenfiebers. Ergebn. inn. Med. Kinderheilk. 42, 775—888 (1932).
LEHNER, J.: Das Mastzellenproblem und die Metachromasiefrage. Ergebn. Anat. Entwickl.-Gesch. 25, 67—184 (1924).
LEIBER, B.: Vergleichende Cytologie des Lymphknotens. Klin. Wschr. 1959, 568—569.
LEIBETSEDER, F.: Lymphdrüsenpunktion beim großfollikulären Lymphoblastom. Klin. Med. 4, 131—135 (1949).
— Karyometrische Untersuchungen an Milz- und Lymphknotenpunktaten. Internat. Symposion über klinische Cytodiagnostik, S. 39—41. Stuttgart: Georg Thieme 1958.
LEIBOWITZ, S.: Infectious mononucleosis. New York: Grune & Stratton 1953.
LEITNER, ST. J.: Die diagnostische Verwertbarkeit der Lymphdrüsenpunktion bei entzündlichen Lymphknotenaffektionen. Acta med. scand. 105, 558—577 (1940a).
— Das lymphoidzellige Drüsenfieber (Mononucleosis infectiosa) mit besonderer Berücksichtigung des Sternalmarkbefundes. Schweiz. med. Wschr. 1940b, 117—122.
— Die generalisierte verkäsende Tuberkulose des lympho-hämopoetischen Systems. Eine neue Form der atypischen Tuberkulosen. Schweiz. med. Wschr. 1944, 8—12.
— Der Morbus Besnier-Boeck-Schaumann. Basel: Benno Schwabe 1949.
LELONG, M., G. DESMONTS, LE TAN VINH, CH. NÉZELOF, P. SATGÉ et J. COUVREUR: La forme ganglionnaire de la toxoplasmose acquise de l'enfant. Arch. franç. Pédiat. 11, 1092—1099 (1954).
LENNERT, KARL: Zur Praxis der pathologisch-anatomischen Knochenmarksuntersuchung. Frankf. Z. Path. 63, 267—299 (1952a).
— Über den Ort der Antikorperbildung. Antrittsvorlesung Frankfurt, 6. 11. 1952b, nicht veröffentlicht.
— Histologische Studien zur Lymphogranulomatose. I. Die Cytologie der Lymphogranulomzellen. Frankfurt. Z. Path. 64, 209—234 (1953).
— Die Histochemie der Fette und Lipoide. Z. wiss. Mikr. 62, 368—393 (1955a).
— Die pathologische Anatomie der Makroglobulinamie Waldenström. Frankfurt. Z. Path. 66, 201—226 (1955b).
— Zur Kenntnis der Mastzellenleukamie. Verh. dtsch. Ges. Path. 39, 257—259 (1956a).
— Eine mastocytoide Osteomyeloreticulose (Mastzellenreticulose). V. Kongr. der Europ. Ges. fur Hämatol. S. 573—575. Berlin-Gottingen-Heidelberg: Springer 1956b.
— Zur Kenntnis der reticulocytären, abscedierenden Lymphadenitis (Masshoff). Zbl. allg. Path. path. Anat. 96, 398—399 (1957a).
— Über die Erkennung von Keimzentrumszellen im Lymphknotenausstrich. Klin. Wschr. 1957b, 1130—1132.
— Die Differentialdiagnose der epitheloidzelligen Lymphknotenreaktionen. Klin. Wschr. 1957c, 1097—1098.
— Die Frühveranderungen der Lymphogranulomatose. Frankfurt. Z. Path. 69, 103—122 (1958).
— Diagnose und Ätiologie der Piringer'schen Lymphadenitis. Verh. dtsch. Ges. Path. 42, 203—208 (1959).
— Über Morphologie, Funktion und maligne Neoplasien der Lymphocyten. Z. Haut- u. Geschl.-Kr. 28, 389—406 (1960).
—, u. H. ELSCHNER: Zur Kenntnis der lipomelanotischen Reticulo(cyto)se. Frankfurt. Z. Path. 65, 559—577 (1954).
—, u. E. ILLERT: Die Haufigkeit der Gewebsmastzellen im Lymphknoten bei verschiedenen Erkrankungen. Frankfurt. Z. Path. 70, 121—131 (1959).
— E. KOSTER u. H. MARTIN: Über die Mastzellenleukamie. Acta haemat. (Basel) 16, 255 bis 272 (1956).

LENNERT, KARL, KURT LENNERT u. J. C. F. SCHUBERT: Zur Histochemie der Gewebsmastzelle im menschlichen Lymphknoten. Frankfurt. Z. Path. **69**, 591—595 (1959).
—, u. H. LOFFLER: Zur Cytochemie der Lymphknotenzellen. 7. Kongreß der Europäischen
Ges. für Hämatologie, London 1959.
—, u. W. REMMELE: Karyometrische Untersuchungen an Lymphknotenzellen des Menschen.
I. Mitt. Germinoblasten, Lymphoblasten und Lymphocyten. Acta haemat. (Basel) **19**,
99—113 (1958a).
— II. Mitt. Reticulum- und Endothelzellen. Acta haemat. (Basel) **20**, 301—317 (1958b).
— III. Mitt. Basophile Stammzellen, Plasmazellen und Gewebsmastzellen. Acta haemat.
(Basel) **21**, 139—156 (1959).
—, u. J. C. F. SCHUBERT: Untersuchungen über die sauren Mucopolysaccharide der Gewebsmastzellen im menschlichen Knochenmark. Frankfurt. Z. Path. **69**, 579—590 (1959).
— — Zur Cytochemie der Blut- und Gewebsmastzellen. Verh. dtsch. Ges. inn. Med. **66**,
1061—1065 (1960).
—, u. H. STIRNWEIS: Leukocytenabbau und Auftreten von Eiweißkrystallen in der Kaninchenmilz. Virchows Arch. path. Anat. **318**, 631—645 (1950).
LENTZE, F. A.: Die Aktinomykose und die Fadenpilzinfektionen. In: M. GUNDEL, Die an-
steckenden Krankheiten, S. 589—601. Stuttgart: Georg Thieme 1950.
LEONHARDT, J.: Über Organisationsvorgange an Verkasungen. Verh. dtsch. Ges. Path. **39**,
148—151 (1956).
LETTERER, E.: Beitrage zur Pathogenese der Bacillenruhr. Virchows Arch. path. Anat. **312**,
673—725 (1944).
— Die allgemeine und spezielle Pathologie der Frühstadien der Tuberkulose. Tuberk.-Arzt 2,
341—347 (1948).
— Experimentelle und morphologische Untersuchungen über die Wirkungsweise reiner Ruhr-
giftstoffe. Virchows Arch. path. Anat. **317**, 34—55 (1949).
— Allgemeine Pathologie der Tuberkulose. In: Die Tuberkulose (DEIST u. KRAUSS), S. 1—57.
Stuttgart: Ferdinand Enke 1951.
— Unspezifische Vorstadien der Lymphogranulomatose. Zbl. allg. Path. path. Anat. **90**,
236 (1953).
— Allgemeine Pathologie. Grundlagen und Probleme. Stuttgart: Georg Thieme 1959.
LEVADITI, C.: Étude expérimentale, pathogénique, microbiologique et chimiothérapique de la
maladie de Nicolas et Favre. Ann. Derm. Syph. (Paris) 1, 417—452 (1941).
LEVER, W. F.: Histopathologie der Haut, 2. Aufl. Deutsche Übersetzung G. HESSE. Stutt-
gart: Gustav Fischer 1958.
LEVINE, M. G., and R. E. HOYT: Scleroma: Complement fixation test. Proc. Soc. exp. Biol.
(N.Y.) **65**, 70—72 (1947).
LEVY, H.: Histiocytäre knòtchenformige, nichtgeschwulstartige Wucherungen der Leber,
Milz und Lymphknoten nach Thorotrastinjektion. Ein Fall mit eigentümlichem eosino-
philem Stoff um die Thorotrastablagerungen der Milz. Frankfurt. Z. Path. 70, 423—446
(1960).
LEWIS, W. H.: Pinocytosis. Bull. Johns Hopk. Hosp. **49**, 17—28 (1931).
LEY, D. C. H., and J. D. L. FITZGERALD: Changes in white blood cell and bone marrow
morphology and serum protein fractions in induced and spontaneous hypersensitivity.
J. Allergy 28, 220—228 (1957).
LILLIE, R. D.: The pathology of tularemia. Nat. Inst. Hlth. Bull. **167** (1937).
— Reaction of various parasitic organisms in tissues to the Bauer, Feulgen, Gram and Gram-
Weigert methods. J. Lab. clin. Med. **32**, 76—88 (1947).
— Further exploration of the HJO_4-Schiff reaction with remarks in its significance. Anat.
Rec. **108**, 239—253 (1950).
LINDIG, W.: Ein Beitrag zur Frage der klinisch isolierten Boeck'schen Lungenerkrankung
und ihrer Prognose. Z. Tuberk. **98**, 141—152 (1951).
LINDNER, H., u. K. H. KARCHER: Zum Problem der „lipomelanotischen Retikulose". Derm.
Wschr. **131**, 385—401 (1955).
—, u. G. SCHALLOCK: Über Umwandlungsformen der Flemmingschen Keimzentren. Zbl.
allg. Path. path. Anat. **94**, 246—254 (1955).
— A. VON SCHWEINITZ u. M. ECKSTEIN: Mikroskopische und mikrochemische Blut- und
Gewebsuntersuchungen zur Wirkungsweise von Butazolidin. Klin. Wschr. **1958**, 675—676.
LINELL, F., B. MAGNUSSON and Å. NORDÉN: Cryptococcosis. Review and report of a case.
Acta derm.-venereol. (Stockh.) **33**, 103—122 (1953).
—, and Å. NORDÉN: Mycobacterium balnei. A new acid-fast bacillus occuring in swimming
pools and capable of producing skin lesions in humans. Acta tuberc. scand. Suppl. **33**
(1954).
LINKE, A., u. D. HERBERG: Megaloblastische Anämie bei antiepileptischer Therapie. Dtsch.
med. Wschr. **1959**, 1548—1550.

Literatur 541

LINSER, K.: Großfolliculäres Lymphoblastom (Brill-Symmers-Disease). Zbl. Haut- u. Geschl.-Kr. 78, 411 (1952).

LINZBACH, A. J.: Über die Entstehung der Riesenzellen und ihrer Einschlüsse in epitheloid-zelligen Granulomen. Verh. dtsch. Ges. Path. 38, 187—197 (1955a).

— Quantitative Biologie und Morphologie einschließlich Hypertrophie und Riesenzellen. In: Handbuch der allgemeinen Pathologie (BUCHNER, LETTERER, ROULET), Bd. 6/1, S. 180—306. Berlin-Göttingen-Heidelberg: Springer 1955b.

Listeriosen: Symposion, veranstaltet vom Veterinärhygienischen und Tierseuchen-Institut der Justus Liebig-Universität Gießen in Zusammenarbeit mit der Dtsch. Veterinärmedizinischen Ges., 27.—28. Juni 1957 in Gießen. Hrsg. von E. ROOTS u. D. STRAUCH. Berlin u. Hamburg: Paul Parey 1958.

LITTMAN, M. L., and L. E. ZIMMERMAN: Cryptococcosis. (Torulosis or European blastomycosis.) New York and London: Grune & Stratton 1956.

LITWINS, J., and S. LEIBOWITZ: Abnormal lymphocytes („Virocytes") in virus diseases other than infectious mononucleosis. Acta haemat. (Basel) 5, 223—231 (1951).

LLOYD, R. B., L. E. NAPIER and S. N. PAUL: The serological control of treatment of kala-azar with observations on the significance of hypoproteinaemia. Indian J. med. Res. 16, 1065—1098 (1928/29).

—, and S. N. PAUL: Serum changes in kala-azar. Indian J. med. Res. 16, 203—220 (1928/29a).

— — Protein graphes in kala-azar. Indian J. med. Res. 16, 529—535 (1928/29b).

LOBLICH, H. J., u. G. WAGNER: Das pigmentierte Lymphogranulom mit generalisierenden Hauterscheinungen. Hautarzt 2, 250—260 (1951).

— — Das pigmentierte Lymphogranulom mit generalisierenden Hauterscheinungen. II. Mitt. Arch. Derm. Syph. (Berl.) 196, 33—64 (1953).

LOFFLER, H., u. J. C. F. SCHUBERT: Zum histochemischen Nachweis der Esterasen in Zellen des Blutes. Klin. Wschr. 1959, 563—564.

LOFFLER, W., S. MOESCHLIN u. A. WILLA: Klinik und Pathologie der Febris undulans Bang unter besonderer Berücksichtigung der spezifischen Komplikationen (an Hand von 150 eigenen Fällen). Erg. inn. Med. Kinderheilk. 63, 714—789 (1943).

—, u. D. L. MORONI: Die Brucellose. In: Handbuch der inneren Medizin, Bd. I/2, S. 100—202. Berlin-Göttingen-Heidelberg: Springer 1952.

— — u. W. FREI: Die Brucellose als Anthropozoonose. Febris undulans. Eine zusammenfassende Darstellung für Ärzte und Tierärzte. Berlin-Göttingen-Heidelberg: Springer 1955.

LOFGREN, S.: Das Bilaterale Hiluslymphdrüsensyndrom (BHL) als Anfangsstadium der Sarkoidose. Beitr. Klin. Tuberk. 114, 75—86 (1955).

—, and H. LUNDBACK: The bilateral hilar lymphoma syndrome. A study of the relation to age and sex in 212 cases. Acta med. scand. 142, 259—264 (1952a).

— — The bilateral hilar lymphoma syndrome. A study of the relation to tuberculosis and sarcoidosis in 212 cases. Acta med. scand. 142, 265—273 (1952b).

— B. SNELLMANN and H. NORDENSTAM: Foreign-body granulomas and sarcoidosis. A clinical and histopathological study. Acta chir. scand. 108, 405—418 (1955).

LÖWENBACH, G.: Beitrag zur Histologie der gummösen Lymphome. Arch. Derm. Syph. (Berl.) 48, 71—106 (1899).

LONGCOPE, W. T.: Sarcoidosis, or Besnier-Boeck-Schaumann Disease. J. Amer. med. Ass. 117, 1321—1327 (1941).

—, and D. G. FREIMAN: A study of sarcoidosis. Medicine (Baltimore) 31, 1—132 (1952).

LOPES-CARDOZO, P.: Clinical cytology, using the May-Grunwald-Giemsa stained smear. Staflen: Leyden 1954.

LORENZ, W.: Über die Bedeutung der Lymphknotenpunktion für die Strahlenheilkunde. Strahlentherapie 79, 435—464 (1949).

— Über die Lymphknotenpunktion im Rahmen der Strahlenheilkunde. Strahlentherapie 81, 281—285 (1950).

LOW, F. N., and J. A. FREEMAN: Electron microscopic atlas of normal and leukemic human blood. New York-Toronto-London: The Blackiston Division, McGraw-Hill Book Comp. 1958.

LUBARSCH, O.: Referat über Entzündung. Verh. dtsch. Ges. Path. 19, 3—18 (1923).

LUCAS, P. F.: Lymph node smears in the diagnosis of lymphadenopathy: a review. Blood 10, 1030—1054 (1955).

LUCHTRATH, H.: Meningitis tuberculosa als Boeck'sche Krankheit. Zbl. allg. Path. path. Anat. 90, 235—236 (1953).

— Der Einfluß der antibiotischen und chemotherapeutischen Behandlung auf das morphologische Bild der abheilenden Tuberkulose. Stuttgart: Georg Thieme 1954.

LUDERITZ, B.: Intrazelluläre Fettspeicherung nach Ölinjektion in pathologisch vergrößerte Lymphknoten. Blut 3, 321—327 (1957a).

Lüderitz, B.: Intracellulare Tuschespeicherung in pathologisch vergrößerten Lymphdrüsen. Acta haemat. (Basel) 17, 143—159 (1957b).
—, u. H. Themann: Licht- und elektronenmikroskopische Untersuchung der intrazellularen Tuschespeicherung in Lymphknoten. Medizinische 1957, 689—691.
Lüdin, H.: Die Diagnose der Mononukleosis infectiosa im Lymphknotenpunktat. Schweiz. med. Wschr. 78, 982—983 (1948).
— Die Organpunktion in der klinischen Diagnostik. Basel: S. Karger 1955.
Lumb, G.: Tumours of lymphoid tissue. Edinburgh and London: E. & S. Livingstone 1954.
Lutz, A.: Uma micóse pseudococcidioidica, localizada na bôca e observada no Brasil. Contribuica ao estudo dos hyphoblastomicoses Americanas. Brasil-méd. 1908. Zit. nach Fialho 1960.
Macher, E.: Tierexperimentelle Studien zur Pathogenese des allergischen Kontaktekzems. Habil.-Schr. Marburg 1958.
Mähr, G.: Glykogengehalt und Kohlenhydratstoffwechsel der Leukozyten beim Diabetes mellitus. Wien. Z. inn. Med. 40, 330—334 (1959).
Maissjuk, A. P.: Lymphogranuloma inguinale. Arch. Pat. (Moskau) 20, 58 (1958). Ref. Dtsch. med. Wschr. 1959, 572.
Mann, J. D., and G. M. Higgins: Lymphocytes in thoracic duct, intestinal and hepatic lymph. Blood 5, 177—190 (1950).
Manwaring, J. H.: Unusual forms of blastomyces dermatitidis in human tissues. Arch. Path. (Chicago) 48, 421—425 (1949).
Marchal, G., G. Duhamel et S. Perlès: Notre expérience de la ponction-biopsie du ganglion lymphatique. Sem. Hôp. Paris 35, 2630—2631 (1959).
Marchand, F.: Über die Herkunft der Lymphozyten und ihre Schicksale bei der Entzündung. Verh. dtsch. Ges. Path. 16, 5—80 (1913).
Marinone, G.: Questione insoluti antiche e recenti sulla leucopoiesi basofila dell'uomo. Haematologica 35, 589—613 (1951).
Márk, I., u. J. Fehér: Allergische Granulomatose. Zbl. allg. Path. path. Anat. 99, 369—376 (1959).
Marmont, A.: Value and limitations of the L.E. cell test in the syndrome known as systemic lupus erythematosus without skin eruptions. Acta haemat. (Basel) 13, 257—272 (1955).
Maršalek: Ref. Dtsch. med. Wschr. 1956, 1177.
Marshall, A. H. E.: An outline of the cytology and pathology of the reticular tissue. Edinburgh and London: Oliver and Boyd 1956.
Marshall, St., and K. S. Millingen: Unusual features in a fatal case of infectious mononucleosis. Brit. med. J. 1952, 1325—1327.
Martin, D. S., and D. T. Smith: Blastomycosis (American blastomycosis, Gilchrist's disease). I. Review of literature. Amer. Rev. Tuberc. 39, 275—304 (1939).
— — II. A report of 13 new cases. Amer. Rev. Tuberc. 39, 488—515 (1939).
Martin, H., u. L. Roka: Zur Frage des Heparin-Gehaltes der Blutmastzellen des Menschen. Acta haemat. (Basel) 10, 26—31 (1953).
Martin, I.: Bericht über Nachuntersuchungen bei einer bestimmten Form von Lymphadenitis. Zbl. allg. Path. path. Anat. 97, 507—508 (1957/58).
Mason, W. R., and E. K. Adams: Infectious mononucleosis. Amer. J. med. Sci. 236, 447 bis 459 (1958).
Masshoff, W.: Eine neuartige Form der mesenterialen Lymphadenitis. Dtsch. med. Wschr. 1953, 532—535.
— Zur Pathomorphologie der Lungentuberkulose. Untersuchungen an Operationspraparaten. Dtsch. med. Wschr. 1956, 1873—1879.
— Die Herdstabilisierung vom morphologischen Standpunkt. Beitr. Klin. Tuberk. 121, 32—41 (1959).
—, u. W. Dolle: Über eine besondere Form der sogenannten mesenterialen Lymphadenopathie: „Die abscedierende reticulocytare Lymphadenitis". Virchows Arch. path. Anat. 323, 664—684 (1953).
—, u. B. Frosch: Untersuchungen über den Reaktionsablauf im Lymphknoten. Virchows Arch. path. Anat. 331, 666—695 (1958).
—, u. P. Rieckert: Vergleichende Cyto- und Histologie am leistungsgesteigerten Lymphknoten. Frankfurt. Z. Path. 65, 43—61 (1954).
Masugi, M., u. G. Minami: Über einen Fall von Masern usw. Beitr. path. Anat. 101, 483—502 (1938).
Matheis, H.: Die Cryptococcose (Torulose) des Nervensystems. Dtsch. Z. Nervenheilk. 180, 595—639 (1960).
Mathias, E.: Einige Erfahrungen über tuberkulöse Erkrankung der Leistendrüsen bei intraabdominaler Tuberkulose und die Möglichkeit ihrer Verwendung zu diagnostischen Zwecken. Berl. klin. Wschr. 1921, 52—53.

MATHIS, H.: Über das Rhinosklerom. Dtsch. zahnärztl. Z. 8, 968—973 (1953).

MATISSEK, H.: Über die Bedeutung von Knochenmarksschaden für den areaktiven Verlauf generalisierter Tuberkulose. Virchows Arch. path. Anat. 308, 783—807 (1942).

MATKÓ, L.: Paraspecific lesions of lymph nodes in patients with phlyctaena. Acta morph. (Budapest) 6, 167—175 (1955).

MATSUOKA, T.: Untersuchungen über die Lymphocyten im peripheren Blut bei der Tuberkulose (mit Vitalfarbung). I. Tier-Experimente. II. Bei gesunden und Tuberkulosekranken Menschen. III. Einfluß des Tuberkulins auf den Lymphocyten im Reagenzglas. [Japanisch.] Teishin Igaku 9, 223—235, 317—332, 333—337 (1957).

MATZDORF, F.: Histologische Untersuchungsergebnisse bei einem Fall von Morbus Bang. Virchows Arch. path. Anat. 290, 47—52 (1933).

MAURI, C., F. VACCARI e B. SABOTTO: Ricerche istochimiche sui gruppi tiolici delle cellule del sangue e delgi organi ematopoietici dell'uomo normale. Medicina (Parma) 4, 321—350 (1954).

MAURICE, P. A.: La participation de la musculature à la maladie de Besnier-Boeck-Schaumann. Helv. med. Acta 22, 16—42 (1955).

MAXIMOW, A.: Über entzündliche Bindegewebsneubildung bei der weißen Ratte und die dabei auftretenden Veranderungen der Mastzellen und Fettzellen. Beitr. path. Anat. 35, 93—126 (1904).

— Experimentelle Untersuchungen zur postfotalen Histogenese des myeloiden Gewebes. Beitr. path. Anat. 41, 122—166 (1907).

— Untersuchungen über Blut und Bindegewebe. VI. Über Blutmastzellen. Arch. mikr. Anat. 83, 247—289 (1913).

— Untersuchungen über Blut und Bindegewebe. VIII. Die zytologischen Eigenschaften der Fibroblasten, Retikulumzellen und Lymphozyten des lymphoiden Gewebes außerhalb des Organismus, ihre genetischen Wechselbeziehungen und prospektiven Entwicklungspotenzen. Arch. mikr. Anat. 97, 283—313 (1923).

— Bindegewebe und blutbildende Gewebe. In: Handbuch der normalen mikroskopischen Anatomie des Menschen, Bd. II/1, S. 232—583. Berlin: Springer 1927.

— Über die Histogenese der entzündlichen Reaktion. Beitr. path. Anat. 82, 1—26 (1929).

MAY, H., u. R. MAY: Die Tuberkulose der Knochen und Gelenke. In: Die Tuberkulose (DEIST-KRAUSS), S. 443—507. Stuttgart: Ferdinand Enke 1951.

MAYER, M., u. E. G. NAUCK: Leishmaniosen der Haut und Schleimhaute (Orientbeule und amerikanische Leishmaniosen). In: Handbuch der Haut- und Geschlechtskrankheiten von JADASSOHN, Bd. 12/1, S. 119—179. Berlin: Springer 1932.

McCLURE, E. (1958): Zit. nach FIALHO 1960.

McDONALD, J. R., and L. A. WEED: Problems concerned with the histologic diagnosis of tuberculosis of lymph nodes. Amer. J. clin. Path. 21, 223—233 (1951).

McFADDEN, G. D. F.: Mesenteric lymphadenitis and its clinical manifestations. Brit. med. J. 1927 II, 1174—1177.

McNEIL, C.: Cellular changes in rabbits during antibody formation. I. Response to Eberthella typhosa. Amer. J. Path. 24, 1271—1288 (1948).

MEATHERINGHAM, R. E., and L. V. ACKERMAN: Aspiration biopsy of lymph nodes. A critical review of the results of 300 aspirations. Surg. Gynec. Obstet. 84, 1071—1076 (1947).

MEDLAR, E. M.: A report of two cases of essential adrenal insufficiency (Addison's disease). Amer. J. Path. 3, 135—142 (1927).

MEESSEN, H.: Lipomelanotische Retikulose. Zbl. allg. Path. path. Anat. 89, 42 (1952).

— Zur Pathomorphologie des reticularen Gewebes unter besonderer Berücksichtigung der lipomelanotischen Retikulose. Hautarzt 6, 1—4 (1955).

MELENEY, H. E.: The histopathology of kala-azar in the hamster, monkey, and man. Amer. J. Path. 1, 147—168 (1925).

MELKERSSON, E.: Ein Fall von recidivierender Facialisparese im Zusammenhang mit angioneurotischem Ödem. [Schwedisch.] Hygiea (Stockh.) 90, 737—741 (1928). Ref. Zbl. ges. Neurol. Psychiat. 52, 113 (1929).

MELNIKOW-RASWEDENKOW, N.: Histologische Untersuchungen über das elastische Gewebe in normalen und in pathologisch veranderten Organen. Beitr. path. Anat. 26, 546—588 (1899).

MENNE, W. R.: Über Sklerom (Rhinosklerom). Zbl. allg. Path. path. Anat. 95, 475—476 (1956a).

— Zur Morphologie und Genese des Skleroms (Rhinosklerom). Berl. Med. 7, Sonderh. 50 Jahre Rudolf Virchow-Krankenhaus, S. 66—71 (1956b).

MERÉNYI, D.: Punktion im Dienste der Tumordiagnostik. Med. Rdsch. 1, 111—114 (1947).

MESSERSCHMITT, J.: Fréquence des mastzellen dans les frottis de moelle osseuse chez l'homme. Rev. Hémat. 9, 189—197 (1954).

METCALF, D.: The thymic lymphocytosis-stimulating factor. Ann. N.Y. Acad. Sci. 73, 113—119 (1958).

Metterhausen, B.: Über Combination von Krebs und Tuberkulose. Inaug.-Diss. Göttingen 1897.

Meyenburg, H. v.: Über die geweblicheReaktion der Lymphknoten bei Reinfektion. Schweiz. med. Wschr. 1929, 593—595.

Meyer, M.: Zur Klinik und Histologie des tonsillolymphonodalen Primärkomplexes bei Tularamie. Z. Laryng. Rhinol. 32, 525—534 (1953).

Meyer, P., u. S. Moeschlin: Das Lymphdrüsenpunktat der Katzenkratzkrankheit. Schweiz. med. Wschr. 1958, 1070—1071.

Meyer-Arendt, J.: Über den Zellstoffwechsel in der Milz nach Sensibilisierung. Virchows Arch. path. Anat. 321, 378—394 (1952).

Mibelli, V.: Beiträge zur Histologie des Rhinoskleroms. Mh. prakt. Derm. 8, 531—553 (1889).

Michaelis, L., u. H. Wolff: Über Granula in Lymphocyten. Virchows Arch. path. Anat. 167, 151—160 (1902).

Michels, N. A.: The mast cells in the lower vertebrates. Cellule 33, 337—462 (1923).
— The mast cell. In: Handbook of Hematology. New York: Paul B. Hoeber 1938.

Michelson, H. E.: The occurence of tuberculoid reactions in the inguinal glands in early syphilis. Arch. Derm. Syph. (Chicago) 19, 66—76 (1929).
— The superficial lymph glands in early syphilis. Arch. Derm. Syph. (Chicago) 25, 457—469 (1932).

Mider, G. B., F. D. Smith and W. E. Bray jr.: Systemic infection with cryptococcus neoformans (torula histolytica) and histoplasma capsulatum in the same patient. Arch. Path. (Chicago) 43, 102—110 (1947).

Miescher, G.: Über essentielle granulomatöse Makrocheilie (Cheilitis granulomatosa). Dermatologica (Basel) 91, 57—85 (1945).

Miescher, P.: The role of the reticulo-endothelial system in haematoclasia. In: Physiopathology of the reticulo-endothelial system (Halpern, Benacerraf and Delafresnaye), p. 147—171. Springfield: Ch. C. Thomas 1957.
— Gegen Zellkerne gerichtete Antikörper. In: Physiologie und Physiopathologie der weißen Blutzellen (Braunsteiner), S. 240—251. Stuttgart: Georg Thieme 1959.

Miller, A. H.: Scleroma of the larynx, trachea and bronchi. Laryngoscope (St. Louis) 59, 506—514 (1949).

Miller, F.: Elektronenmikroskopische Untersuchungen an weißen Blutzellen. Verh. dtsch. Ges. Path. 40, 208—221 (1956).
— Orthologie und Pathologie der Zelle im elektronenmikroskopischen Bild. Verh. dtsch. Ges. Path. 42, 261—335 (1959).

Miller, H. E., F. M. Keddie, H. G. Johnstone and W. L. Bostick: Histoplasmosis. Cutaneous and mucomembraneous lesions, mycologic and pathologic observations. Arch. Derm. Syph. (Chicago) 56, 715—739 (1947).

Miller, J.: Die Histogenese des hämatogenen Tuberkels in der Leber des Kaninchens. Beitr. path. Anat. 31, 347—366 (1902).

Miller, J. M., and C. B. Favour: The lymphocytic origin of a plasma factor responsible for hypersensitivity in vitro of tuberculin type. J. exp. Med. 93, 1—12 (1951).
— — B. A. Wilson and M. A. Umbarger: Nature of the plasma factor responsible for in vitro lysis of leucocytes by tuberculoprotein. Proc. Soc. exp. Biol. (N.Y.) 71, 287—289 (1949).
— J. H. Vaughan and C. B. Favour: The role of complement in the lysis of leucocytes by tuberculoprotein. Proc. Soc. exp. Biol. (N.Y.) 71, 592—597 (1949).

Miller, J. W., and J. M. Cashman: Origin of peripheral tuberculous lymphadenitis in childhood. Lancet 1958I, 286—289.

Mills, J., G. Strickland and J. C. Paterson: The validity in tissue mast-cell counts in postmortem material. Arch. Path. (Chicago) 66, 330—334 (1958).

Misawa, K.: Bacteriologic and pathohistologic studies of the intercostal lymph glands removed in thoracoplasty. Sci. Rep. Res. Inst. Tohoku Univ., Ser. C 3, 217—227 (1951). Ref. Ber. allg. spez. Path. 17, 188 (1953).

Miskovits, G., Rényi et M. Forgács: Réactions tissulaires aspécifiques du système lymphatique chez les cobayes tuberculeux. Rev. Tuberc. (Paris) 19, 859—875 (1955).

Mitsuda, K.: Raisei Rinpasen-en ni tu ki te. Tokyo-Igaku-Zasshi 13, 904—917 (1889). Zit. nach Hamazaki 1950.

Mitus, W. J., L. J. Bergna, I. B. Mednicoff and W. Dameshek: Cytochemical studies of glycogen content of lymphocytes in lymphocytic proliferations. Blood 13, 748—756 (1958).

Miyagawa, Y., T. Mitamura, H. Yaoi, N. Ishii and J. Okanishi: Studies on the virus of lymphogranuloma inguinale Nicolas, Favre and Durand. First report. Jap. J. exp. Med. 13, 1—18 (1935).

MIYAGAWA Y.: Studies on the virus of lymphogranuloma inguinale Nicolas, Favre and Durand. Second report: Experimental findings in mouse infection. Jap. J. exp. Med. 13, 331—340 (1935).
MIYAKAWA, M., S. IIJIMA, R. KOBAYASHI and M. TAJIMA: Observation on the lymphoid tissue of the germ-free guinea pig. Acta path. jap. 7, 183—210 (1957).
MLCZOCH, F.: Pilzerkrankungen der Lunge. 4. Tagg Öst. Tuberkulose-Ges., S. 133—142. Wien: Brüder Hollinek 1957.
MOCHI, A., and PH. Q. EDWARDS: Geographical distribution of histoplasmosis and histoplasmin sensitivity. Bull. Org. mond. Santé 5, 259—291 (1952).
MÖLLER, O.: Dermatopathic lymphadenitis. Acta path. microbiol. scand. 28, 352—365 (1951).
MOESCHLIN, S.: Beitrag zur Morphologie der reticuloendothelialen Zellen des intravitalen Lymphknotenpunktats. Folia haemat. (Lpz.) 65, 181—192 (1941a).
— Die Genese der Drüsenfieberzellen (Mononucleosis infectiosa) an Hand von Drüsen-, Sternal- und Milzpunktaten. Dtsch. Arch. klin. Med. 187, 249—268 (1941b).
— Die lymphatische Reaktion der Viruspneumonie. Schweiz. med. Wschr. 1943, 1540—1544.
— Die Milzpunktion. Basel: Benno Schwabe & Co. 1947.
— Phasenkontrastuntersuchungen in der Hamatologie. Acta haemat. (Basel) 2, 399—426 (1949).
— Phase-contrast microscopy of leukocytes. In: The leukemias: Etiology, pathophysiology, and treatment (REBUCK, BETHELL, MONTO), p. 37—53. New York: Academic Press Publ. 1957.
— R. BÁGUENA and J. BÁGUENA: Influence of ACTH and Cortisone on the antibody production and the plasma cell reaction. Bull. schweiz. Akad. med. Wiss. 8, 153—154 (1952).
—, u. B. DEMIRAL: Antikorperbildung der Plasmazellen in vitro. Klin. Wschr. 1952, 827—829.
—, J. R. PELAEZ and F. HUGENTOBLER: Experimental investigations of the relationship between plasma cells and antibody formation (phase contrast microscope). Acta haemat. (Basel) 6, 321—334 (1951).
— — — R. BÁGUENA, J. BÁGUENA and B. DEMIRAL: Experimental investigations of the relationship between plasma cells and antibody formation (phase contrast microscope, ACTH and cortisone). I. Internat. Allergie-Kongr., Zurich 1951, S. 239—248.
MOHR, W.: Toxoplasmose. In: Handbuch der inneren Medizin, Bd. I/2, S. 730—770. Berlin-Gottingen-Heidelberg: Springer 1952.
— Die Mykosen. In: Handbuch der inneren Medizin, Bd. 1/1, S. 827—942. Berlin-Gottingen-Heidelberg: Springer 1952a.
— Lepra. In: Handbuch der inneren Medizin, Bd. 1/2, S. 306—363. Berlin-Göttingen-Heidelberg: Springer 1952b.
— Seltene Infektionskrankheiten, vorwiegend Zoonosen. In: Handbuch der inneren Medizin, Bd. 1/1, S. 593—637. Berlin-Göttingen-Heidelberg: Springer 1952c.
— Die Toxoplasma gondii-Infektion als latente Infektion und akute Krankheit. Verh. dtsch. Ges. inn. Med. 60, 611—614 (1954).
—, u. H. LIPPELT: Bericht uber weitere Ergebnisse mit der Filarien-Komplementbindungsreaktion. Klin. Wschr. 1940, 157—159.
MOLLARET, P.: Eine neue lymphatische Erkrankung und ein neues Virus: die gutartige Impfreticulosis. Wien. klin. Wschr. 1952, 497—501.
— J. REILLY, R. BASTIN et P. TOURNIER: Sur une adénopathie régionale subaiguë et spontanément curable avec intradermoréaction et lésions ganglionnaires particulières. Bull. Soc. méd. Hôp. Paris, IV. s. 66, 424—449 (1950).
— — — — La découverte du virus de la lymphoréticulose bénigne d'inoculation. Presse méd. 59, 701—704 (1951).
MOLNÁR, J.: Meningo-encephalitis caused by Cryptococcus neoformans. Acta morph. Acad. Sci. hung. 6, 233—239 (1955).
— Über die dichroitische Farbung der Kapsel des Cryptococcus neoformans. Schweiz. Z. Path. 19, 82—87 (1956).
MONDRY, G.: Über die Kerngroßen der Lymphocyten in den sogenannten Keimzentren. Inaug.-Diss. Rostock 1937.
MONTAGNA, W., and CH. R. NOBACK: Localization of lipids and other chemical substances in the mast cells of man and laboratory mammals. Anat. Rec. 100, 535—545 (1948).
MONTGOMERY, H.: Personliche Mitteilung an Prof. Dr. O. GANS, 1953.
MOORE, J. E., and G. W. JAMES: A simple direct method for absolute basophil leucocyte count. Proc. Soc. exp. Biol. (N.Y.) 82, 601—603 (1953).
MOORE, M.: Blastomycosis, coccidioidal granuloma and paracoccidioidal granuloma. Arch. Derm. Syph. (Chicago) 38, 163—190 (1938).
MOORE, R. D., and P. D. SCHOENBERG: Studies on connective tissue. Arch. Path. (Chicago) 64, 39—45 (1957).
— G. D. SORENSEN and M. D. SCHOENBERG: Progressive cellular alterations of lymph nodes. Arch. Path. (Chicago) 67, 274—280 (1959).

MOORE, R. D., A. S. WEISBERGER and E. S. BOWERFIND jr.: Histochemical studies of lymph nodes in disseminated lupus erythematosus. Arch. Path. (Chicago) 62, 472—478 (1956).
— — — An evaluation of lymphadenopathy in systemic disease. A.M.A. Arch. intern. Med. 99, 751—759 (1957).
MORALES PLEGUEZUELO, M.: La citologia real de los ganglios linfáticos. Madrid: Editorial Paz Montalvo 1958.
—, y C. JIMÉNEZ DÍAZ: El linfoblastoma folicular. Rev. clin. esp. 18, 88 (1945). Zit. nach MORALES PLEGUEZUELO 1958.
MORGAN, A.: The lymph node and the procedure in processing it for microscopic diagnosis. Amer. J. Tech. 23, 248—251 (1956). Zit. nach RAPPAPORT 1957.
MORRISON, M., A. A. SAMWICK, J. RUBINSTEIN, M. STICH and L. LOEWE: Lymph node aspiration. Amer. J. clin. Path. 22, 255—262 (1952).
MOSS, E. S., and A. L. McQUOWN: Atlas of medical mycology. Baltimore: Williams & Wilkins Company 1953.
MOST, A.: Chirurgie der Lymphgefäße und Lymphdrüsen. In: Neue Deutsche Chirurgie, Bd. 24, S. 1—402. 1917.
MOTA, I., W. T. BERALDO, A. G. FERRI and L. C. U. JUNQUEIRA: Intracellular distribution of histamine. Nature (Lond.) 174, 698 (1954).
—, A. G. FERRI and L. C. U. JUNQUEIRA: Action of peptone on the mast cells and histamin content of dog tissues. Acta haemat. (Basel) 15, 409—416 (1956).
MOTTURA, G.: Sui rapporti tra processi inflammatori del polmone e reazione delle rispettive linfoghiandole. Arch. ital. Anat. Istol. pat. 6, 443—514 (1935).
— On the origin and peripheric function on the lymph system (morphological aspects). Ascientia Med. ital. 2, 534—564 (1951/52).
— Iperplasia e inflammazione nella reattività degli organi linfatici. Arch. ital. Anat. Istol. pat. 28, 36—46 (1953/54).
MOTULSKY, A. G., S. WEINBERG, O. SAPHIR and E. ROSENBERG: Lymph nodes in rheumatoid arthritis. Arch. intern. Med. 90, 660—676 (1952).
MOVAT, H. Z.: Experimentelle Studien über die allergische Gewebsreaktion. Beitr. path. Anat. 116, 238—248 (1956).
MÜLLER, E.: Untersuchungen über Wesen und Entstehungsbedingungen des bindegewebigen Hyalins. Beitr. path. Anat. 97, 41—80 (1936).
—, u. W. M. HILSCHER: Zur Frage der generalisierten Blastomykose und ihre Beziehungen zur Lymphogranulomatose. Zbl. allg. Path. path. Anat. 92, 331—338 (1954).
MÜLLER, P.: Beitrag zur experimentellen Berylliose. Schweiz. Z. Path. 15, 354—377 (1952).
MÜLLER, R.: Zur Morphologie der Eiweißstoffwechselstörung beim Felty-Syndrom. Z. Rheumaforsch. 16, 129—145 (1957).
MÜLLER, R. W.: Über die Tuberkulose der Halslymphknoten beim Erwachsenen. Beitr. Klin. Tuberk. 101, 666—681 (1949).
MÜLLER, W.: Zur Pathologie der Brucellosen. Zbl. allg. Path. path. Anat. 89, 95—97 (1952).
MUREÇANU, A.: Zur Frage des Bildes der pathomorphologischen Veränderungen bei Histoplasmosis. Die ersten in der Rumänischen Volksrepublik entdeckten Fälle von Histoplasmosis. [Russisch.] Arch. Pat. (Moskau) 18, 84—92 (1956). Ref. Ber. allg. spez. Path. 35, 287—288 (1957).
MURPHY, J. B.: The lymphocyte in resistance to tissue grafting, malignant disease, and tuberculous infection. New York, Rockefeller Inst. Med. Res. Monogr. 21 (1926).
MURRAY, J. F., and F. A. BRANDT: Histoplasmosis and malignant lymphoma. Amer. J. Path. 27, 783—799 (1951).
MURRAY, N. A., and A. C. BRODERS: Pathology of lymph nodes: diagnosis and prognosis. Amer. J. clin. Path. 13, 450—463 (1943).
MYLIUS, K., u. P. SCHÜRMANN: Universelle sklerosierende tuberkulöse großzellige Hyperplasie, eine besondere Form atypischer Tuberkulose. Beitr. Klin. Tuberk. 73, 166—209 (1930).
NADEL, E. M., and L. V. ACKERMAN: Lesions resembling Boeck's sarcoid in lymph nodes draining an area containing a malignant neoplasm. Amer. J. clin. Path. 20, 952—957 (1950).
NAGAI, K.: Experimentelle Studien über die Histogenese des Tuberkels im Lymphknoten. Frankfurt. Z. Path. 67, 293—307 (1956).
— Persönliche Mitteilung 1959.
NAKANISHI, S.: Die Passage der Lymphflüssigkeit in einer Lymphdrüse. Lymphatologia (Kyoto) 1, 49—54 (1951).
NARDI, J. M. DE, H. S. VAN ORDSTRAND, G. H. CURTIS and J. ZIELINSKI: Berylliosis. Summary and survey of all clinical types observed in a twelve-year period. Arch. industr. Hyg. 8, 1—24 (1953).

Nauck, E. G.: Lehrbuch der Tropenkrankheiten. Stuttgart: Georg Thieme 1956.
— Die Lepra. In: Die Infektionskrankheiten des Menschen und ihre Erreger von Grum-bach-Kikuth, Bd. I, S. 825—840. Stuttgart: Georg Thieme 1958.
—, u. B. Malamos: Über Erregerbefunde bei Lymphogranuloma inguinale. Arch. Schiffs-u. Tropenhyg. 41, 537—552 (1937).
Nékam jr., L.: Un cas de pityriasis rubra de Hebra amélioré par un traitement à la vitamin D. Ann. Derm. Syph. (Paris) VIII. s. 9, 410—416 (1949).
Neubert: Diskussionsbemerkung. Verh. anat. Ges. 46, 257 (1938).
Neuhold, R., u. St. Wolfram: Über Retikulohistiocytosen der Haut. Beitr. path. Anat. 112, 137—149 (1952).
Neumann, H.: Über den Wert der Lymphknotenpunktion. Erwiderung zu Wildhagen. Medizinische 1957, 193.
—, u. W. Feigen: Die diagnostische Lymphknotenpunktion. Hannover: Schluter 1954.
—, u. E. Hommer: Über den Nachweis eosinophiler Entwicklungsstufen im Gewebe. Dtsch. Arch. klin. Med. 196, 735—738 (1950).
— — Versuche zur experimentellen Auslösung eosinophiler Metaplasien. Dtsch. Arch. klin. Med. 198, 189—195 (1951).
—, u. E. Kreis: Allergie und Gewebseosinophilie. Verh. dtsch. Ges. inn. Med. 60, 818—822 (1954).
Nickerson, D. A.: Boeck's Sarcoid. Arch. Path. (Chicago) 24, 19—29 (1937).
— (1956): Persónliche Mitteilung an Hardy 1956.
Nicolau, S., et A. Maisler: Erythrodermie exfoliative généralisée melanodermique avec état subleucémique du sang et lymphocytose relative etc. Bull. Soc. franç. Derm. Syph. 45 (II), 1333—1343 (1938).
Niemoller, H. K.: Erkrankungen durch Beryllium und seine Verbindungen. Verh. dtsch. Ges. Arbeitsschutz 1, 84—97 (1953).
Nieper, H. A.: Autoptische Befunde bei M. Boeck. Frankfurt. Z. Path. 65, 284—298 (1954).
Ninni, M., e F. Belloni: Sulla trasformazione della leucemia mieloide cronica in leucemia basofila subacuta. Haematologica 37, 1455—1468 (1953).
Nishii, R.: Über die Reaktion der regionaren Lymphknoten bei lokaler Infektion und Re-infektion. Krkh.-Forsch. 7, 333—356 (1926).
Nòller, H. G.: Phasenkontrastmikroskopische Beobachtungen am Blute bei Hepatitis epidemica. Ärztl. Forsch. 6, 185—188 (1952).
Nogalski, J., u. H. Lippelt: Die Hetero-Hamagglutination. Z. Hyg. Infekt.-Kr. 136, 476—500 (1953).
Nordén, Å.: Sporotrichosis. Clinical and laboratory features and a serologic study in experi-mental animals and human. Acta path. microbiol. scand. Suppl. 89 (1951).
—, and F. Linell: A new type of pathogenic mycobacterium. Nature (Lond.) 168, 826 (1951).
Nordenson, N. G.: Die diagnostische Bedeutung der Leber-, Milz- und Lymphdrüsenpunktion (nach Eindrucken von einer Studienreise nach Paris im Frühjahr 1939). Nord. Med. 1939, 3132—3136. Ref. Kongr.-Zbl. ges. inn. Med. 103, 370 (1940).
Nordmann, M.: Studien an Lymphknoten bei akuten und chronischen Allgemeininfektionen. Virchows Arch. path. Anat. 267, 158—203 (1928).
— Lymphknoten bei Anämien und Leukämien. Virchows Arch. path. Anat. 285, 201—279 (1932).
— Die Katzenkratzkrankheit. Verh. dtsch. Ges. Path. 38, 112—116 (1955).
—, u. W. Doerr: Die pathologische Anatomie der Tularàmie mit besonderer Berücksich-tigung primärer Lungenbefunde. Virchows Arch. path. Anat. 313, 66—88 (1945).
Norviit, L., B. Carstensen, A. Odelberg u. F. Wahlgren: Provexcision vid intratorakala sjakdomar a. m. Daniels. Nord. Med. 48, 1099—1100 (1952).
—, u. W. Di Biasi: Bioptische Lymphknotenuntersuchungen nach Daniels bei Silikose. Arch. Gewerbepath. Gewerbehyg. 16, 503—510 (1958).
Nuzzolillo, L.: Le reazioni linfoghiandolari nella brucellosi sperimentale. Igiene mod. 47, 706 (1954).
Nyfeldt, A.: Etiologie de la mononucléose infectieuse. C. R. Soc. Biol. 101, 590—592 (1929).
— Klinische und experimentelle Untersuchungen über die Mononucleosis infectiosa. Fol. haemat. (Lpz.) 47, 1—144 (1932).
— Diagnostisk Glandelpunktur. Ugeskr. Laeg. 100, 423—425 (1938). Zit. nach Strunge 1944.
Obermeyer, M. E., and E. Th. Fox: Lipomelanotic reticulosis of lymph nodes in a case of lichen planus. Arch. Derm. Syph. (Chicago) 60, 609—613 (1949).
O'Connor, F. W., and C. R. Hulse: Some pathological changes associated with Wuchereria (Filaria) bancrofti infection. Trans. roy. Soc. trop. Med. Hyg. 25, 445—454 (1932).
Oeller, H.: Lymphdrüsen und lymphatisches System. In: Handbuch der normalen und pathologischen Physiologie, Bd. VI/2, S. 995—1109. Berlin: Springer 1928.

ÖSTERLIND, G.: Die Reaktion des lymphatischen Gewebes während der Ausbildung der Immunität gegen Diphtherietoxin. Acta path. microbiol. scand. Suppl. **34** (1938).

OLIVER, E. A., and A. GREENBERG: Generalized erythroderma with lipomelanotic reticulosis (Pautrier and Woringer). Arch. Derm. Syph. (Chicago) **54**, 621—622 (1946).

OLIVER, J., F. BLOOM and C. MANGIERI: On the origin of heparin. An examination of the heparin content and the specific cytoplasmic particles of neoplastic mast cells. J. exp. Med. **86**, 107—116 (1947).

OLMER, J., J. PAILLAS, J. ROGER, R. MURATORE et M. BADIER: Manifestations ganglionnaires au cours de traitements par le Methyl-3-Phényléthyl-5-5-Hydantoine. Presse méd. **1952** II, 1748—1750.

OMORI, Y.: Cytological studies on reticuloendothelial system. Acta med. biol. **2**, 439—460 (1954).

ONO, K., u. T. MIYAZAKI: Über die Beziehungen der Lymphknötchen zum arteriellen Gefäßsystem. Trans. jap. path. Soc. **26**, 278—288 (1936).

ONO, S., L. ZOMPETTI, P. HAGEN and J. FURTH: Relation of mastocytoma to mast cell leukemia, and of heparin, histamine and serotonin to mast cells. Blood **14**, 770—780 (1959).

OONEDA, G., and T. YAMAMURA: Selective staining of eosinophil leukocyte granules in rutine paraffin sektions by naphthol. Acta path. jap. **3**, 117—123 (1953).

OPHÜLS, W.: Further observations on a pathogenic mould formerly described as a protozoon (coccidioides immitis, coccidioides pyogenes). J. exp. Med. **6**, 443—486 (1901/05).

OPSAHL, R.: Atypical tuberculosis.—Boeck's sarcoid. Acta med. scand. **113**, 267—285 (1943).

ORSÓS, F.: Das Bindegewebsgerüst der Lymphknoten im normalen und pathologischen Zustand. Beitr. path. Anat. **75**, 15—134 (1926).

— Zur Struktur und Pathologie des Zentroplasmas. Verh. dtsch. Ges. Path. **28**, 95—109 (1935).

ORTEGA, L. G., and R. C. MELLORS: Cellular sites of formation of gamma globulin. J. exp. Med. **106**, 627—640 (1957).

ORTH, J.: Welche morphologischen Veränderungen können durch Tuberkelbacillen erzeugt werden? Verh. dtsch. Ges. Path. **4**, 30—65 (1902).

— Diskussionsbemerkung. Berl. klin. Wschr. **1918**, 724.

OSOGOE, B.: Transplantation of hematopoietic tissues into the circulating blood. I. Experiments with lymph nodes in normal rabbits. Anat. Rec. **107**, 193—213 (1950).

OTANI, T.: Etude hématologique des ganglions lymphatiques et du thymus. Sang **28**, 718—729 (1957).

— Etudes sur les lymphocytes. Arch. franç. Pédiat. **15**, 227—237 (1958).

OTTESEN, J.: On the age of human white cells in peripheral blood. Acta physiol. scand. **32**, 75—93 (1954).

OUZILLEAU, F.: Les filaires humaines de la région du Mbomou (Afrique équatoriale française). Pathogénie de l'éléphantiasis de cette région. Rôle de la filaria volvolus. Bull. Soc. Path. exot. **6**, 80—88 (1913).

PAGEL, W., u. F. HENKE: Lungentuberkulose. In: Handbuch der speziellen pathologischen Anatomie (HENKE-LUBARSCH), Bd. III/2, S. 139—528. Berlin: Springer 1930.

PAOLA, D. DE: Erythematodes disseminatus mit Sarcoidgranulomen. Frankfurt. Z. Path. **69**, 363—373 (1958/59).

—, u. J. R. DA SILVA: Histopathologie der Kala-Azar. Ergebn. allg. Path. path. Anat. **39**, 1—52 (1960).

PAPE, R., u. A. PIRINGER-KUCHINKA: Über die Wiederherstellung des lymphoretikulären Gewebes nach Strahlenschäden (nach Untersuchungen am Follikelapparat der Rattenmilz). Strahlentherapie **101**, 523—535 (1956).

PARDO-CASTELLO, V., and F. R. TIANT: Leprosy: Correlation of its clinical, pathologic and bacteriologic aspects. J. Amer. med. Ass. **121**, 1264—1269 (1943).

PARILLO, O. J.: Disseminated mycotic disease. Report of three cases. J. Amer. med. Ass. **144**, 747—749 (1950).

PARSONS, P. B., and M. A. POSTON: Pathology of human brucellosis; a report of four cases with one autopsy. Sth. med. J. (Bgham, Ala.) **32**, 7—13 (1939). Zit. nach LUMB 1954.

PARSONS, R. J.: Diskussionsbemerkung zu RAFTERY 1951.

—, and C. J. D. ZARAFONETIS: Histoplasmosis in man: Report of 7 cases and review of 71 cases. Arch. intern. Med. **75**, 1—23 (1945).

PASEYRO, P.: Contribución de la citología en el diagnóstico de las afecciones de la sangre y de los órganos hematopoyéticos. An. Fac. Med. Montevideo **30**, 612—848 (1945). Zit. nach REBUCK 1947.

PASSARGE, E.: Wann ist man berechtigt, die Diagnose „Ilicaldrüsenentzündung" zu stellen? Dtsch. med. Wschr. **1947**, 39—40.

— Ist die Ilicaldrüsenentzündung ein selbständiges Krankheitsbild? Dtsch. med. Wschr. **1948**, 438—439.

Patter, W. N. van, J. A. Bargen, M. B. Dockerty, W. H. Feldman, Ch. W. Mayo and J. M. Waugh: Regional enteritis. Gastroenterology 26, 347—450 (1954).

Paul, J. R., and W. W. Bunnell: The presence of heterophile antibodies in infectious mononucleosis. Amer. J. med. Sci. 183, 90—104 (1932).

Paul Larkin, V. de, P. A. di Sant Agnese and M. N. Richter: Dermatopathic lymphadenitis in infantile eczema. J. Pediat. 24, 442—448 (1944).

Pautrier, L. M.: La maladie de Besnier-Boeck-Schaumann. Une nouvelle grande réticuloendoteliose. Paris: Masson & Cie. 1940.

—, et F. Woringer: Note préliminaire sur un tableau histologique particulier de lésions ganglionnaires accompagnant des éruptions dermatologiques généralisées, prurigineuses, de types cliniques différents. Bull. Soc. franç. Derm. Syph. 39, 947—955 (1932).

— — À propos d'un aspect histopathologique nouveau du ganglion lymphatique: La réticulose lipo-melanique accompagnant certains dermatoses généralisées. Les échanges entre la peau et le ganglion. Ann. Derm. Syph. (Paris) VII. s. 8, 258—273 (1937).

Pavlowsky, A.: La puncion ganglionar. Buenos Aires: Aniceto Lopez 1934.

Pearse, A. G. E.: The nature of Russell bodies and Kurloff bodies. Observations on the cytochemistry of plasma cells and reticulum cells. J. clin. Path. 2, 81—90 (1949).

Pease, D. C.: An electron microscopic study of red bone marrow. Blood 11, 501—526 (1956).

Pentti, M.: Cervical lymph node tuberculosis and the tonsils. Acta path. microbiol. scand. 26, 603—608 (1949).

Peery, Th. M.: Brucellosis and heart disease. IV. Etiology of calcific aortic stenosis. J. Amer. med. Ass. 166, 1123—1127 (1958).

Pernkopf, E.: Topographische Anatomie. München: Urban & Schwarzenberg 1943, 1952.

Perry, D. C.: Scalene node biopsy. Med. J. Aust. 46, 207—211 (1959).

Peter, H.: Diskussionsbemerkung zu Nordmann 1955.

Petrides, A. S.: Zur Klinik der infektiosen Mononucleose. Folia haemat. (Lpz.) 72, 1—62 (1954).

Petzetakis, M.: Zit. nach Floros 1952.

— Über ein neues lymphophiles, aus einem Fall multipler subakuter Monoadenitis isoliertes Virus. Zbl. Bakt., I. Abt. Orig. 136, 395—397 (1936).

— Das neuro-lymphophile Virus. Versuche an Affen, Kaninchen, Meerschweinchen, Spermophilus, Katze, Hund, weißer Ratte und Maus. Zbl. Bakt., I. Abt. Orig. 139, 397—404 (1937).

Pezzini, G. C.: Alterazioni ematologiche e corrispondenti alterazioni istologiche dei linfonodi in infezioni stafilococciche sperimentali di varia gravità. Arch. Sci. med. 92, 365—434 (1951).

Piéchaud, M.: Un nouveau cas de pseudotuberculose humaine. Ann. Inst. Pasteur 83, 420—421 (1952).

Piechl, N.: Der Monocyt. Ergebn. inn. Med. Kinderheilk. 64, 625—730 (1944).

Piekarski, G.: Über die Bedeutung der serologischen Ergebnisse für die Erkennung einer Toxoplasmose. Verh. dtsch. Ges. inn. Med. 60, 614—617 (1954a).

—· Lehrbuch der Parasitologie, unter besonderer Berücksichtigung der Parasiten des Menschen. Berlin-Göttingen-Heidelberg: Springer 1954b.

— Die Toxoplasmose. In: Die Infektionskrankheiten des Menschen und ihre Erreger von Grumbach-Kikuth, Bd. II, S. 1534—1539. Stuttgart: Georg Thieme 1958.

— H. P. R. Seeliger u. M. Saathoff: Zur Frage der Spezifität der Toxoplasma-Seroreaktionen. Über die Beziehungen zwischen Toxoplasma- und Listeria-Antikörpern. Z. Hyg. Infekt.-Kr. 144, 202—214 (1957).

Piers, F.: Torulosis, cryptococcosis (European blastomycosis, Buschke's disease). In: Medical mycology, edit. by R. D. G. Ph. Simons, p. 254—259. Amsterdam-Houston-New York-London: Elsevier Publ. Company 1954.

Pink, W. W.: Some biologic and clinical problems related to intracellular parasitism in brucellosis. New Engl. J. Med. 247, 603—610 (1952).

Pinkerton, H.: Histoplasmosis: reticuloendothelial cytomycosis: histoplasmosis of Darling: cytomycosis of Darling. In: Oxford Medicine, vol. 5, part. 2, p. 422. New York: Oxford University Press 1944. Zit. nach Freiman 1948.

—, and L. Iverson: Histoplasmosis. Three fatal cases with disseminated sarcoid-like lesions. Arch. intern. Med. 90, 456—467 (1952).

Pio da Silva, M.: La blastomycose. Son diagnostic par la ponction ganglionnaire. Sang 21, 537—541 (1950).

Piontek, J., G. Pulverer u. H. Th. Welter: Cryptococcose bei Lymphogranulomatose. Medizinische 1959, 1373—1378.

Piringer-Kuchinka, A.: Eigenartiger mikroskopischer Befund an exzidierten Lymphknoten. Verh. dtsch. Ges. Path. 36, 352—362 (1953).

— I. Martin u. O. Thalhammer: Über die vorzüglich cervico-nuchale Lymphadenitis mit kleinherdiger Epitheloidzellwucherung. Virchows Arch. path. Anat. 331, 522—535 (1958).

Pischinger, A.: Über den Bau des lymphoretikulären Gewebes und die Genese der Lympho-
zyten. Verh. Anat. Ges. Erg.-H. z. Anat. Anz. 98, 49—53 (1951a).
— Diskussionsbemerkung zu Klima, Zbl. allg. Path. path. Anat. 87, 371 (1951b).
— Über den Bau des Lymphgewebes und die Vermehrung der Lymphocyten. Z. Zellforsch.
40, 101—116 (1954).
— Über die Färbung nativer Gefrierschnitte mit Ehrlichs saurem Hämatoxylin nach Feyrter.
Z. wiss. Mikr. 62, 248—255 (1955).
— Über die Zellen des weichen Bindegewebes. Wien. klin. Wschr. 1959, 73—77.
Pliess, G.: Über Morphologie und Pathogenese des Felty-Syndroms. Frankfurt. Z. Path. 62,
284—306 (1951).
Plummer, N. S., W. St. C. Symmers and H. I. Winner: Sarcoidosis in identical twins, with
torulosis as a complication in one case. Brit. med. J. 1957, No 5045, 599—603.
Policard, A.: The morphology and physiology of the reticulohistiocytic cell. In: Physio-
pathology of the RES (Halpern, Benacerraf and Delafresneye), p. 12—27. Spring-
field: Ch. C. Thomas 1957.
Popkes, B.: Über Größe und Polymorphie der Zellkerne bei Lymphadenose und Lymphosarkom. Frankfurt. Z. Path. 66, 252—267 (1955).
Potel, J.: Zum gegenwärtigen Stand der Listerioseforschung. Wiss. Z. Univ. Halle, math.-
nat. Reihe 6, 311—334 (1957).
Potenza, L. (1953, 1954): Zit. nach Brass 1955.
Poursines, Y., et P. Rochu (1946): Zit. nach Motulsky u. Mitarb.
Powell, G. M.: Hemorrhagic fever: A study of 300 cases. Medicine (Baltimore) 33, 99—153
(1954).
Prakken, J. R., and M. J. Woerdemann: Mast cells in diseases of the skin; their relation to
tissue eosinophilia. Dermatologica (Basel) 105, 116—124 (1952).
Prior, J. T.: Boeck's sarcoid with coexisting carcinoma. Amer. J. Surg. 83, 201—204 (1952).
Puccini, C.: Le linfoadenopatie dei distretti portali nei vari tipi di cirrosi epatica e il loro
significato fisiopatologico. Arch. De Vecchi Anat. pat. 13, 423—453 (1949).
Puhl, H.: Über phthisische Primar- und Reinfektion in der Lunge. Beitr. Klin. Tuberk. 51,
116—165 (1922).
Pulvertaft, R. J. V.: Cellular associations in normal and abnormal lymphocytes (illustrated
by a film). Proc. roy. Soc. Med. 52, 315—322 (1959).
Putkonen, T.: Über die Intrakutanreaktion von Kveim bei Lymphogranulomatosis benigna.
Acta derm.-venereol. (Stockh.) 23, Suppl., 10 (1943).
Quevedo, J.: Scleroma in Guatemala. With a study of the disease based on the experience
of 108 cases. Ann. Otol. (St. Louis) 58, 613—645 (1949).
Rabello jr., F. E.: Données nouvelles pour l'interprétation de l'affection de Besnier-Boeck:
role de la lèpre. Ann. Derm. Syph. (Paris) 7, 571—597 (1936).
Rabl, R., u. H. Buschkiel: Ursachen für die Verkalkung von Mesenterialdrüsen. Zbl. allg.
Path. path. Anat. 100, 48—53 (1959).
Rabson, S. M.: Pathologic anatomy of human brucellosis. Amer. J. clin. Path. 9, 604—614 (1939).
Radenbach, K. L.: Zur Klinik des M. Boeck. Frankfurt. Med. Ges. vom 6. 3. 1957.
—, u. R. Amann: Akute Streptomycinwirkungen und ihre Behandlung (Streptomycin als
Histamin-Liberator). Klin. Wschr. 1959, 567.
Räsanen, T.: Tissue eosinophils and mast cells in the human stomach wall in normal and
pathological conditions. Acta path. microbiol. scand. Suppl. 129 (1958).
Raftery, A.: Subclinical histoplasmosis. Gastrointestinal histoplasmosis of children. J. Amer.
med. Ass. 145, 216—219 (1951).
— P. C. Trafas and R. D. McClure: Histoplasmosis. A common cause of appendicitis and
mesenteric adenitis. Ann. Surg. 132, 720—728 (1950).
Randerath, E.: Pathologisch-anatomische Untersuchungen über die Tuberkulose des
Knochensystems. Beitr. Klin. Tuberk. 7, 201—337 (1932).
— Zur pathologischen Anatomie und zur Frage der Einteilung der Erscheinungsformen
der Tularämie des Menschen. Munch. med. Wschr. 1943, 461—464.
— Die mikroskopischen Befunde in den Lymphknoten bei Tularämie mit besonderer Berück-
sichtigung der Differentialdiagnose zwischen Tularämie und Tuberkulose. Virchows
Arch. path. Anat. 312, 165—189 (1944).
— Diskussionsbemerkung zu Horing u. Zwissler 1954.
— Beitrage zur Morphologie der sog. Viruslymphadenitis und zu deren Differentialdiagnose.
Verh. dtsch. Ges. Path. 38, 116—128 (1955).
—, u. H. Ulbricht: Über die sogenannte lipomelanotische Retikulose. Frankfurt. Z. Path.
63, 60—70 (1952).
Ranke, K. E.: Primäraffekt, sekundäre und tertiäre Stadien der Lungentuberkulose, auf
Grund von histologischen Untersuchungen der Lymphdrüsen der Lungenpforte. I. u. II.
Dtsch. Arch. klin. Med. 119, 201—269, 297—375 (1916).

RAPPAPORT, H., W. J. WINTER and E. B. HICKS: Follicular lymphoma. A re-evaluation of its position in the scheme of malignant lymphoma, based on a survey of 253 cases. Cancer (Philad.) 9, 792—821 (1956).

READ, J. T., and F. C. HELWIG: Infectious mononucleosis. Arch. intern. Med. 75, 376—380 (1945).

REBUCK, J. W.: The structure of the giant cells in the blood-forming organs. J. Lab. clin. Med. 32, 660—699 (1947).

—, and J. H. CROWLY: A method of studying leukocytic functions in vivo. Ann. N.Y. Acad. Sci. 59, 757—805 (1955).

— R. W. MONTO, E. A. MONAGHAN and J. M. RIDDLE: Potentialities of the lymphocyte, with an additional reference to its dysfunction in Hodgkin's disease. Ann. N.Y. Acad. Sci. 73, 8—38 (1958).

REFVEM, O.: The pathogenesis of Boeck's disease (Sarcoidosis). Acta med. scand. Suppl. 294 (1954).

REH, N.: Beitrag zum M. Besnier-Boeck-Schaumann als echte bazilläre Erkrankung. Ärztl. Wschr. 1954, 876—880.

REICH, H.: Zur Kenntnis der Tularamie hautnaher (regionaler) Lymphknoten. Arch. Derm. Syph. (Berl.) 192, 175—188 (1950).

REID, J. D.: Regional non-bacterial lymphadenitis—„cat-scratch" disease. N.Z. med. J. 55, 361—368 (1956).

REILLY, J., et P. TOURNIER: Les réactions allergiques au cours des pasteurelloses humaines et leur utilisation comme mode de diagnostic. Bull. Acad. nat. Méd. 133, 712—713 (1949).

REIMANN, H. A., and A. H. PRICE: Histoplasmosis resembling sarcoidosis. Trans. Ass. Amer. Phycns 62, 112—115 (1949).

—, and W. J. ROSE: The similarity of pseudotuberculosis and tularemia. Arch. Path. (Chicago) 11, 584—588 (1931).

REINAUER, H.: Morphologische Befunde an Lymphknoten bei infektiöser Mononukleose. Virchows Arch. path. Anat. 332, 56—82 (1959).

REINERS, L.: Stilkunst. Ein Lehrbuch deutscher Prosa. München: C. H. Beck 1953.

REISS, H. J.: Die Listeriose. Verh. dtsch. Ges. Path. 40, 54—77 (1956).

— J. POTEL u. A. KREBS: Granulomatosis infantiseptica, eine durch einen spezifischen Erreger hervorgerufene fetale Sepsis. Klin. Wschr. 1951, 29.

REMMELE, W.: Zur Problematik der rudimentaren infektiösen Mononukleose. Z. klin. Med. 155, 25—40 (1958).

—, u. K. LENNERT: Die Tuberkulose der Gallenwegslymphknoten. Pathologie und Klinik eines wenig bekannten Krankheitsbildes. Beitr. Klin. Tuberk. 117, 327—343 (1957).

RENAUT, J., et G. DUBREUIL: Sur les cellules rhagiocrines libres du liquide des diverses sérieuses. C. R. Soc. Biol. (Paris) 1, 34—37 (1906).

RENTZOW, H.: Über die Kerngrößen der Retikuloendothelien bei Lymphogranulomatose und Tuberkulose. Inaug.-Diss. Rostock 1935.

RENZI, S. DE, e A. M. MICHELAZZI: Osservazioni sul materiale cellulare estratto con puntura delle linfoghiandole in condizioni fisiologiche e patologiche. Boll. Soc. ital. Biol. sper. 14, 449—450 (1939).

REYNIERS, J. A. (1946): Zit. nach MIYAKAWA, IIJIMA, KOBAYASHI u. TAJIMA 1957.

RIBI, E., and S. B. SALVIN: Antigens from the yeast phase of histoplasma capsulatum. I. Morphology of the cell as revealed by the electron microscope. Exp. Cell Res. 10, 394—404 (1956).

RICHTER, K. M.: Some in vitro and in vivo studies on several mesenchymal cell types bearing on the problem of the reticuloendothelial system. Ann. N.Y. Acad. Sci. 73, 139—185 (1958).

RICHTER, R., u. H. O. JOHNE: Über Beziehungen des Melkersson-Rosenthal-Syndrom zur Cheilitis granulomatosa (Miescher). Arch. Derm. Syph. (Berl.) 190, 486—492 (1950).

RICKER, W., and M. CLARK: Sarcoidosis. Amer. J. clin. Path. 19, 725—749 (1949).

RIEDER: Histologische Untersuchungen im Primarstadium der Syphilis. Dtsch. med. Wschr. 1898, 142—144.

RIFKIND, R. A., and G. C. GODMAN: Phase contrast and interferometric microscopy of the L. E. cell phenomen. J. exp. Med. 106, 607—616 (1957).

RIJSSEL, TH. G. VAN: De Ziekte van Besnier-Boeck. Proefschrift Utrecht 1947.

RILEY, J. F.: Histamine in tissue mast cells. Science 118, 332—333 (1953a).

— The effects of histamine-liberators on the mast cells of the rat. J. Path. Bact. 65, 471—479 (1953b).

— Pharmacology and functions of the mast cells. Pharmacol. Rev. 7, 267—277 (1955).

— Fluorescent mast cell in precancerous mouse skin. Experientia (Basel) 14, 141 (1958).

RILEY, J. F.: The mast cells. Edinbourgh and London: E. & S. Livingstone 1959.

—, and J. M. DRENNAN: The presence and significance of alkaline phosphatase in the cyto-plasm of mast cells. J. Path. Bact. 61, 245—251 (1949).

—, and G. B. WEST: The presence of histamine in tissue mast cells. J. Physiol. (Lond.) 120, 528—537 (1953).

RIND, H.: Histochemie der Lymphocytenglanzkörner. Klin. Wschr. 1955, 731—732.

— Atlas der Phasenkontrast-Hämatologie. Berlin: Academie-Verlag 1959.

RINGERTZ, N., and C.-A. ADAMSON: The lymphadenitis picture in man with various types of bacterial invasion. Acta path. microbiol. scand. 25, 192—201 (1948).

— — The lymph node response to various antigens. Acta path. microbiol. scand. Suppl. 86 (1950).

RINGOEN, A. R.: The origin of the eosinophil leucocytes of mammals. Folia haemat. (Lpz.) 27, 10—68 (1922).

RINIKER, P.: Über die enterale Pseudotuberkulose. Schweiz. Z. Path. 20, 52—58 (1957).

RITTER, U.: Die Reaktionen des lymphatischen Gewebes im Darm der Ratte bei Resorption. Pflügers Arch. ges. Physiol. 256, 345—350 (1953).

RIXFORD, E., and T. C. GILCHRIST: Two cases of protozoan (coccidioidal) infection of the skin and other organs. Johns Hopk. Hosp. Rep. 1, 209—268 (1896).

ROBB-SMITH, A. H. T.: Hyperplasia and neoplasia of the lympho-reticular tissue. J. Path. Bact. 47, 457—480 (1938).

— The reticular tissue and the skin. Brit. J. Derm. 56, 151—176 (1944).

— The lymph node biopsy. In: Recent Advances in Clinical Pathology, p. 350—370. London: J. & A. Churchill 1947.

ROBERTS jr., J. C., F. J. DICON and W. O. WEIGLE: Antibodyproducing lymph node cells and peritoneal exudate cells. Morphologic studies of transfers to immunologically inert rabbits. Arch. Path. (Chicago) 64, 324—332 (1957).

ROBINEAUX, R.: Mouvements cellulaires et fonction phagocytaire des granulocytes neutrophiles. Étude dynamique de la phagocytose bactérienne virale, minérale et cellulaire. Rev. Hémat. 9, 364—402 (1954).

ROCHA LIMA, H. DA: Histopathologie der exotischen Blastomykosen. Verh. dtsch. Ges. Path. 20, 342—353 (1925).

— Exotische Blastomykosen. In: JADASSOHNS Handbuch der Haut- und Geschlechtskrankheiten, Bd. 12/1, S. 366—398. Berlin: Springer 1932.

ROCHLIN, D. B., and H. T. ENTERLINE: Prescalene lymph node biopsies. A report of 142 cases. Amer. J. Surg. 96, 372—378 (1958).

RODGER, R. C., L. L. TERRY and CH. H. BINFORD: Histoplasmosis, cryptococcosis and tuberculosis complicating Hodgkin's disease. Report of a case. Amer. J. clin. Path. 21, 153 to 157 (1951).

RÖHLICH, K.: Untersuchungen über die Sekundarknötchen der Lymphknoten. Z. mikr.-anat. Forsch. 12, 254—278 (1928).

— Beitrag zur Cytologie der Keimzentren der Lymphknoten. Z. mikr.-anat. Forsch. 20, 287—297 (1930).

ROESSLE, R.: Referat über Entzündung. Verh. dtsch. Ges. Path. 19, 18—68 (1923).

— Beitrag zur Kenntnis der geweblichen Veränderungen bei der Bangschen Krankheit des Menschen. Münch. med. Wschr. 1933, 5—6.

—, u. T. YOSHIDA: Das Gitterfasergerüst der Lymphdrüsen unter normalen und pathologischen Verhältnissen. Beitr. path. Anat. 45, 110—126 (1909).

ROHR, K.: Das menschliche Knochenmark, 2. Aufl. Stuttgart: Georg Thieme 1949.

— Das retikulo-histiozytäre System und seine Erkrankungen vom klinischen Standpunkt. Verh. dtsch. Ges. Path. 37, 127—139 (1954).

— Persönliche Mitteilung 1957.

— Das menschliche Knochenmark, 3. Aufl. Stuttgart: Georg Thieme 1960.

—, u. E. HAFTER: Untersuchungen über postmortale Veränderungen des menschlichen Knochenmarks. Folia haemat. (Lpz.) 58, 38—50 (1937).

RÓNA, S.: Zur Pathologie des Rhinoskleroms. I. Ein zweiter Fall von Rhinosklerom mit regionären Lymphdrüsenmetastasen. Arch. Derm. Syph. (Berl.) 58, 165—169 (1901).

ROOS, B.: Über das Vorkommen der Schaumann'schen benignen Lymphogranulomatose (oder Boeck'schen benignen Miliarlupoids) bei Kindern. Z. Kinderheilk. 59, 280—302 (1938).

ROSENBURG, S.: Nonspecific mesenteric lymphadenitis. Arch. Surg. (Chicago) 35, 1031—1044 (1937).

ROSENTHAL, C.: Klinisch-erbbiologischer Beitrag zur Konstitutionspathologie. Gemeinsames Auftreten von (rezidivierender familiärer) Facialislähmung, angioneurotischem Gesichtsödem und Lingua plicata in Arthritismus-Familien. Z. ges. Neurol. Psychiat. 131, 475 bis 501 (1931).

Rosenthal, N., O. H. Dreskin, I. L. Vural and F. G. Zak: The significance of hematogones in blood, bone marrow and lymph node aspiration in giant follicular lymphoblastoma. Acta haemat. (Basel) 8, 368—377 (1952).

Ross, S. W., and B. B. Wells: Systemic lupus erythematosus. A review of the literature. Amer. J. clin. Path. 23, 139—160 (1953).

Rost, G. A.: Die Symmers'sche Erkrankung. Arch. Derm. Syph. (Berl.) 187, 331—349 (1949).

— Zur Pathogenese und Terminologie des Erythematodes. Münch. med. Wschr. 1958, 1021 bis 1023.

Roth, D., and R. Schulick: Isolated cervical lymphogranuloma venereum in a child. Pediatrics 8, 489—493 (1951).

Roth, F.: Über die Lymphadenopathia toxoplasmotica der Erwachsenen. Verh. dtsch. Ges. Path. 43, 258—262 (1959).

—, u. G. Piekarski: Über die Lymphknoten-Toxoplasmose der Erwachsenen. Virchows Arch. path. Anat. 332, 181—203 (1959).

Rotter, Werner: Über die Sekundarknotchen in den Lymphknoten. Virchows Arch. path. Anat. 265, 596—616 (1927).

Rotter, Wolfgang: Die Entwicklung der fetalen und kindlichen Nebennierenrinde. Virchows Arch. path. Anat. 316, 590—618 (1949).

—, u. W. Büngeler: Blut und blutbildende Organe. In: Lehrbuch der speziellen pathologischen Anatomie (Kaufmann-Staemmler), 11.—12. Aufl., Bd. I/1, S. 414—834. Berlin: W. de Gruyter & Co. 1955.

Roulet, F. C.: Die ausgesprochen blastomatösen Retikulosen. Verh. dtsch. Ges. Path. 37, 105—127 (1954a).

— Beiträge zur Differentialdiagnose retikulärer Zellwucherungen in Lymphknoten. Mod. Probl. Padiat. 1, 706—721 (1954b).

— Die infektiösen „spezifischen" Granulome. In: Handbuch der allgemeinen Pathologie, Bd. 7/1, S. 325—496. Berlin-Gottingen-Heidelberg: Springer 1956.

Rouvière, H.: Anatomie des lymphatiques de l'homme. Paris: Masson & Cie. 1932.

Rowley, D. A., and E. P. Benditt: 5-Hydroxytryptamine and histamine as mediators of the vascular injury produced by agents which damage mast cells in rats. J. exp. Med. 103, 399—412 (1956).

Rozynek, M., and S. Durska-Zakrzewska: Histopathology of scleroma treated with streptomycin. Pat. pol. 6, 29—40 (1955). Ref. Ber. allg. spez. Path. 27, 311.

Rubenfeld, S.: The radiation treatment of giant follicular lymphadenopathy and its polymorphous cell sarcoma derivate (Symmers' disease). Amer. J. Roentgenol. 44, 875—883 (1940).

Rutishauser, E.: Diskussionsbemerkung zu Riniker 1957.

—, u. B. Forouhar: Axillare und inguinale Lymphknoten bei Morbus Whipple und Pneumatosis intestinalis. Schweiz. Z. Path. 20, 98—102 (1957).

Ryerson, D. L.: Does the M-nadi test locate cytochrome oxidase in leucocytes? Anat. Rec. 118, 348 (1954).

Sabin, F. R.: Studies on blood. The vitally stainable granules as a specific criterion for erythroblasts and the differentiation of the three strains of the white blood-cells as seen in the living chick's yolk-sac. Bull. Johns Hopk. Hosp. 32, 314—321 (1921).

—, and Ch. A. Doan: The relation of monocytes and clasmatocytes to early infection in rabbits with bovine tubercle bazilli. J. exp. Med. 46, 627—644 (1927).

— C. A. Doan and R. S. Cunningham: Discrimination of two types of phagocytic cells in the connective tissues by the supravital technique. Contrib. Embryol. Carneg. Inst. 16, 125—162 (1925).

— — and C. E. Forkner: Studies on tuberculosis. J. exp. Med. 52, Suppl. 3, 1—152 (1930).

Sachsse, B.: Generalisierte verkasende Lymphknotentuberkulose mit Reaktion des hämatopoetischen Systems bei Diabetes mellitus. Folia haemat. (Lpz.), N.F. 2, 212—218 (1958).

Sage, H. H.: Palpable cervical lymph nodes. J. Amer. med. Ass. 168, 496—498 (1958).

Sainte-Marie, G., and C. P. Leblond: Tentative pattern for renewal of lymphocytes in cortex of the rat thymus. Proc. Soc. exp. Biol. (N.Y.) 97, 263—270 (1958).

Saleeby, E., and S. S. Greenbaum: Comparative biologic and histologic study of lymph glands from syphilitic patients. J. Amer. med. Ass. 96, 98—100 (1931).

Saltzstein, S. L., J. C. Jaudon, S. A. Luse and L. V. Ackerman: Lymphadenopathy induced by ethotoin (Peganone). Clinical and pathological mimicking of malignant lymphoma. J. Amer. med. Ass. 167, 1618—1620 (1958).

Sander, K.: Beitrag zur abszedierenden retikulozytaren Lymphadenitis mesenterialis (Masshoff). Zbl. Chir. 83, 1281—1284 (1958).

Sandkühler, St.: Taschenbuch der klinischen Blutmorphologie. Stuttgart: Ferdinand Enke 1949.

SAPHIR, W.: Filariasis. Early clinical manifestations. An analysis of thirty-five cases. J. Amer. med. Ass. 128, 1142—1144 (1945).

SATTLER, A.: Die Tuberkulose der Lymphdrüsen. Wien. klin. Wschr. 1954, 93—96.

SAXÉN, E., L. SAXÉN and P. GRÖNROOS: Glandular toxoplasmosis. A report on 23 histological diagnosed cases. Acta path. microbiol. scand. 44, 319—328 (1958).

SCHALLOCK, G.: Experimentelle Untersuchungen zur Funktion der Lymphknoten. Verh. dtsch. Ges. Path. 36, 349—351 (1952).

SCHAUMANN, J.: Sur le lupus pernio. Mémoire présenté en novembre 1914 à la Societé française de Dermatologie et le Syphiligraphie pour le prix Zambaco. Stockholm 1934. Zit. nach ZETTERGREN 1954.

— Observations cliniques, bactériologiques et sérologiques pour servir à l'étiologie de la lymphogranulomatose bénigne. Bull. Soc. franç. Derm. Syph. 41, 1296—1322 (1934).

SCHAYER, R. W., K. J. DAVIS and R. L. SMILEY: Binding of histamine in vitro and its inhibition by cortisone. Amer. J. Physiol. 182, 54—56 (1955).

SCHEER, K.: Das Blutbild beim Drüsenfieber. Mschr. Kinderheilk. 52, 392—406 (1932).

SCHEFF, I. M., and G. I. SCHEFF: Evaluation of the Wright and supravital staining methods in infections with mononuclear cell response. J. Lab. clin. Med. 39, 772—777 (1952).

SCHEIDEGGER, S.: Beitrag zur pathologischen Anatomie der Pest. Schweiz. Z. Path. 20, 47—52 (1957).

— Pilzerkrankungen. In: Handbuch der speziellen pathologischen Anatomie und Histologie von HENKE-LUBARSCH, Bd. 13, Teil 2 A, S. 1179—1221. Berlin-Göttingen-Heidelberg: Springer 1958.

SCHEPERS, G. W. H. (1956): Persönliche Mitteilung an HARDY 1956.

SCHILLING, V.: Physiologie der blutbildenden Organe. In: Handbuch der normalen und pathologischen Physiologie, Bd. VI/2: Blut und Lymphe, S. 730—894. Berlin: Springer 1928.

— Das Blutbild und seine klinische Verwertung. Jena: Gustav Fischer 1943.

— Das Problem des Monocyten und seine Geschichte. Forsch. u. Fortschr. 25, 303—305 (1949).

SCHINZ, H. R., W. E. BAENSCH, E. FRIEDL u. E. UEHLINGER: Lehrbuch der Röntgendiagnostik. Bd. III: Innere Organe. Stuttgart: Georg Thieme 1952.

SCHLEICHER, E. M.: „L.E."zellen in Schnitten von Knochenmarksbröckeln. Acta haemat. (Basel) 10, 337—340 (1953).

SCHLEUSING, H.: Studien zur tuberkulösen Verkäsung. Beitr. path. Anat. 81, 473—507 (1928/29).

SCHMID, F.: Tuberkulöse Reticuloendotheliosen. Z. Kinderheilk. 66, 509—535 (1949).

— Die generalisierten Tuberkulosen. Stuttgart: Georg Thieme 1951.

SCHMIDT, H.: Kasuistischer Beitrag zur Lymphadenitis mesenterialis Masshoff. Med. Mschr. 1955, 36—37.

SCHMIDT, H. W.: Die Entwicklung der Tularämie in Europa. Zbl. allg. Path. path. Anat. 87, 180—184 (1951).

SCHMIDT, J.: Über Pasteurella pseudotuberculosis-Infektionen des Menschen. Arch. Hyg. (Berl.) 143, 262—286 (1959).

SCHMIDT, M. B.: Über Typhus abdominalis. Zbl. allg. Path. path. Anat. 18, 593—602 (1907).

SCHMIDT, W.: Zur Kenntnis der in Deutschland beobachteten Erkrankungen an Lymphogranuloma inguinale. Arch. Derm. Syph. (Berl.) 179, 286—307 (1939).

SCHMIDT-MATTHIESEN, H.: Ein Beitrag zur Bewertung der histochemischen Nachweismethoden für saure Mucopolysaccharide (Histophotometrische und in-vitro-Untersuchungen an gestuft abgebauten Mucopolysacchariden). Acta histochem. (Jena) 4, 102 bis 116 (1957).

SCHMORL, G.: Demonstration von 3 Fällen von allgemeiner Hämochromatose. Münch. med. Wschr. 1920, 913—914.

SCHNEIDER, P.: Über die Organveränderungen bei der angeborenen Frühsyphilis. Verh. dtsch. Ges. Path. 23, 177—237 (1928).

SCHNYDER, K.: Zur Lehre der Pneumatosis cystoides intestini hominis. Korresp.-Bl. schweiz. Ärz. 47, 289—299 (1917).

SCHNYDER, U. W., u. C. G. SCHIRREN: Über die lipomelanotische Retikulose und ihre Beziehungen zu anderen Lymphknotenerkrankungen. Dermatologica (Basel) 108, 319—325 (1954).

SCHOEN, H.: Eine besondere Form der Lymphadenitis mesaraica. Dtsch. med. Wschr. 1954, 1234.

SCHOEN, R., u. W. TISCHENDORF: Krankheiten der Knochen, Gelenke und Muskeln. In: Handbuch der inneren Medizin, Bd. VI/1, S. 647—1042. Berlin-Göttingen-Heidelberg: Springer 1954.

SCHOENBERG, W.-D. v.: Über die Bildung und Rückbildung des subepithelial abgelagerten Amyloides der menschlichen Bläschendrüsen. Frankfurt. Z. Path. 59, 477—494 (1948).

Schönholzer, G.: Verlauf und Prognose des Morbus Besnier-Boeck-Schaumann (Morbus BBS). Schweiz. Z. Tuberk. 14, 359—372 (1957).
Schridde, H.: Myeloblasten, Lymphoblasten und lymphoblastische Plasmazellen. Beitr. path. Anat. 41, 223—238 (1907).
— Lymphknoten. In: Aschoffs Lehrbuch der pathologischen Anatomie, 4. Aufl., Bd. II, S. 139ff. Jena: Gustav Fischer 1919.
Schubert, J. C. F.: Differenzierungsmethode metachromatischer Zellen nach ihrem Säuregrad. Experientia (Basel) 12, 346 (1955).
Schüppel, O.: Untersuchungen über Lymphdrüsentuberkulose. Tübingen: Lauppsche Buchhandlung 1871.
Schuermann, H.: Maligne Tumoren bei Dermatomyositis und progressiver Sklerodermie. Arch. Derm. Syph. (Berl.) 192, 575—582 (1951).
— Glossitis und Pareiitis granulomatosa. Hautarzt 3, 538—542 (1952).
— Krankheiten der Mundschleimhaut und der Lippen, 2. erweit. Aufl. München: Urban & Schwarzenberg 1958a.
— Dermatomyositis. Ergebn. inn. Med. Kinderheilk., N. F. 10, 428—480 (1958b).
—, u. K. Huttner: Tularamie in Deutschland. Klin. Wschr. 1950, 758.
—, u. H. Reich: Zur Klinik und Histologie des cutan lokalisierten tularamischen Primäraffekts. Arch. Derm. Syph. (Berl.) 190, 579—604 (1950).
— — Katzenkratzkrankheit (Maladie des griffes de chat) in Deutschland. Hautarzt 3, 225—227 (1952).
Schurmann, P.: Zur Frage der Gesetzmäßigkeiten im Ablauf der Tuberkulose unter besonderer Berucksichtigung der Entwicklungslehre Ranke's. I. u. II. Mitt. Beitr. path. Anat. 81, 568—657 (1928/29); 83, 551—640 (1930).
—, u. H. Kleinschmidt: Pathologie und Klinik der Lübecker Sauglings-Tuberkulose-Erkrankungen. Arb. Reichsgesundh.-Amt 69, 25—204 (1935).
Schujman, S.: Transformations of a case of tuberculoid leprosy in reaction to the lepromatous form. Int. J. Leprosy 18, 11—19 (1950).
Schulten, H.: Tularamie. Ergebn. inn. Med. Kinderheilk. 64, 1160—1216 (1945).
— Ist die akute infektiöse Lymphocytose eine neue Krankheit? Dtsch. med. Wschr. 1949, 492—493.
— Tularamie. In: Handbuch der inneren Medizin, Bd. I/2, S. 224—242. Berlin-Göttingen-Heidelberg: 1952.
— Entzündung und Speicherung als Ursache von Erkrankungen des retikulären Systems. Regensburg. Jb. arztl. Fortbild. 4, 197—203 (1955).
Schulthess, G. v., u. H. Bamler: Klinische und pathologische Untersuchungen zur subakuten Lymphadenitis nuchalis und cervicalis (Piringer). Pract. oto-rhino-laryng. (Basel) 17, 352—357 (1955).
Schultz, A.: Tumorartige Blastomykose (Histoplasmosis) beider Nieren. Verh. dtsch. Ges. Path. 30, 483—489 (1937).
Schultze, W. H.: Mikroskopische Gewebsveränderungen im Prodromalstadium der Masern. Virchows Arch. path. Anat. 310, 678—685 (1943).
Schulz, D. M.: Histoplasmosis: a statistical and morphologic study. Amer. J. clin. Path. 24, 11—26 (1954).
Schulz, W.: Die Drüsenpunktion als diagnostisches Hilfsmittel. Z. klin. Med. 141, 10—17 (1942).
Schulze, W.: Untersuchungen uber die Kapillaren und postkapillaren Venen lymphatischer Organe. Z. Anat. Entwickl.-Gesch. 76, 421—462 (1925).
Schuppener, H. J.: Zum Melkersson-Rosenthal-Syndrom. Dtsch. Gesundh.-Wes. 11, 1598 bis 1610 (1956).
Schwank, R.: Elephantiasis of genitals due to lues. Česká Derm. 1, 33 (1920). Zit. nach Zurhelle 1928.
Schwartz, Ph.: Einbrüche tuberkuloser Lymphknoten in das Bronchialsystem und ihre pathogenetische Bedeutung. Beitr. Klin. Tuberk. 103, 182—191 (1950).
Schwartz, St. O., and S. Barsky: Report of 193 marrow biopsy specimens cultured for histoplasma capsulatum. Blood 7, 545—549 (1952).
Schwarz, E.: Die Lehre von der allgemeinen und ortlichen „Eosinophilie". Ergebn. allg. Path. path. Anat. 17, 138—789 (1914).
— „Infektiose Mononukleose", „Drüsenfieber", „Angina mit lymphocytärer Reaktion" als einheitliche Infektionskrankheit. Wien. klin. Wschr. 1929, 98—101.
— Das Drüsenfieber. II. Hamatologie des Drusenfiebers. Ergebn. inn. Med. Kinderheilk. 43, 2—113 (1932).
— Extramedullary megakaryocytosis in chronic myelosis. Amer. J. clin. Path. 24, 629—651 (1954).
Schwarz, J.: Histoplasmosis. New York: Grune & Stratton 1960.

Schwarz, J., and G. L. Baum: Blastomycosis. Amer. J. clin. Path. **21**, 999—1029 (1951).
—, and E. Drouhet: Morphologic features of an african strain of histoplasma in hamsters and mice. Arch. Path. (Chicago) **64**, 409—413 (1957).
Schwermer, W.: Über die Kerngrößen der Lymphocyten in den soliden und Pseudosekundarknötchen. Inaug.-Diss. Rostock 1935.
Schwind, J. L.: The supravital method in the study of the cytology of blood and bone marrow cells. Blood **5**, 597—622 (1950).
Scothorne, R. J.: Studies on the response of the regional lymph node to skin homografts. Ann. N.Y. Acad. Sci. **64**, 1028—1039 (1957).
Scott, St. M.: A critical review of one hundred and sixty consecutive scalene node biopsies. Amer. Rev. Tuberc. **76**, 1002—1006 (1957).
Scotti, G.: Su alcuni casi di linfoadenopatie regionale subacute e croniche. Ann. ital. Derm. Sif. **8**, 359—376 (1953).
Seddon, H. J.: Inguinal lymph gland biopsy in the diagnosis of tuberculous disease of the knee. Brit. med. J. **1**, 105—107 (1939).
Seeliger, H. P. R.: Listeriose. Beiträge zur Hygiene und Epidemiologie, Bd. 8. Leipzig: Johann Ambrosius Barth 1958 (a).
— Mykologische Serodiagnostik. Leipzig: Johann Ambrosius Barth 1958 b.
— Das kulturell-biochemische und serologische Verhalten der Cryptococcus-Gruppe. Ergebn. Mikrobiol. **32**, 23—72 (1959).
—, u. P. Christ: Zur Schnelldiagnose der Cryptococcusmeningitis mittels der Liquorpräzipitation. Mykosen 1, 88—92 (1958).
Seeliger, S.: Über Plättchenerzeugung und Phagocytose als Funktionen der Knochenmarksriesenzellen. Fol. haemat. (Lpz.) **29**, 23—33 (1923).
Seemann, G.: Über die Beziehungen zwischen Lymphocyten, Monocyten und Histiocyten, insbesondere bei Entzündung. Beitr. path. Anat. **85**, 303—332 (1930).
Seifert, E.: Beobachtungen an 2500 tuberkulösen Halslymphomen. Beitr. klin. Chir. **166**, 618—628 (1937).
Seifert, G., u. J. Oehme: Pathologie und Klinik der Cytomegalie. Leipzig: VEB Georg Thieme 1957.
Seifert, K., u. W. Gusek: Elektronenmikroskopische Untersuchungen bei experimenteller Lungentuberkulose des Meerschweinchens. Verh. dtsch. Ges. Path. **44**, 288—294 (1960).
Seitzer, K., u. St. Sandkühler: Über die Phagocytosefahigkeit der Lymphocyten. Dtsch. Arch. klin. Med. **198**, 612—618 (1951).
Seki, M.: Zur Kenntnis der intra- und supravitalen Färbung. I. Färberischer Beweis für die Reichlichkeit von basischen Substanzen in den Histiocyten und Retikuloendothelien. Z. Zellforsch. **19**, 238—265 (1933).
Selberg, W.: Über Kala-Azar bei einem heimgekehrten deutschen Kriegsgefangenen. Ärztl. Wschr. **1948**, 731—732.
— Zur Morphologie der Eiweißstoffwechselstörungen bei Kala-Azar. Verh. dtsch. Ges. Path. **32**, 90—95 (1950).
— Diskussionsbemerkung zu Piroth. Zbl. allg. Path. path. Anat. **94**, 591 (1956).
Selye, H.: The direct effects of hydrocortisone on experimental lymphadenitis. Acta haemat. (Basel) **10**, 299—306 (1953).
Sézary, A.: Une nouvelle réticulose cutanée. La réticulose maligne leucémique à histiomonocytes monstrueux et à forme d'erythrodermie oedemateuse et pigmentée. Ann. Derm. Syph. (Paris) VIII. s. **9**, 5—22 (1949).
Shapiro, R.: Regional ileitis. A summary of the literature. Amer. J. med. Sci. **198**, 269—292 (1939).
Sharp, W. B.: Pathology of undulant fever. Arch. Path. (Chicago) **18**, 72—108 (1934).
Sheldon, W. H., and A. Heyman: Lymphogranuloma venereum. A histologic study of the primary lesion, bubonulus and lymph-nodes in cases proved by isolation of the virus. Amer. J. Path. **23**, 653—672 (1947).
Sherman, F. E., and G. Ruckle: In vivo and in vitro cellular changes specific for measles. Arch. Path. (Chicago) **65**, 587—599 (1958).
Short, T. S.: Fatal case of acute lupus erythematosus. Brit. J. Derm. **19**, 271—274 (1907).
Siede, W.: Die Mononucleose bei Viruskrankheiten. Klin. Wschr. **1949**, 649—654.
— Das Blutbild bei Viruskrankheiten. Vortrag Frankfurt a. Main 19. 2. 1953.
Siegenthaler, W., u. R. Hegglin: Der viscerale Lupus erythematosus (Kaposi-Libman-Sachs-Syndrom). Ergebn. inn. Med. Kinderheilk., N. F. **7**, 373—428 (1956).
— — Die intern-medizinische Bedeutung des visceralen Lupus erythematosus. Dtsch. med. Wschr. **1957**, 698—707.
Siegmund, H.: Zur Pathologie der chronischen Streptokokkensepsis. Münch. med. Wschr. **1925 I**, 639—643.

Siegmund, H.: Areaktive generalisierte Tuberkulose (Landouzy'sche Krankheit, Sepsis tuberculosa gravissima). Beitr. path. Anat. 103, 431—450 (1939).
— Diskussionsbemerkung zu Piringer-Kuchinka 1953.
— Zur Pathologie einiger praktisch wichtiger Retikulosen. Med. Klin. 1954, 41—46.
Sieracki, J. C.: The imprint technique as an adjunct in the study of lymph node neoplasms. Henry Ford Hosp. Med. Bull. 1, 10—17 (1953). Ref. Leukemia Abstr. 2 (1954).
Siim, J. Chr.: Acquired toxoplasmosis. Report of seven cases with strongly positive serologic reactions. J. Amer. med. Ass. 147, 1641—1645 (1951).
— Studies on acquired toxoplasmosis II. Report of a case with pathological changes in a lymph node removed at biopsy. Acta path. microbiol. scand. 30, 104—108 (1952).
— The histological picture in lymph nodes in acquired toxoplasmosis. Schweiz. Z. Path. 16, 506—508 (1953).
— Klinik und Diagnose der erworbenen Toxoplasmose. Verh. dtsch. Ges. inn. Med. 60, 607—610 (1954).
— Aetiological investigations in acquired toxoplasmosis with lymphadenopathy in children and adults. Proc. roy. Soc. Med. 48, 1067—1071 (1955).
— Toxoplasmosis acquisita lymphonodosa: Clinical and pathological aspects. Ann. N.Y. Acad. Sci. 64, 185—206 (1956a).
— L'état actuel de la toxoplasmose acquise humaine. Extrait Pédiatrie 11, 902—907 (1956b).
—, and N. I. Nissen: Toxoplasmosis acquisita lymphonodosa in a 62-year-old woman. Isolation of toxoplasma gondii from lymph node and muscle biopsies. Acta path. microbiol. scand. 43, 298—304 (1958).
Siltzbach, L. E., and J. C. Ehrlich: The Nickerson-Kveim reaction in sarcoidosis. Amer. J. Med. 16, 790—803 (1954).
Simon, N.: Die Rolle der peripheren Lymphknoten in der Pathogenese der Tuberkulide. Hautarzt 10, 303—309 (1959).
Simpson, M. E.: The experimental production of macrophages in the circulating blood. J. med. Res. 43, 77—144 (1922).
Simrock, W., H. Horner, A. Borsche u. H. G. Haussmann: Beitrage zum Problem der infectiosen Mononucleose. V. Mitt. Klinische und epidemiologische Untersuchungen. Z. Hyg. Infekt.-Kr. 140, 492—510 (1954).
Singer, E. P., N. M. Hensler and P. F. Flynn: Sarcoidosis. An analysis of 45 cases in a large military hospital. Amer. J. Med. 26, 364—375 (1959).
Sjoerdsma, A., T. P. Waalkes and H. Weissbach: Serotonin and histamine in mast cells. Science 125, 1202—1203 (1957).
Sjövall, A., u. H. Sjovall: Experimentelle Studien über die Sekundärknotchen in den Kniekehlenlymphknoten des Kaninchens bei Bacillus pyocyaneus-Infektion. Virchows Arch. path. Anat. 278, 258—283 (1930).
Sjovall, H.: Experimentelle Untersuchungen uber das Blut und die blutbildenden Organe — besonders das lymphatische Gewebe — des Kaninchens bei wiederholten Aderlassen. Acta path. microbiol. scand. Suppl. 27 (1936).
Skogrand, A.: Lupus erythematosus disseminatus. 4 autopsied cases. Acta path. microbiol. Scand. 38, 193—202 (1956).
Smith, C. E., M. T. Saito, R. R. Beard, R. McFadden Kepp, R. W. Clark and B. E. Eddie: Serological tests in the diagnosis and prognosis of coccidioidomycosis. Amer. J. Hyg. 52, 1—21 (1950).
— — and S. A. Simons: Pattern of 39500 serologic tests in coccidioidomycosis. J. Amer. med. Ass. 160, 546—552 (1956).
Smith, C. H.: Infectious lymphocytosis. Amer. J. Dis. Child. 62, 231—261 (1941).
— Acute infectious lymphocytosis: A specific infection. J. Amer. med. Ass. 125, 342—350 (1944).
Smith, D. T.: Pulmonary mycoses. Clinics 4, 994 (1945). Zit. nach Nordén 1951.
— Immunologic types of blastomycosis: A report on 40 cases. Ann. intern. Med. 31, 463 to 469 (1949).
— Persönliche Mitteilung an Chick u. Mitarb. 1960.
Smith, E. B., and R. Ph. Custer: Rupture of the spleen in infectious mononucleosis. Blood 1, 317—333 (1946).
— — The histopathology of lymphogranuloma venereum. J. Urol. (Baltimore) 63, 546—563 (1950).
Smith, F.: Cryptococcosis and associated Hodgkin's disease. N.Z. med. J. 59, 285—288 (1960).
Smith, M. G., and F. Vellios: Inclusion disease or generalized salivary gland virus infection. Arch. Path. (Chicago) 50, 862—884 (1950).
Smith, R. O., and W. B. Wood: Cellular mechanisms of antibacterial defense in lymph nodes. I. Pathogenesis of acute bacterial lymphadenitis. J. exp. Med. 90, 555—566 (1949a).

SMITH, R. O., and W. B. WOOD: II. The origin and filtration effect of granulocytes in the nodal sinuses during acute bacterial lymphadenitis. J. exp. Med. **90**, 567—576 (1949 b).

SNEATH, P. H. A.: Histochemical demonstration of lipase. Nature (Lond.) **166**, 699—700 (1950).

SÖDERSTRÖM, N.: Identification of normal tissues and tumors by cytologic aspiration biopsy. Acta Soc. Med. upsalien. **63**, 53—87 (1958).

SOLOFF, L. A.: Lipomelanotic reticular hyperplasia of lymph nodes. J. Lab. clin. Med. **27**, 343—346 (1941).

SOMMERS, S. C., J. C. WILSON and F. W. HARTMAN: Lymphoid lesions in poliomyelitis. J. exp. Med. **93**, 505—512 (1951).

SPEIRS, R. S.: Physiological approachs to an understanding of the function of eosinophils and basophils. Ann. N.Y. Acad. Sci. **59**, 706—731 (1955).

— Advances in the knowledge of the eosinophil in relation to antibody formation. Ann. N.Y. Acad. Sci. **73**, 283—306 (1958 a).

— A theory of antibody formation involving eosinophils and reticuloendothelial cells. Nature (Lond.) **181**, 681—682 (1958 b).

SPINK, W. W.: Pathogenesis of human brucellosis with respect to prevention and treatment. Ann. intern. Med. **29**, 238—258 (1948).

SPODE, E.: Beitrag zur Physiologie der Mastzellen des Blutes. Z. ges. inn. Med. **12**, 234—236 (1957).

SPRUNT, D. H., and A. MCBRYDE: Morbid anatomic changes in cases of brucella infection in man. With report of a necropsy. Arch. Path. (Chicago) **21**, 217—226 (1936).

STAEMMLER, M.: Untersuchung über Vorkommen und Bedeutung der histiogenen Mastzellen im menschlichen Korper unter normalen und pathologischen Verhältnissen. Frankfurt. Z. Path. **25**, 391—435 (1921).

STAHEL, R.: Diagnostische Drusenpunktion. Leipzig: Georg Thieme 1939.

— Das „Retikulum" des Lymphknotens. Helv. med. Acta **10**, 41—46 (1943).

STANLEY, N. F.: Studies in Listeria monocytogenes. II. The rôle of Listeria in infectious mononucleosis. Aust. J. exp. Biol. med. Sci. **27**, 133—142 (1949).

STANTON, M., and H. PINKERTON: Benign acquired toxoplasmosis with subsequent pregnancy. Amer. J. clin. Path. **23**, 1199—1207 (1953).

STARCK, H. J.: Sektionsbefunde bei Tularàmie nach lympho-hàmatogener Generalisation. Zbl. allg. Path. path. Anat. **89**, 233—237 (1952/53).

STEGAGNO, G.: L'adenocitogramma nella leucemia linfantica acuta dell'infanzia. Arch. ital. Pediat. **15**, 397—427 (1953).

STEIGER, U.: Beitrag zur pathologischen Histologie der Brucellosen beim Menschen. Schweiz. Z. Path. **18**, 303—317 (1955).

STEIGMANN, A. J.: Acute infectious lymphocytosis in England. Lancet **1946 II**, 944.

STEINMANN, J.: Diagnostic de mononucléose infectieuse avec formule sanguine normale, fait grace à l'empreinte ganglionnaire. Sang **24**, 633—635 (1953).

STENDER, H. ST., D. STRAUCH u. H. WINTER: Die Antikorperbildung im Lymphknoten und ihre Beeinflussung durch vorausgegangene Rontgenbestrahlung. Z. ges. exp. Med. **130**, 113—121 (1958).

STERNBERG, C.: Die Lymphknoten. In: Handbuch der speziellen pathologischen Anatomie und Histologie (HENKE-LUBARSCH), Bd. I/1, S. 249—346. Berlin: Springer 1926.

STETTBACHER, H. R., u. T. WEGMANN: Beitrag zur Klinik der Brucellosen. Ein Fall von miliarem Maltafieber. Schweiz. med. Wschr. **1949**, 337—342.

STEVENS, J. E., E. D. BAYRD and F. J. HECK: Infectious mononucleosis: the prognostic significance of various changes of the blood leukocytes. Blood **7**, 31—36 (1952).

STEWART, R. A.: Coccidioidomycosis. In: Medical mycology, edit. by R. D. G. PH. SIMONS, p. 303—315. Amsterdam-Houston-New York-London: Elsevier Publ. Company 1954.

STICKL, O.: Bakteriologie und Immunologie der Tuberkulose. In: Die Tuberkulose (DEIST-KRAUSS), S. 58—136. Stuttgart: Ferdinand Enke 1951.

STILES, G. W., and CH. L. DAVIS: Coccidioidal granuloma (coccidioidomycosis), its incidence in man and animals and its diagnosis in animals. J. Amer. med. Ass. **119**, 765—769 (1942).

STOBBE, H.: Milzruptur bei Mononucleosis infectiosa. Z. ges. inn. Med. **7**, 1026—1035 (1952).

— Der „Golgi-Apparat" vitaler Blut- und Knochenmarkzellen. Z. ges. inn. Med. **13**, 772 bis 776 (1958 a).

— Phasenkontrastmorphologie der Blutbasophilen. Kongr. Internat. Ges. für Haematol. Rom 1958 b.

— Die Strukturelemente der Plasmazelle. Folia haemat. (Frankfurt), N. F. **2**, 305—316 (1958 c).

Stock, W.: Tuberkulose des Auges. In: Die Tuberkulose (Deist-Krauss), S. 684—700. Stuttgart: Ferdinand Enke 1951.

Stockinger, L., u. G. Kellner: Der Lymphocyten-Nukleolus I. Die Darstellung und Bedeutung des Nukleolus. Wien. Z. inn. Med. 33, 135—141 (1952).

Stoeckenius, W.: Beobachtungen an Todesfallen bei frischer Syphilis. Beitr. path. Anat. 68, 185—212 (1921).

Stoeckenius jr., W.: Zur Feinstruktur der Granula menschlicher Gewebsmastzellen. Exp. Cell Res. 11, 656—658 (1956).

— Zytomorphologische Untersuchungen am lymphatischen Gewebe. Zbl. allg. Path. path. Anat. 96, 399 (1957a).

— Weitere Untersuchungen am lymphatischen Gewebe. Verh. dtsch. Ges. Path. 41, 304—314 (1957b).

— Elektronenmikroskopische Untersuchungen am lymphatischen Gewebe. Habil.-Schr. Hamburg 1958.

—, u. P. Naumann: Elektronenmikroskopische Untersuchungen zur Antikörperbildung in der Milz. Verh. des 6. Kongr. der Europ. Ges. für Haematol., S. 4—9. Basel u. New York: S. Karger 1958.

Stokinger, H. E., Ch. J. Spiegel, R. E. Root, R. H. Hall, L. T. Steadman, C. A. Stroud, J. K. Scott, F. A. Smith and D. E. Gardner: Acute inhalation toxicity of beryllium. IV. Beryllium fluoride at exposure concentrations of one and ten milligrams per cubic meter. Arch. industr. Hyg. 8, 493—506 (1953).

Storti, E., S. Perugini e M. Soldati: Quadro citotopochimico dei polisaccharidi nelle cellule del sangue e degli organi emopoietici dell'uomo normale. Medicina (Parma) 3, 145—178 (1953a).

— — — Le modificazioni del contenuto polisaccaridico delle cellule ematiche in alcune emopatie e malattie infettive. Pubbl. chim. biol. med. 1, 475—495 (1953b).

Strauli, P.: Die supraclavicularen Lymphknoten als Zentrum der lymphogenen Krebsmetastasierung. Schweiz. med. Wschr. 1960, 529—534.

Straub, M., and J. Schwarz: The healed primary complex in histoplasmosis. Amer. J. clin. Path. 25, 727—741 (1955).

Streicher, H. J., u. St. Sandkuhler: Klinische Zytologie. Stuttgart: Georg Thieme 1953.

Streit, H.: Sklerom. In: Handbuch der Haut- und Geschlechtskrankheiten (Jadassohn), Bd. 9/1, S. 245—273. Berlin: Springer 1929.

Ström, J.: Toxoplasmosis due to laboratory infection in two adults. Acta med. scand. 139, 244—252 (1951).

Strong, R. P.: Stitt's diagnosis, prevention and treatment of tropical diseases. II. 6. edit. Philadelphia: Blakiston Company 1943.

Strukow, A. I., u. I. P. Solowjowa: Bronchialdrüsen-Affektionen bei Tuberkulose. Virchows Arch. path. Anat. 331, 702—712 (1958).

Strunge, T.: La ponction des ganglions lymphatiques. Kopenhagen: Munksgaard 1944.

Sturgis, C. C.: Hematology, 2. edit. Springfield: Ch. C. Thomas 1955.

Stuyt, L. B. J.: De beteekenis van de lymphklierpunctie voor de diagnostiek van perifere lymphklierzwellingen. Amsterdam: Scheltema u. Holkema 1947.

Sulzberger, M. B.: A case for diagnosis (Melanoderma as a result of a chronical eczematous process?). Arch. Derm. Syph. (Chicago) 40, 337 (1939).

Sundberg, R. D.: Lymphocytogenesis in human lymph nodes. J. Lab. clin. Med. 32, 777 bis 792 (1947).

—, and W. W. Spink: The histopathology of lesions in the bone marrow of patients having active brucellosis. Blood Suppl. 1, 7—32 (1947).

Sylvén, B.: Über das Vorkommen von hochmolekularen Esterschwefelsauren im Granulationsgewebe und bei Epithelregeneration. Acta chir. scand. 86, Suppl., 66 (1941).

— Ester sulfuric acids of high molecular weight and mast cells in mesenchymal tumors. Acta radiol. (Stockh.) Suppl. 59 (1945).

— The cytoplasm of living tissue mast cells in visual phase-contrast. Exp. Cell Res. 1, 492—493 (1950).

Symmers, D.: Giant follicular lymphadenopathy with or without splenomegalie. Arch. Path. (Chicago) 26, 603—647 (1938).

— Lymphoid diseases. Arch. Path. (Chicago) 45, 73—131 (1948).

Symmers, W. St. C.: Some comments on the pathology of the reticuloses. Brit. J. Radiol. 24, 469—475 (1951a).

— Localized tuberculoid granulomas associated with carcinoma. Amer. J. Path. 27, 493—522 (1951b).

— Torulosis. Lancet 1953 II, 1068—1074.

SYMMERS, W. ST. C.: Histoplasmosis contracted in Britain. A case of histoplasmic lymph-
adenitis following clinical recovery from sarcoidosis. Brit. med. J. 1956, Nr. 4996, 786—790.
— Torulosis and Hodgkin's disease. Brit. med. J. 1957 I, 459—460.
— Pathology of primary malignant diseases of the lymphoreticular system. Cancer (Lond.)
2, 448—483 (1958a).
— Histopathological observations. Some cases of fungal infection seen in Great Britain. In:
Fungous diseases and their treatment, p. 25—49. London: Butterworth & Company 1958b.
— The histological and cytological diagnosis of the so-called collagen diseases. In: Eight
colloquia on clinical pathology. Brüssel: Presses Académiques Européennes 1958c.
— Torulosis. Lancet 1959 I, 943—944.
— Leishmaniasis acquired by contagion. A case of marital infection in Britain. Lancet
1960 I, 127—132.
TAKEDA, K., and Y. NAKAI: A study on the size of human blood cells, with especial reference
to lymphocytes. Acta haemat. jap. 14, 17—23 (1951).
TALIAFERRO, W. H., and W. A. HOFFMAN: Skin reactions to Dirofilia immitis in persons
infected with Wuchereria bancrofti. J. prevent. Med. (Baltimore) 4, 261—280 (1930).
TANAKA, H.: Comparative cytologic studies by means of an electron microscope on monocytes, subcutaneous histiocytes, reticulum cells in the lymph nodes and peritoneal macrophages. Ann. Rep. Inst. Virus Res., Kyoto Univ., Ser. A 1, 87—149 (1958).
TARBET, J. E., and A. M. BRESLAU: Histochemical investigation of the spherule of coccidioides
immitis in relation to host reaction. J. infect. Dis. 92, 183—190 (1953).
— E. T. WRIGHT and V. D. NEWCOMER: Experimental coccidioidal granuloma. Develop-
mental stages of sporangia in mice. Amer. J. Path. 28, 901—917 (1952).
TEILUM, G.: Miliary epitheloid-cell-granulomas in lupus erythematosus disseminatus. Acta
path. microbiol. scand. 22, 73—79 (1945).
— Allergic hyperglobulinosis and hyalinosis (paramyloidosis) in the reticulo-endothelial
system in Boeck's sarcoid and other conditions. Amer. J. Path. 24, 389—408 (1948).
— The nature of the double-contoured and stratified intracellular bodies in sarcoidosis
(Boeck-Schaumann). Amer. J. Path. 25, 85—92 (1949).
—, and H. E. POULSON: Disseminated lupus erythematosus. Arch. Path. (Chicago) 64, 414 bis
425 (1957).
TEMPKA, T., and M. KUBICZEK: Normal and pathologic lymphadenogram in the light of own
research. Acta med. scand. 131, 434—450 (1948).
TEN SELDAM, R. E. J.: Sarcoid-like lesions in lymph nodes draining carcinoma. Med. J.
Aust. 1956 I, 916—919.
TENDELOO, N. PH.: Pathologische Anatomie der Tuberkulose. In: Handbuch der Tuberkulose
(BRAUER-SCHRÖDER-BLUMENFELD), Bd. I, S. 53—208. Leipzig: Johann Ambrosius Barth
1923.
TESSERAUX, H.: Physiologie und Pathologie des Thymus unter besonderer Berücksichtigung
der pathologischen Morphologie. Leipzig: Johann Ambrosius Barth 1953.
THALHAMMER, O.: Die Toxoplasmose bei Mensch und Tier. Wien u. Bonn: Wilhelm Maudrich
1957.
THOMPSON, K. J., H. RIFKIN and M. ZARROW: Early filiariasis in young soldiers. J. Amer.
med. Ass. 129, 1074—1079 (1945).
THONNARD-NEUMANN, E.: Basophile Leukocyten und Ovarialfunktion. Ärztl. Forsch. 8,
443—451 (1954).
THORSON, TH. A., and D. V. BROWN: A study of the lymphomas. I. Distribution and inci-
dence. Arch. Path. (Chicago) 60, 353—358 (1955).
THUMB, N., O. POTUZHEK, H. BRAITENBERG u. H. BRAUNSTEINER: Hochgradige Vermin-
derung der Blutbasophilen wahrend der Schwangerschaft. Wien. Z. inn. Med. 40, 129 bis
130 (1959).
TILING, K.: Beitrag zur Aktinomykose des Bauchfells. Virchows Arch. path. Anat. 207,
86—98 (1912).
TIMPHUS, L.: Die Mastzellen und myeloischen Zellen im lymphatischen Gewebe des Menschen.
Inaug.-Diss. Leipzig 1914.
TISCHENDORF, W.: Diagnostische Lymphdrüsenpunktion. Munch. med. Wschr. 1938, 853 bis 854.
— Über die Verwertbarkeit von Lymphknotenpunktaten zur Differentialdiagnose der Lymphdrüsenerkrankungen. Dtsch. Arch. klin. Med. 183, 448—466 (1939).
— Cytodiagnostik des Lymphknotenpunktates. Erg. inn. Med. Kinderheilk., N.F. 2, 183 bis
263 (1951).
— Lymphknoten. In: Handbuch der gesamten Hämatologie, 2. Aufl., Bd. I, S. 453—488.
München-Berlin-Wien: Urban & Schwarzenberg 1957.
—, u. F. HECKNER: Der hämatologische Nachweis von Osteoblasten und Osteoklasten und
ihre Bedeutung für die normale Knochenbildung und fur die Entstehung bosartiger Geschwülste im Skeletsystem. Klin. Wschr. 1950, 21—24.

Tokumo, S.: On the histopathological changes of the mesenteric lymph nodes resulting from infection of helminth. Hiroshima J. med. Sci. 5, 21—43 (1956).

Tomcsik, J.: Die Struktur der Bakteriengrenzflachen. Ergebn. med. Grundlagenforsch. 1, 1—56 (1956).

Tomlinson jr., T. H.: Giant cells in the tonsils in the prodromal stage of chicken-pox. Report of a case. Amer. J. Path. 15, 523—526 (1939).

Torzecki, Z.: Histopathologische Veranderungen der axillaren und inguinalen Lymphknoten bei terminalen Stadien der Lungentuberkulose. [Polnisch.] Gruźlica 23, 243—250 (1955). Ref. Ber. allg. spez. Path. 28, 133 (1955).

Toxoplasmose, Die (herausgeg. von W. Mohr). Ärztl. Praxis 5 u. 6 (1953).

— Forschungs- und Untersuchungsergebnisse aus den Leipziger Üniversitätskliniken und Instituten. Jena: Gustav Fischer 1954.

Trautmann, F. O. P.: Einige Bemerkungen zur Kala-Azar. Z. ges. inn. Med. 1, 125—128 (1946).

— Über diagnostische Punktionen verschiedener kranker menschlicher Gewebe unter besonderer Berücksichtigung der diagnostischen Lymphdrusenpunktion. Teil I. Z. ges. inn. Med. 6, 330—342 (1951).

— Benigne chronische Lymphomatose I. u. II. Ärztl. Wschr. 1954, 1093—1097 u. 1113 bis 1117.

— Tularamie. Ärztl. Wschr. 1955, 964—970, 991—995.

—, u. R. Kanther: Infektiose Mononukleose. Z. ges. inn. Med. 3, 504—513 (1948).

—, u. H. Lippmann: Zum feingeweblichen Strukturbild des Rattenlymphknotens. Ärztl. Forsch. 12, 152—157 (1958).

—, u. E. M. Schneemann: Frische einheimische Falle von Tularamie. Z. ges. inn. Med. 4, 375—378 (1949).

—, u. M. Trautmann: Zur Entstehung und Behandlung der Halslymphknotentuberkulose beim Erwachsenen. Z. ges. inn. Med. 8, 725—736 (1953).

— — Die generalisierte Lymphknotentuberkulose. Samml. selt. klin. Falle 10, 7—65 (1955).

Trincao, C.: Das Lymphknotenpunktat bei der Schlafkrankheit. 4. Europ. Hamatologen-Kongr., Amsterdam, 1953.

Troisier (1889): Zit. Uehlinger u. Strauli.

Trowell, O. A.: Re-utilization of lymphocytes in lymphopoiesis. J. biophys. biochem. Cytol. 3, 317—318 (1957).

— The lymphocyte. Int. Rev. Cytol. 7, 235—293 (1958a).

— Some properties of lymphocytes in vivo and in vitro. Ann. N.Y. Acad. Sci. 73, 105—112 (1958b).

Trummert, W.: Die benigne infektiose Lymphoreticulose. Eine neue Infektionskrankheit und ihre Erforschung. Ärztl. Forsch. 6, 232—234 (1952).

Tuttle, J. G., H. E. Lichtwardt and Ch. H. Altschuler: North American blastomycosis. Report of a case with small forms of blastomycetes. Amer. J. clin. Path. 23, 890—897 (1953).

Uehlinger, E.: Die haematogene Tuberkulose der extrapulmonalen Organe. Schweiz. med. Wschr. 1933 II, 1150—1158.

— Die tuberkulose Spat-Erstinfektion und ihre Fruhevolution. Schweiz. med. Wschr. 1942, 701—711.

— M. Boeck mit Übergang in Tuberkulosepsis. Schweiz. med. Wschr. 1945, 474.

— Die pathologische Anatomie der tuberkulosen Spat-Erstinfektion. Ergebn. ges. Tuberk.-Forsch. 11, 1—128 (1953a).

— Die Epidemiologie des Bronchusdurchbruchs tuberkuloser Lymphknoten. Beitr. Klin. Tuberk. 110, 128—151 (1953b).

— Die pathologische Anatomie des Morbus Boeck. Beitr. Klin. Tuberk. 114, 17—45 (1955).

— Anatomie pathologique de la tuberculose des glandes cervicales. Centre Internat. de l'enfance 1956.

— Diskussionsbeitrag zu „Mykosen der Lunge". 4. Tagg Österr. Tuberkuloseges., S. 150 bis 151. Wien: Bruder Hollinek 1957.

— Pathologische Anatomie und Klinik des Morbus Boeck (Sarkoidose). Regensburg. Jb. arztl. Fortbild. 6, 385—392 (1957/58).

— Personliche Mitteilungen 1958—1960.

—, u. P. Strauli: Die Bedeutung der Lymphknoten-Biopsie fur die Krebsdiagnose. Fortbildungsvortrag Zurich 1958.

Ukeda, Y.: A histological study on the afferent innervation of the lymphgland. Arch. jap. Chir. 27, 1357—1372 (1958).

Ulbricht, J.: Über die chronische infektiose Mononukleose. Munch. med. Wschr. 1955, 846—848.

Ultmann, J. E., I. Koprowska and R. L. Engle jr.: A cytological study of lymph node imprints. Cancer (Philad.) 11, 507—524 (1958).

UMLAUFT, W.: Pseudotuberkulose und Hämochromatose. Virchows Arch. path. Anat. 280, 18—50 (1931).

UNDRITZ, E.: Die nicht zur Blutkörperchenbildung gehörenden Zellen intravitaler Knochenmarkspunktate nebst Auszahlungsschema für Myelogramme. Schweiz. med. Wschr. 1946 a, 333—337.

— Les cellules sanguines de l'homme et dans la série animale. J. suisse Méd. 76, 88—92, 115—119 (1946 b).

— Hämatologische Tafeln Sandoz. 1952.

UNGER, L., u. R. SCHMUTZLER: Beitrag zur chronischen epitheloidzelligen Granulomatose unter besonderer Berücksichtigung des Heerfordt- und Mikulicz-Syndroms. Medizinische · 1957, 1283—1288.

UNO, K.: Über akute eitrige Lymphadenitis der mesenterialen Lymphknoten bei Ankylostomiasis duodenale. [Japanisch.] Nippon Geka Gakkai Zasshi 54, 945 (1954).

UNNO, G., M. HANAOKA, H. IWAI, S. HASHIMOTO and S. MORITA: Cytological studies on lymphogonia. Acta path. jap. 4, 75—97 (1954).

URBACH, E.: Dermatomyositis pseudoleucemica. Arch. Derm. Syph. (Berl.) 162, 27—39 (1930).

URBACH, H., u. G. SCHABINSKI: Zur Listeriose des Menschen. Z. Hyg. Infekt.-Kr. 141, 239—248 (1955).

URBAN, H.: Anatomische und röntgenologische Befunde bei der Pneumatosis cystoides intestini. Fortschr. Röntgenstr. 55, 231—241 (1937).

USTERI, C., u. CHR. HEDINGER: Über die „Maladie des griffes de chat". Schweiz. med. Wschr. 1951, 221—223.

— T. WEGMANN u. CHR. HEDINGER: Über atypische Formen der sogenannten Katzenkratzkrankheit, einer benignen Virus-Lymphadenitis. Schweiz. med. Wschr. 1952, 1287—1290.

VACEK, R., u. R. BENDA (1954): Zit. nach KREPLER u. FLAMM 1956.

VALENTINE, W. N., J. S. LAWRENCE, M. L. PEARCE and W. S. BECK: The relationship of the basophil to blood histamine in man. Blood 10, 154—159 (1955).

VANĚK, J.: Parasitäre Pneumonie, verursacht durch Pneumocystis Carinii, bei einer 60jährigen Frau. Zbl. allg. Path. path. Anat. 90, 424 (1953).

VANNOTTI, A.: The role of the reticulo-endothelial system in iron metabolism. In: Physiopathology of the reticulo-endothelial system (HALPERN, BENACERRAF and DALAFRESNAYE), p. 172—187. Springfield: Ch. C. Thomas 1957.

VARWIG, H.: Über Eiweißstoffwechselstörungen bei Kala-Azar und Untersuchungen an einem eigenen Fall. Z. Tropenmed. Parasit. 1, 205—219 (1949).

VERCAUTEREN, R.: A cytochemical approach to the problem of the significance of blood and tissue eosinophilia. Enzymologia 26, 340—346 (1953).

— The properties of the isolated granules from blood eosinophiles. Enzymologia 16, 1—13 (1954).

— Verh. vlaam. Akad. Geneesk. Belg. 17, 262 (1955). Zit. nach RÅSÅNEN 1958.

VICTOR, J., L. A. MIKA and R. J. GOODLOW: Studies on mixed infections. II. Pathological effects of combined Brucella suis and Coxiella Burnetii infection. Arch. Path. (Chicago) 60, 240—250 (1955).

VIRCHOW, R. (1848): Zit. UEHLINGER u. STRAULI.

VOGEL, H., u. W. MINNING: Wurmkrankheiten. In: Handbuch der inneren Medizin, Bd. I/2, S. 784—1008. Berlin-Göttingen-Heidelberg: Springer 1952.

VOGELS, C., u. H. P. R. SEELIGER: Die cervico-glandulare Form der menschlichen Listeriose. Med. Mschr. 11, 648—650 (1957).

VOGT, H.: Morbus Besnier-Boeck-Schaumann. Klinische und pathologisch-anatomische Studie. Basel: Benno Schwabe & Co. 1950.

VOJNO-JASENECKIJ, M. V., u. S. A. JAMPOL'SKAJA: Histopathologie des Skleroms . [Russisch.] Arch. Pat. (Moskau) 18, 34—42 (1956). Ref. Ber. allg. spez. Path. 33, 315.

VORBECK, F. W.: Über die Kerngrößen lymphatischen und lymphoiden Gewebes. Inaug.-Diss. Rostock 1935.

VORTEL, V.: Generalisierte Speicheldrüsenvirusinfektion bei Säuglingen und Kindern. Frankfurt. Z. Path. 67, 153—169 (1956).

— K. JINDRÁK u. F. VÝMOLA: Zur Ätiologie der Lymphadenitis mesenterialis. Virchows Arch. path. Anat. 331, 631—640 (1958).

VORWALD, A. J.: Pathologic aspects. In: Pneumoconiosis: Beryllium and bauxite-fumes, p. 190—207. New York: Paul B. Hoeber 1953.

VOSTEEN, K.-H.: Der zeitliche Ablauf der histologischen Reaktion am Waldeyerschen Rachenring bei Masern. Arch. Ohr.-, Nas.- u. Kehlk.-Heilk. 164, 12—22 (1953).

WACHSTEIN, M.: The distribution of histochemically demonstrable glycogen in human blood and bone marrow cells. Blood 4, 54—59 (1949).

Wätjen, J.: Morphologie und Funktion des lymphatischen Gewebes. Virchows Arch. path. Anat. **271**, 556—571 (1929).
—, u. W. Reimann: Über Veranderungen der Halslymphknoten bei banaler und toxischer Diphtherie. Beitr. path. Anat. **99**, 115—130 (1937).
Wagman, G. F.: Spontaneous rupture of the spleen in infectious mononucleosis. Arch. Path. (Chicago) **64**, 457—463 (1957).
Wagner, B. M., and W. E. Ehrich: Adenosinase, adenase and xanthinoxidase of lymphoid tissues. Fed. Proc. **9**, 347—348 (1950). Zit. nach Trowell 1958 a.
Wagner, E.: Die Tuberkulose der Leber. Arch. Heilk. **2**, 33—68 (1861).
Wagner, R.: Studies on the physiology of the white blood cell. The glycogen content of leukocytes in leukemia and polycythemia. Blood **2**, 235—243 (1947).
Wahlstrom, S.: Lymphkortelpunktion som klinisk undersokningsmetod. Nord. Med. **45**, 765—768 (1951).
Waitz, R.: Interet diagnostique de la tendance plasmocytaire dans la mononucléose infectieuse. Sang **13**, 131—139 (1939).
Wakabayashi, T.: Einige Beobachtungen uber die feinere Struktur der Riesenzellen in Gummi und Sarkom. Virchows Arch. path. Anat. **205**, 54—59 (1911).
Wakatsuki, S., T. Iijima u. S. Hukushima: Veranderungen der jejuno-mesenterialen Lymphknoten bei Ankylostomiasis duodenale. [Japanisch.] Geka **13**, 15—17 (1951).
Wallgren, I.: Observations on the Golgi apparatus in living plasma cells and in erythroblasts with dark ground illumination. Exp. Cell Res. **2**, 10—19 (1951).
Walz, K.: Indurierende Lymphdrusentuberkulose des Mediastinums. Verh. dtsch. Ges. Path. **15**, 78—80 (1912).
Ward, G. R.: Bedside haematology. Philadelphia: W. B. Saunders Company 1914. Zit. nach Forkner 1927.
Warner, N. E., and N. B. Friedman: Lipogranulomatous pseudosarcoid. Ann. intern. Med. **45**, 662—673 (1956).
Warren, S., and S. C. Sommers: Cicatrizing enteritis (regional ileitis) as a pathologic entity. Amer. J. Path. **24**, 475—502 (1948).
Warthin, A. S.: Occurence of numerous large giant cells in the tonsils and pharyngeal mucosa in the prodromal stage of measles. Arch. Path. (Chicago) **11**, 864—874 (1931).
Wartman, W. B.: Lesions of the lymphatic system in early filariasis. Amer. J. trop. Med. **24**, 299—313 (1944).
Wassermann, F.: The intercellular components of connective tissue: Origin, structure and interrelationship of fibers and ground substance. Ergebn. Anat. Entwickl.-Gesch. **35**, 240—333 (1956).
Watson, S. H., S. Moore and F. Blank: Generalized North American blastomycosis. Canad. med. Ass. J. **78**, 35—38 (1958).
Weber, B.: Pasteurellosen beim Menschen nach Tierbissen. Zbl. Chir. **68** (I), 653—657 (1941).
Weber, F. Parkes: Rare diseases and some debatable subjects. New York and Toronto: Staples Press 1946.
Wegelin, C.: Zur histologischen Diagnose der Masern. Schweiz. med Wschr. **1937**, 1—2.
Wegelius, O., G. Hjelman and C. Wasastjerna: Morphological changes caused by anti-hamster serum in the mast cells of the hamster. Acta path. microbiol. scand. **36**, 309—315 (1955).
Wegener, F.: Anatomische Befunde bei Bang'scher Krankheit. Zbl. allg. Path. path. Anat. **64**, 33—38 (1935).
— Über eine eigenartige rhinogene Granulomatose mit besonderer Beteiligung des Arteriensystems und der Nieren. Beitr. path. Anat. **102**, 36—68 (1939).
Wegmann, T.: Mykosen der inneren Organe. Ergebn. inn. Med. Kinderheilk., N. F. **9**, 457 bis 517 (1957).
—, C. Usteri u. Chr. Hedinger: Die sogenannte Katzenkratzkrankheit, eine benigne Viruslymphadenitis. Schweiz. med. Wschr. **1951**, 853—858.
—, u. H. U. Zollinger: Tuberkuloide Granulome in Mundschleimhaut und Halslymphknoten: Sudamerikanische Blastomykose. Schweiz. med. Wschr. **1959**, 1151—1153.
Wegner, W., u. K. Wurm: Der M. Besnier-Boeck-Schaumann (epitheloidzellige Granulomatose) und seine Bedeutung fur die endogenen Augenentzundungen. Stuttgart: Ferdinand Enke 1957.
Weicker, H.: Zellteilung und Zellteilungsstorungen. In: Handbuch der gesamten Hamatologie (Heilmeyer-Hittmair), 2. Aufl., Bd. 1, S. 148—177. Munchen-Berlin-Wien: Urban & Schwarzenberg 1957.
Weidenreich, F.: Zur Kenntnis der Zellen mit basophilen Granulationen. Folia haemat. (Lpz.) **5**, 135—155 (1908).
Weigert, C.: Zur Lehre von der Tuberkulose und von verwandten Erkrankungen. Virchows Arch. path. Anat. **77**, 269—298 (1879).

WEILL, J.: Diskussionsbemerkung zu ANDRÉ u. DREYFUS 1952.

WEILL, P.: Mastzellenstudien an Sarkommetastasen. Folia haemat. (Lpz.) 23, 185—195 (1919).

WEINTRAUB, L. R., P. ROSENBLATT and L. BRANDMAN: Dysgerminoma of the ovary with associated tuberculoid reaction in lungs and lymph nodes. Amer. J. Obstet. Gynec 61, 1167—1170 (1951).

WEISE, H., u. H. LOHSE: Die Zellmasse normaler Plasmazellen. Klin. Wschr. 1957, 76—77.

WELLENSIEK, H. J.: Zur submikroskopischen Morphologie von Plasmazellen mit Russellschen Korperchen und Eiweißkristallen. Beitr. path. Anat. 118, 173—202 (1957).

WENNIG, F.: Beziehungen zwischen dem Serum-Lipoperoxydspiegel und dem Glanzkornwert der Lymphocyten. Klin. Wschr. 1958, 313—314.

WERLE, E., u. R. AMANN: Über eine Bindung des Histamins an Heparin. Naturwissenschaften 42, 583 (1955).

— — Zur Physiologie der Mastzellen als Trager des Heparins und Histamins. Klin. Wschr. 1956, 624—630.

WERMEL, E., u. D. SASSUCHIN: Untersuchungen uber die Kernsubstanzen und die Methoden ihrer Darstellung. II. Mitt. Über die Natur des Volutins und der Mastzellen-Granula. Z. Zellforsch. 6, 424—440 (1928).

WERNER, W.: Zur Pathologie der Mononucleosis infectiosa. Virchows Arch. path. Anat. 326, 155—171 (1954).

WERTHEMANN, A.: Diskussionsbemerkung zu SIIM 1953.

WEST, G. B.: Comparison of the release of histamine and 5-hydroxytryptamine from tissues of the rat, mouse and hamster. Int. Arch. Allergy 13, 336—347 (1958).

WHITE, R. G.: Observations on the formation and nature of Russell bodies. Brit. J. exp. Path. 35, 365—376 (1954).

WIEDERMANN, G., N. THUMB, J. PAERTAN u. H. BRAUNSTEINER: Zur Funktion der Lymphocyten. Verh. des 6. Kongr. der Europ. Ges. für Hamatol. Basel u. New York: S. Karger 1958.

WIENBECK, J.: Die menschliche Leukamie (Leukose) und die leukämoiden Veränderungen. Jena: Gustav Fischer 1942.

WILDHACK, R., u. A. KLEINSCHMIDT: Über die infektiöse Mononukleose. Beitrag zur Klinik, Differentialdiagnose und Serologie. Dtsch. Arch. klin. Med. 202, 160—172 (1955).

WILDHAGEN, F. K.: Über den Wert der Lymphknotenpunktion. Medizinische 1956, 1560 bis 1562; 1957, 195 (Schlußwort).

WILLIAMS, R. H., and D. A. NICKERSON: Skin reactions in sarcoid. Proc. Soc. exp. Biol. (N.Y.) 33, 403—405 (1935).

WILSON, J. W.: Cryptococcosis (torulosis, European blastomycosis, Busse-Buschke's disease). J. chron. Dis. 5, 445—459 (1957).

— Intracutanteste bei Mykosen. Triangel 4, 30—39 (1959).

— E. P. CAWLEY, F. D. WEIDMAN and W. S. GILMER: Primary cutaneous North American blastomycosis. Arch. Derm. Syph. (Chicago) 71, 39—45 (1955).

WILSON, J. Z., E. G. LAFORET and J. W. STRIEDER: Prescalene lymph node biopsy. New Engl. J. Med. 259, 615—618 (1958).

WILSON, ST. A.: Delayed chemical pneumonitis or diffuse granulomatosis of the lung due to Beryllium. Radiology 50, 770—785 (1948).

WINCKEL, W. E. F., and J. FROS: Contribution to the geographical pathology of surinam. 9. Acute lymphadenitis caused by Wuchereria Bancrofti. Documenta med. geogr. trop. (Amsterd.) 4, 361—365 (1952).

WINDORFER, A.: Lymphadenitis als Symptom und Krankheit im Kindesalter. Regensburg. Jb. arztl. Fortbild. 4, 189—197 (1955).

WINN, W. A.: Coccidioidomycosis. J. chron. Dis. 5, 430—444 (1957).

WINSHIP, T.: Pathologic changes in so-called catscratch-fever. Amer. J. clin. Path. 23, 1012—1018 (1953).

WINTER, H.: Ergebnisse cytomorphologischer Lymphknoten- und Milzuntersuchungen bei Hypereosinophilie-Syndromen. Z. klin. Med. 153, 407—418 (1955).

WISCHNEWEZKAJA, L. J.: Beitrag zur Entwicklungsgeschichte der Lymphdrusen. Z. mikr.-anat. Forsch. 31, 175—192 (1932).

WISEMAN, B. K.: The induction of lymphocytosis and lymphatic hyperplasia by means of parenterally administrated protein. J. exp. Med. 53, 499—510 (1931).

— The identity of the lymphocyte. Folia haemat. (Lpz.) 46, 346—358 (1931/32).

WISING, P. J.: A study of infectious mononucleosis (Pfeiffer's disease) from the etiological point of view. Acta med. scand. Suppl. 133, 5—102 (1942).

— Lymphadenopathy and chorioretinitis in acute adult toxoplasmosis. Nord. Med. 47, 563—565 (1952).

WISLOCKI, G. B., H. BUNTING and E. W. DEMPSEY: Metachromasia in mammalian tissues and its relationship to mucopolysaccharides. Amer. J. Anat. 81, 1—37 (1947).

Wislocki, G. B., and E. W. Dempsey: Observations on the chemical cytology of normal blood and hemopoietic tissues. Anat. Rec. 96, 249—278 (1946).
— J. J. Rheingold and E. W. Dempsey: The occurence of the periodic acid-Schiff-reaction in various normal cells of blood and connective tissue. Blood 4, 562—568 (1949).
Wissler, H.: Die Halsdrüsentuberkulose. Schweiz. Z. Tuberk. 9, 350—359 (1952).
Wollner, D.: Eine verbesserte Methode zur serologischen Diagnose der infektiosen Mononukleose. Klin. Wschr. 1955, 940—941.
Wohlwill, F.: Zur pathologischen Anatomie der Bangerkrankung des Menschen. Virchows Arch. path. Anat. 286, 141—156 (1932).
— Zur pathologischen Anatomie der Allgemeinerscheinungen bei der Nicolas-Favre'schen Krankheit. Schweiz. Z. Path. 6, 125—141 (1943).
Wolbach, S. B.: A new type of cell inclusion, not parasitic, associated with disseminated granulomatous lesions. J. med. Res. 24, 243—258 (1911).
Wolfram, St.: Periphere kutane Retikulose mit Melanodermie unter dem Bilde einer schuppenden Erythrodermie. Klin. Med. (Wien) 3, 235—237 (1948).
— Reticulohistiocytosis cutanea cum melanodermia. Sitzg Öst. Dermat. Ges. vom 22. 6. 1950. Ref. Zbl. Haut- u. Geschl.-Kr. 76, 402 (1951).
Wood, C. H., K. P. Ball and N. D. Teare: A case of beryllium disease. Brit. J. industr. Med. 15, 209—212 (1958).
Woolner, L., and J. McDonald: Biopsy in cancer diagnosis. Surg. Clin. N. Amer. 31, 947—958 (1951).
Worth, W. A., and H. L. Howard: New features of inclusion disease of infancy. Amer. J. Path. 26, 17—36 (1950).
Wright, J. H.: Die Entstehung der Blutplättchen. Virchows Arch. path. Anat. 186, 55—63 (1906).
Wright, W. H.: A summary of the newer knowledge of toxoplasmosis. Amer. J. clin. Path. 28, 1—17 (1957).
Wuketich, St.: Zur Kenntnis der epitheloidzelligen Reaktion. Wien. klin. Wschr. 1958, 127—128.
— Über die epitheloidzelligen, tuberkuloiden Reaktionen in Lymphknoten bei malignen Geschwulsten. Frankfurt. Z. Path. 70, 187—200 (1959).
Wundt, W.: Die Bedeutung bakteriologischer und serologischer Methoden fur die Diagnostik menschlicher Brucellosen. Dtsch. med. Wschr. 1958, 1041—1044.
Wurm, E.: Über die Entstehung der Fremdkorperriesenzellen. Beitr. path. Anat. 116, 149 bis 167 (1956).
Wurm, H.: Über Spatveranderungen an alten tuberkulosen Primarkomplexherden und Reinfekten. Beitr. path. Anat. 75, 399—402 (1926a).
— Beitrage zur pathologischen Anatomie der Tuberkulose. II. Beitrag zur Genese der Langhans'schen Riesenzellen. Beitr. Klin. Tuberk. 63, 977—990 (1926b).
— Allgemeine Pathologie und pathologische Anatomie der Tuberkulose des Menschen. In: Die Tuberkulose (Brauning), Bd. I, S. 135—304. Leipzig: Georg Thieme 1943.
— Diskussionsbemerkung zu Linzbach 1955a.
Wurm, K.: Die Boecksche Krankheit (Sarkoidose). Ätiologie, Klinik und Therapie. In: Wegner-Wurm, Der M. Besnier-Boeck-Schaumann ... usw., S. 1—74. Stuttgart: Ferdinand Enke 1957.
Yoffey, J. M.: The mammalian lymphocyte. Biol. Rev. 25, 314—343 (1950).
— The lymphocyte problem. Nature (Lond.) 183, 76—78 (1959).
—, and F. C. Courtice: Lymphatics, lymph and lymphoid tissue. London: Edward Arnold 1956.
— G. A. Hanks and L. Kelly: Some problems of lymphocyte production. Ann. N.Y. Acad. Sci. 73, 47—78 (1958).
Zach, J.: Über den Wert der Lymphknotenpunktion. Erwiderung zu Wildhagen. Medizinische 1957, 193—194.
Zeek, P. M.: Periarteritis nodosa: A critical review. Amer. J. clin. Path. 22, 777—790 (1952).
— Periarteritis nodosa and other forms of nekrotizing angiitis. New Engl. J. Med. 248, 764 bis 772 (1953).
Zeipel, G. v., and L. A. Linder: Toxoplasmosis. A serological investigation with the dye test. Acta path. microbiol. scand. 29, 229—238 (1951).
Zeitlhofer, J.: Torulopsis neoformans-Infektion des Menschen, „Torulom" der Cauda equina. Frankfurt. Z. Path. 69, 324—335 (1958).
Zeller, F.: Haufigkeit und Lokalisation der peripheren (hautnahen) Lymphknotentuberkulose. Tuberk.-Arzt 13, 254—260 (1959).
Zethraeus, St.: Secondary follicular cells in smear preparations. Acta anat. (Basel) 6, 264—282 (1948).

ZETTERGREN, L.: Intracellular protein crystallization. Acta path. microbiol. scand. **26**, 696—704 (1949).
— Specifik hudaffektion i ansluting till bad i simbassäng („mycobacteriosis balnearea"). Svenska Läk.-Tidn. **49**, 25 (1952). Zit. nach LINELL u. NORDÉN.1954.
— Lymphogranulomatosis benigna. A clinical and histo-pathological study of its relation to tuberculosis. Acta Soc. Med. upsalien. Suppl. 5 (1954).
ZINSSER, H.: Studies on the tuberculin reaction and on specific hypersensitiveness in bacterial infection. J. exp. Med. **34**, 495—524 (1921).
ZOBISCH, C. G.: Über die Futterungstuberkulose im Kindesalter. I. u. II. Dtsch. Gesundh.-Wes. **3**, 13—15 (1948); **4**, 498—500 (1949).
ZOLLINGER, H. U.: Gewebsmastzellen und Heparin. Experientia (Basel) **6**, 384—386 (1950a).
— Les mitochondries. Leur étude à l'aide du microscope à contraste de phases. Rev. Hémat. **5**, 696—745 (1950b).
ZURHELLE, E.: Zur Histopathologie der rezent syphilitischen Lymphdrusenerkrankung. Dtsch. med. Wschr. **1921**, 1122—1124.
— Syphilis der Lymphdrusen. In: Handbuch der Haut- und Geschlechtskrankheiten, Bd. XVII/3, S. 21—83. Berlin: Springer 1928.
ZWISSLER, TH.: Über die immunologische und histologische Diagnostik sowie besondere klinische Verlaufsformen der Katzenkratzkrankheit. Z. klin. Med. **154**, 227—236 (1956).
ZYLKA, N.: Pathologische Veränderungen der Mesenteriallymphknoten bei Askaridiasis. Zbl. Chir. **77**, 2442—2450 (1952).

Namenverzeichnis

Die in *kursiv* gesetzten Seitenzahlen beziehen sich auf die Literatur

Sachverzeichnis

Die *kursiv* gedruckten Seitenzahlen bedeuten Haupthinweise